言语与嗓音医学

黄昭鸣　丁忠冰　葛胜男◎著

华东师范大学出版社
·上海·

图书在版编目（CIP）数据

言语与嗓音医学 / 黄昭鸣，丁忠冰，葛胜男著.
上海：华东师范大学出版社，2024. -- （言语听觉科学
专业系列教材）. -- ISBN 978 - 7 - 5760 - 5231 - 2

Ⅰ. R767.92

中国国家版本馆 CIP 数据核字第 20241KX957 号

言语与嗓音医学

著　　者	黄昭鸣　丁忠冰　葛胜男
策划编辑	范耀华
责任编辑	孔　凡
审读编辑	李　莎　杨　影
责任校对	陈梦雅　庄玉玲　时东明
装帧设计	俞　越

出版发行　华东师范大学出版社
社　　址　上海市中山北路 3663 号　邮编 200062
网　　址　www.ecnupress.com.cn
电　　话　021 - 60821666　行政传真 021 - 62572105
客服电话　021 - 62865537　门市(邮购)电话 021 - 62869887
地　　址　上海市中山北路 3663 号华东师范大学校内先锋路口
网　　店　http://hdsdcbs.tmall.com

印 刷 者　上海颛辉印刷厂有限公司
开　　本　889 毫米×1194 毫米　1/16
印　　张　55
字　　数　1677 千字
版　　次　2024 年 8 月第 1 版
印　　次　2024 年 8 月第 1 次
书　　号　ISBN 978 - 7 - 5760 - 5231 - 2
定　　价　330.00 元

出版人　王　焰

（如发现本版图书有印订质量问题,请寄回本社客服中心调换或电话 021 - 62865537 联系）

本图书获得以下项目或单位资助支持：

国家社会科学基金重点项目"中国言语康复学的学科体系建设及应用研究"

华东师范大学·中国言语听觉康复科学与 ICF 应用研究院

华东师范大学·康复科学系听力与言语康复学、教育康复学专业

中国康复医学会·言语康复专业委员会

中国康复医学会·康复治疗专业委员会

中国妇幼保健协会·特殊儿童医教协同干预与发展专业委员会

中国教育技术协会·教育康复专业委员会

上海市康复医学会·言语治疗专业委员会

上海慧敏医疗器械有限公司

Bright Speech International，Inc.

上海启音小小虎医疗健康科技有限公司

本图书相关发明专利与软件著作权内容、数字资源获得以下单位授权使用：

上海慧敏医疗器械有限公司

Bright Speech International，Inc.

爽琅国际贸易（上海）有限公司

编写人员

以姓氏笔画为序

丁忠冰　万　萍　万　勤　王　玥　王　哲　王　曦　王文文　王勇丽　王家应　王嘉慧
尹敏敏　左　静　卢红云　毕思雨　朱群怡　乔红粉　刘　杰　刘　毅　汤芷欣　孙　进
杜瑶瑶　李　乐　李孝洁　李嘉莹　杨三华　杨闪闪　肖永涛　肖丽蕊　邱　莉　邹梦迪
张　青　张　倩　张　蕾　张云舒　张文慧　张奕雯　张梓俞　张梓琴　张翊祁　陈　乐
陈庆庆　陈嘉颖　邵绮凡　范俊楠　罗　滔　金小必　金昕玥　周　静　周林灿　周潇龙
郑　钦　赵晓菲　胡金秀　宫心怡　徐　帅　高晓慧　郭培琳　郭瑞华　唐　婧　黄昭鸣
黄铄媛　盛　凤　崔雨琦　庾晓萌　梁卓尔　梁佳静　宿淑华　葛胜男　韩耀鑫　惠芬芬
舒文卓　谭模遥　魏子怡　Julie Huang　　　Lancy Huang

学术顾问

以姓氏笔画为序

冯　珍　孙喜斌　杜　青　杜晓新　李晓捷　邱卓英　张联弛　陈仁吉　陈文华　陈健尔
谢敬仁　窦祖林　燕铁斌

内容简介

在黄昭鸣、杜晓新、孙喜斌教授的领衔努力下,经教育部批准,2004 年华东师范大学在中国大陆创建了首个言语听觉科学专业(教育类),2020 年又设立听力与言语康复学专业(医学类)。自两个专业设立以来,出版了一系列学术水平高,专业性强,深受广大相关学校、专业和专业人员喜爱的专著。这本根据国内相关专业的需要,从实际出发,站在医疗、康复和教育的多重视角,分析言语康复发展的历史与变迁的《言语与嗓音医学》,介绍了言语疾病产生的原因、临床表现、愈后效果、康复治疗和康复工程等内容。相信本书所传递的新理念和新技术一定会对推进言语康复向更高水平发展具有重要引领作用。

《言语与嗓音医学》的特点是融言语与嗓音医学与耳鼻咽喉科、神经科、口腔科、呼吸科、儿童保健康复科等临床相关学科于一体,共十篇,可分成三个部分:一为概论及神经生理基础,二为评估与治疗,三为康复技术综合应用。现将三部分概述如下。

一、概论及神经生理基础,包括:第一篇言语与嗓音医学概论、第二篇言语中枢神经基础,两篇共 7 章。论述了言语与嗓音医学、康复、教育相关的基础知识,测量评估和治疗原则,相关医疗仪器设备与康复云平台,以及言语与嗓音医学中心建设等。

二、评估与治疗,包括:第三篇言语呼吸系统与嗓音、第四篇言语发声系统与嗓音、第五篇言语共鸣系统与嗓音、第六篇构音系统与言语、第七篇韵律系统与言语,五篇共 16 章。各篇以生理、功能、评估、康复工程、康复治疗及案例为主线,分别阐述了呼吸、发声、共鸣、构音和韵律的评估原理、内容、方法和实用的治疗策略。该部分内容对接国际标准,凸显汉语普通话特点,从理念和实践层面创新发展言语康复学科体系,已获得WHO - FIC 中国合作中心下的中国言语听觉康复科学与 ICF 应用研究院授权,是中国言语康复行业对标国际、携手全球同行共同发展的标志。

三、康复技术综合应用,包括:第八篇言语与嗓音智能康复、第九篇儿童综合康复、第十篇听觉障碍儿童康复教育,三篇共 14 章。分别选取最典型、最具有康复潜力的言语与嗓音障碍患者群体,根据各自的言语障碍特征,整合多个功能评估结果,对患者实施协调、综合治疗的策略和方法,以帮助患者实现全面康复的目标。其中:第八篇以成人言语与嗓音康复为主,第九篇则聚焦于儿童综合康复,第十篇还列举了听障儿童康复教育的实例。各篇介绍了各类患者群体的特点,以"医教结合、综合康复"为指导思想,**将 ICF 康复理念与言语测量技术和康复云平台深度融合,这是本书的关键创新之处**。

本书供高等院校听力与言语康复学、康复治疗学、教育康复学、特殊教育学以及高职院校言语听觉治疗技术、言语听觉康复技术、康复治疗技术、儿童康复治疗专业使用,也适用于医疗与康复机构的康复治疗师,尤其是可作为言语治疗师以及耳鼻咽喉科、神经科、儿科或儿保科相关临床医师和护士的临床工作指南,也可作为妇幼保健院言语治疗师、特殊教育学校教师、普通学校资源教师的康复教学指南。

本书既对应"医学类"言语康复教材,也对应"教育类"教育康复教材。另外,本书可用于言语康复技能认证培训,包括:构音 ICF - PCT 疗法、发声 ICF - RFT 疗法、儿童语言 ICF - SLI 疗法、失语症 ICF - SLI 疗法、前语言期沟通性发声 ICF – ESL 疗法的认证。本书中使用的言语康复仪器设备主要来自上海慧敏医疗器械有限公司，在此特别感谢！感谢大家为中国言语和嗓音医学的新时代贡献力量！

黄昭鸣　博士

华东师范大学康复科学系教授、博士生导师

中国言语听觉康复科学与 ICF 应用研究院　院长

2023 年 9 月 9 日

序

　　言语与嗓音康复离不开康复医学科、耳鼻咽喉科、神经科、口腔科、儿科、儿童保健科等各相关临床科室的支持。2021 年 6 月，国家卫健委等 8 部门联合发布了《关于印发加快推进康复医疗工作发展意见的通知》，文件强调：加强康复医疗能力建设，重点加强多学科合作，积极推动神经康复、儿童康复、老年康复等康复医学亚专科建设。为落实文件精神，华东师范大学携手上海市第一人民医院、南昌大学第一附属医院、安徽省皖南康复医院、岳阳市妇幼保健院、泉州市儿童医院等单位，在 WHO 的 ICF 理念下构建言语与嗓音医学体系，成立了"言语与嗓音医学中心"，标志着多学科交叉的言语康复事业在国家政策扶持下有了具体实施的专门机构，将会使言语与嗓音医学在现有的基础上得到更加快速的发展。言语与嗓音医学中心的建立，是迈向言语康复标准化、规范化、体系化的第一步。

　　文件还强调：加强康复医疗人才教育培养，增加康复物理治疗学、康复作业治疗学、听力与言语康复学等康复治疗专业人才培养供给，注重提升临床实践能力。华东师范大学在 20 余年间不断创新言语康复技术的同时，特别注重加强学科体系的建设，组织编写多部专著，紧扣临床对人才的需求，形成一套适用于我国国情及临床现状的人才培养模式，帮助临床工作者夯实理论基础、提升实践技能。为了满足"医学类"本科专业"听力与言语康复学"的发展需求，我的团队主持完成了国家卫生健康委员会"十三五"规划教材中《言语科学基础》《言语康复学》《语言康复学》和《言语语言康复实训教程》的编写工作，从学科体系的角度厘清言语康复的原理及实操。2016 年，人民卫生出版社与中国康复医学会组织编写了"康复治疗师临床工作指南"丛书，我的团队主持完成了丛书中的《嗓音障碍康复治疗技术》《言语障碍康复治疗技术》《儿童语言康复治疗技术》的编写工作，这套以临床工作为核心的丛书，为医学院校培养言语康复人才提供了理论教材及实践课程指导。

　　健全的"言语和嗓音医学体系"需要完善的学科体系建设，华东师范大学言语康复团队在 2020 年申请了国家社会科学基金重点项目"中国言语康复学的学科体系建设及应用研究"，旨在厘清我国言语康复学的学科体系、人才培养模式、本硕博课程设置，以及现代化言语测量技术等。该项目建设过程中，我的学生张奕雯博士和葛胜男博士(杭州泰亿格医疗科技有限公司)在华东师范大学教育发展基金会设立了"昭鸣基金"，以扶持言语康复前沿科学研究，奖励优秀学生，为言语康复人才培养提供相关软硬件及技术服务支持。

　　言语康复学科发展的一个里程碑是华东师范大学提出了"言语听觉康复科学本硕博贯通式人才培养体系"。我国言语康复行业起步晚，人才缺口大，在相关人才培养的学科建设方面存在明显不足。为此，从 2004 年开办该专业至今，我们在不断实践中探索出这样一个服务于临床实际需求的言语康复人才培养体系：本科阶段强调培养学生的形象思维和逻辑思维，能在言语康复行业"入行"；硕士阶段培养学生批判思维，能对复杂的言语障碍进行"研究"；博士阶段则需要学生具备创新性思维，能针对疑难言语障碍进行"前沿研究"。我的学生万勤副教授及其团队提出了"言语听觉康复科学本硕博贯通式人才培养体系"，该成果在 2022 年获得了国家级教学成果奖二等奖、上海市教学成果特等奖，这是对国内言语康复人才培养的一大重要探索和贡献，标志着"言语与嗓音医学"新时代的到来。我很荣幸和所有言语康复的同仁共同亲历和见证了这个时代的到来。

言语康复行业发展的另一个里程碑是将 ICF 康复理念与言语测量技术同康复云 ICF 平台深度融合,我的学生王勇丽副教授及其团队基于 ICF 理念,从人类健康的基本需求出发,凝练并提出了国内第一套立足于汉语普通话背景的**"ICF 言语评估标准"**,这在引领国内专业发展的同时,也填补了国内在该领域的空白。

2012 年 9 月,教育部等 5 部委发布了《关于加强特殊教育教师队伍建设的意见》,文件提出:改革培养模式,积极支持高等师范院校与医学院校合作,促进学科交叉,培养具有复合型知识技能的特殊教育教师、康复类专业技术人才。经教育部批准,2013 年华东师范大学在全国创建了首个教育康复学专业(教育类),这是我国高等教育改革的产物,符合当前健康中国的发展战略,顺应了康复医学、特殊教育新形势下对师资培养的需求,有助于发展中国妇幼保健领域儿童保健康复工作,也有助于发展学前融合教育的康复治疗模式。

新学科的建立与发展,必然面临许多新挑战,这些挑战在理论和实践上都等待我们一起面对和攻克。在新学科建设之初,我们就得到各级单位与广大同仁的大力支持。2013 年,教育部中国教师发展基金会筹资 680 万元人民币,资助专业建设。2018 年,南京师范大学出版社决定以新的视野编撰**"医学·教育康复系列"丛书**,作为国家"十三五"重点出版规划项目,突出了国家科研成果,体现了国家水平。本套丛书注重学术创新,体现了较高学术水平,填补了医学·教育康复领域研究和教学的空白。对于构建新时代中国特色学科体系、学术体系、话语体系等具有重要意义和价值,也是我们逐渐向"言语与嗓音医学"领域迈进的里程碑。

回顾我国言语康复近 20 年的发展历程,作为一名亲历者,此时此刻,我不禁想起初入言语康复领域的那一刻,感慨万千。曾记得,1996 年 11 月,我应邀在美国出席 ASHA 会议并做主题报告,会后一位新华社驻外记者向我提问:"黄博士,您在美国发明了 Dr. Speech 言语测量和治疗技术,也确实帮助了欧洲、巴西、中国香港及一些发展中国家建设推广'言语听觉康复'事业,那么,是否也能谈谈中国大陆地区该专业的发展情况?"面对国内媒体人士的热切目光,我竟一时语塞。因为我很清楚,言语听觉康复专业在中国大陆地区尚处一片空白。但没有专家不代表没有患者,没有专业不代表没有需要。在此后的数天内,该记者的提问一直在我的耳畔回响,令我辗转反侧,夜不能寐。

经反复思量,我做出了决定:立即回国,用我所学所长,担当起一个华人学子应有的责任。"明知山有虎,偏向虎山行",哪管它前路漫漫、困难重重。我满怀一腔热忱,抱定了报国的决心——穷毕生之力,为祖国言语听觉康复的学科建设、为障碍人群的医学康复、言语康复、教育康复事业尽自己的一份绵薄之力。如今,我回国效力已近三十载,近来,我时常会想,如能再遇到当年的那位记者,我一定会自豪地告诉他:"中国大陆的言语康复、教育康复事业已今非昔比,正像雨后春笋,茁壮成长……"

二十多年的创专业和创行业,历经坎坷,饱经艰辛。但我和我的团队始终怀着"科学有险阻,苦战能过关"的信念,携手奋进,在学科建设、人才培养、科学研究与社会服务等方面取得了众多骄人的成绩,先后荣获了国家级教学成果奖、上海市教学成果奖、上海市科技进步奖、上海市哲学社会科学优秀成果奖、教育部高校科学研究成果奖等荣誉。当然,我们也清醒地认识到:成就和荣誉属于历史,机遇与挑战就在当下,而突破与发展就在不远的未来。

上世纪九十年代初,我们团队和耳鼻咽喉领域的黄鹤年、王薇、唐平章、郑宏良、魏春生教授等共同开展了**"嗓音医学"**的临床研究。应该说,在我回国发展的最初阶段是"嗓音医学"接纳了我,并给了"言语医学"一席之地和发展空间。在这二十余年的奋斗与钻研中,我和我的团队经历了从"嗓音医学"向"言语医学"探索的过程,这个过程中的艰辛与困苦都无法磨灭我们对这个专业的热爱,反而进一步推动了我们向**"言语与嗓音医学"**领域前进的脚步。虽然道阻且长,但在言语与嗓音医学领域的各位同仁的帮助下,在中国康复医学会的支持下,我们团队不断吸纳医学人才与国际领先的医学理念,在二十余年探索实践与循证研究基础上著成本书,它是集学术性、科学性、规范性、实践性为一体的,服务与应用于现代化言语与嗓音医学康复事业的原创性成果。本书定位为言语与嗓音医学的专著,但此专著不是一般意义上的专著,而是创新性的学术成果,是新兴学科建设的奠基工程,是扎根于中国本土的,在二十余年探索研究、循证实践的基础上形成的原创性成果,是学术性、科学性、规范性、实践性较强的专著。

　　总之，我们在本书的编写过程中，始终秉承"言之有据、操之有物、行之有效"的学科理念，注重"理论与实践相结合、康复与教育相结合"，注重学科分领域的互补性、交叉性、多元性与协同性，力求使本书具备科学性、规范性、创新性、实操性。全体言语与嗓音医学和康复领域的同仁们，让我们谨记"空谈无益，实干兴教"！

　　在本书即将付梓之际，首先要感谢对本书付出辛劳与心血的众多同仁、编辑和我可爱的学生们。感谢Tiger DRS，以及Bright Speech International公司对本书的资金支持，本书中使用的仪器设备主要来自上海慧敏医疗器械有限公司，在此也表示特别感谢；感谢上海启音小小虎医疗健康科技有限公司、上海阿伊屋言语发展中心对本书临床实践部分提供的指导及相关素材。希望大家一起携手共进，脚踏实地，求真务实，为中国言语和嗓音医学、康复医学的新时代贡献力量！

黄昭鸣　博士

华东师范大学康复科学系教授、博士生导师

中国言语听觉康复科学与 ICF 应用研究院 院长

2023 年 9 月 9 日

目 录

第一篇 言语与嗓音医学概论

第一章 言语与嗓音产生 ·· **3**

第一节 言语产生的机理 ·· 3
第二节 言语产生系统与功能模块 ·· 7

第二章 言语与嗓音康复治疗体系 ·· **14**

第一节 言语康复治疗对象 ·· 14
第二节 言语与嗓音康复治疗原理与操作模式 ·································· 19
第三节 言语与嗓音康复治疗规范化流程 ······································ 24

第三章 言语与嗓音测量评估与康复治疗技术 ·································· **28**

第一节 言语与嗓音测量评估与康复治疗原则 ·································· 28
第二节 言语与嗓音测量评估与康复技术工具 ·································· 30

第四章 言语与嗓音医学中心建设 ·· **43**

第一节 言语与嗓音医学中心建设基本构成 ···································· 43
第二节 言语治疗师岗位胜任要求 ·· 57

第二篇 言语中枢神经基础

第一章 中枢神经系统结构 ·· **63**

第一节 脑组织的表面解剖结构 ·· 63
第二节 脑组织的横切面解剖结构 ·· 68
第三节 脊髓 ·· 73
第四节 自主神经系统 ·· 74
第五节 脑神经 ·· 75

第六节　脑组织的血液供应 ·· 76

第二章　中枢神经系统与言语 ··· **77**

第一节　言语相关的中枢神经系统解剖 ··· 77
第二节　言语相关的主要纵向功能系统 ··· 78

第三章　言语运动中枢神经系统 ··· **80**

第一节　最后共同通路 ··· 81
第二节　直接激活通路 ··· 85
第三节　间接激活通路 ··· 89
第四节　控制回路 ··· 90

第三篇　言语呼吸系统与嗓音

第一章　呼吸器官的解剖与生理 ··· **97**

第一节　呼吸系统概述 ··· 97
第二节　呼吸道 ·· 99
第三节　肺与胸膜连接 ··· 100
第四节　胸廓结构 ··· 102
第五节　呼吸肌群及其神经支配 ·· 102

第二章　呼吸系统与言语 ·· **104**

第一节　言语呼吸功能 ··· 104
第二节　言语呼吸机制 ··· 106

第三章　言语呼吸功能评估 ·· **115**

第一节　概述 ·· 115
第二节　呼吸功能主观评估 ··· 116
第三节　ICF 呼吸功能客观评估 ·· 117

第四章　言语呼吸障碍康复治疗 ··· **131**

第一节　概述 ·· 131
第二节　呼吸放松训练 ··· 132
第三节　呼吸方式异常的康复治疗 ·· 134
第四节　呼吸支持不足的康复治疗 ·· 142
第五节　呼吸与发声不协调的康复治疗 ·· 150
第六节　ICF 言语呼吸障碍康复治疗案例 ·· 161

第四篇　言语发声系统与嗓音

第一章　发声器官的解剖与生理 **177**

第一节　喉的骨架 177
第二节　喉腔内的瓣膜组织 183
第三节　喉部肌群 186
第四节　喉的神经支配 191

第二章　发声系统与言语 **193**

第一节　前发声阶段 193
第二节　声带振动阶段 197
第三节　声门波及其频谱特征 200
第四节　声区 203
第五节　嗓音基频与嗓音强度的控制 206
第六节　嗓音音质 207
第七节　声带与声道的物理模型 215

第三章　言语发声功能评估 **218**

第一节　概述 218
第二节　发声功能主观评估 219
第三节　ICF 发声功能客观评估 224

第四章　言语发声障碍康复治疗 **242**

第一节　概述 242
第二节　发声放松训练 243
第三节　音调异常的康复治疗 253
第四节　响度异常的康复治疗 267
第五节　音质异常的康复治疗 279
第六节　ICF 言语发声障碍康复治疗案例 297

第五篇　言语共鸣系统与嗓音

第一章　共鸣构音器官的解剖与生理 **311**

第一节　口腔 312
第二节　唇 312
第三节　牙齿 313

第四节　硬腭 ……………………………………………………………… 314

第五节　软腭 ……………………………………………………………… 314

第六节　舌 ………………………………………………………………… 316

第七节　下颌 ……………………………………………………………… 318

第八节　咽腔 ……………………………………………………………… 319

第九节　鼻腔 ……………………………………………………………… 321

第二章　共鸣系统与言语 ………………………………………………… **322**

第一节　共鸣原理 ………………………………………………………… 322

第二节　共鸣系统 ………………………………………………………… 325

第三章　言语共鸣功能评估 ……………………………………………… **328**

第一节　概述 ……………………………………………………………… 328

第二节　口腔共鸣功能的评估 …………………………………………… 329

第三节　鼻腔共鸣功能的评估 …………………………………………… 336

第四章　言语共鸣障碍康复治疗 ………………………………………… **345**

第一节　概述 ……………………………………………………………… 345

第二节　共鸣放松训练 …………………………………………………… 346

第三节　口腔共鸣异常的康复治疗 ……………………………………… 350

第四节　鼻腔共鸣异常的康复治疗 ……………………………………… 359

第五节　共鸣音质异常的康复治疗 ……………………………………… 368

第六节　ICF 言语共鸣障碍康复治疗案例 ……………………………… 380

第六篇　构音系统与言语

第一章　构音音系功能评估 ……………………………………………… **389**

第一节　概述 ……………………………………………………………… 389

第二节　语音学基础 ……………………………………………………… 396

第三节　构音音系功能评估 ……………………………………………… 400

第二章　构音音系障碍康复治疗 ………………………………………… **430**

第一节　概述 ……………………………………………………………… 430

第二节　构音运动异常的康复治疗 ……………………………………… 440

第三节　构音音系异常的康复治疗 ……………………………………… 453

第四节　口部运动异常的康复治疗 ……………………………………… 474

第五节　ICF 构音音系障碍康复治疗案例 ……………………………… 486

第七篇　韵律系统与言语

第一章　言语韵律功能评估 ……………………………… **507**

第一节　概述 …………………………………………………… 507

第二节　言语韵律功能主观评估 …………………………… 509

第三节　ICF 言语韵律功能客观评估 ……………………… 514

第二章　言语韵律障碍康复治疗 ………………………… **527**

第一节　言语流利性与语速异常的康复治疗 ……………… 527

第二节　语调与节奏异常的康复治疗 ……………………… 531

第三节　ICF 言语韵律障碍康复治疗案例 ………………… 533

第八篇　言语与嗓音智能康复

第一章　嗓音障碍的喉内窥镜测量 ……………………… **553**

第一节　喉部疾病检查方法 ………………………………… 553

第二节　喉内窥镜的计算机图像处理系统 ………………… 555

第三节　喉内窥镜诊察仪的嗓音测量指标 ………………… 561

第四节　喉内窥镜诊察仪的嗓音测量应用 ………………… 566

第五节　喉内窥镜检查的临床典型病例 …………………… 570

第二章　嗓音障碍智能康复 ……………………………… **575**

第一节　ICF 嗓音综合检查 ………………………………… 575

第二节　器质性嗓音障碍智能康复 ………………………… 581

第三节　神经源性嗓音障碍智能康复 ……………………… 583

第四节　功能性嗓音障碍智能康复 ………………………… 586

第三章　运动性言语障碍智能康复 ……………………… **589**

第一节　运动性言语障碍 Frenchay - ICF 综合检查 ……… 589

第二节　神经性言语障碍智能康复 ………………………… 600

第三节　言语失用症智能康复 ……………………………… 617

第四章　失语症言语语言障碍智能康复 ………………… **621**

第一节　失语症 ICF 言语语言综合检查 …………………… 622

第二节　失语症口语理解能力的智能康复 ………………… 626

第三节　失语症口语表达能力的智能康复 ………………… 632

第九篇　儿童综合康复

第一章　脑瘫儿童言语智能康复 ·········· **641**

第一节　概述 ·········· 641

第二节　脑瘫儿童游戏式实时重读治疗法 ·········· 644

第三节　脑瘫儿童言语智能康复案例 ·········· 652

第二章　腭裂儿童言语智能康复 ·········· **665**

第一节　概述 ·········· 665

第二节　腭裂儿童构音 ICF - PCT 疗法 ·········· 677

第三节　腭裂儿童结构化语音 ICF - SDDK 疗法 ·········· 682

第四节　腭裂儿童言语智能康复案例 ·········· 689

第三章　发育性言语语言障碍儿童智能康复 ·········· **706**

第一节　概述 ·········· 706

第二节　发育性言语语言障碍儿童语言 ICF - SLI 疗法 ·········· 712

第三节　发育性言语语言障碍儿童智能康复案例 ·········· 721

第四章　孤独症儿童前语言智能康复 ·········· **741**

第一节　概述 ·········· 741

第二节　孤独症儿童前语言期沟通性发声 ICF - ESL 疗法 ·········· 746

第三节　孤独症儿童前语言期沟通性发声智能康复案例 ·········· 747

第十篇　听觉障碍儿童康复教育

第一章　听觉康复理论与模式 ·········· **759**

第一节　听觉康复 HSL 理论 ·········· 759

第二节　听觉康复 1＋X＋Y 模式 ·········· 762

第三节　听觉康复框架 ·········· 763

第二章　听觉察知能力评估与训练 ·········· **770**

第一节　听觉察知能力评估 ·········· 770

第二节　听觉察知能力训练 ·········· 772

第三章　听觉分辨能力评估与训练 ·········· **781**

第一节　听觉分辨能力评估 ·········· 781

第二节　听觉分辨能力训练 ·· 783

第四章　听觉识别能力评估与训练 ·························· **795**

第一节　语音均衡式识别能力评估 ································· 795

第二节　音位对比式识别能力评估 ································· 797

第三节　听觉识别能力训练 ·· 799

第五章　听觉理解能力评估与训练 ·························· **809**

第一节　听觉理解能力评估 ·· 809

第二节　听觉理解能力训练 ·· 811

第六章　语言康复教育 ·· **818**

第一节　主题教育 ·· 819

第二节　康复活动 ·· 824

第三节　生成课程 ·· 828

附　录

附录一　专业名词中英文对照 ································· **833**

附录二　参考文献 ·· **840**

附录三　基于 ICF 框架的言语与嗓音医学智能康复系统技术
　　　　原理 ··· **850**

附录四　黄博士团队言语康复学术思想贡献 ················· **858**

第一篇 言语与嗓音医学概论

第一章
言语与嗓音产生

	阅读完本章之后,你将:
本章目标	1. 熟悉嗓音、言语、语言与沟通的关系;
	2. 掌握言语产生与感知的过程与机理;
	3. 掌握言语产生的三大系统与五大功能模块;
	4. 熟悉言语听觉科学的工作机制。

  言语在人们日常沟通交流中发挥着重要作用,清晰、流利、有韵律的言语是有效社交沟通的重要保证,而一旦出现言语障碍将降低人们沟通交流的质量和社会生活的参与度。根据华东师范大学黄昭鸣教授提出的言语产生 RPRAP 理论,正常言语的产生是呼吸、发声、共鸣、构音、韵律协调作用的结果,而这五个功能模块中任一功能异常均可能产生不同程度的言语障碍。随着生物-医学模式逐渐向生物-心理-社会医学模式转变,人们对健康状态有了新的认识。2001 年世界卫生组织提出的《国际功能、残疾和健康分类》(International Classification of Functioning,Disability and Health,ICF)是基于生物-心理-社会的医学理论模式,从残疾人的社会融入性出发,对个人的健康状态进行全面的分类,它作为一种科学的有关健康和残疾的理论与方法系统,正逐步对康复医学、特殊教育、残疾人社会工作、人权、政策制定等领域产生重要影响。

  本书将在 ICF 理念指导下,从言语产生的呼吸、发声、共鸣、构音和韵律这五个功能模块出发,对言语障碍的评估与治疗作详细的介绍。

第一节　言语产生的机理

  言语的产生是在中枢神经系统控制下,通过外周发音器官复杂而精确的运动从而产生语音来实现的。因此,充分了解言语产生的原理,能为有效地选择针对性的方法对言语障碍患者进行全面的评估、诊断和治疗奠定基础。在此之前,还必须明确四个概念:嗓音(voice)、言语(speech)、语言(language)和沟通(communication)。在日常生活中,这四个词通常容易被混用,但从言语康复学的角度来说,四者是有区别和联系的。正确地区分"嗓音""言语""语言"和"沟通",可以帮助康复临床工作者正确地理解各种言语障碍,并进行有效的康复治疗。

一、嗓音、言语、语言和沟通

1. 嗓音

  嗓音是人体发声器官发出的声音,具有特异性,不同的人具有不同的嗓音特质。而一个正常的嗓音,需要具备正常的发声器官,比如喉、肺、声带、舌、下颌、牙齿和口鼻咽腔等,能如实地呈现说话者的状态。正常嗓音的产生过程需要言语呼吸、发声和共鸣系统的共同参与,三个言语系统之间具有高度相互依存的关系。在嗓音产生过程中，三大系统会同时不断发生变化，呼吸系统是支持言语发声的基础，发声系统是产生嗓音的根源，共鸣系统可以改善嗓音的音质、饱满度。

2. 言语

言语是有声语言（口语）形成的机械过程，是人类沟通的主要途径之一，为使口语表达时声音响亮、发音清晰，需要与言语产生相关的神经和肌肉参与协调活动。

按照功能定位，大脑皮层可划分成 52 个区，称之为波得曼分区（Brodmann areas），如图 1-1-1 所示。与言语运动密切相关的是布罗卡言语区（Broca's area，44 区与 45 区），它作为运动性语言中枢之一，功能主要是控制、协调下颌、唇、舌、软腭等构音器官的运动，为言语产生作准备。说话和唱歌时，人脑的高级指令中心（包括大脑皮层的言语区），首先确定形成言语特征序列的指令，这些指令被传送到位于大脑额叶中央前回的运动皮质中，运动皮质再发出一系列指令到位于脑干内的运动神经核和脊髓，然后传送到呼吸、发声和构音系统的肌肉。当这些相关的神经或者肌肉发生病变时，就会出现说话费力或发音不清等现象。代表性的言语障碍为运动性言语障碍（motor speech disorders）、嗓音障碍（voice disorders）和口吃（stuttering）。

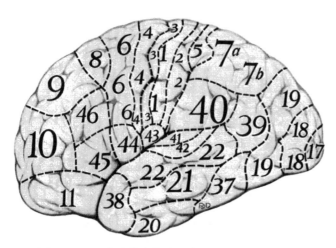

图 1-1-1　大脑的功能定位（左侧大脑半球外侧面波得曼分区）

总之，言语是有声语言的第一步，它是说话的动态的机械过程，产生出的结果即为语音；而语音必须在按照一定的语法结构和词汇等构成有意义符号时，才能被称为语言，且这种语言是有声语言。

3. 语言

语言是人类社会中约定俗成的符号系统，它是一个以语音或字形为物质外壳（形态）、以词汇为建筑构建材料、以语法为结构规律而构成的体系。在人出生以后，经过各个言语器官长期综合地协调运动，有声语言（语音）逐渐形成，人们通过应用语音达到口语交流的目的，除此之外语言还包括肢体语言、书面语言和内部语言等。

形成语言的关键系统是语言中枢。人类的语言中枢基本位于左侧大脑半球，右侧大脑半球则负责对言语韵律的加工。按照分工不同，语言中枢可分为四类：运动性语言中枢（言语中枢）、听性语言中枢（听觉中枢）、视运动性语言中枢（书写中枢）和视感觉性语言中枢（阅读中枢）。外界各种信号或刺激经过眼、耳等器官传递到大脑的语言中枢，语言中枢对传入的信号或刺激进行综合分析后，经由神经系统将分析的结果传递到语言表达器官（主要指发音器官）。语言能力包括对符号的接受（理解）和运用（表达）的能力，其接受和表达的方式包括书写、阅读、肢体语言和手语等。具有代表性的语言障碍为失语症（Aphasia）和语言发育迟缓（language development delay）。

4. 沟通

沟通是指人际之间利用各种媒介（如口语、书面语、表情、手势、图片等）进行信息交换的过程。信息交换包括人际之间信息交换、情感交流、思考、想法和经验分享以及需求表达。沟通是多通道的，可使用语言、非语言与副语言的方式进行，如图 1-1-2。非语言（non-verbal language）主要指手势、身体动作、身体姿势、面部表情、眼神接触等。例如，"她的眼

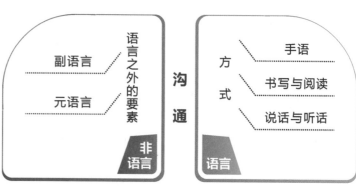

图 1-1-2　沟通框架图

神看起来像要把我吃掉",这讲的就是非语言信息。副语言(Paralanuage)主要是指正式语言系统之外的特征所传达出来的信息,包括音调、音量、音色、语速以及语气等。例如,我们从演讲者颤抖的声音中得知他紧张,从语无伦次中得知他对内容不熟悉。元语言(Metalanguage)主要是指使用语言思考语言。例如,沟通时,如果听者或说者听到语音错误的词汇、语义谬误、语法不正确等,马上就会意识到并做修正或思考是否有其他含义。

综上所述,沟通是最广的概念,它包括了语言和非语言。语言是人类独有的一种沟通工具,涵盖了口语、书面语和手语等。而在语言中,口语(即言语)是最便捷、最常用的沟通方式,它涉及言语感知和言语产生两个方面,而言语产生就是我们一般所说的言语,是将语言符号以神经肌肉动作表达出来的行为,同副语言中的音调、响度、语速等共同达到沟通的目的。因此,我们可以说,沟通是一个最大的概念,可以用多种方式去完成,语言是其中的一种最为重要的形式,而言语就是语言的表现形式之一。语言、言语、沟通三者之间的关系网络,如图 1-1-3 所示。

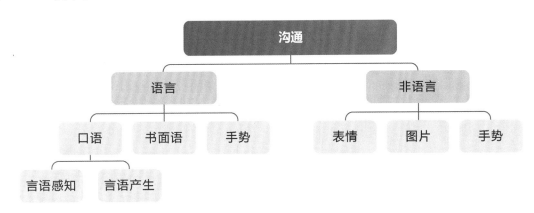

图 1-1-3　语言、言语、沟通的关系

二、言语的产生与感知

言语的产生是一个非常复杂的过程,需要各言语器官的协调运动,其中任何一个环节出现问题,言语都难以准确形成。图 1-1-4 显示了人类言语感知(Speech perception)和言语产生(Speech production)的过程。

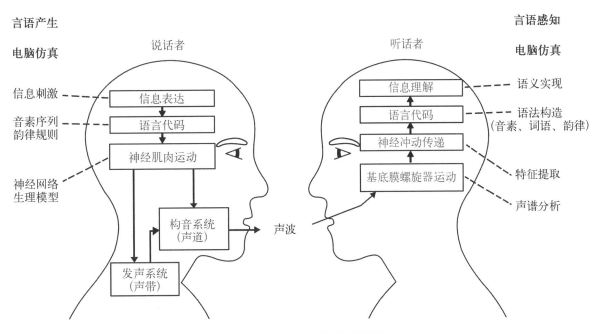

图 1-1-4　言语产生和感知过程

当言语信号以声波的形式传递给听者时,言语的感知过程就开始了。首先,言语信号在听者内耳基底膜的螺旋器上进行声学信号处理,这是对输入言语信号进行的初步声学分析。然后,将基底膜输出的声音信号转变成听觉神经传递的电信号,这相当于一个特征提取的过程。听觉神经冲动(即神经电信号)传递到大脑高级听觉中枢后,转变成一种语言代码(相当于电脑仿真程序中的句子构造),进而最终实现对言语信号的理解(相当于电脑仿真程序中的语义实现)。言语信号感知过程见数字资源 1-1-1。

说者在向听者传递言语信息之前,首先将该信息在大脑中进行加工处理,这时言语产生的过程就开始了(相当于电脑仿真程序中的建立表达信息含义的刺激)。下一步是将该信息转变成语言代码(在电脑仿真程序中,这相当于把信息源转变成一系列的音素序列,并以韵律的方式标定其响度、音调、音长等特征)。选定了语言代码(语音特征)后,说者的神经系统就发出一系列神经肌肉的运动指令(神经冲动的传递及受其支配的肌肉运动),促使声带发生振动,进而声道形状发生变化。这些指令必须能够同时控制呼吸系统、发声系统和构音系统中各器官的运动,包括控制膈肌、声带、唇、下颌、舌部和软腭等结构的运动,从而产生一系列有序的言语声,最后由说话者以声波的形式输出(声学表现)。言语声产生过程见数字资源 1-1-2。

每一种言语声都能用抽象复杂的语音特征表现出来,即语音能力。语音能力可以从不同的角度来进行分析和考察。从心理学的角度分析,语音是语言符号的标记,是语言中唯一具有物质特性的部分。从生理学的角度分析,语音的构成(不包括机器合成)是指通过人类相关发音器官的运动来影响喉腔、咽腔、口腔或鼻腔内空气的流动,从而产生声波并形成语音的过程。所谓的发音器官,如肺、声带、舌等,在解剖学和生理学中,它们原本分属于呼吸器官和消化器官,但由于语言在人类现代文明社会生活中的作用越来越重要,本书从发音功能的角度把这些器官归为一类,并从思维科学、通讯科学、社会学、人类学等现代学科的角度对发音器官的机制和功能进行了科学研究。

语音能力还可以从计算机处理的角度(输入-输出机制)加以考察,即语音的收发能力。将语音看作一种语言代码,语音输入就是对语言代码进行信息理解,这是一个由表层向深层过渡的过程,称为语音解码(Phonetic decode);而语音输出则是将信息以语言代码的形式表达出来,是一个由深层向表层过渡的过程,其最后一个程序则是语音编码(Phonetic code)。可见输入和输出是一组逆向的过程,而语音能力恰好分属于听觉功能和言语技能的最表层。但是,从语言获得和语言发展的角度来看,语音输入的能力跟语音输出的能力一般是不平衡的。在时间上,语音"输入"能力的获得远早于"输出"能力的获得,并且"输入"的容量也远大于"输出"的容量。

在日常生活和工作中,人们运用言语进行交往和传递信息,而产生和运用言语的过程常常是无意识的,人们意识不到有哪些言语器官参与了此过程,以及它们是如何运动的。实际上,言语处理的过程是相当复杂的。为了便于理解,可将言语的产生(说话者)和感知(听话者)过程分为三个水平,如图 1-1-5 所示。

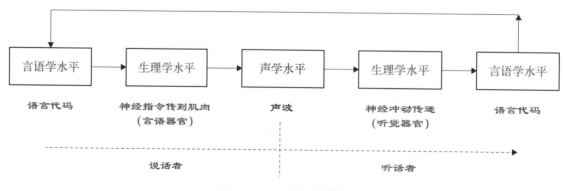

图 1-1-5 言语听觉链

1. **言语学水平(Speech Level)**

言语学水平阶段是在大脑内完成的。不论是汉语、英语,还是其他语种,都是以规定的符号为基础,用语言学概念将所要表达的内容组合起来,例如,小单位由一个个的音素排列成音节或单词,大单位依语法结构排列成词组、句子和文章等。

2. **生理学水平(Physiological Level)**

决定了要表达的内容后,呼吸器官、发声器官和构音器官开始工作。通过这些器官的协调运动,说出单词、词组、句子和短文。例如,表达"苹果"这个词时,要在大脑和神经的支配下,通过言语肌群(呼吸肌群、发声肌群和构音肌群)的协调运动来实现;在说出这个词后,其声音通过听话者的外耳、中耳、内耳、听神经传到听觉中枢;同时,也通过同样途径传到说话者的听觉中枢。由此,说话者可以调节和控制自己说话的音调和音量。

3. **声学水平(Acoustic Level)**

通过协调运动言语肌群产生的单词或语句,是以声音的形式传递的。这种形式包括三方面的因素:声音的大小(强度)、声音的高低(音调)和声音的长短(时长)。

在言语处理过程中,每一水平都很复杂,而且表达意图、内容的组合、发音器官(呼吸器官、发声器官和构音器官)的协调运动等都随着年龄的变化而变化,所以,言语功能与大脑的发育有关。如果存在先天性因素导致的大脑发育不全,便会不同程度地影响言语学水平的处理过程。在后天性因素中,如脑梗死或脑外伤等损伤了大脑的语言中枢,也会影响言语学水平和生理学水平的处理过程,进而影响声学水平。如在言语发育完成之前发生听力障碍,言语产生和感知的三个水平都会受到影响。

第二节 言语产生系统与功能模块

言语的产生过程涉及三大系统、五大功能模块,三大系统是指呼吸系统、发声系统和共鸣系统,即噪音系统,如图 1-1-6 所示。在三大系统的基础上再加上构音和语音,则形成了五大功能模块,如图 1-1-8 所示。言语产生系统见数字资源 1-1-3。

数字资源 1-1-3

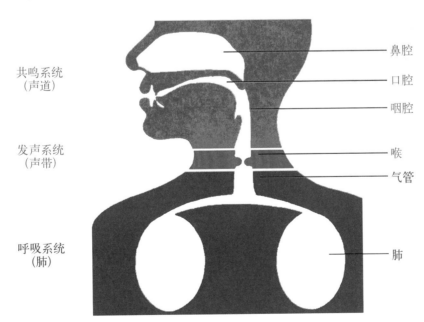

图 1-1-6 言语产生的三大系统

贮存在肺、气管与支气管内的气体随呼气运动有规律地排出,形成气流;当气流到达声门处时,被转变成一系列的脉冲信号(声门波);然后通过声道的共鸣作用,形成具有适当形态的声波,最终由嘴和鼻发出并产生言语信号(声波)。在言语的产生过程中,听觉反馈使说话者能够更好地调节自身言语的输出。

言语产生的决定性条件是声带振动。声带作为振动源,可以用其位置、形状、大小和黏弹性来描述其特征。声带的振动受到喉部发声肌群、声带结构及其附属结构的影响。从声学角度来看,声带有两个主要功能:其一,把直流气流转换成交流气流;其二,把气流的动能转变成声学能量。声道指位于喉与唇、鼻之间的通道,是一个共鸣腔。声道的形状主要通过构音器官的运动来进行调节,但也受到声带振动方式的影响,如图1-1-7所示。

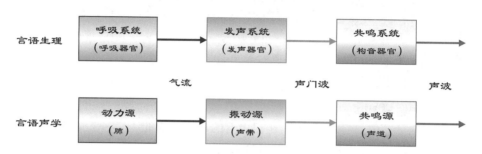

图1-1-7 言语生理和言语声学之间的关系

从言语的发育角度而言,言语由呼吸(Respiration,R)、发声(Phonation,P)、共鸣(Resonance,R)、构音(Articulation,A)和韵律语音(Prosody,P;语音Phonetics)五个板块构成,即"言语产生的RPRAP理论",如图1-1-8所示。其中,

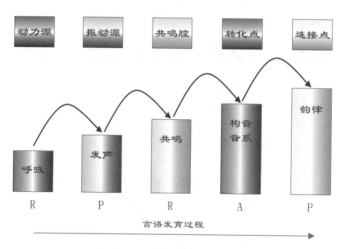

图1-1-8 言语产生的五大功能模块

呼吸是言语产生的动力源:

在言语过程中,需要瞬间吸入大量的气体并维持平稳的呼气,用较小的气流来维持足够的声门下压,这种呼吸调节过程要求呼气运动与吸气运动之间相互协同和拮抗,即为呼吸支持。因此,呼吸支持是言语的基础,提供充足的压力和气流来启动并维持发声。

发声是言语产生的振动源:

呼吸时产生的气流作用于声带,声带运动并产生振动,发出声音,这一过程即为发声。因此,发声时声带振动是言语产生的振动源。

共鸣是言语产生的共鸣腔:

声带振动产生的声能脉冲信号通过咽腔、口腔、鼻腔时,根据声道形状大小会产生不同的共鸣,从而形成不同音色的嗓音。

构音音系是言语产生过程的转化点:

舌、软腭等构音器官的运动,改变了发音部位、发音位置、发音方式,从而发出不同的韵母(元音)和声母

（辅音），使单纯的声音向复杂的构音转化。构音音系对应于音段音位。

韵律是言语产生过程的连接点：

韵律是人类发音器官发出的具有区别意义功能的声音。将构音与韵律连接起来，就能产出流利自然的连续语音。韵律对应于超音段音位。

一、言语呼吸与噪音

呼吸是人体重要的生命活动之一。如图 1-1-9 所示，当人体吸气时，膈肌和肋间外肌收缩，胸廓扩张，膈肌下降，胸腔内负压增大，外界富含氧气的新鲜空气经气道进入肺泡内，氧气透过肺泡壁进入毛细血管内，而毛细血管内由组织新陈代谢而产生的二氧化碳进入到肺泡内。人体呼气时，膈肌及肋间外肌松弛，肋间内肌收缩，胸廓依靠弹性回收，二氧化碳便经气道排出体外。由呼吸肌的收缩和舒张所引起的胸腔的扩大与缩小，称为呼吸运动。平静状态下，吸气时胸腔的前后、左右和上下径均增大，肺容积随之增大，空气被吸入肺内，称为吸气运动。呼气时胸腔各径均缩小，肺内部分气体被驱出，称为呼气运动。言语呼吸是以平静状态下的生理呼吸为基础的，是在呼气的过程中产生的。言语呼吸时，要求瞬时吸入较多的气体，呼气则是一个缓慢的过程，呼出的气流能使声带振动，产生噪音。

因此，肺的运动，是言语产生的动力源，也是噪音产生的动力源。

呼吸系统的生理和物理模型如图 1-1-9 和图 1-1-10 所示。图中，肺组织类似于一个弹簧，膈肌位于胸腔和腹腔之间。图 1-1-10a 是机体处于呼气状态时的模型，此时，肺内压大于大气压，膈肌舒张，腹部回缩，胸腔容积减小，肺部被压缩，气体排出。图 1-1-10b 是机体处于吸气状态时的模型，此时，肺内压小于大气压，膈肌收缩，腹部突出，胸腔容积增大，肺组织扩张，气体吸入。

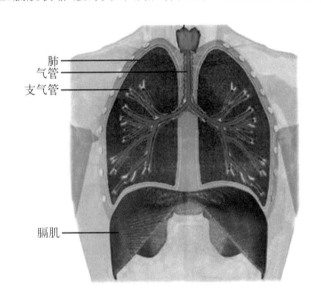

肺
气管
支气管
膈肌

图 1-1-9　呼吸器官示意图

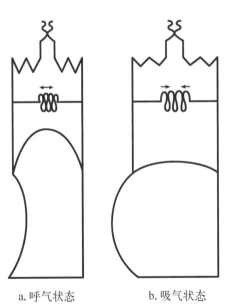

a. 呼气状态　　　　b. 吸气状态

图 1-1-10　呼吸系统的物理模型

言语过程中的快速吸气运动，源自于胸腔和肺部的扩张，以及膈肌的快速收缩下移。当呼气肌（主要是肋间内肌）收缩和吸气肌（主要是肋间外肌和膈肌）舒张时，胸腔内产生的压力大于大气压，再加上肺的弹性回缩力的共同作用，使胸腔逐渐变小。双肺体积的缩小增加了肺内压力，使得气流被呼出。气流呼出的多少，能直接控制言语声的大小，耳语声需要的气流量非常少；相反，大声说话要求呼出的气流量大。

二、言语发声与噪音

气流从肺部呼出，途经肺泡、支气管和气管，然后到达喉部。如图 1-1-11 所示，两侧声带位于喉部，声带

间的区域称为声门，a 图表示声门开放，b 图表示声门闭合。图 1-1-11a 中，吸气时声门开放呈倒置的"V"形，空气经过声门，无任何阻力地到达肺部。吸气完成后声门闭合呈"I"形，如图 1-1-11b 所示。发声时，呼出的气流挤开声门，使声带产生振动。声带振动产生一系列气流脉冲波，并转化成一系列声能脉冲信号，从而形成言语的基本声源，这就是发声，或狭义地称为嗓音。声带振动与发声过程见数字资源 1-1-4。

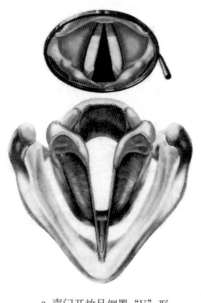

a. 声门开放呈倒置"V"形   b. 声门闭合呈"I"形

图 1-1-11　声带示意图

因此，声带的运动，是言语产生的振动源，也是嗓音产生的振动源。

如图 1-1-12 所示，喉主要有三种发声功能：其一，气流形成的声门下压作用于声带，使两侧声带边缘在靠近到一定程度时产生振动，发出浊音；其二，开启声带，发出清音；其三，作为发声系统的重要组成部分，为构音系统提供必需的声学能量。

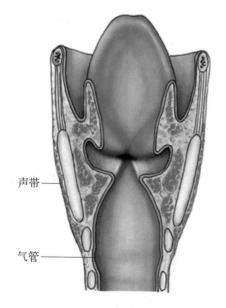

声带

气管

图 1-1-12　喉部器官示意图

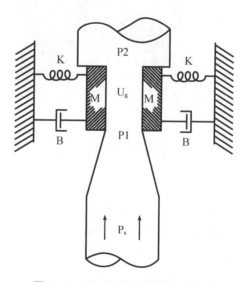

图 1-1-13　发声系统的物理模型

图 1-1-13 是声带（Vocal folds）单质量块模型示意图。图中，声带类似于一个机械振荡器，M 代表声带

的质量,弹性系数 K 代表声带张力,粘性阻尼 B 代表声带关闭时双侧声带之间相互碰撞的边界状态(即阻尼状态)。而没有相互碰撞的声带表面则是无质量的、或是流体的。当双侧声带在中线相遇时,它们会失去一部分冲量。但是,由于声带固有的特性(惯性),它们仍将向中线移动,其结果是声门关闭一段时间。当声门关闭时,由于声带自身弹力会立刻出现一个作用于声带的力冲开声门。于是,声带产生了自激振荡。

图 1-1-13 中,Ps 表示声门下压(Subglottal air pressure),P1 和 P2 分别表示声门输入和输出的压力,Ug 表示气流通过声门时的速度。呼气时,气流开始经过声门,声带向中线靠拢,使声门间的气道变得窄小,阻止声门间的气流通过,从而使声门下压增加。声门下压的增加使声门间的气流速度加快,从而在声门间产生负压,两侧声带互相吸引,使声门关闭,该现象被称为贝努利效应(Bernoulli effect)。

声门闭合的时间须与气流呼出的时间协调一致,不能过快也不能过慢,这样才可能产生自然和谐的嗓音。如果气流呼出后声门还没有闭合,则发声时表现为软起音,那么产生的嗓音会让人听起来气息音过重;而声门闭合后气流还没有呼出,则产生硬起音现象,导致嗓音过于短促、生硬。

三、言语共鸣与嗓音

言语产生在喉部,形成于声道。声道(Vocal tract)是指由咽腔、口腔、鼻腔,以及它们的附属器官所组成的共鸣腔。当声能脉冲信号通过声道时,会产生不同的共鸣;而声波通过下颌、舌、唇、软腭等器官之间灵活运动而转变为言语声的协调过程即形成构音。

共鸣与构音密不可分。图 1-1-14 为呼吸器官、发声器官和构音器官(唇、下颌、舌部和软腭)的简单示意图。声道中的咽腔与喉相连,鼻腔与口腔相通。舌是最主要的构音器官,舌在口腔内的前后、上下运动改变了声道的形状,从而发出不同的元音。舌的不同部位与齿列、齿龈、硬腭、软腭形成不同程度的阻塞与狭窄,构成不同的辅音。声道形状和大小的变化,形成言语产生共鸣腔的变化。而只有构音系统各个器官的运动在时间上同步,在位置上精确,才能保证准确构音,形成清晰的言语,因此构音器官之间灵活、协调的运动是产生清晰和有意义言语声音的必要条件。言语器官的协调运动过程见数字资源 1-1-5。

数字资源 1-1-5

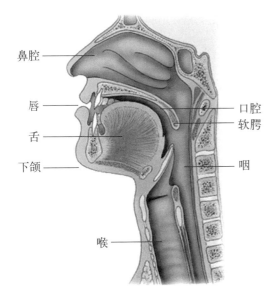

图 1-1-14 言语器官示意图

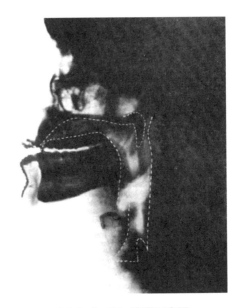

图 1-1-15 声道示意图

下面结合生理解剖及物理模型来解读共鸣在言语产生过程中作用。图 1-1-15 是一张 X 光片,它显示了在正中矢状面(纵切面)上人类言语器官的构造。虚线区域为声道的一部分,它起始于声门,止于嘴唇,男性该部分声道全长约 17 厘米。在声道切面上,由舌、唇、下颌和腭部所围成区域的面积可从 0 厘米^2(完全闭合)

变为 20 厘米²。鼻道(Nasal tract)始于腭部,止于鼻孔。当软腭(口腔后部活塞样装置)下降的时候,鼻腔与口腔共同产生鼻音。

口腔共鸣:

良好的口腔共鸣,应该是从口腔内、舌表面的中央部位发出的。舌位对言语音质的影响较大:舌位过前易导致前位聚焦(即娃娃调);舌位过后,易导致后位聚焦;而舌位过低,将产生喉位聚焦。

鼻腔共鸣:

在汉语系统中,只有鼻声母/m、n/和后鼻韵母/ng/需要鼻腔共鸣,鼻腔共鸣发生在鼻腔。口腔和鼻腔由硬腭(口腔顶部前端)和软腭(口腔顶部后端)隔开。非鼻音要求软腭悬雍垂向上运动,关闭鼻咽通道。鼻音则要求软腭悬雍垂下降,鼻咽部迅速开放;声波经过软腭悬雍垂,到达鼻腔。自然的言语声要求口腔音与鼻腔音之间相互协调。

共鸣系统的物理模型如图 1-1-16 所示。肺部的运动为言语产生提供动力源。肌肉(膈肌、肋间内肌)的作用力将肺内的气体泵出(如图所示,就像气缸内的一个活塞向上推移),并经由支气管和气管经由声带排至体外。当声带紧张时,流经声带的气流会使其振动,从而产生浊音。当声带在放松状态下,气流经过声道中一个狭窄的部分,形成湍流,从而产生擦音;或者是在声道内完全闭合部分的后方形成一个压力,当闭合部分开放后,压力突然消失,形成塞音。之后声能脉冲信号再通过咽腔、口腔、鼻腔时,由于唇、下颌、舌部和软腭等器官的运动导致各腔体的大小和形状发生变化,从而引起不同的共鸣。最终气流从鼻腔喷出产生鼻音,从口腔喷出则产生非鼻音。

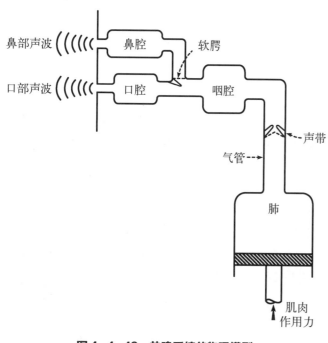

图 1-1-16　共鸣系统的物理模型

四、言语构音与韵律

经构音器官精准而协调的运动,构音的最终结果是产生**言语**(Speech),正确地说是言语声波信号(Speech signal),即**语音**(Speech sound),它是言语过程的最终产物,也是形成语言的基础和前提。语音代码转换为言语声波信号的过程可以表示为:语言代码(语音特征)——神经指令传到肌肉(神经冲动传递)——肌肉收缩模式(肌肉运动表现)——声带激励和声道形状(构音过程表现)——言语声波信号(语音)。这一过程也就是语音信息到声学信息的转化过程,如图 1-1-17 所示。

言语产生过程中语音信息的转化是非常重要的。这些特征的实现,是通过神经冲动向声道肌肉传达发音指令完成的,声道的形状决定输出的言语声波信号的声学特征。

我们每个人都应当在自己意识中建构言语听觉科学的工作机制。这种建构是个人素质发展的必要过程,是临床工作的重要组成元素,也是我们在专业生涯中的有力教学手段。在图 1-1-18 中,我们会进一步了解言语听觉科学机制的结构,以及如何将这些结构整合成一套具可操作性的工作建构模式。

言语产生的三大系统决定了言语整体功能的状态,但最终还没有产生可以用于交流的物质,而构音音系和韵律两大模块就产生了这样的物质。声门处产生的声波经过声道的调节,最终由口和鼻发出并形成单个声波信号,这个过程称之为构音,发出的单个声波信号经过不同的音系规则组合,形成不同的语音(言语声波信号)。

根据一定音系规则组合的构音被赋予不同的韵律特征、语法特征等,构成了语言系统。图 1-1-19 可以更清楚地说明言语内部五大模块的关系,以及言语和语言的关系。

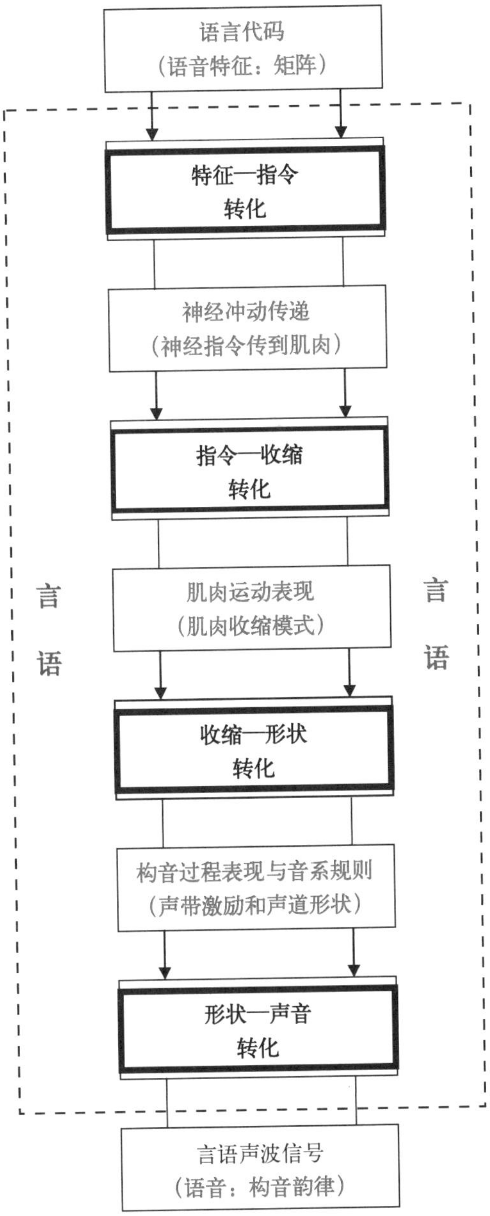

语言代码
（语音特征：矩阵）
特征—指令
转化
神经冲动传递
（神经指令传到肌肉）
指令—收缩
转化
肌肉运动表现
（肌肉收缩模式）
收缩—形状
转化
构音过程表现与音系规则
（声带激励和声道形状）
形状—声音
转化
言语声波信号
（语音：构音韵律）
言
语
言
语

图 1-1-17　语音信息转化模式

人
脑
高级指令中心
心理状态
运动
皮质
额外锥体系统
感觉中枢
听觉皮层
运动神经核
构音系统
音系规则
感觉接收器
呼吸发声
共鸣系统
耳
言语
言语
听话者
讲话者

图 1-1-18　言语听觉科学工作机制

言语
语言
三大系统
呼吸
发声
共鸣
构音音系
韵律
构音器官的协调运动
语法
语用
语义
语言表达
语音

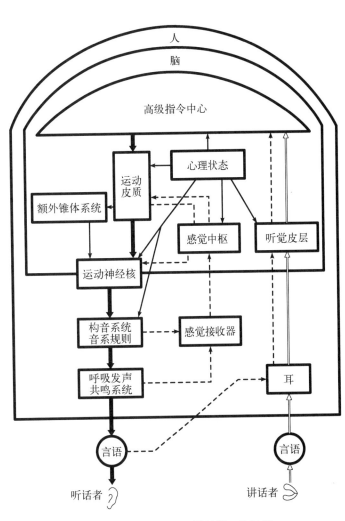

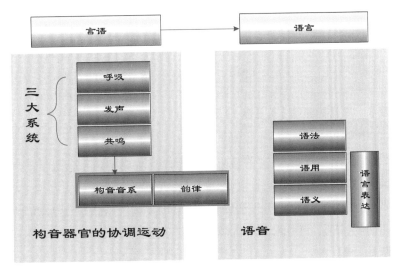

图 1-1-19　言语产生的五大模块

第二章

言语与嗓音康复治疗体系

本 章 目 标	阅读完本章之后,你将: 1. 掌握基于 ICD 分类的言语障碍类型; 2. 掌握基于 ICF 分类的言语功能障碍类型; 3. 了解言语功能评估与康复治疗流程; 4. 掌握 ICF 言语功能评估内容; 5. 熟悉基于 ICF 的言语与嗓音康复治疗规范化流程。

　　言语治疗学(Speech therapy,ST),又称言语康复学(Speech rehabilitation),在美国被称为言语-语言病理学(Speech-Language pathology,SLP),是一门研究如何对言语、语言和吞咽障碍进行鉴别、评估和治疗的学科。二十世纪二十年代,该学科发源于美国,美国言语语言听力协会(American Speech-Language-Hearing Association,ASHA)负责对该学科的从业人员进行资质认证。言语康复的服务对象包括全年龄段有言语、语言、听觉、吞咽等方面潜在风险或障碍的人群,是一门交叉学科,涉及的临床科室有神经科、耳鼻咽喉科、康复医学科、口腔科、老年医学科、儿童保健科、儿童康复科、呼吸科等,全面、科学的言语康复诊疗方案能够有效解决患者的言语障碍。言语康复治疗是一个完整的康复过程,依据世界卫生组织 ICF 的诊疗流程,应包括评估(Assessment,A)、治疗(Therapy,T)、监控(Monitor,M)、评价(Evaluation,E)四部分内容,每一个环节都有章可循。

第一节　言语康复治疗对象

　　言语康复的对象是所有存在言语语言康复需求的群体,包括成人言语障碍患者、言语障碍儿童患者和健康促进人群。言语障碍(Speech disorders)指由于神经性、器质性或功能性等方面因素所导致的发音不清、嗓音质量下降、发音不流畅或韵律异常的现象。呼吸、发声、共鸣、构音和韵律是言语产生的五大功能模块,不同类型的言语障碍,其临床表现会聚焦在不同言语功能模块或不同言语功能模块的组合。

一、基于 ICD 分类的疾病

　　根据言语障碍临床表现的聚焦点不同,言语障碍可分为以下主要类型:运动性言语障碍、语音障碍、嗓音障碍、语畅障碍和吞咽障碍,这也是言语康复的主要对象。由于目前行业术语未统一,为避免读者对各类型言语障碍认识不规范而对言语康复的对象产生理解偏差,本书以美国言语语言听力协会 ASHA 指南以及中国康复医学会《言语康复指南》为依据,对各术语进行规范界定,形成行业共识。

(一) 运动性言语障碍

　　运动性言语障碍(Motor speech disorders,MSDs;常被误称为运动性构音障碍)是一组由神经功能损伤

（Neurological impairment）引起的言语障碍，主要影响言语的计划、编辑、运动控制或执行（Duffy，2005）。临床主要表现为患者知道自己想说什么，但由于唇、舌、软腭、呼吸肌群、发声肌群等与言语产生相关的发音器官的运动存在问题，致使说话时口齿不清或发音错误，整体的言语可懂度降低，影响沟通交流。

运动性言语障碍包括神经性言语障碍（常被误称为构音障碍）和言语失用症，常见与失语症并存。

1. 神经性言语障碍

神经性言语障碍（Dysarthria，DYS）是由于言语产生需要肌群运动的力量、速度、范围/幅度、稳定性或准确性出现异常而导致的一种神经性言语障碍的总称，且该障碍的产生不仅包括构音问题，还涉及呼吸、发声、共鸣和韵律的缺陷。常见于脑卒中、脑血管病、脑肿瘤、脑外伤、帕金森病、舞蹈症、脑瘫、多发性硬化等群体。

临床上需要特别注意的是：神经性言语障碍主要出现在成人群体中，但也可能出现在儿童群体，如脑瘫患者。

2. 言语失用症

言语失用症（Apraxia of speech，AOS）是指在言语产生过程中，因脑损伤等原因造成计划言语运动序列的大脑通路受损，影响了个人将有意识的言语计划转化为运动计划的能力，从而导致其言语功能受限和困难。通常表现为患者无明显的肌肉无力或肌肉运动减弱，其知道自己想说什么，但却不能适当地计划、有序地产出言语运动。言语失用症除了会影响自主性言语（故意或有目的）的产生，也会影响自动性言语（如说星期、数数等）的产生。

与言语失用症经常混淆的一种障碍是失语症（Aphasia），它是一种因大脑语言区受损而引起的语言障碍，其会影响患者的语言表达、理解、阅读或书写的能力。多见于老年人，特别是中风后的老年患者。

临床上需要特别注意的是：失语症患者可能同时伴有神经性言语障碍、言语失用症或吞咽障碍。

（二）语音障碍

语音障碍（Speech sound disorders，SSD）是一个广泛性术语，是指在言语的感知、运动产生或音系表征等方面表现出的一种或几种困难。

临床上需要特别注意的是：语音障碍主要出现在儿童群体中，也可以出现在成人群体，如语后聋患者。

根据病因的不同，根据多年研究经验和专家共识，美国言语语言听力协会将语音障碍分为器质性和功能性两类，如图 1-2-1 所示。

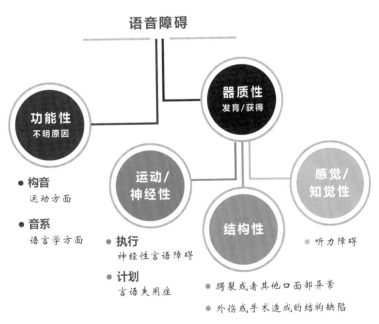

图1-2-1 语音障碍分类

1. 器质性语音障碍(发育/获得)

器质性语音障碍(Organic speech sound disorders)是由结构性(如唇腭裂、肿瘤或手术所致的结构缺陷或异常)、感觉/知觉性或潜在的运动/神经性(如儿童言语失用和神经性言语障碍)原因引起的构音音系问题。

(1)结构性语音障碍指由于构音器官的炎症、外伤、肿瘤和畸形等导致言语出现不同程度的障碍,如牙齿排列异常、鼻咽部的腺样体肥大和腭裂等。这些患者可以采用药物或手术治疗的方法,修复器质性病变部位的结构和功能。结构性语音障碍的典型代表为腭裂(Cleft palate),可以通过手术来修补缺损,由于腭裂修补术前会出现腭咽闭合不全,腭裂修补术后约5%~20%的患者仍存在腭咽闭合不全的问题,而腭咽闭合不全会导致患者在发口腔音时口腔内的压力不足,影响正常构音运动的形成,尤其是无法发出压力性辅音,大部分患者术后还会遗留构音障碍,需要通过言语训练来改善或治愈。

(2)感觉/知觉性语音障碍指由于听力障碍、听处理障碍导致言语出现不同程度的障碍,包括高音调、硬起音、后位聚焦、鼻音功能亢进、韵律等。听处理障碍(Auditory processing disorder)通常是指中枢听处理能力障碍,中枢听处理能力通常是指中枢神经系统从第Ⅷ脑神经起传送信息至听皮层的能力,它具有对传入的大量声信息进行搜索、处理和利用,并作出正确的解释、启动及适当反应的能力。

(3)运动/神经性语音障碍常见于脑性瘫痪而导致言语出现不同程度的障碍。

2. 功能性语音障碍

功能性语音障碍(Functional speech sound disorders)涉及两方面内容:一方面是与言语的运动产生有关(即构音障碍),另一方面与言语产生的语言学因素有关(即音系障碍)。功能性语音障碍是一种特发性障碍,换而言之就是病因不明。

(1)构音障碍

构音障碍(Articulation disorders)主要是功能性的,是指由于下颌、唇、舌、软腭等构音器官功能异常,常见的发音错误类型有替代、遗漏和歪曲,构音障碍会造成言语清晰度(Speech clarity)和言语可懂度(Speech intelligibility)下降。

功能性构音障碍(Functional articulation disorders,FAD)多见于学龄前儿童,指构音系统不存在明显的结构性或神经性异常,也没有听力障碍等感觉系统异常的情况,但出现了口齿不清或发音错误的现象。

(2)音系障碍

音系障碍(Phonological disorders)是儿童发展过程中比较常见的言语障碍,主要指儿童由于未掌握发音行为背后的语音规则(包括音的组合规则,以及音与音之间组成为有意义的语言单位的规则)而导致其出现与年龄不符的发音错误现象,常见的错误类型有:前置化、后置化等。部分存在音系障碍的儿童,还表现出拼读困难、对音节的切分和识别障碍,明显影响其学习和沟通。

(3)构音音系障碍

构音音系包括构音器官的动作技能与认知层面的音系组合规律,前者是说话完成的下游任务,后者是说话功能的上游工作,任何一个方面出现问题都会导致儿童发音不清,也就是构音音系障碍(Articulation and phonology disorders)。

在儿童言语障碍中,构音障碍与音系障碍都是常见问题,且这两种障碍在临床表现中会出现部分交叉,但是产生机理不同,评估与治疗不同,需要进行分辨。区别主要如下:

构音主要是用于描述人们在发音时的物理运动、器官的位置移动和肌肉运动能力,是一种可以被看见、听见的明确的发音行为。构音障碍也称为发音错误,是有偏差的错误的发音行为导致产生不标准的语音,主要聚焦在个别语音产生的错误(如歪曲或替代)。这样的不标准声音并不会影响到语音系统的对比性。例如,侧化的/si/,虽然不是标准的/si/,但是不会影响到听者对这个音节的理解。

音系障碍是由于语音结构规则错误而导致的障碍,这种错误具有明显的规律性。音系障碍主要聚焦在可预测的、基于规则的错误(如前置化、塞音化或末尾辅音省略),其会影响一个以上的语音,甚至导致整个单词语句意思的改变。例如,儿童说/xiang/时发生了省略历程,说成/yang/,整个词义都变化了;若发生替代历程,说成/qiang/,意思也发生了变化。

(三)嗓音障碍

嗓音障碍(Voice disorders,也称发声障碍),是指由于器质性、功能性或者神经性因素导致人体发声器官的功能出现异常,主要表现为说话的音调、响度或音质异常。根据病因的不同,嗓音障碍主要分为功能性嗓音障碍、器质性嗓音障碍和神经性嗓音障碍。

(四)语畅障碍

语畅障碍(Fluency disorders),是一类由神经、心理多种原因导致的言语障碍,主要表现为说话时出现拖音、重复和/或在说音节、词语或短语时出现语塞的情况,并可能同时伴随面部和身体其他部位的异常运动。语畅障碍主要包括口吃(Stuttering)、迅吃(Cluttering)和神经性口吃(Neurogenic stuttering)三大类型,其中,口吃是最主要的类型。

(五)吞咽障碍

吞咽障碍(Swallowing disorders)是指吞咽食物或饮用液体困难,它是由于下颌、唇、舌、软腭、咽喉、食管括约肌或食管功能受损,不能安全有效地把食物由口送到胃内取得足够营养和水分的进食困难。吞咽障碍的原因很多,在分类上也有各种学说,包括部位分类、器质性或功能性疾病分类、时期分类(急性、慢性)、疾病分类(畸形、炎症、肿瘤、神经等)。从临床观点进行原因分类时,有形态异常者(畸形)、吞咽疼痛者(炎症)、管腔狭窄者(肿瘤)、神经麻痹、痉挛者(神经)等。常见的吞咽障碍的症状包括流口水、哽塞、餐间或餐后咳嗽,无法用吸管吸取食物,食物残存于颊侧沟,呕吐反射消失,慢性上呼吸道感染等。

二、基于 ICF 分类的功能障碍

(一)障碍类型

言语呼吸、发声、共鸣、构音和韵律是言语产生的五大功能模块,不同类型的言语障碍,其临床表现会聚焦在不同言语功能模块或不同言语功能模块的组合。ICF 类目中的 b3 嗓音和言语功能(b 仅作为编码,无实际含义),共包括 b310 嗓音功能(呼吸、发声、共鸣功能障碍)、b320 构音功能(构音功能障碍)和 b330 言语的流利和节律功能(韵律功能障碍)三部分。

1. 呼吸功能障碍

呼吸功能障碍(Disorders of respiration)是指由于各种原因引起的在言语产出过程中出现说话气短、吃力、异常停顿、吸气时发音、病理性硬起音等异常现象,其临床表现可以归类为呼吸方式异常、呼吸支持不足,以及呼吸与发声不协调。呼吸系统为言语产生提供动力源,是获得自然、舒适言语声的必要前提,当呼吸功能出现异常时,就会导致言语产出异常。

2. 发声功能障碍

发声功能障碍(Disorders of phonation)是指由于声带等喉部结构存在功能性(functional)、器质性(organic)或神经性(neurogenic)异常而引起的音调异常、响度异常和音质异常。功能性发声功能障碍包括肌紧张性发声障碍、室带发声、精神性失音、青春期发声障碍等;器质性发声功能障碍包括声带肉芽肿、囊肿、乳头状瘤、喉软骨软化、喉癌、喉蹼等;神经性发声功能障碍则包括声带麻痹、痉挛性发声困难等。发声功能障碍时,音调异常可表现为音调过低、音调过高、音调变化单一和音调变化太大等;响度异常则包括响度过小、响度过大、响度变化单一和响度变化太大等;音质异常具体可表现为嘶哑声、粗糙声、气息声等。

3. 共鸣功能障碍

共鸣功能障碍(Disorders of resonance)是指在言语产生过程中,由于各种原因导致的言语声过于沉闷、单薄或鼻音过重等现象,其主要包括口腔共鸣障碍和鼻腔共鸣障碍。在临床上,口腔共鸣障碍主要包括前位聚焦、后位聚焦和喉位聚焦,而鼻腔共鸣障碍则包括鼻音功能亢进、鼻音功能低下等。

4. 构音功能障碍

构音功能障碍(Disorders of articulation)是由于下颌、唇、舌、软腭等器官的结构或功能异常,或不能感知或理解目标音位的发音特征而引起的口齿不清楚的现象,其会造成言语清晰度和可懂度下降。

5. 韵律功能障碍

韵律功能障碍(Disorders of prosody)是指患者在发出连续语音过程中由于言语运动姿态在神经生理学上无法计划或执行,导致控制韵律的变量(音高、音长或音强等)方面受损,在沟通交流中表现为语速、语调、节奏、重音等方面的韵律异常,临床表现为言语流利性或构音清晰度异常的现象,口吃、语言发育迟缓、失语症等患者易出现韵律障碍。口吃则是典型的说话时字音重复或词句中断的流畅性障碍,多表现为在单个字时构音清晰度高,但在连续语音过程中口齿不清、呼气发音断断续续。语言发育迟缓患者多表现为单字发音正确,但在产生连续语音时则出现某些语音的替代或遗漏等现象。

(二)影响言语产生的疾病

上述五个障碍类型可能同时出现在同一患者身上,但不同的患者表现出来的症状不一样,这就要求言语治疗师根据评估结果,制定符合患者障碍类型和程度的治疗方案。例如:

1. 失语症

失语症是言语语言障碍的典型群体,特别是运动性失语症患者,多表现为连续语音过程中口齿不清、吸气发音、呼气发音断断续续。运动性失语症是大脑左半球额叶损伤,患者发音器官结构正常,却失去了清晰表达的能力,但患者仍保留听理解能力、写字和阅读的能力。

2. 发育性语言障碍

发育性语言障碍(Developmental language disorder),也称语言发育迟缓(Language development delay),是指由各种原因引起的儿童口头表达能力或语言理解能力明显落后于同龄儿童的正常发育水平。智力低下、听力障碍、构音器官疾病、中枢神经系统疾病等问题是发育性语言障碍患者的常见伴随症状。若发现儿童有语言发育迟缓现象,应努力查找病因,并进行言语或者语言方面能力的精准评估。

其他影响言语产生的疾病,如表1-2-1所示。

表1-2-1 影响言语产生的疾病

临床表现	影响言语产生的疾病
言语呼吸障碍	脑瘫、听力障碍、帕金森氏病、小脑病变、颈脊髓损伤、机械性通气、嗓音疾病、发育性语言障碍(语言发育迟缓)等
言语发声障碍	声带良性肿瘤、声带囊肿、喉癌、中风、车祸或枪伤等外伤、肌萎缩侧索硬化症、多发性硬化、亨廷顿病、舞蹈症、脑部肿瘤和创伤性脑损伤、发育性语言障碍、听力障碍等
言语共鸣障碍	发育迟缓、脑瘫、听力障碍、延髓麻痹、脑中风、肌萎缩侧索硬化症、腭裂、腭咽闭合不全、鼻中膈偏曲、腺样体增生、发育性语言障碍等
言语构音障碍	腭裂、脑外伤、肿瘤压迫神经、脑瘫、多发性硬化、发育性语言障碍等
言语韵律障碍	口吃、发育性语言障碍、运动性失语症等

临床上需要特别注意的是:对于不同类型的言语障碍,其评估和治疗方法的侧重点会各有不同,但其所涉

及的各言语产出功能模块的诊断评估与康复治疗的思路及其流程等基本相同。

第二节 言语与嗓音康复治疗原理与操作模式

一、言语评估与治疗流程

在黄昭鸣教授提出的"言语产生 RPRAP 理论"指导下的言语治疗,主要通过 A+T+M 的操作模式来实现。其中 A 即评估(Assessment),T 即治疗(Therapy),M 即监控(Monitor),言语评估与治疗流程如图 1-2-2 所示。

1. 个人信息

个人信息的输入,这是指患者的相关信息导入计算机的相应处理模块。言语康复之前首先要收集患者的一般信息,包括年龄、性别、相关病史及治疗状况、是否接受过言语训练及训练情况、有无其他疾病史、主要言语症状等。

2. 言语功能的评估

经过大量研究发现,言语功能的正常与否是由呼吸、发声(嗓音)、共鸣、构音和韵律五个模块的功

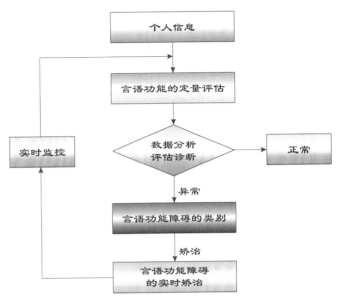

图 1-2-2 言语评估与治疗流程

能正常与否来决定的。因此,A+T+M 操作模式中,这五个模块中的每个模块都有反映各自功能的参数,通过计算机多媒体技术和语音信号处理技术,可以对每个功能模块中的相应参数进行定量评估,针对患者所表现出的言语症状,进行相应参数的定量测量,并获得较客观的数据,使言语治疗工作更加科学客观、有效。

将测得的言语参数与对应的参考标准值进行对比,即与同年龄、同性别普通人群相应参数的参考范围进行比较,以确定该参数是否落在正常参考范围内,以及与正常值的差距。测得的言语参数经过分析,发现偏离正常范围,同时结合言语表现,可以判断言语功能障碍的性质以及严重程度。

3. 言语障碍的治疗

根据言语异常的类型,提出可供选择的言语康复方案。在诊断明确的基础上,制定相应的治疗计划。每个患者的治疗方案都是根据其言语障碍的类型、程度和原因制定的具有针对性的方案,该方案包括言语康复的主要内容、方法与手段、治疗频率、监控指标和预期目标等。

4. 言语康复的监控

言语康复的过程不是一成不变的,整个言语康复过程遵循 ICF 康复诊疗流程,在尽可能短的时间内使患者的言语异常表现得到缓解或消失。在言语康复过程中采用相应的参数作为监控指标,即用测得的参数与参考标准值之间的距离变化判断疗效,通常以距离缩小作为治疗有效的标志。

言语康复是一个连续的过程,它首先对五大功能模块进行评估,通过对各个模块评估结果的综合分析,给出针对性的治疗方案,并通过科学的监控,不断调整和完善康复方案,为言语障碍患者的康复奠定了科学的基础。言语康复的整个过程就是通过"评估——治疗——监控"的循环过程来完成的,A+T+M 操作模式具有可操作性、实用性和科学性。它是以言语的产生和言语病理研究为基础,利用现代化的实时言语测量手段,对言语功能进行主观和客观的评估,并结合言语干预的多年临床研究和实践构建而成的。言语治疗包括五个功能模块:呼吸模块、发声模块、共鸣模块、构音模块和韵律模块,言语产生的 RPRAP 理论与 A+T+M 操作模式如图 1-2-3 所示。

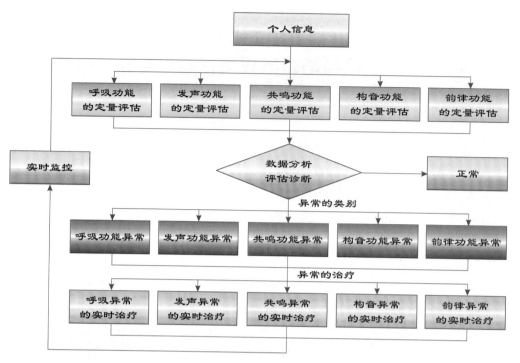

图 1-2-3　言语产生的 RPRAP 理论与 A+ T+ M 操作模式

二、ICF 言语功能评估

依据 ICF 类目中的身体功能第三章，相关 b310、b320、b330 功能的评估如表 1-2-2 所示。

表 1-2-2　ICF 言语功能评估

医院机构、康复机构、特殊教育学校、资源中心

患者基本信息

姓名：＿＿＿＿＿＿＿＿　　出生日期：＿＿＿＿＿＿＿＿　　性别：□ 男　□ 女

检查者：＿＿＿＿＿＿＿＿　　评估日期：＿＿＿＿＿＿＿＿　　编号：＿＿＿＿＿＿＿＿

类型：□ 智障＿＿＿　□ 听障＿＿＿　□ 脑瘫＿＿＿　□ 自闭症＿＿＿　□ 发育迟缓＿＿＿＿＿＿

　　　□ 失语症＿＿＿　　　□ 神经性言语障碍（构音障碍）＿＿＿＿＿＿＿＿＿

　　　□ 言语失用症＿＿＿　□ 其他＿＿＿＿＿＿＿＿＿＿＿＿＿＿＿＿＿＿

主要交流方式：□ 口语　□ 图片　□ 肢体动作　□ 基本无交流

听力状况：□ 正常　□ 异常　听力设备：□ 人工耳蜗　□ 助听器　补偿效果＿＿＿＿＿＿＿

进食状况：＿＿＿＿＿＿＿＿＿＿＿＿＿＿＿＿＿＿＿＿＿＿＿＿＿＿＿＿＿＿＿＿＿＿＿

言语、语言、认知状况：＿＿＿＿＿＿＿＿＿＿＿＿＿＿＿＿＿＿＿＿＿＿＿＿＿＿＿＿＿

口部触觉感知状况：＿＿＿＿＿＿＿＿＿＿＿＿＿＿＿＿＿＿＿＿＿＿＿＿＿＿＿＿＿＿＿

身体功能即人体系统的生理功能损伤程度			无损伤	轻度损伤	中度损伤	重度损伤	完全损伤	未特指	不适用
言语嗓音功能评估表									
			0	1	2	3	4	8	9
b3100	嗓音产生	最长声时							
		最大数数能力							
		言语基频							
		基频震颤							

续 表

b3100	嗓音产生	频段能量集中率	0	1	2	3	4	8	9
		声带接触率							
		接触率微扰							

通过喉及其周围肌肉与呼吸系统配合产生声音的功能。
包括：发声功能，音调、响度功能；失声、震颤、发声困难。

信息来源： 病史 问卷调查 临床检查 医技检查

问题描述：

b3101	嗓音音质	基频微扰(粗糙声)	0	1	2	3	4	8	9
		声门噪声(气息声)							
		幅度微扰(嘶哑声)							
		共振峰频率 $F_2/i/$(后位聚焦)							
		共振峰频率 $F_2/u/$(前位聚焦)							
		共振峰频率扰动 F_2f							
		鼻流量							
		鼻口腔共鸣比							

产生嗓音特征的功能,包括谐波特征、共鸣和其他特征。
包括：谐波高、低功能；鼻音功能亢进和鼻音功能低下,发声困难,声带紧张,嘶哑声或粗糙声、气息声等障碍。

信息来源： 病史 问卷调查 临床检查 医技检查

问题描述：

构音语音功能评估表

b320	构音功能	声母音位习得	0	1	2	3	4	8	9
		声母音位对比							
		构音清晰度							
		口部感觉							
		下颌运动							
		唇运动							
		舌运动							

续　表

产生言语声的功能。

包含：构音清晰功能,构音音位习得功能;痉挛型、运动失调型、弛缓型神经性言语障碍;中枢神经损伤的构音障碍。

不包含：语言精神功能(b167);嗓音功能(b310)。

信息来源：　病史　　问卷调查　　临床检查　　医技检查
问题描述：

言语的流利性和节律功能评估表

				0	1	2	3	4	8	9
b3300	**言语流利**	口腔轮替运动	音节时长							
			浊音时长							
			停顿时长							
		连续语音能力	音节时长							
			停顿时长							

产生流利、无中断的连续言语功能。

包括：言语平滑连接的功能;如口吃,迅吃,不流利,在声音、词语(音节)或部分词语(音节)的重复,不规则的言语中断等障碍。

信息来源：　病史　　问卷调查　　临床检查　　医技检查
问题描述：

			0	1	2	3	4	8	9
b3301	**言语节律**	幅度标准差							
		重音音节总时长							
		重音出现率							

言语中的节奏和重音模式及其模式调节功能。

包含：如言语节律定型、重复等障碍。

信息来源：　病史　　问卷调查　　临床检查　　医技检查
问题描述：

				0	1	2	3	4	8	9
b3302	**语速**	口腔轮替运动	言语速率							
			浊音速率							
		连续语音能力	言语速率							
			构音速率							

续　表

| | | 言语产生速率的功能。
包括：如迟语症和急语症。 | | | | | | |

信息来源：　　病史　　　问卷调查　　　临床检查　　　医技检查

问题描述：

			0	1	2	3	4	8	9
b3303	语调	言语基频标准差							
		言语基频动态范围							
		基频突变出现率							

言语中音调模式的调节功能。
包括：言语韵律，语调，言语旋律；如言语平调、音调突变等障碍。

信息来源：　　病史　　　问卷调查　　　临床检查　　　医技检查

问题描述：

1. b310 嗓音功能（Voice function）

b310 嗓音功能是指空气通过喉产生各种声音的功能。包括：产生嗓音的功能和音质功能；发声、音调、响度和其他音质功能；失声、发声困难、嘶哑声、鼻音功能亢进和鼻音功能低下等障碍。b310 下设 4 个二级类目，分别为 b3100、b3101、b3108、b3109。其中：

b3100 嗓音产生是指通过喉及其周围肌肉与呼吸系统配合产生声音的功能，包含发声功能、音调功能、响度功能；嗓音产生异常表现为失声、震颤、发声困难等障碍。可选用的评价指标有：最长声时、最大数数能力、言语基频、基频震颤、频段能量集中率、声带接触率和接触率微扰。进行最长声时测试时让患者深吸气后尽可能长地发单韵母/ɑ/音并记录发声时长；进行最大数数能力测试时让患者深吸气后连续唱音发 1 或 5，记录连续唱音的时长；言语基频测试时记录正常说话时的基频；进行基频震颤、频段能量集中率、声带接触率和接触率微扰测试时记录患者发/æ/音时的声学信号与电声门图信号进行分析。

b3101 嗓音音质是嗓音特征的功能，包括谐波特征、共鸣和其他特征。嗓音音质异常表现为发声困难，声带紧张，嘶哑声或粗糙声，气息声，鼻音功能亢进和鼻音功能低下等障碍。可选用的指标有：基频微扰、声门噪声、振幅微扰、/i/的第二共振峰频率、/u/的第二共振峰频率、共振峰频率震颤、鼻流量、鼻口腔共鸣比。进行基频微扰、声门噪声、振幅微扰测试时记录患者发/æ/音时的声学信号进行分析；进行第二共振峰测量（聚焦障碍的测量）时，让患者分别发单韵母/i/和/u/，记录共振峰信号并进行分析；进行鼻流量及鼻口腔共鸣比测试时分别对患者口腔和鼻腔两个通道的信号进行测量分析。

言语呼吸功能障碍可分为呼吸方式异常、呼吸支持不足和呼吸与发声不协调三种情况。呼吸功能障碍的矫治主要是通过促进治疗法和现代化康复技术等，帮助患者建立正确的呼吸方式，提高呼吸支持，促进呼吸与发声的协调性，为获得良好的言语奠定基础。

言语发声功能障碍主要表现为音调异常、响度异常和音质异常。发声障碍的矫治主要是通过促进治疗法和现代化康复技术等，帮助患者建立正常的音调、响度，改善音质，为获得良好的言语奠定基础。

言语共鸣功能障碍主要表现为口腔共鸣异常和鼻腔共鸣异常。共鸣功能障碍的矫治主要是通过促进治疗法和现代化康复技术等,帮助患者建立正常的口腔、鼻腔共鸣,改善共鸣音质,为获得良好的言语奠定基础。

2. b320 构音功能(Articulation functions)

b320 构音功能是指产生言语声的功能。包含:构音清晰功能,构音音位习得功能;痉挛型、运动失调型、弛缓型神经性言语障碍;神经损伤导致的构音障碍。反映这些功能和障碍的评估指标有构音器官的感知觉和运动能力、汉语声母音位习得、汉语声母音位对比、构音清晰度等。

声母音位习得是考察汉语拼音的 21 个声母的习得个数;

声母音位对比是考察汉语中的 18 项音位对比,23 项最小音位对比的习得情况。

构音清晰度是考察声母、韵母和声调 36 项最小音位对比的整体得分,包括声母音位对比(23 项)、韵母音位对比(10 项)和声调音位对比(3 项)。

构音器官的感知运动能力可以用口部感觉、下颌运动、唇运动、舌运动的功能来评估。

构音功能障碍的治疗主要包括构音运动治疗、构音语音训练和口部运动治疗三个部分,其中构音运动训练包含下颌、唇、舌构音运动异常的康复训练;构音语音训练包含韵母、声母音位异常和音系障碍的康复训练,及连续语音的语速和语调训练(音位对比式重读、语音韵律、结构化语音疗法);口部运动功能训练包含下颌、唇、舌口部运动异常的康复训练。

3. b330 言语的流利性和节律功能(Fluency & Rhythm of speech functions)

b330 言语的流利性和节律功能是指产生流利有节奏的言语的功能。包含:言语的流利、节律、速率、旋律功能;韵律和语调功能;口吃,迅吃,言语迟缓症,急语症等障碍。下设 4 个二级类目,分别为 b3300、b3301、b3302、b3303。其中:

b3300 言语流利性是指产生流畅、无中断的连续言语功能,包含言语平滑连接的功能;异常表现为口吃,迅吃,不流利,声音、词语(音节)或部分词语(音节)的重复,不规则的言语中断等障碍。可选用的评价指标有:(1)口腔轮替运动:使用单音节/pa/、/ta/、/ka/,双音节/pata/、/paka/、/taka/,三音节/pataka/作为测试语料,测试音节时长、浊音时长和停顿时长等;(2)连续语音能力:选取看图说话的方式,诱导自发连续语音作为语料,测试音节时长和停顿时长。

b3301 言语节律是言语中的节奏和重音模式及其模式调节功能障碍,异常表现为言语韵律刻板或重复等障碍。可选用的指标有:幅度标准差、重音音节总时长以及重音出现频率。

b3302 语速是指言语产生的速率,异常表现为言语迟缓症和急语症等障碍。可选用的评价指标有:(1)口腔轮替运动:测试浊音速率和言语速率。(2)连续语音能力:测试构音速率和言语速率。测试语料同 b3300 所述。

b3303 语调是指言语中音调模式的调节功能,包含言语韵律、语调、言语旋律,异常表现为言语平调、音调突变等障碍。可选用的评价指标有:言语基频标准差、言语基频动态范围、基频突变出现率等。测试时可以使用看图说话的方式,诱导自发连续语音作为语料。

韵律障碍的治疗包括语速(流利性)、语调和节奏的康复治疗三个部分。言语治疗师在进行临床康复训练时,需要根据患者的实际情况,将多种方法进行有机结合,以便可以在有效的时间内让患者得到最优针对性的治疗,获得最佳的康复效果。

本书后面章节分别对 ICF 言语功能评估、言语治疗专用设备、神经系统与言语、呼吸系统与嗓音、发声系统与嗓音、共鸣系统与嗓音、构音系统与言语、韵律系统与言语,以及常见言语障碍的诊疗进行详细介绍,会涉及基础知识、操作规范、传统方法、核心疗法、现代化技术等内容。

第三节　言语与嗓音康复治疗规范化流程

言语功能的评估与治疗需按照规范化的操作流程进行,这样才能使临床工作有章可循,言语障碍治疗的整个过程就是通过评估 Assessment(A)—治疗 Therapy(T)—监控 Monitor(M)—评价 Evaluation(E)这样一个循环过程来完成的。言语治疗是一个连续的过程，ICF 言语嗓音、构音韵律功能评估与治疗主要包括以下步骤：个人信息搜集、ICF 功能评估、康复治疗及监控、ICF 疗效评价，如图 1-2-4、1-2-5 所示。

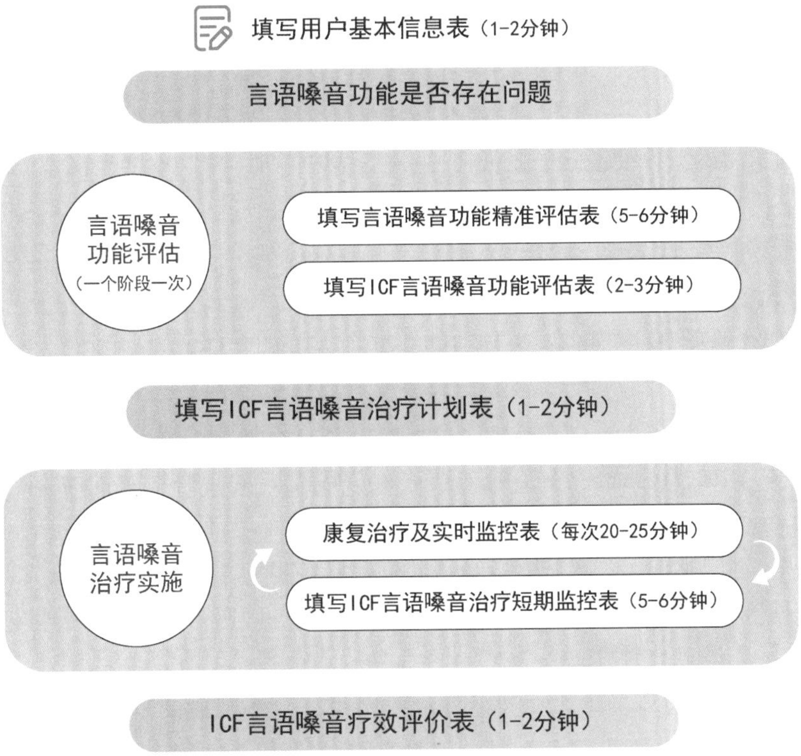

填写用户基本信息表（1-2分钟）

言语嗓音功能是否存在问题

言语嗓音功能评估（一个阶段一次）
- 填写言语嗓音功能精准评估表（5-6分钟）
- 填写ICF言语嗓音功能评估表（2-3分钟）

填写ICF言语嗓音治疗计划表（1-2分钟）

言语嗓音治疗实施
- 康复治疗及实时监控表（每次20-25分钟）
- 填写ICF言语嗓音治疗短期监控表（5-6分钟）

ICF言语嗓音疗效评价表（1-2分钟）

图 1-2-4　ICF 言语嗓音功能评估与治疗规范化流程（A+T+M+E）

填写用户基本信息表（1-2分钟）

构音功能是否存在问题 → 语音（韵律）功能是否存在问题

构音功能评估（一个阶段一次）
- 构音语音能力精准评估 口部运动功能精准评估（5-6分钟）
- 填写ICF构音语音功能评估表（2-3分钟）

语音（韵律）功能评估（一个阶段一次）
- 言语韵律功能精准评估（5-6分钟）
- 填写ICF构音语音功能评估表（2-3分钟）

填写ICF构音语音治疗计划表（1-2分钟）

填写ICF构音语音治疗计划表（1-2分钟）

构音治疗实施
- 康复治疗及实时监控表（每次20-25分钟）
- 填写ICF构音语音治疗短期监控表（5-6分钟）

韵律治疗实施
- 康复治疗及实时监控表（每次20-25分钟）
- 填写ICF构音语音治疗短期监控表（5-6分钟）

ICF构音语音疗效评价表（1-2分钟）

ICF构音语音疗效评价表（1-2分钟）

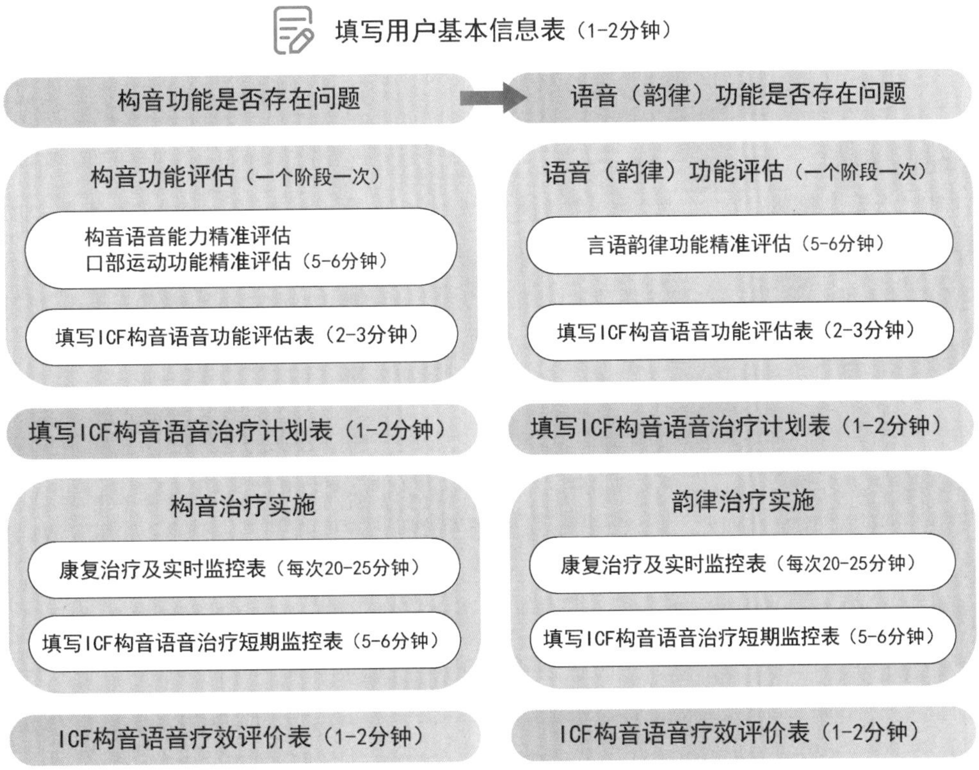

图 1-2-5　ICF 构音韵律功能评估与治疗规范化流程（A+T+M+E）

1. 个人信息搜集

言语康复流程的第一步是患者基本信息的搜集,包括姓名、性别、年龄、既往病史、目前存在的言语语言方面的主要问题等。

2. ICF 言语功能评估

根据上述言语治疗的理论,言语障碍的评估包括对呼吸、发声、共鸣、构音、韵律五项功能的精准评估。评估方式为定性评估与定量评估相结合。定量评估主要是通过计算机多媒体技术和语音信号处理技术,测得每项功能的数值,结合定性评估,得出每项功能的精准评估结果。然后将精准评估结果进行 ICF 功能损伤程度转换,最终得出患者的功能损伤等级(0 级:无损伤;1 级:轻度损伤;2 级:中度损伤;3 级:重度损伤;4 级:完全损伤)。

3. 言语康复治疗及监控

(1)言语康复治疗内容

言语障碍主要体现在呼吸、发声、共鸣、构音和韵律五个方面的功能异常。及时、有效的康复治疗是提高患者言语清晰度、可懂度、流畅性和韵律感,并进行日常言语沟通交流的重要保障。

根据言语障碍类型的不同,提出可供选择的言语康复方案。在诊断明确的基础上,制定相应的治疗计划。每个患者的治疗方案都是根据其言语障碍的类型、程度和原因制定的具有针对性的方案,该方案包括言语康复的主要内容、方法与手段、治疗频率、监控指标和预期目标等。

呼吸功能障碍可分为呼吸方式异常、呼吸支持不足和呼吸与发声不协调三种情况。呼吸功能障碍的矫治主要是通过促进治疗法和现代化康复技术等,帮助患者建立正确的呼吸方式,提高呼吸支持,促进呼吸与发声的协调性,为获得良好的言语奠定基础。

发声功能障碍主要表现为音调异常、响度异常和音质异常。发声障碍的矫治主要是通过促进治疗法和现代化康复技术等,帮助患者建立正常的音调、响度,改善音质,为获得良好的言语奠定基础。

共鸣功能障碍主要表现为口腔共鸣异常和鼻腔共鸣异常。共鸣功能障碍的矫治主要是通过促进治疗法和现代化康复技术等,帮助患者建立正常的口腔、鼻腔共鸣,改善共鸣音质,为获得良好的言语奠定基础。

构音和韵律功能障碍的治疗主要包括口部运动治疗、构音运动治疗和构音音系训练三个部分,其中构音音系训练包括了提高韵母构音清晰度和提高声母构音清晰度两个部分。

(2)言语康复治疗手段

根据 ICF 言语功能评估的结果,分析患者的言语障碍程度和预后,为患者制定个别化的言语治疗计划,具体包括:治疗的预期目标值、主要内容、治疗方法与手段、治疗频率和监控指标等。治疗时可配合传统治疗和现代化计算机设备进行康复训练。在治疗方法中,呼吸、发声、共鸣等言语嗓音功能的治疗可以通过实时言语促进治疗法(如图 1-2-6 所示)进行,构音、韵律障碍的治疗主要通过口部运动治疗、构音运动、音位对比疗法、语音轮替疗法等进行。

言语治疗过程中,配合现代化计算机康复设备,可以直观地将患者的发声可视化,能够让患者直观了解到自己的言语问题,以便更好地配合言语治疗师的训练指令。另外,现代化计算机康复设备可以使治疗更加有趣,也减轻了言语治疗师的工作强度。总之,要根据患者的实际情况,有机整合各种训练方法,以求获得最佳康复效果。

(3)言语康复治疗监控

监控包括实时监控与短期目标监控。实时监控是指在每一次训练过程中的监控,目的在于评价训练的即时效果,及时调整与完善训练方案。一个阶段的康复训练之后,可对患者实施短期目标监控,监控内容为该阶段训练的所有内容,监控方法与精准评估的方法一致,从而查看患者的功能程度是否达到预期目标值,并为治疗师调整后续康复方案提供依据。

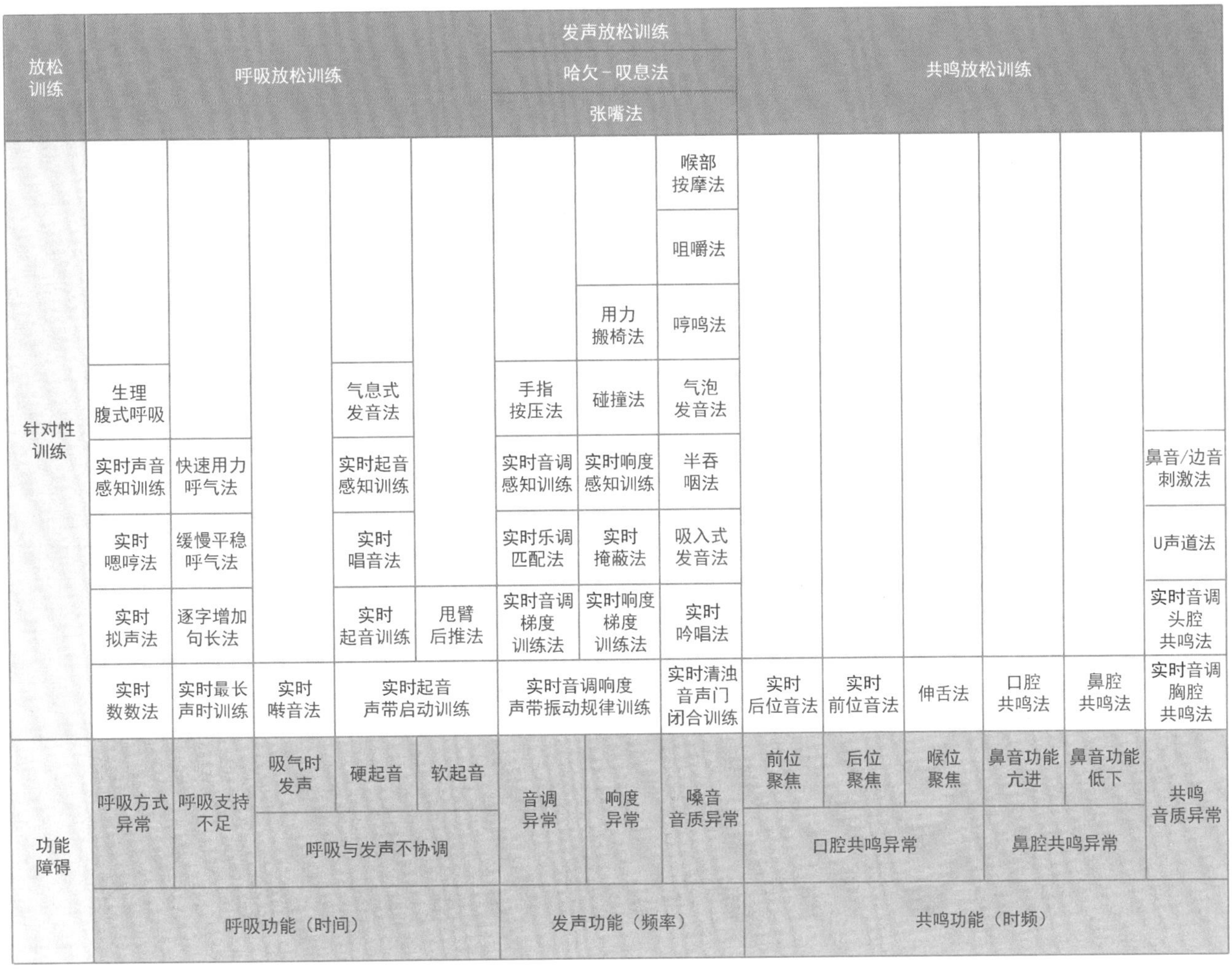

放松训练	呼吸放松训练					发声放松训练 哈欠-叹息法 张嘴法			共鸣放松训练					
针对性训练								喉部按摩法						
								咀嚼法						
						用力搬椅法	哼鸣法							
	生理腹式呼吸		气息式发音法			手指按压法	碰撞法	气泡发音法						
	实时声音感知训练	快速用力呼气法	实时起音感知训练			实时音调感知训练	实时响度感知训练	半吞咽法						鼻音/边音刺激法
	实时嗯哼法	缓慢平稳呼气法	实时唱音法			实时乐调匹配法	实时掩蔽法	吸入式发音法						U声道法
	实时拟声法	逐字增加句长法	实时起音训练	甩臂后推法		实时音调梯度训练法	实时响度梯度训练法	实时吟唱法						实时音调头腔共鸣法
	实时数数法	实时最长声时训练	实时唓音法	实时起音声带启动训练		实时音调响度声带振动规律训练		实时清浊音声门闭合训练	实时后位音法	实时前位音法	伸舌法	口腔共鸣法	鼻腔共鸣法	实时音调胸腔共鸣法
功能障碍	呼吸方式异常	呼吸支持不足	吸气时发声	硬起音	软起音	音调异常	响度异常	嗓音音质异常	前位聚焦	后位聚焦	喉位聚焦	鼻音功能亢进	鼻音功能低下	共鸣音质异常
			呼吸与发声不协调						口腔共鸣异常			鼻腔共鸣异常		
	呼吸功能（时间）		发声功能（频率）						共鸣功能（时频）					

图 1-2-6 实时言语促进治疗法

4. ICF 疗效评价

疗效评价是指在训练的初期、中期、后期分别进行康复疗效的评价，目的在于对训练情况做出整体评价，总结经验。初期疗效评价是指患者刚入院时进行的评价，可直接使用第一次对患者的精准评估结果作为初期疗效评价。中期评价可视患者的功能康复状况和周期而灵活调整。末期疗效评价是指患者即将出院时进行的评价，评估方法与精准评估方法一致，作为患者的出院指导，并为患者后续的治疗提供依据。评价时可利用相应的仪器设备，选择具有代表性的参数作为监控指标，以测得参数与标准值之间差距的缩小作为治疗有效的标志。

第三章
言语与嗓音测量评估与康复治疗技术

	阅读完本章之后，你将：
本章目标	1. 掌握言语与嗓音测量评估原则；
	2. 掌握言语与嗓音康复治疗原则；
	3. 熟悉言语与嗓音测量评估工具；
	4. 熟悉言语与嗓音康复治疗工具。

第一节　言语与嗓音测量评估与康复治疗原则

一、言语与嗓音测量评估原则

在进行正式评估之前，需要了解言语与嗓音评估的基本原则和准则。评估与监控是一个收集、整合并解释有效、可靠信息，进而对其做出判断或决定的过程。

根据评估的结果可以对患者作出是否存在某种障碍的临床诊断。言语康复师利用评估信息可以作出专业的功能诊断和结论，明确是否需要将患者转诊给其他相关专业人员，确定患者是否需要康复治疗，明确康复治疗的重点、频次、时长以及形式等。实际上，所有的临床决定都是基于评估过程中所获得的信息而作出的。

为了使评估有意义，必须保证评估的完整性，言语康复师在评估时需要遵循以下五个原则：

（1）**全面性**：一个好的测量评估应该是全面的。评估时，应兼顾尽可能多的相关信息，以便做出准确的判断并给出适当的建议。

（2）**多样性**：一个好的测量评估应采用多种评估形式。它可以包括问诊和病史信息、正式和非正式测试，以及对患者的观察等多种评估形式的组合。

（3）**有效性**：一个好的测量评估应该是有效的。它应该能真实评价目标功能或能力模块的表现。

（4）**可靠性**：一个好的测量评估应该是可靠的。它应该能准确反映患者的言语功能和障碍，如果患者的状态没有明显变化，那对同一患者所进行的重复评估应得出相似的结果。

（5）**针对性**：一个好的测量评估应该是针对患者量身定制的。评估的材料要与患者的年龄、性别、能力水平和文化背景相匹配。

完整的言语与嗓音测量评估包括收集相关信息并加以分析、整理，得出结论，然后分享评估结果和建议。言语康复师在完成言语功能评估时，需要完成以下六个方面工作：

（1）向患者或患者照料者进行问诊，以获取与患者疾病性质有关的病史信息。

（2）评估患者发声器官结构和功能的完整性。

（3）评估患者呼吸、发声、共鸣、构音、韵律、语言等方面的能力。

（4）筛查患者的听力情况或者获取患者听力方面的检查报告。

（5）根据评估结果以明确诊断、预后和康复建议。

（6）告知患者或患者照料者测量评估情况和康复建议。

二、言语与嗓音康复治疗原则

言语康复是一个动态的过程，遵循一个系统的发展过程。在明确言语障碍诊断的基础上，确立合适的康复治疗目标，通过实施相应的治疗措施以促进目标行为的习得。当掌握了相应的目标行为后，可停止继续进行康复治疗，转为定期随访或家庭康复予以保持功能状态。

近年，随着精准医学理念的持续推广，其对言语障碍的康复也产生了影响。言语障碍的精准康复旨在汇集业内专家、提供专业的言语障碍康复软件、辅具支持，为广大言语障碍患者提供指导咨询和康复服务，包括建立多学科合作团队工作队伍，组建康复服务网络、开展需求评估、实施康复服务，实现言语障碍的诊断咨询、康复训练及指导、评估结果分析（前测、后测）指导等，确保实现精准评估，有效治疗。

整体而言，言语障碍的康复需要多学科合作团队的参与。耳鼻咽喉科、神经内外科、口腔科、儿科、儿保科等临床科室的医生主要负责言语障碍相关疾病（主要是器质性、神经性疾病）的诊疗，康复科医生可以参与言语障碍的诊断、评估、康复计划的制定等。而言语治疗师参与言语障碍的评估与康复治疗方案制定、执行，心理医师或心理治疗师在言语障碍康复过程中负责患者的心理健康。因此，言语障碍的康复需要多学科团队合作的工作模式。以此为前提，以下康复治疗的基本原则适用于所有年龄的言语障碍患者：

（1）康复治疗是一个动态的而不是静态的过程，在这个过程中，言语康复师需要不断地评估患者是否朝着既定的目标发展，并在必要时对康复方案或方法进行调整。

（2）在设计康复治疗方案时应仔细考虑患者的语言和非语言认知能力。了解患者的认知功能水平对于决定其当下是否适合于康复治疗，以及选择适宜治疗项目都至关重要。

（3）康复治疗的最终目标是让患者掌握促进沟通的策略，而不仅仅是某项孤立的技能或行为。虽然技能在特定情况下是实现特定结果所必需的，但策略却会帮助患者学会何时以及如何在新的、不同的学习环境中使用这些技能。

（4）言语和语言能力的获得和使用是服务于沟通交流的，因此应该在沟通交流的环境中进行言语语言能力的康复治疗。如果可以的话，康复治疗应该在真实的环境中进行，并为患者提供参与有意义沟通互动的机会。

（5）康复治疗应体现个性化原则，需考虑患者的障碍性质和个人学习风格。

（6）康复治疗应确保患者在整个治疗计划的各个阶段都能体验到成功的感觉。

（7）当康复治疗目标被设定为让患者的能力比当前水平高出一点时，此时的康复治疗是最有效的。

（8）一旦康复目标已经达成或者患者没有获得明显进展时，康复治疗就应该终止了。

（9）康复治疗措施必须以现有的最佳科学证据为基础。

（10）康复治疗应考虑患者个人的价值观和信仰以及文化和语言背景。

言语障碍主要体现在呼吸、发声、共鸣、构音和韵律五个方面的功能异常。及时、有效的康复治疗是提高患者言语清晰度（Speech clarity）、言语可懂度（Speech intelligibility）、言语流畅性（Speech fluency）和韵律感（Prosody），并进行日常言语沟通交流的重要保障。根据言语障碍类型的不同，提出可供选择的言语康复方案。在诊断明确的基础上，制定相应的治疗计划。每个患者的治疗方案都是根据其言语障碍的类型、程度和原因制定的具有针对性的方案，该方案包括言语康复的主要内容、方法与手段、治疗频率、监控指标和预期目标等。

第二节　言语与嗓音测量评估与康复技术工具

　　针对言语障碍患者,在评估和治疗中需要使用一些仪器设备。言语康复仪器有以下特点:首先是测量评估和康复训练相结合,对患者言语功能进行定量测量与客观评估,在测量与评估的基础上进行康复训练;其次是言语与语言相结合,仪器应符合患者生理和心理发展规律,吸收现代康复医学的新理论与新技术,融入言语治疗、语言康复的相关内容,并将二者有机结合起来,从而促进患者的言语与语言发展,提高其口语交往沟通能力,为其回归社会奠定基础。

　　2022 年 3 月 22 日,国家药品监督管理局发布了新版医疗器械分类目录,对于言语与嗓音障碍测量评估和康复治疗相关的医疗器械产品的内容进行了调整(表 1-3-1、表 1-3-2),如使用**构音障碍康复训练仪**(医疗器械分类目录 19-01-04)来评估 b320 构音功能相关类目,使用**语音障碍康复训练仪**(医疗器械分类目录 19-01-04)来评估语音功能以及嗓音、构音功能相关类目,使用**认知能力测试与训练仪**(医疗器械分类目录 19-01-01)来评估认知相关类目,使用**听觉康复训练仪**(医疗器械分类目录 19-01-02)来评估听觉相关类目。

表 1-3-1　医疗器械分类子目录: 07-医用诊察和监护器械

序号	一级产品类别	二级产品类别	产品描述	预期用途	品名举例	管理类别
05	电声学测量、分析设备	02 电声门图仪	通常由主机、声门图电极和音频输出线组成,声带振动时,声带接触阻抗变化引起调制电流变化,形成电声门图。	用于检测声门组织阻抗变化和声带接触面积的变化,反映声带振动每一周期中声门闭合阶段的特点以及声带振动时每个周期的运动轨迹。	电声门图仪	Ⅱ
09	其他测量、分析设备	05 言语障碍测量设备	通常由话筒、信号处理单元、口鼻分录器、言语功能评估与训练用具、软件组成。	用于对言语呼吸、言语发声、言语共鸣、言语构音、言语语音、鼻音等电声信号进行检测、处理,为医疗机构对言语、构音、语音、鼻音障碍的评估、诊断。	言语障碍测量仪	Ⅱ

表 1-3-2　医疗器械分类子目录: 19-医用康复器械

序号	一级产品类别	二级产品类别	产品描述	预期用途	品名举例	管理类别
01	言语视听认知障碍康复设备	01 认知障碍康复设备	通常由主机、专用软件等组成,通过视觉、听觉刺激,进行认知康复训练。	用于认知障碍患者的康复训练。	认知康复训练平台、认知能力测试与训练仪	Ⅱ
		02 视觉康复设备	通常由主机、专用软件等组成,通过视觉刺激,进行康复训练。	用于视觉障碍患者的康复训练。	视力训练仪、视觉训练仪、视力康复仪	Ⅱ
		03 听觉康复设备	通常由主机、专用软件等组成,通过听觉刺激,进行康复训练。	用于听觉障碍患者的康复训练。	听觉功能检测处理系统、听觉康复训练仪	Ⅱ
		04 言语障碍康复设备	通常由主机、专用软件等组成,通过视觉、听觉刺激,进行言语康复训练。	用于言语障碍患者的康复训练。	语音障碍康复训练仪、构音障碍康复训练仪	Ⅱ

一、言语障碍测量设备

言语障碍测量设备用于对言语呼吸、言语发声、言语共鸣、言语构音、言语语音、鼻音等电声信号进行检测、处理,为医疗机构对言语、嗓音、构音、语音、鼻音障碍的评估、诊断,我国医疗器械分类目录为医用诊察和监护器械07-09-05。

设备名称:听觉言语语言喉功能检测处理系统(上海慧敏医疗器械有限公司生产),含言语障碍测量仪软件(图1-3-1)、嗓音功能测量仪软件(图1-3-2)等。

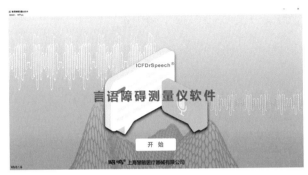

图1-3-1　言语障碍测量仪软件

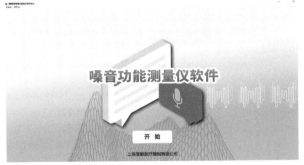

图1-3-2　嗓音功能测量仪软件

主要功能、主要技术参数、主要组成描述如下。

(一)主要功能

1. 呼吸功能的实时测量,能进行最长声时、最大数数能力、s/z比测量。
2. 发声功能的实时测量,能进行言语基频(音调)、强度(响度)、音域图(音调和响度)测量(图1-3-4)。
3. 共鸣功能的实时测量,能进行言语共振峰、聚焦图测量。
4. 构音功能的实时测量,能进行言语共振峰转移和音征,以及下颌位置、舌位置、唇位置测量(图1-3-5)。
5. 语音功能的实时测量,能进行F_1-F_2元音图实时显示测量元音位置跟踪测量。
6. 声门波动态显示与测量。
7. 嗓音数据分析。
8. 电声门图数据分析。
9. 嗓音质量评估,包括嘶哑声、粗糙声、气息声、声带振动规律、声门闭合时间。

(二)ICF评估与治疗计划

ICF评估是提供基于ICF言语嗓音模块的动态功能评估表,根据世界卫生组织的ICF标准,完成实时测量数据与障碍损伤程度的转换:0为没有损伤,1为轻度损伤,2为中度损伤,3为重度损伤,4为完全损伤;其内容包括ICF言语嗓音指标12项:最长声时、最大数数能力、言语基频、频段能量集中率、基频震颤、声带接触率、接触率微扰、基频微扰、声门噪声、幅度微扰、共振峰频率$F_2/u/$、共振峰频率$F_2/i/$。部分评估指标如图1-3-3所示。

ICF治疗计划主要是提供基于ICF功能评估报告的治疗计划,以及推荐智能化方案。

(三)主要技术参数

谐波频率误差±4%,基频实时响应速率≤6毫秒,FFT实时响应速率≤48毫秒,LPC实时响应速率≤45毫秒,语谱图实时分辨率12.7毫秒±4%。

(四)主要组成

硬件:单通道低通滤波器,专用话筒,专用电脑,专用台车。

软件:言语障碍测量仪软件,嗓音功能测量仪软件。

身体功能即人体系统的生理功能损伤程度			无损伤	轻度损伤	中度损伤	重度损伤	完全损伤	未特指	不适用
			0	1	2	3	4	8	9
b310 嗓音功能	b310 嗓音产生	最长声时 MPT	☐	☐	☒	☐	☐	☐	☐
		言语基频 F0	☐	☐	☐	☐	☒	☐	☐
		最大数数能力 cMCA、频段能量集中率 Ec、基频震颤 Fot、声带接触率 CQ、接触率微扰 CQP							

信息来源　☒病史　　☐问卷调查　　☒临床检查　　☐医技检查

问题描述：
- 持续稳定的发声时间为9.1秒↓，正常范围≥15.0秒。呼吸支持能力、呼吸与发声协调能力存在中度损伤。

进一步描述：
- 最长声时的最小要求为15.0秒。

治疗计划：
1) 实时反馈治疗，选择如声时实时反馈训练、起音实时反馈训练等治疗方法；
2) 传统治疗，选择如呼吸放松训练、发声放松训练、数数法、嗯哼法、快速用力呼气法、缓慢平稳呼气法、逐字增加句长法等治疗方法。具体参见言语障碍矫治仪的最长声时训练板块、起音训练板块和言语障碍测量仪。

......

b3101 嗓音音质	基频微扰 Jitter	☐	☐	☒	☐	☐	☐	☐
	幅度微扰 Shimmer	☐	☐	☒	☐	☐	☐	☐
	声门噪声 NNE（气息声）、共振峰频率 F2/u/（前位聚焦）、共振峰频率 F2/i/（后位聚焦）、+ 鼻流量 NL等							

图 1-3-3　ICF 言语嗓音功能评估

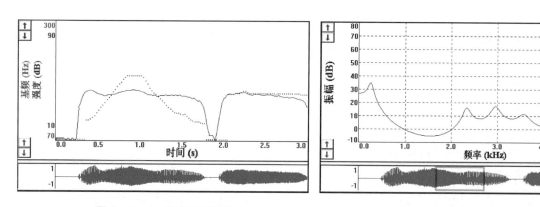

图 1-3-4　发声功能测量　　　　　　**图 1-3-5　共鸣功能测量**

（言语障碍测量仪，ICFDrSpeech®，上海慧敏医疗器械有限公司授权使用）

二、言语障碍康复设备

言语障碍康复设备用于言语、嗓音障碍的康复训练，我国医疗器械分类目录为医用康复器械 19-01-04。

设备名称：听觉言语语言喉功能检测处理系统（上海慧敏医疗器械有限公司生产），含言语矫治仪软件（图 1-3-6）等。

主要功能、主要技术参数、主要组成描述如下：

（一）主要功能

1. 实时声音感知（图 1-3-7），音调感知，响度感知，起音感知，清浊音感知。

2. 发音教育。

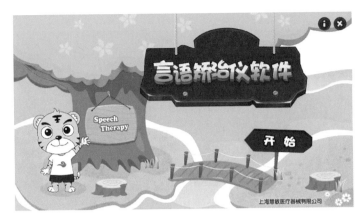

图 1‐3‐6　言语矫治仪软件

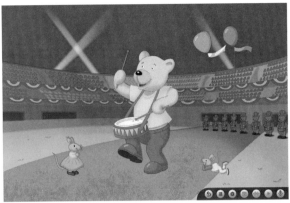

图 1‐3‐7　声音感知和训练——快乐熊

（言语矫治仪,ICFDrSpeech®,上海慧敏医疗器械有限公司授权使用）

3. 呼吸功能实时视听反馈训练。

4. 发声功能实时视听反馈训练。

5. 共鸣功能实时视听反馈训练。

6. 构音功能实时视听反馈训练。

7. 语音功能实时视听反馈训练。

8. 电声门图显示及其发声训练。

9. 根据汉语的言语功能评估标准提供个别化康复建议,采用实时言语视听反馈促进技术对言语康复训练效果进行动态评估和全程监控。

（二）主要技术参数

谐波频率误差±4%;基频实时响应速率≤6毫秒;FFT实时响应速率≤48毫秒;LPC实时响应速率≤45毫秒;语谱图实时分辨率12.7毫秒±4%。

（三）主要组成

硬件:单通道低通滤波器,专用话筒,专用电脑,专用台车。

软件:言语矫治仪软件,促进治疗软件。

三、嗓音功能测量设备

嗓音功能测量设备用于嗓音、言语障碍的功能评估,我国医疗器械分类目录为医用诊察和监护器械 07‐05‐02。

设备名称:听觉言语语言喉功能检测处理系统(上海慧敏医疗器械有限公司生产),含嗓音功能测量仪软件、电声门图仪等。

主要功能、主要技术参数、主要组成描述如下。

（一）主要功能

1. 嗓音声学信号检测

嗓音声学测量是无损伤性的,能对声音提供定量分析,评估发声功能,嗓音声学测量为收集被试发/æ/时的声学信号进行分析(图 1‐3‐8),可测量的参数包括基频(F_0)、基频标准差(F_0SD)、基频微扰(Jitter)、幅度微扰(Shimmer)和声门噪声能量(NNE)等,嗓音声学信号检测可检测出嘶哑声、粗糙声、气息声及声带振动是否规律等问题(图 1‐3‐9)。

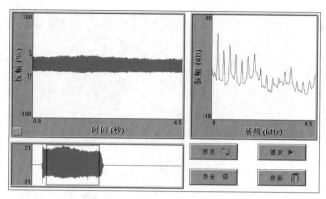

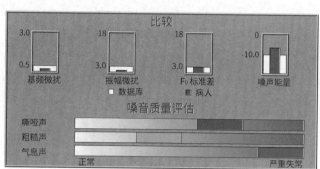

图 1-3-8 嗓音信号同步检测

图 1-3-9 嗓音数据分析

（嗓音功能测量仪，ICFDrSpeech®，上海慧敏医疗器械有限公司授权使用）

2. 电声门图信号检测

电声门图测量是指通过颈部电极直接记录被试发/æ/时的电信号时，电流通过声带接触面整体面积时电阻的变化，用于测量基频微扰、幅度微扰、接触率、接触幂、噪声能量等参数，分析声门闭合时间、声带振动的规律性（图1-3-10）。电声门图与声门波测量不同，它是用来对声带功能进行客观评价，即对声带振动的规律性与声门闭合程度作出客观判断的一种常用临床手段，对声带开放的信息反映不明显。电声门图信号检测可测量的参数包括电声门图波、接触率 CQ、接触率微扰 CQP、接触幂 CI、接触幂微扰 CIP，电声门图测量可检测出声带振动不规律、声门闭合等情况（图1-3-11）。

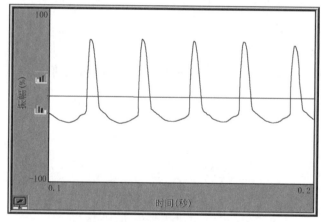

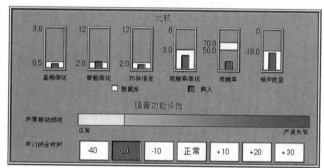

图 1-3-10 电声门图信号同步检测

图 1-3-11 电声门图数据分析

（电声门图仪，ICFDrSpeech®，上海慧敏医疗器械有限公司授权使用）

3. 嗓音信号和电声门图信号同步检测

将嗓音声学检测和电声门图检测结合起来（图1-3-12），同时对嗓音质量和声带振动功能进行定量测量和分析（图1-3-13）。

（二）主要技术参数

谐波频率误差±4％，基频实时响应速率≤6毫秒，FFT 实时响应速率≤48毫秒，LPC 实时响应速率≤45毫秒，语谱图实时分辨率12.7毫秒±4％。

（三）主要组成

硬件：单通道低通滤波器，专用话筒，专用电脑，专用台车，电声门图仪。

软件：嗓音功能测量仪软件。

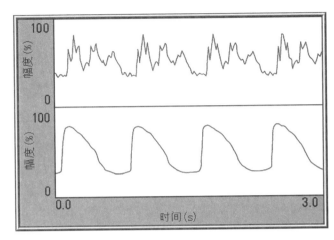

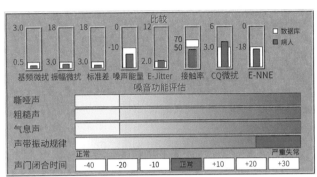

图 1-3-12 噪音和电声门图信号同步检测 　　　　图 1-3-13 噪音和电声门图数据分析

（噪音功能测量仪与电声门图仪，ICFDrSpeech®，上海慧敏医疗器械有限公司授权使用）

四、电声门图仪

电声门图仪用于噪音、喉功能测量评估，检测声门组织阻抗变化和声带接触面积的变化，反映声带振动每一周期中声门闭合阶段的特点以及声带振动时每个周期的运动轨迹，我国医疗器械分类目录为医用诊察和监护器械 07-05-02。

设备名称：电声门图仪（上海慧敏医疗器械有限公司生产），含噪音功能测量仪软件等。

电声门图仪（图 1-3-14）能够配合噪音功能测量仪软件进行实时测量和显示，能够录入言语噪音信号，开展言语电声门图参数测量，评估患者声门关闭的情况。在言语噪音产生过程中，能够检测声门组织阻抗变化和双侧声带接触面积的变化，反映声带振动每一周期中声门闭合阶段的特点以及声带振动时每个周期的运动轨迹（图 1-3-15）。

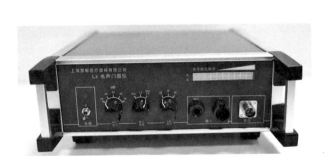

图 1-3-14 电声门图仪 　　　　图 1-3-15 声带接触的不同阶段和 EGG 波形对应点的关系

（电声门图仪，ICFDrSpeech®，上海慧敏医疗器械有限公司授权使用）

主要功能、主要技术参数、主要组成描述如下。

（一）主要功能

通过采集和分析电声门图信号，可以获得声带振动时的信息，如根据基频微扰、幅度微扰、声门噪声、接触率、接触率微扰等参数测量及其常模，可进行声带振动规律、声门闭合程度的客观评估及发声矫治，评估声带的内收和外展程度，以及喉位的高低变化等。此外，检测过程完全是无损伤性的，因此这项检测已成为临床医院、康复机构、特殊教育学校临床应用和研究的常用手段。

（二）主要技术参数

1. 电声门图增益：共三档，低（−6 分贝），中（0 分贝），高（6 分贝），误差±1.0 分贝。

2. 电声门图频响：在 70 赫兹～500 赫兹频率范围内 0 分贝～−3 分贝。

3. 电声门图静止噪声：输入端空置，放大选择最高，静止噪声≤5 微伏。

（三）主要组成

通常由主机、声门图电极和音频输出线组成。

硬件：单通道低通滤波器，专用话筒，专用电脑，专用台车，电声门图仪及电极，音频输出线等。

软件：嗓音功能测量仪软件。

五、构音语音障碍测量与康复设备

构音语音障碍测量与康复设备用于构音、语音、鼻音障碍的功能评估与康复训练，我国医疗器械分类目录为医用康复器械 19−01−04。

设备名称：听觉言语语言喉功能检测处理系统（上海慧敏医疗器械有限公司生产），含构音语音测量与训练仪软件等。

主要功能、主要技术参数、主要组成描述如下。

（一）构音语音功能康复评估

1. 口部运动功能，能进行下颌、唇、舌运动功能的等级评估。

2. 构音运动能力评估，能进行下颌距、舌距、舌域图、声道形状测量。

3. 构音语音能力评估，能进行声母、韵母、声调音位习得（获得）与对比的评估。

4. 构音运动能力客观测量，能进行实时声道形状轮廓、下颌角、舌尖位置、唇开距、唇凸距、舌骨距、悬雍垂运动点、舌体位置测量。

5. 构音语音能力客观测量，能进行时长、清音、浊音、清浊音、浊音起始时间、频区、坡度、语音类型、构音清晰度测量；超音段音位评估与测量。

（二）构音语音功能康复训练

1. 口部运动治疗，含下颌、唇、舌口部运动治疗。

2. 构音运动训练，含下颌、唇、舌构音运动治疗。

3. 构音音位训练，含韵母音位的训练，声母音位诱导、音位习得、音位对比等训练，以及声韵组合强化训练。

（三）ICF 评估与治疗计划

ICF 评估：提供基于 ICF 构音语音模块的动态功能评估表，其功能评估根据世界卫生组织的 ICF 标准，完成音位习得（获得）、音位对比、构音清晰度测量数据与构音功能障碍损伤程度的转换，实现从无语音到功能性语音的飞跃，0 为无损伤，1 为轻度损伤，2 为中度损伤，3 为重度损伤，4 为完全损伤；包括 ICF 构音语音指标 7 项：声母音位习得或获得、声母音位对比、构音清晰度、口部感觉、下颌运动、唇运动、舌运动。部分评估指标如图 1−3−16 所示。

ICF 治疗计划：提供基于 ICF 功能评估报告的治疗计划，以及推荐智能化方案。

（四）主要技术参数

谐波频率误差±4%，基频实时响应速率≤6 毫秒，FFT 实时响应速率≤48 毫秒，LPC 实时响应速率≤45 毫秒，语谱图实时分辨率 12.7 毫秒±4%。

身体功能即人体系统的生理功能损伤程度			无损伤	轻度损伤	中度损伤	重度损伤	完全损伤	未特指	不适用
			0	1	2	3	4	8	9
b320	构音功能	声母音位习得	☐	☐	☐	☒	☐	☐	☐
		构音清晰度	☐	☐	☐	☒	☐	☐	☐
		声母音位对比、口部感觉、下颌运动、唇运动、舌运动							
	信息来源：☒ 病史　☐ 问卷调查　☒ 临床检查　☐ 医技检查								
	问题描述： 1. 已掌握声母个数为5个↓，相对年龄3岁以下。 　• 声母音位习得能力重度损伤。 　• 进一步描述：声母音位习得处于第2阶段，已习得声母有/b、m、d、h、n/。 　• 训练建议：第2阶段未习得音位进行音位诱导、音位习得、音位对比训练。 　　1）音位诱导：可借助相关的口部运动治疗方法找到正确的发音部位和 　　　发音方式（具体参见构音障碍测量与康复训练仪软件）。 　　2）音位习得：…… 　　3）音位对比：……								
b3302	语速	连续语音能力言语速率	☐	☐	☐	☒	☐	☐	☐
		/pa/言语速率、/pata/言语速率、/pataka/言语速率等							
b3303	语调	言语基频标准差	☐	☐	☒	☐	☐	☐	☐
		言语基频动态范围、基频突变出现率							

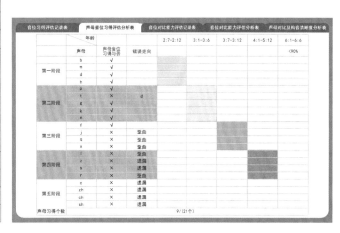

图 1-3-16　ICF 构音能力评估

（构音障碍测量与康复训练仪，ICFDrArticulation®，上海慧敏医疗器械有限公司授权使用）

（五）主要组成

硬件：单通道低通滤波器，专用话筒，专用电脑，专用台车。

软件：构音语音测量与训练仪软件。

六、腭裂语音评估与康复设备

腭裂语音评估与康复设备用于鼻音障碍的功能评估与康复训练，包括鼻腔共鸣功能异常的测量以及鼻音功能障碍的矫治，可对鼻腔的言语信息进行全面的评估，是一种无损伤、简单实用的检测方法，我国医疗器械分类目录为医用康复器械 19-01-04。

设备名称：听觉言语语言喉功能检测处理系统（上海慧敏医疗器械有限公司生产），含构音语音鼻音障碍功能检测与训练仪软件等。

主要功能、主要技术参数、主要组成描述如下。

（一）鼻音功能实时测量

通过鼻流量以及对比鼻部、口部两个通道的共振峰值、共振峰幅度值，来对患者的共鸣功能进行评估（图 1-3-17）。

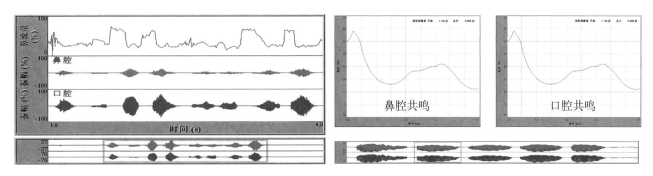

图 1-3-17　鼻流量测量、鼻腔和口腔共振峰实时可视反馈

（鼻音障碍测量与训练仪，ICFDrArticulation®，上海慧敏医疗器械有限公司授权使用）

（二）鼻音功能康复训练

当患者出现鼻音功能亢进或鼻音功能低下的情况,通过实时可视反馈,纠正异常的鼻音功能亢进或鼻音功能低下,达到鼻音功能正常的训练目标,同时也对训练的过程进行实时监控。

（三）ICF 评估与治疗计划

ICF 评估:提供基于 ICF 言语嗓音模块的动态功能评估表,其功能评估根据世界卫生组织的 ICF 标准,完成鼻流量测量数据与鼻腔共鸣障碍损伤程度的转换,0 为没有损伤,1 为轻度损伤,2 为中度损伤,3 为重度损伤,4 为完全损伤,包括 ICF 鼻流量(鼻音功能亢进、低下)1 项。

ICF 治疗计划:提供基于 ICF 功能评估报告的治疗计划,以及推荐智能化方案。

（四）主要技术参数

谐波频率误差±4%,基频实时响应速率≤6 毫秒,FFT 实时响应速率≤48 毫秒,LPC 实时响应速率≤45 毫秒,语谱图实时分辨率 12.7 毫秒±4%。

（五）主要组成

硬件:双通道低通滤波器,专用话筒,专用电脑,专用台车。

软件:构音语音鼻音障碍功能检测与训练仪软件。

七、早期语言评估与康复设备

早期语言评估与康复设备用于早期语言障碍、语言认知障碍、语言沟通障碍的功能评估与康复训练,我国医疗器械分类目录为医用康复器械 19－01－01。

设备名称:听觉言语语言喉功能检测处理系统(上海慧敏医疗器械有限公司生产),含早期语言和语言认知障碍功能检测与训练沟通仪软件等。

主要功能、主要技术参数、主要组成描述如下。

（一）早期语言评估测量

能进行前语言能力的评估,词、词组、句、短文理解能力的评估(图 1－3－18),以及语言韵律能力的测量(图 1－3－19)。

身体功能即人体系统的生理功能损伤程度		无损伤	轻度损伤	中度损伤	重度损伤	完全损伤	未特指	不适用
		0	1	2	3	4	8	9
b16700 口语理解	词语理解	□	□	□	☒	□	□	□
	词组理解	□	□	□	□	☒	□	□
	句子理解	□	□	□	□	☒	□	□

信息来源: ☒ 病史　　□ 问卷调查　　☒ 临床检查　　□ 医技检查

问题描述:
1. 词语理解得分为40%↓,　相对年龄3岁以下。
   - 对词语进行正确理解的精神功能存在重度损伤。
   - 进一步描述:名词得分63%,动词得分18%,形容词得分0%。
   - 训练建议:建议进行名词的认识、探索训练(具体参见早期语言障碍评估与干预仪软件)。
   ……

b16710 口语表达	词语命名	□	□	□	□	☒	□	□
	双音节词时长	□	☒	□	□	□	□	□
	双音节词基频	□	□	☒	□	□	□	□
	句式仿说、看图叙事							

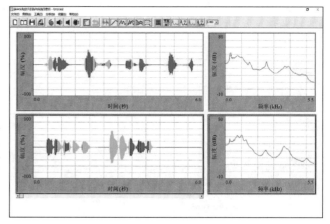

图 1－3－18　ICF 儿童语言能力评估　　　　　**图 1－3－19　语言韵律能力评估**

(早期语言障碍评估与干预仪软件,ICFDrLanguage®,上海慧敏医疗器械有限公司授权使用)

（二）早期语言康复训练

1. 具有非语言沟通能力训练、前语言阶段辅助沟通能力训练(图1-3-20)、言语语言综合训练及其电声门图发声训练、语言理解与表达能力评估与训练(图1-3-21)。

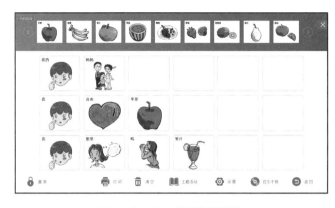

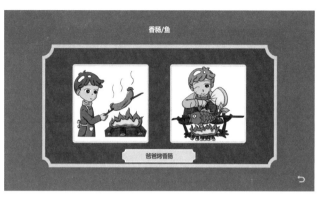

图1-3-20 辅助沟通训练　　　　　　　　图1-3-21 早期语言训练

（早期语言障碍评估与干预仪,ICFDrLanguage®,上海慧敏医疗器械有限公司授权使用）

2. 根据语言及其韵律功能评估标准提供个别化康复建议。

3. 语言认知能力测试与评估,包含空间次序测验、动作次序测验、目标辨认测验、图形推理测验、逻辑类比测验。

4. 语言认知能力训练,包括注意力、观察力、记忆力、数字认知、图形认知、序列认知、异类鉴别、同类匹配。

（三）ICF 评估与治疗计划

ICF 评估:提供基于 ICF 早期语言模块的动态功能评估表,其功能评估根据世界卫生组织的 ICF 标准,完成实时测量数据与语言障碍损伤程度的转换,实现从无语言到功能性语言:0 为没有损伤,1 为轻度损伤,2 为中度损伤,3 为重度损伤,4 为完全损伤;包括 ICF 儿童语言指标 6 项:词语理解、句子理解、词语命名、句式仿说、基频、时长。部分评估指标如图 1-3-18 所示。

ICF 治疗计划:提供基于 ICF 功能评估报告的治疗计划,以及推荐智能化方案。

（四）主要技术参数

谐波频率误差±4%,基频实时响应速率≤6 毫秒,FFT 实时响应速率≤48 毫秒,LPC 实时响应速率≤45 毫秒,语谱图实时分辨率 12.7 毫秒±4%。

（五）主要组成

硬件:单通道低通滤波器,专用话筒,专用电脑,专用台车。

软件:早期语言和语言认知障碍功能检测与训练沟通仪软件。

八、失语症语言障碍康复设备

失语症语言障碍康复设备用于语言认知障碍、语言沟通障碍的功能评估与康复训练,我国医疗器械分类目录为医用康复器械 19-01-01。

设备名称:听觉言语语言喉功能检测处理系统(上海慧敏医疗器械有限公司生产),含语言认知评估训练与沟通仪软件等。

主要功能、主要技术参数、主要组成描述如下。

（一）语言评估测量

失语症的诊断评估(图1-3-22),包含:听觉理解、视觉理解、触觉理解能力评估,口语表达、朗读、书写能力、肢体语言能力评估,右侧大脑半球功能(表情识别、图形匹配)评估(图1-3-23)。

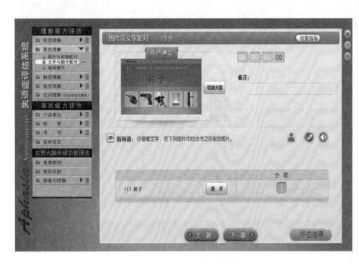

身体功能即人体系统的生理功能损伤程度		无损伤 0	轻度损伤 1	中度损伤 2	重度损伤 3	完全损伤 4	未特指 8	不适用 9
b16700 口语理解	听觉理解	□	□	☒	□	□	□	□

信息来源:　☒ 病史　□ 问卷调查　☒ 临床检查　□ 医技检查

问题描述:
- 口语理解能力得分为 50.8%↓
- 对口语信息解码,并进行正确理解的精神功能存在中度损伤。

进一步描述:
- 听回答能力得分:10 分,正确率为 44.5%
- 听选择能力得分:5 分,正确率为 50.8%
- 执行口头指令能力得分:16 分,正确率为 50.8%

治疗计划:建议进行听判断、听选择、执行指令训练。

b167 语言精神功能		无损伤 0	轻度损伤 1	中度损伤 2	重度损伤 3	完全损伤 4	未特指 8	不适用 9
b16701 书面语理解	视觉理解	□	□	☒	□	□	□	□
b16708 其他特指语言理解	右脑功能	□	☒	□	□	□	□	□
	词语命名	□	☒	□	□	☒	□	□
b16710 口语表达	简单复述、词语复述、双音节词时长、双音节词基频、句子复述、句子时长、句子基频、系列言语、口语描述、朗读等							
b16711 书面语表达	书写	□	□	□	□	☒	□	□
b16713 姿势语表达	肢体语言	□	□	□	☒	□	□	□
b310 嗓音功能		参见神经性言语障碍						
b320 构音功能								
b330 言语流利和节律功能								

图 1-3-22　失语症诊断评估　　　　**图 1-3-23　ICF 失语症语言能力评估**

(语言障碍康复仪,ICFDrLanguage®,上海慧敏医疗器械有限公司授权使用)

(二)语言康复训练

1. 失语症的康复训练(图 1-3-24),包含:语言理解与表达能力评估与训练,图片辅助沟通(替代性:最小音位、音位矩阵对比;补偿性:主频模拟调整,可视脑电波诱导);言语语言综合训练、言语韵律训练(图 1-3-25)、右侧大脑半球功能训练。

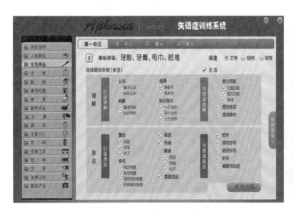

图 1-3-24　失语症语言训练　　　　**图 1-3-25　失语症韵律训练**

(语言障碍康复仪,ICFDrLanguage®,上海慧敏医疗器械有限公司授权使用)

2. 语言认知能力测试与评估,包含:数字推理测验、图形推理测验、异类鉴别测验、情景认知测验、记忆策略测验。

3. 语言认知能力训练,包括:数字推理、情景认知、图形推理、逻辑类比、异类鉴别、网状推理、语义理解、坐标推理、记忆策略、问题解决。

(三)ICF 评估与治疗计划

ICF 评估:提供基于 ICF 成人语言模块的动态功能评估表,其功能评估根据世界卫生组织的 ICF 标准,完成实时测量数据与障碍损伤程度的转换:0 为没有损伤,1 为轻度损伤,2 为中度损伤,3 为重度损伤,4 为完全损伤；包括 ICF 成人语言指标 16 项：听觉理解、视觉理解、右脑功能、词语命名、简单复述、词语复述、时长、基频、句子复述、句子时长、句子基频、系列言语、口语描述、朗读、书写、肢体语言。部分评估指标如图 1-3-22 所示。

ICF 治疗计划：提供基于 ICF 功能评估报告的治疗计划，以及推荐智能化方案。

（四）主要技术参数

谐波频率误差±4%，基频实时响应速率≤6 毫秒，FFT 实时响应速率≤48 毫秒，LPC 实时响应速率≤45 毫秒，语谱图实时分辨率 12.7 毫秒±4%。

（五）主要组成

硬件：单通道低通滤波器，专用话筒，专用电脑，专用台车。

软件：语言认知评估训练与沟通仪软件。

九、康复云 ICF 平台

康复云 ICF 平台（**kangfuyun.com**，ICFDrSpeech®，美国泰亿格公司 Tiger DRS，上海慧敏医疗器械有限公司）可提供言语康复教育人才培养，ICF 言语康复功能评估与训练等工作的整体解决方案，达到康复技术规范化的目标。具体包括：

- 为用户提供专项评估工具，进行言语嗓音、构音语音、语言、认知、情绪等精准评估；
- 为用户提供 ICF 转换平台，可在线将精准评估的测量值转化为 ICF 的限定值，进行功能损伤程度的判定、问题描述及其相应治疗建议的推荐；
- 为用户提供言语嗓音、构音语音、语言、认知、情绪等方面的专业知识培训服务，提升专业知识与技能，提高康复质量；
- 提供丰富多样的康复教学资源，可应用于集体康复与个别化康复指导。

康复云 ICF 平台描述了言语、语言、认知、情绪心理障碍功能评估和康复治疗体系及其相应的质量控制，分为成人综合康复体系和儿童综合康复体系。

1. 综合检查

通过综合能力检查，全面评估患者各方面临床表现和存在问题，为进一步的康复分流、康复评估、康复训练及疗效监控提供依据，包含：ICF 言语语言综合检查、神经性言语障碍 Frenchay-ICF 综合检查、ICF 嗓音综合检查、ICF 儿童综合检查、儿童孤独症 CARS-ICF 综合检查，如图 1-3-26 所示。

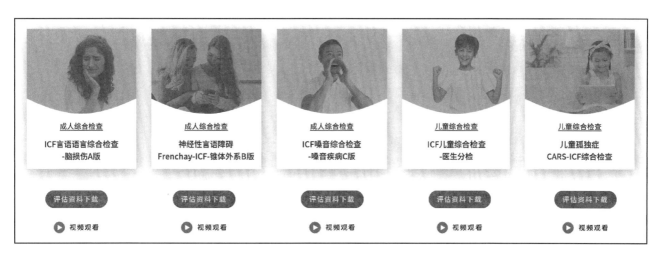

图 1-3-26 综合检查

2. 精准评估

根据 ICF 言语功能评估标准和 ICF 分类组合，提供专业化评估工具与评估素材，为 ICF 功能评估提供客观数据,包括言语嗓音、构音语音、语言认知、情绪行为等综合评估套件,如图 1-3-27 所示。

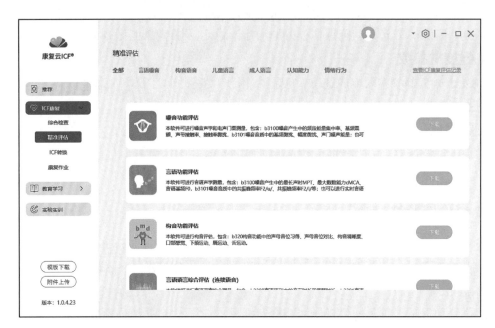

图 1-3-27　精准评估

3. ICF 转换

以言语障碍 ICF 核心分类组合和 ICF 言语功能评估标准共识为理论基础,建立康复档案。另外,根据每个 ICF 分类目对应的评估指标及其常模,将测量值转化为 ICF 的限定值,进行功能损伤程度的判定,完成 ICF 功能评估表的制定,ICF 指标包括:

言语嗓音指标:最长声时、最大数数能力、言语基频、频段能量集中率、基频震颤、声带接触率、接触率微扰、基频微扰、声门噪声、幅度微扰、共振峰频率 $F_2/u/$、共振峰频率 $F_2/i/$;

构音语音指标:声母音位习得(获得)、声母音位对比、构音清晰度、口部感觉、下颌运动、唇运动、舌运动、连续语音能力音节时长、连续语音能力停顿时长、幅度标准差、重音音节总时长、重音出现率、连续语音能力言语速率、连续语音能力构音速率、言语基频标准差、言语基频动态范围、基频突变出现率;

儿童语言指标:词语理解、句子理解、词语命名、句式仿说、双音节词基频、双音节词时长;

成人语言指标:听觉理解、视觉理解、右脑功能、词语命名、简单复述、词语复述、双音节词时长、双音节词基频、句子复述、句子时长、句子基频、系列言语、口语描述、朗读、书写、肢体语言;

认知指标:颜色、图形、数字、时间、空间、物体的量、图形推理、空间次序、动作序列、逻辑类比、目标辨认;

情绪指标:情绪理解、情绪表达、情绪调节、情绪表现;

听觉听处理指标:有意察知、精细分辨-时长-有/无意义音节、精细分辨-语速-有/无意义音节、精细分辨-强度-有/无意义音节、精细分辨-频率-有/无意义音节、音位对比识别能力-声母、音位对比识别能力-韵母、听觉理解-单条件词、听觉理解-双条件词、听觉理解-三条件词、听觉理解-总分。

在 ICF 框架下精准记录每次评估、每次康复治疗前后的功能指标变化,并且根据评估指标提供康复治疗计划表,可及时监控治疗方法的有效性,及时进行治疗方法的调整。

4. 康复作业

针对性地生成言语嗓音(言语声音、言语音调、言语响度、言语起音、言语清浊音)构音(音位诱导、音位习得、音位对比)、早期语言能力(词语、词组、句子、短文)、辅助沟通能力的康复作业。通过康复作业生成与使用,可实现康复对象在机构内进行小组康复与个别化康复,以及在家庭或社区进行家庭或社区康复,形成医疗、教育、社区、家庭康复综合体,从而助力医联体、资源中心建设。

第四章

言语与嗓音医学中心建设

本章目标	阅读完本章之后,你将:
	1. 熟悉中心建设的服务人群与科室设置;
	2. 了解中心建设的成员组成与部门结构;
	3. 熟悉中心建设的业务组成;
	4. 掌握中心建设的言语康复核心技术与康复工具;
	5. 熟悉中心建设的收费方案;
	6. 掌握言语治疗师岗位胜任要求。

第二次全国残疾人抽样调查显示,我国需要进行言语与嗓音康复的人群数量高达3 570万。而我国面临着言语与嗓音康复相关学科起步晚、患者数量众多、言语与嗓音康复人才缺口大、人才水平参差不齐等复杂的现实情况,需要立足于言语与嗓音康复进行学科发展,服务"健康中国2030"战略,紧跟国际健康理念发展,凸显汉语普通话特点,进行一体化人才培养及临床言语和嗓音康复体系建设。

言语与嗓音康复是涉及教育学、医学、语言学、心理学等多学科的应用型交叉学科。言语与嗓音医学中心是服务于言语与嗓音障碍群体的、由多学科共建的康复中心,针对成人及儿童的嗓音疾病、言语障碍进行治疗,接轨国际优秀经验,其治疗手段包括内科保守治疗和外科手术治疗两方面。保守治疗以言语和嗓音行为治疗、药物治疗及物理治疗为主,言语与嗓音功能康复、嗓音保健是保守治疗中最为基础的部分。言语与嗓音医学中心旨在为成人及儿童的嗓音疾病、神经性言语障碍、构音障碍等患者提供规范化精准评估与治疗,以理论为基础,以实践为抓手,为耳鼻咽喉科、神经内科、康复科、儿童保健科等存在嗓音言语康复需求的科室提供服务。共同建设言语与嗓音医学中心是推动我国言语听觉康复科学学科发展的重要途径之一。

第一节　言语与嗓音医学中心建设基本构成

建设言语与嗓音中心需要明确其基本构成,包括中心服务人群与多学科共建涉及的临床科室、成员结构、业务组成、核心技术与设备、临床收费方案。本节将对言语与嗓音医学中心的基本构成进行介绍。

一、服务人群与科室设置

根据世界卫生组织提出的《国际疾病分类第十一次修订本》(ICD－11)和《国际功能、残疾和健康分类》(ICF)第三章"发声和言语功能"的描述,言语与嗓音康复涉及耳鼻咽喉科、神经内科、康复科、儿童保健科等多个科室的患者,患者涵盖成人、儿童各个年龄阶段,包括言语和嗓音相关器质性、神经性疾病的治疗,功能障碍的康复及健康促进等,均立足于 ICF 理念下的 b310 嗓音功能、b320 构音功能及 b330 言语节律及流利功能进行诊断、评估与治疗。

成人患者的嗓音与言语康复以疾病为导向进行,儿童患者以功能为导向开展康复治疗。来自各个科室的患者均需要接受言语与嗓音康复治疗,从患者数量来看,声带或喉疾病(嗓音障碍)、言语障碍(神经性言语障碍、失语症、脑性瘫痪)、听觉言语障碍的人群比重最多,且临床疗效最佳。

1. 成人患者

成人患者主要分为三类:声带或喉疾病(嗓音障碍)、言语障碍(神经性言语障碍、失语症)以及言语和嗓音健康促进(魅力言语、魅力嗓音)。声带或喉疾病(嗓音障碍)患者群体主要来自耳鼻咽喉科;言语障碍(神经性言语障碍、失语症)患者群体主要来自康复科、神经内科、神经外科;言语和嗓音健康促进(魅力言语、魅力嗓音)群体来自社会各界对自身言语和嗓音有更高要求的职业用嗓者,如教师、演员、主持人、主播、演讲者等。图 1-4-1 是基于 ICD-11 与 ICF 总结的言语与嗓音医学中心成人患者服务人群及科室设置。

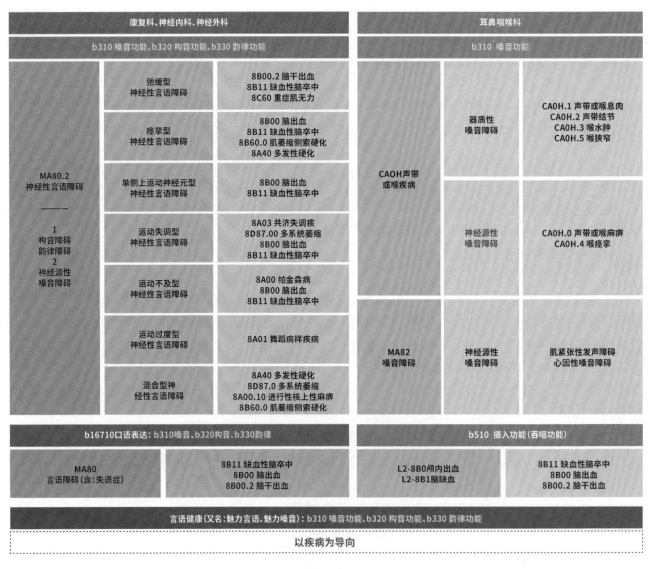

图 1-4-1　基于 ICD-11 与 ICF 的言语与嗓音医学中心成人患者服务人群及科室设置

2. 儿童患者

儿童患者主要包括:儿童嗓音疾病、听觉言语障碍、功能性构音障碍、脑性瘫痪、发育性言语及语言障碍、智力障碍、腭裂、孤独症等。嗓音疾病、听觉言语障碍儿童主要来自耳鼻咽喉科;功能性构音障碍、脑性瘫痪、发育性言语及语言障碍、智力障碍、孤独症等主要来自儿科、儿保科、儿童康复科;腭裂患儿主要来自口腔科。图1-4-2基于ICD-11与ICF总结了言语与嗓音医学中心儿童患者服务人群及科室设置。

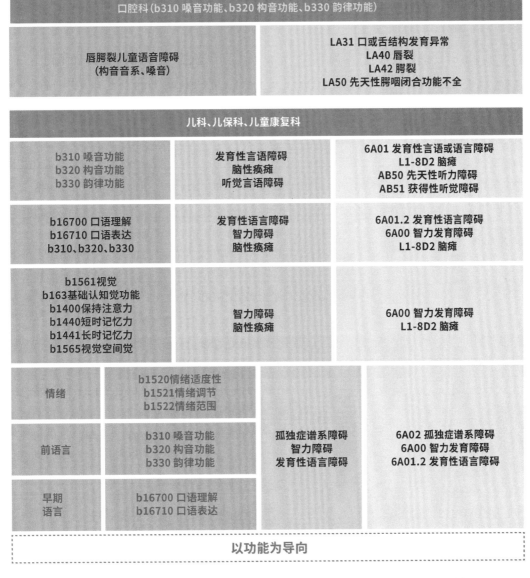

图1-4-2　基于ICD-11与ICF的言语与嗓音医学中心儿童患者服务人群及科室设置

二、成员组成与部门结构

言语与嗓音医学中心成员包括医生、技师/治疗师、护士等,由门诊部、检查评估室、治疗部三个主要部门构成,成员组成和部门结构如图1-4-3所示。

1. 成员组成

(1)医生

负责言语和嗓音康复相关诊断、筛查、评估、药物及手术治疗等工作。

(2)技师/治疗师

负责言语和嗓音康复相关筛查、评估、康复治疗、康复咨询与建议、康复宣教等工作。

（3）护士

负责言语康复患者流调、患者分流、床边康复、家庭康复、康复宣教等工作。

2. 部门结构

（1）门诊部

负责诊断、开具评估治疗单，门诊部医生团队成员至少需要 4 名。

（2）检查评估室

检查评估室负责各项检查评估工作、疗效评价工作。检查评估室共需 5—8 位专业人员。

① 综合检查室进行综合检查、筛查，辅助医生完成疾病、障碍的诊断，需要 1—2 名技师（医生或者治疗师）；

② 医技检查室负责各项医技检查，需要 2—4 名技师（医生或者治疗师）；

③ 评估室（制定方案）则根据综合检查室的检查、筛查结果及医生的诊断，完成嗓音言语功能相关评估、评定、疗效评价，需要 1—2 名医生或者治疗师。

（3）治疗部

负责实施治疗与实时监控。治疗部负责根据检查室和评估室的结果，进一步确定并实施六大板块（嗓音治疗、言语治疗、心肺治疗、神经治疗、吞咽治疗、言语美容）的治疗，需要 6—30 名治疗师，可同时开展线上治疗，根据治疗量安排进行人员划分或增添专门的线上治疗人员。

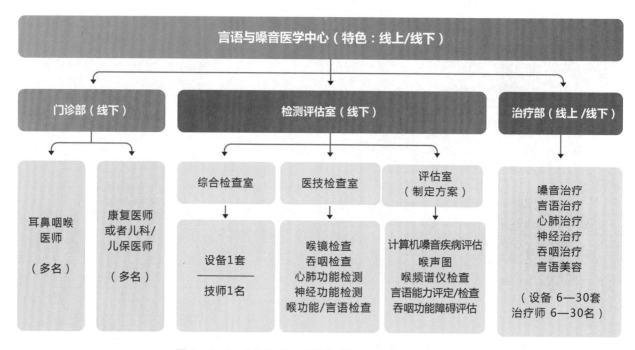

图 1-4-3　言语与嗓音医学中心的成员组成及部门结构

三、业务组成

言语与嗓音医学中心的各部门均有其基本业务，各部门分工合作各司其职，以 ICF 为指导进行评估——治疗——监控——评估的循环过程。本书仅围绕检测评估室及治疗部的业务展开讨论，关于门诊部的主要业务可参见相关医师门诊工作指南，在此不做赘述。

1. 检测评估室

遵循 ICF 康复流程，检测评估室负责在初诊阶段采用综合检查确定患者的主要障碍类型，并将患者分流入相应部门进行精准评估，明确患者存在的功能损伤情况并制定相应的治疗计划，治疗过程中需要进行实时监控及短期目标监控,使得治疗结果量化,把控治疗过程,及时进行调整,最后进行疗效评价。

鉴于言语和嗓音功能、心肺功能、吞咽功能等皆是整体的联动过程,因此在评估时需要把握儿童/成人多方面的情况,组合评估/组套评估是对患者功能较为全面的反映。

检测评估室常用的检测内容与项目包括喉镜检查、喉功能/言语检查、神经功能检查、吞咽功能检查、心肺功能检查五个部分。

(1)喉镜检查

喉镜检查主要用于诊断评估嗓音障碍及吞咽障碍。嗓音障碍方面,通过电子喉镜、喉动态镜检查等方式,评估嗓音功能情况,观察患者是否存在声带小结、声带息肉等器质性嗓音障碍相关疾病,或是否存在声带麻痹等神经性嗓音障碍。吞咽障碍方面,可通过喉镜检查观察患者是否存在吞咽过程中声门上食物残留、吞咽期吞咽障碍等。详见图1-4-4。

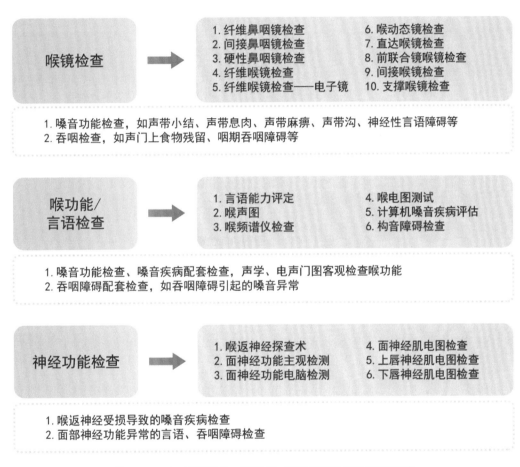

图1-4-4 喉镜检查、喉功能/言语检查和神经功能检查

(2)喉功能/言语检查

喉功能/言语检查主要采用声学、电生理等方式评估患者言语和嗓音功能障碍程度。嗓音功能方面,通过嗓音声学(喉声图)、言语声学检查(喉频谱仪)、电声门图测试(喉电图)、计算机嗓音疾病评估等方式进行喉功能客观测量,结合喉镜检查结果判断患者嗓音疾病或嗓音障碍程度,也可作为吞咽障碍引发嗓音功能异常的辅助配套检查。言语功能方面,通过言语能力评定、喉声图、构音障碍检查等方式进行言语功能评估,主客观评估相结合,为后续言语功能治疗提供依据。详见图1-4-4。

(3)神经功能检查

神经功能检查主要用于喉返神经损伤、面部神经功能异常患者的嗓音、言语及吞咽障碍检查。常用的检查包括喉返神经探查术、面神经功能主观或电脑检测等方式。详见图1-4-4。

（4）吞咽功能检查

吞咽功能检查主要用于诊断、评估患者吞咽障碍所处阶段，并判断其严重程度、可能损伤的神经及其所支配的器官。可通过口腔颌力测量检查、咀嚼功能检查、下颌运动检查、面神经功能主观及电脑检测等方式针对吞咽口期进行评估，可通过食管测压、食管钡餐透视等方式针对吞咽食管期障碍进行检查，可通过吞咽功能障碍评定对患者整体吞咽障碍情况进行描述，上述检查手段对于脑损伤患者的食物残留、误吸、反流等吞咽异常情况的评估与治疗起到重要作用。详见图1-4-5。

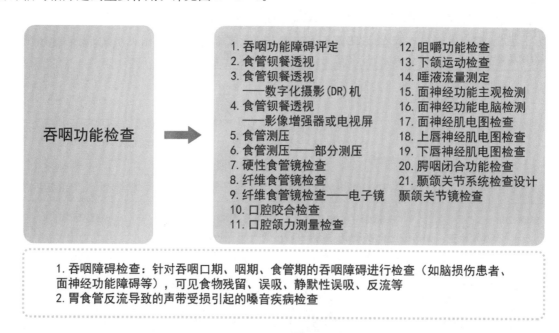

图1-4-5　吞咽功能检查

（5）心肺功能检查

心肺功能检查主要是针对服务于言语呼吸所需的生理呼吸情况，进行包括电生理检测、肌电检测、生物学测试、空气动力学检测等相关心肺功能检测。可在进行言语呼吸治疗前，先通过如呼吸肌功能测定、运动心肺功能检查等方式，检测患者生理呼吸支持情况，与物理治疗师一同制定患者呼吸功能康复方案。详见图1-4-6。

2. 治疗部

根据言语和嗓音中心的主要接诊人群和业务范围，有六个治疗方向，包括嗓音障碍治疗、言语障碍治疗、心肺治疗、神经功能异常的治疗、吞咽障碍治疗、嗓音美容。根据中心成员所属不同的学科背景，可以选择部分治疗方向作为中心主要治疗业务（注意：部分传统中医康复疗法需要由具备相关资质的医生完成）。治疗部的所有治疗都可辅以实时监控项目进行每次训练后的简单测试，以评价单次治疗的疗效，实时监控部分可由治疗部的治疗师进行，也可根据中心人员、设备等配置情况安排在检查评估室进行。

（1）嗓音障碍治疗

嗓音障碍治疗主要用于嗓音疾病、面神经功能障碍导致的言语嗓音异常、神经性言语障碍等患者群体的嗓音产生、嗓音音质治疗。例如，计算机言语疾病矫治、面神经功能训练、言语训练等可用于脑卒中后患者嗓音功能的治疗中，相应的可采用喉声图或计算机嗓音疾病评估进行实时监控。而计算机言语疾病矫治、音乐治疗、针灸或推拿治疗可用于神经性嗓音障碍患者的嗓音治疗中。详见图1-4-7。

（2）言语障碍治疗

言语障碍治疗主要用于治疗失语症、神经性言语障碍、脑瘫、听障、唐氏、孤独症等患者的嗓音、构音和语音功能障碍。常用的治疗项目有口腔颌面部各类冷冻治疗、运动疗法（呼吸训练）、言语训练、构音障碍训练等，同样可采用计算机嗓音疾病评估等方式进行实时监控。详见图1-4-8。

心肺功能检测	1. 肺通气功能检查 2. 肺弥散功能检查 3. 运动心肺功能检查 4. 气道阻力测定 5. 残气容积测定 6. 强迫振荡肺功能检查 7. 第一秒平静吸气口腔闭合压测定 8. 流速容量曲线(V—V曲线) 9. 二氧化碳反应曲线 10. 支气管激发试验 11. 运动激发试验 12. 支气管舒张试验 13. 一氧化氮呼气测定 14. 床边简易肺功能测定 15. 肺阻抗血流图 16. 呼吸肌功能测定 17. 动态呼吸监测（呼吸Holter） 18. 持续呼吸功能检测 19. 电子镜检查附加费 20. 硬性气管镜检查 21. 纤维支气管镜检查 22. 常规心电图检查 23. 常规心电图检查——附加导联 24. 常规心电图检查——十二通道 25. 常规心电图检查——床旁出诊 26. 食管内心电图 27. 动态心电图	28. 频谱心电图 29. 标测心电图 30. 体表窦房结心电图 31. 心电事件记录 32. 遥测心电监护 33. 心电监测电话传输 34. 心电图踏车负荷试验 35. 心电图踏车负荷试验——平板运动试验 36. 心电图药物负荷试验 37. 心电向量图 38. 心音图 39. 心阻抗图 40. 心室晚电位 41. 心房晚电位 42. 倾斜试验 43. 心率变异性分析 44. 无创阻抗法心搏出量测定 45. 无创心功能监测 46. 动态血压监测 47. 心电监测 48. 心输出量测定 49. 肺动脉压和右心房压力监测 50. 动脉内压力监测 51. 周围静脉压测定8 52. 指脉氧监测 53. 血氧饱和度监测 54. 有创性血流动力学监测——床旁 55. 心电、压力连续示波

心肺康复过程中涉及言语呼吸障碍的治疗，应先予以相关心肺功能检测，包括电生理检测、肌电检测、生物学测试、空气动力学检测

图 1-4-6 心肺功能检查

嗓音障碍治疗		
1. 计算机言语疾病矫治 2. 面神经功能训练 3. 腭裂术后语音训练治疗 4. 口腔颌面部各类冷冻治疗 5. 肌松弛治疗 6. 运动疗法-呼吸训练 7. 行为观察和治疗 8. 感觉统合治疗 9. 工娱治疗 10. 特殊工娱治疗 11. 音乐治疗 12. 听力整合及语言训练 13. 心理治疗	14. 文体训练 15. 引导式教育训练 16. 言语训练 17. 贴敷疗法 18. 普通针刺 19. 温针 20. 电针 21. 灸法 22. 隔物灸法 23. 其他推拿治疗 其他推拿治疗——超过20分钟	1. 喉声图 2. 喉频谱仪检查 3. 计算机嗓音疾病评估
1. 声带小结、声带息肉、声带麻痹、声带沟、发声功能亢进（失声）、声嘶等治疗 2. 面神经功能障碍导致言语嗓音异常，如口腔共鸣功能异常的治疗 3. 失语症、神经性言语障碍、脑瘫、听障、腭裂、唐氏、孤独症等综合康复中的嗓音产生、嗓音音质功能治疗		实时监控：每次训练后的简单测试，评价单次疗效

图 1-4-7 嗓音障碍治疗

言语障碍治疗

1. 计算机言语疾病矫治 2. 面神经功能训练 3. 口腔颌面部各类冷冻治疗 4. 肌松弛治疗 5. 运动疗法-呼吸训练 6. 行为观察和治疗 7. 感觉统合治疗 8. 工娱治疗 9. 特殊工娱治疗 10. 音乐治疗 11. 心理治疗 12. 文体训练 13. 引导式教育训练	14. 言语训练 15. 口吃训练 16. 构音障碍训练 17. 贴敷疗法 18. 普通针刺 19. 温针 20. 电针 21. 灸法 22. 隔物灸法 23. 其他推拿治疗 　　其他推拿治疗 　　——超过20分钟	1. 言语能力评定 2. 喉声图 3. 喉频谱仪检查 4. 计算机嗓音疾病评估 　　构音障碍检查
1. 各类言语障碍的治疗，可针对失语症、神经性言语障碍、脑瘫、听障、唐氏、孤独症等综合康复中的嗓音、构音和语音功能治疗 2. 面神经功能障碍导致构音障碍的治疗		实时监控：每次训练后的简单测试，评价单次疗效

图 1-4-8　言语障碍治疗

（3）心肺治疗

区别于物理治疗中的心肺治疗，为言语提供服务的心肺治疗主要用于改善各类疾病患者的言语呼吸功能，为言语提供足够的呼吸支持。例如，运动疗法（呼吸训练）与计算机言语疾病矫治、音乐治疗、徒手体操运动疗法及体外膈肌起搏治疗等方法共同使用，可在进行实时重读治疗法时采用上述治疗项目，能更有效地改善患者生理及言语呼吸功能。详见图 1-4-9。

心肺治疗

1. 计算机言语疾病矫治 2. 经络氧疗法 3. 行为观察和治疗 4. 音乐治疗 5. 全身肌力训练运动疗法 6. 各关节活动度训练运动疗法 7. 徒手体操运动疗法 8. 器械训练运动疗法 9. 运动疗法-呼吸训练 10. 有氧训练 11. 文体训练 12. 引导式教育训练 13. 言语训练 14. 体外膈肌起搏治疗 15. 高压氧舱治疗 16. 高压氧舱治疗 　　——超高压氧舱治疗	17. 单人舱治疗 18. 单人纯氧舱治疗 19. 婴儿氧舱治疗 20. 婴儿纯氧舱治疗 21. 贴敷疗法 22. 普通针刺 23. 温针 24. 电针 25. 灸法 26. 隔物灸法 27. 拔罐疗法 28. 游走罐 29. 其他推拿治疗 　　其他推拿治疗 　　——超过20分钟	1. 动态呼吸监测 　　（呼吸Holter） 2. 心电监测 3. 喉声图 4. 喉频谱仪检查 　　计算机嗓音疾病评估
1. 一般心肺功能异常患者的言语呼吸功能治疗 2. 脑损伤、神经性言语障碍、脑瘫、听障、腭裂、唐氏、孤独症等综合康复中的言语呼吸功能治疗		实时监控：每次训练后的简单测试，评价单次疗效

图 1-4-9　心肺治疗

（4）神经功能异常的治疗

神经功能异常的治疗主要针对神经性嗓音障碍、面神经功能障碍（如面瘫）、神经系统疾病（如失语症、神经性言语障碍、脑性瘫痪）等疾病或障碍的神经功能治疗。常用的治疗项目包括口腔颌面部各类冷冻治疗、针灸或推拿治疗、拔罐疗法等。详见图 1-4-10。

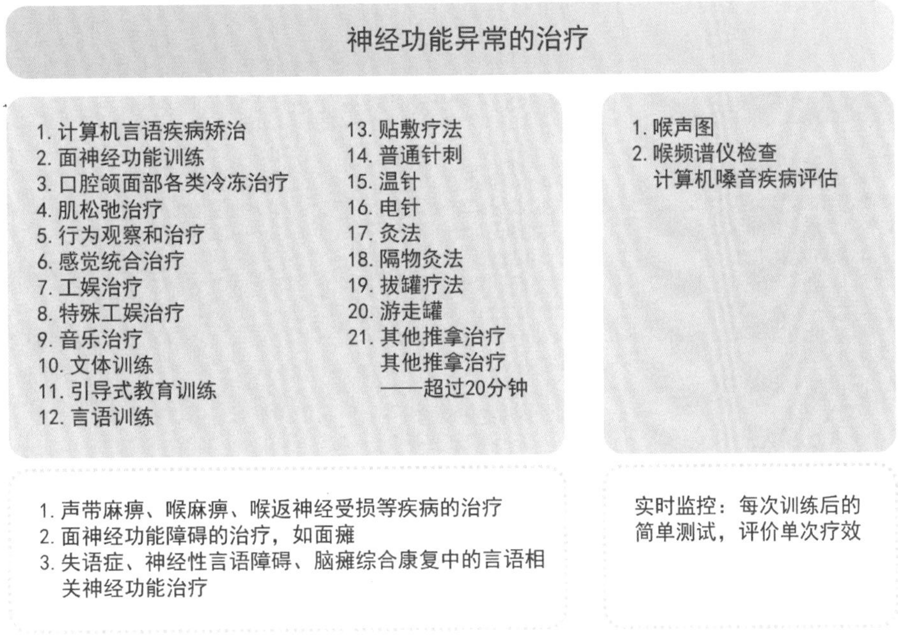

神经功能异常的治疗

1. 计算机言语疾病矫治 2. 面神经功能训练 3. 口腔颌面部各类冷冻治疗 4. 肌松弛治疗 5. 行为观察和治疗 6. 感觉统合治疗 7. 工娱治疗 8. 特殊工娱治疗 9. 音乐治疗 10. 文体训练 11. 引导式教育训练 12. 言语训练	13. 贴敷疗法 14. 普通针刺 15. 温针 16. 电针 17. 灸法 18. 隔物灸法 19. 拔罐疗法 20. 游走罐 21. 其他推拿治疗 　　其他推拿治疗 　　——超过20分钟	1. 喉声图 2. 喉频谱仪检查 　　计算机嗓音疾病评估
1. 声带麻痹、喉麻痹、喉返神经受损等疾病的治疗 2. 面神经功能障碍的治疗，如面瘫 3. 失语症、神经性言语障碍、脑瘫综合康复中的言语相关神经功能治疗		实时监控：每次训练后的简单测试，评价单次疗效

图 1-4-10　神经功能异常治疗

（5）吞咽障碍治疗

吞咽障碍治疗主要包括婴幼儿喂养、脑损伤、神经性言语障碍、脑瘫、腭裂、唐氏等综合康复中的吞咽功能治疗。常用的治疗项目包括吞咽功能障碍训练、食管狭窄扩张术（如球囊扩张术）等。其中部分治疗项目需由具备相关资质的医生进行操作。详见图 1-4-11。

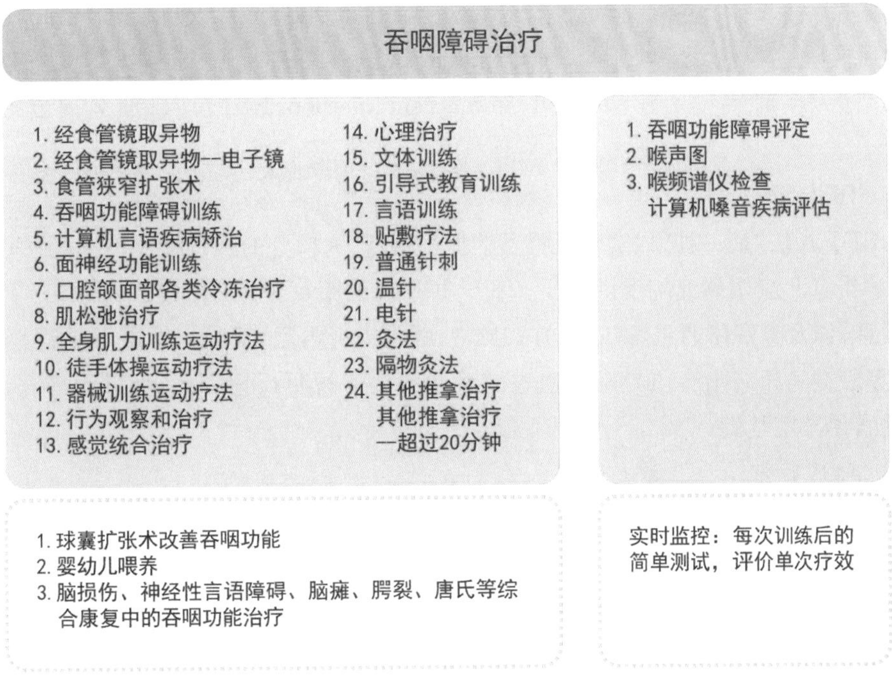

吞咽障碍治疗

1. 经食管镜取异物 2. 经食管镜取异物--电子镜 3. 食管狭窄扩张术 4. 吞咽功能障碍训练 5. 计算机言语疾病矫治 6. 面神经功能训练 7. 口腔颌面部各类冷冻治疗 8. 肌松弛治疗 9. 全身肌力训练运动疗法 10. 徒手体操运动疗法 11. 器械训练运动疗法 12. 行为观察和治疗 13. 感觉统合治疗	14. 心理治疗 15. 文体训练 16. 引导式教育训练 17. 言语训练 18. 贴敷疗法 19. 普通针刺 20. 温针 21. 电针 22. 灸法 23. 隔物灸法 24. 其他推拿治疗 　　其他推拿治疗 　　—超过20分钟	1. 吞咽功能障碍评定 2. 喉声图 3. 喉频谱仪检查 　　计算机嗓音疾病评估
1. 球囊扩张术改善吞咽功能 2. 婴幼儿喂养 3. 脑损伤、神经性言语障碍、脑瘫、腭裂、唐氏等综合康复中的吞咽功能治疗		实时监控：每次训练后的简单测试，评价单次疗效

图 1-4-11　吞咽障碍治疗

（6）嗓音美容

嗓音美容（又称魅力嗓音）是属于健康促进的治疗项目，主要针对有艺术嗓音训练需求的人员，如主持人、播音员、歌唱家、演员、销售员、公关人员等具有嗓音美容需求的职业用嗓者。常用的项目与嗓音障碍治疗及言语障碍治疗类似，包括计算机言语疾病矫治、言语训练等，区别在于具体实施过程中，应根据患者的功能情况及需求进行难度及训练强度的调整。详见图 1-4-12。

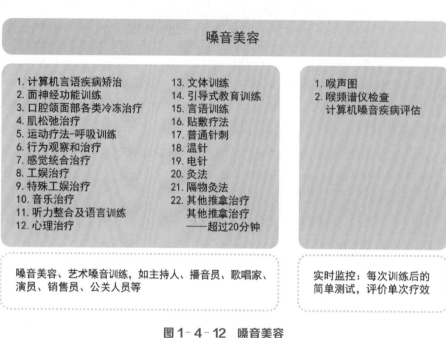

图 1-4-12　嗓音美容

四、核心技术与康复工具

（一）核心技术

基于 ICF 言语康复理念，言语康复核心技术主要由言语嗓音实时反馈促进治疗法（Real-time facilitating voice therapy，简称嗓音 ICF-RFT 疗法）、构音音位对比疗法（Phonemic contrast therapy，简称构音 ICF-PCT 疗法）、语音切换-轮替疗法（Switch-diadochokinesia therapy，简称语音 ICF-SDDK 疗法，又称结构化语音 ICF-SDDK 疗法）、实时重读治疗法（Real-time accent method，RAM）、口部运动治疗（Oral motor therapy）等组成。

1. 嗓音 ICF-RFT 疗法

"嗓音 ICF-RFT 疗法"是一种以"实时视听反馈促进治疗"为核心的嗓音治疗技术，由华东师范大学中国言语听觉康复科学与 ICF 应用研究院提供认证。基于 ICF 言语康复理念，采用专用设备进行发声训练，针对发声困难、不会说话，以及嗓音障碍患者（呼吸方式异常、呼吸支持不足、呼吸与发声不协调，音调、响度和音质异常，口腔共鸣、鼻腔共鸣和共鸣音质异常），通过游戏化的实时视听反馈训练，促进患者言语功能或重新获得，为形成良好的言语奠定基础。

2. 构音 ICF-PCT 疗法

"构音 ICF-PCT 疗法"是一种以华东师范大学黄昭鸣博士的"构音 25 项最小音位对"为核心的构音康复技术，由华东师范大学中国言语听觉康复科学与 ICF 应用研究院提供认证。基于 ICF 的言语康复理念，采用专用设备进行构音康复，针对构音障碍、语言发育迟缓患者，尤其是单个构音清晰但说话时构音不清的患者，将音位对比与语音特征（时长、停顿起音、音调响度）相结合，促进患者构音功能发育或重新获得，提高构音清晰度，为过渡到自然语音（声韵调、重读）奠定基础。

3. 结构化语音 ICF - SDDK 疗法

"结构化语音 ICF - SDDK 疗法"是一种以"语速语调重读"为核心的语音康复技术,由华东师范大学中国言语听觉康复科学与 ICF 应用研究院提供认证。基于 ICF 言语康复理念,通过专用设备进行连续语音康复,针对神经性言语障碍、构音障碍、言语流畅性障碍患者,在已获得语音音位基础上,采用语音巩固、语音重复、语音切换、语音轮替材料进行语速、语调变化训练以及重读治疗(慢板、行板节奏),通过实时视觉反馈,提高流利说话能力和言语可懂度。

（二）康复工具

表1-4-1 所示的是在采用核心疗法进行言语康复治疗和嗓音治疗时,推荐结合使用的主要专用设备及其功能用途,包含:康复云 ICF 平台,言语与嗓音、构音语音、语言的评估与康复治疗设备,康复学习机,辅助治疗用具。

表 1-4-1　言语与嗓音医学中心核心技术相关的康复工具

康 复 工 具	功能组成与用途	说　明
康复云 ICF 平台	**ICF 综合康复支持软件**：ICF 综合检查、精准评估、ICF 评估与转换、康复支持	ICF 康复档案与质量控制(支持 ICF 筛查分级与康复评估、治疗计划及疗效评价)
	电声门图仪：言语语言电生理信号采集处理	
嗓音言语障碍功能检测与矫治仪	**言语障碍测量仪软件**：用于言语能力测评、喉频谱仪检查、计算机言语疾病矫治	ICF 康复评估、治疗、监控、疗效评价;嗓音 ICF - RFT 疗法
	嗓音功能测量仪软件：嗓音能力测评	
言语测量与矫治仪	**言语矫治仪软件**：计算机言语疾病矫治、言语训练	ICF 康复评估、治疗、监控、疗效评价;嗓音 ICF - RFT 疗法
	嗓音功能测量仪软件：喉声图、言语能力评定	
康复学习机	嗓音言语矫治训练 构音、失语症训练 早期语言干预	适应性训练、家庭社区康复、小组康复;支持嗓音 ICF - RFT 疗法、构音 ICF - PCT 疗法
言语功能评估与训练用具	构音语音功能评估用具 呼吸、发声、共鸣障碍的促进治疗用具 口部构音运动训练用具	辅助治疗用具
构音语音测量与训练仪	**构音障碍测量与康复训练仪软件**：构音语音评估与训练、口部运动评估及治疗	ICF 康复评估、治疗、监控、疗效评价;嗓音 ICF - RFT 疗法、构音 ICF - PCT 疗法;神经性言语障碍治疗、吞咽障碍治疗
	言语语言综合训练仪软件：言语语言能力综合评估	
构音语音鼻音障碍功能检测与训练仪	**语音障碍测量与康复训练仪软件**：语音功能测评、语音韵律训练	ICF 康复评估、治疗、监控、疗效评价;嗓音 ICF - RFT 疗法、构音 ICF - PCT 疗法;神经性言语疾病治疗、腭裂治疗
	鼻音障碍测量与训练仪软件(腭裂语音评估与康复训练仪)：鼻音功能测评、干预训练	
早期语言障碍评估与干预仪	早期语言评估与康复训练	ICF 康复评估、治疗、监控、疗效评价;语言 ICF - SLI 疗法;儿童言语语言综合训练
	言语语言综合、言语重读干预	
	辅助沟通训练	

续　表

康　复　工　具	功能组成与用途	说　　明
语言障碍康复仪	失语症语言评估、失语症语言训练 失语症口语表达能力训练	ICF康复评估、治疗、监控、疗效评价；语言 ICF - SLI 疗法；失语症言语语言综合训练
口部构音运动训练用具	唇闭合、咀嚼器、舌前位、后位、舌尖、/ s/、/ sh/、/ l/、/ r/ 等构音或口部运动训练器	辅助治疗用具

五、言语与嗓音医学中心收费方案

本书以"北京市医保收费条目"为例，基于 ICF 言语康复理念汇总呈现相应可用于言语与嗓音医学中心的收费编码，供本书读者参考。值得注意，本收费方案为 50＋10 分钟治疗时长的收费标准，若单次治疗时长为 20—30 分钟，可根据治疗内容选择其中合适的项目实施治疗；实时监控中的监控项目，是依据当次治疗中涉及的言语功能各项参数进行选择的，如嗓音障碍治疗中，当次治疗使用了乐调匹配法提高患者的音调控制能力，则实时监控的参数为言语基频，选择的监控项目为喉声图、计算机言语嗓音疾病评估。

言语与嗓音治疗的收费编码，包括 ICF 儿童综合检查、成人 ICF 言语功能综合检查、言语障碍相关医技检查、言语障碍评估、嗓音障碍评估、嗓音障碍治疗、构音障碍治疗等项目的收费编码，每项收费编码都对应了相应的治疗内容，详见图 1-4-13、1-4-14。成人失语症患者通常并发神经性言语障碍，同样存在呼吸、发声、共鸣、构音、韵律子系统功能的障碍，在治疗的过程中同样需要涵盖相应的言语和嗓音治疗项目，并进行相应的收费，同时根据患者的程度和需要可以增加语言认知相关的治疗项目及收费条目。

ICF言语项目	编码	项目名称	计价单位	数量	收费标准（元）	合计（元）	ICF标准
ICF言语功能综合检查（B版—锥体外系）	MAGAZ003	构音障碍筛查	次	1	22	22	构音能力
	MAGAZ007	言语能力检查	次	1	22	22	呼吸发声
	MAGAZ014	语音频谱分析检查	次	1	45	45	口腔共鸣
	MAGAZ016	发声障碍检查	次	1	22	22	声学微扰
	MAGGM001	喉发声检查	次	1	22	22	电声门图
	MAMZY003	康复评价	次	1	73	73	ICF评估
总　计						206	
ICF言语嗓音综合检查（C版—嗓音疾病）	MAGAZ007	言语能力检查	次	1	22	22	呼吸发声
	MAGAZ014	语音频谱分析检查	次	1	45	45	口腔共鸣
	MAGAZ016	发声障碍检查	次	1	22	22	声学微扰
	MAGGM001	喉发声检查	次	1	22	22	电声门图
	MAMZY003	康复评价	次	1	73	73	ICF评估
总　计						184	

ICF言语项目	编码	项目名称	计价单位	数量	收费标准（元）	合计（元）	ICF标准
神经性言语障碍评估（口吃和腭裂检查根据患者情况选择）	MAGAZ005	构音障碍检查	次	1	35	35	构音能力
	MAGAZ007	言语能力检查	次	1	22	22	呼吸发声
	MAGAZ013	口吃检查	次	1	18	18	额外可选*
	MAGAZ014	语音频谱分析检查	次	1	45	45	口腔共鸣
	MAGAZ016	发声障碍检查	次	1	22	22	声学微扰
	MAGGA001	鼻流量检查	次	1	15	15	鼻腔共鸣
	MAGGK001	吞咽功能障碍检查	次	1	44	44	吞咽功能
	MAGGM001	喉发声检查	次	1	22	22	电声门图
	MAMZY003	康复评价	次	1	73	73	ICF评估
	MAGZX001	腭裂构音检查	次	1	23	23	额外可选*
总计（标准）						278	
总计（含额外可选）						319	
神经性言语障碍治疗（口吃和腭裂训练根据患者情况选择）50分钟训练＋10分钟咨询沟通	MBDZX001	口吃训练	次	1	47	47	额外可选*
	MBDZX003	腭裂构音训练	次	1	47	47	额外可选*
	MBDZX007	构音障碍训练	次	1	45	45	构音训练
	MBDZX008	发声障碍训练	次	1	45	45	嗓音训练
	MBDZX010	吞咽障碍电刺激训练	次	1	28	28	吞咽治疗
	MBDZZ001	言语矫正治疗	次	1	45	45	呼吸发声共鸣功能治疗
	MBZRJ002	康复咨询	次	2	27	54	ICF康复建议
总计（标准）						217	
总计（含额外可选）						311	

ICF言语项目	编码	项目名称	计价单位	数量	收费标准（元）	合计（元）	ICF标准
嗓音障碍评估	MAGAZ007	言语能力检查	次	1	22	22	呼吸发声
	MAGAZ014	语音频谱分析检查	次	1	45	45	口腔共鸣
	MAGAZ016	发声障碍检查	次	1	22	22	声学微扰
	MAGGA001	鼻流量检查	次	1	15	15	鼻腔共鸣
	MAGGK001	吞咽功能障碍检查	次	1	44	44	吞咽功能
	MAGGM001	喉发声检查	次	1	22	22	电声门图
	MAMZY003	康复评价	次	1	73	73	ICF评估
总计						243	

ICF言语项目	编码	项目名称	计价单位	数量	收费标准（元）	合计（元）	ICF标准
嗓音障碍治疗（无喉发声和吞咽根据患者情况选择）50分钟训练＋10分钟咨询沟通	MBDZX008	发声障碍训练	次	2	45	90	嗓音训练
	MBDZX009	无喉者发声障碍训练	次	1	45	45	额外可选*
	MBDZX010	吞咽障碍电刺激训练	次	1	28	28	额外可选*
	KAZ38914	生物反馈治疗	次	1	28	28	喉部肌肉
	MBDZZ001	言语矫正治疗	次	2	45	90	呼吸发声共鸣功能治疗
	MBZRJ002	康复咨询	次	2	27	54	ICF康复建议
总计（标准）						262	
总计（含额外可选）						361	

图1‑4‑13　北京市医保中成人言语与嗓音治疗的收费编码项目

ICF言语项目	编码	项目名称	计价单位	数量	收费标准（元）	合计（元）	ICF标准
嗓音障碍治疗（无喉发声和吞咽根据患者情况选择）50分钟训练＋10分钟咨询沟通	MBDZX008	发声障碍训练	次	2	45	90	嗓音训练
	MBDZX009	无喉者发声障碍训练	次	1	45	45	额外可选*
	MBDZX010	吞咽障碍电刺激训练	次	1	28	28	额外可选*
	KAZ38914	生物反馈治疗	次	1	28	28	喉部肌肉
	MBDZZ001	言语矫正治疗	次	2	45	90	呼吸发声共鸣功能治疗
	MBZRJ002	康复咨询	次	2	27	54	ICF康复建议
总计（标准）						262	
总计（含额外可选）						361	
构音障碍治疗（口吃和腭裂训练根据患者情况选择）50分钟训练＋10分钟咨询沟通	MBDZX007	构音障碍训练	次	1	45	45	构音训练
	MBDZX008	发声障碍训练	次	1	45	45	嗓音训练
	MBDZZ001	言语矫正治疗	次	2	45	90	呼吸发声共鸣功能治疗
	MBDZX001	口吃训练	次	1	47	47	额外可选*
	MBDZX003	腭裂构音训练	次	1	47	47	额外可选*
	MBDZX010	吞咽障碍电刺激训练	次	1	28	28	吞咽治疗
	MBBZX015	引导式教育训练	次	1	22	22	ICF活动和参与
	KAZ38914	生物反馈治疗	次	1	28	28	喉部肌肉
	MBZRJ002	康复咨询	次	2	27	54	ICF康复建议
总计（标准）						267	
总计（含额外可选）						361	

ICF言语项目	编码	项目名称	计价单位	数量	收费标准（元）	合计（元）	ICF标准
ICF儿童综合检查	FAQ047031	图片词汇测验	次	1	14	14	语言认知
	MAGAZ004	儿童语言障碍筛查表	次	1	22	22	早期语言
	MAGAZ003	构音障碍筛查	次	1	22	22	构音语音
	MAGAZ007	言语能力检查	次	1	22	22	呼吸发声
	MAGAZ014	语音频谱分析检查	次	1	45	45	口腔共鸣
	MAGGM001	喉发声检查	次	1	22	22	电声门图
	MAGAZ016	发声障碍检查	次	1	22	22	声学微扰
	MAMZY003	康复评价	次	1	73	73	ICF评估
总计						242	
嗓音障碍评估	MAGAZ007	言语能力检查	次	1	22	22	呼吸发声
	MAGAZ014	语音频谱分析检查	次	1	45	45	口腔共鸣
	MAGAZ016	发声障碍检查	次	1	22	22	声学微扰
	MAGGA001	鼻流量检查	次	1	15	15	鼻腔共鸣
	MAGGK001	吞咽功能障碍检查	次	1	44	44	吞咽功能
	MAGGM001	喉发声检查	次	1	22	22	电声门图
	MAMZY003	康复评价	次	1	73	73	ICF评估
总计						243	
构音障碍评估	MAGAZ005	构音障碍检查	次	1	35	35	构音能力
	MAGAZ007	言语能力检查	次	1	22	22	呼吸发声
	MAGAZ013	口吃检查	次	1	18	18	额外可选*
	MAGZX001	腭裂构音检查	次	1	23	23	额外可选*
	MAGAZ014	语音频谱分析检查	次	1	45	45	口腔共鸣
	MAGGA001	鼻流量检查	次	1	15	15	鼻腔共鸣
	MAGGK001	吞咽功能障碍检查	次	1	44	44	吞咽功能
	MAMZY003	康复评价	次	1	73	73	ICF评估
总计（标准）						234	
总计（含额外可选）						275	

图 1-4-14　北京市医保中儿童言语与嗓音治疗的收费编码项目

第二节　言语治疗师岗位胜任要求

随着"健康中国"战略的逐步深入推进，言语治疗师作为康复医学重要的专业技术人员，其角色与地位愈发重要，对言语治疗师的培养也越来越重视，全国多所高校相继开设了言语康复学及相关专业（专科、本科、硕博士研究生）。为建设言语治疗师人才队伍，提升我国康复医疗整体水平与促进学科发展，本节根据言语康复行业专家共识及相关团体标准，简单介绍言语治疗师岗位要求。

一、基本知识与技能

言语治疗师需具备的知识应包含但不限于如下几方面。

1. 医学基础知识

人体解剖学、生理学、言语听觉解剖和生理学、言语听觉科学、人体发育学、康复医学、神经病学、医学统计学、病理学、诊断学、耳鼻咽喉科学、医学伦理学、医学影像学、医学工程学、医学心理学等。

2. 专业相关知识

儿童语言发展、发展或儿童心理学、教育心理学、应用行为分析学、遗传与优生、学术写作与沟通、康复管理与创新创业教育、AAC 的理论与应用等。

3. 专业核心知识

言语听觉科学基础、语音学基础、构音音系障碍评估与治疗、嗓音障碍评估与治疗、运动性言语障碍评估与治疗、吞咽障碍评估与治疗、口吃评估与治疗、儿童语言康复学、失语症评估与治疗、神经性认知沟通障碍评估与治疗、诊断听力学、康复听力学、情绪行为障碍评估与干预等。

4. 专业综合知识

言语治疗相关的基本概念，言语康复评定与治疗的综合知识，常见的评定方法及治疗方法，临床疾病和言语治疗的适应证及禁忌证，言语治疗的分期、治疗原理和原则等。

5. 专业基本技术

以功能障碍为导向，涉及临床常见障碍的评估与治疗技术，包括运动性言语障碍（包括神经性言语障碍、言语失用症）、嗓音障碍（包括功能性嗓音障碍、器质性嗓音障碍、神经源性嗓音障碍）、构音音系障碍、腭裂及其他器质性语音障碍、口吃及相关言语流畅性障碍、发育性语言障碍、失语症、吞咽障碍、认知障碍、情绪与行为障碍的康复，以及听力障碍的言语康复、辅助沟通等治疗技术。

二、工作内容与岗位要求

言语治疗师岗位工作的主要活动项目、工作内容、完成工作所需的知识及技能，如表 1-4-2 所示。

表 1-4-2　言语治疗师工作内容及岗位要求

项　　目	工　作　内　容	知　识　及　技　能
发现问题 确定目标	1. 询问患者及照料者，通过量表及设备等手段检查患者，收集并记录相关信息； 2. 以观察访谈、量表及使用设备等手段为患者进行发育水平或功能障碍的测量与评估； 3. 根据评定结果，与多学科团队沟通，共同制定言语康复治疗目标，包括短期目标与长期目标。	1. 掌握基于循证医学及 ICF 言语的理论模型临床思维模式，并应用于评估、治疗等方面； 2. 掌握言语、嗓音、语言发育、相关脑区对应功能及异常表现、相关疾病及功能障碍评估的基本概念、一般原则，体格检查、测量、评估及治疗的适应证及禁忌证，治疗原理和治疗原则、分期、功能障碍的预防原则； 3. 掌握各类发育及功能障碍的评估量表、测量手段及设备使用方法； 4. 掌握相关的治疗技术理论和实践技能。
制定计划 实施治疗	1. 依据康复目标制定干预计划； 2. 根据计划（包括根据患者个体差异设计针对的训练项目、根据儿童发育水平设计游戏及活动）实施相关疾病或功能障碍的治疗方案与功能训练； 3. 指导患者进行自我及家庭训练，提供照料者辅助技巧；	1. 具备人体发育学、儿童心理学、教育学及语言学等相关专业基础知识（儿童）；具备神经科学、医学影像学、语音学等相关专业基础知识（成人）； 2. 能使用言语、嗓音、语言、认知、听力、喂养与吞咽、沟通相关的测量和评估手段，以及训练工具、设备、辅具； 3. 掌握常用治疗策略、器材、设备的适应范围、禁忌证与使用方法；具备选择和应用常用治疗技术及临床操作的能力；

项　　目	工 作 内 容	知 识 及 技 能
制定计划 实施治疗	4. 提供日常生活活动与工作能力方面的咨询和指导服务； 5. 开展心理疏导与家庭指导； 6. 指导社区康复工作。	4. 能利用环境和选择、设计或制作辅具，提高患者功能；具备与不同年龄段患者沟通的能力； 5. 具备社区康复基础知识和实践能力。
报告治疗 过程复查 治疗效果	1. 记录评估的结果、实施言语治疗的日期、具体措施、使用的设备、患者的依从性及治疗反应等； 2. 根据患者及照料者的反应与临床疗效，总结、分析言语治疗过程中的经验与不足。	1. 具备真实、完整、准确、规范记录言语治疗过程的能力； 2. 具备不断总结与提高的能力。

第二篇　言语中枢神经基础

第一章

中枢神经系统结构

本章目标	阅读完本章之后,你将: 1. 掌握脑组织的表面解剖结构及横切面解剖结构; 2. 熟悉脊髓、脊神经的结构及自主神经系统的概念与分支; 3. 掌握脑神经及其对应功能; 4. 熟悉脑组织的血液供应。

本章介绍中枢神经系统,第一、二节介绍脑组织表面和横切面的解剖结构,第三、四节介绍脊髓和自主神经系统,第五节总结脑神经的功能,第六节描述脑组织的血液供应。

第一节 脑组织的表面解剖结构

想象你手中拿着一个已经从颅骨中解剖出来的人类脑组织,它是湿润、有弹性的,重约1.4千克。观察脑组织的背侧面就可以看到大脑回旋状的表面,将大脑反过来则可以看到其腹侧面复杂的结构,而在正常情况下这部分结构是位于颅骨底部的。若沿正中线将脑组织的右半侧切除并显露出内侧面,那么就能很清楚地看到脑干的结构。见图2-1-1。

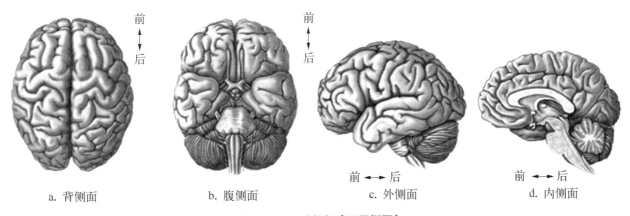

前 ↕ 后   前 ↕ 后   前 ↔ 后   前 ↔ 后

a. 背侧面   b. 腹侧面   c. 外侧面   d. 内侧面

图2-1-1 脑组织(不同侧面)

一、脑组织的外侧面

(一)大体外观特征

如图2-1-2所示,大体观察可以看到脑组织的三个主要部分:大脑、脑干及隆起的小脑。侧面观察时,可以看到大脑处体积很小的嗅球。

（二）部分脑回、脑沟和脑裂

　　大脑值得让人们注意的是它回旋状的表面。凸起的部分被称为脑回,而凹陷的部分被称为脑沟,非常深的脑沟则称为脑裂。不同人的脑回和脑沟的样子有很大差别,但是有许多结构特点是所有人类脑组织所共有的:中央后回位于中央沟的后方,而中央前回则位于中央沟的前方。中央后回的神经元与躯体感觉有关,中央前回的神经元则控制自主运动,位于颞上回的神经元与听觉有关,见图 2-1-3。

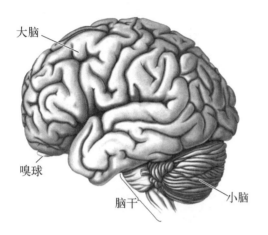

图 2-1-2　脑组织的大体外观特征

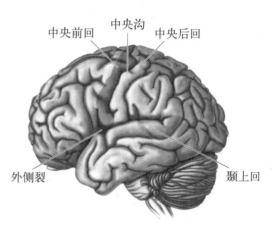

图 2-1-3　大脑的沟回

（三）脑叶

　　大脑可细分为若干叶,并依据其所在颅骨部位对其进行命名。中央沟将额叶与顶叶分隔开来。颞叶位于外侧裂的下方。枕叶位于大脑的正后方,与顶叶和颞叶相毗邻。大脑皮层中有一被掩盖了的部分就是岛叶,将外侧裂周围的脑组织掀开就可以看到它。岛叶与颞叶和额叶相毗邻,并将后二者分隔开来,见图 2-1-4。

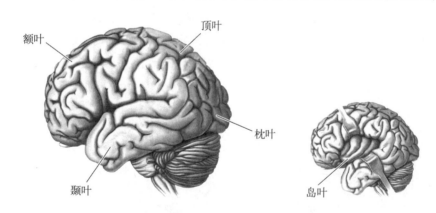

图 2-1-4　脑叶

（四）皮质的主要感觉、运动和连接区域

　　如图 2-1-5 所示,大脑皮质就像是一床被拼凑起来的被褥。波得曼(Brodmann)第一个指出,不同区域的皮质在微观结构与功能上都是不同的。视觉的 17—19 区位于枕叶,躯体感觉的 1—2 区位于顶叶,而听觉的 41 和 42 区位于颞叶。位于顶叶下表面(岛盖)且埋藏在岛叶内的是味觉 43 区,其控制的是味觉。

　　除了对感觉信息的分析,大脑皮质在控制自主运动方面也发挥了重要的作用。主要的运动控制区域位于额叶、中央沟的前面,包括初级运动皮质、辅助运动区和运动前区。在人类的脑组织中,大片的皮质不能被简单地认定为具有感觉或者是运动功能,这些构成了皮质的连接区域。此外,还有一些很重要的区域,包括前额皮质、后顶叶皮质以及颞下叶皮质。

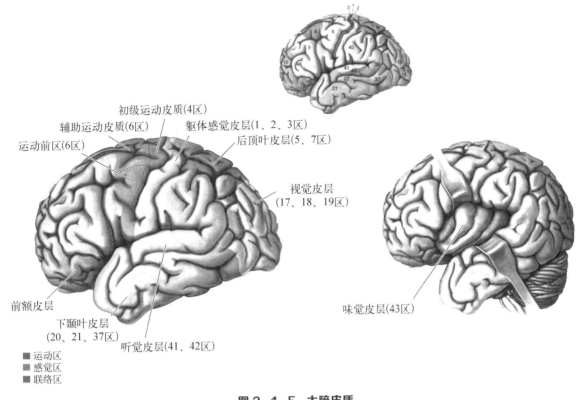

初级运动皮质(4区)
辅助运动皮质(6区)
运动前区(6区)
躯体感觉皮层(1、2、3区)
后顶叶皮层(5、7区)
视觉皮层
(17、18、19区)
前额皮层
下颞叶皮层
(20、21、37区)
听觉皮层(41、42区)
味觉皮层(43区)

■ 运动区
■ 感觉区
■ 联络区

图 2-1-5 大脑皮质

二、脑组织的内侧面

(一)脑干

如图 2-1-6 所示,沿中线切开脑组织暴露出大脑的内侧面,即可看到脑干的正中矢状面,从而可以观察到间脑(丘脑和下丘脑)、中脑(顶盖和大脑脚盖)、脑桥和延髓(部分解剖学者将脑干定义为由中脑、脑桥和延髓所组成)。

(二)前脑

如图 2-1-7a 所示,在脑组织内侧面上可以看到非常重要的前脑。注意观察胼胝体的切面,其中有一大束联系两侧大脑半球的轴突,这就是胼胝体。可以通过研究胼胝体被切断的那些患者来了解两侧大脑半球各自特有的功能。穹隆是另一个重要的纤维束,它将两侧的海马与下丘脑相联系。穹隆的部分轴突能调节记忆的存储。

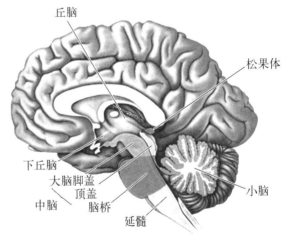

丘脑
松果体
下丘脑
大脑脚盖
顶盖
中脑
脑桥
延髓
小脑

图 2-1-6 脑干

图 2-1-7b 将脑组织稍作倾斜,以展示杏仁核和海马的位置。其实在这种情况下,是不能直接从表面观察到这些结构的,因为它们都位于皮质的深部,所以该图是这些结构的透视图。杏仁核是一个非常重要的结构,主要用来调整情绪状态。海马是有关记忆的重要结构。

(三)脑室

如图 2-1-8a 所示,在脑组织的内侧面,可以观察到第三脑室、中脑水管、第四脑室和椎管等不成对的脑室系统的侧壁。这些都是有用的标志物:丘脑和下丘脑位于第三脑室的附近,中脑位于中脑水管的附近,脑桥、小脑和延髓位于第四脑室的附近,脊髓位于椎管内。侧脑室是成对的结构,它们像鹿角似的从第三脑室伸出。在图 2-1-8b 中可以看到位于皮质下方的右侧脑室的透视图。

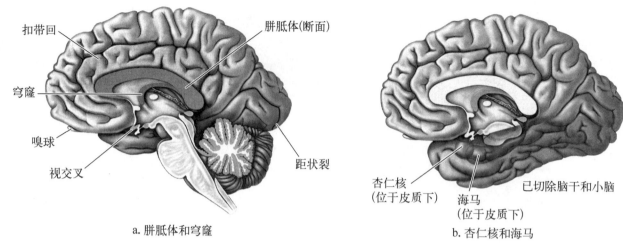

扣带回　　　　　　胼胝体(断面)

穹窿

嗅球

视交叉

距状裂

a.胼胝体和穹窿

杏仁核
(位于皮质下)　海马
(位于皮质下)

已切除脑干和小脑

b.杏仁核和海马

图 2-1-7　前脑

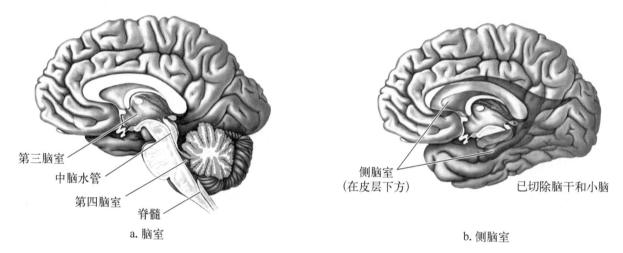

第三脑室

中脑水管

第四脑室

脊髓

a.脑室

侧脑室
(在皮层下方)

已切除脑干和小脑

b.侧脑室

图 2-1-8　脑室系统

三、脑组织的腹侧面

　　如图 2-1-9 所示,脑组织底面有许多显著的解剖特征,可以看到从脑干发出的神经——脑神经,也可以看到位于下丘脑前方的 X 形视交叉。视交叉是源自眼睛的轴突进行交叉的地方,位于视交叉前方、发自眼睛后方的轴突束就是视神经,而位于视交叉后方、消失于丘脑的轴突束被称为视束。成对的乳头体是脑组织腹侧面的一个显著特征。下丘脑的神经核是记忆存储系统的一部分,而且是穹隆部轴突的主要作用对象。此外,这里还可以看到嗅球、中脑、脑桥和延髓。

四、脑组织的背侧面

（一）脑干

　　如图 2-1-10 所示,脑组织的背面主要是大脑,可见成对的大脑半球。它们通过胼胝体相互联系,将大脑半球拨开就可以看到此结构。

（二）切除大脑

　　如果将大脑切除并且将脑组织稍稍向前倾斜,那么将在脑组织的背面看到小脑,见图 2-1-11。小脑是一个重要的运动控制结构,它可以被分成两个半球,它的中线区域被称为蚓部。

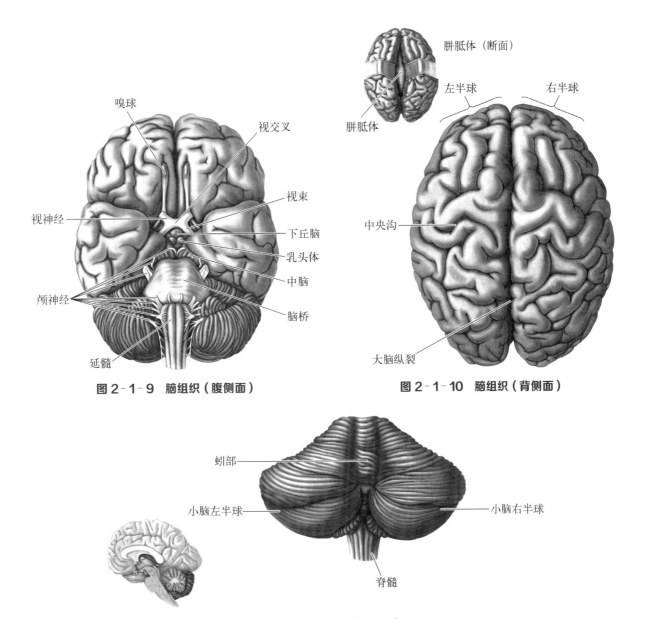

图 2-1-9　脑组织（腹侧面）

图 2-1-10　脑组织（背侧面）

图 2-1-11　小脑（背侧面）

（三）切除大脑和小脑

如图 2-1-12 所示，当切除大脑和小脑后，脑干的顶面就被暴露出来了。脑干的主要构成部分标记在图

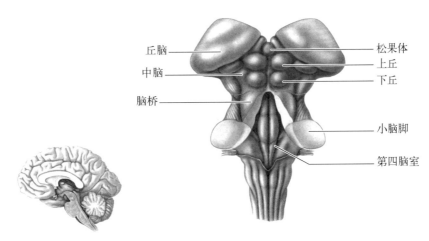

图 2-1-12　脑干（背侧面）

的左侧,而一些特殊的结构标记在图的右侧。松果体位于丘脑的顶部,它会分泌褪黑素,与睡眠和性行为的控制有关。上丘接受来自眼睛的信号的直接输入,且与眼部运动的控制有关,而下丘是听觉系统的一个重要组成部分。小脑脚是一大束联系小脑与脑干的轴突。

第二节　脑组织的横切面解剖结构

要了解脑组织,就需要对其进行细致的观察,而这可以通过对其横切面的研究来实现。认识脑组织内部结构的最好方法就是制作横切面,而且横切面要垂直于胚胎神经管的轴线,即中枢神经系统。随着胎儿的成熟,中枢神经系统会发生弯曲,特别是在中脑和丘脑的连接处。一般可以通过用手术刀进行物理切割的方式获得横切面,也可以通过 MRI 或 CT 扫描而获得非侵入性的活体脑组织的影像。如图 2-1-13 所示,不同的横切面可用于观察不同的脑组织内部结构:前脑(横切面 1—3)、中脑(横切面 4 和 5)、脑桥和小脑(横切面 6)以及延髓(横切面 7—9)。

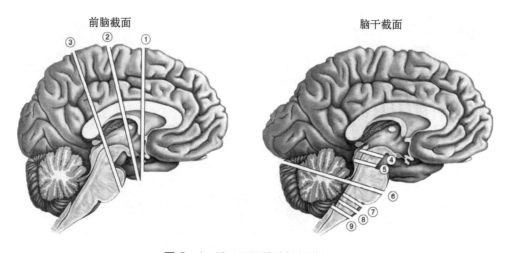

图 2-1-13　不同的脑组织横切面

一、横切面 1:在丘脑—端脑连接处的前脑

(一) 大体外观特征

如图 2-1-14 所示,端脑环绕着侧脑室,而丘脑则环绕着第三脑室。在这一横切面上,可以看到侧脑室从裂隙状的第三脑室发出。下丘脑构成了第三脑室的底部,它是一个重要的控制中心,控制了许多基本的身体

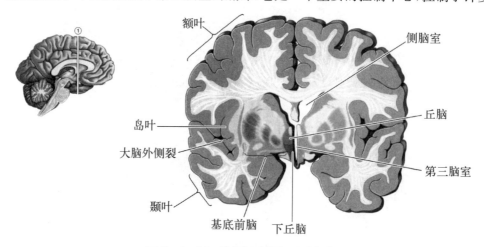

图 2-1-14　脑组织(横切面 1-1)

功能。岛叶位于将额叶与颞叶分隔开来的大脑外侧裂底部。端脑深部不均匀的区域被称为基底前脑,它位于岛叶的内侧和丘脑的外侧。

（二）部分细胞和纤维团

如图 2 - 1 - 15 所示,内囊是将皮层白质与丘脑相联系的大轴突集合,而胼胝体是联系大脑两半球皮质的大轴突带。之前曾在脑组织内侧面图中出现过的穹隆,在此横切面中环绕着侧脑室的蒂部。联合间隔区的神经元有轴突伸到穹隆,且参与了记忆的存储。在端脑基部有三个重要的神经元集合:尾状核、壳核和苍白球。这三个结构总称基底神经节,它们是大脑运动控制系统的重要组成部分。

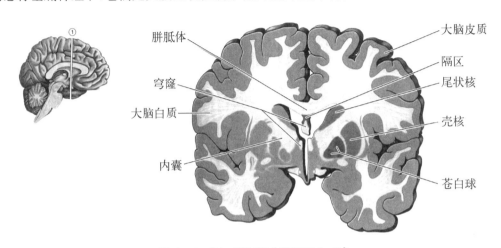

图 2 - 1 - 15　脑组织（横切面 1 - 2）

二、横切面 2：在丘脑中部的前脑

（一）大体外观特征

如图 2 - 1 - 16 所示,在脑组织的中心可以看到心形的丘脑围绕着小小的第三脑室。丘脑的腹侧面是下丘脑。此横切面中端脑的结构与横切面 1 中所见相似,另外还可以发现此处的大脑外侧裂将顶叶与颞叶分隔开来。

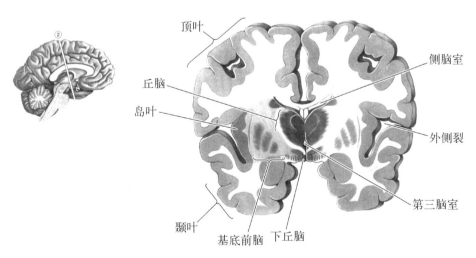

图 2 - 1 - 16　脑组织（横切面 2 - 1）

（二）部分细胞和纤维团

如图 2 - 1 - 17 所示,在此横切面可以看到很多重要的细胞和纤维团。端脑内一个明显的结构就是杏仁体,其与情绪和记忆的调节有关。丘脑被划分成独立的神经核,图中标记出其中的两个:腹后核和腹外侧核。

丘脑发出许多纤维投射至大脑皮层,不同的丘脑神经核发出纤维投射至不同的皮层区域。腹后核投射到中央后回的皮层,它是躯体感觉系统的一部分。腹外侧核以及与之密切相关的腹前核是运动系统的一部分,它们投射至中央前回的运动皮层。丘脑以下的可见部分是底丘脑和下丘脑的乳头体。底丘脑是运动系统的一部分,而乳头体接收来自穹隆的信号并参与调节记忆。因为这一切面也涉及中脑,所以在脑干底部附近可以看到一点黑质。黑质也是运动系统的一部分,帕金森氏病就是由这一结构的功能退化造成的。

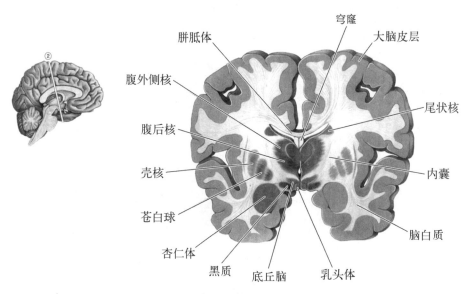

图 2-1-17　脑组织(横切面 2-2)

三、横切面 3：在丘脑—中脑连接处的前脑

(一) 大体外观特征

如图 2-1-18 所示,中枢神经系统在丘脑和中脑的连接处急转,在此横切面中可以看到泪滴状的第三脑室与中脑水管相交通。第三脑室周围的脑组织是丘脑,而中脑水管周围的脑组织是中脑。在此切面中,左、右大脑半球的侧脑室会出现两次。

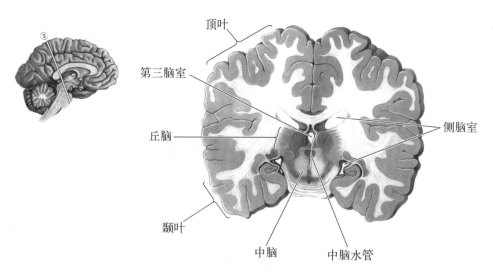

图 2-1-18　脑组织(横切面 3-1)

(二) 部分细胞和纤维团

如图 2-1-19 所示,这一切面包含了两个重要的丘脑神经核：内侧膝状体核和外侧膝状体核。内侧膝状

体核传送信号到听觉皮层,而外侧膝状体核传送信号到视觉皮层。在此切面还可以看到海马,它是一种相对简单的皮层形式,与颞叶的侧脑室相邻,在学习和记忆过程中发挥了重要作用。

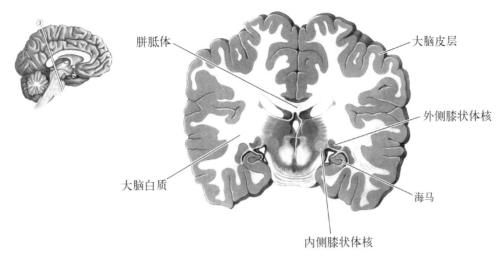

图 2-1-19 脑组织(横切面 3-2)

四、横切面 4:中脑嘴部

如图 2-1-20 所示,这个切面与前脑切面形成夹角,所以仍然垂直于中枢神经系统。中脑的核心部分是小的中脑水管。在此切面,中脑的顶部被称为顶盖,由成对的上丘构成。上丘是视觉系统的一部分,而黑质是运动系统的一部分。红核也是一个运动控制结构,而水管周围灰质在控制躯体痛觉方面有重要作用。

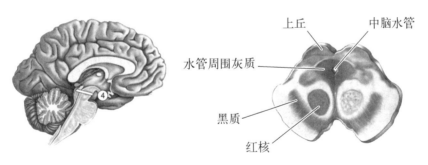

图 2-1-20 脑组织(横切面 4)

五、横切面 5:中脑尾部

如图 2-1-21 所示,中脑尾部看起来与中脑嘴部很相似,然而其顶部是由下丘而非上丘构成,下丘是听觉系统的一部分。结合脑干的背面观图示,可以明确上、下丘之间的毗邻关系。

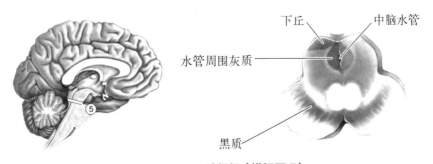

图 2-1-21 脑组织(横切面 5)

六、横切面6：脑桥和小脑

如图2-1-22所示，在此横切面可以看到脑桥和小脑。小脑在控制运动方面起着重要的作用。脑桥核发出纤维投射到小脑皮层，而小脑则从小脑深部核团发出纤维投射至其他区域。在脑干核心部位，网状结构从中脑向延髓延伸，直至中脑水管和第四脑室的下方。网状结构的一个功能就是调节睡眠和觉醒状态，此外还有一个功能是控制身体的姿势。

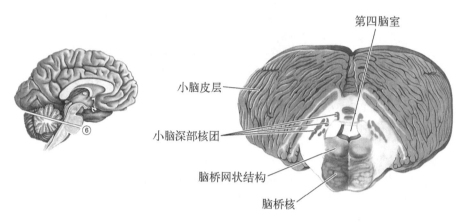

图2-1-22 脑组织（横切面6）

七、横切面7：延髓嘴部

沿着中枢神经系统进一步向其尾部移动，围绕在第四脑室周围的脑组织就变成了延髓。延髓是一个复杂的脑组织区域。位于延髓底部的是延髓锥体，它是起源于前脑并向脊髓延伸的巨大轴突束。延髓锥体包含有皮质脊髓束，它们参与控制自主运动。对于听觉而言，有几个很重要的神经核也出现在延髓嘴部：蜗神经前核、蜗神经后核以及上橄榄体。此外，这里还可以看到对于运动控制很重要的下橄榄体和对于痛觉、情绪以及觉醒调节很重要的缝核。

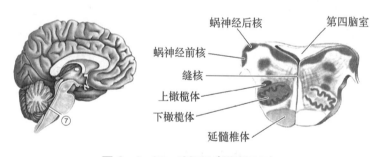

图2-1-23 脑组织（横切面7）

八、横切面8：延髓中部

如图2-1-24所示，延髓中部包含了一些与横切面7中相同的结构。此外，还可以观察到内侧丘系，它将躯体感觉信号传递至丘脑。味觉核传递味觉感受，它是孤束核的一部分，而孤束核调节部分的内脏功能。前庭神经核传递平衡觉。

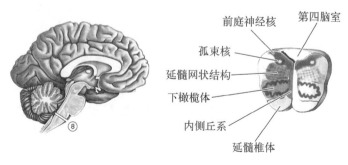

图2-1-24 脑组织（横切面8）

九、横切面9：延髓—脊髓连接处

如图2-1-25所示，延髓和第四脑室已消失，取而代之的是脊髓的开始部位。脊柱核接收来自脊髓的躯体感觉信号。两侧脊柱背核内神经元的轴突交叉至对侧脑组织，并且通过内侧丘系上行至丘脑。

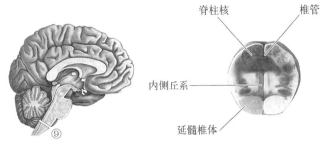

图2-1-25 脑组织（横切面9）

第三节 脊 髓

一、脊髓和脊神经的背侧面

如图2-1-26所示，脊髓位于脊柱内。脊神经通过椎骨间的切迹与脊髓相交通，它是躯体外周神经系统（PNS）的一部分。根据椎骨所在的位置对其命名如下：颈部的椎骨被称为颈椎，编号为C1至C7；与肋骨相连接的椎骨被称为胸椎，编号为T1至T12；胸椎以下的5块椎骨是腰椎编号为L1至L5；在骨盆区域内的椎骨被称为骶椎，编号为S1。

脊神经和相关的脊髓节段采用椎骨的命名方式，8对颈神经与7块颈椎骨相联。成人的脊髓终止于第三腰椎的水平，这种不均衡性的产生是因为人的脊髓在其出生以后就不再生长了，但是椎管却还会继续生长。下行至腰椎和骶椎椎管内脊神经束被称为马尾。

二、脊髓和脊神经的腹外侧面

图2-1-27显示了脊神经如何与脊髓相联系，以及脊膜是如何组织的。脊神经进入椎骨切迹后就分成两根，脊神经后根负载感觉性轴突，这些轴突的细胞体位于背根神经节；脊神经前根负载了运动性轴突，这些轴突源于腹侧脊髓的灰质。脊髓蝴蝶状的核心部位是包含有神经细胞体的灰质。灰质被分为后角、侧角和前角，注意观察脊髓内灰质与白质的分布是如何与前脑灰质与白质的分布区别开来的：在前脑，灰质围绕着白质，在脊髓则相反。脊神经前、后根将白质划分为3个索：前索、外侧索和后索，它包含了上、下走行于脊髓的长轴突。

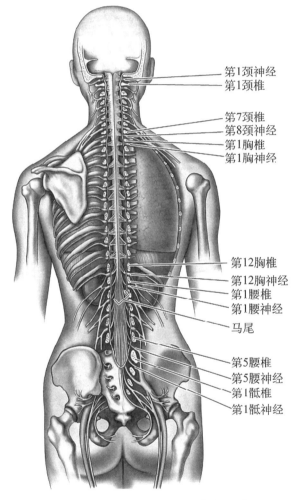

图2-1-26 脊髓和脊神经（背侧面）

三、脊髓和脊神经的横切面

从图2-1-28中可以看到重要的脊髓上、下行轴突束。图中左侧标记的是上行感觉通路，整个后索由上行至脑组织的感觉性轴突组成，其对触觉感知很重要。脊髓丘脑束传递痛、温觉，图中右侧标记的是对运动的控制很重要的下行通路，主要包括两条通路：外侧和腹内侧通路。外侧通路传递自主运动的命令，尤其涉及四肢的运动。腹内侧通路主要参与维持体位和某些反射性运动。

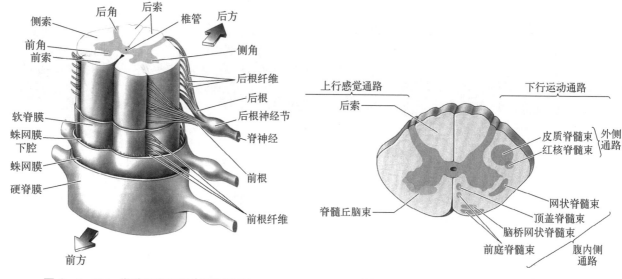

图 2-1-27 脊髓和脊神经（腹外侧面）

图 2-1-28 脊髓和脊神经（横切面）

第四节 自主神经系统

躯体外周神经系统主要控制自主运动和皮肤感觉，此外还有内脏外周神经系统，它主要控制内部器官、腺体和脉管系统。由于这种调节是自发的，不受意识直接控制，所以此系统又被称为自主神经系统（ANS）。此系统有两个最重要的分支：交感神经系统和副交感神经系统。

图 2-1-29 所示的是经右眼取矢状切面时的体腔结构。可以看到脊柱被包裹在一层厚厚的结缔组织壁内，脊神经从脊柱发出。自主神经系统的交感神经包含了一根神经节链，它走行于脊柱的一侧，这些神经节与脊神经、其他神经节、大量的内脏器官相联系。自主神经系统中的副交感神经的构成则不一样，内脏的副交感神经大多来自迷走神经，而迷走神经是一种发自延髓的脑神经。副交感神经的另一个重要来源是骶部的脊神经。

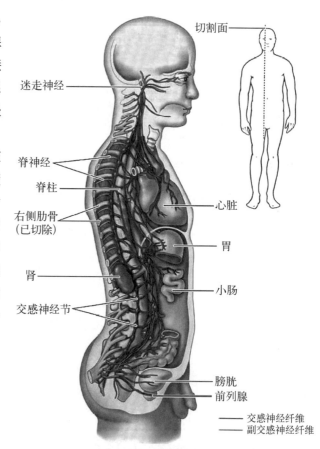

图 2-1-29 自主神经系统（经右眼的矢状面）

第五节 脑 神 经

如图 2-1-30 所示,12 对脑神经(也称"颅神经")发自脑组织的底部。前两对"神经"实际上属于中枢神经系统(CNS),起传递嗅觉和视觉的作用。其余的就像脊神经一样,内部包含了外周神经系统的轴突。一根神经通常含有执行多种功能的神经纤维。了解神经及其不同的功能对于诊断许多神经障碍是很有价值的。脑神经在中脑、脑桥和延髓有相关的颅神经核,比如蜗神经核和前庭神经核,它们接收来自第Ⅷ对脑神经的信号。脑神经编号、名称与功能见表 2-1-1。

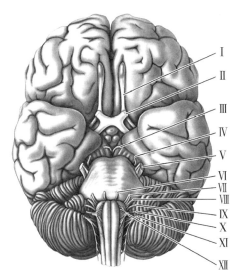

图 2-1-30 脑神经

表 2-1-1 脑神经编号、名称与功能

神经编号和名称	轴突类型	重 要 功 能
Ⅰ 嗅神经	特殊感觉	嗅觉
Ⅱ 视神经	特殊感觉	视觉
Ⅲ 动眼神经	躯体运动	眼睛和眼睑的运动
	内脏运动	副交感神经控制瞳孔的大小
Ⅳ 滑车神经	躯体运动	眼睛的运动
Ⅴ 三叉神经	躯体感觉	面部触觉
	内脏运动	咀嚼肌的运动(咀嚼)
Ⅵ 外展神经	躯体运动	眼睛的运动
Ⅶ 面神经	内脏运动	面部表情肌的运动
	特殊感觉	舌前 2/3 的味觉
Ⅷ 位听神经	特殊感觉	听觉和平衡觉
Ⅸ 舌咽神经	躯体运动	喉部肌肉的运动(口咽)
	内脏运动	副交感神经控制唾液腺
	特殊感觉	舌后 1/3 的味觉
	内脏感觉	检测在颈动脉窦中的血压改变
Ⅹ 迷走神经	内脏运动	副交感神经控制心脏、肺和腹部器官
	内脏感觉	与内脏有关的痛觉
	内脏运动	喉部肌肉的运动(口咽)

续 表

神经编号和名称	轴突类型	重 要 功 能
Ⅺ 副神经	内脏运动	喉部和颈部肌肉的运动
Ⅻ 舌下神经	躯体运动	舌的运动

第六节　脑组织的血液供应

一、腹面观

如图2-1-31所示,有两对动脉为脑组织供血:椎动脉和颈内动脉。椎动脉在脑桥基底部附近汇聚,形成了不成对的基底动脉。椎动脉和基底动脉为脑干和小脑供血。在中脑水平,基底动脉分成左、右小脑上动脉和大脑后动脉。大脑后动脉发出分支,即后交通动脉,它们与颈内动脉相联系。颈内动脉发出分支,形成大脑中动脉和大脑前动脉。两侧的大脑前动脉通过前交通动脉相联系。因此,在脑组织基底部,大脑后动脉与后交通动脉、颈内动脉、大脑前动脉与前交通动脉形成了一个相互联系的动脉环,这个环被称为大脑动脉环(或威利斯环、Willis环)。

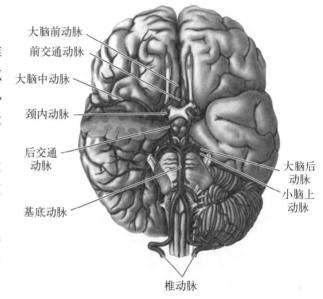

图2-1-31　脑组织的血液供应(腹面观)

二、外侧面观

如图2-1-32所示,大脑外侧表面的绝大部分由大脑中动脉供血。这条动脉也为前脑底部的深层结构供血。

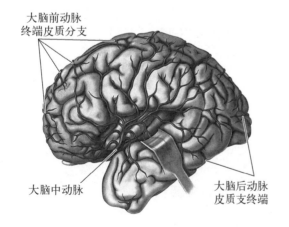

图2-1-32　脑组织的血液供应(外侧面观)

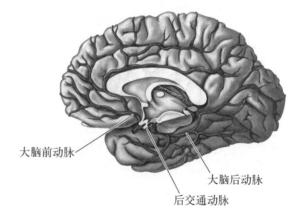

图2-1-33　脑组织的血液供应(内面观,已切除脑干)

三、内面观

如图2-1-33所示,大脑半球内侧面的绝大部分是由大脑前动脉供血的。大脑后动脉为枕叶和颞叶下部的内侧面供血。

第二章

中枢神经系统与言语

本章目标	阅读完本章之后,你将: 1. 熟悉中枢神经系统的主要解剖; 2. 掌握中枢神经系统的主要解剖与不同类型运动性言语障碍的关系; 3. 掌握言语相关的主要纵向功能系统。

本章将介绍中枢神经系统与言语的关系,第一节介绍言语相关的中枢神经系统解剖水平,第二节介绍言语相关的主要纵向功能系统。

第一节　言语相关的中枢神经系统解剖

言语产生是在中枢神经系统的控制下,通过外周发音器官复杂而精确的运动产生语音来实现的。本章介绍的神经系统的主要解剖水平与颅骨和脊柱所包绕组织的边界有关。它们大致由脑脊膜、部分脑室和血管系统来划分。表2-2-1总结了主要解剖水平及其特征,以及它们与不同类型运动性言语障碍的关系。

表 2-2-1　神经系统的主要解剖水平

解剖水平	骨骼	脑脊膜	脑室系统	血管系统	运动性言语障碍
幕上水平	颅前窝 颅中窝	位于小脑幕上方、大脑镰外侧	侧脑室、第三脑室、蛛网膜下腔	颈内动脉、眼动脉、大脑中动脉、大脑前动脉、椎基底动脉系统、大脑后动脉	言语失用症 神经性言语障碍 (痉挛型、单侧上运动神经元型、运动过度型)
颅后窝水平	颅后窝	位于小脑幕下方	第四脑室、蛛网膜下腔	椎基底动脉系统	神经性言语障碍 (痉挛型、单侧上运动神经元型、运动不及型、运动过度型、运动失调型、弛缓型)
脊髓水平	脊柱	脊膜	脊髓、蛛网膜下腔	脊髓前动脉 脊髓后动脉	神经性言语障碍 (弛缓型)
外周水平 (脑神经、脊神经)	脑颅骨 面颅骨	无	无	肢体主要血管的分支	神经性言语障碍 (弛缓型)

第二节 言语相关的主要纵向功能系统

神经系统疾病的诊断通常始于将临床症状和体征与一个或多个神经系统的主要纵向系统联系起来。这些系统包含一组具有特定功能的结构,称为纵向功能系统。

1. 血管系统

如前章脑组织的血液供应所述,血管系统是与言语相关的主要纵向功能系统。左或右侧颈动脉、左或右侧大脑前动脉和大脑中动脉的血管异常可能会导致神经性言语障碍。左侧大脑中动脉病变是言语失用症的常见原因。椎基底动脉系统的血管异常也会导致运动性言语障碍。表2-2-2总结了大脑的血液供应相关的血管、供应的解剖区域、血管异常导致的神经体征。

表2-2-2 大脑的血液供应

血 管		供 应 的 区 域	神 经 体 征
颈动脉系统	颈内动脉分支	大脑半球的大部分	对侧肢体偏瘫 对侧偏身麻木 偏盲/同侧失明 失语症(左侧) 言语失用症(左侧) 单侧上运动神经元型言语障碍 痉挛型言语障碍(双侧) 运动不及型言语障碍 运动过度型言语障碍
椎基底动脉系统	大脑后动脉	红核、黑质、大脑脚、网状结构、动眼神经核、滑车神经核、小脑上脚、海马体、部分丘脑、颞叶中下部、枕叶	对侧偏身轻瘫 动眼神经麻痹 共济失调和震颤 记忆和注意力受损 单侧感觉受损 同侧偏盲、各种视觉受损 运动障碍 非失写的失读症 失语症(左侧) 单侧上运动神经元型言语障碍 痉挛型言语障碍(双侧) 运动失调型言语障碍 运动过度型言语障碍
	基底动脉	脑桥、小脑上脚、小脑中脚、小脑半球、中脑上部、丘脑下部	四肢瘫痪(双侧) 偏瘫 昏迷(双侧) 嗜睡 动眼神经受损 视觉缺陷 眼球震颤 同侧小脑共济失调 眩晕和呕吐 颅神经损伤(III-XII) 痉挛型言语障碍(双侧) 构音障碍 闭锁综合征(双侧) 运动失调型言语障碍 单侧上运动神经元型言语障碍 弛缓型言语障碍 腭喉肌痉挛

续 表

血 管		供 应 的 区 域	神 经 体 征
椎基底动脉系统	椎动脉	延髓、小脑(后下)	对侧偏瘫和感觉受损 上眼睑下垂 同侧颅神经 IX、X、XI、XII 活动减弱 眼球震颤、眩晕 同侧共济失调 同侧面部感觉受损 颅神经 V 受损 味觉受损 呃逆、反胃、呕吐 痉挛型言语障碍(双侧) 运动失调型言语障碍 单侧上运动神经元型言语障碍 弛缓型言语障碍

2. 感觉系统

感觉系统存在于神经系统所有的主要解剖水平上,包括外周感受器,颅神经、脊神经和周围神经的传入纤维,背根神经节(脊髓水平),脊髓和脑干的上行传导通路,部分丘脑,以及丘脑与颞叶、顶叶、枕叶等感觉皮质的连接。听觉、视觉等特殊的感觉系统位于外周、颅后窝和幕上水平。

3. 运动系统

运动系统存在于神经系统所有的主要解剖水平上,并直接负责所有涉及骨骼肌的运动活动。它包括皮层的传出神经纤维(如额叶),基底神经节、小脑和相关的中枢神经系统通路,通往颅神经和脊神经运动核的下行传导通路,颅神经和脊神经内的传出神经纤维,以及骨骼肌。运动系统维持正常的反射、肌张力及姿势,包括言语在内的运动计划、运动控制和运动执行。

神经系统中非运动区域的损伤可以引起言语异常,但它们只能通过运动系统间接影响言语运动。如血管系统病变本身不会引起运动性言语障碍,但血管系统疾病引起的运动系统功能障碍可能会导致运动性言语障碍。

第三章

言语运动中枢神经系统

本章目标	阅读完本章之后,你将:
	1. 掌握言语产生相关的运动中枢神经系统分类及其功能;
	2. 熟悉最后共同通路的基本结构与功能;
	3. 掌握最后共同通路与言语功能相关的七大神经系统;
	4. 掌握直接激活通路的结构、功能、受损影响及其与言语功能的关系;
	5. 掌握间接激活通路的结构、功能、受损影响及其与言语功能的关系;
	6. 掌握小脑与基底神经节控制回路与言语功能的关系。

　　言语运动系统(运动系统的一部分)包含组织、控制、执行言语相关运动的复杂网络结构和通路。它存在于中枢神经系统的各个水平,调节许多横纹肌的活动。运动系统根据解剖学和其功能分为四类:最后共同通路(The final common pathway,FCP)、直接激活通路(The direct activation pathway,DAP)、间接激活通路(The indirect activation pathway,IAP)、控制回路(The control circuits,CC)。表 2-3-1 列举了与言语产生相关的运动系统,图 2-3-1 从感觉系统、计划言语运动到产生言语等方面展示了四个通路之间的关联。

表 2-3-1　与言语产生相关的运动系统

主要通路		基本功能	主要参与结构		相关系统
最后共同通路		刺激肌肉收缩和运动	颅神经、脊神经		下运动神经元系统
直接激活通路		有意识地熟练控制随意运动	皮质延髓束、皮质脊髓束		上运动神经元系统(锥体系)
间接激活通路		调节潜意识、姿势、肌张力,调节随意运动	皮质红核束、皮质网状束、红核脊髓束、网状脊髓束、前庭脊髓束、颅神经相关传导束		上运动神经元系统(锥体外系)
控制回路	基底神经节控制回路	整合或协调直接和间接激活通路的信息来控制运动	控制和调节运动	基底神经节、黑质、下丘脑核团、大脑皮层	锥体外系
	小脑回路		协调随意运动	小脑、小脑脚、网状结构、红核、脑桥核、下橄榄核、丘脑、大脑皮层	小脑

　　虽然运动系统中强调传出通路,但不可忽视感觉通路或传入通路的作用。感觉系统和运动系统整合是进行正常运动所必需的,感觉运动系统中感觉部分的损伤也可能导致运动行为异常。

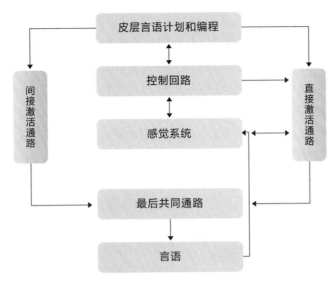

图 2-3-1 主要通路之间的关联

第一节 最后共同通路

一、最后共同通路的基本结构与功能

最后共同通路通常指下运动神经元系统。运动系统的所有其他部分都须通过该通路来发挥作用。要了解最后共同通路在运动中的作用,需要了解它与肌肉的相互作用。参与言语的最后共同通路在骨骼或肌肉中产生活动,使这些肌肉可以相对轻松地进行随意运动。一块单独的肌肉无法产生复杂的动作,只能进行放松、伸展或收缩活动,只有当它与较大的相邻或远距离肌群的动作相结合时,才能进行复杂的运动。

(一)运动单位、α运动神经元和梭外肌纤维

梭外肌纤维是让骨骼肌进行收缩的关键,它们受下运动神经元或α运动神经元的直接调控,这些神经元起始于脑干和脊髓的前角。下运动神经元控制一群肌纤维的活动,下运动神经元及其支配的肌纤维的联合称为运动单元,几十万个运动单元支配着人体的肌肉。

α运动神经元的轴突作为颅神经或脊神经的一部分离开脑干或脊髓到达目标肌肉,然后分出大量与肌纤维接触的末端分支,即每个轴突能支配几个肌纤维,同时每个肌纤维可能接受来自几个不同的α运动神经元分支的输入,这也使得肌肉收缩具有一定的渐进性。

运动单位的大小取决于单个运动神经元支配的梭外肌纤维数量。每个轴突支配的肌纤维数量称为神经支配率。进行精细运动的肌肉的神经支配率相对较小,对于面部、喉部肌肉,一个神经元只能支配10—25个肌纤维,而对肢体近端肌肉的神经支配率可能超过500:1。

除了支配梭外肌纤维之外,α运动神经元还可通过轴突侧支支配中间神经元或闰绍细胞。闰绍细胞能抑制α运动神经元,有效地产生负反馈效应,并为再次启动做好准备。

(二)γ运动神经元、肌梭、γ运动系统和牵张反射

运动神经元除了α运动神经元之外,还有γ运动神经元。与α运动神经元不同,γ运动神经元支配与梭外肌纤维平行的肌梭或梭内肌纤维。与α运动神经元相比,γ运动神经元的直径更小,传导速度更慢。γ运动神经元的活性受到小脑、基底神经节和中枢神经系统间接激活通路的影响,而α运动神经元的活动更多地与直接激活通路联系在一起。

γ运动神经元在称为γ环的功能单位中起作用,它们与α运动神经元的关系,以及中枢神经系统直接和

间接激活通路的活动对运动控制十分重要。γ运动神经元对保持肌张力至关重要,正常的肌张力源于自然的组织弹性,以及肌肉因被拉伸而产生的轻微阻力;不正常的肌张力,尤其是肌张力过高,往往与牵张反射密切相关。正常的肌张力是一种持续现象,因为肌肉永远不会完全放松,从某种意义上说,它们始终保持在运动准备状态。肌张力的持续性使其成为一种理想的支撑机制,可以在其上叠加快速、非持续、熟练的动作。这种支持是通过γ运动系统进行调节的。

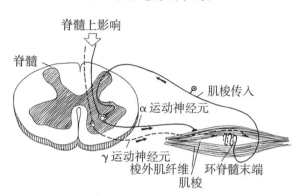

图2-3-2　α运动神经元和γ运动神经元、肌梭和γ环之间的关系

(Supraspinal influence 脊髓上影响、Muscle spindle afferent 肌梭传入、Spinal cord 脊髓、Alpha motor neuron α运动神经元、Gamma motor neuron γ运动神经元、Extrafusal muscle fiber 梭外肌纤维、Muscle spindle 肌梭、Annulospinal ending 环脊髓末端)

γ运动神经元是γ运动系统的传出部分,能使肌梭收缩(缩短)。这种缩短是由肌梭中的感觉感受器(环螺形末梢)接收到的,这些感觉感受器通过感觉神经元将脉冲发送回脊髓或脑干,在那与α运动神经元形成突触。α运动神经元将神经冲动引导回梭外肌纤维,刺激它们收缩,直到它们与肌梭长度相等。当产生这种平衡时,感觉感受器接收不到肌梭的缩短,这个循环就失活了。实际上整个运动过程是连续的。

γ环由γ运动神经元、肌梭、牵张感受器和感觉神经元、下运动神经元和梭外肌纤维组成。通过这种机制,肌肉长度可以根据肌梭的相对长度进行反射性调整。中枢神经系统的间接激活通路可使用这种机制来"预设"静态姿势(如伸展手臂并保持其稳定,使杓状软骨处于持续发声的位置)所需的肌梭长度。α运动神经元和γ运动神经元、肌梭和γ环之间的关系如图2-3-2所示。

（三）最后共同通路的影响

下运动神经元整合了多种来源的活动,包括外周感觉系统、直接激活通路和间接激活通路。下运动神经元系统综合作用来产生运动。

感觉系统与α运动神经元涉及脊髓和脑干水平的突触。这些突触允许简单刻板的非自主反射,这些反射仅限于特定的肌肉和身体部位,如呕吐反射。最后共同通路的损伤可能使反射丧失或减弱。

随意运动比感觉-运动反射更复杂。真正的意志运动,甚至是相对自动的复杂运动都是依赖中枢神经系统中直接和间接激活通路以及控制回路,但是这些活动只有通过最后共同通路才能顺利进行。

（四）最后共同通路受损的影响

运动单元受损会阻止肌纤维的正常激活。然而,每个肌纤维可能由多个α运动神经元支配,单个α运动神经元的损伤通常不会影响肌肉纤维进行收缩。因此,如果支配肌肉的所有α运动神经元都没有受损,即除α神经元以外的最后共同通路受损可能会导致无力或轻度瘫痪。但如果一块肌肉的所有下运动神经元的输入均被剥夺,就会导致麻痹或重度瘫痪。

当失去神经支配时,肌肉最终会出现萎缩。此外,运动单元疾病还可能出现自发运动单元活动异常和放电阈值降低的现象。这些自发的运动单元放电时在皮肤表面可以看到短暂的、局部的抽搐。最后,被剥夺下运动神经元输入的肌肉会产生缓慢、重复的动作电位,并规律地进行收缩,这个过程称为纤颤。

弛缓型神经性言语障碍的言语特征与运动系统这一层面的损伤有关。

二、最后共同通路与言语

言语相关的最后共同通路包括两方面:一是支配发声、共鸣、构音和韵律相关肌肉的成对颅神经;二是与言语呼吸和韵律相关的成对脊神经。以下是对言语产生过程中所涉及的最重要的颅神经和脊神经的简要介绍。

（一）三叉神经（Ⅴ）

成对的三叉神经是最大的颅神经。它的感觉功能包括传递来自面部、前额、鼻腔和口腔黏膜、牙齿和部分颅骨硬脑膜的疼痛、热感和触觉；它还传递来自牙齿、牙龈、硬腭和颞颌关节的深层压力和运动信息，以及下颌伸展感受器的感觉。其运动成分负责支配咀嚼肌、下颌舌骨肌、二腹肌前腹、鼓膜张肌和腭帆张肌。

三叉神经从脑桥的中外侧表面发出，具有一个较大的感觉根和较小的运动根。它分为眼支、上颌支和下颌支，这些分支都源自三叉神经节，三叉神经的大部分感觉神经细胞体都位于三叉神经节。

上颌支较为复杂，它的多个分支从上颌、上颌窦、口腔黏膜、鼻腔、腭部、鼻咽、牙齿、耳道下部、面部、颅前窝和颅中窝的脑膜等传递感觉。其纤维源自三叉神经节，位于颅中窝底岩骨凹陷内，这些纤维从颅中窝的圆孔穿出，沿神经节向内行进到脑桥的中外侧，然后带有面部触觉的纤维与脑桥神经的主要感觉核在此形成突触。与所有外周感觉纤维一样，上颌支的初级感觉神经元也有中枢神经系统的联结，有些会与相邻的网状结构形成突触。在丘脑的突触中，三叉丘脑束的交叉和非交叉纤维中也传递相应信息，丘脑的神经元通过内囊投射到大脑皮层同侧中央后回的下 1/3 处，在那里产生有意识的感觉。上颌支的痛觉和温度觉纤维在脑干内沿延髓和颈髓上段下降到不同的地点。这些轴突与三叉神经脊束核内的细胞体形成突触。在这些突触之后，纤维以不同的水平交叉到对侧，并在三叉丘脑束中上升到丘脑，丘脑皮质神经元将感觉信息传递到顶叶。

下颌支是三叉神经最大的分支，包括感觉纤维和运动纤维。它的运动核位于脑桥中部，靠近神经的主要感觉核。当运动纤维通过卵圆孔离开颅骨时，会反复分出分支，将纤维送至腭帆张肌、鼓膜张肌、咀嚼相关肌肉（翼外肌、颞肌、咬肌、翼内肌）。下颌支的感觉支管理口腔黏膜、颞部、下颌和舌前 2/3 处传来感觉。它们还将本体感觉信息从参与下颌运动的肌肉传递至三叉神经中脑核。

单侧三叉神经损伤对言语的影响不明显，但双侧三叉神经损伤会导致下颌无法闭合、下颌运动缓慢、下颌运动受限等运动障碍，从而使面部、双唇和舌在构音运动过程中出现发音位置或发音方式错误。

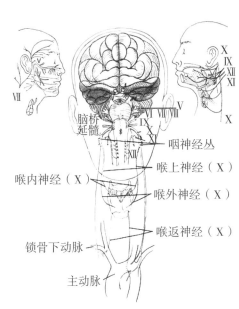

图 2-3-3　与言语相关的颅神经

［Pons 脑桥、Medulla 延髓、Internal laryngeal nerve 喉内神经（Ⅹ）、Subclavian artery 锁骨下动脉、Aorta 主动脉、Pharyngeal plexus 咽神经丛、Superior laryngeal nerve 喉上神经（Ⅹ）、External laryngeal nerve 喉外神经（Ⅹ）、Recurrent laryngeal nerve 喉返神经（Ⅹ）］

（二）面神经（Ⅶ）

成对的面神经包含了运动神经和感觉神经，运动支支配面部表情肌肉和镫骨肌，感觉支支配着颌下腺、舌下腺、泪腺、舌前 2/3 的味觉感受器和鼻咽。其中运动支对言语有明确的作用。支配面部肌肉的运动纤维构成神经的最主要的部分，位于脑桥下 1/3 的面神经核中。神经纤维从内侧穿过背部，围绕外展神经核形成一个环，然后到达脑桥外侧表面，形成面神经。当它们从脑桥发出时，运动纤维与感觉纤维相邻，面神经的运动支和感觉支与听神经一起从耳部下方的茎乳孔出颅，经过腮腺。面神经的颊支和下颌支支配面部表情肌肉，面神经的运动纤维也支配镫骨肌、颈阔肌等。

面神经的下运动神经元受损会使整个面部同侧的肌肉瘫痪（周围型面瘫），影响所有的自主性、情绪性和反射性运动，引发面部肌肉萎缩，导致面部不对称、口角下垂等。

（三）舌咽神经（Ⅸ）

成对的舌咽神经包括运动神经和感觉神经，与言语相关的是它对茎突咽肌和咽上缩肌的运动支配，以及它从咽、舌和咽鼓管传递的感觉信息。茎突咽肌的运动纤维起源于疑核，位于延髓外侧的网状结构内。疑核是一组复杂的细胞体，含有舌咽神经和迷走神经的纤维以及部分副神经。

舌咽神经的运动支出现在迷走神经根的正上方的髓质中,与迷走神经和副神经一起通过颈静脉孔来支配茎突咽肌,在吞咽和说话的过程中抬高咽部。

舌咽神经的传入纤维来自颈静脉孔内下神经节的细胞体,从咽部和舌部传出感觉,最后止于孤束。孤束位于迷走神经背侧运动核的腹外侧,并沿着髓质的长度延伸。孤束也接受来自面神经和迷走神经的内脏传入纤维。

在髓质内有咽部感觉和运动神经元之间的反射性连接,与呕吐反射相关。带有疼痛、温度、触觉和压力觉的中枢神经系统神经元离开髓质,穿过中线,上升到对侧丘脑,丘脑皮质神经元再传到中央后感觉皮层,在那里产生有意识的知觉。

舌咽神经损伤通常也会损害迷走神经。舌咽神经受损时可能出现咽部感觉减弱、呕吐反射减少和吞咽时咽部抬高减少。口腔分泌物过量可反映腮腺控制能力减弱。舌咽神经损伤可能会导致不明原因的一侧咽部舌根部及扁桃体区发作性放射性疼痛,称为舌咽神经痛,可由吞咽、言语诱发。

（四）迷走神经（Ⅹ）

成对迷走神经是一种又复杂又长的混合神经,包括运动神经和感觉神经,对言语有重要的功能。其相关的运动功能包括支配软腭、咽部和喉部的横纹肌。相关的感觉功能包括传递软腭、咽部和喉部等结构的感觉。此外还包括调节胸腔和腹部内脏的活动和传导感觉冲动,以及来自外耳道和后咽味觉感受器的感觉神经支配。在此仅介绍与言语相关的分支。

支配软腭、咽和喉的迷走神经运动纤维来自延髓外侧的疑核(连同舌咽神经和部分副神经的运动纤维)。迷走神经从小脑下脚和下橄榄核之间的延髓外侧发出,与舌咽神经和副神经一起通过颈静脉孔出颅。其咽支在颈内动脉和颈外动脉之间沿颈部走行,在咽中缩肌的上缘进入咽部,与来自舌咽神经和喉外神经的分支汇合,形成咽丛。咽支将纤维分布到咽部和软腭所有的肌肉,还支配腭舌肌,但茎突咽肌(舌咽神经支配)和腭帆张肌(三叉神经的下颌支支配)除外。咽支主要负责咽部的收缩以及在腭咽闭合时软腭的下降和抬高。

迷走神经的喉上神经支紧邻咽部下降,首先到达颈内动脉的后方,然后到达颈内动脉的内侧。下神经节下方约2厘米处,迷走神经分为喉内神经和喉外神经。喉内神经将感觉冲动从喉黏膜带到声带、会厌、舌根、会厌皱襞和杓状软骨背部,还从喉部的肌梭和其他牵张感受器传递信息。喉外神经支配咽下缩肌和环甲肌。环甲肌的神经支配对发声尤为重要,可通过环甲肌拉长声带来改变音调。

迷走神经的第三个主要分支是喉返神经支。右侧喉返神经从迷走神经分支到锁骨下动脉的前方,然后在锁骨下动脉下方和后方环行,在颈总动脉后方的气管和食管之间的沟槽中上行,进入甲状腺下角和环状软骨之间的喉部。左侧喉返神经比右侧长,起源于主动脉弓部位的迷走神经。它走行于心脏附近的主动脉弓下方,在气管和食道之间的沟槽中上升,在甲状腺下角和环状软骨之间进入喉部。左、右喉返神经均支配除环甲肌以外的所有喉内肌。声带和位于声带下方的喉部的一般感觉是由喉返神经的感觉纤维传递的。即喉上神经和喉返神经负责与发声和吞咽有关的所有喉部感觉和运动活动。

迷走神经损伤带来的影响与受损神经的特定分支相关,其所有分支的损伤均会导致软腭、咽部和喉部的肌力下降。单侧下运动神经元病变会影响共鸣、嗓音音质和吞咽,但通常对发声的影响更大。双侧下运动神经元受损很大程度上会影响共鸣和发声,继而会影响韵律和构音准确性,吞咽功能也会因此表现出明显异常。

（五）副神经（Ⅺ）

成对的副神经由颅根和脊髓根组成。颅根起自疑核,从髓质侧面伸出,穿过颈静脉孔,形成副神经内支,并加入迷走神经,成为迷走神经的咽支、喉上神经支和喉返神经支的一部分。颅根支配悬雍垂肌、腭帆提肌和喉内肌。脊髓根起自延髓和脊髓内的副神经核,其轴突在脊髓外侧的椎管内上升,通过枕骨大孔进入颅后窝,而后通过颈静脉孔与舌咽神经、迷走神经和副神经的颅根一起出颅,支配胸锁乳突肌和斜方肌。

枕大孔区域(上行神经进入颅骨的区域)或颈静脉孔区域(副神经出颅的区域)发生病变时,头部向病变对侧的旋转(胸锁乳突肌无力)减弱,还会降低抬高或耸立病变同侧肩膀的能力。

（六）舌下神经（Ⅻ）

成对的舌下神经是一种运动神经,支配所有舌内肌和除腭舌肌以外的舌外肌(腭舌肌由迷走神经支配)。舌下神经起自延髓内的舌下神经核,它的纤维在延髓和下橄榄核之间从延髓腹侧穿出,汇合后穿过颅后窝的舌下神经孔。出颅后,舌下神经位于舌咽神经、迷走神经和副神经的内侧,行于颈总动脉和颈内静脉附近。它最终在舌骨大角上方向前,并进入舌内肌和舌外肌。

舌下神经核从孤束核和三叉神经感觉核接收味觉和触觉信息,这些感觉过程对言语、咀嚼、吞咽和吸吮都有重要意义,舌下神经核或其轴突受损可导致病变同侧的舌头萎缩、无力,伸舌时舌头偏向病变的一侧。

（七）脊神经

颈上脊神经支配颈部和肩部肌肉,这些肌肉间接影响嗓音、共鸣和构音。实际上,脊神经对言语的贡献主要集中在呼吸方面。

服务于呼吸的下运动神经元从颈部通过脊髓的胸段传出。支配膈肌的神经来自脊髓的第三、第四和第五颈段。支配肋间肌和呼吸直接相关的腹部肌肉肌的神经分布在脊髓的胸段。支配辅助呼吸的肌肉(特定的颈部和肩带肌肉)如胸锁乳突肌的神经通过上、中颈髓向下延伸到第六颈段。

来自第三、第四和第五颈段神经的纤维在颈丛结合,形成成对的膈神经。每条膈神经支配膈肌的一半,膈肌是最重要的吸气肌和言语呼吸肌。其余的吸气肌(如肋间外肌、肋间内肌、胸锁乳突肌、斜角肌和胸大肌)由来自下颈神经、肋间神经、膈神经、胸前神经和内侧胸神经的神经分支进行支配。

平静呼吸状态下的呼气运动主要是通过将胸腔和吸气肌回到它们的静止位置的被动力而产生的。用力呼气时腹部肌肉发挥作用,由第 7—12 肋间神经、髂腹下神经和髂腹股沟神经的分支、下 6 对胸神经和上 2 对腰神经支配。

中枢神经系统负责将呼吸频率与各种活动(包括言语)产生的新陈代谢需求进行匹配。自动(或代谢性或非自主性)有节奏地进行呼吸的中枢,是由延髓和脑桥中广泛分布的、位于两侧的几组神经元组成的,如图 2-3-4 所示,这一区域的损伤可能会导致严重的呼吸异常甚至死亡。

背侧呼吸群沿着延髓网状结构和孤束核(即迷走神经和舌咽神经感觉神经元的终末端)的长度定位。这些神经元接收刺激会引发吸气,是保持平稳呼吸节奏的重要结构。腹侧呼吸群位于延髓的腹侧,刺激引发呼气或吸气,但其中以呼气神经元为主。长吸中枢位于脑桥下部,是激发吸气的额外动力。呼吸调节中枢位于脑桥上部,通过抑制吸气来调节吸气量。

中枢神经系统损伤会产生异常的呼吸模式,这在神经性言语障碍的患者身上就可能出现。言语病理学家最常观察到的是潮式呼吸,通常是由双侧大脑半球中风引起的,也可能由幕下病变引发。长吸式呼吸是由脑桥背外侧下半部受损引起的,其特征是吸气时长时间喘息。共济失调式呼吸通常伴随髓质损伤,其特点是呼吸频率和节律不规则。

由于支持呼吸肌群的下运动神经元分布广泛,弥漫性损伤会干扰呼吸,尤其是言语呼吸。脊髓的第三、第四和第五颈段的受损可使双侧膈肌瘫痪,从而严重影响呼吸。言语呼吸肌群的肌力减弱会影响嗓音、响度、句长和韵律。

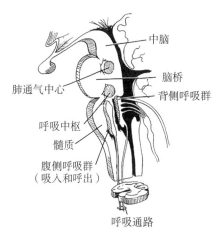

图 2-3-4 呼吸中枢

[Pneumotaxic center 肺通气中心、Apneustic center 呼吸中枢、Medulla 髓质、Ventral respiratory group（inhalation and exhalation）腹侧呼吸群（吸入和呼出）、Midbrain 中脑、Pons 脑桥、Dorsal respiratory group（inhalation）背侧呼吸群、Respiratory pathways 呼吸通路]

第二节 直接激活通路

直接激活通路与最后共同通路有直接联系,被称为锥体束或直接运动系统,分为皮质延髓束和皮质脊髓束。

皮质延髓束影响许多颅神经的活动,皮质脊髓束影响脊神经的活动,它们共同构成上运动神经元系统的一部分。

上运动神经元和下运动神经元系统之间的区别是临床神经学的基石,对理解每个系统内病变对运动行为(包括言语)的影响至关重要。表2-3-2汇总了这两个系统之间在解剖学和生理学方面的差异。

表2-3-2　上运动神经元和下运动神经元的对比

差异对比	下运动神经元	上运动神经元	
		直接激活通路	间接激活通路
起点	脑干和脊髓	大脑皮层	大脑皮层
终点	肌肉	颅神经核和脊神经核	颅神经核和脊神经核
功能	收缩和放松肌肉 执行上运动神经元的指令 进行随意运动并调整姿势	直接自主、熟练地运动	控制姿势、调节肌张力和随意运动
病变表现	所有运动均减弱、反射减弱 肌张力降低、肌肉萎缩	熟练动作/动作灵活性减弱、消失、反射减弱 巴宾斯基征阳性 肌张力增高	痉挛、阵挛 极度活跃的牵张反射 肌张力增高 去大脑强直

上运动神经元系统的概念在很大程度上包含了直接和间接激活通路、基底神经节和小脑控制回路,所有这些通路中的神经元均为上运动神经元。上运动神经元由大脑皮层、小脑和基底神经节直接或间接进行控制。上运动神经元系统是运动系统的一部分,它属于中枢神经系统,与下运动神经元系统的位置和功能有明显的区别。

直接激活通路对形成最后共同通路的颅神经和脊神经产生言语有着重要作用,它将大脑皮层直接与最后共同通路相连。直接激活通路与精细运动相关,如言语所需的运动。

一、大脑皮质

直接激活通路中与言语产生相关的部分源于每个大脑半球的皮质(主要是额叶),主要控制运动的是初级运动皮质(又称M1、中央前回或波得曼4区),如图2-3-5所示,它位于中央沟的正前方(中央沟是额叶和顶

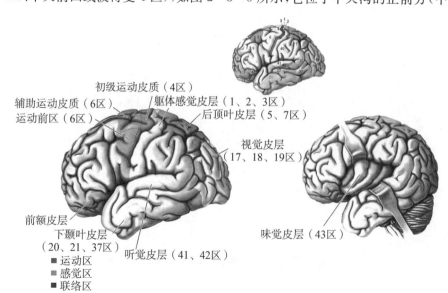

图2-3-5　大脑皮质

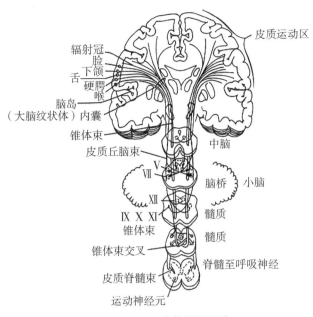

图2-3-6 直接激活通路

[Corona radiata 辐射冠、Cortical motor areas 皮质运动区、Face 脸、Jaw 下颌、Midbrain 中脑、Tongue 舌、Palate 硬腭、Larynx 喉、Pons 脑桥、Cerebellum 小脑、Insula 脑岛、Internal capsule(大脑纹状体)内囊、Medulla 髓质、Pyramidal tract 锥体束、Spinal cord to respiratory nerves 脊髓至呼吸神经、Corticobulbar tract 皮质丘脑束、Decussation of pyramidal tract 锥体束交叉、Corticospinal tract 皮质脊髓束、Motor neuron α 运动神经元]

叶之间的分界线)。虽然初级运动皮质是言语相关锥体束的聚集区域,但它并不是唯一的起始点。它的一些纤维还来自位于额叶外侧初级运动区正前方的外侧运动前区皮质,以及位于每个半球内侧的辅助运动皮质和前扣带运动区的一部分。外侧运动前区皮质和辅助运动皮质能投射到初级运动皮质,与执行动作相比,它们更关注运动前的准备(计划和规划)。还有一些上运动神经元纤维起源于顶叶的躯体感觉区。

运动皮层组织有如下三个特征,这些特征也进一步帮助我们了解直接激活通路的皮层解剖和生理组织。

初级运动皮质的神经元控制身体的方位顺序是由上至下颠倒的,向支配面部、舌和喉部肌肉的下运动神经元发送轴突的细胞体受到脑回底部神经元的影响,而负责传递冲动到手、手臂、腹部、腿和脚的肌肉的神经元按升序出现在其上部和上部的内侧,如图2-3-6所示。

精细控制随意运动的程度取决于支配骨骼肌的运动神经元数量,而非肌肉的大小。面部、舌头、下颌、腭部和喉部相对较小的肌肉由大量初级运动皮质的神经元支配。

大脑皮层代表的是运动而非肌肉,神经外科手术中会刺激癫痫发作患者的皮层来控制癫痫。刺激这类患者的运动皮层能出现发声、伸舌和软腭上抬等动作,这些动作需要肌群共同配合完成。然而,刺激运动皮层无法触发患者说字、词、句或进行有意义语言的表达,表明运动皮层区域中未包括与字、词、句相关的语言的部分。

位于中央后回的初级感觉皮层的组织与初级运动皮质类似,如感觉神经元在相对较小的言语相关肌肉中的分布更多,体现了感觉过程在言语控制中的重要性。此外,颞叶上部的听觉区域与额叶和运动前区相连,在听觉语言处理和语言表达之间建立了联系。

二、传导束

言语相关直接激活路径的轴突分布在皮质延髓束和皮质脊髓束中。皮质延髓束主要由与颅神经Ⅴ、Ⅶ、Ⅸ、Ⅹ、Ⅺ和Ⅻ的脑干核直接连接的神经纤维组成,如图2-3-6所示。皮质脊髓束中包含脊髓前角中与脊神经直接相连的支配呼吸肌的脊神经纤维。

每个大脑半球的皮质延髓束和皮质脊髓束排列成扇形的纤维团,称为放射冠,从皮质汇聚到脑干。在基底神经节和丘脑附近,放射冠汇聚成为内囊。内囊包含所有进出皮层的传入纤维和传出纤维,内囊中的传入纤维主要来自丘脑,并投射到大脑皮层。

图2-3-7显示了内囊的三个主要部分。前肢位于尾状核和壳核之间,含有丘脑前辐射、皮质脑桥束,以及从眶皮质投射到下丘脑的纤维;后肢两侧分别是丘脑和苍白球,含有皮质脊髓束、额桥束、丘脑上辐射(将躯体感觉信息传递到中央后回),以及一些皮质顶盖纤维、丘脑皮质束和皮质网状束。膝部位于前肢和后肢之间,

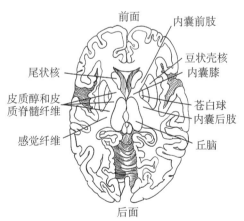

图2-3-7 内囊、丘脑、基底神经节

(Caudate nucleus 尾状核、Corticobulbar and corticospinal fibers 皮质醇和皮质脊髓纤维、Sensory fibers 感觉纤维、Anterior limb of internal capsule 内囊前肢、Putamen 豆状壳核、Genu of internal capsule 内囊膝、Globus pallidus 苍白球、Posterior limb of internal capsule 内囊后肢、Thalamus 丘脑)

含有皮质延髓束和皮质网状束。因为内囊中紧凑地分布着丘脑皮质束、皮质延髓束和皮质脊髓束,所以内囊即使受到很小的损伤也会产生严重的运动功能障碍。膝部和后肢的病变比内囊其他部位的病变对言语的影响更大。

一般来说,每个大脑半球的上运动神经元通路主要支配身体对侧的下运动神经元(如起源于左侧的神经纤维支配右侧的颅神经和脊神经),上运动神经元通路的下行纤维在脑桥或延髓处与对侧交叉(如上运动神经元纤维在脑桥和延髓交界处交叉支配对侧的舌下神经)。然而,一些言语功能相关颅神经的上运动神经元进行神经支配的模式主要是双侧的,如表 2-3-3 所示。

表 2-3-3 上运动神经元对言语相关颅神经支配的模式

颅 神 经		支 配 模 式
三叉神经		双侧
面神经	上半面部	双侧
	下半面部	大部分对侧
舌咽神经		双侧
迷走神经		双侧
副神经		双侧
舌下神经		对侧与双侧支配均存在,对侧支配多过双侧支配

皮质延髓束并非全部都是直接从皮层投射到颅神经的运动核的,它们通过网状结构中的突触连接至颅神经核,使它们成为间接激活通路的一部分。直接皮质延髓系统是一个新生系统,很可能是以控制精细协调、熟练运动(如言语)为主要目的而发展的。

皮质延髓束和皮质脊髓束不是纯粹的运动传导束,它们还含有作用于中间神经元上的纤维,这些纤维影响感觉传入系统中的局部反射弧和感觉核。在脑干中,这些感觉核包括三叉神经感觉核和孤束核等,三叉神经感觉核和孤束核都与言语和其他口部运动功能相关。

三、直接激活通路的功能

直接激活通路对随意运动至关重要,尤其是有意识地控制熟练、快速的随意运动。通过它产生的运动可以由特定的感官刺激触发,但这个过程并不是反射。运动也是由介于感觉和运动之间的认知活动产生的,需要一系列复杂的计划。很显然,言语是属于通过直接激活通路介导的运动类型。

四、直接激活通路受损的影响

直接激活通路受损会导致运动虚弱无力,但比起下运动神经元病变引发的运动功能障碍,从严重程度来看相对轻一些。上运动神经元为单侧受损时,影响的是身体对侧的运动功能。因为最后功能通路和外周感觉不在直接激活通路中,所以正常反射得以保留。

由于颅神经 V、IX、X 和 XI 受双侧上运动神经元支配,单侧上运动神经元损伤对下颌运动、腭咽功能、喉功能和呼吸功能的影响较小。但可能会导致对侧舌肌无力,对侧下半面部肌肉无力。单侧上运动神经元受损导致的神经性言语障碍通常表现出无力、运动减少等现象,称为单侧上运动神经元型神经性言语障碍。言语相关的双侧上运动神经元受损会对言语产生不同程度的影响,一般是直接和间接激活通路功能障碍的综合作用。由此产生的言语障碍表现为双侧运动无力,熟练运动的减少或丧失,以及间接激活通路参与导致的肌张力的改变(痉挛),这统称为痉挛型神经性言语障碍。

第三节　间接激活通路

间接激活通路相对比较复杂,通常被称为锥体外系或间接运动系统。从解剖和功能的角度来看,很难将其与基底神经节和小脑控制回路完全分开。间接激活通路是下运动神经元的输入源,而控制回路不是。此外,将控制回路与间接激活通路分离是有临床价值的,因为一部分神经性言语障碍与控制回路相关,而另一部分神经性言语障碍与间接激活通路(不包括主要控制回路)相关。

一、间接激活通路相关的皮层和传导束

如图2-3-8所示,间接激活通路起始于大脑皮层,最终与颅神经核和脊髓前角细胞进行相互作用。

皮质网状束从皮质投射到网状结构,主要来自运动皮层、运动前区和躯体感觉皮层。它们与直接激活通路的皮质脊髓束和皮质延髓束的神经纤维合并向下进入中脑、延髓和脑桥的网状结构,在那里它们的纤维呈双侧分布,但以对侧为主。接收这些纤维的网状结构区域有上行投射和下行投射,也有到小脑和颅神经核团的投射。该间接系统还通过皮质红核束将神经纤维从皮质连接至红核,这也是从皮质到下运动神经元的另一条间接路径。

二、网状结构、前庭神经核和红核在运动功能中的作用

网状结构是位于延髓、脑桥和中脑的核团和纤维束之间的细胞区域,是意识的神经生理学位置。它还介导感觉信息的上行传递,在感觉、运动中起着关键作用,并对下运动神经元有复杂的影响,在肌张力的调节中起促进和抑制的作用。一部分网状结构能兴奋伸肌运动神经元,抑制屈肌运动神经元,这一过程有助于调控肌张力,这些网状脊髓束中的纤维终止于γ运动神经元。其他部分网状结构抑制伸肌运动神经元,兴奋屈肌运动神经元,由幕上运动通路兴奋这些抑制性网状结构纤维,这些通路的神经纤维终止于脊髓(与直接激活通路中皮质脊髓束终止的区域相同)。网状结构对颅神经运动功能的具体影响尚不明确。然而,网状结构侧支纤维投射到颅神经核上,并且延髓网状结构的外侧与涉及吞咽和呕吐的多个颅神经之间的协调反射有关。刺激网状结构可以促进和抑制皮层定向的随意运动,可以影响相位呼吸活动,促进和抑制感觉信息的上行传导,同时产生言语运动。

前庭神经核位于脑桥和延髓之间第四脑室的底部,接收来自内耳前庭器官、颈部肌肉本体感受器和小脑的感觉信息输入,然后投射到脑干、小脑和脊髓。前庭神经核在内侧纵束内进行上行和下行投射直至脑干,调节眼睛和颈部肌肉的活动。前庭和小脑对脊髓的影响是通过前庭脊髓束介导的,前庭脊髓束终止于α运动神经元和γ运动神经元,这个区域能促进反射活动和肌张力的控制。前庭系统也投射到颅神经运动核团,但其在言语中的具体作用尚不确定。

红核是位于中脑的椭圆形细胞团。它通过皮质红核束接受皮质投射,并作为小脑回路中的中继站,通向

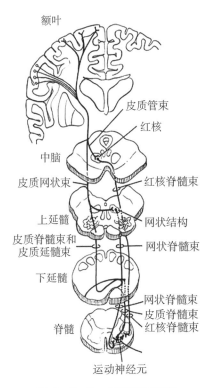

额叶
皮质管束
红核
中脑
皮质网状束
红核脊髓束
上延髓
网状结构
皮质脊髓束和
皮质延髓束
网状脊髓束
下延髓
网状脊髓束
皮质脊髓束
红核脊髓束
脊髓
运动神经元

图2-3-8　间接激活通路

(Frontal lobe 额叶、Corticorubral tract 皮质管束、Midbrain 中脑、Red nucleus 红核、Corticoreticular tract 皮质网状束、Rubrospinal tract 红核脊髓束、Upper medulla 上延髓、Reticular formation 网状结构、Corticospinal and corticobulbar tracts 皮质脊髓束和皮质延髓束、Reticulospinal tract 网状脊髓束、Lower medulla 下延髓、Spinal cord 脊髓、Motor neuron 运动神经元)

丘脑的腹外侧核,最终到达皮层。来自小脑和基底神经节的输入也可以改变红核的下行传导。红核脊髓束抑制伸肌的 α 运动神经元和 γ 运动神经元,但其主要影响是四肢的屈肌。红核对涉及言语的颅神经的影响尚不明确,但它与某些影响言语结构运动的障碍(如腭咽肌阵挛)有关。

间接激活通路影响最后共同通路的 α 运动神经元和 γ 运动神经元的活动。然而,γ 运动神经元的反应阈值低于 α 运动神经元,因此它们对间接运动系统的输入更敏感,也更容易给出反应。

三、间接激活通路的功能

间接激活通路有助于调节反射、维持姿势和肌张力等相关活动,通常需要整合许多支撑肌肉的活动,确保进行特定的言语运动时不会对其速度、范围和方向产生干扰。

四、间接激活通路受损的影响

间接激活通路受损会影响肌张力和反射,主要表现为痉挛和反射亢进。间接激活通路受损对屈肌和伸肌的影响各不相同。损伤中脑和红核上方的皮质网状纤维可以抑制所有的下行通路,并增加腿部伸肌张力和手臂屈肌张力(即腿部较难弯曲,手臂较难伸直)。红核以下前庭神经核以上的中脑水平的病变会抑制手臂屈肌的兴奋,导致所有伸肌的兴奋性和肌张力增加。延髓以下的病变可能导致丧失下行传导,并且脊神经支配的肌肉表现出全身性松弛。

网状结构受损的脑干损伤通常会导致死亡。然而,高于该水平的间接激活通路受损会产生一些可预测的障碍。当大脑皮层的控制不起作用时,网状结构系统会使某些肌肉过度兴奋,临床上表现为肌张力增加或痉挛。肌肉的痉挛程度取决于通路受损的程度,通常在轴向和近端的肌肉(朝向身体中心)痉挛特别严重。

大脑半球的运动通路损伤通常称为上运动神经元损伤,损伤的同时往往影响直接和间接激活通路。因此,临床表现可能包括由于间接激活通路受损而导致的痉挛和肌肉牵张反射增加,以及由于直接激活通路受损而导致无法进行熟练运动。直接或间接激活通路受损均可能导致运动乏力,间接激活通路损伤与直接激活通路损伤的影响可见表 2 - 3 - 2。

上运动神经元受损的临床表现可能会随着时间的推移而改变。当通向 α 运动神经元和 γ 运动神经元的中枢神经系统下行通路被破坏时,运动、肌张力和反射活动会大幅减少。然而,由于 α 运动神经元和 γ 运动神经元仍能受到其他输入(如外周感觉输入)的影响,最终可能会恢复,甚至呈现过度兴奋的状态。由于中枢通路的抑制影响消失了,即使随意运动缺失或减少,也可能出现反射过度活跃的情况。

一般说来,痉挛对言语的影响是在发声过程中减缓声带运动并使声带过度闭合。当单侧上运动神经元受损时,这些影响较为轻微。但当双侧上运动神经元受损时,这些影响可能较为严重,常伴有反射过度活跃、病理反射、吞咽困难和情感生理表达的去抑制现象。间接激活通路受损和直接激活通路受损引起的神经性言语障碍通常会同时出现,包括双侧受损时的痉挛型神经性言语障碍和单侧受损时的单侧上运动神经元型神经性言语障碍。

第四节　控 制 回 路

控制回路有助于控制与运动功能相关的许多结构和通路的活动,控制或计划运动。与上运动神经元直接和间接激活通路不同的是,控制回路不与下运动神经元直接接触。

直接激活通路和间接激活通路在产生运动的过程中起到不同作用,在中枢神经系统中存在着协调、整合和控制运动的机制是有意义的。例如,通过直接激活通路激活的熟练运动需要在了解动作的姿势、空间方向、肌张力和动作发生的物理环境(通过间接激活途径调节的运动)后进行计划和控制。同时,保持适当的姿势和肌张力需要了解随意运动(通过直接激活途径调节的运动)的目的。这种整合和控制是通过小脑和基底神经节控制回路的活动来完成的。这些回路把信息传至大脑皮层（或输入来自大脑皮层的信息），在那里通过直接和间接激活通路来影响运动。

一、小脑控制回路与言语

（一）小脑结构与小脑控制回路

小脑可分为绒球小结叶和小脑体两部分。绒球小结叶与调节头部和眼睛平衡及方向的前庭机制有关，其主要功能是控制眼球运动。小脑体包括蚓部、小脑外侧半球，两者都可细分为前叶和后叶，如图 2-3-9 所示。前叶是脊髓小脑本体感觉信息的投射区，对调节姿势、步态和躯干肌张力起重要作用。位于后叶的小脑外侧半球负责协调熟练、顺序性的随意运动。每个小脑半球都与对侧的丘脑和大脑半球相连，控制着身体同侧的运动。

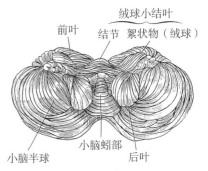

图 2-3-9 小脑

［Anterior lobe 前叶、Flocculonodular lobe 绒球小结叶、Cerebellar hemisphere 小脑半球、Nodule 结节、Flocculus 絮状物（绒球）、Vermis 小脑蚓部、Posterior lobe 后叶］

传导束通过两侧的三个结构进入或离开小脑：小脑上脚、小脑中脚和小脑下脚。小脑上脚含有传入和传出纤维，是小脑深部核团（主要是齿状核）传出小脑的主要通路，从小脑深部核团传出，到脑桥和延髓，再到对侧的中脑和丘脑，最后到达大脑皮层（小脑——丘脑——皮层回路）。小脑中脚是对侧脑桥核的传入通路，是大脑皮层传入小脑的主要通路（皮层——脑桥——小脑回路）。小脑下脚也含有传入和传出纤维，它的兴奋传入纤维包括来自延髓的下橄榄核的神经纤维，在将运动命令与反映其执行结果的感觉反馈进行比较后，这些纤维向小脑发送信号，这种输入随时间推移可能会改善运动功能。进出小脑的传导束中传入纤维与传出纤维的比率约为 40:1，表明感觉信息在运动控制中的重要性，特别是对小脑的重要性。

小脑皮质的输出神经元是浦肯野氏细胞，浦肯野氏细胞轴突与小脑深部核团形成突触，小脑通过小脑上脚或小脑下脚输出信号。这些小脑深部核团包括齿状核、球状核、栓状核和顶核，如图 2-3-10 所示。齿状核对言语的控制特别重要，它负责启动运动、执行预先计划的运动任务和调节姿势。

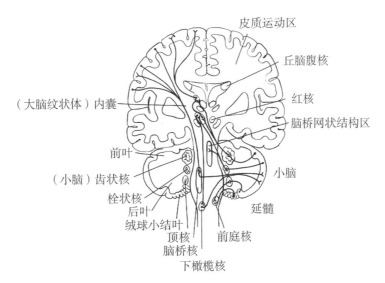

图 2-3-10 小脑控制回路

［Internal capsule（大脑纹状体）内囊、Cortical motor areas 皮质运动区、Anterior lobe 前叶、Thalamus-ventral nuclei 丘脑腹核、Dentate nucleus（小脑）齿状核、Red nucleus 红核、Emboliform nucleus 栓状核、Pontine reticular formation 脑桥网状结构区、Posterior lobe 后叶、Cerebellum 小脑、Flocculonodular lobe 绒球小结叶、Medulla 延髓、Fastigial nucleus 顶核、Vestibular nucleus 前庭核、Pontine nucleus 脑桥核、Inferior olive 下橄榄核］

小脑中涉及言语控制最多的区域是小脑半球。双侧小脑功能障碍可能导致运动失调型神经性言语障碍；在计划言语表达和言语过程中右侧小脑半球激活，这与左侧大脑半球有主要联系；言语的产生与双侧小脑半球的激活有关。小脑的上部参与计划言语运动的回路（辅助运动皮质、侧额叶皮质、前脑岛、小脑），而小脑的下部参与执行言语运动的回路（运动皮质、壳核/苍白球、丘脑、小脑）。言语相关的小脑控制回路包括与大脑皮层的纤维联系，与间接激活通路中脑干的纤维联系，以及来自言语相关肌肉、肌腱和关节的听觉和本体感觉反馈。

（二）小脑控制回路的功能

小脑控制回路在言语中的作用与在运动过程中的作用是类似的。小脑在运动过程中维持动作的稳定性，皮质—脑桥回路在快速启动肢体运动的过程中起作用，这两点也适用于言语运动。小脑控制回路通过一系列动作的组合来参与运动学习、运动记忆和运动执行，从而在无意识情况下熟练地进行运动行为，这也符合言语控制的需要。在言语产生过程中，音节产生的模式作为模板存储在左半球运动前区，小脑在调节那些存储的模式并以适当的速率、节奏、情感压力等来产生韵律正常的言语方面具有关键作用。

小脑在言语中的作用是它从大脑皮层收到关于话语中音节的信息，然后提炼出言语表达的时长和韵律特性，并准备好在来自外周的与言语相关肌肉、肌腱和关节的听觉和其他反馈信息到达时进行监控执行。小脑基于外周反馈的信息对计划指令进行进一步调整后，再将改进的计划传入大脑皮层，由此改变随后大脑皮层的输出。这些程序的修改有助于使收缩肌和拮抗肌的活动更平滑，从而产生流畅、具有恰当时长、协调的言语。

（三）小脑控制回路受损的影响

小脑控制回路受损会产生与其脑叶功能相关的体征。绒球小结叶受损会导致躯体共济失调、步态障碍、眼球震颤和其他眼球运动异常，蚓部受损可能会出现共济失调步态，小脑半球外侧受损会导致意向震颤和随意运动不协调（时间、方向和程度上），随意运动不协调反映为辨距困难（无法预估运动范围）、运动失调（协调的运动是按顺序分段产生的），以及交替运动的速度异常。

小脑或小脑控制回路受损对言语产生的影响通常归因于随意运动不协调和肌张力低下，可能导致运动失调型神经性言语障碍，蚓部、双侧小脑半球或脑干中的小脑输出通路受损比控制回路中其他部位受损对言语的影响更严重。

二、基底神经节控制回路与言语

成对的基底神经节具有认知、情感和运动控制等功能，本书中只强调它们在运动控制方面的功能。

（一）基底神经节的结构与基底神经节控制回路

基底神经节运动回路除了与锥体外系或间接运动通路有很强的功能联系外，还与大脑皮层的不同区域有重要的联系。基底神经节的核心结构包括纹状体和苍白球，如图2-3-11所示，纹状体包括尾状核和豆状核，豆状核又包括壳核和苍白球。中脑的黑质和丘脑底核也是基底神经节的重要组成部分。

基底神经节回路的神经生理学特征极其复杂，包括其独特的灰质结构，多个双向抑制和兴奋连接通路，以及几个关键的神经递质。从言语产生的角度来看，应该理解以下

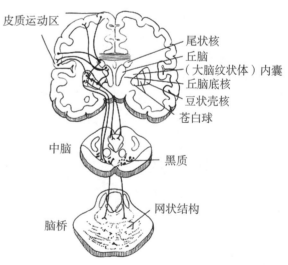

图2-3-11 基底神经节控制回路

[Cortical motor areas 皮质运动区、Subthalamic nucleus 丘脑底核、Midbrain 中脑、Putamen 豆状壳核、Pons 脑桥、Globus pallidus 苍白球、Caudate nucleus 尾状核、Substantia nigra 黑质、Thalamus 丘脑、Reticular formation 网状结构、Internal capsule（大脑纹状体）内囊]

简化的解剖和生理学知识。

1. 输入：纹状体(壳核)是基底神经节的主要接收部分。它主要接收来自前额叶皮质输入的兴奋信号，丘脑底核也是如此。壳核还接收来自黑质输入的信号。

2. 回路内的抑制和兴奋：基底神经节有三条内在通路，均由皮层驱动。第一，从皮层到壳核再到内侧苍白球(简称 GPi)，抑制内侧苍白球；第二，从皮层到壳核，再到外苍白球(简称 GPe)再到丘脑底核，最终兴奋内侧苍白球；第三，从皮层到丘脑底核，最终也兴奋了内侧苍白球。这些复杂通路的核心功能是壳核抑制苍白球，而丘脑底核兴奋苍白球。

3. 输出：基底神经节的主要输出通路起源于内侧苍白球。许多抑制性纤维进入丘脑，继而返回额叶的辅助运动皮质和运动前区，这两个区域对运动启动起重要作用。内侧苍白球对影响肌张力和运动的中脑和脑干(如丘脑底核、红核、网状结构)也有抑制性输出。

4. 神经递质：基底神经节运动功能由几种神经递质驱动，包括多巴胺、乙酰胆碱、谷氨酸和 γ 氨基丁酸。多巴胺在黑质中产生，并通过黑质—纹状体束传到纹状体，在基底神经节中，多巴胺影响神经元对兴奋性和抑制性输入的敏感性。乙酰胆碱是纹状体内有轴突终末的神经元传递的递质，它的作用往往与多巴胺的作用相反。谷氨酸对丘脑底核向苍白球的输入信号起兴奋作用。大部分从纹状体至苍白球的传出纤维和从苍白球至黑质的传出纤维释放抑制性 γ 氨基丁酸。这些神经递质之间的平衡对运动控制至关重要。任何失衡都会影响基底神经节的输出，降低对运动的控制，并导致与几种基底神经节疾病相关的运动功能障碍(包括神经性言语障碍)。

（二）基底神经节控制回路的功能

基底神经节控制回路包括以下几个功能。

1. 静息状态下，在大脑皮层、中脑和脑干的水平上抑制随意运动的启动。

2. 启动运动需要皮层对纹状体的神经元进行大量输入，这些神经元向内侧苍白球和黑质进行抑制性输入，对内侧苍白球和黑质产生短暂的抑制效果，对丘脑或脑干中的相关神经元产生抑制效果，有效启动特定的运动。

3. 回路的某些部分促进预期运动的同时，皮层也向丘脑底核传递兴奋性输入，激活内侧苍白球和黑质的抑制性输出，增强对丘脑和脑干结构中与预期运动无关的神经元的抑制。

4. 基底神经节对特定运动的促进与抑制能力之间的平衡取决于来自黑质的多巴胺输入，多巴胺输入还可以防止基底神经节控制回路中的异常振荡活动。

5. 大脑皮层发起的运动冲动若超出了实现目标运动所需的冲动，基底神经节可以抑制这些冲动或将其调节到适当的程度。

6. 姿势和肌张力的调整：调整肌张力以维持正常姿势和静态肌肉收缩，在此基础上，可以叠加包括言语在内的随意运动。该回路有助于控制与目标导向的活动相关的运动(如行走过程中摆动手臂)、随意运动(如咀嚼和行走)，以及必须根据发生这些活动的环境而调整的运动(如在下颌运动受限的状态下说话)。

7. 运动范围的调整：在执行运动计划的过程中调整动作的力度、幅度和持续时间。

8. 设定转换：中断正在进行的行为，促进对新刺激或不断变化的环境做出适当的非常规反应。

（三）基底神经节控制回路受损的影响

基底神经节控制回路功能障碍对运动的影响可通过两种方式表现：一种是活动减少或运动不足；另一种是不随意运动增多或运动亢进。兴奋性和抑制性通路之间的平衡被改变是出现这些异常的基础。如多巴胺活性的降低会导致丘脑底核、内侧苍白球和黑质过度输出，导致投射到辅助运动皮质的丘脑神经元受到过度抑制，从而降低启动运动程序的能力。这会导致帕金森病的运动不足现象。相反，丘脑底核中活性的降低会导致运动亢进。

运动功能减退常与黑质病变有关,使得基底神经节缺乏多巴胺,导致肌张力增高,运动阻力增加,动作缓慢且僵硬,启动或停止困难。这种对运动的限制反映在运动不及型神经性言语障碍表现出的运动范围缩小上。运动功能减退-强直伴震颤综合征通常是由于黑质多巴胺神经元的缺失引起的,阻断多巴胺受体的药物(如抗精神病药物和止吐药物)和某些毒素也会引发这类障碍。

基底神经节除了控制肢体自主运动之外,还会对言语产生影响。如帕金森病患者可能表现出"面具脸"(面无表情的现象),这类神经性言语障碍患者进行言语表达时,表达的内容可能传递了情绪信息,但产生的言语可能是没有情感的。神经性言语障碍不仅能影响言语的音段-音素-语言成分,还能影响超音段-韵律-情感成分。

多巴胺神经纤维的过度活动可能导致运动亢进,从而降低回路对皮层放电的阻尼效应。这会导致不随意运动(如舞蹈症、手足徐动症、肌张力障碍),这些运动的轨迹、速度、规律性、促进或抑制它们发生的条件有很大的不同。运动过度及肌张力和运动经常出现不可预测的变化是与运动过度型神经性言语障碍相关的异常言语特征的基础。

基底神经节受损导致的运动性言语障碍通常比控制回路的皮质成分受损导致的更严重,分别涉及运动不及型神经性言语障碍和运动过度型神经性言语障碍。

第三篇　言语呼吸系统与嗓音

第一章

呼吸器官的解剖与生理

本章目标	阅读完本章之后,你将: 1. 了解呼吸的概念与物理基础; 2. 熟悉呼吸道的结构和生理功能; 3. 熟悉肺与胸膜连接的结构和生理功能; 4. 熟悉呼吸肌群与神经支配的结构和生理功能。

　　为了理解言语系统的产生原理与机制,我们逐步掌握言语系统各部分的解剖结构与生理功能。而呼吸是言语产生的动力源,因此,我们需要首先从整体上了解人体生理呼吸是如何形成的。也就是说,我们将通过描述呼吸系统的解剖结构和生理机制,来为后面学习呼吸系统与言语的关系奠定理论基础。

第一节　呼吸系统概述

　　言语产生的动力源是呼吸系统。但就言语而言,这句话还不能充分地解释其所涉及的呼吸运动。言语呼吸并不仅仅指用以维持生命的生理呼吸。言语的产生强调的是声门下压的建立,这便是本章节的主旨,即阐述空气进出肺部的动力机制。

一、呼吸的概念

　　呼吸是指生物体与其周围环境进行气体交换的过程,气体交换是一个物理过程。这种解释得到一些生物学家的认可。另一些人则认为呼吸过程是指食物在氧化过程中产生水、二氧化碳和热量,因此,呼吸是一个化学过程,可以采用以下公式来表示:

$$C_6H_{12}O_6 + 6O_2 \rightarrow 6CO_2 + 6H_2O + 热量 \tag{公式 3.1.1}$$

二、呼吸的物理基础

　　17 世纪中叶的哲学家和化学家波义耳(Boyle)提出了一个著名的波义耳定律。波义耳定律是指,如果气体的温度保持恒定,其压强与体积之间成反比关系,且它们的乘积是一个常数。为了解释此物理定律,首先我们需要了解一下空气动力学理论。空气动力学理论的基础是:气体是由大量的分子所组成的,这些分子在不停地运动着。如图 3-1-1a 所示,当这些气体分子被容纳在一个容器中时,它们进行着杂乱无章的快速运动,不但与器壁相碰,而且互相撞击。这种撞击将压力施加在容器壁上。如果容器的体积和温度维持恒定,那么施加在容器壁上的压力便是容器内大量气体分子合力的结果。图 3-1-1b 中气体分子施加在容器上的压力大于图 3－1－1a 中气体分子施加在容器上的压力。

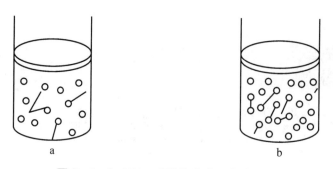

图 3－1－1 压力、气体和密度三者的关系

图 3－1－2a 显示圆柱体中处于压强(p)下的气体体积(V),同时力(F)施加在活塞上。当活塞被推进一段距离直至气体的体积减半,如图 3－1－2b 所示,每单位体积的气体分子数量是原来的两倍(气体密度增加一倍),则分子之间以及分子与器壁的碰撞程度也加重了一倍。活塞与器壁上的推动力增加一倍,压强也相应地增加一倍,但压强与体积的乘积是不变的,即(2p)V/2 是一个常数。另一方面,如果活塞被向上提拉,直到气体体积增加一倍,如图 3－1－2c 所示,那么施加于容器壁上的压强一定是减少一半的。用数学公式表示,p/2(2V)也是常数。因此,波义耳定律也可以用公式 $p_1V_1＝p_2V_2$ 表示,此处 p 表示压强,V 表示体积,1 表示初始状态,2 表示改变后的状态。

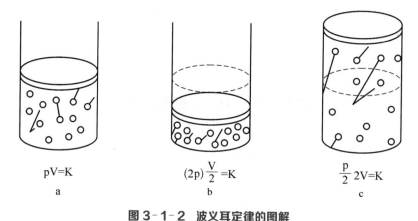

$$pV=K \qquad (2p)\frac{V}{2}=K \qquad \frac{p}{2}2V=K$$

a   b   c

图 3－1－2 波义耳定律的图解
(注:方程式显示压强与体积的乘积为常数,压强与体积之间成反比)

当密封容器中的气体压强等于大气压强,即容器壁的内外压强相同,此时器壁上的压强总和等于 0。密封容器的容积减少便增加了壁内的压强(相对于壁外而言)。比大气压强大的压强通常认为是正压,小于大气压强的压强被称为负压。

人类的肺组织位于密闭的胸腔内,通过气管、喉腔、咽腔以及口、鼻腔与外界大气相连通。这些结构组成了呼吸管道,它将气体传递至呼吸器官(肺)。胸腔结构决定了其容积可以增加或减少。胸腔容积的增加将导致肺内负压的形成,使气体进入肺部,直到内外气压相等为止。呼吸的这一阶段被称为吸气。吸入的气流量与肺部的内外气压差成正比,可以采用公式 $F=k(p_1-p_2)=k(p_{atm}-p_{alv})$ 来表示,其中 F 为气流量,k 为斜率常数,p_1 为初始压强,p_2 为终末压强,p_{atm} 为大气压强,p_{alv} 为肺内压。

随着呼气肌的收缩和吸气肌的舒张,胸腔容积的减小将导致肺部形成正压,胸腔内产生的压力大于大气压,如果此时呼吸通道是开放的,人体就会呼出气体,直至肺的内外气压相等。呼吸的这一阶段称为呼气。在接下来的章节,我们将关注呼吸时胸腔体积发生改变的机理,在此之前,我们需先了解呼吸系统的解剖和生理知识以及呼吸动力系统的结构组成。

第二节　呼　吸　道

呼吸道由鼻腔、口腔、咽腔、喉腔、气管、支气管以及肺组成。呼吸道通常以喉腔为界,分为上呼吸道和下呼吸道。

一、上呼吸道和下呼吸道

上呼吸道是由鼻腔、口腔、咽腔以及喉腔组成的,如图3-1-3所示。鼻腔、口腔和咽腔是空气进出肺部的对外门户,而喉腔则保护下呼吸道,控制进出肺部气体的流量和流动过程。下呼吸道是由气管、支气管、肺及其周围组织组成的。气管与支气管是气体进入肺部的终末通道。

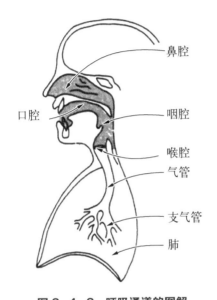

图3-1-3　呼吸通道的图解

（注：图中阴影部分代表上呼吸道）

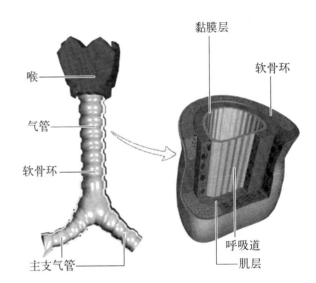

图3-1-4　气管与支气管

二、气管与支气管

如图3-1-4所示,气管位于喉与左、右主支气管分叉处的气管杈间,起于环状软骨下缘(平第6颈椎体下缘),向下至胸骨角平面(平第4胸椎体下缘)。成年男性气管平均长10.30厘米,成年女性气管平均长9.71厘米,分为颈段和胸段。

气管由18块软骨与肌肉、韧带连接而成。气管软骨由14—17个缺口向后、呈C形的透明软骨环构成。气管后壁缺口由气管膜壁封闭,该膜壁由弹性纤维与气管肌(属平滑肌)构成。甲状腺峡部多位于第2—4气管软骨环前方,气管切开术常在第3—5气管软骨环处施行。胸骨角平面处有一向下凸出并略偏向左侧的半月状嵴,称为气管隆嵴,它是支气管镜检查的重要标志,如图3-1-5所示。

支气管是气管分出的各级分支,其中一级分支为左、右支气管,称为主支气管。气管中线与主支气管下缘间的夹角称为嵴下角。男性右嵴下角平均为21.96°,女性右嵴下角平均为24.7°;男性左嵴下角平均为36.4°,女性左嵴下角平均为39.3°。因此,左、右主支气管的区别有:前者细而长,嵴下角大,斜行,通常有7—8个软骨环;后者短而粗,嵴下角小,走行较直,通常有3—4个软骨环,经

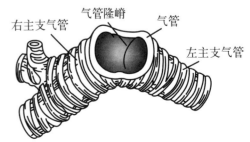

图3-1-5　气管、支气管和气管隆嵴

气管坠入的异物多进入右主支气管。

第三节　肺与胸膜连接

肺是呼吸的主要器官。肺部呈锥形,分别居于纵隔的两侧,几乎占据整个胸腔。肺的前面、侧面和后面均由胸廓所包围,下方是膈肌。透过胸膜可见许多呈多角形的小区,称为肺小叶,其出现炎症反应即为小叶性肺炎。正常肺呈浅红色,质柔软呈海绵状,富有弹性。成人肺的重量约等于自身体重的1/50。健康的成年男性两肺的空气容量约为5 000毫升,女性的肺容量小于男性。

一、肺的形态

两肺外形不同,右肺宽短,左肺狭长,如图3-1-6所示。肺呈圆锥形,分为一尖、一底、两面、三缘。

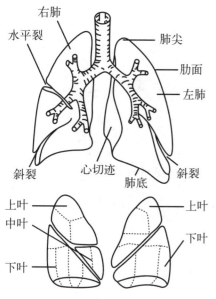

图3-1-6　肺的外观及其表面的沟裂

肺尖钝圆,经胸廓上口伸入颈根部,在锁骨内侧1/3处向上突至锁骨上方达3—5厘米。肺底,也称膈面,在膈肌顶部的上方,受膈肌压迫而呈半月形凹陷。肋面与胸廓的外侧壁和前、后壁相邻。纵隔面中央有椭圆形凹陷,称为肺门,其内有支气管、血管、神经、淋巴管等出入并为结缔组织包裹,称肺根。肺前缘锐利,左肺前缘下部有心切迹,切迹下方有一突起,称左肺小舌。肺下缘位于膈肌上,是肺三个面的移行部,其位置随着呼吸运动而发生显著变化,后缘圆钝。

人的肺左右各一,右肺分三叶,左肺分两叶。左肺斜裂由后上斜向前下,将左肺分为上、下两叶。右肺的斜裂和水平裂将右肺分成上、中、下三叶。肺的毗邻器官可在肺表面形成压迹或沟,如两肺门前下方均有心压迹。右肺门后方有食管压迹,上方是奇静脉沟。

每侧肺均为含气的容腔,因而其质量非常小,较容易扩展,并且如同海绵一样,如果不存在外来的牵引力,便会皱缩成一小团,呈塌陷状,但这在正常情况下并不会发生,否则呼吸运动将无法进行。

二、支气管树

在肺门处,左、右主支气管分出次级支气管进入肺叶,称为肺叶支气管。左肺有上叶和下叶支气管,右肺有上叶、中叶和下叶支气管。肺叶支气管进入肺叶后,再继续分出第三级支气管,称肺段支气管。故主支气管被称为一级支气管,肺叶支气管被称为二级支气管,肺段支气管被称为三级支气管。各级支气管形成树枝状,称为支气管树,见图3-1-7。主支气管经多次分支后,形成无数的细支气管,肺泡囊则位于每根细支气管的终末端,见图3-1-8。

肺组织的弹性结构由致密结缔组织(弹性纤维和胶原纤维)所组成,它环绕着细支气管和肺泡。当肺扩张吸入气体时,这些弹性纤维因被牵拉而倾向于回缩。肺扩张程度越大,其牵拉作用就越强,肺的回缩力和弹性阻力便越大;反之亦然。在呼气过程中,弹性回缩力起到协助

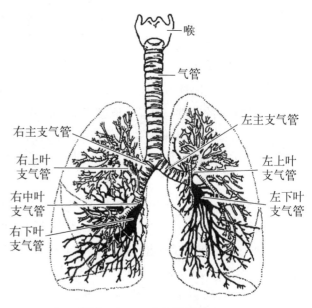

图3-1-7　支气管树整体观

肺部收缩的作用。

　　肺动脉为功能性血管,其分支在肺门处位于支气管前方,后转向后方。它在肺内的分支多与支气管的分支伴行,直至进入肺泡隔,包绕肺泡壁形成肺泡毛细血管网。由于肺泡壁非常单薄,吸气时氧气可通过肺泡壁弥散入肺泡毛细血管,呼气时血管内的二氧化碳通过它释放到肺泡内。

　　左、右主支气管动脉为营养性血管,通常有1—4支,进入肺内与支气管紧密伴行,经肺段门进入肺段内后,会形成1—3支肺段支气管动脉。支气管动脉最终在支气管壁的外膜和黏膜下层分别形成供应支气管的毛细血管网,如图3-1-9所示。

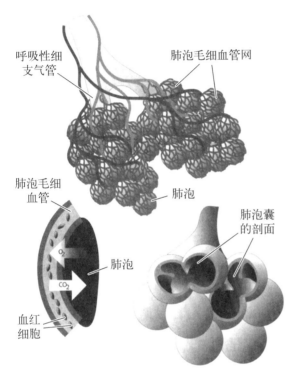

图 3-1-8 肺泡

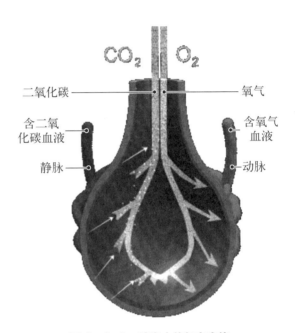

图 3-1-9 肺泡内的气血交换

三、胸膜

　　胸膜是薄薄的一层浆膜,分为壁胸膜和脏胸膜。壁胸膜被覆于胸壁内面、膈上面和纵隔侧面,脏胸膜覆盖于肺表面并伸入肺叶之间的裂内。两层胸膜之间密闭、狭窄、呈负压的腔隙称胸膜腔。壁、脏两层胸膜在肺根处互相移行,包绕肺根并下延形成双层的肺韧带。

　　两侧的肺表面覆盖着一层弹性纤维组织(脏胸膜),通过该层弹性纤维组织与胸廓肋骨相连,又称为胸膜连接,其中密闭的潜在的胸膜腔对于呼吸运动起着不可或缺的作用。胸膜连接一方面使得双肺在呼吸时既能直接受到来自胸腔壁的压力,又能活动自如,不致产生摩擦和不适感,见图3-1-10;另一方面,胸膜腔内少量浆液分子的内聚力使两层胸膜贴附在一起,不易分开,使得肺可以随胸廓的运动而运动。因此,胸膜腔的密闭性和两层胸膜间浆液分子的内聚力对于维持肺的扩张状态和肺通气具有重要的生理意义。如果胸膜破裂,胸膜腔与大气相通,空气将立即进入胸膜腔内,形成气胸,此时两层胸膜彼此分开,肺将因其本身的回缩力

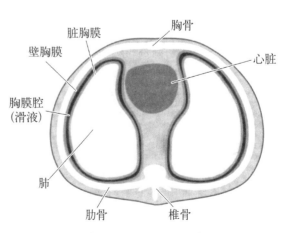

图 3-1-10 胸膜连接

而塌陷,从而使肺的通气功能受到限制。

第四节　胸　廓　结　构

　　胸廓是骨—软骨性结构,呈圆锥筒状。胸廓内为胸腔,包括纵隔部分和双侧被覆胸膜的肺脏部分。纵隔内主要容纳心脏、血管和食管等器官。双肺位于胸廓内。胸廓的前面是胸骨,两侧为肋骨,后方是胸椎骨,如图 3-1-11 所示。胸腔骨架由 12 对肋骨组成,它们向后通过胸肋关节分别连在 12 块胸椎骨上。从前面观,最下方的两对肋骨前端并没有附着在胸骨上,称为浮肋。浮肋上方的较低位肋骨则斜向上通过肋软骨连接到胸骨上,除浮肋以外的其余 10 对肋骨中,第 1—7 对肋骨直接与胸骨相连,第 8—10 对肋骨通过共有的软骨连结与第 7 肋软骨相连。肋骨的运动由胸肌和腹肌牵引,以此来增加或减小胸腔的体积。因此,当肋骨向上抬起时,它们向外侧运动,由于上端的肋骨固定在胸骨上,它们只是稍微向前移动,使胸腔扩大的幅度远不如下端肋骨上抬时的效果明显,这些运动导致胸腔内压力的变化。

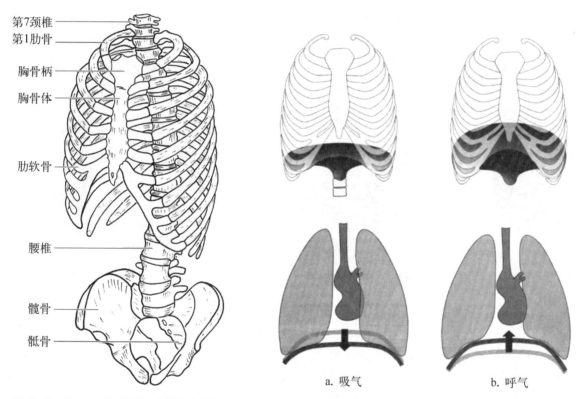

第7颈椎
第1肋骨
胸骨柄
胸骨体
肋软骨
腰椎
髋骨
骶骨

a. 吸气　　　　　　　　b. 呼气

图 3-1-11　与呼吸生理相关的胸廓结构　　**图 3-1-12　呼气与吸气时的膈肌运动方向(用箭头表示)**

第五节　呼吸肌群及其神经支配

　　呼吸肌群分为吸气肌群和呼气肌群两组。传统上通常认为:使胸腔体积增加、协助气体进入肺内的呼吸肌群是吸气肌群,例如膈肌和肋间外肌就是主要的吸气肌群,此外还有一些辅助吸气肌,如斜角肌、胸锁乳突肌等;使胸腔体积缩小、协助气体从肺部排出的呼吸肌群是呼气肌群,主要有肋间内肌和腹肌。

　　吸气肌群主要由膈肌和肋间外肌组成。膈肌是分隔胸腔和腹腔的肌肉—腱膜组织,呈扁平状。它与胸廓肋骨部的下缘相连,静止时向上隆起,形似一只倒置的钟罩。膈肌收缩时,其隆起部分向四周拉平,使胸腔在垂直方向上得到扩张,并使下部肋骨上提并向外移动。呼气与吸气时,膈肌的运动方向如图 3-1-12 所示。

　　如图 3-1-13a 所示,肋间外肌起于上一肋骨的下缘,斜向前下方走行,止于下一肋骨的上缘。共有 11 对肋间外肌覆盖于 12 对肋骨的表面,它们向着第 1 肋骨的方向作整体的提升运动。第 1 肋骨连于胸椎并间接地连于颅底。

呼气肌群主要由肋间内肌组成。从胸骨缘到肋膈角,肋间内肌起自下位肋骨的上缘,止于上位肋骨的下缘,走行与肋间外肌相反。它们的作用在于使肋骨下降,缩小胸腔容积,见图 3-1-13b。

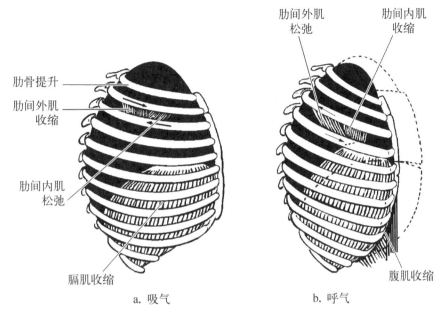

a. 吸气　　　　　　　　b. 呼气

图 3-1-13　呼吸时呼吸肌群的作用

膈肌和肋间外肌是对吸气起主导作用的肌肉。平静呼吸时的呼气过程基本上是被动的,吸气后借助肺部弹性回缩力的作用释放气体。呼气时,腹部肌群先使腹压增强,膈肌上升,接着降低肋骨和胸骨,使得胸腔的容积缩小。主要呼吸肌群的特征如图 3-1-14 所示。

所有的呼吸肌群均由脊神经中胸腰神经的大部分分支所支配。胸神经前支共 12 对,第 1—11 对各自位于相应肋间隙中,称为肋间神经,第 12 对胸神经前支位于第 12 对肋骨下方,故名肋下神经。肋间神经行走于肋间内、外肌之间,支配其收缩运动。第 7—11 对肋间神经及肋下神经沿相应肋间隙逐渐向前下走行于腹横肌和腹内斜肌之间,随后继续向前下走行,在腹直肌外缘进入腹直肌鞘,分布于腹直肌,下 5 对肋间神经发出的肌支分布于肋间肌及腹肌前外侧群;腰丛的分支——髂腹下神经和髂腹股沟神经沿途分支,分布于腹壁诸肌群(腹内、外斜肌等);膈肌由膈神经(第 3—5 对颈神经的分支)支配。

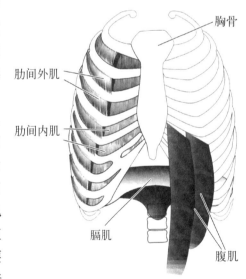

图 3-1-14　主要的呼吸肌群

在平静生理呼吸和言语呼吸两种状态下,人体呼吸肌群的运动是迥然不同的。言语时,既要完成气体交换,维持生命的需要,又要完成发声的任务,呼吸量增大。在幅度和目的方面,言语时的呼吸肌群运动均不同于非言语的呼吸运动,胸腹肌群均主动参与呼吸运动。在言语呼吸过程中,呼吸肌群不仅提供声带振动的动力源,而且通过抵抗肺的弹性回缩力来调控胸腔气流的呼出速率。

第二章

呼吸系统与言语

本章目标	阅读完本章之后,你将: 1. 熟悉言语呼吸运动功能与生理机制; 2. 了解肺容积、肺容量的相关基础知识与生理意义; 3. 了解气体交换率与功能单位的概念; 4. 了解言语状态下的胸壁情况与呼吸模式的变化。

　　言语能力取决于声带振动时呼出气流的稳定性。呼出气流经过声带的振动形成一种基本的喉音,然后通过声道的修饰,产生特定形式的言语声(无论何种语言)。没有气流呼出,就无法产生言语声。关于呼吸系统的问题包括:(1) 气体如何进出肺部;(2) 言语过程中人们如何改变以往那种完全自主的、仅为维持生命的平静呼吸模式;(3) 进行言语呼吸时,身体各部分压力和气体流动的情况如何。上述这些均是本章要重点讨论的问题。

第一节　言语呼吸功能

　　掌握呼吸系统的基本解剖知识有助于理解呼吸运动的生理机制。然而,这些知识不足以解释言语呼吸的形成机制。言语时,呼吸系统就像一只泵或风箱,可被视为由两个运动系统所组成,即由肺部系统和胸腹壁系统所组成,被称为呼吸泵的动力是由肺部系统和胸腹壁系统的协调运动所提供的,如图 3-2-1 所示。肺部系统包括双肺及与之相连的气体输送管道。这些管道从气管开始,经过各级树枝状分支,直到肺的末端(即肺泡囊)。无数个肺泡构成肺的最外周组织。胸腹壁系统由肋骨框架、胸部肌群、膈肌、腹部肌群和所有的腹内容

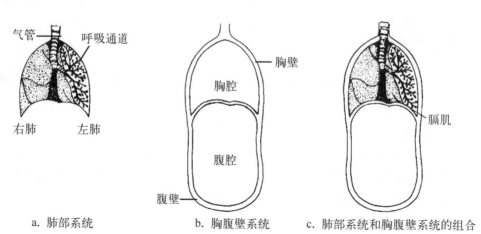

　　　　a. 肺部系统　　　　　　　　b. 胸腹壁系统　　　　　c. 肺部系统和胸腹壁系统的组合

图 3-2-1　呼吸系统

物所组成,它们在呼吸过程中均会进行运动。胸腹壁围绕着胸腔和腹腔,中间有一块活动的隔板即膈肌,位于胸腔的底部、腹腔的顶部。膈肌的上方是胸腔,下方是腹腔。腹腔内有消化系统和一些不参与发声的器官,如腹腔后的肾和肝脏等。

　　膈肌是一组自主收缩的吸气肌群,它构成了胸腔的底部。膈肌位于腹部器官的顶部,因而也就形成了腹腔的顶部。腹腔中充满了实质的内脏组织,从机械运动的角度分析,这些内脏器官的体积无法被压缩。

　　腹腔壁中除了前壁,均呈固定状态。前壁主要由腹部肌群所组成,可以产生伸缩运动。当膈肌处于舒张状态时,它呈现穹隆状;当膈肌收缩时,它则逐渐变得平坦。收缩的膈肌迅速将内脏器官压低。由于腹部是个实心腔隙,压低顶部会使腹部凸向某处,而腹部能够凸出的地方只有前壁。因此,膈肌和腹内容物的运动表现为一个整体运动,我们将这一部分称为膈腹部。

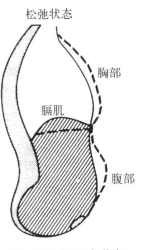

（注：虚线表示吸气状态,实线表示呼气状态）

图 3-2-2　呼吸时膈肌和腹部的运动效果图

　　吸气时,膈肌收缩,胸腔底部下移,使胸腔的上下径扩大,同时压迫腹部脏器,使腹壁向前凸出,如图3-2-2所示。腹腔容积的变化量等同于膈肌收缩时胸腔增加的容积。与此同时,膈肌协助肋骨上提,促进了肋间外肌上抬肋骨的作用。胸腔扩张后,其内外部的压力差使得空气被不断吸入,最终充满肺部。

　　吸气时,腹壁的前凸表明腹壁肌群伸展,就像一块被拉长的橡胶片(具有弹性回缩力),为抵抗所受的外力,它随时准备恢复原状。当膈肌舒张时,弹性回缩力使腹部脏器和膈肌回复到原位,此时肋间外肌也松弛了。换句话说,膈肌和胸腹部呼吸肌群的松弛对于平静生理呼气来说已经足够。但是仅靠肌肉舒张而被动获得的胸腔正压,对于发声是远远不够的。因此,在言语时,腹部肌群主动收缩,推动膈肌,从而获得更大的呼气压力。同时,肋间内肌主动收缩,使肋骨下降,胸腔容积缩小,从而增加使气体呼出的胸腔压力差。

　　尽管言语呼吸与平静生理呼吸之间有着不同的作用和目的,但它们均有相似的发生机制。有些呼吸力是内在固有存在的,另一些呼吸力则是通过肌肉的主动运动获得的。内在固有的力量源于结缔组织的弹性回缩力,它们随着胸腹壁的运动和肺部的扩张伸展而回缩。这些内在固有力有助于呼吸器官恢复静息状态。主动的力量存在于胸腹壁肌群(胸腔壁、膈肌以及腹腔前壁)。这些肌群的活动主要有:(1)协助增加或减小胸腔体积;(2)控制和调节呼出气流,特别在肺容量较大的时候;(3)控制隆起腹部的运动方向。

　　平静时的生理呼吸运动与言语时的呼吸运动是有差别的,如图3-2-3所示。一般来说,在平静生理呼吸时,吸气占整个呼吸周期的40%,呼气占整个呼吸周期的60%,即吸气与呼气的时间比为2∶3;成年人每分钟呼吸15次左右,呼吸量约为500毫升,胸腔压力的变化仅为1—2厘米水柱。吸气是一个主动过程,呼气则是一个依靠弹性回缩力的被动过程。

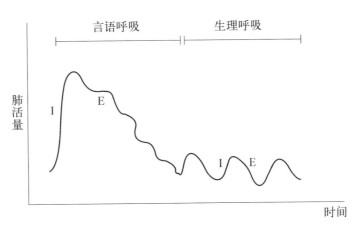

（E：呼气；I：吸气）

图 3-2-3　生理呼吸和言语呼吸时的肺活量随时间的变化图

由于呼吸速率、容量和肌力作用的改变,言语时的呼吸运动与上述情况很不相同。言语过程中,肺部必须为喉部器官提供足够的动力和通气量,因而呼吸周期发生了较大的变化:吸气时间更短,呼气时间更长。吸气占整个呼吸周期的 10%,呼气占整个呼吸周期的 90%,即吸气与呼气的时间比为 1∶9。另一方面,言语过程中,单位时间内的呼吸次数减少且不规则,肺活量增加 35%—60%。言语呼吸的优势在于:(1)有足够的气流量来支持持续的发声;(2)肺部容积增大,使得说话者能够更有效地利用弹性回缩力,从而减少呼吸肌群的收缩力量,使发声更加舒适。

言语产生时,肺容量持续地发生变化,其变化的幅度取决于言语内容。交谈时测得的胸腔压力变化为 7—8 厘米水柱,远大于平静生理呼吸时的胸腔压力差(在 ±1 厘米水柱之间)。这些压力差波动的幅度取决于言语的响度、重音以及长短等。

言语呼吸与平静生理呼吸相比,在呼气运动期间能产生更加充足的动力。平静生理呼吸的过程中,呼气的动力来自弹性回缩力,但对于言语呼气而言,这些动力是不够的,还需借助腹部肌群主动收缩的力量等。辅助的肌肉收缩力量的大小取决于几个因素:言语产生时所需的肺容量,发声长短、响度、重音以及语调等。因此,呼吸肌群的收缩力量等于言语呼吸所需的总驱动力减去弹性回缩力。

我们在说话、歌唱时的呼吸运动使胸部运动如同一只压力泵。为了使压力增加,肺部膨胀的幅度应大于平静生理呼吸时肺部的扩张幅度,因而需要增加胸腔的容积,造成胸腔内的负压,以便吸入更大量的气体。胸腔的扩张方向呈三维:垂直向、横向和前后向。膈肌收缩使胸腔获得垂直方向的扩张,上提肋骨能使胸腔获得侧向和前后向的扩张,从而吸入气体。腹部肌群的有力收缩使肋骨下降,膈肌上升,导致肺的容积减小,从而获得呼气压力。

言语呼吸时,胸腹壁会形成特殊的形状:腹部回缩,胸腔被推出。这种体态借助腹肌的收缩力量推进腹腔内脏,使其向上移动,这使膈肌被推高,恢复原有的钟罩形状。言语过程中,膈肌的舒张运动更加迅速有力,从而大大减少了说话者换气时所受到的干扰。

第二节　言语呼吸机制

在平静吸气的过程中,膈肌、肋间肌甚至斜角肌的收缩都会增加胸腔在所有三个维度上的大小。因为肺紧随胸壁运动,所以它们也随之扩张,从而使外界的气体不断地进入其内,直到肺内压等于外界气压为止。与此同时,腹腔脏器受到下降膈肌的压迫,导致腹内压增加。

一旦肺组织膨胀起来,吸气将逐渐停止收缩,回复力开始发挥作用。腹腔脏器和增加了的腹内压会产生一个逐渐增加的、向上的力,其作用方向与膈肌作用方向相反,也是回复力的一种。此时,肺—胸联合单位也会被动地发生扩张,而当吸气肌停止收缩时,其他的回复力开始发挥作用。在吸气过程中被抬高、扭转的肋骨将放松,产生一个旋转的回复力,这个力叫作扭矩,如图 3-2-4 所示。

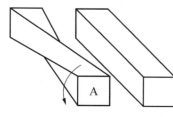

(注:一根塑料棒,如果扭转得像 A 一样,将会产生一种被称为扭矩的旋转回复力)

图 3-2-4　扭矩

此系统同样受到地球引力的影响,势能将会转化成动能。此外,由于肺组织本身也具有相当的弹性,而且肺组织与胸壁相连。所以随着其扩张程度的不断增加,其所产生的回复力也不断增加,胸腔回复到原位的趋势和肺所具有的弹性为气体呼出肺部提供了必需的呼气力量。

平静呼吸周期可划分为主动吸气和被动呼气两个阶段,成年男性和女性每分钟呼吸 12 次,每次的换气量介于 500—750 毫升之间,而每分钟的总换气量为 6—9 升,这一数值也被称为每分通气量。在日常生活中,我们经常可以看到这样一些现象:看似简单的平静呼吸会由于某些原因而被迫中止,比如在言语和歌唱时。我们将对平静吸气和被动呼气的过程作进一步的探讨,但在此之前,我们需要了解一些相关的专业术语。

一、肺容积

肺容积是指肺内容纳的气体量。每种肺容积都是一个独立值,各种肺容积之间没有重叠部分。

（一）潮气量

在任何一个呼吸周期中,吸入或呼出的气流量(一次吸气后紧跟着一次呼气)被称为潮气量。年轻的成年男子在静息状态下,其潮气量通常为 750 毫升,他们在从事小劳动强度工作的时候,平均潮气量为 1 670 毫升,而在从事劳动强度大的工作时,潮气量的平均值为 2 030 毫升。潮气量值的变化表明,劳动消耗更多的氧气。

正常人潮气量值的较大变异性降低了潮气量的价值,而且使得对它的解释也变得很复杂。比如,95％的成年男性的潮气量介于 675—895 毫升之间,然而 95％的成年女性则介于 285—393 毫升之间。一般而言,我们认为成年人的平均潮气量约为 500 毫升。

（二）补吸气量

平静吸气后,再尽力吸入的气量被称为补吸气量。在静息(平静呼吸)状态下,补吸气量介于 1 500—2 000 毫升之间。

（三）补呼气量

平静呼气后,再尽力呼气所能呼出的最大气量被称为补呼气量。储存气或者是补足气的说法已经不再沿用。成人的补呼气量通常为 900—1 200 毫升。

（四）余气量

在经过最大程度的呼气之后,仍存留在肺部和气道内的气量被称为余气量。因为肺部与胸壁紧密连接,所以即使是在一次最大呼气之后,肺组织也会得到相当程度的伸展。正是由于这个原因,即使是在最大呼气之后,仍有相当一部分的气体不能被排出体外。这部分气体被称为余气。成年男性的余气量为 1 000—1 500 毫升。即便是在死后,这部分气体仍然残留在肺部和上呼吸道内。所以,我们不能依靠余气来说话,"残留性呼吸者"或者"残留性说话者"的提法都是不正确的。余气量与功能性余气量的概念混淆,可能就是概念滥用造成的。

余气不能自主地从肺部呼出,因而无法直接测得,但是仍可以通过特殊的临床方法将它计算出来。

如果在人死后很快地将其肺从胸腔取出,那么肺与胸壁间的连接结构就被破坏了,由于肺本身的弹性回缩力,几乎所有的余气都将被释放出去,但是仍会残留一小部分的气体(约 500 毫升)。正是这个原因使得肺的密度比水的密度小,因而肺组织可以漂浮在水中。

如果不考虑吸气的深度,我们的余气中有大约 150 毫升的气体既不为血液提供氧气,也不接受血液中释放出来的二氧化碳,其存留在鼻腔、喉部、气管、支气管和细支气管内或者被总称为解剖无效腔的地方。

这部分气体是吸气过程中最后被吸入的那部分,但在下一个呼吸周期中,却被最先呼出体外。而最后从肺泡呼出的 150 毫升气体会留在解剖无效腔内,尽管其内充满了二氧化碳,但在下一个呼吸周期中却最先被吸入肺内。因此,对于内呼吸而言,大约有 150 毫升吸入的气体是无用的。

如果长期浅呼吸,即只进行了比无效气体量稍多的气体交换,那么肺泡和血液里的二氧化碳含量就可能过多。这种情况一旦发生,紧接着就会出现一次反射性的、不自主的深呼吸,就是我们所说的"打哈欠"。

二、肺容量

肺容量是指两项或者更多肺容积的联合气量。深吸气量和肺活量可以通过肺量计直接测得,但是功能性余气量和肺总量就必须经过计算得出。

（一）深吸气量

在平静呼气状态下,能够吸入的最大气量被称为深吸气量。它可以通过肺量计直接测量出来,而且等于潮气量加上补吸气量。平静状态下的呼气水平与呼吸系统的平衡状态有关。肺组织的压缩力由胸部的扩张力来平衡。

（二）肺活量

最大吸气后，从肺内所能呼出的最大气量称作肺活量。它是潮气量、补吸气量和补呼气量的总和。

成年男性的肺活量平均为 3 500 毫升。个体身材的不同与其肺活量的大小之间存在一定的关系。事实上，肺活量的测量已经简化为一些明确的标准，这些标准建立在身高和体重或者是体表面积的基础之上。

（三）功能余气量

平静呼气末存留于肺和气道内的气体量为功能余气量，它是补呼气量和余气量之和，年轻男性的功能余气量大约为 2 500 毫升。

（四）肺总量

肺所能吸入的最大气量为肺总量，等于全部肺容积之和。

三、肺容积和肺容量的意义

（一）体位的影响

对于正常的健康人群，肺容积和不同的肺容量主要与身材和体格有关，体位也会对这些值产生影响。

大多数情况下，一个人在平躺时的肺容积和肺容量要比处于直立位时的小。之所以存在此种差异，主要有两个原因：（1）当人在平躺的时候，腹腔脏器有向上挤压膈肌的倾向；（2）平躺时肺内的血容量增加，这会减少肺内气体的可用空间。

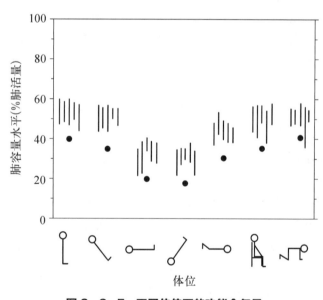

图 3-2-5　不同体位下的功能余气量

作为呼吸综合研究的一部分，希克森（Hixon）、高曼（Goldman）和米德（Mead）（1973）观察了人在朗读时不同体位对呼吸的影响。他们发现在平静呼吸的状态下，仰卧位的肺活量要比直立位的低约 20%，而且其产生的言语也相应地处在一个更低的水平。图 3-2-5 显示了在不同体位时的功能余气量水平和在阅读一个标准段落时的气体呼出量。垂直线代表朗读过程中呼吸组的呼气量。呼吸组代表一组在相同呼气运动过程中所产生的音节。呼吸组的结尾表示的是为了吸气而进行的一次短暂的停止。他们发现这与句子和短语的划分是一致的，而且此现象特别常见于朗读中。

假设一个坐在轮椅上的脑瘫儿童，突然从椅子上滑落下来，他会加强呼吸的深度，虽然他可能会感觉呼吸困难，但是由于呼吸深度的增加，他的身体会趋向于伸直，最终到达直立位。许多脑瘫患者，尤其是那些坐在轮椅上的，会出现一种逐渐恶化的脊柱侧凸（脊柱横向弯曲），这会增加他们伸直身体的难度。

（二）余气量的作用

"残余"这个词可能说的是一些没有用的东西，也可能是某一重要过程中的必要结果。残余气体起到一个非常重要的作用，即使在没有气体交换的情况下，它也为肺泡提供气体，从而为血液供氧。如果肺内没有残余气体，那么血液中氧和二氧化碳的浓度就会随着每次呼吸而升高和下降。

因为新生儿的肺占胸腔的比例非常大，所以在吸气的过程中，它们被拉伸的程度不会太大。其补呼气量基本上与没有充气时的肺容积是一样的。另外,胸壁的高顺应性导致其几乎不提供呼气动力,而呼气的出现是由于肺组织具有弹性。所有这些都意味着新生儿几乎没有补呼气量和余气量,但是他们在睡觉时的呼吸节律在 24—116 次/分之间。

(三) 影响肺活量的因素

除了一个人的解剖结构外,还有三个影响肺活量的因素:(1) 在测量过程中所采用的体位会影响肺活量;(2) 呼吸肌群的收缩强度也是一个重要的因素;(3) 胸—肺联合的扩张程度即肺的顺应性也是一个影响因素,比如肺纤维化会严重地影响肺活量。

在人的一生中,正常情况下胸膜表面的压强都会维持在低于大气压强的水平上,只有在过度的被动呼气、咳嗽或者打喷嚏的时候,压强才会(短暂地)超过大气压强。无论是在做何种呼吸运动,吸气、呼气或者根本就没有呼吸,胸膜表面压力相对于肺内压总是负值。

如图 3-2-6 所示,胸膜表面压力与肺内压力的区别很大,而其中压力方面的不同是吸气和呼气的过程中肺容积的变化造成的。

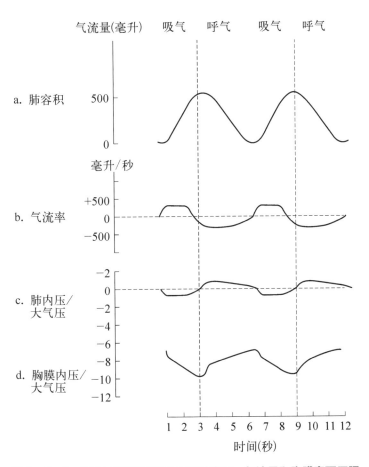

图 3-2-6　两次平静呼吸周期中的肺内压、气流量和胸膜表面压强

由跨肺压变化导致的肺容积变化就是肺的顺应性。这个比值越高,肺的顺应性就越大。正常情况下,肺—胸联合的顺应性是 0.13 升/厘米水柱。换句话说,当肺内压增加 1 厘米水柱时,肺容积也扩张了 130 毫升。

任何破坏肺组织的疾病都会使得肺组织纤维化或是水肿,从而阻塞肺泡或者通过其他途径限制肺的扩张和收缩,导致肺的顺应性下降。

另外,胸壁畸形,比如脊柱后突、不良姿势、严重的脊柱侧突或者纤维胸膜炎,都会减少肺的扩张性和总的肺顺应性。

年轻男性的肺活量可达 4.6 升,而女性可达 3.1 升,但根据体格、身体健康状况和其他一些因素的变化,这些值有一个相当大的变化范围。比如,一个男运动员的肺活量可达到 6—7 升,这超出了正常值 30%。

除了与一个人的身材和性别有关外,肺容积和肺容量还会随着年龄而变化。图 3-2-7 简要地显示了 6—75 岁男、女肺总量和肺活量。图 3-2-8 显示了 20—79 岁男性的余气量(根据体表面积 BSA 计算得来),图中显示,从 20 岁到 79 岁,余气量大约翻了两番,其反映的是胸—肺顺应性的变化。

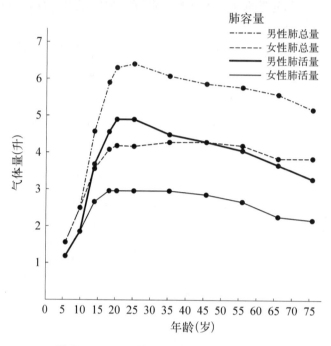

图 3-2-7　男性和女性肺总量与肺活量图

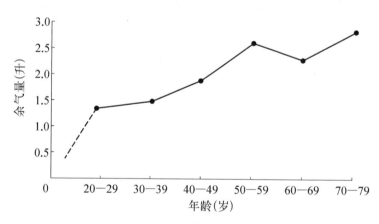

图 3-2-8　不同年龄男性余气量折线图

四、气体交换率

每分通气量是指平静呼吸(主动吸气、被动呼气)过程中,每分钟所交换的气体量。平静呼吸时,呼吸频率为每分钟 12 次,假设潮气量是 500 毫升,那么每分通气量大约为 6 升。在静息状态下,男性和女性的呼吸频率没有显著的差异,但是在进行重体力劳动时,男性的呼吸频率可以增加为 21 次/分,而女性可以增加为 30 次/分。

有时,在实验的过程中需要进行主动的用力通气以测定最大气体交换率,或测定在整个呼吸过程中肌肉的参与程度。一个人尽力做吸气和呼气运动时,每分钟所能交换的气体量就是最大每分通气量,也称最大呼吸容量。

在过度通气出现以前，一个人尽力作吸气和呼气运动所持续的时间不会超过几秒钟，但是此时的气体交换量通常只有每分钟几升而已(过度通气是过度呼吸造成的，它会导致血液中二氧化碳的异常减少)。比如，一个健康的年轻男性在一分钟的用力呼吸过程中(假设他能持续用力呼吸一分钟)，可交换150—170升气体。通常，尽力呼吸持续8秒或者10秒的样本就能用来估计最大每分通气量。

很明显，呼吸系统具有相当大的储备能力。短周期内，最大每分通气量可为每分通气量的25倍，长周期内可为每分通气量的20倍。

大气基本是由78%的氮气、21%的氧气和0.03%的二氧化碳所组成。若处在正常的每分钟5升的通气水平下，每分钟大约有1升氧气被吸入(5升×20%=1升)，人体在静息状态下消耗约200毫升氧气，剩余的800毫升气体随着呼气又回到大气中。人体在运动状态下每分钟要消耗1000毫升甚至更多的氧气，这就解释了呼吸频率为何会随着生理消耗的增加而加快。呼出的气体包含有约78%的氮气、16%的氧气和4%的二氧化碳。

五、功能单位的概念

在正常情况下，肺—胸—腹系统构成了一个呼吸功能单位。在静息状态下，系统的各组成成分产生反作用力，该反作用力可起到平衡、抵消的作用，或者同时起到互补作用。

独立运动时，肺组织受制于胸壁和膈肌，但是当肺组织从胸腔游离出来以后(只出现在理想状况下)，它就会塌陷下来，这就充分显示：在正常情况下，肺组织受到一个牵拉力的作用。在功能性呼吸系统中，这就是我们所熟悉的胸膜腔内负压。

肺组织的回缩力趋向于减小胸腔容积。当肺组织开始运动时，胸腔将会变大而腹腔容积将会变小。

如图3-2-9所示，肺组织本身的弹性(用一个被拉伸了的弹簧表示)使得肺容量趋于减小。同理，胸腔的容量趋于扩大，这也就意味着肺—胸联合产生了两个作用方向相反的力。由于肺组织通过胸膜与胸壁相连，使得胸壁也受到向内的牵拉。

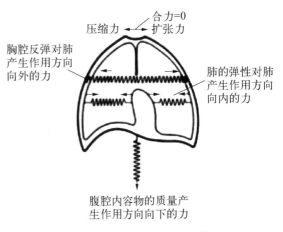

图3-2-9　肺—胸联合的平衡状态

静息状态下，这些力与向下作用于腹腔内容物的力联合起来才刚好达到平衡。由于空间位置的关系，腹腔内容物的重力会产生一个作用于膈肌的、作用方向向下的力。另外，由于肺组织与膈肌紧密相连，肺组织也受到相同的影响。

在一次正常呼气末，胸膜腔内压刚好达到平衡且作用方向相反，所以膈肌穹窿部以下的力与穹窿表面的力几乎相等。换句话说，跨膈肌的压力值为零。这也就是说，由腹壁、膈肌、胸廓以及肺组织产生的弹力与腹腔内容物产生的坠力达到了平衡状态。这种平衡状态就是静息呼气水平。

正常呼吸过程中，这个平衡状态只是一个瞬间的现象，因为腹腔与胸腔间的压力是在不断地发生相互作用的。

由于腹腔是一个密闭的系统，所以腹腔脏器直接的机械联动是不能被监控到的，但是腹腔可以被看作一个装有液体的容器。事实上，腹腔脏器是漂浮在腹腔液中的，取直立位且呼吸肌群处于放松状态时，腹腔上部的压力为负值，由于此时腹壁是处于膨胀状态的，所以腹壁有一种向内牵拉的趋势。假设容器顶部(膈肌)也处于膨胀状态，那正如我们前面所说的，它就会有一种向下牵拉的作用，但这并不是用于克服胸膜腔内的胸膜内压的。这些作用机制详见图3-2-10。

在简要地介绍腹腔脏器在呼吸过程中的作用之后，可以发现仅仅对胸部及其作用进行说明是不够的，由

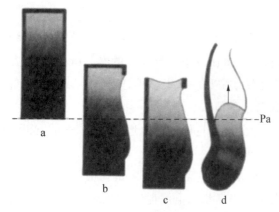

图 3-2-10　膈肌-腹腔联合模型

[注：腹腔可以被看作一个装有液体且其壁可自由活动的容器。在一个倒置的容器(a)内，其底部的液压等于大气压强(Pa)。容器壁可自由活动时(b)，在中间位置气压与液压相等，而当容器的顶部和壁都可运动时(c,d)，压力近似等于容器顶部的气压。人体处在直立位时肺部的弹性回缩力(箭头所示处)对抗向下的作用力，而大气压强和液压仅在膈肌穹窿部的下方是相等的]

于躯干参与了呼吸，我们应该将整个躯干作为构建了呼吸的系统来考虑。

静息状态下，胸腔的扩张力和与其作用方向相反的肺的回缩力是处于平衡状态的，所以我们可以知道，当肺—胸联合扩张或者压缩时，这些力就不处在平衡状态了。由于吸气肌的作用，胸腔发生扩张，肺组织"弹簧"的拉伸程度将远远超过其正常平衡状态，使它们产生了一个越来越大的回缩力。当扩张运动停止时，被拉伸的"弹簧"将会发生回缩运动，直到它们再次与胸腔"弹簧"达到平衡。当不存在肌肉的作用使得肺内压超过大气压强时，上述活动就等同于被动呼气过程。

当胸腔"弹簧"由于呼气肌的主动运动，其压缩程度远远超过其正常平衡状态时，它们将会产生一个回缩力，这个力有扩张胸腔和肺组织的趋势，从而使肺内压下降，直至低于大气压强。这样便会导致气体进入从而开始主动吸气。

六、言语状态下的胸壁情况

希克森(Hixon,1973)等人以对处于言语状态下胸壁运动的研究为基础，提出胸廓和腹腔存在一个特定的发声位置。他们认为，肺容量相同时，与放松状态相比，言语状态下的胸廓相对更大，而腹腔则相对更窄。他们还进一步指出这种位置使得胸壁具有一个最适宜的外形，这样就可以在不需要系统发生进一步变形的情况下快速地改变压力。

博肯(Baken,1981)等人已经对发声起音时的胸壁运动进行了研究，在研究中不考虑潮气量周期的呼吸期，要求被试者尽可能快地发元音/ɑ/，以对不同肺容量下的刺激作出反应。这个意思就是说，发声信号是不固定的，而且不同于被试在发声前习惯性地进行吸气性的胸腔调节的情况。

未受过专业训练的成年男性在任何情况、任何时间，当接收到发声刺激时，其胸壁运动会持续约 245 毫秒。这个潜伏期后，紧跟着出现的是发声前的明显的胸壁调节运动。此种前发声的调节所持续的时间与接收到刺激时的肺容量有关。肺容量与调节时间呈正相关，肺容量大于 50% 的平静潮气量时的调节时间为 82 毫秒左右，而肺容量小于 50% 的平静潮气量时的调节时间为 100 毫秒左右。尽管调节期间的肺活量改变可以忽略不计，但是典型的前发声胸壁调节包括腹腔的收缩和胸廓的扩大。

七、呼吸模式的变化

众所周知，呼吸模式是会变化的。有些人在每次吸气的时候都会表现出明显的腹壁膨出，而另一些人可能表现为胸腔的扩张，其腹壁的膨出并不明显。少数人在上胸部表现出明显的扩张，这些人在吸气的时候看起来像是通过抬高肩膀而将胸腔抬高。这些区别的存在导致了一些用于描述呼吸模式的名词的出现，比如腹式呼吸、胸式呼吸以及锁骨呼吸。

坎贝尔(Campbell,1987)等发现，腹式呼吸并不意味着人体选择性地将膈肌作为主要的吸气肌。他们还发现，胸式呼吸者的肋间肌的活动能力并不比腹式呼吸者高出许多。

在进行正常的言语活动的时候，胸式呼吸者与腹式呼吸者之间只有很小的区别，甚至根本不存在区别。林斯利(Lindsley,1992)发现男性和女性都有一个腹壁膨出的自然趋势。另外，他还指出女性倾向于使用胸式呼吸。这些结论得到萨尔(Sallee,1999)等研究者的支持。大多数人在吸气的时候，其腹壁和上、下胸部都会扩张，但是对于个体间扩张区域明显的差异性的研究却不是太多。格雷(Gray,1997)发现，约有 65% 的男性和女性采用的是腹式呼吸,他还发现嗓音音质或者能听度不可能受到区域优势的影响。

格雷(Gray,1997)强调,由于锁骨呼吸可能导致喉部过度紧张以及呼吸供应不足的情况,所以应该避免这种呼吸模式。然而,单纯的锁骨呼吸并不常见。与胸式呼吸无关的单纯的锁骨呼吸是否切实存在,都是一个问题。

然而,偶尔也会遇到一种看起来好像阻碍言语产生的特殊的呼吸方式,这就是我们所说的逆向呼吸,而此种呼吸可能是由对肌肉收缩的序列模式缺乏控制造成的,脑瘫群体就是一个典型的例子。使用逆向呼吸的人,其吸气肌和呼气肌直观看来是同时收缩的。在正常的(谈话性质的)言语过程中,我们会使用一定的逆向呼吸,但是在正常情况下,这都是出于控制性的目的,比如吸气肌收缩可以抑制发声。这一过程是很微妙的,而且很难对其定性或是定量,但是肋间肌通常被认为具有脉冲式控制声门下压的功能。

除了呼吸的区域优势,我们还用其他术语描述呼吸类型。

1. 呼吸正常——正常的平静呼吸。

2. 呼吸过度——呼吸深度增加,潮气量的增加可伴随也可不伴随呼吸频率的增加。当肺通气量接近肺活量时,呼吸将变得费劲,因而被称作呼吸困难或者缺氧。

3. 呼吸暂停——在一次正常呼气的末期中止呼吸。此种情况有时只发生在睡觉的过程中,故又称睡眠性呼吸暂停。

4. 长吸呼吸——吸气时间异常延长,呼气时间缩短。

5. 潮式呼吸——几次呼吸的潮气量逐渐增加,紧跟着几次呼吸的潮气量逐渐下降,此周期不断重复,所以又将其称为间歇性呼吸。最常见于心力衰竭患者。

6. 间停呼吸(Biots 呼吸)——一种周期性呼吸,其特征为:反复出现深度屏气,其后紧跟着出现呼吸暂停。脑脊液压力非常高或者大脑有损伤性疾病的人通常都会出现这种呼吸。

呼吸并不是一个简单的过程。以下段落是一个纲要性的说明,描述了为维持生命而进行的呼吸运动的一个周期,以及为完成一个简单的言语表达所进行的呼吸运动。

在静息状态下,肺内压(即肺泡内压)等于大气压强,而且主要的吸气肌——膈肌呈倒扣的碗状。膈肌将腹腔脏器与胸腔脏器分隔开来,另外从解剖学的角度看,它也将躯干分成了胸腔和腹腔。

在吸气开始以前,后肌纤维的收缩以及收缩程度稍小的前肌纤维的收缩牵拉中央的肌腱向前下运动,从而增加了胸腔在垂直方向上的高度,与此同时,也压缩了腹腔内容物而使腹内压增加。在所有的健康人群中,膈肌都是在明显地进行运动,但是它的运动几乎总是得益于肋间肌的支持。肋间肌连系肋骨,强化肋间隙并且扩大肋胸腔前后以及两侧间的距离。斜角肌可能也参与了运动,特别是在吸气末的时候,它们帮助提升最上面的肋骨。图 3-2-11 简要地描述了呼吸肌群的情况。

低于大气压强的胸膜液压使得肺组织贴附于胸壁,因而胸腔的扩大会产生一个低于大气压强的肺泡内压,其压力值大概相当于-2 厘米水柱。气体进入体内,直到肺泡内压等于大气压强为止。当肺组织膨胀后,吸气肌逐渐地停止它们的收缩运动,被动的呼气运动就开始了。升高的腹内压也慢慢地恢复到膈肌不收缩时的水平,移位了的肋骨和变形了的组织重新回到原来的状态,整个胸腔的容积减小,肺组织也开始恢复原状。肺泡内压暂时地升高,使气体呼出,直到肺泡内压和大气压强再一次相等为止。此时吸气肌慢慢地开始收缩,新一轮的呼吸运动又开始了。

如果在呼气的过程中存在气道阻力,那么肺—胸联合的回缩力能产生一个非常大的肺泡内压。阻力可能是由于喉部的声带所造成的,并且在那种情况下,声带可以振动并且发声。其他的阻力可能是由舌、嘴唇或者其他一切有气体通过并使肺内压增加的结构引起的。

在高肺容量的状态下,由肺—胸联合产生的被动回缩力可以形成大约 40 厘米水柱的肺泡内压,且由于腹部(肌肉收缩)的协助,肺泡内压可达 200 厘米水柱之高。在肺容量非常低的状态下(占肺活量 0—38% 以下),被动的回缩力会产生一个负的肺泡内压,在吸气肌的协助下,此负值可能进一步变大。

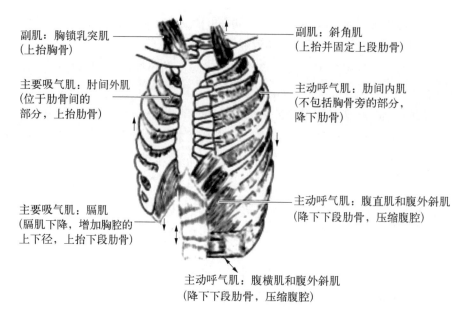

副肌：胸锁乳突肌
（上抬胸骨）

副肌：斜角肌
（上抬并固定上段肋骨）

主要吸气肌：肋间外肌
（位于肋骨间的
部分，上抬肋骨）

主动呼气肌：肋间内肌
（不包括胸骨旁的部分，
降下肋骨）

主要吸气肌：膈肌
（膈肌下降，增加胸腔的
上下径，上抬下段肋骨）

主动呼气肌：腹直肌和腹外斜肌
（降下下段肋骨，压缩腹腔）

主动呼气肌：腹横肌和腹外斜肌
（降下下段肋骨，压缩腹腔）

图 3‐2‐11　主要的呼吸肌群

言语的产生需要一个在 5—20 厘米水柱范围内的肺泡内压（声门下压），而且要有一个非常大的肺容量范围，当然，此范围是由呼吸的频率以及言语表达的长度决定的。在肺容量大的情况下，由胸腔所产生的松弛压力可能会超出言语机制的需要。在那种情况下，呼吸肌的调节运动就能够抵消过多的胸—肺回缩力，从而调整肺泡内压。在中等肺容量的情况下，只凭松弛压力就能够满足言语状态下肺泡内压的需要。而在低肺容量（低于静息状态的水平）的情况下，必须依靠呼气肌的运动才能维持正的肺泡内压。在调节机制、松弛压力以及呼气肌的相互作用下，就可以实现一个能精确地调整肺泡内压的言语过程。

第三章

言语呼吸功能评估

本章目标	阅读完本章之后，你将： 1. 熟悉呼吸功能主观评估的内容； 2. 掌握最长声时测量的方法及其临床含义； 3. 掌握最大数数能力测量的方法及其临床含义； 4. 掌握 s/z 比值测量的方法及其临床含义； 5. 掌握声门波测量的方法及其临床含义。

　　言语的产生需要呼吸系统、发声系统和共鸣系统的协调运动。其中，呼吸系统是言语产生的动力源，主要包括肺、气管、支气管、肋骨、膈肌，以及胸腹部的呼吸肌群。气管和支气管是气体进入肺的最初通道。在言语过程中，需要瞬间吸入大量的气体并维持平稳的呼气，用较小的气流来维持足够的声门下压，而呼出的气流使声带振动产生喉源音，通过声道加工后形成不同的言语声。因此，呼吸支持是发声的基础。如果没有气流呼出，将无法产生言语声。

　　言语呼吸不仅在吸气时需要吸气肌群主动收缩，在呼气时同样也需要腹部肌群主动、稳健地收缩，以维持充足的声门下压，继而支持发声活动，但在呼气时，吸气肌群呈舒张状。与平静呼吸相比，言语呼吸需要瞬间吸入更多的气体，来提供更多的呼吸支持，以维持足够的声门下压，从而获得言语的自然音调、响度，以及丰富的语调变化。这种呼吸调节过程要求呼气运动与吸气运动之间相互协调。因此，正常的呼吸功能是获得自然舒适言语的必要前提。

　　在进行呼吸障碍治疗之前，首先需要进行呼吸功能的评估，关于言语呼吸功能评估的主要内容包括：

1. 呼吸功能的主观评估；
2. 呼吸功能的 ICF 客观测量及其临床应用；
3. 呼吸功能主观评估和客观测量的关系。

本章旨在重点讨论以上三个内容，介绍言语呼吸功能的主观评估与客观测量方式的同时，建立可参考的呼吸功能评估框架。

第一节　概　　述

　　言语呼吸功能评估包括主观评估和客观测量两部分，主观评估又包括触觉感知、视觉感知和听觉感知，客观测量指标包括最长声时、最大数数能力、s/z 比值和声门波测量四方面。主观评估和客观测量相结合，可以对患者的呼吸功能进行评价，发现呼吸功能异常所在，并明确言语呼吸障碍的类型和 ICF 功能损伤程度，从而为制定针对性的治疗方案提供依据，如图 3-3-1 所示。

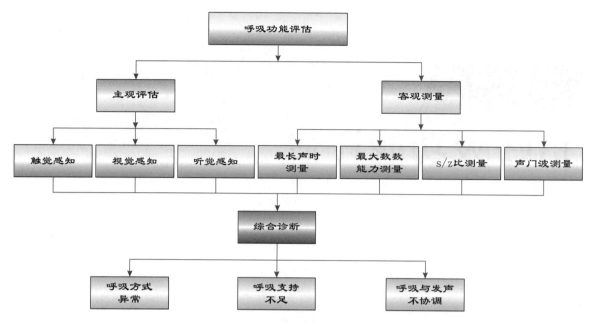

图 3-3-1　言语呼吸功能评估框架

第二节　呼吸功能主观评估

言语呼吸功能的主观评估包含触觉、视觉和听觉感知三个部分,多用于呼吸功能的异常检查,如表 3-3-1 所示,原表可见数字资源 3-3-1。言语治疗师可以利用自己的手部触觉、视觉或听觉来帮助判断患者的呼吸方式和程度。

数字资源 3-3-1

表 3-3-1　主观评估——呼吸状态(呼吸功能异常检查)

	为每一个评估项目选择合适的答案,在相应的空格中打"√"		
	评 估 项 目	**是**	**否**
1	能听到呼吸音吗?		
2	呼吸规则吗?		
3	是胸式呼吸吗?		
4	能够随意调整自身的呼吸方式吗?		
5	呼吸不充分,影响到发音吗?		
6	呼吸充分,可以进行任何句长的发音吗?		
7	大部分气流呼出后还能进行任何发音吗?		
8	说话时气息音过重吗?		
总体描述:			

呼吸时,需要通过改变肺部的体积使得气体能够进出肺部,从而形成呼气和吸气的过程。不同呼吸方

式下的呼吸运动,所导致的肺部体积产生变化的方式是不同的,其所产生的胸、腹部的运动也是不同的。比如,在胸式呼吸状态下,主要是依靠肋间内肌调节胸腔的前后径和左右径,因此在呼吸的过程中,胸腔体积的变化较腹腔体积的变化大,胸壁的位移会比腹壁的更明显。在腹式呼吸状态下,主要是依靠膈肌的舒缩运动来调节胸腔的上下径,因此在呼吸的过程中会出现与胸式呼吸相反的情况,即腹腔体积的变化较胸腔体积的变化大,腹壁的位移会比胸壁的更明显。而在胸腹连动呼吸状态下,由于肋间内肌和膈肌都有一定程度的参与,因此在呼吸过程中,胸、腹腔的体积都有一定程度的改变,胸、腹壁都会明显地发生一定程度的位移。

在进行视觉感知评估时,主要观察患者在呼吸的过程中,胸壁和腹壁的位移哪一个更明显。如果是胸壁更明显,则提示患者采用的是胸式呼吸方式,特别是当患者出现抬肩吸气的情况时,则可进一步明确对其胸式呼吸的判断。如果是腹壁更明显,则提示患者采用的是腹式呼吸方式。如果胸腹壁均发生一定程度的位移,没有明显的区别,则提示患者采用的是胸腹联动的呼吸方式。

在进行触觉感知评估时,言语治疗师可以将自己的双手手掌分别接触患者的胸壁和腹壁,然后体会患者在呼吸的过程中,胸壁和腹壁的位移哪一个更明显。如果是胸壁更明显,则提示患者采用的是胸式呼吸方式。如果是腹壁更明显,则提示患者采用的是腹式呼吸方式。如果胸腹壁均发生一定程度的位移,没有明显的区别,则提示患者采用的是胸腹联动的呼吸方式。

第三节　ICF 呼吸功能客观评估

ICF 呼吸功能客观测量是言语呼吸功能评估的主要手段,它又包括最长声时测量、最大数数能力测量、s/z比测量和声门波测量。通过主观感知觉评估和上述参数的客观测量,可以对言语呼吸障碍的程度进行评估,也可监控呼吸训练的效果,对言语治疗方案的制定和治疗过程中方案的调整均起到十分重要的作用。下面将对四个客观测量指标的定义及其测试方法做具体讲述。

一、s/z 比值测量及其临床含义

1. s/z 比的定义及其特点

s/z 比(s/z Ratio)是指一个人在深吸气后,分别持续发/s/音和/z/音(英语发音)后,所求得的两者最长发声时间的比值。s/z 比可以有效地反映发音时声门调节的情况,它是言语呼吸疾病的判断依据之一。

经研究发现:s/z 比不存在年龄和性别的显著性差异,其值约等于 1。这说明在言语发育的过程中,呼吸运动与发声运动之间能够无意识地进行精确协调。

2. 测量方法及测量步骤

s/z 比测试可使用"言语障碍测量仪"来进行,结果填入表 3-3-2 所示的 s/z 比测量记录表,原表可见数字资源 3-3-2。测量 s/z 比时,要求发音的响度控制在舒适水平。s/z 比的测量要求是:(1)发音时间尽可能长;(2)气息均匀;(3)响度均匀。s/z 比的具体测量步骤如下:

数字资源
3-3-2

(1)深吸气,持续发/s/音,记录最长发音时间。发/s/音时,气流位于切齿和舌尖部,发音持续时间(呼气量)与切齿和舌尖之间的间隔成反比,即间隔越小,则发音持续时间越长;

(2)再深吸气,持续发/z/音,记录最长发音时间。当发/z/音时,气流位于声带之间,发音持续时间(呼气量)与声带之间的闭合程度成正比,即闭合程度越好,则发音持续时间越长;

(3)求两者最长发音时间的比值,即为 s/z 比的测量结果。

表 3-3-2 客观测量——s/z 比测量记录表 （单位：秒）

日期	第1次测 s_1	第2次测 s_2	s	第1次测 z_1	第2次测 z_2	z	s/z	s/z ≤0.75	1.2<s/z <1.4	s/z ≥1.4	提示
深吸气后，分别尽可能长地发/s/和/z/（英文），共测两次，取其中的较大值。											

注意：/s/ 或 /z/ 的最长声时正确与否参见"最长声时"参考标准。

表 3-3-3 是一个填表示例，患者 1 第一次测量发/s/的时间为 8.5 秒、发/z/的时间为 4 秒，第二次分别为 9 秒和 4 秒，分别取其中的较大值，则该患者的 s/z 比测量结果为 2.25，其值≥1.4。

表 3-3-3 s/z 比客观测量填表示例 （单位：秒）

日期	第1次测 s_1	第2次测 s_2	s	第1次测 z_1	第2次测 z_2	z	s/z	s/z ≤0.75	1.2<s/z <1.4	s/z ≥1.4	提示
深吸气后，分别尽可能长地发/s/和/z/（英文），共测两次，取其中的较大值。											
4.25	8.5	9	9	3.5	4	4	2.25			是	不协调
5.2	12	11.5	12	6	9	9	1.33		是		嗓音疾病
5.9	9	8.9	9	12	13	13	0.69	是			构音障碍

注意：/s/ 或 /z/ 的最长声时正确与否参见"最长声时"参考标准。

3. s/z 比的临床意义

通过上述测量，如果患者的 s/z 比没有达到参考标准，则存在以下几种可能：

（1）如果 s/z 比接近 1，但/s/和/z/的最长发音时间明显缩短，说明呼吸支持不足；

（2）如果 s/z 比显著大于 1，但/s/音的最长发音时间正常，提示呼吸系统与发声系统不协调，起音方式不协调，以及整个言语过程的不协调；

（3）如果 s/z 比大于 1.2，但小于 1.4，提示功能性嗓音疾病或可能的器质性嗓音疾病；

（4）如果 s/z 比大于 1.4，提示声带结构的病变影响了正常发声，可能存在器质性嗓音疾病；

（5）如果 s/z 比小于 0.75，提示可能存在构音障碍或语音障碍。

如果存在嗓音疾病，则需要使用"喉内窥镜诊察仪"（ScopeView™，上海慧敏医疗器械有限公司授权使用）进行影像检查分析，以及"嗓音功能测量仪"（ICFDrSpeech®，上海慧敏医疗器械有限公司授权使用）进行微扰测量，才能最终明确言语障碍的类型及程度。

二、最长声时测量及其临床含义

1. 最长声时的定义及其特点

最长声时（Maximum phonation time，MPT）是指一个人在深吸气后，持续发单韵母/ɑ/的最长时间。它反映了人在深吸气后的最大发声能力，是衡量言语呼吸能力的最佳指标之一。

最长声时受性别、年龄、健康状况、身高、体重、肺活量，以及呼吸方式等因素的影响。任何一种呼吸系统的疾病、发声系统的疾病或者呼吸功能与发声功能的不协调，均可能导致最长声时的减小。将患者最长声时的测量值与其参考标准进行比较，就可以了解患者言语呼吸的质量，还可以通过训练前后最长声时的测量来评价言语治疗的效果,具体如表 3-3-4、表 3-3-5 所示。

表 3-3-4 最长声时、最大数数能力: 最小要求和训练目标 (单位:秒)

年龄	最长声时的最小要求 [m－2σ]		最长声时的训练目标 [m－σ, m＋σ]		最大数数能力的最小要求		最大数数能力的训练目标	
(岁)	男	女	男	女	男	女	男	女
4	2	2	2.8—5.0	2.5—4.9	2	2	4	2
5	4	4	4.7—5.9	4.6—5.6	3	3	5	3
6	6	6	6.9—7.9	6.4—7.4	3	3	6	3
7	8	8	8.5—10.1	8.3—9.5	5	5	7	5
8	8	8	8.9—11.9	8.7—10.7	5	5	8	5
9	9	9	9.8—12.6	9.9—11.7	6	6	9	6
10	9	9	10.5—13.9	9.9—12.9	7	7	10	7
11	10	10	10.7—12.3	10.9—13.5	7	7	11	7
12	10	10	11.8—13.8	10.9—13.5	7	7	12	7
13	11	11	12.9—16.1	12.2—15.4	8	8	13	8
14	12	12	13.7—19.7	13.4—17.2	8	8	14	8
15	12	12	14.8—20.8	13.3—19.5	8	8	15	8
16	20	15	22.0—25.6	15.7—17.9	12	10	16	12
17	21	15	23.4—27.8	15.6—17.8	13	10	17	13
18~40	22	15	23.6	15.7	14	10	18	12

表 3-3-5 中国人最长声时的参考标准 (单位:秒)

年龄 (岁)	男					女				
	m－2σ	m－σ	m	m＋σ	m＋2σ	m－2σ	m－σ	m	m＋σ	m＋2σ
4	1.7	2.8	3.9	5.0	6.1	1.3	2.5	3.7	4.9	6.1
5	4.1	4.7	5.3	5.9	6.5	4.1	4.6	5.1	5.6	6.1
6	6.4	6.9	7.4	7.9	8.4	5.9	6.4	6.9	7.4	7.9
7	7.7	8.5	9.3	10.1	10.9	7.7	8.3	8.9	9.5	10.1
8	7.4	8.9	10.4	11.9	13.4	7.7	8.7	9.7	10.7	11.7
9	8.4	9.8	11.2	12.6	14.0	9.0	9.9	10.8	11.7	12.6
10	8.8	10.5	12.2	13.9	15.6	8.4	9.9	11.4	12.9	14.4
11	9.9	10.7	11.5	12.3	13.1	9.6	10.9	12.2	13.5	14.8

续 表

年龄 (岁)	男					女				
	m−2σ	m−σ	m	m+σ	m+2σ	m−2σ	m−σ	m	m+σ	m+2σ
12	10.8	11.8	12.8	13.8	14.8	9.6	10.9	12.2	13.5	14.8
13	11.3	12.9	14.5	16.1	17.7	10.6	12.2	13.8	15.4	17.0
14	10.7	13.7	16.7	19.7	22.7	11.5	13.4	15.3	17.2	19.1
15	11.8	14.8	17.8	20.8	23.8	10.2	13.3	16.4	19.5	22.6
16	20.2	22.0	23.8	25.6	27.4	14.6	15.7	16.8	17.9	19.0
17	21.2	23.4	25.6	27.8	30.0	14.5	15.6	16.7	17.8	18.9
18—40	22.4	23.6	24.8	26.0	27.2	14.8	15.7	16.6	17.5	18.4

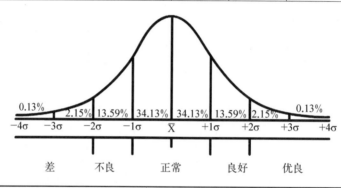

最长声时的特点主要包括:(1) 受年龄影响,年龄不同,最长声时不同,最长声时随着年龄的增长而增加;(2) 受性别影响,性别不同,最长声时也不同,同龄男孩的最长声时大于女孩;(3) 学前期是儿童言语形成、发展最迅速的阶段,在学前期(3—7岁)和变声旺盛期(12—14岁),各年龄组儿童之间的最长声时有极其显著的差异。

2. 测量方法及测量步骤

在进行最长声时的测试时,如果仅需获得粗略的测量结果,可以用一只秒表或手表进行。如果想获得精确的测量结果,则需要使用"言语障碍测量仪"进行测量,结果填入表 3-3-6 所示的最长声时测量记录表,原表可见数字资源 3-3-3。

数字资源
3-3-3

表 3-3-6 客观测量——最长声时测量记录表 （单位:秒）

深吸气后,尽可能长地发/ɑ/音,共测两次,取其中的较大值即为最长声时(MPT)。								
日期	第1次 测 MPT	第2次 测 MPT	MPT 取较大值	MPT 状况 偏小、正常	MPT 最小 要求	相对年龄	实际年龄	是否腹式 呼吸

最长声时的具体测量步骤如下:

(1) 被测试者先深吸气,然后尽可能长地发单韵母/ɑ/音,记录发声时间。最长声时的测量要求是:① 发声时间尽可能地长;② 气息均匀;③ 响度均匀;④ 音调必须在正确的频率范围之内。只有在满足这些条件下

的测量,才能获得正确的结果;

（2）以同样的测试方法再测试一次,并记录发声时间;

（3）从两次记录中选择一个满足测试条件的较大的测试数值作为最长声时的最终测量结果,将结果填入表3-3-6所示的最长声时测量记录表;

（4）将最长声时的测量结果与相应年龄和性别组的最长声时最小要求和最长声时参考标准进行比较(表3-3-4、表3-3-5),判断被测试者的最长声时是否在正常值范围内。

3. 最长声时的临床意义

通过上述测量,如果最长声时没有达到参考标准,则可能存在以下几种呼吸异常:

（1）呼吸方式异常(如:胸式呼吸);

（2）呼吸支持不足(呼吸功能减弱,如:肺活量下降);

（3）嗓音功能异常(如:声门闭合控制能力减弱),进一步看s/z比、声带接触率和声门关闭程度;

（4）呼吸和发声运动不协调(如:吸气时发音),进一步看最大数数能力;

（5）起音方式异常(如:硬起音或软起音),进一步看硬起音(基频微扰、声带接触率)或软起音(声门噪声、声带接触率)。

表3-3-7是一个填表示例,假设患者是一个9岁的男孩,第一次测量的最长声时为3.1秒,第二次为3.3秒,取其中的较大值,则该患者的最长声时测量结果为3.3秒,根据表3-3-4可以得知,9岁男孩最长声时的最小要求为9秒,因此该男孩的最长声时未达到同性别、同年龄健听儿童的水平,相对年龄为4岁。

表3-3-7 最长声时测量填表示例 （单位:秒）

深吸气后,尽可能长地发/ɑ/音,共测两次,取其中的较大值即为最长声时(MPT)。								
日期	第1次测MPT	第2次测MPT	MPT取较大值	MPT状况偏小、正常	MPT最小要求	相对年龄	实际年龄	是否腹式呼吸
4.25	3.1	3.3	3.3	偏小	9	4	9	是
5.2	3.2	4.4	4.4	偏小	9	4	9	是
5.9	5.3	7.8	7.8	偏小	9	6	9	是
注意:如果最长声时明显低于参考标准,提示着呼吸支持不足。								

图3-3-2是通过实时言语测量仪测得的最长声时的声波,图中左侧光标位于红柱开始端(红色:浊音,且在正常的频率范围之内),不包括绿柱部分(绿色:清音,或在正常的频率范围之外),右侧位于声波结束端。选中部分的强度和基频均匀一致(见箭头),这样才符合最长声时的测量要求。

如果测量最长声时的声波出现如图3-3-3所示的情况,中间出现了两段绿柱,表明该段声波的基频未达到最长声时测量时基频的要求。因此,取其中一段强度和基频均匀一致、且相对长的声波红柱进行起止端定位,获得该次测量的最长声时数据0.8秒。由此看出,通过"言语障碍测量仪"得出的最长声时(0.8秒)比采用秒表测量(4.2秒)的结果更可靠,因为它能更好地监控测量结果是否符合要求。

4. ICF言语嗓音功能评估(最长声时能力)

对最长声时精准评估后,采用如表3-3-8所示的ICF言语嗓音功能评估对精准评估测量结果进行ICF损伤程度等级的转换,可以快速地得到患者最长声时能力的损伤等级,对训练前后的结果进行比较,适用于临床疗效评价。

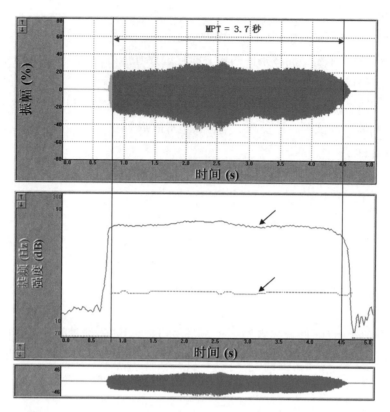

图 3-3-2 测量最长声时的声波、强度和基频曲线（基频正常）

（言语障碍测量仪，ICFDrSpeech®，上海慧敏医疗器械有限公司授权使用）

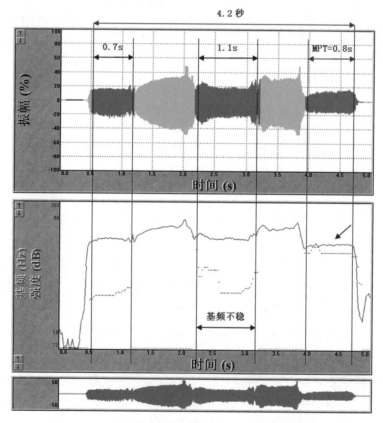

图 3-3-3 测量最长声时的声波、强度和基频曲线

（言语障碍测量仪，ICFDrSpeech®，上海慧敏医疗器械有限公司授权使用）

表 3-3-8　ICF 言语嗓音功能评估表（最长声时能力）

身体功能即人体系统的生理功能损伤程度			无损伤	轻度损伤	中度损伤	重度损伤	完全损伤	未特指	不适用
			0	1	2	3	4	8	9
b3100	嗓音产生	最长声时							
通过喉及其周围肌肉与呼吸系统配合产生声音的功能。 包括：发声功能、音调、响度功能；失声、震颤、发声困难。									
信息来源：☒ 病史　　问卷调查　　临床检查　　☒ 医技检查									
问题描述：									

三、最大数数能力测量及其临床含义

1. 最大数数能力的定义及其特点

最大数数能力（Maximum counting ability，MCA）是指一个人在深吸气后，一口气连续说 1 或 5 的最长时间。人在数数时，需要喉内肌进行有序的收缩和舒张运动，还需要呼气运动配合喉内肌的运动。

最大数数能力主要反映呼气和发声之间的协调性、言语时呼吸控制能力的大小等。如果呼气和发声协调性好，数数时的速度均匀、适中，响度和频率呈规律性变化，数数时间就长；如果协调性差，数数时的速度、响度和频率则无规律可循，最大数数能力就会下降。

2. 测量方法及测量步骤

在进行这项测试时，如果仅需获得粗略的测量结果，使用一只秒表或手表即可。如果想获得精确的测量结果，则需要使用"言语障碍测量仪"进行测量，如图 3-3-4 所示，将测量结果填入表 3-3-9 所示的最大数数能力测量记录表，原表可见数字资源 3-3-4。

数字资源
3-3-4

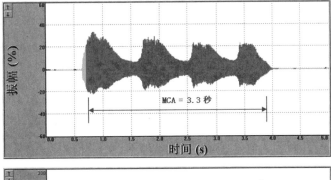

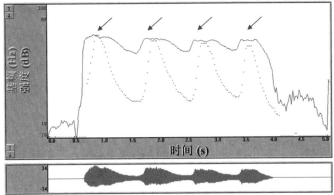

图 3-3-4　最大数数能力测量

（言语障碍测量仪，ICFDrSpeech®，上海慧敏医疗器械有限公司授权使用）

表 3-3-9　客观测量——最大数数能力测量记录表　　　　　　　　　　　　（单位：秒）

日期	第 1 次 测 MCA	第 2 次 测 MCA	MCA 取较大值	MCA 状况 偏小、正常	MCA 最小 要求	相对年龄	实际年龄	吸气和 呼气协调
深吸气后，持续说"1"或"5"的最长时间，共测两次，取其中的较大值即为最大数数能力（MCA）。								

注意：如果最大数数能力明显低于参考标准，提示着呼吸和发声的不协调。

最大数数能力的具体测量步骤如下。

（1）先深吸气，呼气时开始连续数数 1 或 5，记录数数时间。最大数数能力的测量要求：① 一口气连续数数；② 数数时速度均匀；③ 基频和强度变化连贯；④ 数数时间尽可能长。图 3-3-4 是通过"言语障碍测量仪"测得的声波。

（2）测完一次后，按要求再测一次，并记录数数时间。

（3）从两次结果中选择一个满足测试要求的较大的数值作为最终的测量结果。

（4）将最大数数能力的测量结果与表 3-3-4 中的数值进行比较，从而判断被试者的最大数数能力是否达到同年龄段、同性别组的最小要求，并确定最大数数能力的训练目标。

表 3-3-10 是一个填表示例，假设这张表格显示的患者是一个 8 岁的女孩，该患者第一次测量的最大数数能力为 4.2 秒，第二次为 4.3 秒，取其中的较大值，则该患者的最大数数能力测量结果为 4.3 秒，根据表 3-3-4，可以知道 8 岁女孩最大数数能力的最小要求为 5 秒，因此该女孩的最大数数能力未达到同性别、同年龄健听儿童的水平。

表 3-3-10　最大数数能力测量填表示例　　　　　　　　　　　　（单位：秒）

日期	第 1 次 测 MCA	第 2 次 测 MCA	MCA 取较大值	MCA 状况 偏小、正常	MCA 最小 要求	相对年龄	实际年龄	吸气和 呼气协调
深吸气后，持续说"1"或"5"的最长时间，共测两次，取其中的较大值即为最大数数能力（MCA）。								
4.25	4.2	4.3	4.3	偏小	5	4	8	否
5.2	5.3	5.1	5.3	偏小	5	5	8	否
5.9	5.7	5.6	5.7	偏小	5	6	8	否

注意：如果最大数数能力明显低于参考标准，提示着呼吸和发声的不协调。

3. 最大数数能力的临床意义

表 3-3-4 中给出了最大数数能力的最小要求和训练目标，如果发现患者的最大数数能力明显低于同年龄、同性别组的最小要求，主要反映出患者呼吸和发声功能的不协调。

4. ICF 言语嗓音功能评估（最大数数能力）

对最大数数能力精准评估后，采用如表 3-3-11 所示的 ICF 言语嗓音功能评估表对精准评估测量结果进行 ICF 损伤程度等级的转换，可以快速地得到患者最大数数能力的损伤等级，对训练前后的结果进行比较，适用于临床疗效评价。

表 3-3-11 ICF 言语嗓音功能评估表（最大数数能力）

身体功能即人体系统的生理功能损伤程度			无损伤	轻度损伤	中度损伤	重度损伤	完全损伤	未特指	不适用
			0	1	2	3	4	8	9
b3100	嗓音产生	最大数数能力							
通过喉及其周围肌肉与呼吸系统配合产生声音的功能。 包括：发声功能、音调、响度功能；失声、震颤、发声困难。									
信息来源：⊠ 病史 问卷调查 临床检查 ⊠ 医技检查									
问题描述：									

四、声门波测量及其临床含义

1. 声门波的定义及其特点

起音（Voicing onset，VO）是指声带从不振动到开始稳定振动之前的过程（图 3-3-5）。根据声门关闭和呼气运动的协调程度，可以将起音方式分为三种情况：硬起音、正常起音和软起音。硬起音和软起音是两种较常见的呼吸与发声不协调的临床表现，临床上对硬起音的客观测量较为普遍。

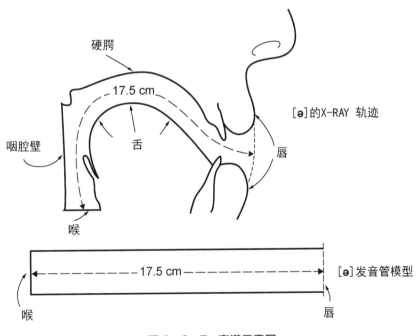

图 3-3-5 声道示意图

2. 测量方法和临床含义

声门波测量主要包括了幅度商的测量、开商的测量、速度幂的测量、起音频率及起音幅度的测量，这些参数都可采用"言语障碍测量仪"（ICFDrSpeech®，上海慧敏医疗器械有限公司授权使用）进行。

（1）幅度商的测量

幅度商（Amplitude quotient）是指声门波最大振幅和其对应的一阶导数的最大负峰值之比，即图 3-3-6 中 a 点与 b 点之比。

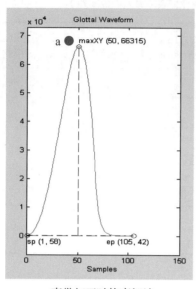
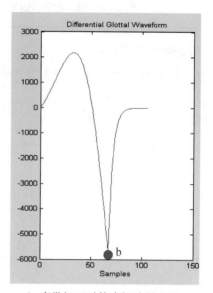

a. 声带打开时的声门波　　　　　　b. 声带打开时的声门波微分图

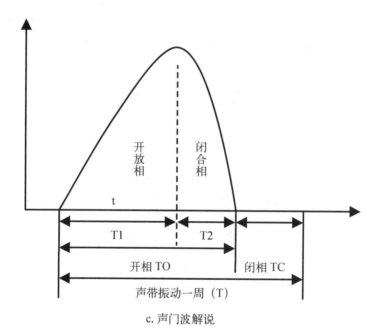

c. 声门波解说

图 3-3-6　声门波示意图

　　临床上,幅度商指的是声带打开最大时的声门面积,关系着发声的类型,例如硬起音患者发音起音阶段,声门关闭较快,声门打开至最大时声门面积较小,幅度幂较小;反之,软起音患者在起音阶段,声门关闭较慢,声门最大面积较大,幅度幂较大。

　　(2)　开商、速度商及速度幂的测量

　　开商(Open quotient,OQ)是指声门开放的时间与开放与关闭时间总和之比。临床上,硬起音的患者由于声门关闭较快,闭合相的时间较短,因而开商变小。

$$OQ = \frac{开相}{开相+闭相} = \frac{TO}{TO+TC} = \frac{T1+T2}{T} \qquad (公式\ 3.3.1)$$

　　速度商(Speed quotient,SQ)是指声门波中开放相与闭合相的时间比。在临床上,硬起音的患者发音起音阶段由于声门关闭较快,闭合相的时间较短,因而速度商变大。

$$SQ=\frac{开放相}{闭合相}=\frac{T1}{T2}$$ （公式 3.3.2）

速度幂（Speed index，SI）是指开放相与闭合相之差与开相的时间比，速度幂以 1 为临界。临床上，硬起音的患者速度商在变大，故速度幂也在变大。

$$SI=\frac{开放相-闭合相}{开相}=\frac{T1-T2}{TO}=\frac{SQ-1}{SQ+1}=1-\frac{2}{SQ+1}$$ （公式 3.3.3）

（3）声门波的稳态和起音分析

声门波稳态、起音部分的波形图和频谱图如图 3-3-7 所示。

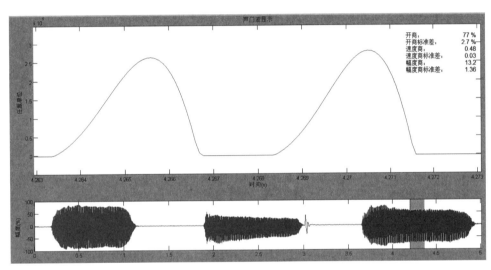

a. 声门波的二个周期

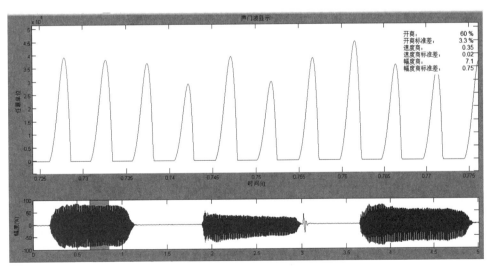

b. 声门波稳态部分的波形图

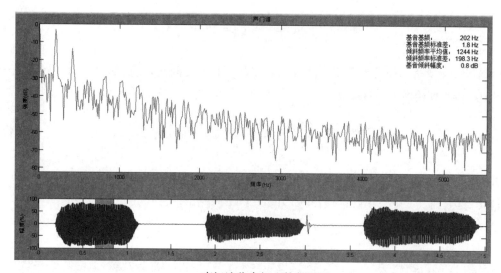

c. 声门波稳态部分的频谱图

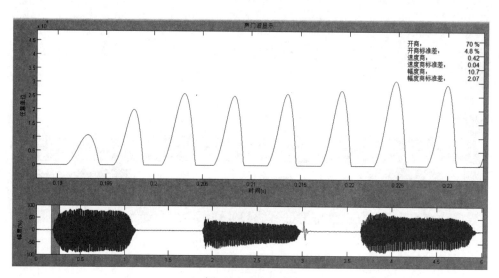

d. 声门波起音部分的波形图

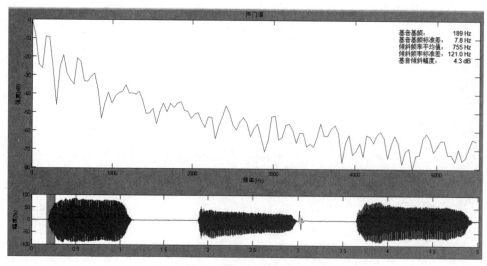

(e) 声门波起音部分的频谱图

图 3-3-7 声门波的稳态和起音分析

（言语障碍测量仪，ICFDrSpeech®，上海慧敏医疗器械有限公司授权使用）

（4）起音频率及起音幅度的测量

将声门波进行频谱转换之后得到的声门谱（图 3 - 3 - 8），声门谱经归一化处理之后，频率由 0 分贝开始衰减，在某个频率时其频谱开始急速衰减，该频率即频谱倾斜频率（Voice onset frequency，VOF，简称起音频率），单位赫兹。在该频率时所对应的强度与该频率 2 倍频程时所对应的强度之差即起音幅度（Voice Onset Amplitude，VOA），单位分贝。临床上，硬起音的患者起音幅度较大于正常值，软起音的患者起音幅度较小于正常值。

图 3 - 3 - 9 是采用"言语障碍测量仪"对一位硬起音患者发出的单韵母/æ/的声学分析结果，图 3 - 3 - 9a 中显示开商为 76%，速度商为 0.47，幅度商为 10.6。

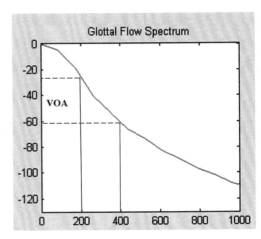

图 3 - 3 - 8 声门谱（起音频率、起音幅度）

（言语障碍测量仪，ICFDrSpeech®，上海慧敏医疗器械有限公司授权使用）

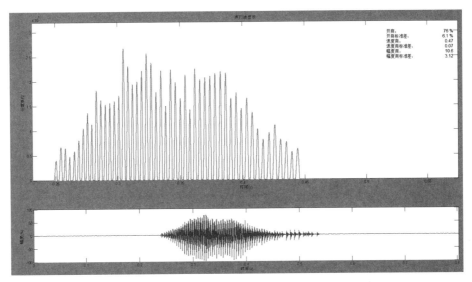

a. 硬起音患者治疗前（OQ=76%，SQ=0.47，SQ=10.6）

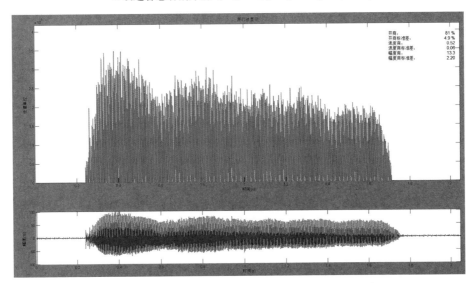

b. 硬起音患者治疗后（OQ=81%，SQ=0.52，SQ=13.3）

图 3 - 3 - 9 治疗前后声学分析结果

（言语障碍测量仪，ICFDrSpeech®，上海慧敏医疗器械有限公司授权使用）

经过一段时间的嗓音治疗,该患者发音的硬起音现象在主观听感上有明显的改善,再次对该患者发的/æ/进行声门波测量,测量结果如图 3-3-9b 所示,图中显示开商为 81%,速度商为 0.52,幅度商为 13.3。经过嗓音治疗,患者声门波时域参数开商逐渐增大,幅度幂逐渐增大,提示患者的声门闭合速度变慢,声门关闭时的气流量也逐步趋于正常,硬起音现象得到逐步的改善。

第四章

言语呼吸障碍康复治疗

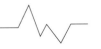

本章目标	阅读完本章之后,你将: 1. 熟悉呼吸障碍治疗的内容; 2. 熟悉呼吸障碍的不同临床表现; 3. 掌握针对呼吸方式异常的治疗方法; 4. 掌握针对呼吸支持不足的治疗方法; 5. 掌握针对呼吸与发声不协调的治疗方法; 6. 掌握实时言语视听反馈技术。

正常情况下,言语呼吸需要瞬间吸入更多的气体,来提供更多的呼吸支持,以维持足够的声门下压,从而获得言语的自然音调、响度、共鸣,以及丰富的语调变化。因此,呼吸是自然舒适言语的必要前提。当呼吸方式、呼吸支持、呼吸与发声的协调性出现异常时,就会导致言语呼吸障碍。

言语呼吸障碍大致分为呼吸方式异常、呼吸支持不足、呼吸与发声不协调三类。存在呼吸功能障碍的患者一定要及时进行治疗,治疗越早,效果越好。

第一节　概　　述

呼吸障碍的治疗方法包括言语呼吸促进治疗法和现代化康复技术,本节将对其中几种经典的方法做简单讲述,更多的训练方法可参见《言语矫治手册:呼吸障碍的促进治疗》(华东师范大学出版社)。

呼吸障碍的临床表现主要包括说话气短、吃力、异常停顿、病理性硬起音或气息声等,归纳起来主要有呼吸方式异常、呼吸支持不足、呼吸与发声不协调三类。

呼吸障碍的治疗包括呼吸方式异常的治疗、呼吸支持不足的治疗和呼吸与发声不协调的治疗。针对这三类呼吸障碍,临床中有很多针对性的训练方法,其中既有常规训练,也有现代康复技术。图3-4-1以框架图的形式,列出了呼吸障碍治疗主要方法。其中,呼吸放松训练是所有训练进行前的必要准备,呼吸方式异常的治疗包含生理腹式呼吸训练、嗯哼法、拟声法、数数法等方法,呼吸支持不足的治疗包含快速用力呼气法、缓慢平稳呼气法、逐字增加句长法等方法。呼吸与发声不协调主要有两种临床表现:吸气时发音和起音异常(包括软起音和硬起音)。针对吸气时发音的训练方法为唱音法和哼音法。针对硬起音,可采用气息式发音法等方法;针对软起音,可采用甩臂后推法等方法。

无论是哪种呼吸异常,在针对性训练前,都要先进行呼吸放松训练,它是呼吸障碍治疗中的"热身运动",不仅适用于有呼吸障碍的患者,也适用于头颈肌群强直人群。

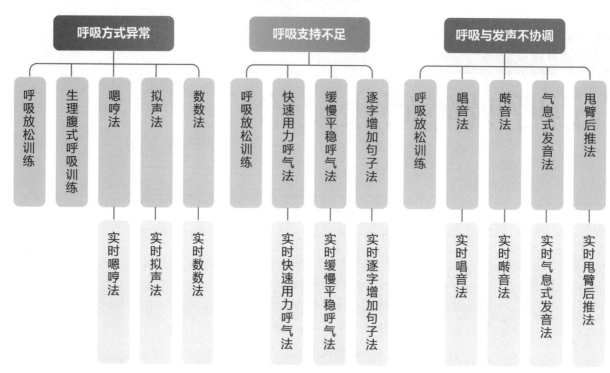

图 3-4-1 言语呼吸障碍康复治疗框架

第二节　呼吸放松训练

呼吸放松训练指将有节律的呼吸与放松运动相结合,通过手臂和肩部的运动带动肋间肌群和肩部肌群运动,使这些肌群乃至全身都得到放松,从而促进呼吸系统整体功能的提高。呼吸放松训练主要适用于呼吸功能异常。在进行呼吸放松训练时,患者与言语治疗师动作应自然、放松,并与呼吸相结合。其训练步骤如下。

1. **双臂交替上举运动**

言语治疗师与患者一起练习双臂交替上举运动。运动时,患者保持直立位,双脚微开,与肩同宽,双臂自然下垂。吸气时,身体重心缓慢移向左侧,同时左手臂尽力伸直向上举;呼气时,左手臂回到原位。同样方法,吸气时,身体重心移向右侧,同时右手臂尽力上举;呼气时,右手臂回到原位(如图3-4-2)。如此左右交替进行,重复五次。

2. **单臂划圈运动**

言语治疗师与患者一起练习单臂划圈运动。运动时,患者保持直立位,双脚微开,与肩同宽,双臂自然下垂。吸气时,左臂向前、向上做划圈运动;呼气时,左臂向后、向下做划圈运动并回到准备动作。同样方法,吸气时,右臂向前、向上做划圈运动;呼气时,右臂向后、向下做划圈运动并回到准备动作(如图3-4-3)。如此左右交替进行,重复五次。

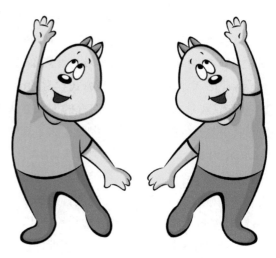

图 3-4-2 双臂交替上举运动

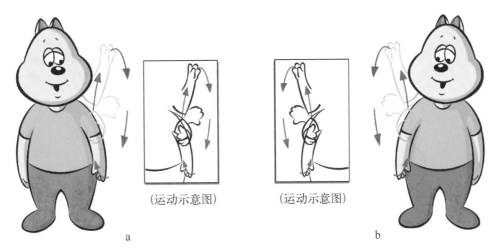

（运动示意图）　　　　（运动示意图）

a　　　　　　　　　　　　　　　b

图 3 - 4 - 3 单臂划圈运动

3. 双臂划圈运动

言语治疗师与患者一起练习双臂划圈运动。运动时,患者保持直立位,双脚微开,与肩同宽,双臂自然下垂。吸气时,双侧手臂同时向前、向上做划圈运动;呼气时,双侧手臂同时向后、向下做划圈运动并回到准备动作。同样方法,换个方向,吸气时,双侧手臂同时向后、向上做划圈运动;呼气时,双侧手臂同时向前、向下做划圈运动并回到准备动作(如图 3 - 4 - 4)。前后交替进行,如此重复五次。

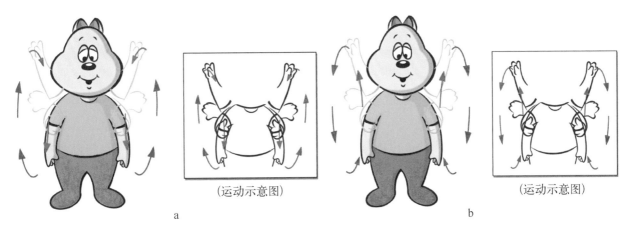

（运动示意图）　　　　　　　　（运动示意图）

a　　　　　　　　　　　　　　　　　　b

图 3 - 4 - 4 双臂划圈运动

4. 双肩耸立运动

言语治疗师与患者一起练习双肩耸立运动。运动时,患者保持直立位,双脚微开,与肩同宽,双臂自然下垂。吸气时,耸立双肩,维持数秒;呼气时,迅速放下并回到准备动作(如图 3 - 4 - 5)。如此重复五次。

5. 双臂晃动运动

言语治疗师与患者一起练习双肩耸立运动。运动时,患者保持直立位,双脚微开,与肩同宽,双臂自然下垂,轻松晃动双侧手臂(如图 3 - 4 - 6)。如此重复五次。

在进行上述五项训练时,可以选择性地加入音乐律动,可以是节奏感强的背景音乐,也可用不同频段的乐器进行简单的节奏演奏(鼓为低频段乐器,钢琴为中频段乐器,小号为高频段乐器),而节拍器的速度选择因对象不同而不同。通常,成人一般选择约为 58 拍/分,儿童一般选择约为 62 拍/分,障碍儿童一般选择约为 54 拍/分。节奏多采用强—弱二四拍或者强—弱—弱三四拍这样的简单节奏进行。例如对一名高频损伤的听障儿童进行呼吸放松训练时,选择一首低中频的四四拍的音乐作为背景乐,节拍器的速度定为 54 拍/分,采用强—弱二四拍节奏。进行双臂交替上举运动时,右手在强弱二拍时手上抬至最高,再强弱二拍把手放下,然后左手强弱二拍时手上抬举至最高,再强弱二拍把手放下。进行单臂划圈运动时,右手在强弱强弱四拍时手上抬至最高,再强弱强弱四拍把手放下;然后,左手在强弱强弱四拍时手上抬至最高,再强弱强弱四拍把手放下。双臂划圈运动同单臂划圈运动一致。双肩耸立运动时,双肩在强弱二拍时肩耸立,再强弱二拍维持耸立姿势,再强弱二拍放下双肩。双臂晃动运动时,双臂跟随音乐随意晃动即可。

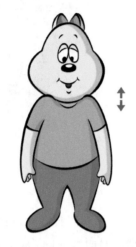

图 3-4-5 双肩耸立运动

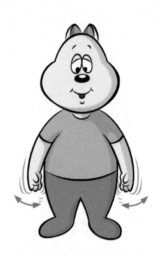

图 3-4-6 双臂晃动运动

第三节 呼吸方式异常的康复治疗

在呼吸训练的基础上,呼吸方式异常的康复治疗主要由生理腹式呼吸训练、嗯哼法、拟声法和数数法四种方法以及实时言语视听反馈技术所组成。

一、生理腹式呼吸训练

生理腹式呼吸训练指通过不同的体位让患者体验非言语状态下呼吸中呼和吸的过程,帮助患者建立正确、自然、舒适的生理腹式呼吸方式,为言语呼吸奠定基础,其主要适用于呼吸方式异常的患者。生理呼吸训练分四节共九个步骤:第一节为仰位训练,包括四个步骤——闭目静心、腹部感觉、胸腹同感、口腹同感;第二节为侧位训练;第三节为坐位训练;第四节为站位训练,包括基本站位训练、同步训练和交替训练。

(一)仰位训练

1. 闭目静心

患者仰卧在诊疗台或床上,双手臂自然地平放于身体两侧,全身放松,闭目。言语治疗师注意观察患者呼吸方式(如图 3-4-7)。

2. 腹部感觉

言语治疗师指导患者将一只手放在腹部,观察患者的呼吸情况,感受这只手是如何随着呼吸而上下起伏的,保持该姿势数分钟(如图 3-4-8)。

3. 胸腹同感

言语治疗师指导患者将一只手放在腹部,另一只手放在胸部,感受放在腹部的手随着呼吸上下运动。言语治疗师观察患者的呼吸情况,如果患者双手都在上下运动,应重新进行第一步的训练(如图 3-4-9)。

4. 口腹同感

言语治疗师指导患者将手背放在口前,收紧双唇发/p/音,放在口前的手能感觉口腔中气流喷出。同时放在腹部的手随着腹部凹下去。此时,腹肌应该主动参与呼气运动(如图 3-4-10)。

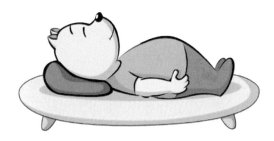

图 3-4-7 闭目静心

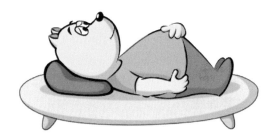

图 3-4-8 腹部感觉

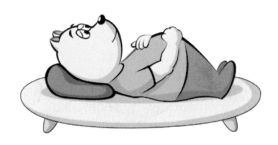

图 3-4-9 胸腹同感

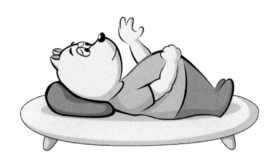

图 3-4-10 口腹同感

（二）侧位训练

患者在治疗台或床上取侧卧位，一只手放在腹部，感觉呼吸时是否只有膈肌或腹肌在运动（如图 3-4-11）。如果不是，应重新进行第二步训练。

（三）坐位训练

患者挺直腰板坐在小凳上，一手放于腹部，感觉呼吸时的起伏运动（如图 3-4-12）。

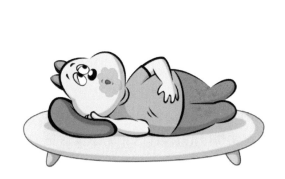

图 3-4-11 侧位训练

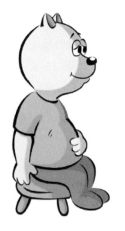

图 3-4-12 坐位训练

（四）站位训练

1. 基本站位训练

患者采取站立位，双脚左右稍许分开，前后分开 10 厘米，深呼吸，感觉到腹壁向前运动。通过腹肌运动将空气挤出肺部，呼气时试着想象在吹一朵"蒲公英"，照镜子观察身体运动：吸气时身体应稍许向前运动，呼气时身体应稍许向后运动（如图 3-4-13）。

2. 同步训练

患者采取站立位,双脚前后分开,与言语治疗师并肩站立。患者与言语治疗师双手交叉互握。言语治疗师深吸气,让患者感受言语治疗师吸气时腹部隆起,并学习其动作。然后,言语治疗师呼气,让患者感受言语治疗师的腹部回缩,同时学习其动作(如图3-4-14)。如此循环进行言语治疗师与患者的同步呼吸运动,互相用放于对方腹部的手感受其呼吸运动。言语治疗师可提示患者在吸气时腹部隆起,呼气时腹部回缩。

3. 交替训练

患者与言语治疗师面对面站着,双脚左右微开。患者与言语治疗师各自一手放于对方腹部,一手放于自己腹部,交替进行呼吸训练,感受对方腹部在吸气时隆起,呼气时回缩(如图3-4-15)。言语治疗师可稍许用力帮助患者在吸气时腹部隆起,呼气时腹部回缩。

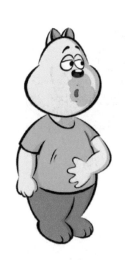 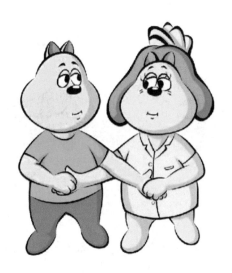 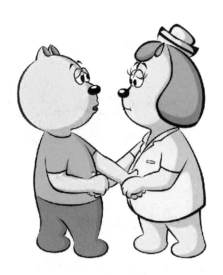

图3-4-13　基本站位训练　　　　图3-4-14　同步训练　　　　图3-4-15　交替训练

二、嗯哼法

从言语产生的过程来看,吸气和呼气不是两个不相干的过程,而是一个持续的运动。嗯哼法是指通过有节奏地移动步伐来控制呼吸,并在呼气时发出嗯哼的声音,从而促进生理腹式呼吸到言语腹式呼吸的过渡。言语呼吸主要在于呼吸与发声之间的协调配合,而嗯哼法便是训练其协调配合能力的一种很有效的方法,其训练步骤如下。

1. 一步嗯哼法

患者站立位,一手放在腹部,左脚向后退一步时深吸一口气,同时手掌感觉腹部隆起。然后重心前移,左脚向前改为回到原位时发嗯哼的音,同时手掌感觉腹部回缩(如图3-4-16)。重复数次,直到发声和呼吸比较协调为止。

2. 二步嗯哼法

患者站立位,一手放在腹部,左脚向后退一步时深吸一口气,同时手掌感觉腹部隆起。然后重心前移,左脚向前走第一步时发嗯哼的音,同时手掌感觉腹部回缩。当右脚向前走第二步时,再发嗯哼的音。两次发声在一口气内完成,同时手掌感觉腹部回缩(如图3-4-17)。重复数次,直到发声和呼吸比较协调为止。

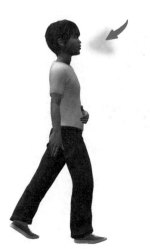 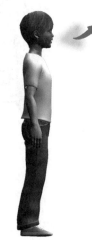

左脚退后　　　　　　回到原位

图3-4-16　一步嗯哼法分解步骤

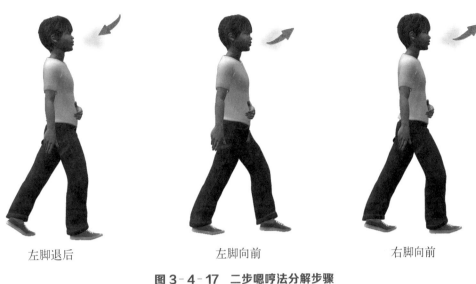

左脚退后　　　　　　左脚向前　　　　　　右脚向前

图 3-4-17　二步嗯哼法分解步骤

3. 多步嗯哼法

患者站立位,一手放在腹部,左脚向后退一步时深吸一口气,同时手掌感觉腹部隆起。然后重心前移,左脚向前走第一步时发嗯哼的音,同时手掌感觉腹部回缩。当右脚向前走第二步时,再发嗯哼的音。左脚向前走第三步的时候仍发嗯哼的音。三次发声用一口气完成,同时手掌感觉腹部回缩(如图 3-4-18)。重复数次,直到发声和呼吸比较协调为止。

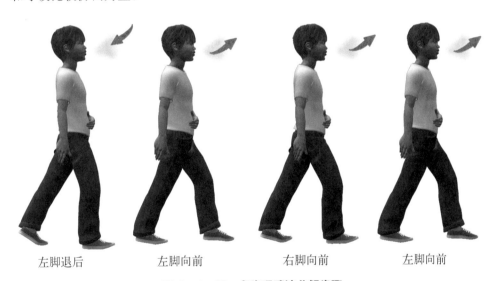

左脚退后　　　　左脚向前　　　　右脚向前　　　　左脚向前

图 3-4-18　多步嗯哼法分解步骤

以同样的方式,进行三步以上的嗯哼练习。退一步吸气后,向前走。每走一步都发一个嗯哼的音,所有发声均在一口气内完成。但要注意保持腹式呼吸,从而达到巩固言语腹式呼吸的目的。

三、拟声法

拟声法是指在建立了生理腹式呼吸的基础之上,通过模拟简单有趣的声音,来帮助患者从生理腹式呼吸过渡到言语腹式呼吸。其训练步骤如下。

1. 单元音拟声法练习

在进行充分的呼吸放松训练之后,利用图片,向患者示范拟声。深吸气,用单元音进行练习,如根据火车的图片,向患者提问:火车开过来的时候,会发出什么声音呢?言语治疗师和患者一起模仿火车的声音,发出

/u——/的声音。患者在发音时应采用言语腹式呼吸,并保持气息和响度均匀。

2. 单音节拟声法练习

在进行充分的呼吸放松训练之后,利用图片,向患者示范拟声。深吸气,用单音节进行练习,如根据小女孩骑马的图片,向患者提问:骑马的时候,马蹄会发出什么声音呢?言语治疗师和患者一起模仿马蹄声,发出/dɑ-dɑ-dɑ-dɑ/的声音。患者在发音时应采用言语腹式呼吸,并保持气息和响度的均匀。

3. 双音节拟声法练习

在进行充分的呼吸放松训练之后,利用图片,向患者示范拟声。深吸气,用双音节进行练习,如根据钟表的图片,向患者提问:秒针走动的时候会发出什么声音?言语治疗师和患者一起模拟秒针走动的声音,发出/dida-dida-dida-dida/的声音。患者在发音时应采用言语腹式呼吸,并保持气息和响度的均匀。

四、数数法

数数法指通过有节奏地移动步伐来控制呼吸,并在呼气的同时数数,从而促进从生理腹式呼吸到言语腹式呼吸的过渡,其主要适用于呼吸方式异常,也适用于呼吸与发声不协调。其训练步骤如下。

1. 数一个数训练

患者站立位,双脚微开,左脚向后退一步时深吸一口气,同时手掌感觉腹部隆起。然后重心前移,左脚向前回到原位时数"1",延续到呼气末,同时手掌感觉腹部回缩。重复数次,直到患者发声和呼吸比较协调为止。

2. 数两个数训练

患者站立位,双脚微开,左脚向后退一步时深吸一口气,同时手掌感觉腹部隆起。然后重心前移,左脚向前走第一步时数"1",同时手掌感觉腹部回缩。当右脚向前走第二步时再数"2"。两次发声用一口气完成,发声延续到呼气末,同时手掌感觉腹部回缩。重复数次,直到患者发声和呼吸比较协调为止。

3. 数多个数训练

患者站立位,双脚微开,左脚向后退一步时深吸一口气,同时手掌感觉腹部隆起。然后重心前移,左脚向前走第一步时数"1",同时手掌感觉腹部回缩。当右脚向前走第二步时数"2"。左脚向前走第三步时数"3"。三次发声用一口气完成,发声延续至呼气末,同时手掌感觉腹部回缩。重复数次,直到患者发声和呼吸比较协调为止。以同样的方式,进行数多个数的练习。退一步吸气后,向前走步。每走一步都数一个数,所有发声均在一口气内完成。但要注意:患者发音时应始终用腹式呼吸进行发声,以便达到巩固言语腹式呼吸的目的。

五、实时言语视听反馈技术:呼吸方式异常

(一) 实时嗯哼法

嗯哼法旨在引导患者掌握稳定的言语腹式呼吸模式,实时嗯哼法是将嗯哼法的训练内容与步骤和现代化的实时言语视听反馈技术相结合的训练模式。实时嗯哼法借助言语矫治仪或言语障碍测量仪对患者的言语时长进行实时反馈,言语矫治仪中丰富的游戏素材可激发患者(特别是儿童患者)的训练动机,维持注意力时长,从而提升训练效率。

适应症:主要适用于呼吸方式异常,也适用于呼吸与发声不协调的患者。

患者主要通过言语矫治仪中的游戏来对发音状况进行实时反馈,以"土豆跑"游戏为例,患者面对电脑屏幕站立,一手放在腹部,左脚向后退一步时深吸一口气,同时手掌感觉腹部隆起。然后重心前移,左脚向前回到原位时发嗯哼音,发音的同时电脑屏幕中的"土豆"形象向前移动(图3-4-19),手掌感受到腹部回缩。重复数次,直到发声和呼吸比较协调为止。待患者能够在"一步"状态下协调地发出嗯哼的音,则根据患者的最长声时或肺活量,逐步增加步数,让患者在协调的基础上一口气发出更多的嗯哼音,同时以"土豆跑"的游戏为参照,即让土豆移动更远的距离。

言语矫治仪中可用于该训练的素材如表 3-4-1 所示。

表 3-4-1 实时嗯哼法游戏素材表

游戏模块	游戏类型	游 戏 名 称
感知游戏	起音	土豆跑、兔子飞、一群兔、池塘、雨伞、跳舞的小丑、呼气的女孩、欢乐大集会、跳跳兔、打地鼠
训练游戏	起音	做早操、小歇、弹跳、启动、圣诞节、佳肴、企鹅、破壳、忍者狗、跳跳房、螺旋桨飞机

同时,也可以选用言语障碍测量仪来进行实时反馈,动作要领同上,当患者左脚回到原位时发嗯哼音,同时屏幕上呈现红色的声波图像,如图 3-4-20。当患者熟练掌握"一步"嗯哼的动作要领时,言语治疗师可根据患者的最长声时或肺活量增加难度,让患者向前移动更多的步数同时发出嗯哼的音,协调性状况可参照屏幕中的声波图像,协调的发声状态下声波图像应大小均匀,间隔时长一致。

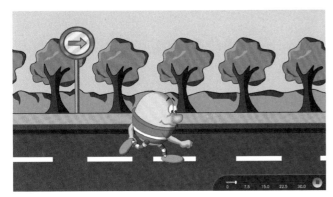

图 3-4-19 实时嗯哼法言语游戏训练

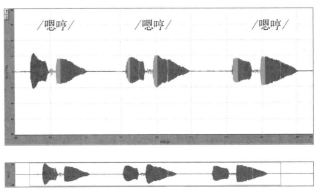

图 3-4-20 实时嗯哼法言语反馈训练

(言语矫治仪与言语障碍测量仪,ICFDrSpeech®,上海慧敏医疗器械有限公司授权使用)

(二)实时拟声法

实时拟声法同实时嗯哼法的训练目标一致,旨在引导患者掌握稳定的言语腹式呼吸模式。实时拟声法同样可以借助计算机辅助设备对患者的言语产出进行实时的反馈,增强患者训练兴趣的同时可以使患者监控自身的训练表现,及时进行调整,提升训练效果。

采用现代化的实时言语视听反馈技术进行实时拟声法训练时,要遵循小步递进、分阶段、分步骤原则。首先,应向患者说明拟声法训练的要领即模仿各种简单有趣的拟声词;其次,训练内容应循序渐进,根据患者的能力水平,由易到难,即先进行单元音拟声法练习、再过渡到单音节拟声法练习,最后进行双音节拟声法练习;在训练的过程中强调患者通过设备中呈现的视觉反馈信息来监控自己的发音状况,务必要求发音时采用言语腹式呼吸,并保持气息和响度的均匀。训练形式见数字资源 3-4-1。

数字资源
3-4-1

适应症:主要适用于呼吸方式异常的患者。

单元音拟声法练习示例:言语矫治仪呈现小火车的游戏,要求患者深吸气后用单元音/u/进行练习,引导儿童关注发音时小火车实时动态,如图 3-4-21 所示。如向患者提问:"火车开过来的时候,会发出什么声音呢?我们一起来发/u———/的音,让小火车跑起来好吗?"言语治疗师和患者一起模仿火车的声音,发出/u———/的声音。

单音节拟声法练习示例:言语矫治仪呈现快乐熊的游戏,引导患者深吸气后用单音节/dong-dong-dong/

进行练习,引导儿童关注发音时小熊实时动态,如图 3-4-22 所示。如向患者提问:"小熊敲鼓时,会发出什么声音呢? 我们一起来发/dong-dong-dong/的音,让小熊来敲鼓吧!"言语治疗师和患者一起模仿敲鼓的声音,发出/dong-dong-dong/的音。

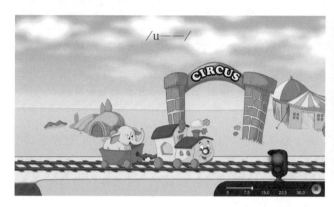

图 3-4-21 单元音实时拟声法言语游戏训练

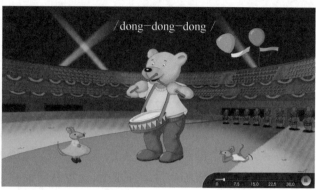

图 3-4-22 单音节实时拟声法言语游戏训练

(言语矫治仪,ICFDrSpeech®,上海慧敏医疗器械有限公司授权使用)

双音节拟声法练习示例:言语矫治仪呈现歌唱者的游戏,在进行充分的呼吸放松训练之后,利用游戏,引导患者发出声音/wala/,如图 3-4-23 所示。

言语矫治仪中可用于该训练的素材如表 3-4-2 所示。

表 3-4-2 实时拟声法游戏素材表

游戏模块	游戏类型	游 戏 名 称
感知游戏	声音	荡秋千、快乐熊、木桶狗、午后、跷跷板、唱歌的女孩、猫头鹰、逗逗头、舞蹈者、歌唱者、小章鱼、神奇的工厂、小僵尸、功夫兔等
感知游戏	音调	弹钢琴、小蜜蜂、欢乐秋千、跳跳蛙等

同时,也可以选用言语障碍测量仪来进行实时反馈,动作要领同上。以拟声发/ha/为例,首次训练单音节拟声/ha/时,患者左脚回到原位同时发/ha/,同时屏幕上呈现红色的声波图像,如图 3-4-24 所示。当患者熟练掌握拟声法的动作要领时,言语治疗师可根据患者的最长声时或肺活量增加难度,增加一口气发拟声音的数量。协调的发声状态下声波图像应大小均匀,间隔时长一致。

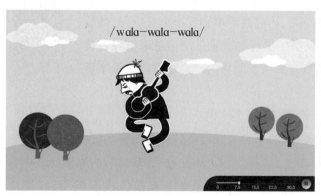

图 3-4-23 双音节实时拟声法言语游戏训练

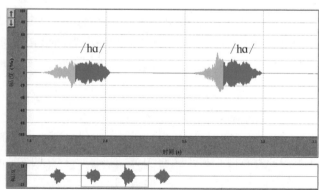

图 3-4-24 单音节实时拟声法言语反馈训练

(言语矫治仪与言语障碍测量仪,ICFDrSpeech®,上海慧敏医疗器械有限公司授权使用)

（三）实时数数法

数数法旨在巩固言语腹式呼吸的能力。实时数数法借助计算机辅助设备对患者的言语产出进行实时的反馈，增强患者训练兴趣，同时可以使患者监控自身的训练表现，及时进行调整，提升训练效果。

采用现代化的实时言语视听反馈技术进行实时数数法训练时，要遵循小步递进、分阶段、分步骤原则。首先，应向患者说明数数法训练的动作要领即通过有节奏地移动步伐来控制呼吸，并在呼气的同时数数；其次，训练原则应体现在训练步骤的循序渐进上，根据患者的能力水平，由易到难，即先进行单个数训练，再过渡到两个数训练，最后进行多个数训练；最后，在训练的过程中强调患者通过设备呈现的视觉反馈信息来监控自己的发音状况，要求发音时采用言语腹式呼吸，发声时保持与呼吸的协调。训练形式见数字资源 3-4-2。

数字资源
3-4-2

适应症： 主要适用于呼吸方式异常，也适用于呼吸与发声不协调的患者。

以言语矫治仪中"兔子飞"的游戏为例，患者面对电脑屏幕站立，一手放在腹部，左脚向后退一步时深吸一口气，同时手掌感觉腹部隆起。然后重心前移，呼气时左脚向前回到原位时数"1"，发音的同时电脑屏幕中第一只兔子飞起来，手掌感受到腹部回缩，如图 3-4-25。重复数次，直到发声和呼吸比较协调为止。

待患者能够在"一步"状态下协调地数"1"，则根据儿童的最长声时或肺活量，逐步增加步数，让患者在协调的基础上一口气数出更多的数字，同时以"兔子飞"的游戏为参照，即让四只兔子一个一个都飞起来。

言语矫治仪中可用于该训练的素材如表 3-4-3 所示。

表 3-4-3 实时数数法游戏素材表

游戏模块	游戏类型	游 戏 名 称
感知游戏	起音	土豆跑、兔子飞、一群兔、池塘、雨伞、跳舞的小丑、呼气的女孩、欢乐大集会、跳跳兔、打地鼠
训练游戏	起音	做早操、小歇、弹跳、启动、圣诞节、佳肴、企鹅、破壳、忍者狗、跳跳房、螺旋桨飞机
词语拓展	音节时长	所有词汇（目标物调整：1—3 个）

同时，也可选用言语障碍测量仪来进行实时反馈，动作要领同上，首次训练单数数字"1"时，患者左脚回到原位同时数"1"，同时屏幕上呈现红色的声波图像。当患者熟练掌握数数法的动作要领时，言语治疗师可根据患者的最长声时或肺活量增加难度，让患者向前移动更多的步数同时数更多的数字，如图 3-4-26 为三步数数的实时反馈。协调的发声状态下声波图像应大小均匀，间隔时长一致。

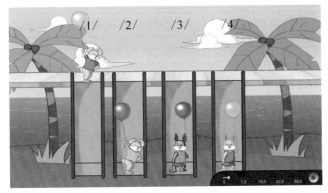

图 3-4-25 实时数数法言语游戏训练

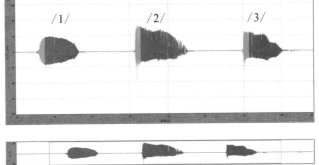

图 3-4-26 实时数数法言语反馈训练

（言语矫治仪与言语障碍测量仪，ICFDrSpeech®，上海慧敏医疗器械有限公司授权使用）

第四节　呼吸支持不足的康复治疗

在呼吸训练的基础上,呼吸支持不足的康复治疗主要由快速用力呼气法、缓慢平稳呼气法、逐字增加句长法三种方法,以及实时言语视听反馈技术所组成。

一、快速用力呼气法

快速用力呼气法指首先尽量用鼻子深吸气,然后用力将气流快速地从口中呼出,从而增加肺活量,提高言语呼吸支持能力,主要适用于呼吸支持不足。该方法的动作要领是:深吸气,再快速用力呼出。其训练步骤如下。

(1) 快速用力呼气法的动作要领:利用图片,让患者体会深吸气后快速呼出的感觉(可通过吹羽毛、吹蜡烛、吹纸青蛙等活动让患者感知)。

(2) 无意义音节的快速用力呼气训练:利用图片,引导患者深吸一口气,然后快速呼气的同时发无意义音(/p/、/t/、/k/、/c/、/ch/、/q/)。训练时先采用耳语式的发音方法诱导出送气音,再用正常嗓音发送气音,进行快速用力呼气训练。进一步提高难度:利用图片,引导患者深吸一口气,然后在快速呼气的同时用力发连续的两个音,如/p-p/、/t-t/、/k-k/等。

(3) 单音节词的快速用力呼气训练:利用图片,引导患者深吸一口气,然后在快速用力呼气的同时发以/p/、/t/、/k/、/c/、/ch/、/q/等 6 个送气音开头的单音节词语,如铺、爬、劈、塔、兔、踏、哭、渴、筷等。训练时先采用耳语式的发音方法诱导出送气音,再用正常嗓音发送气音,进行快速用力呼气训练。

(4) 双音节词的快速用力呼气训练:言语治疗师可以利用图片,让患者深吸一口气,然后快速用力呼气的同时发以/p/、/t/、/k/、/c/、/ch/、/q/等 6 个送气音开头的双音节词语,如皮球、泡泡、土坡、踢球、哭泣、可乐等。训练时先采用耳语式的发音方法诱导出送气音,再用正常嗓音发送气音,进行快速用力呼气训练。

快速用力呼气法会改善患者的起音斜率、最长声时,使得 s 和 z 的最长声时较训练前有所延长且 s/z 比接近 1。训练后会出现这些测量参数变化的原因有以下几点。

首先,与平静呼吸相比,言语呼吸需要瞬间吸入更多的气体,来提供更多的呼吸支持,以维持足够的声门下压。在此训练中要求患者深吸气,深吸气时膈肌和肋间外肌收缩较强,肋骨向上向外抬起,使胸腔获得较大的垂直方向、横向和前后向的扩张,胸腔容积增大,从而使得吸气量增加,获得了更多的呼吸支持,改善起音斜率。

其次,言语呼吸不仅在吸气时需要吸气肌群主动收缩,在呼气时同样也需要腹部肌群主动地收缩,以维持充足的声门下压,继而支持发声活动。该训练要求深吸气后快速用力呼气同时发音,快速用力呼气是一个主动的过程,使得患者肋间内肌主动收缩,肋骨下降,胸腔容积减小,增大呼气驱动力。同时,腹部肌群也主动收缩,推动膈肌,以获得更大的呼气驱动力,即可以维持充足的声门下压,提高言语呼吸支持能力,改善最长声时。

临床指出:快速用力呼气法注重发音的起始阶段。

二、缓慢平稳呼气法

缓慢平稳呼气法指让患者深吸气后,缓慢平稳持续地发音,以提高患者对呼气的控制能力,从而为患者的言语提供稳定持久的呼吸支持,主要适用于呼吸支持不足。该方法的动作要领是:深吸气后呼气,呼气时气流必须平缓、均匀,并注意控制声时。其训练步骤如下。

(1) 缓慢平稳呼气法的动作要领:深吸一口气,然后平稳、缓慢地将气流呼出。把几根蜡烛固定在桌上,一字形排开并点燃。患者站在桌子的旁边,与桌上的蜡烛保持一段距离,深吸气,然后缓慢平稳地吹气,使蜡烛的火苗不断闪动但不灭。训练中,言语治疗师也可将游戏换成吹肥皂泡、吹哨子等。

(2) 无意义音的缓慢平稳呼气训练:深吸气后发无意义音,选择擦音或元音进行练习。发元音/ɑ/、/o/、/e/、/i/、/u/、/ü/,发声时注意对声时的控制,做到缓慢平稳。发音时注意深吸一口气,然后平稳缓慢地将气流呼出,同时发元音。发音保持连贯,发音时间越长越好。发擦音/f/、/h/、/x/、/s/、/sh/的本音,延长发音的时间,让气流平缓均匀而持续地呼出。发音时注意深吸一口气,然后平稳缓慢地将气流呼出,同时发擦音。发音保持连贯,发音时间越长越好。

(3) 单音节词的缓慢平稳呼气训练:在以上发擦音本音的基础上,配合某些韵母,练习发单音节词。要求患者深吸气后缓慢平稳地呼气,同时发音,并适当延长单音节词的声母部分,即擦音部分。练习发以擦音/f/、/h/、/x/、/s/、/sh/开头的单音节词,如孵、喝、吸、酥、狮等。

缓慢平稳呼气法有助于改善患者的最长声时值,使之更接近正常值,并使得 s 和 z 的最长声时较训练前有较大的延长且 s/z 比接近 1。训练后会出现这些测量参数变化的原因有以下几点。

第一,与快速用力呼气法相同,训练中要求患者深吸气,深吸气时会引起膈肌和肋间外肌较强的收缩,肋骨向上向外提起,使胸腔获得较大的扩张,胸腔容积进一步增大,使得吸气量增加,这样就有足够的气流量支持持续的发音。

第二,该训练要求深吸气后缓慢平稳持续地发音,此时呼吸肌群(膈肌和肋间内肌)和腹部肌群不仅仅是简单的主动收缩,还需要控制这些肌群保持稳定持久的收缩,用较少的气流来维持足够的声门下压,以支持持续的发音,随着训练难度逐步增加,对这些肌群收缩的控制能力也得到较大的提高,能够支持更持久的发音,从而使得最长声时值更接近正常值。

临床指出:缓慢平稳呼气法注重发声的持续性。

三、逐字增加句长法

逐字增加句长法指通过让患者一口气连贯地朗读词句,并循序渐进地增加句长,来增强患者的言语呼吸支持能力,提高其呼吸与发声的协调性。这种训练方法主要适用于呼吸支持不足,也适用于呼吸与发声不协调。其训练步骤如下。

(1) 跟读句子:言语治疗师朗读,患者跟读,朗读时要一口气朗读一个句子。可根据患者情况选择句子及增加句子长度,例如:

宝宝。

大宝宝。

大宝宝笑。

大宝宝爱笑。

大宝宝爱大笑。

大宝宝很爱大笑。

(2) 快速跟读句子:当患者能够顺利地跟读上述句子后,言语治疗师加快朗读速度,让患者快速跟读。同样,要求患者快速地一口气读一个句子。句子的难度也可适当增加,例如:

瓜。

西瓜。

大西瓜。

一个西瓜。

一个大西瓜。

吃一个大西瓜。

(3) 朗读句子:当患者能够顺利地跟读上述句子后,让患者自己朗读句子。注意一个句子要一口气读完,

换气和朗读要协调自然,例如:

包。

书包。

红书包。

背红书包。

背着红书包。

背书包去学校。

使用逐字增加句长法进行训练时,言语治疗师可以将发声总时长作为监控的指标,随着患者一口气能说出的字数的增加,其发声总时长的值会相应增加。听感上,患者说话时的句子长度和连贯性增加,说话气短、说话停顿较多等现象会得到一定程度的改善,如表3-4-4所示。

表3-4-4　声时测量记录表

	第1次测时长	第2次测时长	第3次测时长	备　注
包。	0.7秒	0.8秒	0.7秒	
书包。	0.9秒	1秒	1.1秒	
红书包。	0	1.5秒	1.6秒	随着训练的进行,声时长度逐步增加
背着红书包。	0	0	1.9秒	
背书包去学校。	0	0	0	

四、实时言语视听反馈技术:呼吸支持不足

(一) 实时快速用力呼气法

快速用力呼气法指首先鼻子深吸气,然后用力将气流快速地从口中呼出,从而增加肺活量,提高言语呼吸支持能力。采用现代化的实时言语视听反馈技术进行实时快速用力呼气训练时,也要遵循小步递进、分阶段、分步骤原则。首先,从无意义音节开始训练,再过渡到单音节词、双音节词训练。将快速用力呼气法的训练内容与步骤结合现代化的实时言语视听反馈技术,形成实时快速用力呼气法。训练形式见数字资源3-4-3。

数字资源
3-4-3

适应症:主要适用于呼吸支持不足的患者。

1. **无意义音的实时快速用力呼气法**

言语治疗师可采用实时言语视听反馈设备言语矫治仪来完成实时快速用力呼气法训练。

利用响度实时言语训练游戏,让患者先采用耳语式的发音方法诱导出送气音,再用正常嗓音发送气音,进行快速用力呼气训练。进一步提高难度:引导患者深吸一口气,然后在快速呼气的同时用力发连续的两个送气音,如/p-p/、/t-t/、/k-k/等。

以"吹气球"实时言语训练游戏为例,如图3-4-27所示,这是进行无意义音节快速用力呼气法的实时言语反馈图。进行训练前,调整响度设置,下调响度最低值,以便进行耳语式发送气音的训练。耳语式发送气音时,引导患者深吸气,然后快速呼气,耳语式发送气音(/p/、/t/、/k/、/c/、/ch/、/q/)。同时,让患者实时关注气球突然迅速变大的过程。由于快速用力,气球大小的变化速率更快。若患者不太容易成功,言语治疗师可用手部对患者腹部进行小幅度、快速按压,同时进行言语视听训练。若患者能独立完成游戏,即可进行正常嗓音发送气音的实时训练。

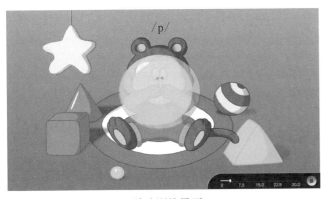
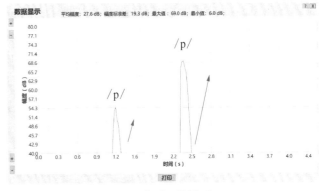

a. 游戏训练界面　　　　　　　　　　　b. 实时反馈界面

图 3-4-27　无意义音实时快速用力呼气法言语游戏训练

(言语矫治仪,ICFDrSpeech®,上海慧敏医疗器械有限公司授权使用)

2. 单音节词的实时快速用力呼气法

利用响度实时言语训练游戏,让患者先采用耳语式的发音方法诱导出送气音开头的单音节词语,再用正常嗓音进行训练。

以"消防车"实时言语训练游戏为例,如图 3-4-28 所示,这是进行单音节词快速用力呼气法的实时言语反馈图。首先,指导患者深吸气,然后快速呼气,耳语式发以送气音开头的单音节词语,如铺、爬、劈、塔、兔、踏、哭、渴、筷等。同时,实时言语反馈图显示,屏幕上的消防员进行快速、小幅度移动,爬升高度低,但上下速度快。若患者多次尝试后能独立完成游戏,即可进行正常嗓音发送气音的实时训练。正常嗓音发音时,指导患者深吸气,然后快速呼气,用正常嗓音发送气音开头的单音节词语。同时,让患者关注屏幕的实时反馈,消防员爬升速度快,与耳语式发音相比,爬升高度更高,至最高点后成功营救被困人员。

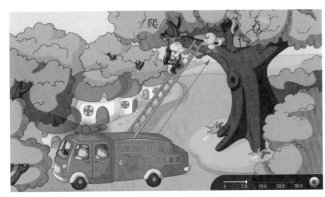
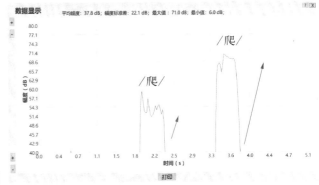

a. 游戏训练界面　　　　　　　　　　　b. 实时反馈界面

图 3-4-28　单音节词实时快速用力呼气法言语游戏训练

(言语矫治仪,ICFDrSpeech®,上海慧敏医疗器械有限公司授权使用)

3. 双音节词的实时快速用力呼气法

利用响度实时言语训练游戏,让患者先采用耳语式的发音方法诱导出送气音开头的双音节词语,再用正常嗓音进行训练。

以"太空旅行"实时言语训练游戏为例,如图 3-4-29 所示,是耳语式双音节词快速用力呼气法的实时言语反馈图。耳语式发送气音开头的双音节词时,指导患者深吸气,然后快速呼气,耳语式发以送气音开头的双音节词语,如皮球等。同时,让患者关注实时言语反馈,屏幕上的火箭快速上升至半空,后快速下降。每发音一次,火箭上升一次,共两次起落。若患者多次尝试后能独立完成游戏,即可进行正常嗓音发送气音的实时训练。正常嗓音发音时,指导患者深吸气,然后快速呼气,用正常嗓音发送气音开头的双音节词语。同时,实时言语反馈图显示，火箭上升高度更高，一旦到达顶点即有动画奖励，火箭进入太空，游戏成功。

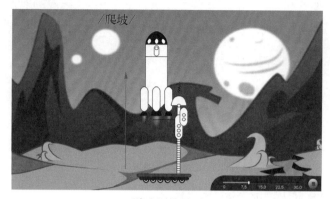

a. 游戏训练界面

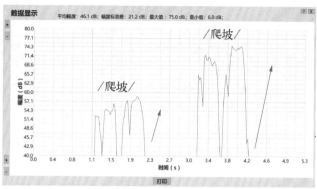

b. 实时反馈界面

图 3-4-29　双音节词实时快速用力呼气法言语游戏训练

（言语矫治仪，ICFDrSpeech®，上海慧敏医疗器械有限公司授权使用）

除此之外，实时快速用力呼气法可选择实时言语视听反馈设备言语矫治仪中多样化的实时言语训练游戏，具体推荐的素材如表 3-4-5 所示。

表 3-4-5　实时快速用力呼气法游戏素材表

游戏模块	游戏类型	游　戏　名　称
感知游戏	响度	吹气球、大楼、男孩、狮子、小象、小白兔、跳跃的女孩、火箭升空、河豚、温度计
训练游戏	响度	长颈鹿、生日、消防员、举重、超人、热气球、蓝色星球、太空旅行、大力士、飞碟

同时，也可以使用言语障碍测量仪进行实时快速用力呼气法训练，动作要领同上。选择声波图进行训练，以/p/、/t/、/k/为例，发音时显示绿色声波，绿色声波起伏大，代表快速用力发音，如图 3-4-30 所示。当患者熟练掌握快速用力呼气法的动作要领时，言语治疗师可根据患者的肺活量增加难度，让患者从无意义音节过渡到单音节和双音节词语，协调性状况可参照屏幕中的声波图像，要求患者的声波图像呈现起伏明显的绿色波幅和均匀的红色声波。

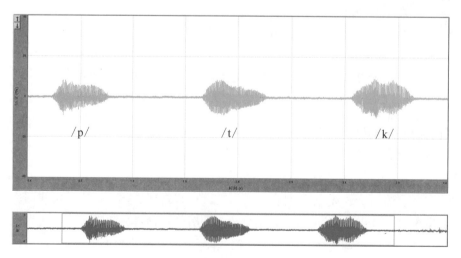

图 3-4-30　无意义音的实时数数法言语反馈训练

（言语障碍测量仪，ICFDrSpeech®，上海慧敏医疗器械有限公司授权使用）

（二）实时缓慢平稳呼气法

缓慢平稳呼气法是指让患者深吸气后，缓慢平稳持续地发音，以提高患者对呼气的控制能力，从而为患者的言语提供稳定持久的呼吸支持。将缓慢平稳呼气法的训练内容与步骤结合现代化的实时言语视听反馈技术，形成实时缓慢平稳呼气法。该方法的动作要领是深吸气后呼气，呼气时气流必须平缓、均匀，并注意控制声时。采用现代化的实时言语视听反馈技术进行实时缓慢平稳呼气法训练，可以通过实时反馈技术加强患者发声连续性。训练形式见数字资源3-4-4。

数字资源
3-4-4

适应症： 主要适用于呼吸支持不足的患者。

1. 实时缓慢平稳呼气法的动作要领

采用最长声时言语反馈训练，深吸一口气，然后平稳、缓慢地将气流呼出，让游戏中的目标物持续运动，直至终点。训练中，言语治疗师可变换多种游戏形式，增加训练趣味性。

以"草莓"实时言语训练游戏为例，如图3-4-31所示是实时缓慢平稳呼气的实时反馈图，言语治疗师指导患者深吸一口气，再将气流平稳、缓慢地呼出，小汽车逐渐向终点靠近，将草莓送达。训练应遵循小步递进、分阶段的原则。训练前，言语治疗师根据患者呼吸支持情况设定最长声时目标值，将目标值分阶段进行训练。

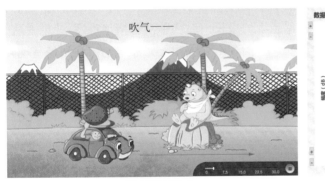

a. 游戏训练界面

b. 实时反馈界面

图3-4-31　实时缓慢平稳呼气法言语游戏训练

（言语矫治仪，ICFDrSpeech®，上海慧敏医疗器械有限公司授权使用）

2. 无意义音的缓慢平稳呼气法

采用最长声时言语反馈训练，深吸气后缓慢、平稳地发无意义音，选择擦音或元音进行练习，让游戏中的目标物持续运动，直至终点。训练中，言语治疗师可变换多种游戏，增加训练趣味性。

以"小象"实时言语训练游戏为例，如图3-4-32所示是发无意义音的缓慢平稳呼气训练的实时反馈图，

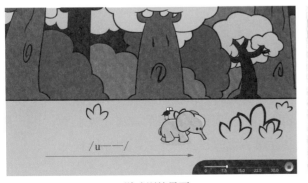

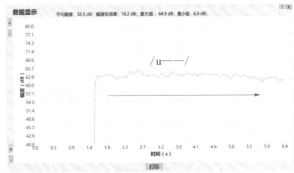

a. 游戏训练界面

b. 实时反馈界面

图3-4-32　无意义音实时缓慢平稳呼气法言语游戏训练

（言语矫治仪，ICFDrSpeech®，上海慧敏医疗器械有限公司授权使用）

言语治疗师指导患者深吸一口气后,缓慢、平稳地发无意义音,小象逐渐向前移动,当发音达到目标时间时,小象就能成功找到象宝宝。训练应遵循小步递进、分阶段的原则。训练前,言语治疗师根据患者呼吸支持情况设定最长声时目标值,将目标值分阶段进行训练。

除此之外,实时缓慢平稳呼气法可选择实时言语视听反馈设备言语矫治仪中多样化的实时言语训练游戏,具体推荐的素材如表3-4-6。

表3-4-6　实时缓慢平稳呼气法游戏素材表

游戏模块	游戏类型	游戏名称
感知游戏	声音	荡秋千、快乐熊、木桶狗、午后、跷跷板、唱歌的女孩、猫头鹰、逗逗头、舞蹈者、歌唱者、快乐城堡、小章鱼、神奇的工厂、草原精灵、小僵尸、功夫兔、小火龙
训练游戏	最长声时	小火车、草莓、小蜜蜂、苹果屋、买蛋糕、机械狗、狗与骨头、小象、女航天员、跳跃忍者、钓鱼达人、救护车、家用车、豪车、警车

同时,也可以使用言语障碍测量仪进行实时缓慢平稳呼气法训练,动作要领同上。选择声波图进行训练,以/f/、/h/为例,发音时显示绿色声波,绿色声波均匀平稳,代表缓慢平稳呼气,如图3-4-33所示。当患者熟练掌握缓慢平稳呼气法的动作要领时,言语治疗师可根据患者的最长声时和肺活量增加难度,让患者从无意义音节过渡到以擦音开头的单音节词,协调性状况可参照屏幕中的声波图像,要求患者的声波图像呈现较长、均匀平稳的绿色波幅和短暂的红色声波。

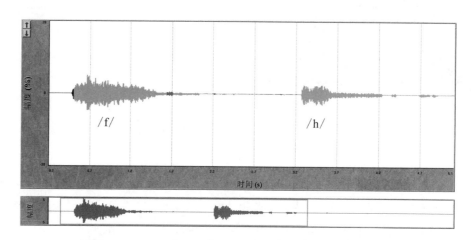

图3-4-33　无意义音的实时缓慢平稳呼气法言语反馈训练

(言语障碍测量仪,ICFDrSpeech®,上海慧敏医疗器械有限公司授权使用)

（三）实时逐字增加句长法

逐字增加句长法指通过让患者一口气连贯地朗读词句,并循序渐进地增加句长,来增强患者的言语呼吸支持能力,提高其呼吸与发声的协调性。将逐步增加句长法的训练内容与步骤结合现代化的实时言语视听反馈技术,形成实时逐步增加句长法。采用现代化的实时言语视听反馈技术进行实时音调梯度训练时,也要遵循小步递进、分阶段、分步骤原则。首先,要根据患者的言语呼吸水平确定训练的起点和目标,再根据患者言语呼吸的能力来设置逐字增加句长的个数。训练形式见数字资源3-4-5。

适应症:主要适用于呼吸支持不足,也适用于呼吸与发声不协调的患者。

以"木桶狗"实时言语训练游戏为例,如图3-4-34所示是实时逐字增加句长法下的言语反馈图,训练时,言语治疗师让患者一口气连贯地朗读或跟读词句,逐渐增加句长,小狗转动木桶的次数会随着发音个数的增加而增加,海豚跳跃次数也随着发音个数增加而增加。

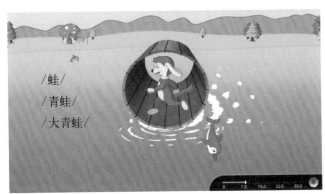

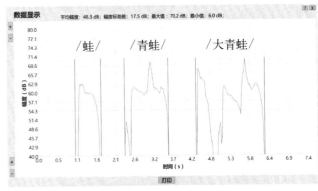

a. 游戏训练界面　　　　　　　　　　　b. 实时反馈界面

图 3‐4‐34　实时逐字增加句长法言语游戏训练

(言语矫治仪,ICFDrSpeech®,上海慧敏医疗器械有限公司授权使用)

除此之外,实时逐字增加句长法可选择实时言语视听反馈设备言语矫治仪中多样化的实时言语训练游戏,具体推荐的素材如表 3‐4‐7。

表 3‐4‐7　实时逐字增加句长法游戏素材表

游戏模块	游戏类型	游　戏　名　称
感知游戏	声音	荡秋千、快乐熊、木桶狗、午后、跷跷板、唱歌的女孩、猫头鹰、逗逗头、舞蹈者、歌唱者、快乐城堡、小章鱼、神奇的工厂、草原精灵、小僵尸、功夫兔、小火龙

同时,也可以使用言语障碍测量仪进行实时逐字增加句长训练,动作要领同上。选择声波图进行训练,以"大青蛙"为例(如图 3‐4‐35),发音时声波均匀平稳,声波长度随句子个数增加而变长。

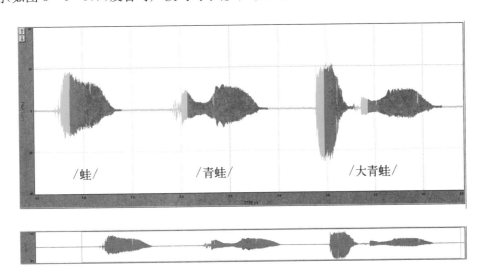

图 3‐4‐35　实时逐字增加句长法言语反馈训练

(言语障碍测量仪,ICFDrSpeech®,上海慧敏医疗器械有限公司授权使用)

当患者熟练掌握快速用力呼气法的动作要领时,言语治疗师可根据患者的最长声时和肺活量增加难度,让患者逐字增加句子长度,协调性状况可参照屏幕中的声波图像,要求患者的声波图像均匀平稳,同时长度逐字增加。

第五节　呼吸与发声不协调的康复治疗

在呼吸训练的基础上,呼吸与发声不协调的康复治疗主要由唱音法、哼音法、气息式发音法、甩臂后推法四种方法,以及实时言语视听反馈技术所组成。

一、唱音法

唱音法通过让患者连续地发长音、短音,或者长音和短音交替发音,来提高患者言语呼吸支持能力,促进患者呼吸与发声的协调,提高其言语时灵活控制气流的能力,从而轻松地发音,主要适用于呼吸与发声不协调,也适用于呼吸支持不足。其训练步骤如下。

(1)长音训练:患者深吸气后持续发长音,如:/a——,ya——,da——/,发音时要采用腹式呼吸,并注意保持声音平稳和声时的稳定性。言语治疗师可记下患者的发音时间,让患者逐渐延长一口气的发音时间。

(2)短音训练:患者深吸气后连续发几个短音,如:/a-a-a-a-a/。注意建立正确的起音。另外,需要注意发音过程中不要换气、漏气,每个音要干脆利落。言语治疗师可记录下每次连续发音的个数,以便逐步增加一口气发短音的个数。在训练时可逐渐加快发音速度。

(3)长短音结合训练:当患者能够顺利地发长音和短音后,让其深吸气后发长短交替的音,如:/ya——ya——yaya/。注意在稳定声时条件下正确起音。让患者深吸气后,先发长音后发短音。注意同样要一口气说完,中间不要换气、漏气,换音时前一个音收尾要干脆。

与唱音法对应的主要测量参数是 s/z 比和最大数数能力。在短音训练中,患者一口气连续发短音,并逐步增加一口气发短音的个数。训练后,患者的声门闭合情况得到改善,呼吸与发声协调能力增强,整个言语过程更加协调。从参数上看,最大数数能力数值逐渐增大;/s/和/z/的最长发音时间也有所增加且 s/z 比趋近于 1。

与唱音法对应的测量参数还有最长声时。在长音训练中,患者采用腹式呼吸发音,并逐渐延长一口气的发音时间。训练后,患者的呼吸支持增加,最长声时数值逐渐增大。

与上述缓慢平稳呼气法与最长声时训练相结合类似,唱音法中的长音训练可结合言语矫治仪最长声时进行训练,短音训练/长短音结合训练也可结合言语矫治仪中的起音训练。

二、哼音法

哼音法通过音调和响度连续起伏变化的旋转式发音,促进患者呼吸与发声功能的协调,提高其言语时声带的控制能力,进而打破其固有的错误发声模式,建立新的、舒适的发声模式,改善其音质。这种方法主要适用于呼吸与发声不协调。其训练步骤如下。

(1)哼音法动作要领的学习:利用图 3-4-36,向患者讲解哼音的动作要领,要求用音调和响度连续变化的音发哼音/i/。

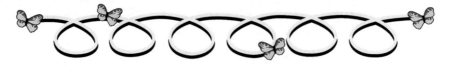

图 3-4-36　"哼音法"动作要领示意图

(2)快速哼音训练:引导患者用较快的速度发哼音,发音时音调与响度连贯并快速起伏变化,如:/i～～/。随后,发以浊音开头的单音节词,重复用哼音发出,然后过渡到用正常嗓音说该单音节词,如:/ma～～/—/妈/。

(3)慢速哼音训练:引导患者用较慢的速度发哼音,如:/u～～/,发音时音调与响度连贯并缓慢起伏变化。

随后,发以浊音开头的单音节词,重复用啭音发出,如:/na~~/—拿,然后过渡到用正常嗓音发该单音节词。

(4) 快慢交替啭音练习:引导时快时慢地发啭音,快慢变化时过渡自然,提高呼吸和发声的协调能力,如:/e~~/。随后,发以浊音开头的双音节词,重复用啭音发出,然后过渡到用正常嗓音发该双音节词,如:/ma~~/—妈妈,如图 3 - 4 - 37 所示。

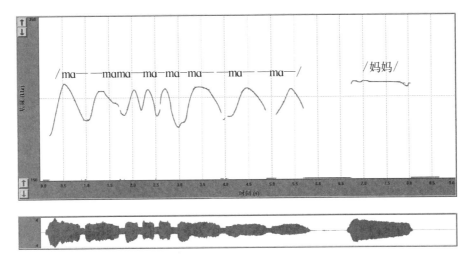

图 3 - 4 - 37 啭音法样板匹配

(言语障碍测量仪,ICFDrSpeech®,上海慧敏医疗器械有限公司授权使用)

与啭音法对应的主要测量参数是 s/z 比和最大数数能力。训练后,患者的声门闭合情况得到提高,呼吸与发声协调能力增强,整个言语过程更加协调。从参数上看,最大数数能力数值逐渐增大;s/z 比趋近于 1,且/s/和/z/的最长发音时间也有所增加。

啭音法改善患者音质,增强呼吸与发声协调能力的效果还能通过基频微扰、振幅微扰、噪声能量来显示。患者的粗糙声减少,基频微扰值将减小至 0.5% 以内。患者的嘶哑声减少,幅度微扰值将减小至 3% 以内。患者声门漏气减少,嘶哑声改善,声门噪声值将减小至 -10 分贝以内。啭音法中快速啭音及慢速啭音都可以用实时言语障碍测量仪中样板模式进行训练,如图 3 - 4 - 37 所示,这样既可以提示患者,又可给予患者视觉反馈。

三、气息式发音法

气息式发音法通过采用气息式的发音帮助放松声带和咽缩肌,从而建立正常的起音方式,其主要适用于硬起音,以及由硬起音导致的高音调。其训练步骤如下。

(1) 硬起音与软起音的比较:利用图片,向患者介绍图片所代表的意义(一幅代表硬起音,一幅代表软起音),并模仿两种发音,让患者进行区分比较,可以让患者在言语治疗师发音时触摸其喉部,感受言语治疗师在模仿硬起音时喉部较紧张僵硬,模仿软起音时喉部较为柔软,并能听到发声时伴有气息声。

(2) 以/h/开头的气息式发音练习:先以/h/音来诱导柔和起音方式(气息式发音),然后试着不发/h/音,直接发这些词。有两种不同的模式,分别为:

模式 1:/h+以 y 开头的词/———/以 y 开头的词/,如/h+鸭———/鸭;

模式 2:/h+以 w 开头的词/———/以 w 开头的词/,如/h+窝———/窝/。

(3) 以/s,sh/开头词语的气息式发音:用气息式发音法说以/s/、/sh/开头的词诱导出正常的发音,来避免硬起音的发生。有五种模式,分别为:

模式 1:/s,sh+以 i 开头的韵母/———/以 y 开头的词/,如"/四/———/鸭/";

模式 2:/s,sh+以 u 开头的韵母/———/以 w 开头的词/,如"/笋/———/挖/";

模式 3:/s,sh+以 a 开头的韵母/———/以 a 开头的词/,如"/三/———/啊/";

模式 4：/s,sh+以 o 开头的韵母/——/以 o 开头的词/，如"/送/——/哦/"；

模式 5：/s,sh+以 e 开头的韵母/——/以 e 开头的词/，如"/蛇/——/鳄/"。

与气息式发音法对应的参数是声门波测量中的幅度商、开商、速度商、速度幂、起音幅度等。

随着治疗的进行，若幅度商的值逐渐变大，则表明治疗是有效的。临床上，硬起音患者在起音阶段，声门关闭较快，声门打开至最大时声门面积较小，幅度商较小。而治疗之后，声门关闭变缓，声门打开至最大面积时就相应的变大，所以幅度商的值就会变大。

开商是指声门开放的时间与开关时间总和之比。随着治疗的进行，开商的值应当是从小逐渐变大的。临床上硬起音的患者由于声门关闭较快，闭合相的时间较短，因而开商小，经过治疗之后，闭合时间变得缓慢，则开商的值渐渐变大。

随着治疗的进行，速度商的值应当是变小的，硬起音的患者发音起音阶段由于声门关闭较快，闭合相的时间较短，因而速度商的值大。经治疗后，声门闭合时间变长，患者的速度商变小。

速度幂是指开放相与闭合相之差与开相的时间比。随着治疗的进行，速度幂的值也是会逐渐变小。临床上，硬起音的患者速度商偏大，故治疗的目的是使它的值逐渐变小。

随着治疗的进行，起音幅度的值会逐渐变小达到正常值。在临床上，由于硬起音的患者起音幅度较大于正常值，因此治疗的目的是使它的值逐渐变小。

四、甩臂后推法

甩臂后推法是指让患者在甩臂后推的同时突然发音来提高声门闭合能力，减少软起音，帮助其建立正确的起音方式。这种方法主要适用于软起音。其训练步骤如下。

（1）甩臂后推法的动作要领：言语治疗师向患者示范甩臂后推的动作，并让患者学习一起做。言语治疗师指导患者紧握双拳提至胸前，深吸气，然后在用力呼气的同时将手臂突然向下向后甩至臀部以下，手掌完全张开（如图 3-4-38）。

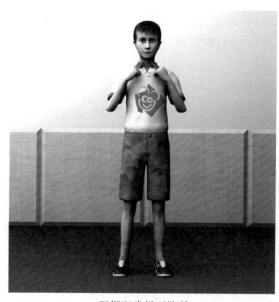 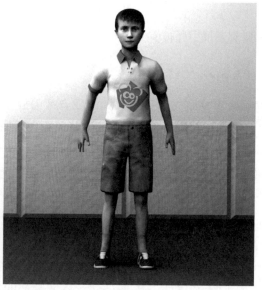

a. 紧握双拳提至胸前　　　　　　　　　　　　b. 手臂突然向下

图 3-4-38　甩臂后推法

（2）减少软起音：用力甩臂后推的同时发音。边做动作边发单元音，注意用力甩手臂，并与此同时起音，以提高声门闭合能力，减少软起音的产生。

（3）减少软起音并逐渐建立正确的起音方式：边甩臂后推边说单音节词。用力甩臂后推的同时发声，注意用力甩手臂，并与此同时起音，以提高声门闭合能力，减少软起音。在此基础上，逐渐过渡到正确的起音方式发声。

（4）建立正确的起音方式：省略甩臂后推动作，直接说单音节词。发音时起音方式正确，呼吸与发声协调。

与甩臂后推法对应的参数也是声门波测量中的幅度商、开商、速度商、速度幂、起音幅度这几个客观参数。在训练后，患者的声门闭合能力加强，幅度商的值逐渐变小表示治疗是有效的。由于临床上软起音患者处于发音起音阶段，声门关闭较慢，声门打开至最大时声门面积较大，幅度商较大；而治疗之后，声门关闭变快，声门打开到最大面积时的面积就相应的变小，所以幅度商的值就会变小。

随着治疗的深入，开商的值应当是由大逐渐变小的，速度商的值应当是由小变大的，速度幂的值是由小变大，起音幅度的值将逐渐变大。

五、实时言语视听反馈技术：呼吸与发声不协调

（一）实时唱音法

将唱音法的训练内容与步骤结合现代化的实时言语视听反馈技术，形成实时唱音法。采用现代化的实时言语视听反馈技术进行实时唱音法训练，通过让患者连续地发长音、短音，或者长音和短音交替发音，来提高患者言语呼吸支持能力，促进患者呼吸与发声的协调，提高其言语时灵活控制气流的能力，从而轻松发音。训练过程中要遵循小步递进、分阶段、分步骤的原则。训练形式见数字资源3-4-6。

数字资源
3-4-6

适应症：主要适用于呼吸与发声不协调，也适用于呼吸支持不足的患者。

1. **实时长音训练**

要求患者深吸气后持续发长音，发音时要采用腹式呼吸，并注意保持声音平稳。言语治疗师可以采用言语矫治仪中最长声时游戏的丰富场景和实时反馈来帮助患者做唱音法中的长音训练。例如，采用"狗与骨头"游戏来，以发长音/ɑ—/为例进行长音训练。如图3-4-39所示，在这个游戏中，在患者正确发长音时，小狗会向着骨头前进，最终吃到了骨头。

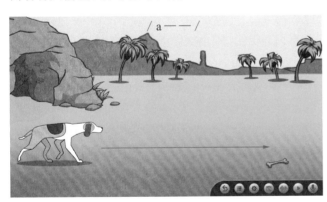

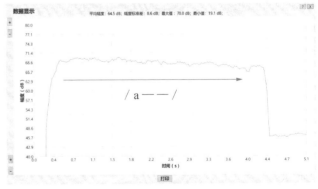

a. 游戏训练界面　　　　　　　　　　　b. 实时反馈界面

图 3-4-39　长音实时唱音法言语游戏训练

（言语矫治仪，ICFDrSpeech®，上海慧敏医疗器械有限公司授权使用）

2. **实时短音训练**

要求患者深吸气后连续发几个短音，发音过程中不要换气、漏气，每个音要干脆利落。言语治疗师可以采用言语矫治仪中起音游戏的丰富场景和实时反馈来帮助患者做唱音法中的短音训练，促进患者相关呼吸肌群与发声肌群运动之间的协调。例如，采用"打地鼠"游戏来进行短音训练（如图3-4-40）。在这个游戏中，患者连续发六个短音/ɑ/、/ɑ/、/ɑ/、/ɑ/、/ɑ/、/ɑ/。当患者第一次发短音/ɑ/的同时，第一只老鼠从洞里出来；第二、三次发短音/ɑ/时，第二、三只老鼠从洞里出来。第四次发短音/ɑ/时，第一只老鼠被打入地洞；第五、六次发短音/ɑ/时，第二、三只老鼠也被打入地洞。这时，患者就完成了六次正确的短音训练。

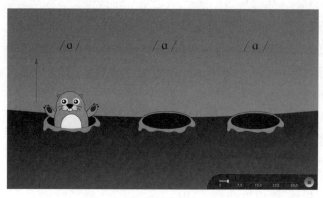

a. 游戏训练界面

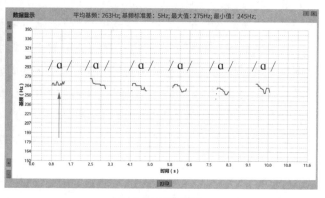

b. 实时反馈界面

图 3-4-40 短音实时唱音法言语游戏训练

(言语矫治仪,ICFDrSpeech®,上海慧敏医疗器械有限公司授权使用)

3. 实时长短音结合训练

当患者能够顺利地发长音和短音后,让其深吸气后发长短交替的音。言语治疗师可采用实时言语视听反馈设备言语矫治仪来完成实时长短音结合的训练,利用起音游戏的丰富场景和实时反馈来帮助患者做唱音法中的长短音训练,促进患者相关呼吸肌群与发声肌群运动之间的协调。例如,采用"跷跷板"游戏来进行长短音结合训练(如图 3-4-41)。在这个游戏中,患者不发音时,跷跷板不摆动;在患者正确发音时,跷跷板会上下摆动;发音停止,摆动则停止。

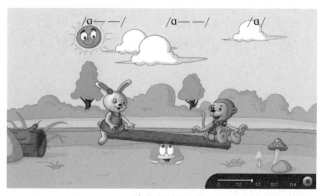

a. 游戏训练界面

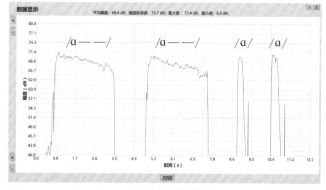

b. 实时反馈界面

图 3-4-41 长短音结合实时唱音法言语游戏训练

(言语矫治仪,ICFDrSpeech®,上海慧敏医疗器械有限公司授权使用)

除此之外,唱音法可选择实时言语视听反馈设备言语矫治仪中多样化的实时言语训练游戏,具体推荐的素材如表 3-4-8 所示。

表 3-4-8 实时唱音法游戏素材表

游戏模块	游戏类型	游 戏 名 称
感知游戏	起音	土豆跑、兔子飞、一群兔、池塘、雨伞、跳舞的小丑、呼气的女孩、欢乐大集会、跳跳兔、打地鼠
训练游戏	起音	做早操、小歇、弹跳、启动、圣诞节、佳肴、企鹅、破壳、忍者狗、跳跳房、画廊、ET 跳舞、办公桌、烟花、水晶球、魔法缸

同时,也可以选用言语障碍测量仪来进行实时唱音法训练,动作要领同上。选择声波图进行训练,以发三次短音/a/为例,发声后屏幕上呈现红色的声波图像。如图 3 - 4 - 42 所示。当患者熟练掌握唱音法的动作要领时,言语治疗师可根据患者的最长声时适时调整难度,患者发音状况可参照屏幕中的声波图像,要求患者的声波图像大小均匀,间隔时长一致。

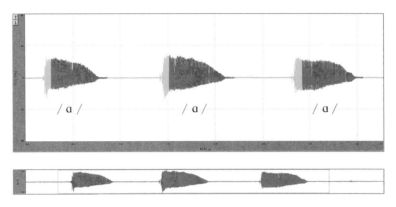

图 3 - 4 - 42　实时唱音法言语反馈训练

(言语障碍测量仪,ICFDrSpeech®,上海慧敏医疗器械有限公司授权使用)

(二) 实时哼音法

数字资源
3 - 4 - 7

采用现代化的实时言语视听反馈技术进行实时哼音法训练,通过让患者连续产出音调与响度连续起伏变化的旋转式发音,促进患者呼吸与发声功能的协调,提高其言语时声带的控制能力,进而打破其固有的错误发声模式,改善其音质。将哼音法的训练内容与步骤结合现代化的实时言语视听反馈技术,形成实时哼音法。训练过程中要遵循小步递进、分阶段、分步骤的原则。训练形式见数字资源 3 - 4 - 7。

适应症:主要适用于呼吸与发声不协调的患者。

1. 实时快速哼音训练

言语治疗师引导患者用较快的速度发哼音,发音时音调与响度连贯并快速起伏变化,如:/i～～/。随后,发以浊音开头的单音节词,重复用哼音发出,然后过渡到用正常嗓音说该单音节词,如:/ma～～/—妈。言语治疗师可以采用言语矫治仪中音调游戏的丰富场景和实时反馈来帮助患者进行哼音法中的快速哼音训练。例如,采用"热气球"游戏来进行快速哼音训练,如图 3 - 4 - 43 所示,患者快速发哼音/i～～/时,同时会看到热

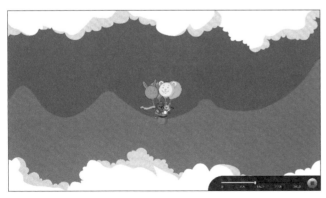

a. 游戏训练界面

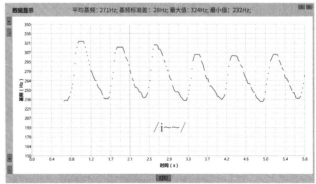

b. 实时反馈界面

图 3 - 4 - 43　快速实时哼音法言语游戏训练

(言语矫治仪,ICFDrSpeech®,上海慧敏医疗器械有限公司授权使用)

气球会随着音调的高低而上下起伏着快速向前进。

2. 实时慢速哼音训练

言语治疗师引导患者用较慢的速度发哼音,如:/u~~/,发音时音调与响度连贯并缓慢起伏变化。随后,发以浊音开头的单音节词,重复用哼音发出,如:/nɑ~~/拿,然后过渡到用正常嗓音发该单音节词。言语治疗师可以采用言语矫治仪中音调游戏的丰富场景和实时反馈来帮助患者做哼音法中的慢速哼音训练。例如,采用"小飞熊"游戏来进行慢速哼音训练,如图3-4-44所示,患者慢速发哼音/u~~/时,小飞熊同时也跟着音调的高低而上下起伏缓慢向前飞行。

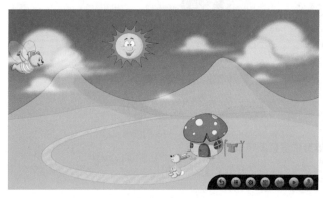

a. 游戏训练界面　　　　　　　　　　　　b. 实时反馈界面

图3-4-44　慢速实时哼音法言语游戏训练

(言语矫治仪,ICFDrSpeech®,上海慧敏医疗器械有限公司授权使用)

3. 实时快慢交替哼音练习

引导患者时快时慢地发哼音,快慢变化时过渡自然,提高呼吸和发声的协调能力,如:/ɑ~~/。随后,发以浊音开头的双音节词,重复用哼音发出,然后过渡到用正常嗓音发该双音节词,如:/mɑ~~/—妈妈。言语治疗师可以采用言语矫治仪中音调游戏的丰富场景和实时反馈来帮助患者进行哼音法中的快慢交替哼音练习。例如,采用"飞车"游戏来进行快慢交替哼音练习。如图3-4-45所示,在患者快慢交替发哼音时,飞车同时随着患者发声的快慢不断地上下起伏向前飞行,快速发哼音时前进速度较快,慢速发哼音时前进速度较慢。

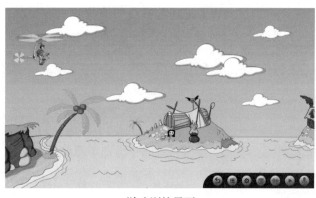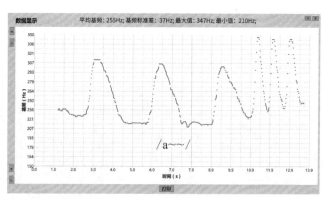

a. 游戏训练界面　　　　　　　　　　　　b. 实时反馈界面

图3-4-45　快慢交替实时哼音法言语游戏训练

(言语矫治仪,ICFDrSpeech®,上海慧敏医疗器械有限公司授权使用)

除此之外,哼音法可选择实时言语视听反馈设备言语矫治仪中多样化的实时言语训练游戏,具体推荐的素材如表3-4-9所示。

表 3 - 4 - 9　实时哝音法游戏素材表

游戏模块	游戏类型	游 戏 名 称
感知游戏	音调	热气球、小飞熊、飞车、袋鼠、弹钢琴、小蜜蜂、火箭、飞机、欢乐秋千、跳跳蛙
训练游戏	音调	撞球、茶壶、空战、奇妙海、划船、小恶魔、小天使、宇宙飞船、飞碟、飞艇、战斗机、直升机、喷气式飞机、螺旋桨飞机

　　同时,也可以选用言语障碍测量仪来进行实时哝音法训练,动作要领同上。以快速哝音训练/i～～/为例,发声后屏幕上呈现基频与幅度图像,如图 3 - 4 - 46 所示。当患者熟练掌握哝音法的动作要领时,言语治疗师可根据患者的发音情况的起伏变化连贯性适时调整难度,连贯性状况可参照屏幕中的声波图像,要求患者的声波图像呈现均匀平稳。

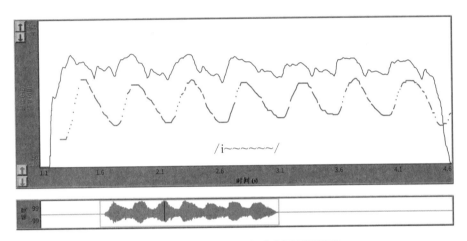

图 3 - 4 - 46　实时哝音法言语反馈训练

(言语障碍测量仪,ICFDrSpeech®,上海慧敏医疗器械有限公司授权使用)

（三）实时气息式发音法

数字资源
3 - 4 - 8

　　采用实时言语视听反馈设备言语矫治仪,将气息式发音法的训练内容与步骤结合现代化的实时言语视听反馈技术,通过采用气息式的发音,利用设备中的游戏进行减少硬起音的训练,帮助放松声带和咽缩肌,从而建立正常的起音方式。气息式发音法利用矫枉过正的原理帮助患者治疗硬起音,即以软起音的发音纠正患者的硬起音。训练过程中要遵循小步递进、分阶段、分步骤的原则。训练形式见数字资源 3 - 4 - 8。

　　适应症:其主要适用于硬起音,以及由硬起音导致的高音调的患者。

　　1. 以/h/开头的气息式发音训练

　　用气息式发音的方式发以/h/＋零声母开头的词,再用正常嗓音说出该词。言语治疗师可以采用言语矫治仪中起音游戏的丰富场景和实时反馈来帮助患者进行气息式发音法中的以/h/开头的气息式发音练习。例如,采用"跳跳兔"游戏来进行以/h/开头的气息式发音练习。如图 3 - 4 - 47 所示,在这个游戏中,患者完成以/h/开头的气息式发音时,为了奖励患者发音正确,兔子会跳动起来。而当患者出现硬起音问题时,患者的起音不能引起画面的变化,画面维持在最初状态。

　　2. 以/s,sh/开头词语的气息式训练

　　用气息式发音的方式发以/s,sh/＋元音开头的词,再用正常嗓音说出该词。言语治疗师可以采用言语矫治仪中起音游戏的丰富场景和实时反馈来帮助患者进行"气息式发音法"中的以/s,sh/开头的气息式发音练习。例如,采用"跳舞的小丑"游戏来进行以/s,sh/开头的气息式发音练习。如图 3 - 4 - 48 所示,患者完成以

/s,sh/开头的气息式发音时,作为患者发音正确的奖励,小丑会开始跳舞。而当患者出现硬起音问题时,患者的起音不能引起画面的变化,画面维持在最初状态。

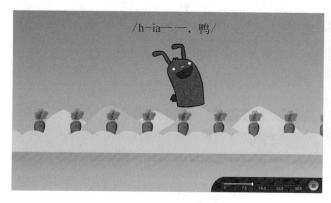

图 3-4-47　/h/开头的实时气息式发音法

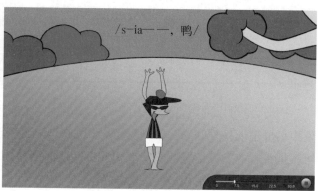

图 3-4-48　/s,sh/开头的实时气息式发音法

（言语矫治仪,ICFDrSpeech®,上海慧敏医疗器械有限公司授权使用）

除此之外,气息式发音法可选择实时言语视听反馈设备言语矫治仪中多样化的实时言语训练游戏,具体推荐的素材如表 3-4-10。

表 3-4-10　实时气息式发音法游戏素材表

游戏模块	游戏类型	游　戏　名　称
感知游戏	起音	土豆跑、兔子飞、一群兔、池塘、雨伞、跳舞的小丑、呼气的女孩、欢乐大集会、跳跳兔、打地鼠
训练游戏	起音	做早操、小歇、弹跳、启动、圣诞节、佳肴、企鹅、破壳、忍者狗、跳跳房、画廊、ET跳舞、办公桌、烟花、水晶球、魔法缸

同时,也可以选用言语障碍测量仪来进行实时反馈,动作要领同上。以/h-鸭/为例,发声后屏幕上呈现的声波图像,前部分为长的绿色声波,后部分为红色,如图 3-4-49 所示。当患者熟练掌握气息式发音法的动作要领时,随着患者硬起音现象的减少,言语治疗师可根据情况适时调整难度,对患者进行正确起音方式的反复训练,直到患者稳定掌握正确起音方式为止。

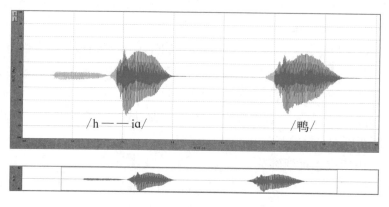

图 3-4-49　实时气息式发音法言语反馈训练

（言语障碍测量仪,ICFDrSpeech®,上海慧敏医疗器械有限公司授权使用）

（四）实时甩臂后推法

采用现代化的实时言语视听反馈技术进行实时甩臂后推法训练,利用实时视听反馈游戏为起音训练提供训练情境、反馈工具和强化奖励,让患者在甩臂后推的同时突然发音来提高声门闭合能力,减少软起音,帮助其建立正确的起音方式。训练过程中要遵循小步递进、分阶段、分步骤的原则。训练形式见数字资源3-4-9。

数字资源 3-4-9

适应症:主要适用于软起音的患者。

1. 减少软起音

患者在用力甩臂后推的同时发音。患者边做动作边发单元音,注意用力甩手臂,并同时起音,以提高声门闭合能力,减少软起音的产生。言语治疗师可以采用言语矫治仪中起音游戏的丰富场景和实时反馈来帮助患者做甩臂后推法中的减少软起音练习。例如,采用起音次数为七次的"烟花"游戏来进行减少软起音练习,以发单元音/a/为例。如图3-4-50所示,当患者能连续七次正确地起音时,同时七个烟花将依次出现,最后烟花升空。

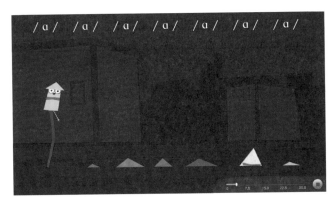

a. 游戏训练界面

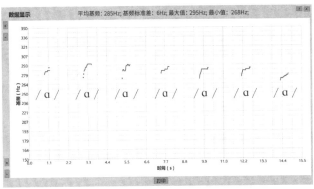

b. 实时反馈界面

图3-4-50　减少软起音的实时甩臂后推法言语游戏训练

(言语矫治仪,ICFDrSpeech®,上海慧敏医疗器械有限公司授权使用)

2. **减少软起音并逐渐建立正确的起音方式**

患者用力边甩手臂边说单音节词,同样方法练习双音节词。患者在用力甩臂后推的同时发音,注意用力甩手臂,并同时起音,以提高声门闭合能力,减少软起音。在此基础上,逐渐过渡到正确的起音方式发声。言语治疗师可以采用言语矫治仪中起音游戏的丰富场景和实时反馈来帮助患者做"甩臂后推法"中的减少软起音并逐渐建立正确的起音方式练习。例如,采用"破壳"游戏来进行练习,以发单音节词/包/为例。如图3-4-51所示,当患者能连续正确地起音时,小鸡也同时逐渐破壳,最终鸡蛋完全破壳,出现奖励动画——小鸡出现。

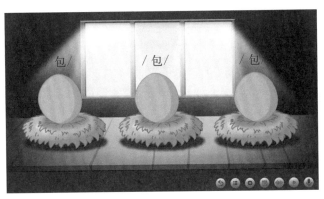

a. 游戏训练界面

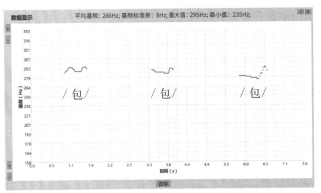

b. 实时反馈界面

图3-4-51　减少软起音并逐渐建立正确的起音方式的实时甩臂后推法

(言语矫治仪,ICFDrSpeech®,上海慧敏医疗器械有限公司授权使用)

3. 建立正确的起音方式

患者省略甩臂后推动作，直接说出单音节词，要求发音时起音方式正确，呼吸与发声协调。同样方法练习双音节词、短语。言语治疗师可以采用言语矫治仪中起音游戏的丰富场景和实时反馈来帮助患者做"甩臂后推法"中的建立正确的起音方式练习。例如，采用"跳跳房"游戏来进行练习，以发双音节词/阿姨/为例。如图3-4-52所示，当患者能连续正确地起音时，小房子依次跳跃，最终到达终点，出现奖励动画。

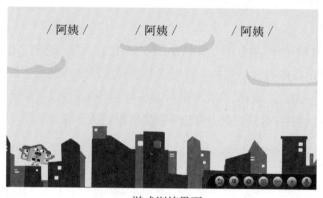
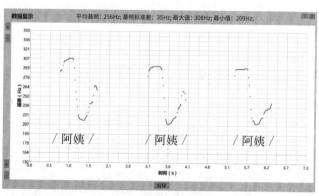

a. 游戏训练界面　　　　　　　　　　　　b. 实时反馈界面

图 3-4-52　建立正确的起音方式的实时甩臂后推法

（言语矫治仪，ICFDrSpeech®，上海慧敏医疗器械有限公司授权使用）

除此之外，甩臂后推法可选择实时言语视听反馈设备言语矫治仪中多样化的实时言语训练游戏，具体推荐的素材如表3-4-11。

表 3-4-11　实时甩臂后推法游戏素材表

游戏模块	游戏类型	游戏名称
感知游戏	起音	土豆跑、兔子飞、一群兔、池塘、雨伞、跳舞的小丑、呼气的女孩、欢乐大集会、跳跳兔、打地鼠
训练游戏	起音	做早操、小歇、弹跳、启动、圣诞节、佳肴、企鹅、破壳、忍者狗、跳跳房、画廊、ET跳舞、办公桌、烟花、水晶球、魔法缸

同时，也可以选用言语障碍测量仪来进行实时反馈，动作要领同上。以减少软起音练习/ɑ/为例，发声后屏幕上呈现红色的声波图像，如图3-4-53所示。

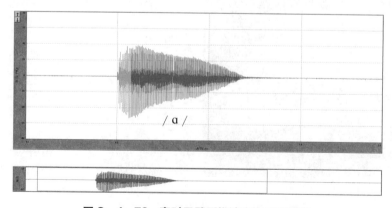

图 3-4-53　实时甩臂后推法言语反馈训练

（言语障碍测量仪，ICFDrSpeech®，上海慧敏医疗器械有限公司授权使用）

当患者熟练掌握甩臂后推法的动作要领时,言语治疗师可根据患者的发音情况适时调整难度,可以增加起音个数或者减少起音时间,对患者进行正确起音方式的反复训练,直到患者稳定掌握正确起音方式。

第六节　ICF 言语呼吸障碍康复治疗案例

一、言语呼吸障碍促进治疗法儿童案例

以言语呼吸障碍儿童患者的呼吸促进治疗法为例,具体阐述 ICF 框架下呼吸障碍患者康复治疗的实施过程,儿童言语呼吸障碍 ICF 言语嗓音功能评估表可见数字资源 3-4-10。

数字资源
3-4-10

(一)患者基本信息

患者王××,男,7 岁,患者基本信息如表 3-4-12 所示。患者经临床诊断为脑瘫,患者腹式呼吸,言语清晰度尚可;语言上,能够对话交流;认知上,能够理解常见事物;进食状况基本正常,能够较好地自主进食;口部触觉感知良好。

表 3-4-12　患者基本信息表

上海市××儿童康复中心

患者基本信息

姓名＊　王××　　　　　出生日期＊　2012-01-11　　性别 ☑ 男 □ 女
检查者　张老师　　　　　评估日期＊　2019-11-21　　编号＊　C01
类型:□ 智障 ____ □ 听障 ____ ☑ 脑瘫 ____ □ 自闭症 ____ □ 发育迟缓 _____
　　　□ 失语症 _____ □ 神经性言语障碍(构音障碍) _____
　　　□ 言语失用症 _____ □ 其他 _____
主要交流方式:☑ 口语 □ 图片 □ 肢体动作 □ 基本无交流
听力状况:☑ 正常 □ 异常　听力设备:□ 人工耳蜗 □ 助听器　补偿效果 _____
进食状况:　基本正常,能够较好的自主进食;
言语、语言、认知状况:言语嗓音方面:最长声时为 5.54 秒,呼吸支持不足,中度损伤;最大数数能力为 7.8 秒,呼吸与发声协调性较好,无损伤;言语基频为 326 赫兹,音调及音调控制能力无损伤;
口部触觉感知与运动状况:　口部触觉感知良好。

(二)ICF 言语呼吸功能评估结果

根据患者基本情况,言语治疗师对患者进行言语呼吸功能评估以掌握患者功能的损伤程度,为制订科学的治疗计划提供依据。患者言语呼吸功能精准评估结果如表 3-4-13 所示。

表 3-4-13　言语呼吸功能精准评估表　　　　　　　　　　　　　　　(单位:秒)

深吸气后,尽可能长地发/ɑ/音,共测两次,取其中较大值即为最长声时(MPT)。

日期	第 1 次测 MPT	第 2 次测 MPT	MPT 取较大值	MPT 状况 偏小、正常	MPT 最小要求	相对年龄	实际年龄	是否腹式呼吸
11.21	5.54	4.31	5.54	偏小	8	5	7	是

深吸气后,持续说"1"或"5"的最长时间,共测两次,取其中的较大值即为最大数数能力(MCA)。

日期	第 1 次测 MCA	第 2 次测 MCA	MCA 取较大值	MCA 状况 偏小、正常	MCA 最小要求	相对年龄	实际年龄	呼吸和发声是否协调
11.21	6.53	7.8	7.8	正常	7	7	7	是

　　根据精准评估结果分析可知：呼吸功能方面，该患者在呼吸支持能力方面存在障碍，且相当于5岁的儿童，落后发育2年，患者最长声时为5.54秒，发育落后，存在呼吸支持不足障碍。

　　将上述结果输入ICF转换器内，得出患者言语呼吸功能的ICF评估结果，详见表3-4-14所示。

表3-4-14　ICF言语嗓音功能评估表（言语呼吸功能）

身体功能即人体系统的生理功能损伤程度			无损伤	轻度损伤	中度损伤	重度损伤	完全损伤	未特指	不适用
			0	1	2	3	4	8	9
b3100	嗓音产生	最长声时			☒				
		最大数数能力	☒						
	通过喉及其周围肌肉与呼吸系统配合产生声音的功能。 包括：发声功能、音调、响度功能；失声、震颤、发声困难。								
	信息来源：☒病史　　□问卷调查　　☒临床检查　　□医技检查								
	问题描述： 　　1. 持续稳定的发声时间为5.5秒↓，相对年龄5岁，呼吸支持能力、呼吸与发声协调能力存在中度损伤。 　　2. 持续、旋转地发1或5的最长时间为7.8秒，呼吸与发声协调能力、言语呼吸控制能力正常。 进一步描述： 　　呼吸支持能力方面建议进行如下治疗：（1）实时反馈治疗，选择如声时实时反馈训练、起音实时反馈训练等治疗方法。（2）传统治疗，选择如呼吸放松训练、发声放松训练、数数法、嗯哼法、快速用力呼气法、缓慢平稳呼气法、逐字增加句长法等治疗方法。								

　　进一步描述结果如表3-4-14所示：根据患者最长声时的测量结果，患者存在呼吸支持能力不足障碍，建议进行实时反馈治疗结合传统治疗，实时反馈治疗如情绪唤醒、发声诱导、声音实时反馈训练、声时实时反馈训练等，传统治疗如呼吸放松训练、发声放松训练、生理腹式呼吸训练、拟声法、快速用力呼气法、缓慢平稳呼气法等治疗方法。

（三）ICF言语呼吸功能治疗计划

　　根据ICF言语呼吸功能评估结果进行ICF框架下的言语嗓音治疗计划的制订，填写治疗计划表，制订该阶段的训练目标值，并在一个阶段的治疗后查看患者的最终值是否达到该阶段所定的目标，该患者的ICF言语嗓音治疗计划见表3-4-15。

表3-4-15　ICF言语嗓音治疗计划表（最长声时能力）

治疗任务		治疗方法	康复医师	护士	言语治疗师	特教教师	初始值	目标值	最终值
b3100 嗓音产生	最长声时	1级或2级	➤ 实时反馈治疗： ☑ 声时实时反馈训练 （声时反馈：/a、i、u/发声稳定性） ➤ 传统治疗： ☑ 呼吸放松、发声放松训练 （发声稳定性） ☑ 缓慢平稳呼气法 （/f/、/h/，相关单音节词）			√		2	1	1

　　患者的最长声时的功能损伤程度为中度损伤2级，在此阶段我们应先进行声音实时视听反馈（声音感知）

训练,提高患者对声音的感知能力及发声意识,同时进行(或巩固)生理腹式呼吸的训练,为后续治疗内容做铺垫。在实施治疗的过程中,可以主要借助言语障碍测量仪的声波模式或言语矫治仪的感知声音游戏进行实时呼吸放松训练、发声放松训练、生理腹式呼吸训练、快速用力呼气法、缓慢平稳呼气法等治疗。

(四) 言语呼吸功能康复治疗与实时监控

本案例中,根据患者的情况,选择了声音实时反馈训练、呼吸放松训练、缓慢平稳呼气法训练作为该患者一次治疗所进行的治疗内容。

1. 声音实时反馈(感知)训练及呼吸放松训练

首先,结合声音实时反馈训练进行呼吸放松训练,通过交替上举双臂的动作为生理腹式呼吸训练做准备。带动肋间肌群和肩部肌群运动,放松全身的同时也能放松患者呼吸相关肌群。然后患者通过观察言语治疗师发声后实时反馈的声波图像,进行声音的感知,提高患者的发声意识。具体步骤如下:

第一步:进行呼吸放松训练(双臂交替上举运动)的动作要领学习,如图 3‑4‑54 所示,在运动时患者保持直立位,双脚微开,与肩同宽,双臂自然下垂。在吸气时,手臂向前、向上做划圈运动;呼气时,手臂向后、向下做划圈运动并发/ɑ——/、/hɑ——/。

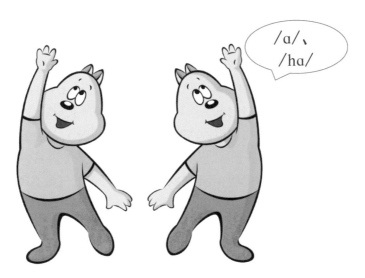

图 3‑4‑54 呼吸放松训练(双臂交替上举运动)

第二步:采用言语障碍测量仪的声波模式或言语矫治仪感知声音游戏进行模仿小猫叫的训练。首先,言语治疗师通过声波模式或感知声音的游戏示范发声,发声语料随机,可根据患者的反应选择其感兴趣的声音进行发声,例如言语治疗师可以模仿猫叫"喵(短)‑ 喵(长)—",让患者观察发声过程中声波图的变化或游戏中的实时反馈,使患者对声音实时反馈产生兴趣,如图 3‑4‑55。

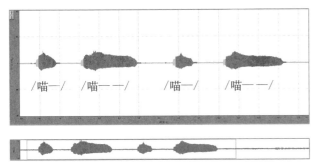

a. 实时言语反馈训练

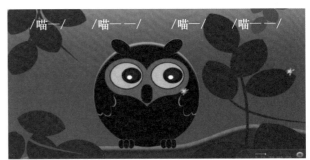

b. 实时言语游戏训练

图 3‑4‑55 无意义音声音实时反馈(游戏感知)训练

(言语障碍测量仪、言语矫治仪,ICFDrSpeech®,上海慧敏医疗器械有限公司授权使用)

　　然后,言语治疗师通过声波模式或感知声音的游戏,示范核心韵母/ɑ、i、u/的持续发声,让患者观察随声音实时反馈的声波图像,提高患者对核心韵母的感知。在感知的基础上言语治疗师诱导患者模仿核心韵母/ɑ、i、u/的(持续)发声,如图 3-4-56。

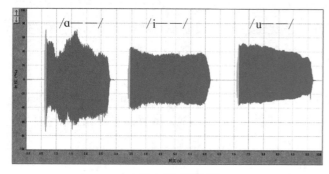
a. 实时言语反馈训练

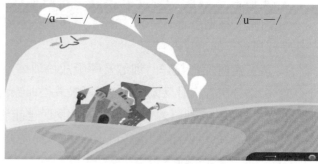
b. 实时言语游戏训练

图 3-4-56　核心韵母声音实时反馈(游戏感知)训练

(言语障碍测量仪、言语矫治仪,ICFDrSpeech®,上海慧敏医疗器械有限公司授权使用)

2. 实时缓慢平稳呼气法结合声时反馈训练

　　首先,言语治疗师通过吹蜡烛的火苗、吹羽毛等帮助患者学习缓慢平稳呼气法的动作要领;然后通过进行核心韵母/ɑ、i、u/的持续发声,加强对声时的控制;通过进行擦音/f/、/h/、/x/的持续发声以及持续地发/f/、/h/、/x/等擦音为声母的单音节词,延长发音时间,提高呼吸肌群和腹部肌群稳定持久收缩的控制能力,提高患者呼吸支持能力的同时为后续进行呼吸与发声协调能力的训练打基础。

　　第一步:学习缓慢平稳呼气法的动作要领,可以借助蜡烛、羽毛、纸条等道具,让患者深吸气后缓慢平稳地吹气,在此过程中控制呼出的气流,使火苗闪动,但不被吹灭。注意呼气时气流必须平缓、均匀。

　　第二步:结合声时实时反馈训练进行无意义音(元音)的缓慢平稳呼气训练,选择核心韵母/ɑ、i、u/作为训练语料。言语治疗师嘱咐患者深吸气后,缓慢平稳地将气流呼出,同时发核心韵母/ɑ、i、u/,发音保持连贯,发音时间越长越好,让患者观察发声同时随之变化的声波图像或游戏动画,帮助患者控制声时,如图 3-4-57。

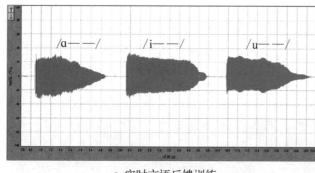
a. 实时言语反馈训练

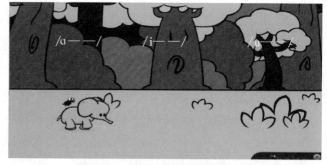
b. 实时言语游戏训练

图 3-4-57　实时缓慢平稳呼气法结合核心韵母声音实时反馈(游戏感知)训练

(言语障碍测量仪、言语矫治仪,ICFDrSpeech®,上海慧敏医疗器械有限公司授权使用)

　　第三步:结合声时实时反馈训练进行无意义音(擦音)的缓慢平稳呼气训练,选择擦音/f/、/h/、/x/作为训练语料。言语治疗师嘱咐患者深吸气后,缓慢平稳地将气流呼出,同时持续地发/f/、/h/、/x/等擦音的本音,延长发音的时间,让气流平缓均匀而持续地呼出,发音保持连贯,发音越长越好,让患者观察发声同时声波图像的变化或游戏动画,帮助患者控制声时,如图 3-4-58。

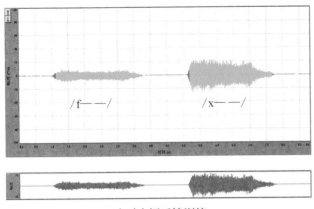
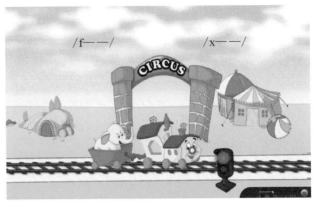

a. 实时言语反馈训练　　　　　　　　　　　b. 实时言语游戏训练

图 3‑4‑58　实时缓慢平稳呼气法结合擦音声音实时反馈（游戏感知）训练

（言语障碍测量仪、言语矫治仪，ICFDrSpeech®，上海慧敏医疗器械有限公司授权使用）

　　第四步：结合声时实时反馈训练进行单音节词的缓慢平稳呼气训练，选择/f/、/h/、/x/等擦音为声母的单音节词作为训练语料。言语治疗师嘱咐患者深吸气后，缓慢平稳地将气流呼出，同时持续地发/f/、/h/、/x/等擦音为声母的单音节词，如"孵、喝、吸"等，适当延长单音节词的声母（擦音）部分，发音保持连贯，越长越好，同时嘱咐患者观察发声同时声波图像的变化或游戏动画，如图 3‑4‑59。

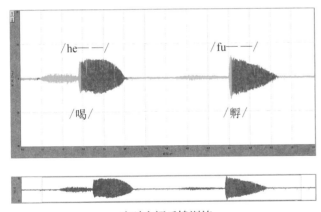
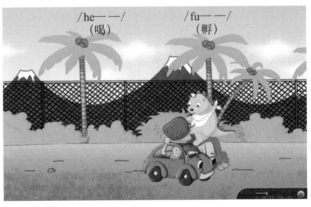

a. 实时言语反馈训练　　　　　　　　　　　b. 实时言语游戏训练

图 3‑4‑59　实时缓慢平稳呼气法结合擦音为声母的单音节词声音实时反馈（游戏感知）训练

（言语障碍测量仪、言语矫治仪，ICFDrSpeech®，上海慧敏医疗器械有限公司授权使用）

3. 言语呼吸功能康复治疗实时监控

　　本案例中，根据患者的情况，每次实施治疗前选择患者该次治疗的训练内容，填写言语呼吸功能康复治疗及实时监控表，如表 3‑4‑16 所示，勾选患者该次治疗的训练内容，并于治疗前后分别记录训练前描述及训练结果，用参数最长声时来反映患者该次治疗前后的呼吸支持能力的变化，实时监控患者的呼吸支持能力是否有所提高，便于言语治疗师根据患者能力的进步进行治疗计划及训练内容的调整。如表 3‑4‑16 所示，王××经 11 月 21 日治疗一次后，其最长声时由训练前的 5.5 秒提升至 7.2 秒，呼吸支持能力有所提高。

（五）ICF 言语呼吸功能康复短期目标监控

　　本案例中，患者于 11 月 21 日起每日进行一次呼吸支持能力的康复治疗，每 2 次训练后进行一次短期目标监控，查看患者最长声时损伤程度的改善情况，如表 3‑4‑17 所示，经 6 次治疗后，患者的最长声时由 5.5 秒提升至 7.2 秒，其最长声时的损伤程度从初始值中度损伤 2 级改善至轻度损伤 1 级，达到本期治疗计划中所制订的目标值，提示言语治疗师在进行下一期的治疗中可以适度增加治疗内容，提高训练的难度，帮助患者提高呼吸支持能力。

表 3‑4‑16 言语呼吸功能康复治疗及实时监控表（最长声时能力）

时间	治疗任务	损伤程度	治 疗 方 法	训练前描述（如需）	训练结果
11.21	呼吸支持不足的治疗（最长声时）	1级	➤ 实时反馈治疗： ☑ 声时实时反馈训练 （声时反馈：/ɑ、i、u/ 发声稳定性） ➤ 传统治疗： ☑ 呼吸放松、发声放松训练 （发声稳定性） ☑ 缓慢平稳呼气法 （/f/、/h/，相关单音节词）	5.5秒	7.2秒

表 3‑4‑17 ICF 言语嗓音治疗短期目标监控表（最长声时能力）　　（单位：秒）

呼吸功能测量项目：最长声时 MPT

日期	第1次测 MPT	第2次测 MPT	MPT取较大值	MPT状况偏小、正常	MPT最小要求	相对年龄	实际年龄	是否腹式呼吸	损伤程度	
11.21	5.54	4.31	**5.54**	偏小	8	5	7	是	初始值	2
									目标值	1
11.23	5.53	6.21	**6.21**	偏小	8	5	7	是	最终值	2
11.26	6.32	7.23	**7.23**	偏小	8	5	7	是		1

（六）ICF 言语呼吸功能康复疗效评价

本案例中，患者于 11 月 21 日进行为期两周的第一阶段治疗，在本阶段治疗结束后言语治疗师对患者这一阶段呼吸支持能力的治疗进行疗效评价，填写 ICF 言语呼吸功能康复疗效评价表。如表 3‑4‑18 所示，患者经 2 周（一阶段）的治疗后，其最长声时的损伤程度由重度改善为轻度，与本阶段训练前的评估结果相比有了明显的提高，建议下一阶段的治疗中增加声时反馈训练结合逐字增加句长法等训练，进一步帮助患者提高呼吸支持能力，并可开始呼吸与发声协调能力的训练。

表 3‑4‑18 ICF 言语嗓音疗效评价表（最长声时能力）

ICF 类目组合		初期评估					目标值	中期评估（康复1周）						目标达成	末期评估（康复2周）						目标达成
		ICF 限定值						干预	ICF 限定值						干预	ICF 限定值					
		问题							问题							问题					
		0	1	2	3	4			0	1	2	3	4			0	1	2	3	4	
b3100 嗓音产生	最长声时						1	√						×	√						√

二、言语呼吸障碍促进治疗法成人案例

以言语呼吸障碍成人患者的呼吸促进治疗法为例，具体阐述 ICF 框架下呼吸障碍患者康复治疗的实施过

程,成人言语呼吸障碍 ICF 言语嗓音功能评估表可见数字资源 3－4－11。

（一）患者基本信息

患者孙××,男,67 岁,患者基本信息如表 3－4－19 所示。患者经临床诊断为脑出血,病灶范围为两侧额、顶叶、侧脑室旁、基底节区和脑干,言语情况为声音嘶哑、语速缓慢、语句短、构音不清,言语韵律异常。语言和认知方面表现为口语理解尚可,口语表达较差,认知功能尚可。口部触觉感知异常,口部运动功能障碍。

表 3－4－19　患者基本信息表

上海市××康复医院

患者基本信息

姓名 ＊ 　　孙××	出生日期 ＊ 　1952－03－07	性别:☑ 男 □ 女
检查者 　张老师	首评日期 ＊ 　2019－11－01	编号 ＊ 　A01

类型:☑ 失语症 ＿＿＿＿　　☑ 神经性言语障碍(构音障碍) ＿＿
　　　□ 器质性嗓音疾病 ＿＿　□ 功能性嗓音障碍 ＿＿　□ 神经性嗓音障碍 ＿＿＿＿
　　　□ 言语失用症 ＿＿　　　□ 智力障碍 ＿＿　　　□ 脑瘫 ＿＿
　　　□ 听力障碍 ＿＿　　　　□ 自闭症 ＿＿　　　□ 其他 ＿＿＿＿
主要交流方式:☑ 口语 □ 图片 □ 肢体动作 □ 基本无交流
听力状况:☑ 正常 □ 异常　听力设备:□ 人工耳蜗 □ 助听器　补偿效果＿＿＿＿＿＿
进食状况:未见明显异常。
言语、语言、认知状况:最长声时＝23.01 秒,无损伤;最大数数能力＝5.03 秒,中度损伤;言语基频＝122 赫兹,无损伤;基频震颤＝3.2 次/秒,无损伤;频段能量集中率＝36.3%,轻度损伤;声带接触率＝65%,无损伤;接触率微扰＝0.8%,无损伤;基频微扰＝1.56%,中度损伤;声门噪声＝－9.1 分贝,无损伤;幅度微扰＝6.51%,轻度损伤;共振峰频率 $F_2/i/$ ＝1934 赫兹,轻度损伤;共振峰频率 $F_2/u/$ ＝874 赫兹,轻度损伤;
口部触觉感知与运动状况:口部触觉感知良好。

（二）ICF 言语呼吸功能评估结果

根据患者基本情况,针对患者言语呼吸功能的问题,言语治疗师对患者进行言语产生功能评估,以掌握患者言语产生功能的损伤程度,为制订科学的治疗计划提供依据。患者言语呼吸功能精准评估结果如表 3－4－20 所示。

表 3－4－20　言语呼吸功能精准评估表　　（单位:秒）

深吸气后,尽可能长地发/ɑ/音,共测两次,取其中较大值即为最长声时(MPT)。

日期	第 1 次测 MPT	第 2 次测 MPT	MPT 取较大值	MPT 状况偏小、正常	MPT 最小要求	相对年龄	实际年龄	是否腹式呼吸
11.1	21.21	23.01	23.01	正常	22.5	67	67	是

深吸气后,持续说"1"或"5"的最长时间,共测两次,取其中的较大值即为最大数数能力(MCA)。

日期	第 1 次测 MCA	第 2 次测 MCA	MCA 取较大值	MCA 状况偏小、正常	MCA 最小要求	相对年龄	实际年龄	呼吸和发声是否协调
11.1	4.67	5.03	5.03	偏小	8.0	/	67	是

评估结果分析:呼吸功能方面,该患者在呼吸与发声协调能力方面存在障碍,患者最大数数能力为 5.03 秒,存在呼吸与发声不协调障碍。

将上述结果输入 ICF 转换器内,得出患者言语呼吸功能的 ICF 评估结果,详见表 3－4－21 所示。

表 3‑4‑21　ICF 言语嗓音功能评估表（言语呼吸功能）

身体功能即人体系统的生理功能损伤程度			无损伤	轻度损伤	中度损伤	重度损伤	完全损伤	未特指	不适用
			0	1	2	3	4	8	9
b3100	嗓音产生	最长声时	☒						
		最大数数能力			☒				
	通过喉及其周围肌肉与呼吸系统配合产生声音的功能。 包括：发声功能、音调、响度功能；失声、震颤、发声困难。								
	信息来源：☒ 病史　　问卷调查　　临床检查　　☒ 医技检查								
	问题描述： 　1. 持续稳定的发声时间为 23 秒，呼吸支持能力、呼吸与发声协调能力正常。 　2. 持续、旋转地发 1 或 5 的最长时间为 5.0 秒↓，正常范围≥8.0 秒，呼吸支持能力、呼吸与发声协调能力存在中度损伤。 　**进一步描述：** 呼吸与发声协调能力方面建议进行如下治疗：（1）实时反馈治疗，选择如声时实时反馈训练、音调实时反馈训练、词语拓展实时反馈训练等治疗方法。（2）传统治疗，选择如呼吸放松训练、发声放松训练、唱音法、啭音法等治疗方法。（3）嗓音 ICF‑RFT 疗法，将实时反馈治疗与传统疗法结合，如通过声时实时视听反馈训练，进行唱音法、啭音法等治疗方法的训练。								

　　进一步描述： 根据患者最大数数能力的测量结果，患者存在呼吸与发声不协调障碍，建议进行实时反馈治疗结合传统治疗，实时反馈治疗如情绪唤醒、发声诱导、声时实时反馈训练、音调感知实时反馈训练等，传统治疗如呼吸放松训练、发声放松训练、生理腹式呼吸训练、快速用力呼气法、缓慢平稳呼气法等治疗方法。

（三）ICF 言语呼吸功能治疗计划

　　根据 ICF 言语呼吸功能评估结果进行 ICF 框架下的言语嗓音治疗计划的制订，填写治疗计划表，制订该阶段的训练目标值，并在一个阶段的治疗后查看患者的最终值是否达到该阶段所定的目标，该患者的 ICF 言语嗓音治疗计划见表 3‑4‑22。

表 3‑4‑22　ICF 言语嗓音治疗计划表（最大数数能力）

治疗任务			治　疗　方　法	康复医师	护士	言语治疗师	特教教师	初始值	目标值	最终值
b3100 嗓音产生	最大数数能力	1级或2级	➤ 实时反馈治疗 ☑ 声时实时反馈训练 （声时反馈：/ɑ、i、u/ 啭音稳定发声） ☑ 音调实时反馈训练 （感知啭音过程中音调高低起伏变化） ➤ 传统治疗 ☑ 呼吸、发声放松训练 （发声稳定性） ☑ 唱音法 （持续发长音、短音或长短交替发音） ☑ 啭音法 （稳定进行/ɑ、i、u/的啭音发声）			√		2	1	1

患者的最大数数能力损伤程度为中度损伤 2 级,在此阶段我们应先进行音调实时视听反馈(音调感知)训练,提高患者对音调起伏变化的感知能力,同时进行(或巩固)言语腹式呼吸的训练,为后续治疗内容做铺垫。在实施治疗的过程中,可以主要借助言语障碍测量仪的声波模式或言语矫治仪的感知音调游戏进行呼吸放松训练、发声放松训练、数数法、缓慢平稳呼气法、唱音法、哼音法等治疗。

(四)言语呼吸功能康复治疗与实时监控

本案例中,根据患者的情况,主要选择了音调实时反馈训练、声时实时反馈训练、呼吸放松训练、发声放松训练、哼音法作为该患者一次治疗所进行的治疗内容。

1. 音调实时反馈(感知)训练及呼吸、发声放松训练

首先,进行呼吸放松训练,通过晃动双臂的动作放松呼吸相关的肌群,与此同时进行唱音发声,双臂的晃动带动所发声音产生一定的起伏,为言语腹式呼吸训练提供呼吸与发声两方面的准备。然后患者通过观察言语治疗师打嘟后实时反馈的基频图像,进行音调的感知,同时言语治疗师指导患者进行平调慢速打嘟训练,放松发声相关的器官,同时通过实时反馈的基频图像加深对音调旋转起伏变化的感知。具体步骤如下。

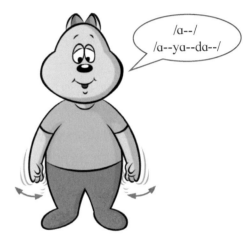

/a--/
/a--ya--da--/

第一步:进行呼吸放松训练(双臂晃动运动)的动作要领学习,如图 3-4-60 所示,在运动时患者保持直立位,双脚微开,与肩同宽,双臂自然下垂。在吸气时,轻松晃动双臂,同时发/a——/或/a——ya——da——/,由肢体的晃动带动声音产生起伏。

第二步:进行发声放松训练(平调慢速旋转打嘟)的动作要领学习,在运动时患者上身稳定,自然闭合双唇,深吸气,气流由肺部发出,双唇振动并带动声带振动,持续慢速发"嘟——"音,与此同时,头部向左或右做慢速旋转,发"嘟——"时要慢速旋转,并且要连贯持续。

图 3-4-60 呼吸放松训练(双臂晃动运动)

第三步:采用言语障碍测量仪的基频模式或言语矫治仪感知音调游戏进行平调旋转打嘟的训练。首先,言语治疗师通过基频模式或感知音调的游戏示范打嘟,让患者观察打嘟过程中随音调高低进行上下起伏的基频曲线或游戏中的实时反馈动画,加深患者对音调起伏变化的理解,同时进行发声器官的放松,如图 3-4-61 和图 3-4-62。

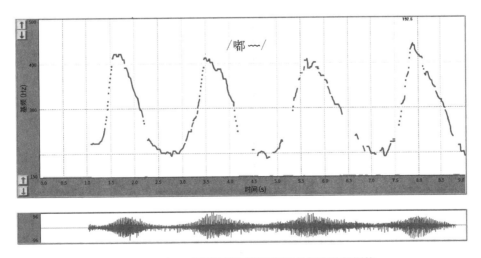

图 3-4-61 音调实时反馈训练结合发声放松训练

(言语障碍测量仪,ICFDrSpeech®,上海慧敏医疗器械有限公司授权使用)

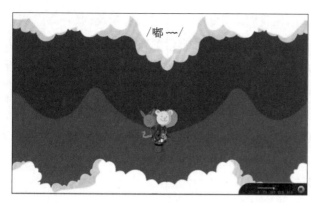

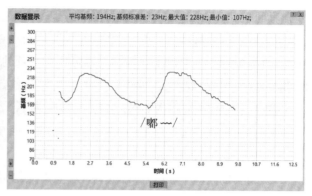

| a. 游戏训练界面 | b. 实时反馈界面 |

图 3-4-62　音调实时感知游戏训练结合发声放松训练

（言语矫治仪，ICFDrSpeech®，上海慧敏医疗器械有限公司授权使用）

2. 实时唱音法结合声时反馈训练

当患者能完成上述的训练后，可选择增加唱音法进行呼吸与发声协调能力的训练。首先利用图示或手势向患者讲解唱音的动作要领；然后通过指导患者用音调和响度连续变化的音发唱音，促进患者呼吸与发声功能的协调，提高其言语时声带的控制能力，可以结合音调实时反馈训练一并进行，帮助患者通过视听反馈加强对唱音的掌握及对声带振动的控制能力。

第一步：学习唱音法的动作要领，可以借助图示或手势，让患者用音调和响度连续变化的音发唱音/i/，在此过程中控制音调的连贯起伏，以及响度的连续变化。

第二步：可结合音调实时反馈训练进行无意义音（元音）的缓慢平稳呼气训练，选择核心韵母/i/作为训练语料。言语治疗师引导患者深吸气后，发出音调和响度连续变化的唱音/i～～/（快速唱音）或/u～～/（慢速唱音），让患者观察发声同时随之变化的基频曲线或游戏动画，帮助患者控制自身音调的起伏变化，如图3-4-63和图3-4-64。

第三步：可结合音调实时反馈训练进行单音节词的唱音法训练，首先以唱音的模式发浊音开头的单音节词，然后过渡到正常嗓音发单音节词，如/mɑ～～/—妈（快速唱音）或/nɑ～～/—拿（慢速唱音），音调和响度连贯起伏变化，帮助患者建立舒适的发声模式，提高言语时声带的控制能力，如图3-4-65和图3-4-66。

第四步：可结合音调实时反馈训练进行双音节词的唱音法训练，首先以唱音的模式发浊音开头的双音节词，然后过渡到正常嗓音发单音节词，如/mɑ～～/—妈妈，音调和响度连贯起伏变化，促进患者呼吸与发声功能的协调，提高言语时声带的控制能力。

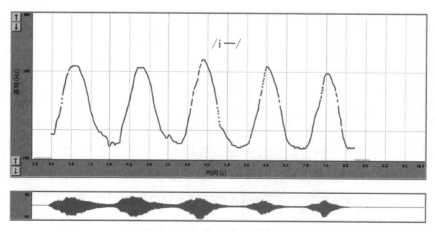

图 3-4-63　实时唱音法结合无意义音的音调实时反馈训练

（言语障碍测量仪，ICFDrSpeech®，上海慧敏医疗器械有限公司授权使用）

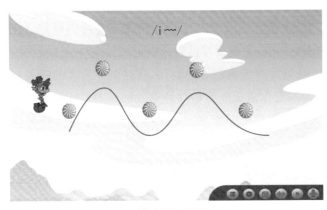
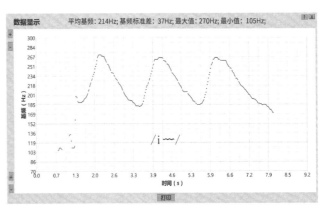

a. 游戏训练界面   b. 实时反馈界面

图 3‑4‑64　实时嗓音法结合无意义音的音调实时感知游戏训练

（言语矫治仪，ICFDrSpeech®，上海慧敏医疗器械有限公司授权使用）

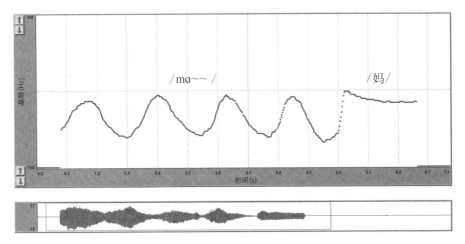

图 3‑4‑65　实时嗓音法结合单音节词的音调实时反馈训练

（言语障碍测量仪，ICFDrSpeech®，上海慧敏医疗器械有限公司授权使用）

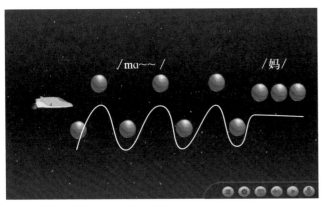
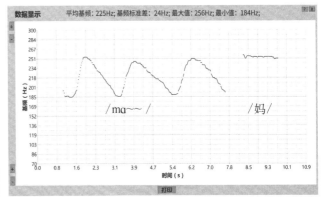

a. 游戏训练界面   b. 实时反馈界面

图 3‑4‑66　实时嗓音法结合单音节词的音调实时感知游戏训练

（言语矫治仪，ICFDrSpeech®，上海慧敏医疗器械有限公司授权使用）

3. 言语呼吸功能康复治疗实时监控

本案例中,根据患者的情况,每次实施治疗前选择患者该次治疗的训练内容,填写呼吸支持能力康复治疗及实时监控表,如表3-4-23所示,勾选患者该次治疗的训练内容,并于治疗前后分别记录训练前描述及训练结果,用参数最大数数能力来反映患者该次治疗前后的呼吸与发声协调能力的变化,实时监控患者的呼吸与发声协调能力是否有所提高,便于言语治疗师根据患者能力的变化情况进行治疗计划及训练内容的调整。如表3-4-23所示,孙××经11月2日治疗一次后,其最大数数能力由训练前的5.0秒提升至6.1秒,呼吸与发声协调能力有所提高。

表3-4-23 言语呼吸功能康复治疗及实时监控表(最大数数能力)

时间	治疗任务	损伤程度	治 疗 方 法	训练前描述(如需)	训练结果
11.2	M2 呼吸与发声 不协调的治疗 (最大数数能力)	2级	➤ 实时反馈治疗 ☑ 声时实时反馈训练 (声时反馈:/ɑ、i、u/ 啭音稳定发声) ☑ 音调实时反馈训练 (感知啭音过程中音调高低起伏变化) ➤ 传统治疗 ☑ 呼吸、发声放松训练 (发声稳定性) ☑ 唱音法 (持续发长音、短音或长短交替发音) ☑ 啭音法 (稳定进行/ɑ、i、u/的啭音发声)	5.0秒	6.1秒

(五)ICF言语呼吸功能康复短期目标监控

本案例中,患者于11月2日起每日进行一次呼吸与发声协调能力的康复治疗,每2次训练后进行一次短期目标监控,查看患者最大数数能力损伤程度的改善情况,如表3-4-24所示,经8次治疗后,孙××的最大数数能力由5.0秒提升至7.9秒,其最大数数能力损伤程度从初始值中度损伤2级改善至轻度损伤1级,达到本期治疗计划中所制订的目标值,提示言语治疗师在进行下一期的治疗中可以适度增加治疗内容,提高训练的难度,帮助患者提高呼吸与发声协调能力。

表3-4-24 ICF言语嗓音治疗短期目标监控表(最大数数能力) (单位:秒)

日期	第1次 测MCA	第2次 测MCA	MCA 取较大值	MCA状况 偏小、正常	MCA 最小要求	相对 年龄	实际 年龄	吸气和呼气 协调否	损伤程度	
11.1	4.67	5.0	**5.0**	偏小	8.0	/	67	否	初始值	2
									目标值	2
11.8	6.7	7.2	**7.2**	偏小	8.0	/	67	否	最终值	1
11.15	7.3	7.9	**7.9**	偏小	8.0	/	67	否		1

(六)ICF言语呼吸功能康复疗效评价

本案例中,患者于11月2日进行为期两周的第一阶段治疗,在本阶段治疗结束后言语治疗师对患者这一阶段呼吸与发声协调能力的治疗进行疗效评价,填写ICF言语呼吸功能康复疗效评价表。如表3-4-25所示,患者经2周的治疗后,其最大数数能力的损伤程度由中度改善为轻度,与本阶段训练前的评估结果相比有了明显的提高,建议下一阶段的治疗中增加音调反馈训练结合唱音法、哼音法等训练,进一步帮助患者提高呼吸与发声协调能力,使患者能够更流利地进行表达。

表 3‑4‑25　ICF 言语嗓音疗效评价表（最大数数能力）

ICF 类目组合		初期评估						目标值	中期评估(康复 1 周)							目标达成	末期评估(康复 2 周)							目标达成
		ICF 限定值							干预	ICF 限定值							干预	ICF 限定值						
		问题								问题								问题						
		0	1	2	3	4				0	1	2	3	4				0	1	2	3	4	
b3100 嗓音产生	最大数数能力 cMCA							1	√						√	√						√

第四篇

言语发声系统与嗓音

第一章
发声器官的解剖与生理

本章目标	阅读完本章之后,你将: 1. 熟悉喉的骨架及其连结组织的结构与生理功能; 2. 掌握喉腔内的瓣膜组织的组成、结构与生理功能; 3. 掌握喉部肌群的组成、运动模式与生理功能; 4. 熟悉喉的神经支配与嗓音产生的过程。

喉是发声系统的主要组成部分。这个小小的器官通过一种极其复杂的过程将呼吸系统提供的空气动能转变成共鸣和构音系统所需的声学能量。该过程主要涉及声门下压、气流速率以及喉部声带的肌弹性等特征参数。为了能更好地理解从空气动能到声学能量的转变过程,我们有必要掌握喉与声带的解剖结构及生理功能。

喉就像一只阀门,上通咽腔,下接气管。喉的主要生理功能包括:(1) 避免异物进入气管;(2) 增加胸腹腔压力,产生一些常见的生理现象,例如咳嗽、打喷嚏和呕吐等;(3) 连结在气管的上端,是空气进出下呼吸道的枢纽;(4) 紧闭声门时,使胸腔内压力剧增,胸部力量增大,有助于提起重物。喉的发声功能主要有:(1) 为共鸣系统提供必需的声学能量;(2) 气流形成的声门下压作用于声带,使两侧声带边缘在靠近到一定程度时产生振动,发出浊音;(3) 开启声带,发出清音。

第一节 喉 的 骨 架

喉位于舌骨之下、胸骨之上。喉由软骨、肌肉和韧带相互连接所组成。整个喉腔通过韧带和肌肉附着在气管之上,软骨通过肌肉收缩产生运动。喉的骨架由一块骨和九块软骨组织组成,如图4-1-1所示。其中有不成对软骨三块,成对软骨三块。不成对软骨有环状软骨、甲状软骨和会厌软骨,成对软骨包括杓状软骨、小角软骨和楔状软骨。

一、喉软骨及其连结组织

喉的软骨支架悬挂在舌骨下方,如图4-1-2所示。舌骨位于甲状软骨的上方以及会厌软骨的前上方,是一块小的U形骨。它是舌肌的附着处,同时也支撑着喉腔,喉腔借助于一块膜性结构(甲状舌骨膜)悬挂在其下方。舌骨前方的舌骨体以及舌骨大角构成了U形的长边。舌骨还是喉外肌群和韧带的附着点。上述软骨通过关节、韧带和膜性结构与其他软骨相连结,软骨借助肌群的收缩牵引作用,进行着协调的运动。

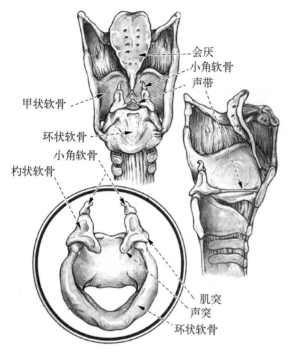

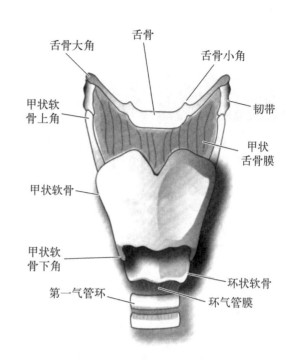

图 4-1-1　喉（全面观）　　　　　图 4-1-2　喉和气管（前面观）

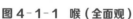

　　舌骨的下方是甲状软骨，即最大的一块喉软骨，由左、右两块方形的软骨板组成。两板在前正中线相遇成前角，成年男性此角明显向前凸降，称为喉结，女性则不明显。喉结上方为 V 形的甲状软骨切迹。甲状软骨两侧的上方有一对长的突起（上角），它们向上延伸，通过韧带与舌骨相连结；在甲状软骨两侧的下方还有一对短的突起（下角），它们向下延伸，与环状软骨两侧相关联。甲状软骨的后半部分呈开放状。声带前端附着于甲状软骨的内表面，即甲状软骨切迹的正下方，此处是一种纤维性结构，又称前联合，如图 4-1-3 所示。

　　第二块不成对软骨是环状软骨，其前方较为狭窄（弓），向后方逐渐张开成较大的方形盘状结构，如图 4-1-4 所示。环状软骨为一封闭的软骨环，位于甲状软骨的下方、第一气管环的正上方（构成气管的软骨支架均呈半环形）。环气管膜性组织位于环状软骨的下缘和第一气管环的上缘之间。环状软骨是喉的解剖基础，其他软骨均与之相连。

　　第三块不成对软骨是会厌软骨，它是一块宽的软骨，形状如橡树叶，见图 4-1-5。它位于甲状软骨切迹的正下方，通过甲会厌韧带附着于甲状软骨的内表面，并通过舌会厌韧带附着于舌骨体上。吞咽过程中，会厌软骨向下运动，挡住喉入口，并作为一座桥梁，将食物和液体直接导入食道。然而该软骨在嗓音产生方面并不发挥重要的作用。

　　杓状软骨为成对的软骨，它骑跨在环状软骨板上缘的外侧，左、右各一块，形似三角锥体，如图 4-1-6 所示。其基底部宽而平，向上延伸至一顶点。基底部有两个突起：一个向前，称为声突，声带后端即附着于此；一个向后外方，称为肌突，一些控制声带开闭的肌肉附着于此。因为声带附着于声突上，所以杓状软骨在发声过程中起着关键性的作用。喉部肌群附着于杓状软骨的肌突处，其收缩和舒张使杓状软骨产生运动，从而带动附着在声突上的声带进行开闭运动。杓状软骨有两种运动方式：转动和滑动。这两种运动方式可单独出现，有时也会同时出现。

　　两对成对的小角软骨与楔状软骨在嗓音产生的过程中并不发挥重要的作用。前者位于杓状软骨的顶部，但并非所有的人都有这对软骨；后者是具有弹性的小型软骨棒，被包裹在杓会厌襞中。这些软骨的功能可能是撑开喉黏膜的皱褶部分。

　　图 4-1-7 综合显示了喉软骨的前面观、后面观和侧后面观，图 4-1-8 显示的是喉软骨的上面观，而图 4-1-9 是甲状软骨的矢状切面图，显示了声带、气管、甲状软骨、杓状软骨以及环状软骨间的关系。

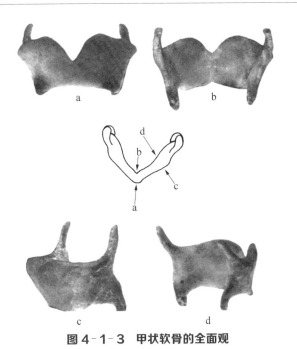

图4-1-3　甲状软骨的全面观

（注：上图中，中间一图为甲状软骨上面观的轮廓图，其中的箭头和字母表示不同的观察角度。a为甲状软骨的前面观；b为甲状软骨的后面观，显示左右两侧上、下角的明显突起；c主要是甲状软骨壁；d为后方3/4侧面观。甲状软骨的形状和大小因人而异，且通常可见不对称的现象。）

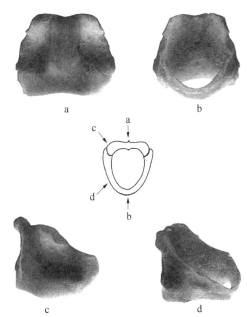

图4-1-4　环状软骨的全面观

（注：上图中，与软骨相连的韧带、肌肉以及被覆的膜性组织已被剔除，仅显示软骨结构。中间一图为环状软骨上面观的轮廓图，其中的箭头和字母表示不同的观察角度。a为环状软骨的后面观，骨化情况表现在质地的光滑与粗糙上，光滑的部分表示骨化良好；b为环状软骨的前面观；c为环状软骨的右侧后面观，其顶端向上，显示出软骨的板状部分上缘；d为环状软骨的右侧前面观，注意软骨前端细窄部分与较宽的板状部分之间的厚度差异，此厚度差异也可从图b中看出来。）

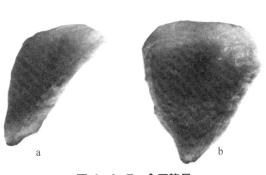

图4-1-5　会厌软骨

（注：图示的会厌软骨已从甲状软骨前下方的内表面游离出来。为了能充分暴露会厌软骨的轮廓，已去除其韧带、肌肉以及膜性附着物。a为会厌软骨的后侧面观，可以看到会厌软骨的凹面；b为会厌软骨的后面观，前方的整个范围都属于会厌软骨的舌面。）

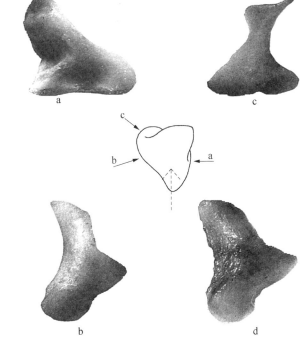

图4-1-6　杓状软骨

（注：上图中，中间一图为杓状软骨上面观的轮廓图，已经除去韧带、肌肉以及膜性组织，其中的箭头和字母表示不同的观察角度。a为指向杓状软骨基底部的凹面侧面观，它是甲杓肌的附着处，左缘的高处凹面是室带的附着处，杓状软骨右侧基底部的肌突是环杓后肌以及环杓侧肌的附着处；b为杓状软骨的中间观，略微向右侧倾斜，右侧转角处是声带突；c为肌突基底部的后侧面观；d为软骨基底面以及中线剖面，在开放和闭合声门以及调节声带紧张度时，凹凸不平的底面能够使杓状软骨在环状软骨上方做旋转、滑动和摆动运动。）

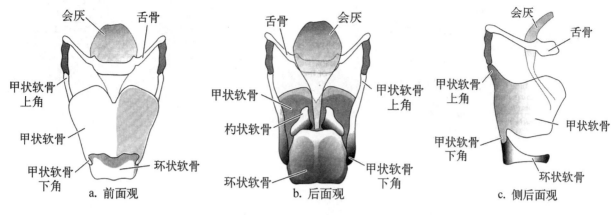

图 4-1-7　喉软骨

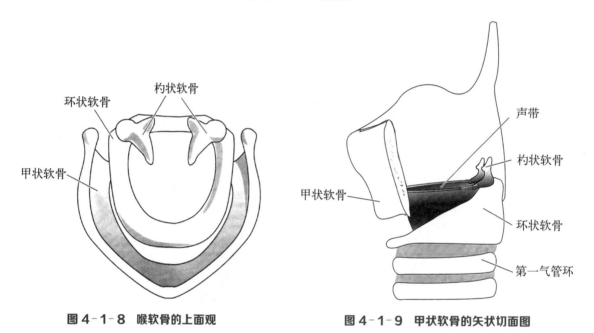

图 4-1-8　喉软骨的上面观

图 4-1-9　甲状软骨的矢状切面图

喉的骨架结构可见表 4-1-1。舌骨不属于喉骨架的组成部分,但它与喉骨架紧密相关,故列于此表内。

表 4-1-1　喉的骨架结构

喉骨架	
舌骨	舌肌附着处,喉骨架通过甲状舌骨膜悬挂在舌骨上
不成对软骨	
甲状软骨	最大的喉软骨,与环状软骨形成关节,声带前端附着于前联合处
环状软骨	完整的环形软骨,大部分位于喉的基底部,通过环气管韧带连接在气管上
会厌软骨	具有弹性,呈叶状,附着于舌骨和甲状软骨上
成对软骨	
杓状软骨	位于环状软骨板上缘的外侧,声带附着于声突,喉肌附着于肌突
小角软骨	位于杓会厌皱襞的后部、杓状软骨的顶部
楔状软骨	弹性纤维软骨,位于杓会厌皱襞边缘小角软骨的前面

续　表

喉关节	
环杓关节	位于环状软骨板上缘两侧与两侧杓状软骨底部肌突之间,其功能在于控制声门的开闭
环甲关节	位于两侧环状软骨后外侧与甲状软骨下角之间,其功能在于调节声带的长度,从而控制基频

二、喉关节

喉只有两对重要的喉关节,即环杓关节和环甲关节,声门所有的开闭运动均由这两对关节来调节。

环杓关节是环状软骨板上缘两侧与两侧杓状软骨底部肌突之间的滑膜关节。这是一对活动度较大的关节,在声门的开闭运动方面起到关键性的作用。

环杓关节是鞍状关节。环状软骨关节面是关节头,位于环状软骨板上缘斜面的两侧,呈椭圆形凸起,左右关节面向前呈八字形走向,左右轴夹角为50—60°,左右轴与冠状面呈45°角,见图4-1-10。关节面纵径约为58毫米,横径约为38毫米。杓状软骨关节面是关节窝,其纵径约为36毫米,横径约为58毫米。

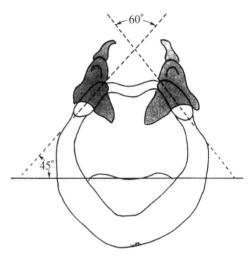

图4-1-10　环杓关节面的角度定位

此关节主要有两种运动形式:

一种是摆动,如图4-1-11所示。由于环状软骨左右关节面之间有一段距离,单纯依靠杓状软骨的滑动,不能使声突在中线位置相遇,因而还必须要有一定程度的延长轴周围的摆动来配合,也就是有一种向内前的摆动来关闭声门,而向外后的摆动可以开放声门。

另一种是轻微的滑动,如图4-1-12所示。环状软骨板的上缘两侧呈向上、后、内和向下、前、外的走向,所以杓状软骨沿着环状软骨关节面进行向上、后、内和向下、前、外的滑动,使杓状软骨相互靠近或远离,从而开闭声门。

此外,有时还能见到此关节出现少量围绕垂直纵轴进行的旋转运动,这种带有争议的运动如图4-1-13所示。由于关节的自然属性,此种运动可以忽略不计,在正常喉腔中也很可能是不存在的。

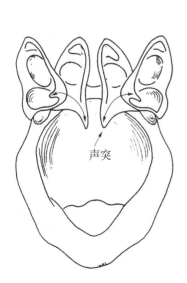

图4-1-11　环杓关节的摆动

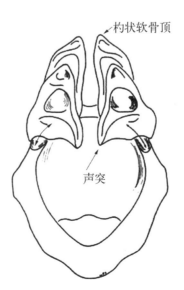

图4-1-12　环杓关节产生少量的滑动

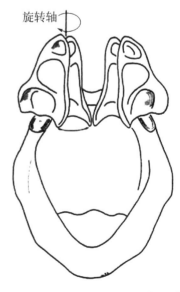

图4-1-13　环杓关节的旋转运动

环杓关节的活动是摆动和滑动的综合运动,如图4-1-14所示,通过环杓后肌和环杓侧肌的作用,环杓关节使双侧声带打开和关闭,即使声带外展和内收。该功能很重要,因为其能对通过声门的气流产生阻力,这也正是发声所必需的。

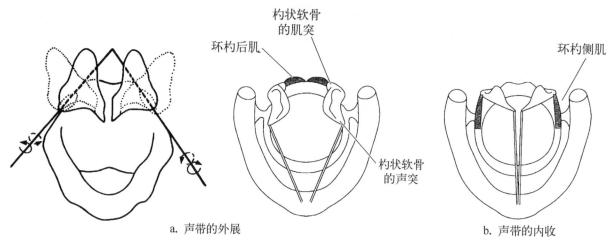

a. 声带的外展　　　　　　　　　　　　b. 声带的内收

图4-1-14　环杓关节的运动

环甲关节是两侧环状软骨后外侧与甲状软骨下角之间的滑膜关节,其在调节嗓音基频方面起到重要的作用。

环甲关节是车轴关节,甲状软骨两侧翼板的后缘向上,下两端延伸,下角末端的内侧面有一圆形小关节面与环状软骨的关节面形成关节。环甲关节的主要运动方式是沿两侧关节的水平轴旋转,也可发生滑动。如图4-1-15所示,当环甲肌收缩时,甲状软骨向环状软骨弓的方向倾斜,或环状软骨弓向上倾斜,使环状软骨弓更加靠近甲状软骨。当环状软骨或甲状软骨进行这种运动时,后方的杓状软骨与前方的甲状软骨之间的距离拉大,声带的张力也就增加,从而提高嗓音基频。

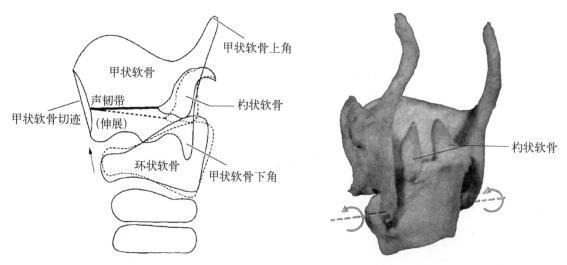

图4-1-15　环甲关节运动原理　　　　　**图4-1-16　环甲关节的旋转轴**

环甲关节早期被描述成屈戌关节,其旋转轴如图4-1-16所示。小的椭圆形(或圆形)关节面位于环状软骨弓的两侧。这些关节面可能是平坦的,轻微凹的、轻微凸的,或几乎完全缺失。位于甲状软骨下角的关节面也是如此。然而,关节表面通常被覆上皮黏膜,同时由带状韧带所固定,这就限制了关节的运动。

马耶和明尼希德(Mayet & Muendnich,1958)证实,后方、两侧以及前方的环甲关节韧带共同组成了囊状韧带,如图4-1-17所示。关节囊的结构很大程度上决定了关节运动类型。

环甲关节的主要运动是围绕水平轴进行旋转运动。这种运动将声韧带拉至紧张状态,因而只表现为旋转运动。然而,在中间位置上,声韧带有些松弛,所以可以围绕矢状面进行少量的滑行运动。这种旋转或滑行运动逐渐将声带拉紧,进而提高嗓音的音调。

至于是环状软骨还是甲状软骨实际参与了旋转运动,尚存在争议。

马耶和明德尼希(1958)认为,由于甲状软骨被附着肌肉组织以及其他一些结构组织,所以主要是环状软骨在做旋转运动。如图 4-1-18 所示,这种运动使环状软骨弓前方与甲状软骨之间的距离缩短,同时构状软骨的声带突与甲状软骨角之间的距离加

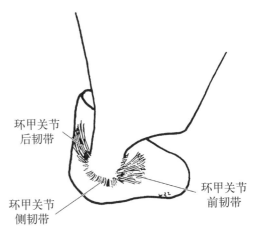

图 4-1-17　环甲关节的囊状韧带

大。阿诺德(Arnold)以及其他许多人都强烈支持"是环状软骨而非甲状软骨参与重要的旋转运动"的观点。

凯茨和倍斯马吉安(Cates & Basmajian,1955)、维尔玛德(Vermard,1967)、泽姆林(Zemlin,1968)等人则认为,相对于环状软骨,甲状软骨更灵活。如图 4-1-19 所示,甲状软骨的向前倾斜运动同样可以增加喉的前后距离。

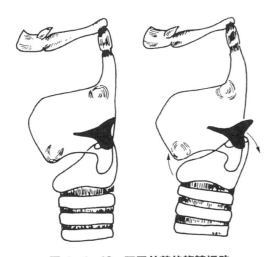
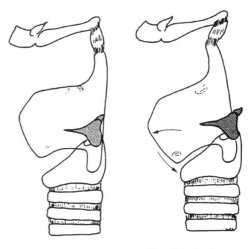

图 4-1-18　环甲关节的旋转运动

(注:马耶指出,环状软骨的旋转运动可以缩短环状软骨弓与甲状软骨前方的距离,同时增加构状软骨的声带突与甲状软骨角之间的距离。)

图 4-1-19　环甲关节的旋转运动

(注:凯茨指出,甲状软骨向前倾斜增加了喉部的前后距离,因而也增加了声带的紧张度。)

除了关节韧带之外,大量其他的韧带以及黏膜组织均与喉部相连,其中一些附着于喉内,另一部分则与同喉相连的喉外组织相联系。

第二节　喉腔内的瓣膜组织

喉腔基本上是一个中空的管腔,其内有三套由结缔组织和带状结构的肌纤维所组成的瓣状结构,分别是构会厌皱襞、室带(假声带)和声带(真声带)。它们在喉腔内自上而下依次排列,分别具有不同的功能。图 4-1-20 显示了声带与室带的毗邻关系。

一、构会厌皱襞

构会厌皱襞是喉腔皱襞最上方的部分,其从会厌软骨的两侧分别向同侧构状软骨的顶部延伸。构会厌皱

襞由结缔组织和肌纤维组织构成,其收缩时呈环形或括约形,将会厌组织拉向后方,因而在吞咽时,杓会厌皱襞可以帮助会厌软骨关闭喉入口。

二、室带

室带位于杓会厌皱襞的下方,与声带平行,位于真声带的正上方。它们不像声带一样含有丰富的肌纤维组织,所以只能进行少量的运动。在进行吞咽、提重物、排便、分娩等用力活动时,它们处于关闭状态。正常情况下,它们在发声时维持开放状态。在声带与室带之间有一个很小的空间,被称为喉室。这个空间容纳了分泌黏液的腺体组织,它们使喉黏膜保持湿润与光滑。

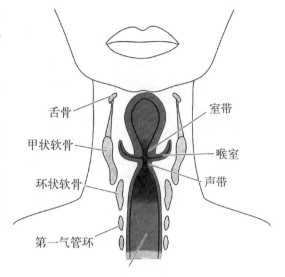

图 4‑1‑20　喉(冠状面)

三、声带

声带是最为复杂的喉腔瓣膜组织。直至最近 40 年,声带结构的复杂性及其非凡的特性才得到充分肯定,而这主要归功于日本耳鼻咽喉科专家、嗓音专家平野稔(Hirano, 1981)以及他的同事们。平野稔的研究发现,声带组织共分为五层,由内至外分别是肌层、固有层深层、固有层中层、固有层浅层和上皮层。声带组织的分层情况可见图 4‑1‑21 和图 4‑1‑22。

平野稔(1981)和其他专家在研究中借助电子显微镜等高尖端技术,揭示了各层不同的细胞成分及其不同的运动机制。声带最表面的一层是上皮层,其特点是既薄又滑,是很坚韧的一层组织。上皮层下方是固有层(又称黏膜层),它又分为三层:(1)固有层浅层,又称为雷氏间隙(Reinkes space),主要由弹性纤维组成,因而富有弹性;(2)固有层中层,也由弹性纤维组成,但与浅层相比显得比较致密而缺少弹性;(3)固有层深层,主要由胶原纤维组成,柔韧性较固有层中层差。肌层是构成声带的最里层组织,也就是甲杓内肌,即声带肌,它是声带的主要构成部分。通常认为该层比声带其他各层更加厚实。

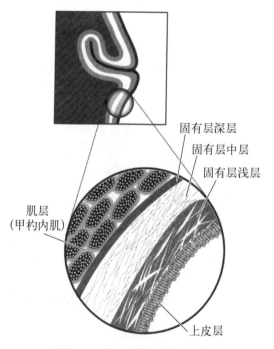

图 4‑1‑21　声带组织示意图

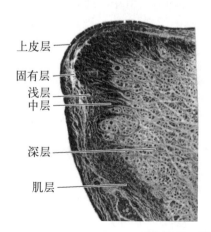

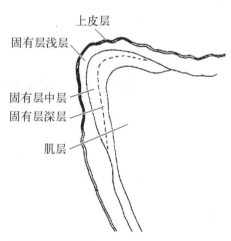

图 4‑1‑22　声带结构分层图

声带是多层的振动器官，每一层都具有自己独特的物理学特性，当各层结合在一起时，能产生平滑的剪切运动，这是声带振动的基础，如图 4 - 1 - 22 和图 4 - 1 - 23 所示。

四、包膜体层模型

硬度是指组织结构抵抗扭曲的能力。硬度的反义词是顺应性，主要指结构被扭曲的容易程度。根据声带各层硬度的不同，平野稔(1981)及其同事又将声带重新分为包膜层、过渡层和体层。平野稔(1981)的这种声带模型也被称为包膜体层模型。包膜层包括上皮层和固有层浅层。过渡层又称声韧带，包括固有层中层和深层。甲杓内肌构成了声带的体层。每一层均有不同的振动模式，这是因为各层的组成成分和硬度是不同的。很明显，声带是一种多层次的、极度复杂的振动器官。这种结构的复杂性导致了一种复杂的声学波形的产生，进而形成饱满的、富有共鸣效应的人类嗓音。

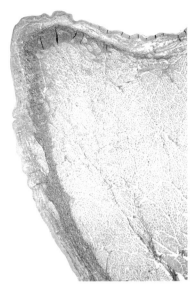

图 4 - 1 - 23　声带结构分层彩图

固有层浅层由弹性纤维和少量的胶原纤维松散地交织而成，过度发声或喉炎造成的肿胀或水肿就常常发生于此，过渡层较包膜层坚硬，但比体层柔韧。体层的肌肉纤维通过影响声带的张力、包膜层的顺应性和弹性，来达到调节基频的目的。这种结构使黏膜波的运动相对于声韧带而言具有一定的独立性。声韧带的振动是同步的，但相对弱些。

从运动特性的角度出发，通过对声带进行超高速摄影和生物力学的测试发现，由上皮层和固有层浅层组成的包膜层是声带波动性最佳的部分。发声时，黏膜的波状运动沿着声带表面传播，这种运动对改变通过声门的空气分子的振动模式是很有必要的。

这种声带的分层方法具有重要的意义：(1)声带各层组织均有其不同的力学特性；(2)外周四层的运动特性是被动的，而最里层的力学特性使其既有主动运动，又有被动运动；(3)几乎所有的声带病变都起源于这五层中的一个具体层次。

五、声门

两侧声带及杓状软骨底内缘之间的裂隙称为声门裂。声门裂和两侧声带共同构成了声门。声门裂分为前后两部分：前部是膜部，又称为声部，是两声带之间部分的前 3/5；后部是软骨部，又称为呼吸部，是左右杓状软骨底内缘及声带突之间部分的 2/5。成年男性膜间部声门裂的长度约为 15 毫米，成年女性膜间部声门裂的长度约为 12 毫米，儿童的声门裂较短。软骨间部声门裂长度约为 4—8 毫米，这主要受个体的性别、年龄以及体形等因素的影响。

声带位置的改变会引起声门形状的变化。图 4 - 1 - 24 显示的就是不同状态下声门形状的变化，其中图 a

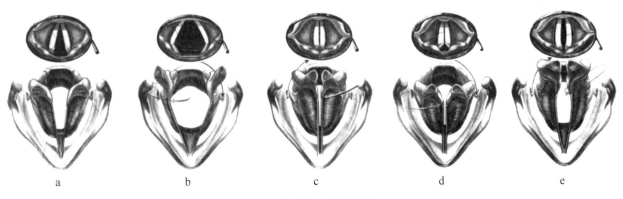

a　　　　　　b　　　　　　c　　　　　　d　　　　　　e

图 4 - 1 - 24　声门状态图

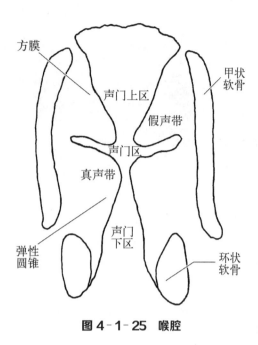

图 4‑1‑25　喉腔

图中标注：方膜、声门上区、假声带、声门区、真声带、弹性圆锥、声门下区、甲状软骨、环状软骨

显示平静呼吸时，声门是开放的，但开放程度并非最大，声带处于旁中位；图 b 显示在进行剧烈运动时，声门开放程度加大，以便吸入更大量的气体，该位置称为用力吸气位；图 c 显示发声时，声门闭合，两侧声带位于中间位置；图 d 显示耳语声主要是由膜间部声门裂关闭、软骨间部声门裂开放所产生的；图 e 显示假声歌唱时声门的形状。

由喉软骨支架围成的一个形状不规则的管腔称为喉腔。喉腔以室带和声带为界，自上而下可被分为声门上区（又称喉前庭）、声门区、声门下区。声门区最为狭窄，声带与室带突向喉腔中央，如图 4‑1‑25 所示。

在喉腔内上皮组织的下方，弹性纤维组织（方膜与弹性圆锥）因肌肉的收缩而从相邻组织中被牵拉出来或受到其间空气动力的影响，从而重塑喉腔的形状。喉腔的黏膜或黏膜层由喉上和喉下神经的感觉神经所支配（第 X 对脑神经即迷走神经的分支）。同时，它也受到对气流的方向和速率、疼痛和触觉刺激敏感的感受器的支配。

第三节　喉 部 肌 群

喉部肌群可分为喉内肌群和喉外肌群。喉外肌群将喉软骨连接在其他结构上，喉内肌群则使喉软骨之间产生相对运动。

喉腔的运动通过喉内、外肌群的舒缩运动来实现。喉外肌群可以抬高或降低喉腔骨架，改变软骨之间的角度与距离，也改变喉内肌群的自然长度。喉内肌群由多块小肌肉组成，它们都附着在喉腔内的喉软骨上。喉内肌群的作用包括：（1）开闭声门；（2）改变喉软骨的相对位置；（3）改变声带的物理特性（如长度、紧张度、单位长度的质量、顺应性、弹性等）；（4）改变声门裂的大小，克服声门的阻力。

一、喉外肌群

喉外肌群包括附着于颅底、舌骨、下颌骨、喉、胸等邻近组织的肌肉。喉外肌群形成了一种围绕喉腔的网络结构，从而固定喉腔。喉外肌群以舌骨为界，可分为舌骨上肌群和舌骨下肌群。舌骨上肌群收缩时，可以抬起舌骨，进而将整个喉腔向上牵拉，并减小喉腔气道的阻力。舌骨下肌群收缩时，可以降低舌骨，进而将整个喉腔向下牵拉，并增加喉腔气道的阻力。如此大幅度的喉腔上、下运动主要见于吞咽的过程。图 4‑1‑26 显示了喉外肌群的一部分。

表 4‑1‑2 列出了喉外肌群的所有肌肉：舌骨上肌群包括二腹肌前腹和后腹、茎突舌骨肌、下颌舌骨肌、颏舌骨肌以及舌骨舌肌，舌骨下肌群包括肩胛舌骨肌、胸骨舌骨肌和甲状舌骨肌。

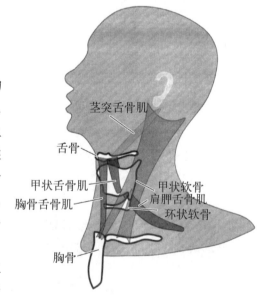

图 4‑1‑26　喉外肌群示意图

图中标注：茎突舌骨肌、舌骨、甲状舌骨肌、胸骨舌骨肌、甲状软骨、肩胛舌骨肌、环状软骨、胸骨

二、喉内肌群

喉腔有五块喉内肌，这些肌肉的起止点均位于喉腔内。在这五块喉内肌中，有两块是声门关肌，一块是声门开肌，一块使声带拉长拉紧，一块构成声带的主体。喉内肌群如图 4‑1‑27 所示。

表 4-1-2　喉外肌群

舌骨上肌群	舌骨下肌群
二腹肌	肩胛舌骨肌
茎突舌骨肌	胸骨舌骨肌
下颌舌骨肌	甲状舌骨肌
颏舌骨肌	
舌骨舌肌	

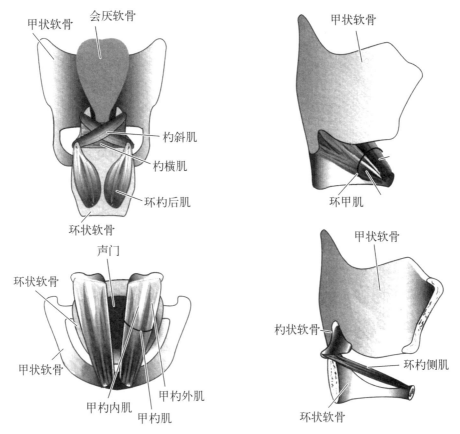

图 4-1-27　喉内肌群示意图

（一）声门开肌

环杓后肌是唯一一对声门开肌。如图 4-1-28 所示，它是一块体积较大、呈扇状的肌肉，起于环状软骨的后方，止于两侧杓状软骨的肌突。环杓后肌收缩时，肌突向后下方移动，相应地使声带突向两侧后上方移动，左右声突分离，继而声门被打开。

（二）声门关肌

第一块声门关肌是环杓侧肌，它是成对肌，起于环状软骨弓两侧的上缘，止于两侧杓状软骨肌突的前端，如图 4-1-28 和 4-1-30 所示。当环杓侧肌收缩时，肌突向前移动，使得两侧声突向内下方移动，彼此靠近，而附着于声突的声带也相互靠近，并使膜间部声门裂得以关闭。环杓侧肌与环杓后肌的作用方向相反，因而产生相反的效果——使杓状软骨靠拢，在两侧声带向中间靠拢的同时，将声突前端紧紧地靠在一起。

杓间肌是第二块声门关肌,包括单一的杓横肌和一对杓斜肌,如图4-1-28所示。当杓间肌收缩时,两侧的杓状软骨向中线移动,并关闭后部的声门。杓横肌起于一侧杓状软骨肌突及其外侧缘,止于另一侧杓状软骨肌突的同一位置。此肌肉的收缩将杓状软骨互相拉近。杓斜肌位于杓横肌的表面,起于一侧杓状软骨的肌突,止于另一侧杓状软骨的顶部后方,两侧肌束相互交叉呈X形。杓斜肌的收缩运动将两块杓状软骨的顶端拉拢。

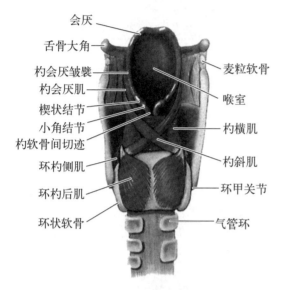

图4-1-28　喉后面观

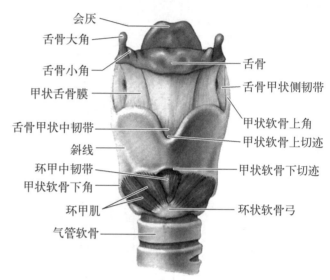

图4-1-29　喉前面观

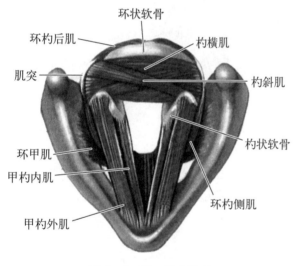

图4-1-30　喉上面观

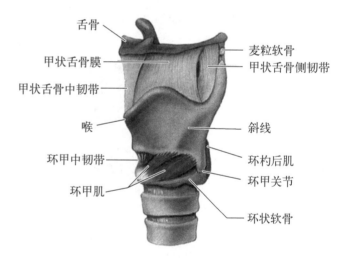

图4-1-31　喉侧面观

（三）声门张肌

成对的环甲肌起于环状软骨前弓的侧面。该肌肉呈扇形,其纤维向后分叉为两组,如图4-1-29和图4-1-31所示。上组为直行纤维,其纤维几乎垂直走行,止于甲状软骨下缘。下组为斜行纤维,其纤维呈更大角度走行,止于甲状软骨下角的前面。环甲肌的舒缩运动可以调节音调。当它收缩时,甲状软骨与环状软骨靠拢,增加了甲状软骨前联合与杓状软骨之间的距离。因为声带向前附着于前联合,向后附着于杓状软骨的声突,这两点间距离的增加使声带得到伸展,并减少了单位长度声带的质量,纵向增加了声带表面的紧张度,使声带振动的速率增加,产生高频率嗓音(可能被感知为高音调)。换言之,环甲肌主要用于增加声带的长度,以控制音调。

甲杓肌是声带的主要构成部分。这部分在包膜体层模型中被称为体层。甲杓肌是成对肌,起于前连合,止于杓状软骨。甲杓肌可被其他喉内肌群的收缩运动所带动而产生开闭运动。它也能够由自身的收缩而产生内部紧张力,使声带变硬,这有助于增加声带振动的速率。甲杓肌包括内外两部分:内侧的甲杓内肌和外侧的甲杓外肌,如图4-1-30所示。甲杓内肌(也称声带肌),止于杓状软骨声突的后面和杓状软骨体的侧面,其后端较厚而前端稍薄,是声带的振动部分。甲杓内肌收缩时,会将其附着于声突的部分拉向甲状软骨的切迹(起点),使声带拉直。当声门处于张开位置时,甲杓内肌的运动使声带缩短,并使声门关闭。另外,这种运动还将使声带质地变硬。甲杓外肌止于杓状软骨外侧缘及其肌突前内侧。甲杓外肌究竟是作为张肌还是作为松弛肌起作用,主要取决于其他特定肌群的收缩程度。表4-1-3列出了所有的喉内肌。

表 4-1-3 喉内肌群

肌　　肉	附　着　处	功　　能
环杓侧肌	起于环状软骨弓两侧的上缘,止于两侧杓状软骨肌突的前端	关闭声门
杓间肌:杓横肌 　　　　杓斜肌	起于一侧杓状软骨的肌突及其外侧缘,止于另一侧杓状软骨同一位置 起于一侧杓状软骨的肌突,止于另一侧杓状软骨顶部后方	关闭声门 关闭声门
环杓后肌	起于环状软骨的后方,止于两侧杓状软骨的肌突	打开声门
环甲肌:直部 　　　　斜部	起于环状软骨的前缘,止于甲状软骨的下缘的后部 起于杓状软骨的前缘,止于甲状软骨下角的上缘和甲状软骨板的上缘	使声带拉长 声带变紧
甲杓肌:甲杓外肌 　　　　甲杓内肌	起于前联合,止于杓状软骨的肌突 起于前联合,止于杓状软骨的声突	缩短及放松声带 紧张声带

图4-1-28显示的是喉的后面观,图4-1-29显示的是喉的前面观,图4-1-30显示的是喉的上面观,图4-1-31显示的是喉的侧面观,图4-1-32显示的是解剖后喉的侧面观,而图4-1-33显示的是喉的矢状断面、软骨以及韧带,图4-1-34显示的是喉的侧后面观。尽管我们分别介绍上述肌群的收缩运动,但一定不能忘记喉肌是作为一个整体进行运动的,不能孤立看待它们各自的运动。在言语治疗中,必须将喉内肌群看作一个运动的整体。

图4-1-35大致说明了各喉内肌的功能。左边一栏显示了每对喉内肌单独运动时软骨和声带的位置,箭头表示外力的作用方向;中间一栏显示喉的上面观;右面一栏是声带的冠状切面图,其中虚线表示喉内肌没有运动时声带的参考位置。

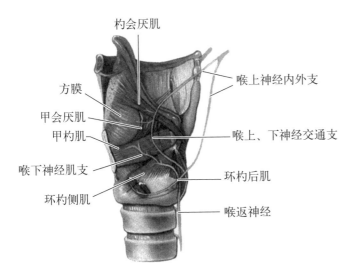

图 4-1-32 喉侧面观

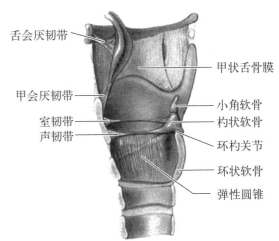

图 4-1-33 喉矢状断面、软骨以及韧带

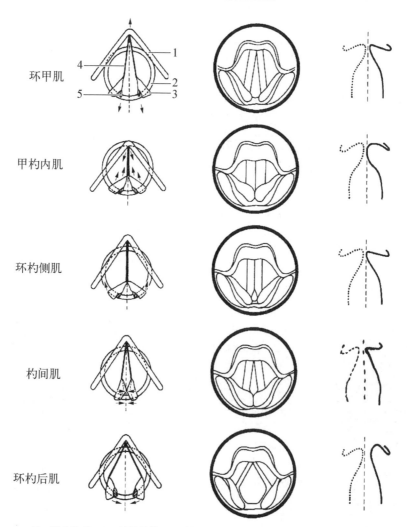

图 4‑1‑34 喉侧后面观

会厌
小角结节
杓会厌肌
杓会厌皱襞
楔状结节
杓斜肌
杓横肌

舌骨：
舌骨大角
舌骨小角
舌骨体

甲状软骨：
上角
骨板
斜线
下角

上切迹

环状软骨

气管环

环甲肌：直部
斜部

环杓后肌
甲杓肌

环杓侧肌
环甲肌

环甲肌

甲杓内肌

环杓侧肌

杓间肌

环杓后肌

（1. 甲状软骨　2. 环状软骨　3. 杓状软骨　4. 甲杓内肌　5. 环杓后肌）

图 4‑1‑35 喉内肌功能示意图

三、喉黏膜和韧带

喉软骨通过关节相连结,被覆膜性组织。在这层结构中,我们介绍与言语产生过程有关的膜性结构,即室带、喉室、弹性圆锥和声韧带。

室带位于声带的上方,又称为假声带。它们主要形成了弹性圆锥厚厚的皱褶部,伸入气道,但不如声带突出那么明显。室带位于甲状软骨的内表面,会厌软骨附着处的正下方,止于杓状软骨顶端下方三角形凹口处。在意识的控制下,室带一般不振动。与声带相比,室带的作用较为次要。

喉腔的弹性圆锥在室带与声带之间有一深凹,称为喉室(又称 Morgani 室)。它延伸至整个声带的长度,两侧以甲杓外肌为边界。喉室内有些黏液腺,它们为声带的运动提供润滑剂。弹性圆锥是一层宽广的弹性膜,它覆盖了整个喉内壁。这层膜性结构的下部分从声带边缘延伸至环状软骨,表层被覆了黏膜。

而声韧带位于弹性圆锥的上缘,张于甲状软骨前角后方与杓状软骨声带突之间,是声带的基础,也是发声的主要结构。

第四节　喉的神经支配

图 4-1-36 显示了嗓音产生的过程。说话和唱歌都需要身心活动的协调。声音信息起源于大脑皮层(如言语中枢),喉的活动则受到嗓音中枢的控制,嗓音中枢将神经冲动通过各级神经传递至喉,最终引起声带振动,形成嗓音。嗓音在通过声门上区的声道时产生共鸣(这些区域包括咽腔、舌部、腭部、口腔和鼻腔),使最终形成的声音能够被听话者听清。听觉和触觉的反馈使说话者或唱歌者获得最佳的声输出。

周围神经系统将中枢神经系统的运动指令传递给相关肌群(例如喉部肌群),也能将感受声门下压的机械感受器所感受到的位置信息上行传入大脑和神经反射系统。12 对脑神经中有 8 对参与了言语产生的过程,它们控制着呼吸系统、发声系统和构音系统。

从神经学的角度看,嗓音的产生需要中枢和周围神经系统进行复杂而协调的工作,如图 4-1-36 所示。言语的产生是由大脑皮层的特定区域(如布罗卡区)引发的,来自布罗卡区的神经冲动被传递至运动皮层的中央前回(主要的运动神经带),然后通过皮质延髓束和皮质脊髓将此神经冲动分别传递至脑干和脊柱核。来自脑干神经核的下位运动神经(即脑神经)共有 12 对,在所有的脑神经中,第 X 对脑神经(或称迷走神经)在发声过程中承担最为重要的任务,因为它是支配喉内肌群的主要神经。来自脊神经根的下位神经元(或称脊神经),用于支配呼吸肌样,使呼吸与发声相协调。在这些神经中,第Ⅲ—Ⅴ对脊神经共同组成膈神经,而 12 对脑神经是最为重要的,因为它们直接与膈肌、胸腹壁肌群形成神经肌肉接头。交感神经与副交感神经的神经支配在喉部自主调节功能方面也起到很大的作用。

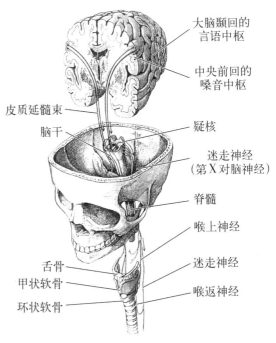

大脑颞回的言语中枢
中央前回的嗓音中枢
皮质延髓束
脑干
疑核
迷走神经(第 X 对脑神经)
脊髓
喉上神经
舌骨
甲状软骨
迷走神经
环状软骨
喉返神经

图 4-1-36　嗓音的产生过程

迷走神经起自脑干的延髓部分。它的运动神经元(疑核)接收来自中枢神经系统的神经冲动,然后将这些神经冲动通过由脑干发出的运动神经传递至喉腔。迷走神经通过颈静脉孔出脑组织,直接分支进入喉腔,称为喉上神经,如图 4-1-37 所示。喉上神经在舌骨大角的高度分成内、外侧支。内侧支通常称为喉内神经,主要为感觉神经。内侧支从喉上神经分出后,下降至正中,与喉上动脉伴行,穿过舌甲膜后进入喉腔,接收喉腔声门上区域的感觉信息。外侧支通常称为喉外神经,主要为运动神经。外侧支从喉上神经分出后,在舌甲膜下面下降,与甲状腺上动脉伴行,下至胸骨甲状肌表面,然后穿过咽下缩肌,止于环甲肌,并支配这两块肌肉。

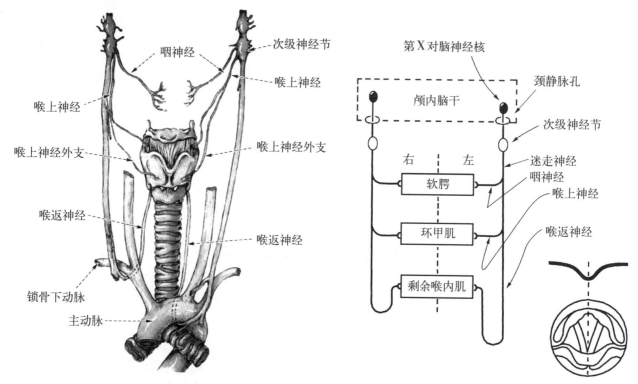

图 4‑1‑37　喉上神经、喉返神经、喉返神经的不对称性通路　　　　　**图 4‑1‑38　脑干至喉腔的迷走神经通路**

迷走神经进入胸腔后分出喉返神经。喉返神经主要传递声门下腔和所有喉内肌的感觉与运动信息。左右两侧喉返神经的分出部位和行走路径不完全相同。右侧喉返神经在右锁骨下动脉之前的颈根部离开迷走神经,然后自前下向后绕过右锁骨下动脉,沿气管食管沟,伴甲状腺下动脉的喉上支上行,深入咽下缩肌下缘,在环甲关节的后面入喉。左侧喉返神经于迷走神经跨过主动脉弓时,从其左侧分出,然后自前下向后绕过主动脉弓,在主动脉总韧带附着点的后面返至颈部,与右侧喉返神经相似的路径入喉。在到达咽下缩肌下界之前,左侧喉返神经分出前、后两支,其后支有部分神经纤维与喉上神经内支相吻合,故称为喉神经祥。

迷走神经的两个重要分支支配着喉内肌和喉部感受器:喉上神经外支支配环甲肌的运动,而其内支则作为来自喉感受器的感觉支。喉返神经之所以得名,是因为它从迷走神经分出之后,再折向上行走,控制着除环甲肌以外的其他喉内肌的运动,并且传递机械感受器(位于喉肌和黏膜内)所接收的刺激。

在分别感受声门下压、声带张力和呼吸运动的感受器之间,存在一个非常重要的反射机制。由于腹肌的参与,呼气的运动幅度加大,引起声门下压的增加,从而导致声带张力的反馈性增加,这样使得声带能够抵抗住来自声门下的高压而不致被吹开。

图 4‑1‑38 显示了喉部肌群主要的神经支配,即迷走神经通路。在颈部,迷走神经也接收来自副神经(第 X 对脑神经)的运动神经纤维。

嗓音治疗应该充分地利用这一控制系统。当嗓音治疗较为完善时,嗓音训练有望重新构建反射弧,这样就能在声门下压(由呼气运动引起)和声带张力之间建立起正确的平衡状态。这样,在整个发声期间,声带就能够始终保持闭合,并处在最适宜的中央闭合位置上,声带振动则能够持续地进行。

第二章

发声系统与言语

	阅读完本章之后,你将:
本章目标	1. 掌握嗓音产生前发声阶段和声带振动阶段的理论与运动过程; 2. 熟悉发声的肌弹性—空气动力学理论; 3. 掌握嗓音基频、嗓音强度、嗓音微扰等基础概念与临床含义; 4. 熟悉声门波及其频谱特征; 5. 了解声区基本内容及其与嗓音基频、音质的关系; 6. 熟悉嗓音基频和嗓音强度的控制、嗓音音质的理论与方法; 7. 了解声带和声道物理模型的基本工作原理。

人类的言语行为受到大脑左半球言语中枢的控制。从言语中枢发出的神经信息通过周围神经系统传递给呼吸、发声(嗓音)和构音肌群,从而对言语器官的运动进行调控。言语的产生被认为是由这三大系统的协调运动来完成的:(1) 呼吸系统,提供充足的压力和气流来启动和维持发声;(2) 发声系统,声带作为一个振动源,提供充足的能量以及合适的声门波作为构建言语声的基础;(3) 构音系统,通过构音器官(舌部、唇部、下颌和软腭等)的运动,调整声道的大小和形状,产生不同的言语声。言语产生的过程与其他声学现象一样,都涉及一系列的气压波形,其特征由频率(音调-赫兹)和强度(响度-分贝)等参数来标定。

为了能被听者识别,言语声音的频率一定是处于人耳能够感知的频率范围内的。人耳能够感知的频率范围是20—20 000 赫兹。大多数人发出的言语声,其基频范围大约在40—2 200 赫兹之间,频谱中的谐波频率至少可达 15 000 赫兹。

人耳对大约 20 微帕(听阈)至 20 帕(痛阈)范围内的声音比较敏感,帕是压强单位帕斯卡的缩写。分贝是声压级的单位,1 分贝相当于 20 微帕,即听阈。以往的标准参考值为 0.000 2 达因/平方厘米,也相当于听阈值的声压级。声压级应该在标准大气压强(760 毫米汞柱)周围波动。声压级用对数(分贝)来表示较为方便,声压加倍,相当于声压级增加 6 分贝。从听阈到痛阈,声压级的范围在 0—120 分贝。在距离嘴唇30 厘米处测得人类所能产生的声压级大约在 35—120 分贝之间,训练有素的歌唱家才能够发出超过 120 分贝的声音。

把嗓音产生的过程(即发声)分为两个阶段较容易理解:(1) 前发声阶段(或称起音阶段),构建声带产生振动的先决条件,主要包括声带从吸气位置到闭合位置的前加载运动;(2) 声带振动阶段,主要指声带在闭合位置产生振动,这可以通过肌弹性—空气动力学理论来描述,并涉及基频、强度和音质的控制机制。

第一节 前发声阶段

在声带开始振动之前,必须做三项重要的调整工作:(1) 声带肌收缩,声带向中线靠近;(2) 开始呼出气流;(3)上述两个活动之间精确协调。

一、第一项重要的调整工作

起初两侧声带是适度张开的,就像平静呼吸状态中吸气时一样。成年男性在平静呼吸时,声带的最大张开度平均为13毫米,在深吸气时可增加到25毫米。

前发声阶段所需要的时间主要取决于说话方式和语言环境,其平均值在350—450毫秒之间。在这一时间段中,两侧声带逐渐向中线靠近,它们之间的距离大约从13毫米减至2—3毫米,声带从完全张开至完全闭合是一个连续的过程。一些常见的声门状态如图4-2-1所示,图中包括在深吸气、正常吸气、发耳语声、清辅音发声、正常发声和用力发声时声门的典型状态。

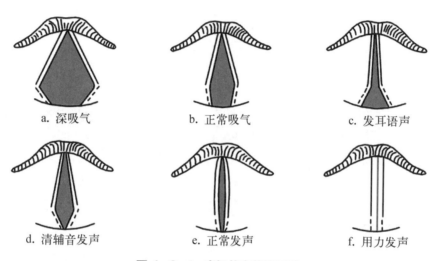

a. 深吸气　　b. 正常吸气　　c. 发耳语声

d. 清辅音发声　　e. 正常发声　　f. 用力发声

图 4-2-1　声门状态的简易图

常见的发声功能障碍的典型表现如图4-2-2所示,主要包括声带的内收肌功能障碍、横肌功能障碍和侧肌功能障碍。图4-2-3主要描绘中位(发声)、尸位(喉返神经麻痹)、间位(喉上神经麻痹)、侧位(呼吸)状态声门的情形,有助于进一步理解喉镜下肉眼所见到的声门形状。

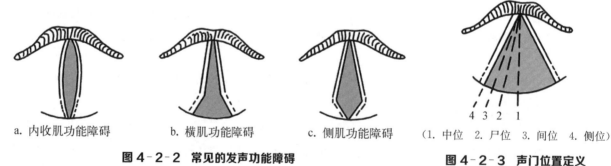

a. 内收肌功能障碍　　b. 横肌功能障碍　　c. 侧肌功能障碍　　(1. 中位　2. 尸位　3. 间位　4. 侧位)

图 4-2-2　常见的发声功能障碍　　　　**图 4-2-3　声门位置定义**

环甲肌是使声带拉伸的主要张肌,张肌主要通过拉伸声带来调节发声频率。甲杓肌(包括甲杓外肌和甲杓内肌)主要使声带增厚,甲杓内肌又被称为声带肌。

声门的关闭主要通过环杓侧肌、杓间肌(包括杓横肌和杓斜肌)、甲杓肌的协同收缩来完成。这些肌肉在前发声阶段同时进行不同程度的收缩。从功能上讲,这些肌肉可分成两大类:(1)控制声门关闭(环杓侧肌、杓间肌)或使声带向中线靠近(甲杓外肌)的肌群,中线收缩力是指一种将两侧声带向声门中央拉近并互相接触的力量;(2)调节声带紧张度的肌群(环甲肌、声带肌,在一定程度上还包括甲外肌)。

环杓后肌作为甲杓肌的拮抗肌群,收缩幅度较小,主要是阻止甲杓肌收缩时声突过分向前拉伸。环杓后肌的主要功能仍是使声门打开。

　　实际上,喉肌之间的收缩在功能上是相互协调的,每块肌肉都必须在其他肌肉的拮抗作用下进行收缩运动。但是为了更好地理解每块肌肉的独特功能,我们将分别描述四组喉内肌群的功能(喉内肌的起点和止点都连结在喉软骨上,而喉外肌两端的附着点中有一个不在喉软骨上)。图4-2-4显示了在前发声阶段每块肌肉收缩时的效果。

　　环杓后肌是主要的声门开肌,它的收缩效果如图4-2-4a所示。当它们收缩时,杓状软骨的肌突向后下方运动,声突则向外上方翻转,使声门张开。拮抗环杓后肌的一对肌肉是环杓侧肌,如图4-2-4b所示,它们收缩时将杓状软骨的肌突拉向前下方,并使声带向中线靠拢,同时将杓状软骨体之间的距离拉开。杓间肌的收缩运动如图4-2-4c所示,杓间肌包括杓横肌和杓斜肌,它们的功能是拉近杓状软骨体。甲杓内肌、甲杓外肌的收缩运动如图4-2-4d所示,其功能主要是调整声带的张力和厚度,以此调节声门的关闭程度与声带的紧张度之间最佳的协调状态。

　　图4-2-4所描绘的四类收缩运动不能割裂开来,因为这些肌肉几乎同时收缩。在对发声障碍的患者进行矫治的时候,我们应从整体上把握发声机理,而不只是锻炼单块肌肉或单组肌群。我们应同时对所有喉肌进行训练,并注意促进其与呼气运动相协调,这样就能使发声功能亢进或发声功能低下在不同的声门下压状态下得到改善,也就是说,通过训练,使得声带能够在最有效的声门闭合状态下产生振动。

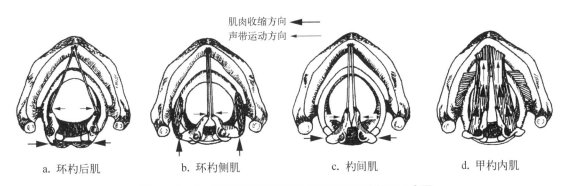

肌肉收缩方向 ◀━━
声带运动方向 ◀━━

a. 环杓后肌　　　b. 环杓侧肌　　　c. 杓间肌　　　d. 甲杓内肌

图4-2-4　前发声阶段每块肌肉独立收缩的效果示意图

　　呼气时,气流开始经过声门,声带向中线靠近,使声门间的气道变得窄小,阻止气流从声门通过,从而使声门下压增加。声门下压的增加使声带黏膜间的气流速度加快,两侧声带之间产生负压,导致两侧声带互相吸引,声门闭合,这就是前发声阶段的伯努利效应(Daniel Bernoulli,1733年成为巴塞尔大学的解剖学教授,1750年又成为物理学教授,主要研究水动力学,即流体运动)。

　　伯努利效应的公式为 $c = d/2 \times (v^2 \times p)$,这里的 c 是一个常数,d 是空气密度,v 是气流速度,p 是垂直作用于气流的压强。这个公式可以用来解释两侧声带逐渐向中线靠拢的过程:声门间气道越窄,气流速度 v 越快,导致该处的气体较为稀薄,并使声门间压强 p 锐减,进而引发声带振动。另外请注意一个重要的现象:通过声带边缘的气流要比通过中线的气流运行更长的距离,中线气流的加速流动会使声带边缘的气体密度下降更多。

　　如果伯努利效应公式中的 d 接近一常数,那么公式可以简化为 $k = v^2 \times p$,k 为一个常数($k = 2c/d$)这就意味着:如果气流速度加快,那么声门间的压强急剧下降;如果气流速度增加6倍,气压则下降为原来的1/36。在2毫米的声门裂中测得2厘米水柱的气压差足够用于产生近似12米/秒的气流速度,从而启动声带的振动。这些观察结果是从对刚切下不久、黏膜较紧的喉组织的研究工作中获得的,但其他研究者在活体上进行的测量也与其一致。

二、第二项重要的调整工作

　　声带只有在气流速度和声门下压适当时才能产生振动。在声门靠拢至发音位置的过程中,如果声门下压太高,嗓音中将出现一种可听见的声门擦音/h/,被称作气息声。如果声门下压太低,嗓音将出现吱嘎声,或声带几乎不产生振动。因此,最有效的起音运动要求前发声阶段呼气运动(声门下压与气流速度)和声带闭合运动(位置和肌张力)保持平衡,呼气运动应适度。

发声至少需要2厘米水柱的声门下压和接近100毫升/秒的气流速度。正常发声在6厘米水柱的声门下压时需要150毫升/秒的气流速度。气流速度指单位时间内通过声门的空气体积值,它等于声门间的气压差除以气流阻力。因此,通过声门的气流速度与声门上下的气压差成正比,与声门阻尼值成反比。

然而,在说话时还必须产生足够的语气变化(如音调变化、语调变化、响度变化等),呼气肌群应能在更大的声门下压范围内进行调整,这一范围约为2—30厘米水柱,同时呼气肌群应能使气流速度达到1 000毫升/秒以上。呼吸运动应该在较舒适的状态下实现上述必要条件。如何能够达到这一目的呢? 我们一般采用重读治疗法中的慢板节奏二来进行训练。据文献研究表明,男高音歌唱家声门下压的上限值大约为70厘米水柱,训练有素的歌唱家的气流速度大于11 000毫升/秒。

三、第三项重要的调整工作

最后,进行第三项调整工作。声门关闭与呼气开始之间的时间协调十分重要,这两者之间的关系可以分成三种情况。

第一种情况,在声门完全关闭之前气流已经呼出,那么起音就是送气声,如/h/。这种发声情况可描述为气息声,或称软起音。气息声/h/在声带向中线靠拢的过程中逐渐加重,而在声门完全关闭时停止。习惯性的气息音或软起音被认为是病理性的,特别是当气息声出现在元音的前面时,它使元音的强度减弱,声音质量明显下降。

第二种情况,当两侧声带刚达到完全闭合时,呼气运动正好开始,这是最佳的起音状态,这种起音方式被称为同时撞击。图4-2-5所示的光电声门图显示的就是这种起音方式。实验观察证明,声带黏膜的运动首先发生在中层,气流速度越快,声带中层的运动就越明显(该运动在声带闭合过程中进行了叠加)。

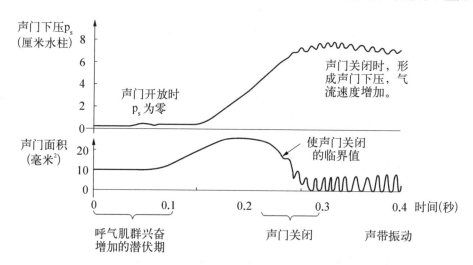

图4-2-5　前发声阶段的光电声门图

重读治疗法中的行板节奏二和行板节奏三的训练目的就是使声门关闭和呼吸运动的时间达到精确的一致,旨在于发声功能亢进和功能低下之间寻找一种适当的平衡状态。另外,肌电图研究显示,呼气肌群的兴奋刺激与喉内肌群的兴奋刺激之间应达成精确的协调,发单个元音时,在起音前50—400毫秒,环杓侧肌的肌电运动就已开始,接着在50—100毫秒以后,腹肌运动开始,并形成适当的声门下压。

第三种情况,如果声门在呼气运动开始之前就已关闭,那么起音是突然的,呈爆破式。在声带正式振动之前,声门下的高压必须克服声带的抵抗作用,这种起音方式通常被称为硬起音或声门颤动。硬起音给声带增加了多余的负担,当声带处于病理状态(如慢性喉炎或血管隆起)时,则可能因此受到损伤。当一个单词的起始音为元音时,硬起音现象非常普遍,常常出现于声带运动亢进性的发声困难,严重时将导致声带水肿、声带小结、声带边缘息肉,或引起肌张力的过度代偿。

重读治疗法的目的在于通过训练呼气运动与声带振动发声之间的协调性,来矫治硬起音和软起音,并提高声带向中线收缩的调节能力。

第二节　声带振动阶段

过去对于喉部发声功能的大部分理论都以实际经验为基础,如歌唱的需要,只有少数理论建立在客观的生理和声学测量的基础上。近 40 年来,喉肌电图的研究提供了大量新的数据,这项技术被用于观察说话和唱歌时的喉肌运动,增强了我们对维持音区、嗓音音调、嗓音响度和嗓音音质稳定性的认识。

在前发声阶段,声带从完全张开的位置向中线靠拢至彼此间距 2 毫米左右,这个调整过程在 350—450 毫秒的时间内完成。呼气运动使气流速度加快,当声门裂为 2—3 毫米时,气流速度达到一定程度,引发声带振动。正常情况下,在声带达到平稳振动之前,我们可以观察到在前发声阶段有 3—5 个振动周期。伯努利效应能解释这种两侧声带向中线收缩靠拢的早期振动。一旦建立起这种振动模式,只有当喉内肌收缩与呼气运动之间的协调关系发生变化时,振动方式才会发生变化。而这两者协调关系的变化可以调节嗓音音调、嗓音响度、嗓音音质和音区。

声带是声音源,它们振动来自肺部的气体,气体流经喉腔后,在声道产生声波。1950 年提出的关于发声的肌弹性—空气动力学理论是最为流行的关于嗓音产生的理论模型。这个模型认为,嗓音是肌肉收缩力量、组织弹性、空气压力及流速共同作用所产生的。

一、发声的肌弹性—空气动力学理论

声带振动的前提条件是声带必须靠向中线,这主要通过环杓侧肌与杓间肌的收缩作用来实现,它被称为中线收缩力。中线收缩力使声门在中线闭合,声门下压开始增加。当声门下压足够强大时,它克服了声门闭合所产生的阻力,使声门开放。一股气流进入声道,使声道内的空气产生振动,如同音叉的效果。这个声波通过声道传递,声道内各类瓣膜对声波进行调节。同时,声带由于两种力量的相互作用再次产生闭合。首先,一旦声带被分开,它们便由于肌肉的弹性回缩力返回中线位置。当它们开始闭合时,便形成了一个狭窄的通道。其次,根据伯努利效应,声门下气流在通过闭合声门的狭缝时会产生负压。这是因为通过狭小通道的气流流速增加,使气体压强减小。声带之间压力的下降将进一步拉近两侧声带的距离,使声门充分闭合。再次建立的声门下压将声门打开之后,整个过程再次重复。声门的一次开闭运动构成了声带的一个振动周期。在言语期间,声带每秒钟振动数百次。需要记住的是,在发声时,声带不能完全闭合,但分开的距离也不能超过 3 毫米。

由于声带是一种分层结构,它以一种极为复杂的方式产生振动。与其说声门开闭是一项整体运动,不如说声带从底部向顶部逐渐开放,然后从底部向顶部逐渐关闭,整个过程呈波浪运动状。这类复杂的振动主要是由声带在水平与垂直维度上开闭的时间差异造成的。在垂直面上,当声带下缘开始闭合时,声带上缘仍处于开放状态。气体向上流经声门时产生负压,闭合运动由下向上逐渐进行。当声带上缘闭合时,声门下压逐渐建立,迫使声门打开,声门下缘已开始再次开放。这种声门上下缘开闭运动轻度滞后的现象,被称为垂直相差。

声带自后向前的开闭运动也有类似的时间差问题。它们自声突的后附着处向前联合部分逐渐开放,然后自前向后逐渐关闭。这类闭合的落差被称为纵向相差。

这些相差使声带的振动形同波浪,被称为黏膜波,这在声带较松弛柔韧的层面表现得特别明显。声带波

浪状的振动对于正常嗓音的产生是至关重要的。黏膜波受到干扰或破坏均会影响嗓音的产生,从而导致各种类型的嗓音问题。只有在发浊音时声带是振动的,在发清音或吸气时,声带通过环杓后肌的作用而被打开。

声带的复杂振动产生一种周期性的复合声波,正如所有的波形一样,它包括基频和谐波。基频代表声带振动的速率,对应于可感知到的嗓音音调。

嗓音是气体压力、组织弹性和肌肉活动共同作用的结果。声带振动产生嗓音(即喉源音),再经过构音器官产生共鸣而形成言语。在发声时,双侧声带在内收肌的作用下向中线靠拢,但是两者并不需要完全并拢,只要接近到足以根据气体力学产生振动的距离,便能发声了。

声带的每个振动周期都包括一个渐开相(离开中线)、一个渐闭相(回到中线)和一个闭合期(接触阶段)。图4-2-6是喉腔冠状剖面的示意图,它解释了在一个声带振动周期中,贯穿整个声门上、下的压强变化情况。图中深色区域表示气体压强增强,该处空气分子密度增大;浅色区域表示气体压强减弱,该处空气分子密度变小。每个振动周期都有规则地将声门下气柱压强分节地转化为由空气分子撞击而形成的声能。声带振动以一种有规律的准周期方式进行。

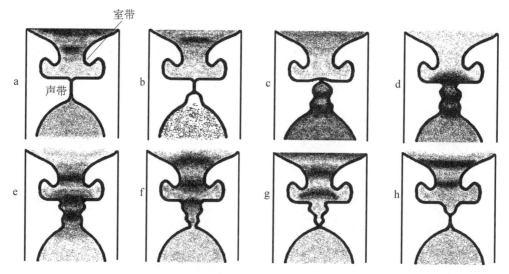

图中标注:室带、声带
a b c d
e f g h

图4-2-6　声带振动模式图

声带振动的过程如图4-2-6所示:图a显示气流到达声门处,由于声门的闭合,该气流受到阻碍,形成了声门下压;图b显示,当压力升高到大于声门阻力时,声门下缘被吹开;图c显示气流继续向上快速地冲开声带;图d显示,当两侧声带分开时,伴随产生波浪形的运动;图d和图e显示,在声门下压的作用下,声门上缘也被吹开;图f、图g和图h显示,先前被吹开的下缘也同时向中线靠拢。

声带的弹性回缩力和伯努利效应导致声门关闭。伯努利效应是一种由气体通过狭小空间而引起的空气动力学现象,该效应使声带之间产生瞬时负压,使得两侧声带很快被吸在一起。声门完全闭合后,声门下压重新积聚,声带又开始一个新的振动周期。由此得出的结论是:声带振动是在空气动力学以及肌弹力的协同作用下产生的。

二、嗓音基频

嗓音基频是声带每秒钟振动的次数,对应的心理学参数就是音调,它取决于声带的长度、单位长度的质量、紧张度和硬度。声带的长度越长、质量越大、紧张度以及硬度越小,声带振动的速度就越慢,音调越低;反之,声带的长度越短、质量越小、紧张度及硬度越大,声带的振动速度就越快,音调也越高。在言语过程中,我们不断地改变嗓音基频,这主要取决于说的是疑问句还是陈述句,某些具体的单词和音节是否需要重音或重读等。儿童由于声带小而单薄,会产生较高的振动基频(青春期之前的儿童的嗓音基频大约为250—350赫兹）。成年女性的嗓音基频为 180—250 赫兹,成年男性的声带通常较长、质量较大,其嗓音基频范围一般为 80—150 赫兹。

嗓音基频的提高主要通过环甲肌运动使声带拉长来实现。甲杓肌、环杓侧肌和环杓后肌的协同收缩,使环甲肌运动增强,声带张力增大。嗓音基频提高时声带的变化情况为:声带的张力和长度增加,单位面积的质量减少(即声带拉长,引起质量的重新分配),弹性增加,顺应性减小,振动速度增加。尽管嗓音基频提高时声门下压也略有提高,但嗓音基频的改变主要还是由声带本身的物理特性变化所导致的。

三、嗓音强度

嗓音强度是声带振动的强度,对应的心理学参数就是响度。它可以通过调节声门下压的大小得到控制,主要以增加或减少中线收缩力量的方式来进行。当中线收缩力量增加时,声带闭合更加紧密,时间更长,从而产生较高的声门下压。当声带被声门下压吹开时,声门开放的力度更大。由于弹性回缩力的作用,声带再次同样强有力地闭合,使声道内的气体受到更强烈的刺激,产生的言语声波具有更大的振幅与强度。言语期间,根据口头表达的信息,声带需要不断地调整其紧张度来适时地改变嗓音基频与嗓音强度。这些持续的变化产生了言语韵律。

嗓音强度的改变也需要一些协调运动。声带的内收和紧张必须对气流产生足够的阻力。喉部阻力、呼气肌和胸腔的运动产生克服阻力的声门下压,当它大于声带闭合时所能承受的压力时,声带就会被吹开。压力越大,声带张开度越大,嗓音也就越响;声带间的空隙越大,冲出的气流越多,言语声波的振幅也就越大。嗓音强度随声门下压的增大而增大,振动周期中声带接触的时间也随声门下压的增大而增大。

四、嗓音微扰

由于声带组织及其机械运动的特性,声带本身不能以一种完全周期性的方式产生振动,这种特征被称为嗓音的准周期特征。声带振动在频率和振幅方面总有一些小的波动,结果产生一种准周期波,而非完整的周期波。例如,当你试图以 200 赫兹的基频稳定地发/a/音,你必须使声带保持适当的张力和硬度,使声带每秒钟振动 200 次。如果你的声带以全周期的方式产生振动,那么每次声带振动的时间为 1/200 秒。然而,由于声带以准周期的方式产生振动,某个振动周期可能维持 1/200 秒,下一个周期可能为 1/199 秒,再下一个周期为 1/203 秒等。每个振动周期的微小变化被称为基频微扰(Jitter)。振动幅度也会出现类似的周期变化,如果你发/a/音,并尽可能地有意维持一定的响度水平,你的声带振动仍会有一些轻微的幅度差异,这类差异被称为幅度微扰(Shimmer)。

(一)基频微扰和幅度微扰的来源

这些周期波之间频率与幅度的变化由多种因素引起,如神经性、生物力学、空气动力学以及声学因素等。例如:左右两侧声带可能并不十分对称,在质量与紧张度方面略微不同,或者一侧声带较另一侧有更多的黏膜,导致一侧比另一侧更重(神经性的因素)。肺内压的变化也能引起声带振动频率与幅度的扰动,因为在气流通过声门时,声门处的压力时而建立,时而释放,导致声门下压数值产生轻微的波动(空气动力学的因素)。构音器官也会对声带的振动产生影响,如发前元音时,舌部向前运动,将舌骨拉向前上方,使喉腔抬高,从而可能改变声带的硬度,使基频产生扰动(声学的因素)。声门处空气动力学的变化也会引起声带振动周期的变化,当气体通过声门时,会产生湍流现象,引起嗓音中压力的迅速变化(生物力学的因素)。

(二)嗓音微扰的测量

在测量基频微扰和幅度微扰时,通常有必要测量声带振动的每个周期。目前有许多测量基频微扰和幅度微扰的仪器设备,如言语障碍测量仪、嗓音功能测量仪(ICFDrSpeech®,上海慧敏医疗器械有限公司授权使用)。

测量基频微扰时,每个周期的变化都受到基频的影响。基频较高时,基频微扰较难进行测量,因此,基频微扰的测量过程中必须将这个因素考虑在内。另外,由于基频微扰的测量取决于对嗓音信号周期的精确判断,后者在计算非周期嗓音的基频微扰值方面是无效的。由于基频微扰测量方面存在这些局限,在采用这项技术前必须了解嗓音功能方面的更多知识。例如,声带振动周期的轻微变化是人类嗓音中如此自然的一部分,以至于嗓音中没有基频微扰和幅度微扰会导致嗓音感知的不自然。学者黄昭鸣等人的研究显示,人类嗓音中存在小于0.5%的基频微扰是正常现象。

蒂策(Titze,1991)制定了关于基频微扰的数学公式,用于衡量声带的神经肌肉功能的各个方面,并且发现人类嗓音基频微扰值的最低水平在0.2%左右。这些数据在大量的研究中得到验证,这说明人类嗓音的基频微扰值表示声带并非完全按照周期的方式产生振动。基频微扰值过大,说明正常的声带振动以及黏膜波受到了干扰。另一方面,正常的说话者实际上可以通过训练来减少嗓音的基频微扰值。例如言语功能正常的女性通过练习,可以将基频微扰值从0.4%降至0.3%左右。基频微扰也可以作为儿童嗓音成熟以及成人嗓音老化的指标:儿童的基频微扰值高于成年人,年长者的基频微扰值高于年轻人。

关于幅度微扰的研究不像基频微扰那样彻底,但黄昭鸣等研究人员证明,人类正常嗓音的幅度微扰值小于3%。

基频微扰和幅度微扰反映的是人体内部的噪音。黄昭鸣认为,如果从微观的角度进行人体分析,我们可以看出人体内大量的"物理工厂"(水力、电力以及化学系统)展现出复杂的前后运动,这些微观运动使其他的稳态运动产生波动。喉腔对神经、血管、呼吸系统、淋巴系统以及其他运输系统所产生的微小波动特别敏感。由于人体大多数重要的生命枢纽线均通过颈部,并与喉腔十分接近,这些波动将在其行径中留下"痕迹",在声带振动模式中成为可以察知的部分。

声带振动的周期性变化使我们能够感知神经肌肉的功能变化和导致声波输出变化的声带层面的改变。控制声带振动的肌肉需要产生一定的力量来维持特定的频率与幅度水平。这种力量主要是通过支配喉腔的神经控制肌肉收缩而产生的。控制声带振动的肌肉群收缩越稳定,声学信号的产生就越稳定、越具有周期性,基频微扰值和幅度微扰值就越小。神经肌肉控制障碍可导致声带振动的不稳定,从而表现出较高的基频微扰值和幅度微扰值。同样,如果声带质量增加,如声带长有小结或息肉,声带振动就会变得不规则,基频微扰值和幅度微扰值便将增加。

五、发声压强和跨声门压强

对于声带振动而言,声门下压强必须高于其上方的压强,这样气流才能够通过声门。这种声门上方与声门下方之间的相对压强差是一种驱动力量,即跨声门压强,它迫使气体通过声门。当两侧声带处于合适的关闭状态时,这种跨声门压强使声带产生振动。使声带振动的最小压强被称为发声压强阈值(pth)。对于采用正常响度水平进行交谈的言语而言,这个发声压强范围大约在低频区的3厘米水柱到高频区的6厘米水柱之间。在高频区,声带更薄、更硬,因而需要更高的发声压强使声带产生振动。在低频区,大约3—4厘米水柱的发声压强阈值对应着45—65分贝的声音强度水平。响度更大的言语声需要更高的跨声门压强差,例如喊叫声的跨声门压强大约为50厘米水柱。

第三节　声门波及其频谱特征

声带具有独特的分层结构,并且每层具有不同的硬度。不同于音叉的硬性振动,声带以一种极其复杂的波浪形式进行振动。喉部产生的声门波(即喉音)是复杂波,它与其他复杂波具有相同的声学特征,即包含基频和谐波两种声学成分。基频表现为可感知的嗓音音调,而谐波则表现为嗓音音质。用声学术语进行描述,嗓音音质是指各个谐波的频率与其幅度之间的关系。从听觉感知的角度上说,嗓音音质是指嗓音的独特音色。人类的嗓音通常是通过嗓音音质来区分的。例如,如果你和你的朋友采用相同的基频发/ɑ/音,他人能够辨别出你们声音的不同,这是因为你们嗓音中谐波的幅度是不相同的。乐器同样如此,即使钢琴与小提琴有着相同的基频,你也能够很轻松地辨别出两种乐器之间的差异,这是由于每种乐器具有其独特的音色,这与它们的声学质量有关。

一、声门波

言语的产生直接与声带开闭的方式有关。喉内肌群和喉外肌群之间的协调工作使得声带组织、韧带和黏膜的张力发生不同程度的变化,这将改变声门开放的时间和幅度。图 4-2-7 显示了同一个人处在喉功能亢进、正常和低下三种状态时发相同音调产生的声门波。可以看出,喉功能亢进时,声门开放期缩短,喉功能低下状态则有着较长的声门开放期。

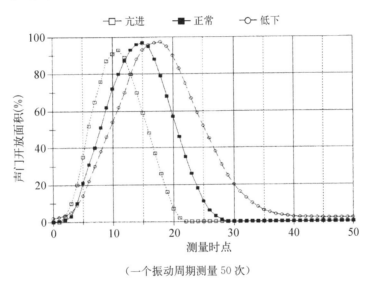

(一个振动周期测量 50 次)

图 4-2-7 喉功能亢进、正常和低下时声门开放面积的变化

二、声门谱

声门波的基频与谐波在线性频谱上能够清晰地显示出来。声门波的频谱简称为声门谱,如图 4-2-8 所示。发声表现为喉腔中嗓音产生的过程。声门波并不反映我们实际听到的言语声音,因为声门波在通过声道后向上从口或鼻中发出时,已经得到修饰,发生了变化。声门波代表的是将麦克风置于喉部时所能听到的气

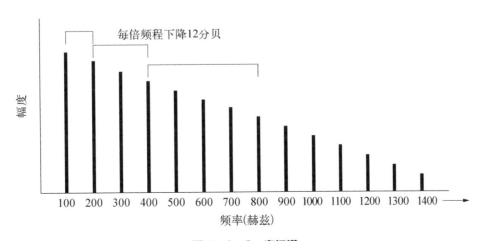

图 4-2-8 声门谱

流输入声道的声音。声门谱显示的基频是最低的频率成分,有着较大的振幅。当谐波频率增加时,其振幅以每倍频程12分贝的程度逐步递减(倍频程是指频率的两倍或一半)。声门谱显示的频率从100赫兹增至200赫兹,就是增加了一个倍频程,幅度减少12分贝;从200赫兹增至400赫兹时,幅度又减少12分贝;从400赫兹增至800赫兹时,幅度再减少12分贝;依此类推,随着频率的增加,声学能量逐渐减少。因此,声门波低频区的声学能量较多,中频区的声学能量较少,高频区的声学能量微乎其微。人类嗓音约有40个谐波成分,在4 000赫兹或5 000赫兹处仍然存在较少的声学能量。

言语过程中,我们通过调节声带振动速度来控制言语基频的高低,从而达到改变音调的目的。由于谐波是基频的整数倍,当基频发生变化时,谐波间距也发生变化。改变音调的过程中,谐波间距也发生了改变。谐波间距是声门谱中各谐波之间的距离,见图4-2-9。

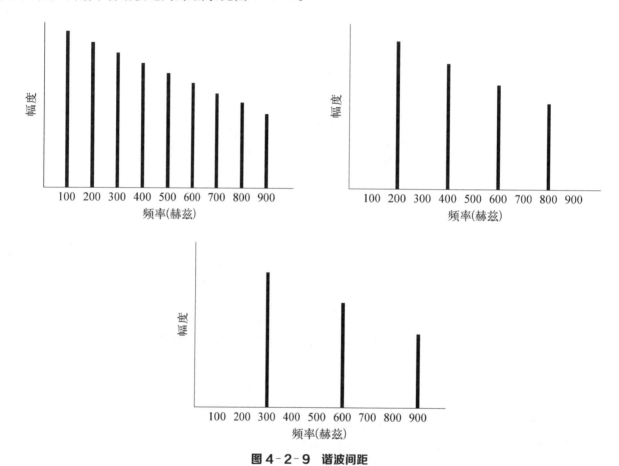

图4-2-9　谐波间距

如果某人的基频为100赫兹,谐波则为200赫兹、300赫兹,直到4 000赫兹或5 000赫兹左右。如果他通过增加基频,将音调提高至200赫兹,谐波则为400赫兹、600赫兹,直到4 000赫兹或5 000赫兹左右,此时谐波间距从100赫兹增至200赫兹,但谐波频率成分有所减少。因此,200赫兹的音调不仅听起来较高,而且声门谱也发生了变化。嗓音基频越高,谐波间距也越宽,这有助于解释儿童嗓音与成人嗓音明显不同的原因。青春前期儿童的基频大约在330赫兹,明显高于成人(成年男性约为130赫兹,成年女性约为230赫兹)。青春前期儿童的音调较高,其声门谱具有较宽的谐波间距,谐波成分较少,使得他们的嗓音不具备成年人那种饱满的、具有共鸣效应的磁性音质,其音质显得比成年人单薄。然而,这种音质对于合唱队和教堂唱诗班的儿童歌手而言,不失为一种优势。

三、声门波的特征

不同声门波导致了三种不同的声门谱(喉功能亢进、正常和低下),如图4-2-10所示。

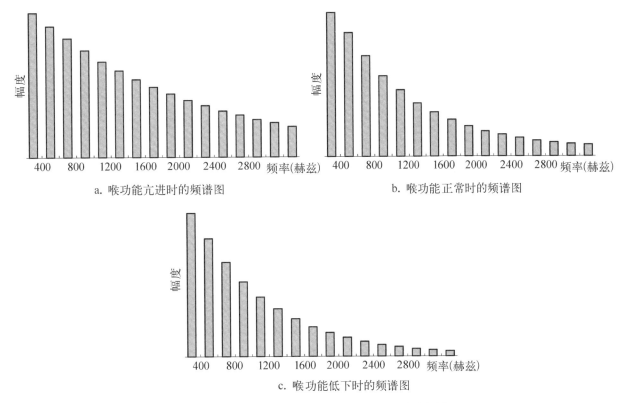

a. 喉功能亢进时的频谱图　　　　　b. 喉功能正常时的频谱图

c. 喉功能低下时的频谱图

图 4-2-10　喉功能亢进、正常和低下时的声门谱

正常发声的时候,声门下压和声带张力之间达成平衡,这是最不费力的发声方式,能产生最高的声门输出能量,是嗓音产生的最佳方式,相应的频谱如图 4-2-10b 所示。

有两种情况会造成喉功能亢进:(1) 声门闭合的力量过强,声门下压冲开声门需要较长的时间;(2) 声带张力过大,引起一种较为快速的声门闭合运动。这两种情况下,嗓音的能量输出不是最有效的,此时形成的嗓音听起来单薄、过于吃力,相应的声门波频谱如图 4-2-10a 所示。

如果声门闭合无力,则声门的闭合运动较慢,声门下压很容易将声带再次冲开,声门开放时间过长,从而导致声门下的气体大量释放,造成发声功能低下。这种嗓音听起来就像气息音,其音质较柔和、暗淡,嗓音能量太低以至于不能产生清晰的构音,相应的声门波频谱如图 4-2-10c 所示。

第四节　声　区

了解嗓音产生的机理之后,现在可以详细讨论声带振动的方式及其产生的不同的嗓音音质了。当我们提高或降低音调时,会感觉到嗓音音质在发生变化。实际上,声带振动有许多不同的方法,以便能够产生不同的嗓音基频和音质。这些嗓音基频与音质均与声区有关。

一、声区概述

在声乐术语中,声区是指一组同类音质的声音。从嗓音产生的角度来看,一个声区就对应一种不同的声带振动方式,而一种声带振动方式又对应某个嗓音基频范围。人们通常有五个不同的声区:脉冲声区、胸声区、头声区、假声区以及哨声区。从听觉感知的角度上看,这五个声区的嗓音音质截然不同,它们分占了一定的基频与强度范围:(1) 脉冲声区是低基频的声区,感觉上是一种叽叽嘎嘎的、爆破式的声音,脉冲声区发声也称为气泡发声或叽嘎音;(2) 胸声区是中等基频的中声区,它在正常的言语交谈中最为常用,与假声区相比,其声带的有效振动长度略短,包膜层相对较松弛,体层完全参与了振动;(3) 假声区是较高基频的高声区,有时也称为顶声区;(4)胸声区和假声区之间存在着过渡性的声区,称为头声区或混声区;(5)所对应基频高于假声区基频的声区被称为哨声区。表4-2-1显示了与不同声区所对应的平均言语基频范围。

表4-2-1　男性与女性在五种不同声区所对应的平均言语基频范围　　　　(单位:赫兹)

声　　区	男　　性	女　　性
脉冲声区	43—82	87—165
胸声区	98—147	175—294
头声区	196—294	349—587
假声区	349—494	659—988
哨声区	523—698	988—2 093

当说话者的言语基频超出一定范围(或高或低)时,对应的声带振动形式也会发生改变,这种振动形式的变化导致嗓音音质的相应变化,这种变化对于说话者及其听众而言是突然的、可被察知的。在正常的言语交谈中,当说话者的基频达到胸声区的上限时,声带振动的方式会突然发生变化,进而转变为假音发声。当基频降低到胸声区的下限处,声带振动会产生气泡发声。嗓音专家以及歌唱老师认为,歌唱训练的首要任务是采用一种不被察觉的方式实现声区之间的平稳过渡。

二、胸声区

常见声带振动方式所对应的声区被称为胸声区或自然声区。处于适当的习惯基频和声门下压水平的言语交流被认为是胸声区发声。贝尔(Bell)实验室的慢镜头首次显示了胸声区发声时典型的声带振动模式,后来亦通过频闪喉镜得到证实。

图4-2-11显示了某男性胸声区发声时一个振动周期内的10个时间点:图a显示声门下压在闭合的声带下方建立起来;图b显示两侧声带的下缘开始分离,气流压力继续使声门打开,将疏松的黏膜组织层向声带的上表面吹起,在声带的上表面可见明显的涟漪状;图c显示松弛的声带上缘被吹开,呼出的气流被释放,黏膜组织周围的气流速度最快,使得该处的气流压力减小,与声门中央的气流压力形成压力差,从而产生垂直于气流方向的牵引力,这个牵引力使得两侧声带下缘疏松的上皮层开始互相靠近;图d显示声带组织的弹性回复趋势协助了这一闭合运动;图e和图f显示声带下缘的闭合运动加速进行,直到声带的下缘开始接触;图g显示随着声带下缘的关闭,跨声门的气流被迫中断,两侧声带之间的气流继续向上排出;图h显示声带闭合时的冲力使得声带边缘的接触向上伸展;图i显示整个声带边缘在垂直面上达到完全的闭合;图j显示由于声带的闭合,声带间的阻力逐渐增加,声门下压又重新建立起来。当声门下的压力大于声门阻力时,声带的下缘开始分开,最后两侧声带分开,重新开始另一个振动周期。

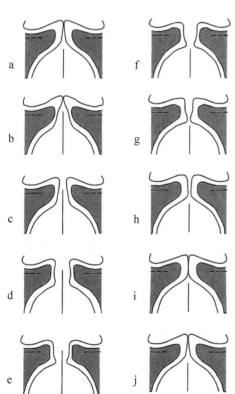

(声门最大张开度为2毫米)

图4-2-11　胸声区发声时一个振动周期内的10个时间点

以上采用肌弹性—空气动力学理论对声带振动进行了详细解

说。发声系统之所以能够循环往复地产生振动,主要是依靠声门下压、声韧带和弹性圆锥的弹性回复趋势和伯努利效应。

许多研究人员对声带振动作出了科学的解释,他们借助于显微镜显示了声带的五层解剖结构,在这里应该强调疏松黏膜层的重要性,这个黏膜层使得声带振动的方式趋于复杂。

三、假声区

高速摄影术也曾被用来检测假声区的声带振动。在假声区,声带被拉长,因而会变硬,边缘很薄,通常呈弓状。这种被拉长的形状表示声韧带被拉紧,这主要是由于环甲肌收缩增加了声带纵向的紧张度。此时声门是紧张而且狭窄的,声带的包膜层较松弛,声带通常不在中线处接触,声带的边缘在发声时产生振动,声韧带以及体部并不像胸声区以及脉冲声区一样产生充分的振动,而是产生一种相对简单的振动。

图 4-2-12 显示了假声区发声时一个声带振动周期的 7 个时间点:图 a 显示声门下压开始建立;图 b 和图 c 显示声带迅速分开;图 d、图 e、图 f 和图 g 显示,当气体从声门处呼出后,声门下压开始下降,声韧带的张力与弹性回复趋势使声带回到闭合位置上。伯努利效应在假声区发声时被极大地削弱了,因而不能有力地支持声带的闭合运动,如图 d、图 e 和图 f 所示,声带通常是不完全闭合的。假声区测出的声门气流量通常为胸声区的两倍,这进一步证实了声门的不完全闭合。可以相信,假声区的声带振动主要取决于声门下压和声韧带的弹性回复趋势。

由于假声区声带振动的速度极快,而且相对简单,声音的音质几乎像长笛一样。当基频很高时,谐波之间的间隔很宽,因此假声区发声的嗓音音质与低调嗓音的厚实音质相比,显得较为单薄;另一个造成假声区发声独特音质的原因是轻微的气息声成分,造成气息声的原因是声带振动时产生了不完全闭合。

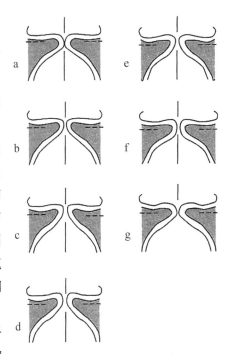

（声门最大张开度为 7 毫米）

图 4-2-12　假声区发声时一个振动周期的七个时间点

四、脉冲声区

在脉冲声区,声带紧紧关闭,但声带的游离缘是松弛的,声门下气流在声门间产生气泡音。这一音区声带振动的速率大约在 30—80 赫兹之间,平均值在 60 赫兹左右,每个振动周期内的声门闭合时间较胸声区的长。在脉冲音区,声门闭合占整个声带振动周期的 90%,而声门的开放与闭合运动总共占整个声带振动周期的 10% 左右。

在声带的一个振动周期中,声带闭合状态不仅占据了大部分时间,而且声带采用了一种与胸声区不同的振动方式:在每个振动周期中进行两阶段式闭合或多阶段式闭合。也就是说,声带轻轻地打开、闭合。但并非全部闭合至中线位置,接着再次打开,然后则完全关闭。在整个振动周期中 90% 的时间内,声带均处于闭合状态,脉冲声区发声不同于胸声区发声,胸声区所需要的声门下压接近 5—10 厘米水柱,然而脉冲音区所需要的声门下压只有 2 厘米水柱。

从声学角度来看,脉冲声区发声的声波类似于一系列声波包:在每次声门闭合之后,都有一次声学能量的释放。当这种能量消失时,会产生一个间隔,其间无声学能量,这种间隔被称为暂时间隙。当基频低于 70 赫兹时,人耳似乎能够察觉到这些声学能量脉冲以及紧随其后的时间间隙;当基频高于 70 赫兹时,则可以感知到一种连续音,而非单个的声学脉冲以及暂时间隙。

就言语交谈而言,胸声区是最常使用的声区,但每个人都倾向于在词组与句子末尾使用脉冲声区发声,这一声区是胸声区基频范围下限的延伸。言语交谈时采用假声区发声则很罕见。这三种声区都是声带振动的正常模式。然而在临床上,如果说话者主要采用脉冲声区或假声区进行言语交谈,而不采用胸声区,则通常被言语病理学家认为是一种错误的发声方式(或嗓音疾病),需要接受矫治。

五、声区转换

随着音调的提高,可以感觉到嗓音音质有明显的变化,这种嗓音音质的改变来自声区的转换。与习惯音调相对应的嗓音音质被称为胸声区音质,而与高音调相对应的嗓音音质被称为假声区音质,未接受训练的嗓音(尤其是男性)在胸声区和假声区之间转换时,经常会出现可感知到的声音陡变。由胸声区发声转变为假声区发声的换声点对每个人来说都是不同的。

尽管胸声区与假声区表现出不同的声带振动模式,但胸声区所对应基频范围的上限与假声区所对应基频范围的下限之间,实际存在大量的重叠。

在相同音调下,胸声区和假声区喉内肌活动的肌电图研究显示:在假声区,声带肌的活动较少,环甲肌的活动较多,从而将声带向前拉伸,拉伸运动则导致声带紧张度的增加,因而与胸声区相比,假声区的声带变薄;环杓侧肌和杓间肌也表现出较小幅度的收缩,从而使声带向中线小幅度内收;假声区的声带拉伸得越长,声带紧张度的增加越明显,使声带振动幅度减小,声带之间接触面积也减少,甚至几乎不接触。实际上,在假声区只有声带的平滑边缘产生振动。

女歌手运用假声区歌唱,她们在说话时有时也可能会用到这一声区。用假声区说话时,在声带边缘所产生的张力很可能是不充分的,且可能会对声带产生潜在损伤。许多喜欢大声喊叫(即在假声区高音调发声)的男孩子容易形成声带小结,这就是一个典型的例子。

声区的转换在语言学、美学和生理学领域有时是必要的。例如,一些非洲与亚洲语系采用声区间的突然变化来区分不同的音素。声区的迅速改变亦被广泛应用于各种形式的歌唱中,如约德尔民歌、西部乡村歌曲、民间歌曲等。然而,在经典的西方歌唱方式中,如歌剧、艺术歌曲以及宗教剧,声区之间明显的变化一般是不能被接受的。持这类唱法的歌手必须花费大量的时间以及精力学会在声区之间进行平稳过渡,在嗓音音质方面不能出现可被察知的变化。

第五节　嗓音基频与嗓音强度的控制

一、嗓音基频的控制

成年男性的平均嗓音基频大约为130赫兹,成年女性大约为230赫兹,儿童大约为330赫兹。言语交谈中,嗓音基频范围在5—8个半音阶之内。嗓音基频范围取决于说话的方式、语言背景以及言语的生理基础。未受过训练的说话者的嗓音基频范围通常不超过2个音阶,训练有素的歌唱家的嗓音基频范围可能大大超过3个音阶。常用嗓音基频范围很少超过2个音阶,习惯嗓音基频范围通常位于个人音调范围下限上方的1/3—1/4处。

声带张力的改变是影响音调的重要因素。环甲肌的运动特别重要,这一肌肉的垂直纤维收缩,先拉近环状软骨弓与甲状软骨下部,然后使环甲关节产生旋转运动。这种旋转运动带动了杓状软骨(对称地位于环状软骨板上的两块软骨)的运动。杓状软骨相对地向后运动,拉长了声带,并减少了横截面积(X光拍摄证实了这一结果:X光片中的声带正面观显示,当声带被拉长时,它的横截面积减少了)。环甲关节还能够进行一些前后滑动,斜部环甲肌的收缩使得甲状软骨向环状软骨滑动,同时也拉长了声带。

由此可见,并不是环甲肌单独的收缩运动使得声带拉长。为了增加声带的长度和张力,需要其他肌群也同时做出相应的收缩运动。环杓后肌的同步收缩运动固定了杓状软骨,使它们在环甲肌收缩时不至于在环状软骨板上向前滑动,使声带被向后拉长从而变薄。同样,甲杓肌单独收缩也不能使声带变薄,它们向上往中线方向拉动声带的游离缘,从而缩短声带的有效振动长度。肌肉隆起使得声带变厚变硬,由此增加了两侧声带游离缘的接触面积。

三组肌群(环甲肌群、环杓后肌群、甲杓肌群)之间的拮抗作用可调节声带的张力,控制音调。肌电图研究证实,在音调的控制方面,这三组肌群同时发生协调收缩。肌电图记录还证实,甲杓肌的收缩主要针对产生最佳韵律(主要是音调)的精细调节,而环甲肌的收缩则维护了声带的一种持续张力。在特定的音调范围(音区)内,随着音调的提高,声带的张力将增加。如果超过了音调阈限的范围,则可以观察到肌肉活动的突然变化。在胸音区,随着音调的提高,环甲肌的收缩导致声带逐渐被拉长;在假音区,音调的提高通常伴随声带的缩短。

一般情况下,声门下压的增加会引起声音强度的提高,一定程度上也会提高音调(在正常言语状况下,声门下压增加1厘米水柱,音调大致提高14赫兹)。然而,声门下压的增加也会导致声门更加紧闭,此时为了维持声带的有效振动,声带的张力也将增加。因此,在较高的声门下压下,声带张力的增加很有可能仅导致音调的略微提高。当声带张力不变时,声门下压增加,音调并不会提高。

总之,音调的改变首先是由声带张力的变化引起的,其次会受声带质量的影响。

二、嗓音强度的控制

嗓音强度的改变主要表现在重音和语调上,嗓音强度是口语交流的重要组成部分,理解嗓音强度变化的生理机制对于把握言语产生过程十分必要。高速摄影证实,声带振动幅度的增加将使声带闭合期增加(中线靠拢幅度增加),从而相应地增加嗓音强度,这种关系可通过频闪喉镜再现出来。声门下压和嗓音强度之间呈明显的正相关,当声门下压翻一倍时,声音强度将提高8—12分贝。蒂策(1991)的研究认为,低频区与高频区嗓音强度的变化有着不同的调控机制。

在胸声区,发低频声音时,随着声带向中线靠拢幅度的增加,嗓音强度增加,从而延长了声门闭合期。当声门的阻抗增加时,声门释放气流的时间缩短,声带更加紧张,因而可感知到嗓音强度的提高;如果音调提高,声门关肌(如环杓侧肌)进行收缩运动以维持较高的音调,在这种情况下,为了维持较长的闭合期以提高嗓音强度,气流量必须增加,以增强伯努利效应。在假音区,气流量的增加会相应地增加嗓音强度。

平野稳(1981)关于肌电图的研究证实,在胸声区,随着声音强度的增加,环杓侧肌和甲杓内肌的收缩运动会增强。环甲肌的收缩并不导致嗓音强度的改变,但在嗓音强度发生变化时,为了稳定音调,它确实在进行一些代偿性的收缩运动。

第六节 嗓音音质

嗓音音质是一个多维的概念,与嗓音产生过程中的各个方面(如嗓音基频和嗓音强度)均有关联。嗓音音质主要是由声带振动的形式决定的,同时也与声道的形状和结构有关(包括长度、硬腭的弯形程度、口咽腔的比例等)。例如,女性的声道结构较男性略有不同,因此,即使男性与女性产生相同基频的声音,仍然可以通过不同的音质来判断发声者的性别。

声带振动期间声门闭合的方式在调节嗓音音质方面扮演着重要的角色。一方面,声门闭合过紧,声带在中线部位收缩过于强烈,即为喉功能亢进(也称声带闭合功能亢进)。喉功能亢进由多种因素导致,例如嗓音滥用和痉挛性发声障碍等。当声门闭合过紧时,肌肉的紧张度与声门下压之间的平衡遭到破坏,需要增加声门下压来克服声门阻力,这类嗓音被感知成粗糙声,科尔顿和卡斯帕(Colton & Casper, 1996)的术语称其为"硬缘"(Hard edge)。另一方面,如果声门并不像喉功能亢进那样闭合过紧,而是闭合过于松弛,则被称为喉功能低下(也称声带闭合功能低下)。喉功能低下也是由大量的因素导致的,例如嗓音误用和声带麻痹等。

就喉功能亢进来说,其肌肉收缩力量与空气动力学规定力量之间的平衡被破坏。而喉功能低下则表现为肌肉收缩力量过少,声带不能为气流提供足够的抵抗力,气流不能转变成声学能量从声带间溢出,当空气流经声门时,会产生湍流现象,出现气息声,使得噪声成分过大。

一、嗓音音质的控制

嗓音音质主要是一个听觉感知方面的术语,有时被描述成音质暗或亮。当用语谱图来分析较暗的音质时,可以发现其声音能量主要集中在频谱的低频区(特别是在 1 000 赫兹以下),而音质较亮的声音的能量集中在中频段。

图 4-2-13 为一名患者进行 10 次嗓音治疗前、后所做的快速傅利叶转换(Fast Fourier transform,FFT)功率谱图形记录。快速傅利叶转换功率谱主要用于长时语句分析,每个值都是基于 512 个数据点的统计计算。该图可表现出疲弱、暗哑的音质和清脆、洪亮的音质之间的差异。快速傅利叶转换功率谱显示,声音在 1 000—5 000 赫兹范围内能量最高,而且共振峰的值很重要。治疗前,第一共振峰 F_1(约 300 赫兹)和第二共振峰 F_2(约 2 000 赫兹)之差为 21 分贝,治疗后,两者之间的峰值差为 13.5 分贝。此类测量可用于评估患者在治疗前后嗓音音质的变化情况。

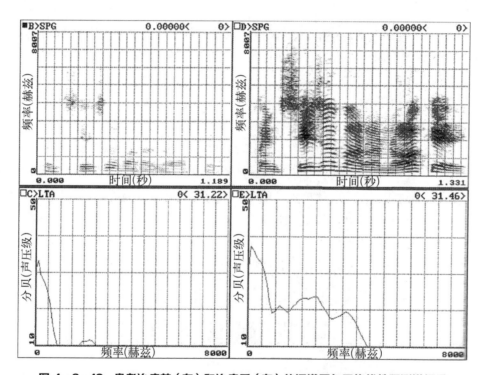

图 4-2-13　患者治疗前（左）和治疗后（右）的语谱图与平均线性预测谱记录

治疗后,该患者的噪音强度提高了 12.7 分贝,相应的音质变化也通过曲线表现了出来。图 4-2-13 中,语谱图和平均线性预测谱描绘的是相同语句的发音。左边的语谱图和平均线性预测谱表示声音疲弱、暗哑、缺乏较高的谐音,而右边的语谱图和平均线性预测谱所表示的声音则清脆、洪亮,还在中频区显示出较高的能量。

说话时,声带的振动产生了嗓音,每个人都具有自己特有的嗓音音质。呼出的气流通过振动的声带形成一种波形,这种波形被称作声门波,它由开放期(渐开相、渐闭相)和闭合期所组成。这些被描记成声门波的呼出气流通过声道共鸣形成语音的过程,即为言语过程。声门波包含丰富的信息,通过傅利叶分析可以被分解成不同的组成频率,即基音和谐波分量。这种已得到广泛应用的分析方法被称为频谱分析法。

声带振动的幅度主要取决于气流声门波的振幅。气流声门波的峰值越大(即声带在中线处的运动幅度越大），声带振动的幅度就越大。因此，气流声门波振幅的峰值与喉功能低下至亢进的变化过程密切相关。如果振幅的峰值过低，这种声音将很有可能发展成病理性喉功能低下，成为气息音；如果振幅的峰值过高，那么这种嗓音更可能是病理性喉功能亢进型：声带振动的幅度过大，听起来过于吃力。

黏膜波可被看成穿过声带表面被覆黏膜的波纹。在发声期间，当两侧声带逐渐靠近至相距2毫米左右时，这种波纹运动从声带的下缘开始沿垂直方向行进，抬高或降低声带边缘，然后从声带表面向两侧分开。黏膜波可以通过动态喉镜来观测。黏膜波的存在表示声带组织无病变，发声功能令人满意。

声道共振腔的阻尼值对嗓音音质来说是另一个重要的影响因素。阻尼是由声道中大量松软的黏膜与声门下腔（喉以下的气管）的声学连接所引起的。有一点须注意，声门闭合不全将导致声道共振腔阻尼的增加，以及共振峰峰值的降低，这种声音听起来很沙哑，发音不清晰，言语可懂度较低。这种嗓音在未受过训练的人中较容易出现，因喉内肌运动功能太弱，发声时不能维持有效的声门闭合，清脆洪亮的嗓音便消失了。

图4-2-14提供了图4-2-10所表示的喉功能亢进、正常和低下三种情况下在唇部测得的言语声波频谱图。声门下压与声带张力之间的协调作用产生了各种不同的言语声学频谱图。尽管在声门下压与声带张力（闭合）达成的动态平衡中最明显的变化是声学改变，但还必须注意一些其他的重要变化，例如：声门开放面积减少时，气息音也减少，声门上方共振腔的阻尼作用降低，这会使共振峰增大，从而形成更为清晰的言语声。

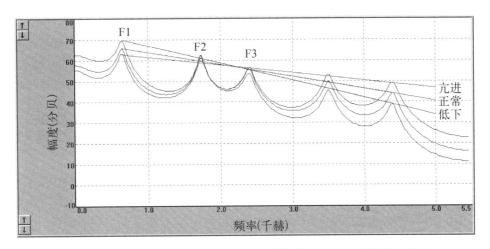

图4-2-14 喉功能亢进、正常和低下时的言语声波线性预测谱频谱图

二、嗓音音质和重读治疗法

嗓音强度由声门下压决定，因为泛音的振幅直接由声门闭合率决定。声门下压能够明显地改变声门闭合率。如果声门阻抗固定不变，提高声门下压将引起声带黏膜间闭合率的增加，这样伯努利效应将更加明显，从而促使声带向中线更加靠拢，提高声门闭合率。黄昭鸣等人使用橡皮制作的声带模型进行实验，发现语谱图中较高的泛音主要依赖于声门关闭部分，这个实验奠定了重读治疗法的理论根据。声门的闭合越快，产生的泛音就越显著。

重读治疗法在改进嗓音音质方面起着重要作用。采用重读治疗法进行训练时，应注意以下几点：（1）应使用一种柔和、低调的气息音进行练习（如慢板节奏二）。此时，训练的首要目标就是产生如图4-2-14中喉功能低下状态的音色，这种初步的训练可使声带黏膜更加具有韧性。同时增加声带的灵活性和弹缩性，强化伯努利效应。（2）当声带及其黏膜得到锻炼，能够接受更为强有力的训练时，应进行行板节奏一或快板节奏一的训练，从而形成更为洪亮的音色，如图4-2-14中正常发声状态的音色。当语速较快时，这种训练方式可较好地保护声带。（3）训练后，患者通常有正常的声带黏膜波产生。

慢板训练旨在增大声门间的气流量和伯努利效应，当嗓音的基频范围变大时，音质会更加饱满。这些嗓音变化的声学分析显示了基频和强度增加的情况,而喉内窥镜检查则发现被治疗者的声带运动更加灵活,黏膜波形更加有序。行板和快板节奏训练加强了喉内肌的功能,并通过加强腹式呼吸来增加声门下压,增强了的声门开闭功能,大大削弱了声道的阻尼作用,从而恢复清脆、响亮的嗓音音质,且发声清晰,嗓音强度适中。

总的说来,重读治疗之后所观察到的一系列声学方面的改进,都能通过喉内窥镜、电声门图和声学测量表现出来,它们都能很好地印证声学的研究成果和理论解释。

三、嗓音音质的多维评估

尽管研究者们就嗓音音质作了大量的研究,然而该术语并没有一个被广泛接受的定义:不同的应用领域对嗓音音质的定义是不同的。例如,语言学家用音质来区分音素,歌唱家主要考虑不同音区中的音质,言语病理学家则用气息声、嘶哑声和粗糙声来描述音质。

个性化的嗓音音质通常很容易被识别。接到朋友的电话时,通过嗓音就能知道对方是谁。然而,客观地测量和描述嗓音音质却不是一件十分容易的事情。

可能有许多个形容词都可以用来描述嗓音音质,例如愉悦的、刺耳的、粗糙的、尖声的、清晰的、讨厌的、嘶哑的、紧张的等。这些形容词的使用在嗓音疾病的临床诊治过程中却存在一些问题,因为它们都非常主观。对某些人而言属于粗糙类的嗓音可能对于另一些人而言是嘶哑或刺耳的嗓音。如果没有一个标准的描述嗓音音质的参考框架,会使学术交流变得异常困难。

嗓音音质的主观评估并不能体现声带是如何振动的。大多数术语并没有与生理基础相联系。换句话说,嗓音音质的听觉感知评估与嗓音生理和声学评估之间并未达成很好的协调关系。

(一)正常的嗓音音质

给嗓音音质下定义是非常困难的。科尔顿和卡斯帕(1991)明确指出了定义正常嗓音音质时存在的问题。

> 正常的嗓音并不存在一个被普遍接受的定义,没有一个确定的标准,也没有明确的界定。尝试着建立这样一个标准可能和解释正常嗓音的成分一样困难。嗓音如同外表一样,有着如此多的变数。文化的、环境的以及个人的因素均直接影响到对嗓音的判断。嗓音并不是永恒不变的,它在人的一生中不断地变化着,它会随着情绪以及环境的变化而变化。它反映了身体与思想的健康状态。给正常嗓音下一个简单的定义,其中同时包括正常嗓音的各种属性,是一件极为困难的事情。正常不是一个简单的状态,而是存在于一个连续的过程中的。由于缺乏正常嗓音的定义,在设定治疗目标以及描述嗓音异常的程度时就出现了问题。不存在一种完全客观的模板来进行嗓音的测量与比较。如果嗓音得到改进,我们应如何来衡量这种进步呢?我们如何来进行比较呢?嗓音的何种属性得到了改进?改进的程度如何?它恢复正常了吗?

尽管在定义正常嗓音方面存在困难,研究人员以及临床医师还是试图详细说明形成正常嗓音的各种声学及生理学参数。近年来,嗓音科学家开始采用一种以喉功能为基础的方式来判断嗓音音质。

黄昭鸣等人提出了嗓音的六项具体参数,用于标定正常、清晰的嗓音音质。这六项参数清楚地证明了嗓音音质的多维属性。

第一项参数是交谈时声带振动的平均频率,即平均言语基频。儿童、成年女性以及成年男性均表现出各自非常典型的平均言语基频。若言语基频高于或低于相应年龄及性别群体的正常参考值,则考虑存在音调异常。

第二项参数是最大基频范围。正常嗓音的音调在交谈期间是可变的,音调缺少变化的嗓音听起来是非常单调无味的。成人嗓音的基频范围大约为2—3个倍频程。

第三项参数是最长声时,它是指某人深吸气之后持续舒适地发元音/ɑ/的最长时间。成年人的最长声时约 15—25 秒,儿童的最长声时至少为 10 秒。最长声时数值小于正常参考值,则考虑为言语呼吸支持力量减弱。

第四项参数是在不同的言语基频水平时嗓音最大和最小强度的差值,即嗓音强度的范围。一般认为在言语的中频区域,20—30 分贝的声压水平差是正常的嗓音强度范围。在较高和较低的基频区域,嗓音的强度范围会有几分贝的变化。强度变化范围过于窄小的人可能存在嗓音问题.

第五项参数是声带振动的周期性变化,声学上表现为基频微扰。如果声带的质量、长度、硬度以及声门下压保持不变,正常的声带振动采用的是准周期而非完全周期形式。完全非周期性的振动通常表现为粗糙或嘶哑的嗓音音质。

第六项参数是噪声能量。噪声能量来自湍流,伴随着声学能量的随机分配。当某项障碍物干扰了正常的声带振动功能,湍流便产生了,它使呼出的气流以一种不规则的方式通过声门。在正常的嗓音中,声带以准周期形式振动,所产生的语音能量应高于任何一种噪声能量。嗓音中的噪声可以被感知成气息音、嘶哑声、粗糙声,或这些成分的任意组合。声源处少量的噪声可能表现为"失真的柔和"或"柔软的音质"。更多的湍流可能被感知成气息声或粗糙声,然而大量的湍流声通常被感知成嘶哑声。

谐噪比是嗓音中谐音成分与噪声成分的能量(分贝)比例。谐噪比使得嗓音信号中存在的附加噪声能量得到量化。谐噪比数值高,说明嗓音中的谐音成分占据主导地位;谐噪比数值低,说明嗓音中存在过多的噪声成分。谐噪比与嗓音音质的判断有着较高的相关性,因此,这项测量可用于客观测量嗓音中气息音、粗糙声或嘶哑声的严重程度。据阿万(Awan)报告,男性谐噪比的正常参考值为 15.63 分贝,女性为 15.38 分贝。有研究报道,儿童以及老年人的谐噪比值比中年人低。

谐噪比值低于正常值的患者被证实嗓音中存在过多的噪声成分,例如,声带小结或息肉的增生、单侧或双侧声带麻痹以及其他喉部疾病、声门漏气等导致湍流噪声,声带振动出现障碍等。非周期性的声带振动也会产生额外的噪声,产生较低的谐噪比值,进而出现可感知的发声障碍。

正常嗓音有着较为陡直的频谱斜率,因而它在高频区没有太多的能量。频谱中高频谐音的能量增加表示信号部分存在噪音,使高频能量增加。信号中的噪声(或称附加噪声),可能被感知成某种形式的发声障碍。有时,在频谱中存在一些噪声是正常的,特别是女性嗓音中的噪声,它使嗓音听起来气息音较重。

（二）异常的嗓音音质

异常的嗓音音质,一般指发声困难,主要表现为音调、响度方面的异常。例如,黄昭鸣等人在研究中将中至重度发声障碍者的发声(元音)与较轻度发声障碍者的发声(元音)进行比较时发现,前者音调显著偏低。同样,当我们模仿发声障碍者的发声(元音)时,一般会采用一种比实际音调平均低 6 个半音的音调。因此,音调的感知与实际的嗓音之间的关系似乎随着嗓音音质的变化而变化。音调越低、响度越大,嗓音被归类为严重发声障碍的可能性就越大。

尽管专业人员使用不同的词语来描述不同的嗓音音质,但近年来普遍被接受的术语是气息声、粗糙声以及嘶哑声。气息声是指嗓音中的噪音成分听起来如同送气般。粗糙声是指嗓音中的不规则成分被感知成刺耳音、低音调。嘶哑声是指嗓音中气息声与粗糙声音质的组合。另外一些专家以不同的方式来使用这些术语。例如,科尔顿和卡斯帕(1996)没有指出嘶哑声与粗糙声之间的差别,另一方面,他们也没有描述许多不同种类的嗓音音质,包括紧张嗓音以及挣扎嗓音等。

一般而言,气息声、粗糙声以及嘶哑声比较便于进行声学分析。研究人员试图使用不同的方法从声学角度来测量这些音质,目的是形成一套客观有效的方法,将异常嗓音的感知与嗓音的声学因素相关联。他们对正常及异常嗓音均采用了大量不同的声学测量方法,目的是寻找一系列区分正常及异常嗓音的有效方法。但到目前为止,他们还没有寻找到完全成功的方法。

（三）嗓音音质的声学特征

将嗓音定义为气息声、粗糙声或嘶哑声，主要取决于声门谱中额外的噪声或频谱的噪声。

1. 气息声

当声带不能正常关闭时，在整个振动周期中气流就呈连续状，漏出的气体在声带振动产生嗓音的同时也产生嘶嘶的摩擦噪声，即气体湍流模型产生了一种非周期性的声学信号。嗓音的周期成分在中高频部分比较薄弱，因而噪声在 2 000—3 000 赫兹以上特别显著。气息式的嗓音比非气息式的嗓音信号具有更多的高频能量。气息声与 2 000—5 000 赫兹内声学能量的相对缺失有关，5 000 赫兹以上的嗓音频谱中，噪声能量增加。

气息式发声是一种非有效的发声方式，通常产生较小的声强，因为当声带不能正确闭合时，声门下压会减少。另外，有着气息声的人通常比正常嗓音的人每秒呼吸量要高出 3—4 倍。气息声也是器质性以及功能性嗓音疾病非常普遍的症状（如声带麻痹）。此外，气息声的逐渐加重可能与机体老化有关。然而，气息声并不总是异常的。气息声或送气音可用于区分一些音素，例如：南非的祖鲁族使用班图（Bantu）语言，在这种语言中，用于区分送气与不送气的清塞音，如/k/和/kʰ/，就是其所伴随的气息声程度。

2. 粗糙声

正常发声时，声带呈准周期性振动，各个周期内，声带的振动方式和时间都大致相同。粗糙声是一种被感知为粗糙、不嘹亮的嗓音，经常出现在软弱或响亮的嗓音音质中。粗糙声产生的直接原因是声带振动的不规律性。当声带某个振动周期的时间与相邻的周期或者相邻的若干个周期的振动时间出现微小差异时，就会产生粗糙声。这种声带振动在时间上的微小差异就是基频微扰，它直接导致声带振动的不规律，从而影响嗓音基频的稳定性。正常情况下，基频微扰应在 0.5% 以内，即基频微扰值≤0.5% 时，一般不会产生粗糙声。基频微扰值越大，说明嗓音音质的粗糙程度越严重。不同的言语病理学专家对基频微扰的定义也不同，因而会选用不同的计算公式来确定基频微扰值。

3. 嘶哑声

嘶哑的嗓音也是大多数喉部疾病非常普遍的症状，如一次轻微的喉炎。与气息声的声学基础相类似的是，嘶哑声也与频谱噪声的数量有关，它源于与谐波能量有关的声门处气体的湍流运动。然而，嘶哑声也与声带周期性的振动方式有关，例如：当声带发炎或肿胀时，它们以一种非周期性的方式产生振动，因为炎症使声带的包膜层不能正常振动，即黏膜波受到干扰，由于非周期波是噪声，振动周期越不明显，嗓音中的噪声就越明显。导致嘶哑声的噪声多来自低频区，即在 100—2 600 赫兹之间更加明显。

总之，气息声和粗糙声均表现为附加的噪声，但在气息声中，噪声位于高频区，而在粗糙声中，噪声只出现在低频区，这些因素经常联合出现。

（四）嗓音功能的生理特性

在过去的几十年中，已有多种方法被用于嗓音音质的声学和生理学分析。

1. 电声门图波形

电声门图测试，也称为喉部成像术（Electroglottograph，EGG），现已成为一种无损伤性评估声带功能的流行方法。该方法产生于 20 世纪 50 年代，后得到黄昭鸣等人的修正和改进。电声门图测试的工作原理是电学传导。人体组织是很好的导电体，然而空气则相对绝缘，电声门图测试便是利用人体组织与空气之间的传导差异性来进行工作的。低电流的高频信号产生后，从用绝缘带固定在甲状软骨两侧的电极表面经过，个体没有任何感觉，整个测试程序是相对安全的。因为人体组织有着较好的导电性，而空气是绝缘体，当声门闭合时，电流很容易从一个电极流向另一个电极（用电子学术语表达，就是电阻很低）。然而，当声门开放时，两声带之间有着大量的气体，电流从一侧电极流向另一侧电极便遇到更多的阻力。声门开闭时，阻力的变化以一定的波形呈现在屏幕上，水平轴代表时间，垂直轴代表电压的相对振幅。这种波形被称为 Lx 波，它反映了声带的接触面积（图 4-2-15）。当声带在振动期间闭合时，电流的阻抗下降，波形的振幅增加。当声带在振动期间开放时,电流的阻力增加,波形的振幅减小。因此,Lx波显示了发声期间声带的振动情况。清音不存在Lx波,因为清音不是由声带振动产生的。

Lx波看上去与声波相类似,但测量的内容却不相同。声波代表空气压力的增加与减少,Lx波则显示电子活动的增加与减少,其对应着声带的开闭运动。

Lx波反映了声带振动的负载周期。负载周期是指声带振动周期的时相,包括声带开始闭合的时间、声带充分闭合的时间、声门开始开放的时间以及声门完全开放的时间。

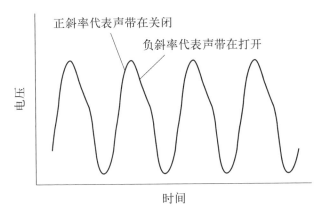

图 4-2-15　胸声区的 Lx 波

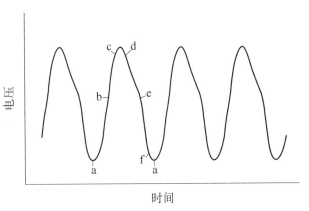

图 4-2-16　Lx 波上的振动位点

黄昭鸣等人提供了Lx波位点的详细解释,阐明它们如何与声带的振动相对应,见图4-2-16。在a点上,声带的下缘首先接触,标志着声门开始闭合。在a点与b点之间,声带边缘继续闭合。在b点上,声带的上缘开始接触。在b点与c点之间,声带上缘开始闭合。在c点处,声带之间获得充分的闭合,标志闭合相结束,闭合期正式开始。在c点与d点之间的间隔反映出整个振动周期的闭合阶段。在d点处,声带的下缘开始分离。在d和e点之间,声带下缘逐渐开放。在e点上,声带下缘的分离是充分的,声带上缘开始分离。这点上,由于斜率变化比较陡直,被称为开放相的膝部。在e点与f点之间,声带上缘逐渐开放。在f点处,声带之间的接触面积最小。在f点与a点之间,声门的宽度最大。接着又开始新的振动周期。

Lx波代表的是声带的相对接触面积。Lx波的顶峰并不意味着声门的充分闭合。在声带振动期间,声门未充分闭合是完全可能的。声带间的距离为3毫米时,声带振动仍能够发生。例如,在假音区,声带在振动期间并非完全闭合。仅仅通过观察Lx波,我们还不能辨别声门是否充分闭合。我们能够辨别峰值代表最大闭合,但无法判断闭合程度。要说出声门开放与闭合的确切时间也是不可能的。

通过计算Lx波中特定时间间隔的峰值,我们能够判断个性化的言语基频。通过评估波形的形状,我们也能够判断声带开闭的方式。例如:声门开放时间过长,可能表示声门处有大量的气体溢出,使得嗓音呈气息状;声门闭合时间过长,可能表示某人使用了过多的中线收缩,可表现为喉功能亢进,音质呈挤压式;Lx波中平坦、规则的周期反映了声带周期性的开闭运动,不规则的模式则表示声带非周期性的振动,听起来就像是嘶哑声。Lx波样本如图4-2-17所示。

2. 电声门图波形和声区

由于Lx波信号与嗓音相匹配,因此用电声门图测试评估声区是相当容易的一件事。每个声区都与特征性的Lx相联系,每秒中大量的振动周期标志着假声的使用,每秒钟声带振动周期的减少标志着脉冲声区发声,博肯(Baken,1992)将胸声区按相位进行描述:胸声区的闭合相比开放相更加陡直,这就反映了声门闭合是快而迅速的,而声门开放则是缓慢的、循序渐进。一方面,随着声门的闭合,声门下压必须建立起来,而且要高于中线闭合的力量,这是一个渐进的过程。另一方面,一旦声带被打开,其弹性回缩力及声带间逐渐增加的负压将迅速作用,使声门快速闭合。

脉冲声区的Lx波显示每个周期有多个波峰,反映出双相或多相闭合模式。脉冲声区的波形特征表现为

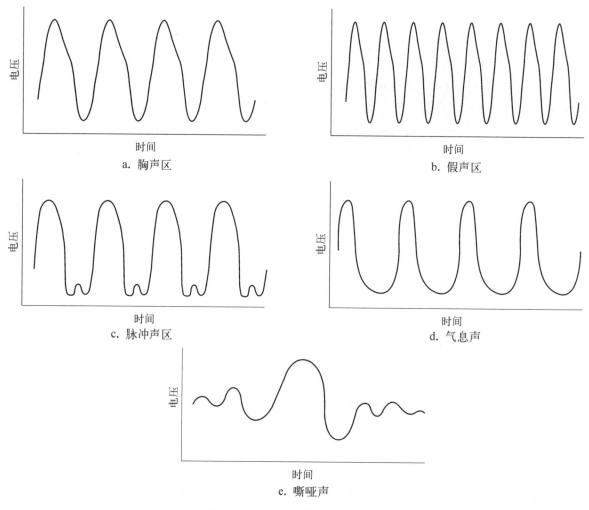

a. 胸声区

b. 假声区

c. 脉冲声区

d. 气息声

e. 嘶哑声

图4-2-17 Lx波的声区及音质

尖锐、短暂的脉冲波,同时伴随一个长的闭合间隔。脉冲声区声带振动的开放相在声带完全闭合之前,可能有1—3个微小的开放及闭合相。脉冲声区的声带振动比胸声区慢。

在假声区,喉波的数量大大地增加,Lx波看上去也更接近正弦曲线(几乎和纯音一样)。这反映出声带在振动期间纵向的极度紧张以及可能存在的不完全性闭合。由于闭合不充分,波形未能显示出像胸声区即普通发音那样不太陡直的渐进开放相以及陡直的闭合相。这种具有特色的形状显示闭合相不存在,声带的振动具有周期性,但声门开放的幅度忽大忽小地交替变化。

3. 电声门图参数

使用电声门图测试的另外一些方法已经出现,它们不依靠视觉的检查以及主观的解释,而是具有量化的特征,这些测量是以负载周期及其各相位所占据的时间成分为基础的。这些类型的电声门图测试参数代表声带接触时的状态,不仅正常嗓音可以获得电声门图测试参数,该项测量也已应用于各种类型的嗓音疾病诊断与鉴别诊断。在这种分析中,可以测量负载周期各种相位的时间,并将某个周期分成若干时间段以获得参数。例如,声带闭合率是闭合相的时间与整个振动周期的比值,它反映了声带互相接触的时间占比,这与声带承受的中线收缩力量有关。较高的闭合率表示较长的闭合时间,较低的闭合率反映较短的闭合时间。例如,闭合率为0.67的声门比闭合率为0.52的声门闭合时间更长。较响的嗓音比柔和的嗓音有着更高的闭合率,一种"挤压"或紧张的嗓音比软起音或气息起音有着更高的闭合率。胸声区闭合率的范围一般在0.40—0.70左右。假声由于缺少闭合相,其闭合率往往低很多。因此,这项测量可以为喉功能亢进或喉功能低下提供一个客观的标准。

另一项测量参数是声带接触幂,它等于闭合相与开放相之间的时间差除以闭合期的时间。接触幂的测量对声带表层的黏膜波非常敏感,因此,它能够提供声带在特定音区振动方式的相关信息。一项类似的测量是闭合/开放比(C/O 比),可给出负载周期的闭合相以及开放相的相对时长,从声带闭合与开放时间的比值可以判断喉功能亢进或喉功能低下的严重程度。闭合时间越长,闭合/开放比值就越高,而闭合/开放比值越低,意味着声门闭合的时间越短。

第七节　声带与声道的物理模型

建立声带和声道的物理模型,可以帮助我们了解喉在发声过程中的作用,评估人类发音器官各部分的功能,揭示声带向中线靠拢和纵向拉伸对发声的影响。一个成功的模型应该能够表现被模拟的系统或结构的全部特性。目前,至少有两种方法可以对人类言语机制进行建模。

方法一是由理查德·佩吉特(Richard Paget)于 1930 年提出的,它通过建立一个由橡胶声带组成的附带复杂共鸣腔的机械系统,模拟人类的言语声。经过调试,该机械系统可以发出言语声,但它只能模拟出言语过程的部分特性。佩吉特设想,把声道视为由多条等长的不同截面积的管子串联而成的系统,每条管子发一个具有固定频率和幅度的纯音,若干条管子组合起来就能发出元音。米勒(Miller,1956)的研究证实了佩吉特的设想。根据这一思路,米勒(1956)将元音分解为若干有着固定频率和振幅的纯音。通过合成纯音,可以获得分解前的元音。

方法二是根据喉的特性建立一个声带和声道模型。在了解喉部组织的质量、弹性、顺应性、张力、声门下压、气流速度和振动模式等的前提下,工程师们设计出一种能产生言语声的自激振荡系统。喉的数学模型可用于计算机言语模拟,它有其他模型所不具备的优点。通过改变模型中的参数,我们可以系统地控制和测量声带振动的周期、垂直和纵向相位等相关特性参数。

一、单自由度模型

一般采用单自由度模型来模拟声道的自激振荡。该模型将声带视为单一质量且只能在中线的垂直方向往返运动的物体。弗拉纳根(1967)解释说,声带类似于一个空气动力学振荡器,它具有自激振荡的功能,可以自发地调节声门下压、声带张力和声道共鸣等一系列参数。

图 4-2-18 是声带的单自由度模型示意图。图中声带类似于一个机械振荡器,m 代表单侧声带的质量,弹性系数 k 代表声带张力,黏性阻尼 b 代表声带关闭时双侧声带之间相互碰撞的边界状态(即阻尼状态)。P_s 表示声门下压,P_1 和 P_2 分别表示声门输入和输出的压力,V_g 表示气流通过声门时的速度。声带没有相互碰撞的表面是流体的或无质量的。当双侧声带在中线相遇时,它们会失去一部分冲量。但是,由于声带固有的惯性,它们仍会继续向中线移动,这将导致声门关闭一段时间。当声门关闭时,会即刻出现一个作用于声带的力,冲开声门。如此反复,声带便产生了自激振荡。

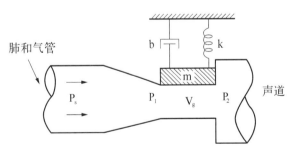

图 4-2-18　声带的单自由度模型示意图

如果声带边界很坚硬,双侧声带会在瞬间失去冲量,阻尼会发生变化,声带也会反弹,这对应低音调发声。然而在黏性条件下,双侧声带在碰撞的过程中会相互影响,这对应高音调的情况。

在中音和低音条件下,振荡中的声带会出现一定量的纵向位移,并存在垂直相位差。考虑到声带作为单一质量不能在中线的垂直方向做往返运动,我们必须使用更复杂的模型才能更清楚地反映人类的发声机制。

二、双自由度模型

双自由度模型可以解释声带的垂直相位差。按照伊斯扎卡和弗拉纳根(1972)的描述,图4-2-19中的双自由度模型可以更全面地反映出声带振动的一般特性。该模型用两个质量 m_1 和 m_2 表示声带,它们各自做水平运动。每个质量都可以被视为单个的机械振荡器,各自具有质量 m、弹性系数 s 和黏性阻尼 r。s_3 是连接 m_1 和 m_2 的弹簧,通过 s_3 对 m_1 和 m_2 施加水平方向的力,引起位移 x_1 和 x_2,从而使两个物体相互联系。如果 l_g 表示声门的长度,那么与 m_1 对应的声门面积为 $a_1 = (l_g x_1)/2$,与 m_2 对应的声门面积为 $a_2 = (l_g x_2)/2$。x_0 是质量的平衡点。声带的纵向张力决定弹簧 s_1 和 s_2 的刚度。如果 $x_1 - x_0$ 和 $x_2 - x_0$ 分别表示质量 m_1 和 m_2 的位移,对应的回复力则等于 $s_1(x_1 - x_0)$ 和 $s_2(x_2 - x_0)$。

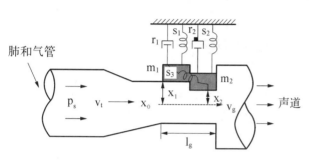

图 4-2-19　声带的双自由度模型示意图

阻尼器的阻力 r_1 和 r_2 表示声带的黏滞性。阻尼器的作用类似于液压活塞式汽缸,后者可以减缓阀门关闭的速度。在回复弹性 s_1 和 s_2 的作用下,阻尼器 r_1 和 r_2 可以减缓 m_1 和 m_2 的速度。v_t 表示通过气管的气流速度。当双侧声带互相接近时,气流速度会增加,回复力也会因为伯努利效应而增强。

需要指出的是:(1)回复力与位移并非线性相关;(2)声带并非以正弦形式振动;(3)在一定条件下,系统存在不稳定性。

三、16 自由度模型

马特舒斯(1975)和平野稔(1966)认为,喉黏膜的振荡是一个重要因素,我们应该重视喉的黏滞性特征,应该用肌弹性—空气动力学理论解释声带的振荡。该理论强调喉黏膜和声带之间非紧密结合的重要性,因为如果两者紧密结合,声带就不可能产生垂直方向的位移,喉部也就不可能振动。

如果用高速摄像机拍摄振荡中的声带,会发现声带在水平方向作往返运动时存在垂直相位差,声带的边缘也出现一定程度的外翻,同时喉黏液和黏膜沿着声襞上表面波动。上述事实表明,声带有着很大的自由度。要构建自然逼真的言语模型,就必须考虑喉的这一特性。

为了更好地模拟人类的言语机制,蒂策于1973年提出了16自由度模型。该模型具有以下特点:(1)能够发出两个以上音域的声音;(2)能够满足解剖学研究的需要;(3)能够模拟声带的瞬时反应,如轻声咳嗽等;(4)可以调节与生理特征相关联的参数;(5)发音方式更真实。

蒂策(1973)的模型试图模拟声带的各种活动,包括声带的垂直和水平运动及其相位差。该模型认为,声带由两部分构成,即与声韧带紧密连接的黏膜和甲杓内肌,这两部分在振动时有不同的表现。双自由度模型假设这两部分之间的联系是很松散的,而16自由度模型中用整体质量和张力的差异更多地解释了黏膜和甲杓内肌之间的垂直相位差。另外,黏膜和甲杓内肌之间的连接随着音调的变化而变化,音调则随着声带张力及长度的变化而变化。

研究者发现,女歌唱家演唱高音时,声带黏膜上有8个部位呈现出稳定的振动波形。考虑到这一点,蒂策(1973)把黏膜和声肌韧带(声带肌和声韧带的组合体)分成8个部分,从而构建了16自由度模型,其中每个部分都可以在气流的垂直方向上运动。图4-2-20是16自由度模型的图示。

蒂策(1973)认为,有三种力作用于声带,分别是内力、外力和耗力。内力指的是最相邻的力,是作用于特定粒子的四个相邻力中的最大值。内力是一种回复力,它与距离相关,遵循虎克定律:应力=kx 应变。关于回复力的公式解释了位于平衡点的粒子位置,以及黏膜和声肌韧带相邻粒子之间的张力,也解释了声肌韧带和边界相邻粒子之间的横向应变。外力包括重力和空气动力,耗力与声门气流、声道及声带组织有关。该系统的阻尼因素是可变的,它取决于声道是外展还是内缩。

在非振动状态下,黏膜的张力较小。在振动过程中,黏膜明显位移,黏膜粒子之间产生巨大的横向应变。蒂策认为,黏膜的弹性会以指数形式变化(具体的弹性值未知)。弹性系数 k_1 和 k_2 取决于原有记录;参与运动的肌群在横向变形过程中所受阻力增加。

这个模型的计算机模拟可以产生声门波,合并计算出声门谱,同时给出气流特性和速度功能。这些数据与人类言语的真实模型比较接近。

蒂策(1973)的模型是一个复杂的系统,它用一个有 16 个自由度的模型来模拟声带,用 18 节圆柱管道来模拟口腔和咽,用 12 节类似管道模拟鼻管。该模型能够逼真地模拟人类发声时声带的振动及其产生的压力。在这个模型中,

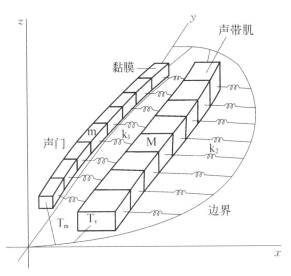

图 4 - 2 - 20 声带的 16 自由度模型示意图

可以控制和模拟与言语生理相关的参数,如声门下压、肌张力、舌及下颚的构音运动等。蒂策的模型能够发出两个以上音域的音,能够模拟言语系统的瞬时反应(如塞音等)。我们能够借助该模型进行言语病理学研究。

蒂策和斯特朗(Titze & Strong,1975)认为,声带不是由质量和弹簧构成的离散体,而是一个连续的统一体。他们把声带的黏弹性特征引入自己的模型。黏性和不可压缩性同时存在,导致在出现垂直相位差的同时也存在水平和垂直位移。早期的单、双自由度模型无法解释这一特性。

1979 年,蒂策和塔金(Titze & Talkin)在考虑了声带的弯曲边界和黏弹性特征后,模拟出喉在发音过程中的作用。他们发现,声带长度影响嗓音基频,即嗓音基频受肌肉层的纵向应力影响,也就是说,影响嗓音基频的主要因素不是声门下压。

1984 年,蒂策描述了有关声门面积、声带接触面积和声门气流的参数:除嗓音基频和振幅外,还包括开放商、相位商和负荷商等参数。通过设定参数和计算机模拟技术,我们可以更好地了解声带的振动机制。

第三章

言语发声功能评估

本章目标	阅读完本章之后,你将: 1. 熟悉发声功能主观评估的内容; 2. 掌握音调、响度和音质评估的临床含义; 3. 掌握噪音声学测量及其临床含义; 4. 掌握电声门图测量及其临床含义; 5. 掌握喉内窥镜测量及其临床含义。

　　言语的产生需要呼吸系统、发声系统和共鸣系统的协调运动。发声系统是言语产生的振动源。气流从肺部呼出,经过呼吸系统到达喉部,两侧声带即位于此。喉主要有三种功能:其一,气流形成的声门下压作用于声带,使两侧声带边缘在靠近到一定程度时产生振动,发出浊音;其二,开启声带,发出清音;其三,作为发声系统的重要组成部分,为构音系统提供必需的声学能量。

　　呼气时,气流经过声门,声带向中线靠拢,使声门间的气道变得窄小,阻止声门间的气流通过,从而使声门下压增加。声门下压的增加使声带黏膜间的气流速度加快,结果使声带之间产生负压,两侧声带由于贝努利效应,互相吸引,使声门关闭。只有当声门关闭的时间与气流呼出的时间相协调时,才可能产生自然和谐的噪音。如果气流完全通过声门时,声门尚未闭合,那么产生的噪音会让人听起来有气无力;如果声门在气流尚未到达时提前闭合,那么产生的噪音会让人听起来尖锐刺耳,并有爆破音的感觉。因此,气流的呼出与声带开闭运动之间的相互协调,是产生自然和谐噪音的先决条件。

　　在进行发声障碍治疗之前,首先需要进行发声功能的评估,关于言语发声功能评估的主要内容包括:

1. 发声的主观评估;
2. 发声的 ICF 客观测量及其临床应用;
3. 主观评估和客观测量的关系。

　　本章旨在重点讨论以上三个内容,介绍发声功能的主观评估与客观测量方式的同时,建立可参考的发声功能评估框架。

第一节　概　　述

　　各类发声障碍的病因和临床症状是不同的,因此,在为患者进行言语矫治前,应先对患者的发声功能进行评估。通过倾听和交谈,可以大致了解患者的发声情况,明确其是否存在不良的发声行为(即:嗓音的滥用和误用的情况),然后对其进行声学测量、电声门图测量或喉内窥镜检查。

　　发声功能评估框图如图 4-3-1 所示,它包括音调评估、响度评估和音质评估三部分,其中音调评估又包括听觉感知评估和言语基频测量;响度评估包括听觉感知评估和言语强度测量;音质评估包括听觉感知评估、嗓音声学测量、电声门图测量和喉内窥镜测量。

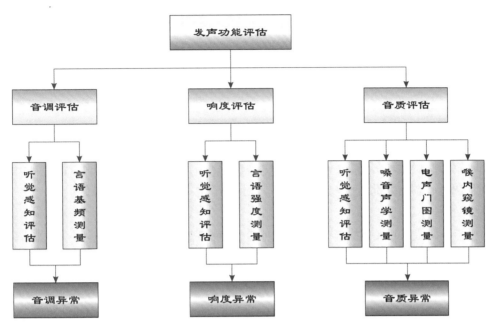

图4-3-1 言语发声功能评估框架

发声即嗓音的产生过程,而嗓音又是一个多维概念,音调、响度和音质三个方面都能通过主观和客观的方法进行评估。主观方面,音调、响度和音质均可以通过听觉感知的方法来进行评估。客观方面,音调、响度和音质的测量均可借助于相应的测量设备来进行,目前最常用的设备包括言语障碍测量仪、嗓音功能测量仪、电声门图仪、喉内窥镜诊察仪等。

对于功能性和轻度器质性发声障碍的患者而言,首先应对患者的音调、响度和音质分别进行主观和客观的评估;然后,根据其评估结果,就可以明确其发声功能障碍的类型和严重程度,并制定针对性的治疗方案。对于中、重度器质性发声障碍的患者而言,他们首先需要接受临床医生的药物或手术治疗,在治愈或控制了器质性疾病之后,再接受言语治疗。

将发声功能的主观评估与ICF客观测量有机地结合起来,可以提高发声功能评估的有效性。通过上述评估,就可以判断患者是否存在音调异常、响度异常或音质异常等发声障碍。

发声障碍主要表现为音调异常、响度异常或音质异常。

音调异常的常见临床表现有音调过低、音调过高、音调变化单一、音调变化过大等;响度异常的常见临床表现有响度过强和响度过弱;音质异常可分为功能性和器质性两类障碍,大多数都是功能性的,本章所述也仅限于功能性音质障碍。功能性嗓音音质障碍可分为功能亢进型和功能低下型嗓音音质障碍两大类。功能亢进型嗓音音质障碍临床多表现为粗糙声和嘶哑声,伴有气息声;功能低下型嗓音质障碍临床多表现为气息声和嘶哑声,伴有粗糙声。

第二节 发声功能主观评估

一、音调的听觉感知评估

音调的听觉感知评估方法有两种:一种是嗯哼法,可以对自然音调进行主观的、粗略的测量。采用人们在表示赞同时发出的嗯哼音的音调,通过这种方法来测得说话者的自然音调,我们称之为准自然音调。另一种方法是乐调匹配法,它要求评估者具备基本的音乐知识。在测量中,我们发现嗯哼法和乐调匹配法所测得的准自然音调往往相同或相近,但是乐调匹配法由于使用了乐器而显得更为精确。

1. 嗯哼法

嗯哼法比较简单,使用这种评估方法有助于判断患者说话时是否使用了自然音调。具体方法如下。

（1）朗读并录音

患者大声朗读一段话,然后将其声音录制下来。言语治疗师仔细聆听录音并体会声音的音调是否异常,这样就可以对其音调有一个基本的认识。

（2）对话并录音

录制一段患者与他人（选择与患者年龄和性别相同的、无嗓音障碍的正常人）的对话。言语治疗师仔细聆听录音,如果发现患者音调高或低于他人,需要进一步对话来加深对患者异常音调的认识。

（3）录下嗯哼的发音

① 言语治疗师手持图片并大声提问,接着自己回答说"嗯哼",然后要求患者模仿。例如,言语治疗师拿出一张红苹果的图片,大声地问:"你喜欢苹果吗?"自己回答:"嗯哼。"然后要求患者模仿发"嗯哼",重复若干次,并录下患者"嗯哼"的发音,仔细聆听。

② 要求患者说"一、一、一",比较患者在说"一、一、一"时的音调是否与在说"嗯哼"时的音调处在同一水平,并体会二者的音调是否存在显著的差异。

③ 大声地问患者其他的问题,然后要求患者回答说"嗯哼"。仔细听录音,感觉一下患者的音调高低和音调变化是否存在问题。

2. 乐调匹配法

在评估音调方面,乐调匹配法比嗯哼法更精确。此项评估要求有一台电脑（或者录音机）和一种乐器（钢琴或电子琴）。评估时,评估者首先选择一个琴键,此键的音调必须对应于患者年龄和性别的正常音调水平,然后由言语治疗师或患者来弹奏这个琴键,将其发出的音作为示范音,要求患者进行模仿,判定患者声音的音调能否与这个音的音调相匹配。如果不能匹配,则应判断患者的音调是高于示范音音调,还是低于示范音音调。前者提示该患者可能存在音调过高的问题,后者提示可能存在音调过低。

上述两种主观评估方法均易受评估者本人的影响而产生偏差,因此,在条件允许的情况下,还应采用客观测量的方法。

二、响度的听觉感知评估

响度听觉感知评估的主要作用是帮助言语治疗师更加全面地了解患者在日常生活中言语的响度情况。响度等级评定尺度包含五个响度等级,言语治疗师在与患者交谈的过程中,根据与患者交谈情况,大致确定患者的习惯响度水平处于五个响度等级中的哪一级,具体见表4-3-1,原表可见数字资源4-3-1。这个评估结果,可让言语治疗师了解患者发声的响度级别,明确是否需要改变患者的习惯响度,也让患者认识到响度随时都在发生变化。

表4-3-1 响度等级表

序 号	等 级	描 述
1	耳语声	用耳语声与周围人交流时,只有相互说话的两者能够听见,此时声带是不振动的。
2	轻声	这类响度水平不会吵醒周围休息的人。

续　表

序　号	等　级	描　述
3	交谈声	这种响度水平适合与他人进行正常交流。
4	大声	适合在大众面前演讲时使用(没有麦克风),或者想引起他人注意时使用。
5	喊叫声	生气时,或者运动场上的啦啦队成员加油时使用的响度水平。

除了言语治疗师的主观评估外,还要求患者根据自己的实际情况填写响度自我评价表,具体见表4-3-2,原表可见数字资源4-3-2。如果患者对自我评价表中的问题都做了肯定的回答,说明其言语响度是合适的。如果患者对上述问题有一项或多项否定的回答,那就应该对其响度做进一步的评估。

数字资源
4-3-2

表 4-3-2　响度自我评价表

序　号	描　述	答　案
1	声音响度在任何场合都是适合的。	
2	他人很少要求我再重复说一遍。	
3	他人很少要求我说话轻一点。	
4	他人很少要求我说话响一点。	
5	说话时,声音的响度有所变化。	
6	总体对言语的响度表示满意。	

三、音质的听觉感知评估

1. 患者自测

音质的听觉感知评估患者自测见表4-3-3,原表可见数字资源4-3-3。根据患者情况的不同,可以选择让患者自行回答问题,或由言语治疗师帮助患者理解和回答问题。如患者确实无法进行该部分评估时,可以考虑放弃。

数字资源
4-3-3

表 4-3-3　嗓音音质自测表

序　号	问　题	答　案
1	你说话时经常感到气短吗?	
2	你不喜欢听录制下来的自己的嗓音吗?	
3	一用嗓音,你就感到累吗?	
4	电话里的陌生人认为你比实际年龄老或年轻吗?	
5	当你疲劳的时候,嗓音很小吗?	
6	你的嗓音在早晨和夜间是不同的吗?	

续　表

序　号	问　　题	答　案
7	长时间说话之后,你的喉部不舒适吗?	
8	在某些场合,众人无法听清楚你在说什么吗?	
9	你的嗓音听起来不如以前吗?	
10	你的嗓音听起来鼻音很重吗?	
11	你的嗓音听起来过于紧张吗?	
12	当你疲劳或紧张时,容易失声吗?	
13	说话时,你的嗓音令你失望吗?	
14	你想要改变你的音调吗?	
15	你感到你的声音听起来不像是自己的吗?	
16	你经常需要清嗓吗?	
17	当过敏或感冒时,你有时会失声吗?	
18	长时间说话之后,你的嗓音听起来过度干涩吗?	
19	人们经常误解你说话的意思吗?	
20	当你和陌生人电话交谈时,对方常弄错你的性别吗?	

嗓音等级表	肯定回答数	等　级
	0~2 个	正常
	3~4 个	轻度影响
	5~8 个	中度影响
	9 个以上	重度影响

2. 一般描述

让患者按要求完成某些指令后,言语治疗师根据自身的主观听觉感受对患者的表现给予评价,并记录结果,见表 4-3-4a,原表可见数字资源 4-3-4。

表 4-3-4b 是一个填表示例,嗓音音调指言语治疗师主观感觉患者说话时音调的高低,↑ 表示音调偏高;嗓音响度表示言语治疗师主观感觉患者说话时声音的大小,↓ 表示响度偏小;起音指治疗师让患者发"一""五"或"鸭""娃娃""爷爷"等,然后主观评价其起音状况,↑ 表示硬起音;嗓音速率指治疗师让患者数数的时候,主观评价患者发音时的速度,一表示正常。

口腔共鸣指治疗师让患者分别在捏鼻与不捏鼻的条件下发/a,i,u/,并主观评价患者的两次发音有无明显差异;一表示正常。

鼻腔共鸣指治疗师让患者分别在捏鼻与不捏鼻的条件下发/mo,ne,ming,ning/,并主观评价患者的两次发音有无明显差异,↑ 表示鼻音功能亢进。

表 4-3-4a　发声功能主观评估

选择合适的等级：偏低(↓)、正常(-)或偏高(↑)。					
日　期	音　调	响　度	起　音	速　率	解　　释

注意：起音：发(一,五)或(鸭,娃娃,爷爷)；速率：数数。

日　期	口腔共鸣	鼻腔共鸣	解　　释

注意：口腔共鸣：发/a,i,u/音时,捏鼻与不捏鼻时的发音无明显差异。
　　　鼻腔共鸣：发/mo,ne,ming,ning/音时,捏鼻与不捏鼻时的发音有明显差异。

表 4-3-4b　发声功能主观评估

选择合适的等级：偏低(↓)、正常(-)或偏高(↑)。					
日　期	音　调	响　度	起　音	速　率	解　　释
5.1	↑	↓	↑	-	

日　期	口腔共鸣	鼻腔共鸣	解　　释
5.1	-	↑	

3. GRBAS 描述

言语治疗师："你好,跟老师一样,用大大的声音发/æ/音。"然后,言语治疗师根据自身的主观听觉感受对患者的嗓音音质进行主观判断,并判断异常程度,见表 4-3-5a,原表可见数字资源 4-3-5。

表 4-3-5b 是一个填表示例,表中数字为言语治疗师根据自己的主观听感,对患者嗓音的嘶哑声、粗糙声、气息声、虚弱程度和紧张程度进行描述,0 为正常,1 为轻度,2 为中度,3 为重度。

表 4-3-5a　发声功能主观评估——GRBAS 描述

用正常的发音方式,尽可能"响"地发/æ/音(英文)。					
日　期	嘶哑声 G	粗糙声 R	气息声 B	虚弱程度 A	紧张程度 S

注意：GRBAS 尺度：(0)正常,(1)轻度,(2)中度,(3)重度。
G 代表嗓音嘶哑的程度。
R 表示声带振动的不规则程度,它对应于基频和振幅的不规则变化情况。
B 表示声门漏气的程度,它与声门处气体的湍流程度有关。
A 表示嗓音的疲弱程度,它与低强度的声门振动或缺少高频谐波分量有关。
S 代表发音功能亢进的现象,它包括基频异常的增高、高频区噪音能量的增加,或含有丰富的高频谐波成分。

表 4-3-5b 发声功能主观评估——GRBAS 描述

用正常的发音方式,尽可能"响"地发/æ/音(英文)。				
日 期	嘶哑声 G	粗糙声 R	气息声 B	虚弱程度 A	紧张程度 S
5.16	2	1	1	1	0

第三节 ICF 发声功能客观评估

ICF 发声功能客观测量包含嗓音声学、电生理和影像测量。嗓音声学测量主要是音调评估和基频检测、响度评估和强度检测以及音质评估和微扰测量。电生理测量主要是电声门图测量(声带振动),影像测量主要是喉内窥镜测量。

一、嗓音声学测量

(一)音调评估

音调评估的实质是测量言语的基频(Fundamental frequency,F_0)。基频是一个物理量,言语基频是指声带每秒钟振动的次数,其单位是赫兹(Hz)。而音调是言语基频的听觉心理感知量,是个体对声音高低的主观感觉。从解剖与生理学角度看,音调则对应于声带振动的频率或速率。在自然音区范围内,声带振动的速率越大,音调则越高;声带振动的速率越小,音调则越低。音调是反映发声功能的关键因素,音调不同,嗓音也各不相同。一般情况下,我们即使没有看到说话者,也可以通过其音调大致辨别出此人的性别和年龄。音调在不断地发生着变化,但是每个人在说话时总有一个经常使用的音调,这个音调被称为习惯音调。我们说话的音调总是在习惯音调的基础上进行上下波动。

除习惯音调外,每个人还存在一个自然音调。使用自然音调说话时,喉部肌群的耗能最低,由此所产生的声音听起来让人感觉自然、舒适和放松。自然音调是一个范围,这个范围应该包含一到两个音级,自然音调通常位于正常音域下限之上的几个音阶之中。对不同性别和年龄段的群体而言,自然音调都有各自的正常范围,而习惯音调则存在着较大的个体差异。一般情况下,人们发嗯哼时的音调比较接近于自然音调。

1. 言语基频测量

基频可以用音乐尺度来表示,如图 4-3-2 所示。钢琴键盘(52 个白键,36 个黑键)被划分成七个完整的八度音阶,左右两端各有一个不完整的音阶。每个完整的八度音阶包含七个音级(CDEFGAB)。键盘中音调最低的音级是 A_2,最高的音级是 C_5,中间的音符是 C_1。C_1 被用来区分低音区和高音区。通过使用钢琴,我们给出某一性别和年龄段的人正常的音调。例如,学龄前儿童的自然音调落在 E_1(330 赫兹)的附近。

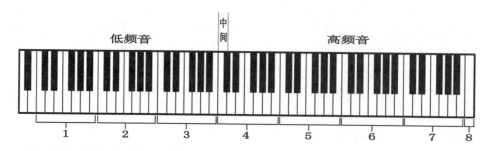

(1=大字一组,2=大字组,3=小字组,4=小字一组,5=小字二组,6=小字三组,7=小字四组)

图 4-3-2 传统的 88 键钢琴

　　临床上,我们常用平均言语基频(Mean F₀)和基频变异量来判断个体的习惯音调正常与否,因此,这些参数具有很重要的临床意义。常用的基频变异量有两个:**言语基频范围**,指在某一言语样本中,言语基频的最高值与最低值间的差值,即 Max F₀ — Min F₀,其单位是赫兹(Hz),也可以转化成半音或音阶;**基频标准差**(F₀SD),反映基频平均值的波动范围。基频标准差是一个统计值,单位是赫兹(Hz)。在正常的交谈中,基频标准差介于 20—35 赫兹之间。

　　音调的客观测量指借助声学手段来完成对声带振动频率的测量,主要参数包括声带振动的平均基频、基频标准差、最大基频、最小基频以及基频变化范围等。基频是声带做周期性振动的频率,一般来说,正常男性的基频在 130 赫兹左右,正常女性的基频在 250 赫兹左右,正常儿童的基频在 340 赫兹左右。

　　图 4‑3‑3 为采用"喉内窥镜诊察仪"观察声带的振动情况,显示的是声带在不同频率下振动时的长度,我们可以发现,对于同一个体而言,振动频率越大,声带的长度也随之增加。

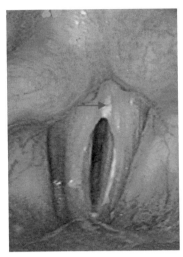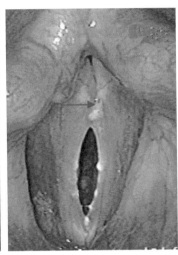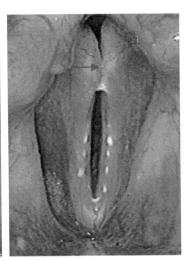

(左图:F₀=120 赫兹,中图:F₀=160 赫兹,右图:F₀=200 赫兹)

图 4‑3‑3　声带在不同频率振动时的示意图(对应不同的声带长度)

(喉内窥镜诊察仪,ScopeView™,上海慧敏医疗器械有限公司授权使用)

数字资源
4‑3‑6

　　言语治疗师可利用"言语障碍测量仪"记录下患者的声波文件,并对声波和声波的基频特征进行实时分析,如表 4‑3‑6、图 4‑3‑4、图 4‑3‑5 所示,原表可见附表数字资源 4‑3‑6。

表 4‑3‑6　客观测量——言语基频精准评估 (单位:赫兹)

标准测试:交谈时,询问"姓名及年龄"等。备选测试:阅读(或跟读)"妈妈爱宝宝,宝宝爱妈妈"。						
日期	言语基频	言语基频状况 ↓、正常、↑	言语基频标准差	言语基础标准差状况 偏小、正常、偏大	相对年龄	实际年龄	是否 音调正常

　　基频的测量主要通过交谈的方式来完成,比较常用的方法是要求患者复述"妈妈爱宝宝,宝宝爱妈妈",或者回答"姓名及年龄"等问题完成测量,将测量结果填写至如表 4‑3‑6 所示的言语基频精准评估表中,主要记录项目为平均言语基频、判断平均言语基频是否在正常范围内、言语基频标准差、言语基频标准差是否在正常范围内、实际年龄和主观听感判断音调是否正常。其中基频标准差是基频偏差量的测定值,单位也是赫兹,一般来说,基频标准差的正常值介于 20—35 赫兹之间。若患者无法完成交谈的过程,可先采用患者可以完成的语料进行评估,待患者能够采用标准语料时,再进行前后的对比。

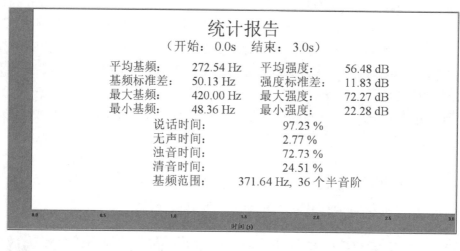

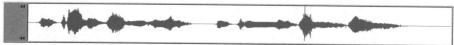

图 4-3-4　基频测量统计报告

（言语障碍测量仪，ICFDrSpeech®，上海慧敏医疗器械有限公司授权使用）

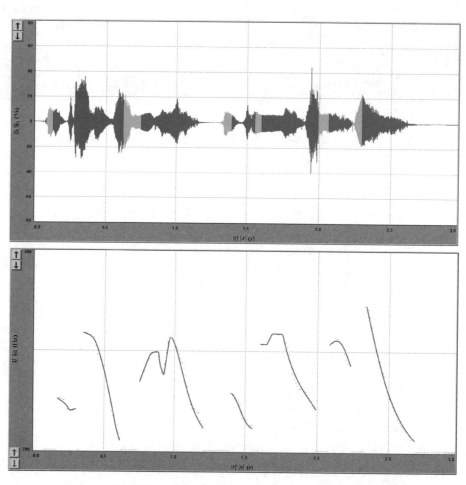

图 4-3-5　声波和基频的客观测量（我叫×××，我今年×岁了）

（言语障碍测量仪，ICFDrSpeech®，上海慧敏医疗器械有限公司授权使用）

2. 言语基频参考标准

对于一个音调异常的患者而言,基频的声学测量非常重要。将测得的平均言语基频与表4-3-7所示的同年龄、同性别组的参考标准进行比较,结合音调主观评估的结果,能确定患者音调异常的类型与程度。通过对平均言语基频(Mean speaking fundamental frequency,MSFF)的分析发现:不同年龄、性别的人群有着不同的言语基频水平。婴幼儿的平均言语基频非常高,其值大概介于400—600赫兹之间。之所以有如此之高的平均言语基频,是由于婴幼儿的声带非常短、薄,其声带振动的速度也就非常快。另外,婴幼儿的频率范围也是最广泛的。这是由于他们的言语中包含了许多无意义音,例如"唧唧""嘎嘎"以及哭闹声。随着年龄的增长,儿童的声带也在增长、增厚,同时也就伴随着平均言语基频的下降。4—7岁的男性和女性的平均言语基频值约介于280—380赫兹之间。从大约3岁起(儿童基本掌握言语技能)一直到青春期以前,儿童在正常交流中的言语基频动态范围的均值介于150—200赫兹之间。此范围在成年阶段会进一步下降。从大约7岁开始,女性的基频动态范围较男性的更广,这可能是一种社会教育所致的现象而不是生理现象。7—9岁学龄阶段男生的言语基频范围较3—6岁学前阶段的男生的言语基频范围更窄,7—9岁女孩的言语基频范围却与比其更小的女孩的言语基频范围大致相当。

表4-3-7a 平均言语基频和言语基频范围训练目标 （单位:赫兹）

年龄（岁）	平均言语基频训练目标 m		平均言语基频变化状况 $[m-\sigma, m+\sigma]$		言语基频范围训练目标 F_0(Max−Min)	
	男	女	男	女	男	女
3	400/g¹	380/♯f¹	378—422	352—408	240	223
4	380/♯f¹	355/f¹	353—407	324—386	200	200
5	355/f¹	335/e¹	330—380	308—362	200	200
6	325/e¹	295/d¹	297—353	275—315	200	200
7	295/d¹	282/♯c¹	268—322	259—305	150	175
8	295/d¹	275/♯c¹	272—318	257—293	150	175
9	260/c¹	270/c¹	232—288	252—288	150	175
10	245/b	265/c¹	223—267	249—281	150	175
11	225/a	265/c¹	196—254	248—282	150	175
12	210/♯g	260/c¹	184—236	246—274	150	175
13	195/g	245/b	170—220	228—262	100	150
14	180/f	235/♯a	152—208	218—253	100	150
15	170/e	220/a	136—204	201—239	100	150
16	150/d	215/a	128—172	197—233	100	125
17	140/♯c	210/♯g	118—162	194—226	100	125
18～40	125/B	230/♯a	104—146	206—254	100	125

表 4-3-7b 中国人平均言语基频的参考标准（m±σ） （单位：赫兹）

年龄（岁）	男					女				
	m−2σ	m−σ	m	m+σ	M+2σ	m−2σ	m−σ	m	m+σ	m+2σ
1	259	420	580	741	901	167	383	600	817	1 033
2	272	411	550	689	828	193	357	520	683	847
3	356	378	400	422	444	324	352	380	408	436
4	326	353	380	407	434	294	324	355	386	416
5	306	330	355	380	404	281	308	335	362	389
6	268	297	325	353	382	254	275	295	315	336
7	241	268	295	322	349	236	259	282	305	328
8	248	272	295	318	342	239	257	275	293	311
9	205	232	260	288	315	235	252	270	288	305
10	200	223	245	267	290	233	249	265	281	297
11	168	196	225	254	282	232	248	265	282	298
12	157	184	210	236	263	232	246	260	274	288
13	144	170	195	220	246	211	228	245	262	279
14	124	152	180	208	236	200	218	235	253	270
15	102	136	170	204	238	182	201	220	239	258
16	106	128	150	172	194	179	197	215	233	251
17	96	118	140	162	184	178	194	210	226	242
18—40	83	104	125	146	167	182	206	230	254	278
41—50	85	98	110	122	135	178	189	200	211	222
51—60	95	110	125	140	155	150	170	190	210	230
61—70	86	98	110	122	134	135	163	190	217	245
71—80	109	122	135	148	161	134	154	175	196	216
81—90	104	127	150	173	196	132	154	175	196	218

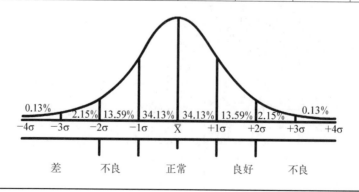

青春期过后,男性的平均言语基频会显著下降,而女性的则基本保持不变或有轻微的下降。基频的这种改变与生理因素有关。在青春期,男性喉部明显增大,而且声带变得更长、更厚且更有力量,相应地也就伴随着基频的下降。女孩的喉部和声带在青春期也会有所增大,但其程度不如男性的明显,因而基频的变化较小。到 18 岁,男性的平均言语基频约为 125 赫兹左右,女性的平均言语基频要比男性的高出大约 105 赫兹,约为230 赫兹左右。

在 60 岁以前,成年男性和女性的平均言语基频都是非常稳定的。而在 60 岁以后发生在喉部的、与年龄有关的退行性改变(包括声带变薄),使得男性的平均言语基频明显增加。因为更薄且质量更小的声带要比质量更大的声带振动得更快,所以男性声带变薄会使其平均言语基频增加。另一方面,由于激素水平的改变,老年妇女的声带质量增加。因此,老年妇女的平均言语基频会随着年龄的增长而下降。

言语音调的评估能够帮助我们诊断音调异常的类型和严重程度,从而为音调治疗方案的制订提供依据。具体诊断标准如下:

(1)如果测得的平均言语基频值高于表 4-3-7 中列出的同年龄、同性别参考值的上限,说明患者存在音调过高的问题;

(2)如果测得的平均言语基频值低于表 4-3-7 中列出的同年龄、同性别参考值的下限,说明患者存在音调过低的问题。

(3)如果测得的基频标准差大于 35 赫兹时,提示存在音调变化过大的可能;

(4)如果测得的基频标准差小于 20 赫兹时,提示存在音调变化过小的可能。

对于成人而言,音调过高往往使得男性的声音听起来像女性的声音。而如果女性的音调过高,则会使她的声音听起来不够严肃和庄重。无论是男性还是女性,其音调高于或低于正常水平都会使发声系统过于紧张,从而影响其言语的可懂度。

3. ICF 言语嗓音功能评估(言语基频功能)

对言语基频精准评估后,采用如表 4-3-8 所示的 ICF 言语嗓音功能评估对精准评估测量结果进行 ICF损伤程度等级的转换,可以快速地得到患者言语基频功能的损伤等级,对训练前后的结果进行比较,适用于临床疗效评价。

表 4-3-8 ICF 言语嗓音功能评估表(言语基频功能)

身体功能即人体系统的生理功能损伤程度	无损伤	轻度损伤	中度损伤	重度损伤	完全损伤	未特指	不适用
	0	1	2	3	4	8	9
b3100 嗓音产生 言语基频							
通过喉及其周围肌肉与呼吸系统配合产生声音的功能。 包括:发声功能、音调、响度功能;失声、震颤、发声困难。							
信息来源:☒ 病史 问卷调查 临床检查 ☒ 医技检查							
问题描述:							

(二)响度评估

响度评估的实质是评估说话者言语声音的强度。强度是一个物理量,指单位面积上通过的声功率的大小,常用单位是瓦/平方厘米(W/cm^2)。响度是强度的听觉心理感知量,指在一定强度的声波作用于人耳后,大脑对该声音的强度的主观感受。从解剖与生理学角度看,响度对应于声带振动的幅度。响度随着声音强度大小和强度变化率的改变而变化,但这并不是一种线性变化。此外,响度的大小不仅取决于声音的强度,而且与声音的频率也有关。例如,强度同样是 40 分贝声压级的声音,频率为 1 000 赫兹的比 500 赫兹的听起来更响亮。由于响度和强度关系密切,习惯上人们将强度的评估称为响度的评估。

响度的客观测量是指将患者的声音文件输入计算机进行数据处理,并对患者的声音强度特征进行实时分析的过程,可以通过"言语障碍测量仪"来完成。响度客观测量主要包括以下四个参数:平均强度、强度标准差、最大强度和最小强度。强度测量所需的言语材料主要通过交谈的方式获得。言语治疗师可以在交谈时询问患者的年龄与姓名,将获得的声音文件输入"言语障碍测量仪",并进行言语强度分析,图 4-3-6 所示为使用"言语障碍测量仪"测得某人的言语强度。言语响度的客观测量主要用于对治疗过程进行监控,从而为调整响度治疗方案提供科学的依据。

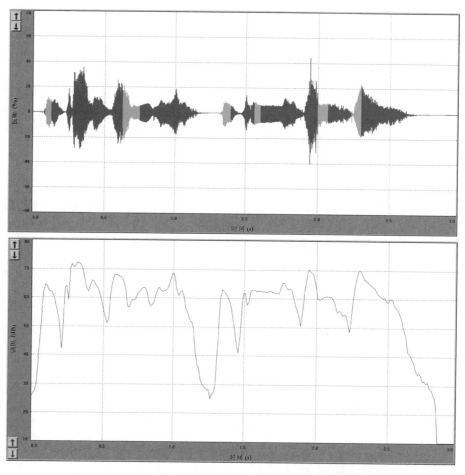

图 4-3-6   响度的客观测量（我叫×××，我今年×岁了）

（言语障碍测量仪，ICFDrSpeech®，上海慧敏医疗器械有限公司授权使用）

（三）音质评估

当患者的嗓音听起来出现气息音过重、嘶哑等现象时,考虑其可能存在音质方面的问题。音质的评估包括主观评估和客观测量两部分。音质的主观评估包括嗓音音质自测、嗓音质量的一般描述和听觉感知评估 GRBAS 描述(G,grade,表示嗓音嘶哑的程度;R,roughness,表示声带振动的不规则程度,即粗糙声的程度;B,breathiness,表示声门漏气的程度,即气息声的程度;A,asthenicity,表示嗓音的疲弱程度;S,strain scale,表示发音功能亢进的现象)三部分,嗓音质量的一般描述要求言语治疗师根据患者自身感受对患者嗓音质量的一般情况进行描述;听觉感知评估 GRBAS 描述要求言语治疗师根据自身对患者嗓音的主观听觉感受,评估其嗓音音质情况。音质的客观测量主要反映声带功能是否存在异常。

嗓音声学测量是无损伤性的,能对声音提供定量分析,评估发声功能。现在,已有许多嗓音声学参数被广泛应用,目的是要准确反映声音的特性,继而推断出喉部的发声功能。嗓音声学测量为收集被试发/æ/时的声学信号进行分析,下面是九个常用鉴别正常嗓音和病理嗓音的声学参数。

1. 基频

基频是声带作周期性振动的频率,单位是赫兹,指一秒钟内声带振动的次数。

2. 基频标准差

基频标准差(F_0SD)是基频偏差量的测定值,单位是赫兹(Hz),正常值小于3赫兹。

3. 基频微扰

基频微扰(Jitter)指基音频率的变化率,用于测量的一个周期与它相邻前几个周期或是后几个周期的差异量,基频微扰的单位是‰,正常值一般小于0.5%。从图4-3-7中可以看出每个周期的基频变化,上方是声波规律变化时的情况,基音为100赫兹,一共5个周期;下方是声波变化不规律的情况,基音在100赫兹上下浮动。基频微扰主要反映粗糙声的程度,其次是嘶哑声程度。**若患者的基频微扰值大于0.5%,则表示该患者可能存在一定程度的粗糙声及嘶哑声。**基频微扰的计算公式如公式4.3.1所示,其中k为移动平均长度,k＞1,且k为整数(一般取k＝3或k＝5),M为周期数。若周期数为10,取k＝5(即平均移动长度为5个周期),则m＝3,代入公式计算可得基频微扰值。

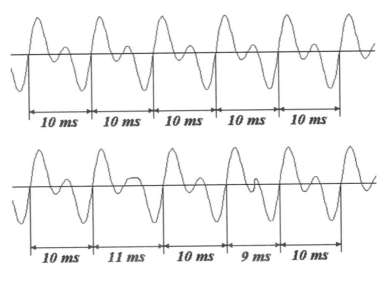

图4-3-7 声波的基频变化

4. 幅度微扰

幅度微扰(Shimmer)是指声波振幅的变化率,可通过测量声波振幅的峰—峰值获得。幅度微扰的单位是‰,正常值一般小于3%。从图4-3-8中可以看出每个周期的振幅变化,上方是声波规律变化时的情况,振幅不变,一共5个周期;下方是声波变化不规律的情况,振幅上下浮动。幅度微扰的计算公式与基频微扰相同,如公式4.3.1所示,其中k为移动平均长度,k＞1,且k为整数,M为周期数。幅度微扰主要反映嘶哑声程度。**若患者的幅度微扰值大于3%,则表示该患者可能存在一定程度的嘶哑声。**

$$Jitter/Shimmer = \frac{100}{M-k+1} \sum_{n=1}^{M-k+1} \left| 1 - \frac{k \times x(n+m-1)}{\sum_{j=1}^{k} x(n+j-1)} \right| (\%) ,其中 m = (k+1)/2$$

(公式4.3.1)

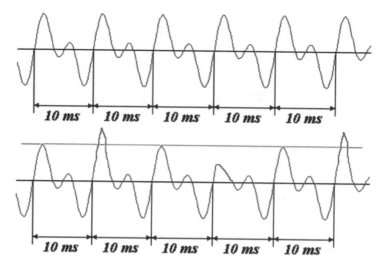

图 4-3-8　声波的振幅变化

5. 噪声能量

标准化噪声能量（Normalized Noise Energy，NNE）简称噪声能量，指在发音过程中声门漏气所产生的扰动噪声的程度。**噪声能量的单位是分贝，正常值小于-10 分贝。** 如图 4-3-9 所示的是一个夹杂噪声成分的声波。噪声能量是总声音能量减去谐波能量，其计算公式如公式 4.3.2 所示，其中 w(n) 代表噪声成分，x(n)代表声学信号，BL 为一常数，用于补偿滤波器中去除的噪声能量。噪声能量主要反映气息声程度，其次反映嘶哑声程度。

$$NNE = 10 \times \log \frac{\sum_n w(n)^2}{\sum_n x(n)^2} + BL\,(dB) \tag{公式 4.3.2}$$

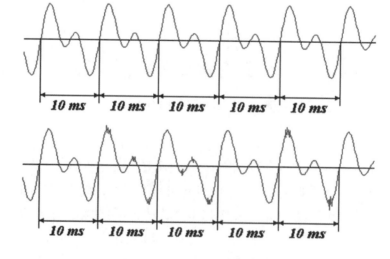

图 4-3-9　声波的噪声分布

6. 能量比率

能量比率（Ratio）是衡量声音信号在高频区域和低频区域强度差异的指标，即低频区能量和高频区能量之比，单位是％。在汉语体系中，声母的能量比率主要集中在中低频区。因此，说话时声母的发音时间越长，能量比率就越高。

7. 频谱和共振峰

采用快速傅利叶变换(Fast Fourier transform,FFT)和线性预测谱(Linear prediction coding,LPC)获得的频谱(Spectrum),能显示声音能量随频率而变化的特性(即强度和频率的二维显示)。在进行噪音分析时,声道的共鸣特性发生了变化,频谱中的一些频率得到共鸣加强,而另一些则被削弱减幅,这些被加强的共振频率域称为共振峰(Formant)。它们揭示了声带振动与声道共振相互作用而产生的声学变化。

8. 语谱图

采用快速傅利叶变换和线性预测谱获得的语谱图(Spectrogram)具有三维特性,纵轴对应于频率、横轴对应于时间,图像黑白度正比于语音信号的能量。语谱图有三个特点:周期性,规律性和噪声成分。正常语谱图如图4-3-10所示,基频周期性强,谐波有规律,高频区的噪声成分少。异常语谱图如图4-3-11所示,基频周期性差,谐波规律性差,高频区的噪声成分多。

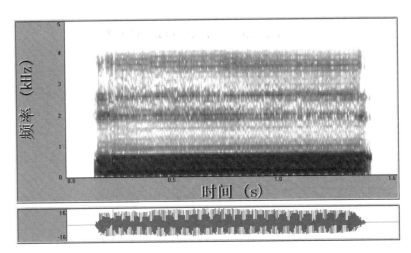

图 4-3-10　正常嗓音的语谱图

(言语障碍测量仪,ICFDrSpeech®,上海慧敏医疗器械有限公司授权使用)

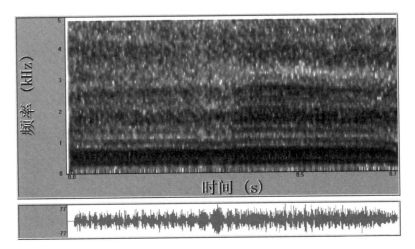

图 4-3-11　病理嗓音的语谱图

(言语障碍测量仪,ICFDrSpeech®,上海慧敏医疗器械有限公司授权使用)

9. 基频震颤和幅度震颤

从噪音信号中可获1—15赫兹的调制信号,如基频震颤(Fundamental frequency tremor)和幅度震颤(Amplitude tremor)这两个周期性参数,它们可能是声带神经源或神经病学和生物力学相互作用的结果。

以上这些声学参数虽然反映了噪音信号的不同方面,但它们之间又是相互依赖的,因此在分析正常与病理嗓音时被广泛采用。

　　言语治疗师可利用"嗓音功能测量仪"记录患者的声波数据,并进行嗓音特征的声学分析,仪器通过分析患者的声音文件,自动给出上述声学参数的值以及其是否位于参考标准范围内,并给出最终的嗓音质量评估结果,如图4-3-12所示,该患者的基频微扰和幅度微扰位于正常范围之内,但是基频标准差和噪声能量均高于参考标准值,这些参数的综合测量结果提示该患者存在轻度的嘶哑声和重度的气息声。

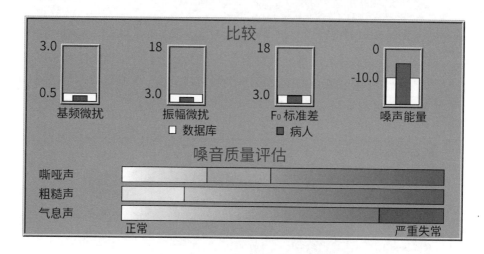

图4-3-12　嗓音音质的声学测量

(嗓音功能测量仪,ICFDrSpeech®,上海慧敏医疗器械有限公司授权使用)

　　将上述测量结果填写至如表4-3-9所示的嗓音音质声学测量精准评估表中,以服务于后续在ICF言语功能评估中对嗓音功能(嗓音音质功能)的损伤程度进行转换与制订康复训练方案,原表可见数字资源4-3-7。

数字资源
4-3-7

表4-3-9　客观测量——嗓音音质声学测量

日　　期	——尽可能响地发/æ/音,类似英文发音——			听感评估
	嗓音基频	基频标准差	频段能量集中率	是否嗓音滥用
	基频微扰	幅度微扰	声门噪声	是否嗓音漏气
	嘶哑声 G	粗糙声 R	气息声 B	是否嗓音粗糙
	基频震颤	幅度震颤		是否喉腔共鸣失调

10. ICF言语嗓音功能评估(嗓音音质功能)

　　对嗓音音质精准评估后,采用如表4-3-10所示的ICF言语嗓音功能评估对精准评估测量结果进行ICF损伤程度等级的转换,可以快速地得到患者嗓音音质功能的损伤等级,对训练前后的结果进行比较,适用于临床疗效评价。

表 4-3-10 ICF 言语嗓音功能评估表（嗓音音质功能）

身体功能即人体系统的生理功能损伤程度			无损伤	轻度损伤	中度损伤	重度损伤	完全损伤	未特指	不适用
			0	1	2	3	4	8	9
b3100	嗓音产生	基频震颤							
		频段能量集中率							
通过喉及其周围肌肉与呼吸系统配合产生声音的功能。 包括：发声功能、音调、响度功能；失声、震颤、发声困难。									
信息来源：⊠ 病史　　问卷调查　　临床检查　　⊠ 医技检查									
问题描述：									
			0	1	2	3	4	8	9
b3101	嗓音音质	基频微扰（粗糙声）							
		声门噪声（气息声）							
		幅度微扰（嘶哑声）							
产生嗓音特征的功能，包括谐波特征、共鸣和其他特征。 包括：谐波高、低功能；鼻音功能亢进和鼻音功能低下、发声困难、声带紧张、嘶哑声或粗糙声、气息声等障碍。									
信息来源：⊠ 病史　　问卷调查　　临床检查　　⊠ 医技检查									
问题描述：									

二、电声门图测量

电声门图测量是指通过颈部电极直接记录被试发/æ/时的电信号时，电流通过声带接触面整体面积时的电阻的变化，用于测量基频微扰、振幅微扰、接触率、接触幂、噪声能量等参数，分析声门闭合时间、声带振动的规律性。电声门图与声门波测量不同，它是用来对声带功能进行客观评价，即对声带振动的规律性与声带闭合程度作出客观判断的一种常用临床手段，它对声带开放的信息反映不明显。

电声门图测量主要针对声带接触时声带的运动，反映声带闭合期的情况，用于测试声带黏膜波的接触性，可以较全面地反映黏膜波的不规则性，弥补喉镜检查的不足。电声门图测试一般采用无损伤性的体外测试法，特别适用于不适合做喉镜的患者。临床上采用"电声门图仪"进行电声门图测量，如图 4-3-13 所示。

电声门图测量的主要参数除了包括上述声学测量的主要参数外，还有电声门图波形、接触率及其微扰、接触幂及其微扰。

1. 观察电声门图波形

稳定发声时获得的正常电声门图波呈现为有规律的类正弦曲线，如图 4-3-14 所示。在电声门波的 25% 处作一横线，可将一个振动周期分为闭合相（渐闭相和渐开相）和开放相。其特点是：渐闭相曲线陡直上升，渐开相曲线呈弧度状缓慢下降，具有完整的开放相。

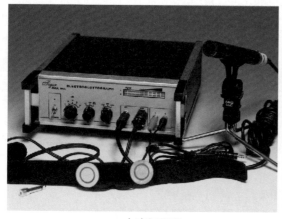

a. 电声门图仪

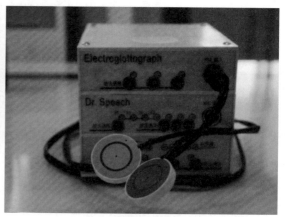

b. 电声门图仪

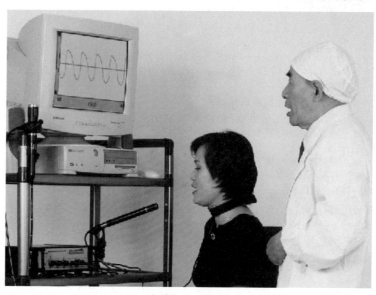

c. 电声门图仪测试

图 4-3-13　电声门图仪与临床测试实例

（电声门图仪，ICFDrSpeech®，上海慧敏医疗器械有限公司授权使用）

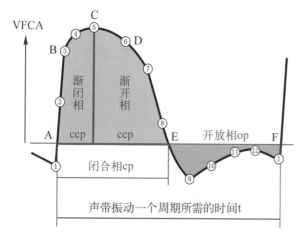

图 4-3-14　声带振动一个周期

2. 电声门图信号的基频

电声门图信号的基频是指声带作周期性振动的速度测量值，单位是赫兹，指一秒钟内声带振动的次数。

3. 电声门图信号的基频统计值

电声门图信号的基频标准差是对电声门图的基频标准偏差值的测量；

电声门图信号的最大基频是对电声门图的基频最大值的测量；

电声门图信号的最小基频是对电声门图的基频最小值的测量；

电声门图信号的习惯基频是对电声门图的基频最频值的测量。

4. 电声门图信号的基频微扰

电声图信号的基频微扰是测量电声门图信号的相邻周期间的基频变化。

5. 电声门图信号的幅度微扰

电声图信号的幅度微扰是测量电声门图信号的相邻周期间的幅度变化。

6. 接触率和接触率微扰

接触率(Contact quotient,CQ)是测量声带振动时声门的闭合程度,其计算公式如公式 4.3.3 所示,其中,cp 代表闭合相,t 代表声带振动的一个周期,如图 4-3-15 所示的是通过喉镜观察到的声带振动一个周期的图片以及相对应的电声门波形图。

$$CQ = \frac{cp}{t}$$
（公式 4.3.3）

接触率主要用来描述声带的接触程度(闭合程度),主要反映声带水平方向上的开闭。无论男女,随着频率的增加,声带的拉长,双侧声带接触面积减小,闭合度降低,接触率下降。接触率还可以描述声能的有效率,当声带接触时,声能通过嘴唇传给听众。当声带分开时,声能的一部分通过下声门传到肺部,这一部分能量被吸收而没有传给听众。就声带振动的某一周期而言,增加声带接触时间,将提高声能传输的有效率。接触率微扰主要描述相邻周期间的接触率的变化,其计算原理与基频微扰和幅度微扰相同。

7. 接触幂和接触幂微扰

接触幂(Contact index,CI)是测量声带振动时渐闭相与渐开相的对称度,其计算公式如公式 4.3.4 所示,其中 ccp 代表渐闭相,cop 代表渐开相,cp 代表闭合相,如图 4-3-15 所示。当声带接触时,闭合相的时间很短;声带打开时,开放相的时间很慢。当声带闭合时,接触幂表示了闭合率和开放率的比,或称作对称性。

$$CI = \frac{ccp - cop}{cp}$$
（公式 4.3.4）

接触幂主要用来测量声带振动时的渐闭相和渐开相的对称性,在一定程度上体现声带开闭运动在垂直面上的相位差,对声带麻痹非常敏感,而接触幂微扰主要测量相邻周期间接触幂的扰动。

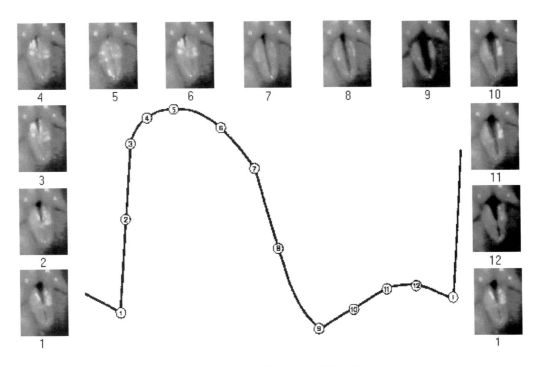

图 4-3-15　喉镜图像和电声门波

8. 基频震颤和幅度震颤

从电声门图信号中可获得 1—15 赫兹调制的周期性参数,如基频震颤和幅度震颤,它们可能是声带神经源或者神经病学和生物力学相互作用的结果。

9. 电声门图信号的噪声能量

电声门图信号的标准噪声能量的计算公式为：

$$EGG - NNE = 10 \times \log \frac{\sum_n w(n)^2}{\sum_n x(n)^2} + BL(dB)$$

（公式 4.3.5）

w(n)代表"肌肉"的噪声成分，而 x(n)代表电声门图信号，BL 为一常数，用于补偿滤波器中去除的噪声能量。该公式与声学信号的计算方法相似，只是分析对象换成了电声门图信号。

电声门图主要是测试声带接触时的喉部运动情况，从电声门图信号中可以获知声带是否振动。接触率反映了声带的闭合程度，接触幂反映了声带振动的对称性，声带接触率微扰和声带接触幂微扰反映了声带振动的规律性以及声带接触段的周期性变化。

图 4-3-16 所示为采用"电声门图仪"进行电声门图测量的结果，该患者的基频微扰、接触幂和噪声能量位于正常范围之内，但幅度微扰略高于参考标准值，接触率低于参考标准值，这些参数的综合测量结果提示该患者声带振动规律性无异常现象存在，但声门闭合时间中度偏短。

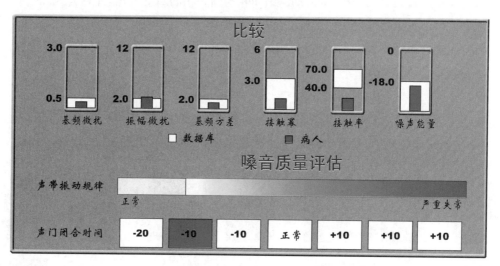

图 4-3-16 电声门图测量

（电声门图仪，ICFDrSpeech®，上海慧敏医疗器械有限公司授权使用）

将上述测量结果填写至如表 4-3-11 所示的嗓音音质电生理测量精准评估表中，以服务于后续在 ICF 言语功能评估中对嗓音功能的损伤程度进行转换与制订康复训练方案，原表可见数字资源 4-3-8。

数字资源
4-3-8

表 4-3-11 客观测量——嗓音音质电生理测量

日 期	——尽可能响地发/æ/音，类似英文发音——			听感评估
	声带接触率	声带接触幂	声门关闭程度	是否挤压喉咙
	声带接触率微扰	声带接触幂微扰	声带振动规律性	是否声带振动失调

10. ICF 言语嗓音功能评估（嗓音音质功能）

对嗓音音质精准评估后,采用如表4-3-12所示的ICF言语嗓音功能评估(电生理测量)对精准评估测量结果进行ICF损伤程度等级的转换,可以快速地得到患者嗓音音质功能(电生理测量)的损伤等级,对训练前后的结果进行比较,适用于临床疗效评价。

表 4-3-12　ICF 言语嗓音功能评估表（嗓音音质功能）

身体功能即人体系统的生理功能损伤程度			无损伤	轻度损伤	中度损伤	重度损伤	完全损伤	未特指	不适用
			0	1	2	3	4	8	9
b3100	嗓音产生	声带接触率							
		接触率微扰							
通过喉及其周围肌肉与呼吸系统配合产生声音的功能。 包括:发声功能、音调、响度功能;失声、震颤、发声困难。									
信息来源:☒ 病史　　问卷调查　　临床检查　　☒ 医技检查									
问题描述:									

复旦大学附属眼耳鼻喉科医院(原上海医科大学眼耳鼻喉科医院)泰亿格嗓音言语疾病测试中心经三年的实践,用电声门图测试了近8 000例患者,如图4-3-17所示,获得了以下临床经验:

1. 电声门图主要反映声带闭合相的运动状况,弥补了内窥镜检查的不足;

2. 接触率主要是反映声带水平方向上的开闭,无论男女,随着发声频率的提高,声带被拉长,双侧声带接触面积减小,闭合度降低,接触率值下降;

3. 接触幂在一定程度上体现了声带开闭运动在垂直面上的相位差,该参数对声带麻痹非常敏感;

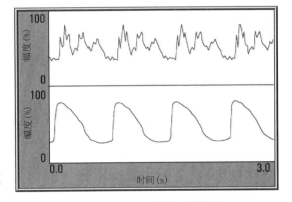

图 4-3-17　电声门图测量

(电声门图仪,ICFDrSpeech®,上海慧敏医疗器械有限公司授权使用)

4. 如果声带的关闭和开放有规律,微扰量就低,即声带接触率微扰和接触幂微扰的值较小;

5. 测试声带黏膜波的接触性,反映黏膜波运动是否规则;

6. 测试方便无创,不受上声道干扰,符合声带振动测量要求,适合儿童等各种不宜做喉镜检查的患者;

7. 电声门图波形异常的类型与声带病变的位置和大小有关联,通过与正常波形比较之后,能客观地获得患者声带的信息。特别能够捕捉间接喉镜检查时易遗漏的声带下缘或前联合的病变,尤其能够提供声带麻痹的证据。

如图4-3-18、图4-3-19、图4-3-20所示的为几种临床上常见的电声门图测试情况(电声门图波均不正常),可从以下两方面进行分析:第一,电声门图波形可直观地观察声带振动的闭合情况;第二,定量分析数据可客观地描绘声带振动的频率、闭合程度等情况。

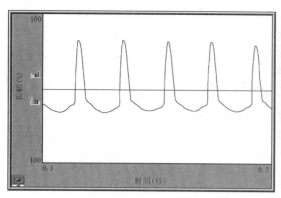
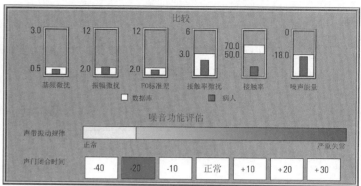

（左图是声波图，右图是电声门图：言语基频＝142 赫兹，接触率＝21%，接触幂＝－0.29，接触幂微扰＝1.15）

图 4‑3‑18　左声带麻痹，男 21 岁

（电声门图仪，ICFDrSpeech®，上海慧敏医疗器械有限公司授权使用）

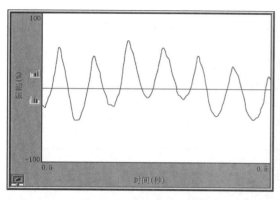
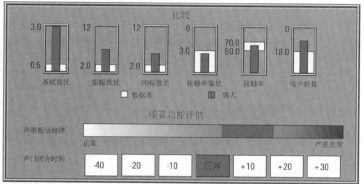

（左图是声波图，右图是电声门图：言语基频＝90 赫兹，接触率＝57%，接触幂＝－0.06，接触幂微扰＝2.71）

图 4‑3‑19　发食管音，男 21 岁

（电声门图仪，ICFDrSpeech®，上海慧敏医疗器械有限公司授权使用）

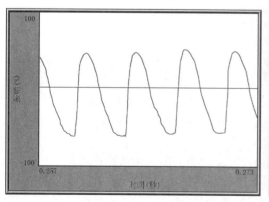
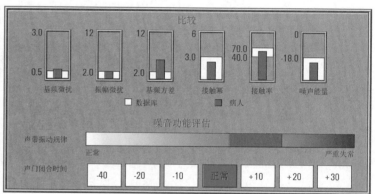

（左图是声波图，右图是电声门图：言语基频＝269 赫兹，接触率＝61%，接触幂＝－0.46，接触幂微扰＝2.1）

图 4‑3‑20　前中段声带小结，女 40 岁

（电声门图仪，ICFDrSpeech®，上海慧敏医疗器械有限公司授权使用）

三、喉内窥镜测量

喉内窥镜测量是指利用喉内窥镜的计算机图像处理系统，在电脑上观察患者以尽可能舒适的音调和响度发持续的元音/i/或/æ/时声带的振动情况，并于患者发声时在光源（或频闪光源）下录取喉部图像，同时获取声学和电声门图的信号。重复进行，直至录到令人满意的结果为止。要求图像稳定，至少要有四个连续的声带振动周期,并有相应的电声门波以用于临床定量分析。

喉内窥镜测量后马上就能获得大量具有临床价值的客观信息,方便喉科医生存储、分析、处理和打印喉部图像,帮助他们及时诊断和治疗各种声带疾患。临床上采用"喉内窥镜诊察仪"进行喉内窥镜测量,观察声带的振动情况,如图 4-3-21 显示的是声带振动一个周期时,由开到闭的过程。

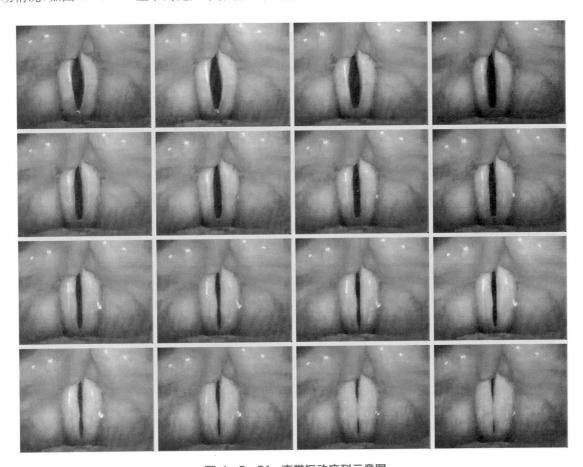

图 4-3-21　声带振动序列示意图

(喉内窥镜诊察仪,ScopeView™,上海慧敏医疗器械有限公司授权使用)

第四章

言语发声障碍康复治疗

本章目标	阅读完本章之后,你将: 1. 熟悉发声障碍康复训练的内容; 2. 熟悉发声障碍的不同临床表现; 3. 掌握针对音调异常的康复训练方法; 4. 掌握针对响度异常的康复训练方法; 5. 掌握针对音质异常的康复训练方法; 6. 掌握实时言语视听反馈技术。

发声障碍是指音调、响度、音质等方面的异常。音调异常主要包括音调过高、音调过低、音调单一和音调变化过大等,主要受声带的长度、质量、张力和声门下压等因素的影响。响度异常主要包括响度过强和响度过弱等,是呼吸气流量、声带阻力、声带振动形态和声门下压等因素共同作用的结果。音质异常主要表现为发声时存在嘶哑声、粗糙声和气息声等现象,音质的改变,一般由声带的功能性异常或器质性病变引起。本章将着重讨论响度、音调和音质异常的治疗。

第一节 概 述

发声障碍的治疗方法包括言语发声促进治疗法和现代化康复技术,本节将对其中几种经典的方法做详细阐述,更多的训练方法可参见《言语矫治手册:发声障碍的促进治疗》(华东师范大学出版社)。

发声障碍的治疗包括音调异常的治疗、响度异常的治疗、音质异常的治疗。针对这三类发声异常,都有其特殊的针对性训练方法,既有常规训练,也有融入现代康复技术的实时反馈训练方法,如图4-4-1。放松训练包括发声放松训练、哈欠—叹息法和张嘴法,是发声障碍矫治的基础训练方法。针对音调异常的常规治疗,主要包括手指按压法、乐调匹配法、音调梯度训练法;针对响度异常的常规治疗,主要包括用力搬椅法、掩蔽法、碰撞法和响度梯度训练法;针对音质异常的常规治疗,主要包括喉部按摩法、咀嚼法、哼鸣法、气泡发音法、半吞咽法、吸入式发音法、吟唱法。

技术的发展为提高训练的精准性、动态及时性和患者主动参与的积极性和自主监控提供了技术支持,将现代技术治疗方法应用于常规训练中可形成实时训练法。如针对音调异常的实时训练法,主要包括实时手指按压法、实时乐调匹配法、实时音调梯度训练法;针对响度异常的实时训练法,主要包括实时用力搬椅法、实时掩蔽法、实时碰撞法和实时响度梯度训练法;针对音质异常的实时训练法,主要包括实时咀嚼法、实时哼鸣法、实时气泡发音法、实时半吞咽法、实时吸入式发音法和实时吟唱法。

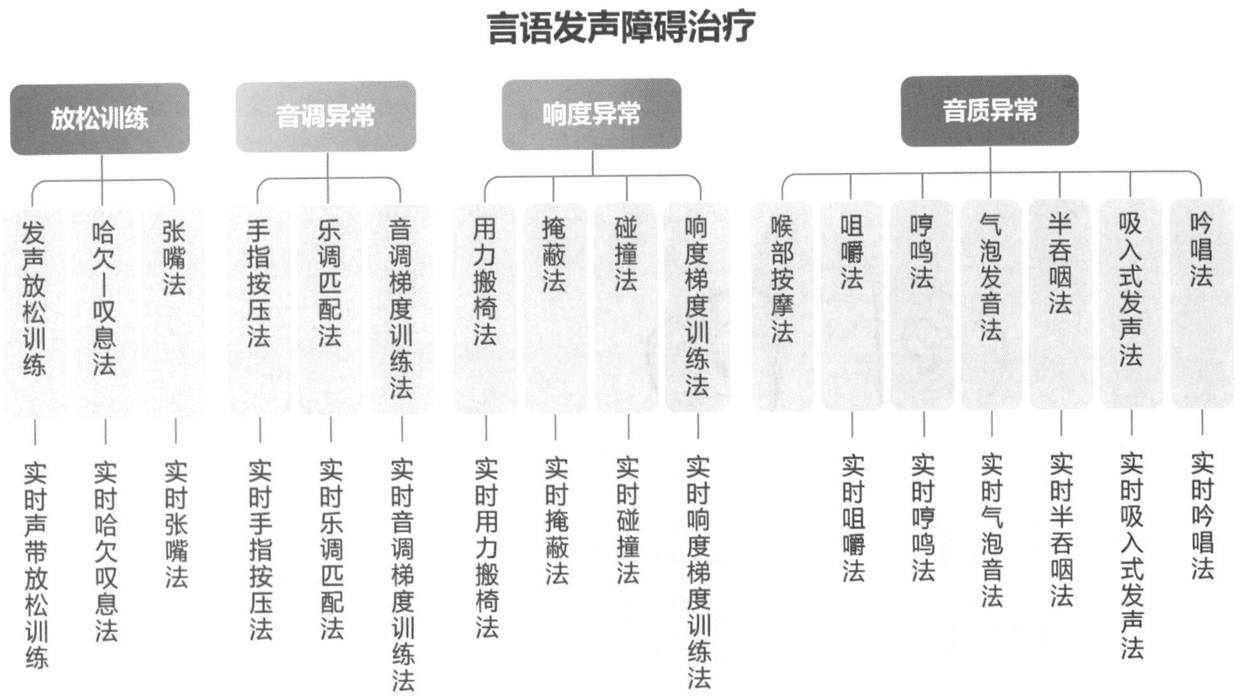

言语发声障碍治疗

放松训练	音调异常	响度异常	音质异常
发声放松训练 / 哈欠—叹息法 / 张嘴法	手指按压法 / 乐调匹配法 / 音调梯度训练法	用力搬椅法 / 掩蔽法 / 碰撞法 / 响度梯度训练法	喉部按摩法 / 咀嚼法 / 哼鸣法 / 气泡发音法 / 半吞咽法 / 吸入式发声法 / 吟唱法
实时声带放松训练 / 实时哈欠叹息法 / 实时张嘴法	实时手指按压法 / 实时乐调匹配法 / 实时音调梯度训练法	实时用力搬椅法 / 实时掩蔽法 / 实时碰撞法 / 实时响度梯度训练法	实时咀嚼法 / 实时哼鸣法 / 实时气泡音法 / 实时半吞咽法 / 实时吸入式发声法 / 实时吟唱法

图 4-4-1 言语发声障碍治疗框架

第二节 发声放松训练

"发声放松训练"是通过颈部运动或者声带打嘟的方法使患者的发声器官及相关肌群得到放松,为获得自然舒适的嗓音奠定基础,主要包括"颈部放松训练"和"声带放松训练"两部分。"颈部放松训练"是通过颈部肌群紧张和松弛的交替运动,使患者的颈部肌群(即喉外肌群)得到放松。"声带放松训练"是通过打嘟的形式,让患者体会发声过程中声带的放松,进而放松整个发声器官甚至颈部肌群,主要适用于发声障碍。其中,颈部放松训练由五小节组成,声带放松训练由六小节组成。其训练步骤如下。

一、颈部放松训练

1. 颈部向前、向后运动

保持上身稳定,头部直立,颈部放松,头部随重力快速向前落下,下颌靠近胸部,感觉颈后肌群被拉直,保持5秒,然后头部缓慢地上抬,直至恢复正常的直立位(见图4-4-2)。重复此运动5次。

保持上身稳定,头部直立,颈部放松,头部随重力作用迅速向后倾,下颌上抬,感觉颈前部肌肉被拉直,保持5秒,然后将头部缓慢抬起,直至恢复正常的直立位。重复此运动5次。

2. 颈部向左、向右运动

保持上身稳定,头部直立,颈部放松,头部随重力快速向左倾,感觉右侧颈部肌群被拉直,保持5秒,然后头部缓慢恢复直立位(见图4-4-3)。重复此运动5次。

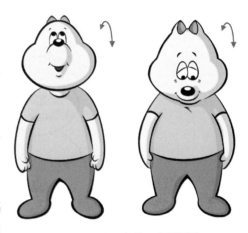

图 4-4-2 向前、向后运动

保持上身稳定,头部直立,颈部放松,头部随重力快速向右倾,感觉左侧颈部肌群被拉直,保持5秒,然后头部缓慢地恢复直立位)。重复此运动5次。

3. 颈部旋转运动

向患者介绍颈部旋转运动的动作要领，即头颈部必须放松，头部顺时针或逆时针旋转时应缓慢自然。利用图片，与患者一起练习颈部旋转运动：保持上身稳定，头部直立，颈部放松，头部依次向下、向左、向后、向右逆时针旋转一周，回到准备动作，重复五次；然后，以同样动作顺时针旋转一周，回到准备动作，重复五次，如图4-4-4所示。

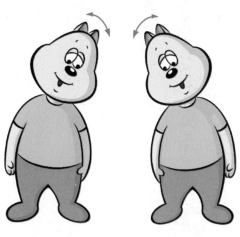

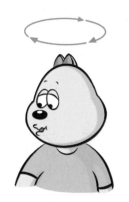

图4-4-3　颈部向左、向右运动　　　　　　图4-4-4　颈部旋转运动

另外，颈部放松训练可参考呼吸放松训练加入音乐律动进行训练，效果甚佳。

二、声带放松训练

1. 平调向前打嘟

保持上身稳定，自然闭合双唇，深吸气，气流由肺部发出；呼气时，双唇振动并带动声带振动向正前方发"嘟——"的音（见图4-4-5），重复10次。注意发"嘟——"时是平调，并且要连贯持续。

2. 平调快速、慢速旋转打嘟

保持上身稳定，自然闭合双唇，深吸气，气流由肺部发出，双唇振动并带动声带振动，持续快速、慢速发"嘟——"音。与此同时，头部向左或右做快速、慢速旋转（见图4-4-6）。重复此运动10次。注意发"嘟——"时要快速、慢速旋转，并且要连贯持续。

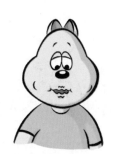

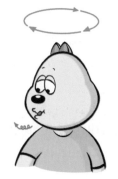

图4-4-5　平调向前打嘟　　　　　　图4-4-6　平调旋转打嘟

3. 平调快慢结合旋转打嘟

保持上身稳定，自然闭合双唇，深吸气，气流由肺部发出，双唇振动并带动声带振动，持续发"嘟——"音。发"嘟——"音时快慢结合，与此同时，头部向左或右随之做相应的快速或慢速旋转。重复此运动10次。注意发"嘟——"时是先快速后慢速或先慢速后快速旋转，并且要连贯持续。

4. 升调快速、慢速打嘟

保持上身稳定,自然闭合双唇,深吸气,气流由肺部发出,双唇振动并带动声带振动,音调快速、缓慢向上升高,持续发"嘟——"音。与此同时,头部向左上方或右上方作快速、缓慢上升动作(见图 4-4-7),各重复5次。

5. 升调快速、慢速旋转打嘟

保持上身稳定,自然闭合双唇,深吸气;呼气时,双唇振动并带动声带振动,音调快速、缓慢向上旋转发"嘟——"的音,同时头部向左上或右上方做螺旋状快速、缓慢上升运动(见图 4-4-7),重复5次。

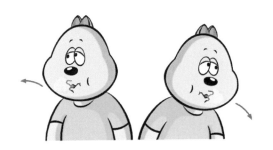

图 4-4-7 升调打嘟、升调旋转打嘟

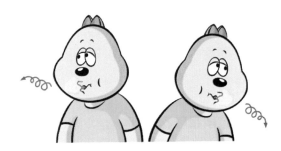

图 4-4-8 降调打嘟、降调旋转打嘟

6. 降调快速、慢速打嘟

保持上身稳定,自然闭合双唇,深吸气,气流由肺部发出,双唇振动并带动声带振动,音调快速、缓慢向下降低,持续发"嘟——"音。与此同时,头部向左向下或向右下作快速、缓慢下降动作(见图 4-4-8),各重复5次。

7. 降调快速、慢速旋转打嘟

保持上身稳定,自然闭合双唇,深吸气;呼气时,双唇振动并带动声带振动,音调快速、缓慢向下旋转发"嘟——"的音,同时头部向左下方做螺旋状快速、缓慢下降运动(见图 4-4-8),重复5次。

三、哈欠—叹息法

"哈欠—叹息法"指通过夸张的哈欠和叹息动作,使声道充分打开,咽部肌肉放松,然后在叹息时发音并体会放松的感觉,为形成自然舒适的嗓音奠定基础。主要适用于发声障碍,也适用于硬起音。其训练步骤如下。

1. "哈欠—叹息法"动作要领的学习

利用图片,向患者介绍哈欠—叹息法的动作要领,即在打哈欠快结束时叹气。

2. 哈欠—叹息时发无意义音

利用图片,要求患者叹息时发/h/音,然后加入一连串的低元音如/ɑ/、/u/、/e/,并过渡到/hɑ/、/hu/、/he/音,重复数次发声应该舒适、松弛、柔和。

3. 哈欠—叹息时发单音节词或多音节词

利用图片,以/h/为引导,练习正常的发音。发音时,仔细聆听那些分别以/h/音开头和以韵母开头词语的发音差异,确保发这些音时没有硬起音的现象。如果产生硬起音现象,那么只练习发/h/音开头的词语,直到获得舒适的起音方式为止。

4. 哈欠—叹息时发短语或句子

在患者初步掌握正确发声方式的基础上,从字、词过渡到简单的句子,其中字、词、句子中/h/音所占比例超过50%,能比较好地诱导患者发音。

四、张嘴法

"张嘴法"是指通过视觉提示等方式,帮助患者培养张嘴发音的习惯,增加发音时嘴的张开度,从而协调发声器官和构音器官之间的运动,为获得更好的音质奠定基础,主要适用于发声障碍。其训练步骤如下。

1. 张嘴法动作要领的学习

言语治疗师检查患者的习惯姿势,如存在头位过低、头偏斜等,帮助患者矫正姿势,并保持放松的状态。利用布娃娃向患者介绍张嘴的动作,告诉患者如何能发出较好音质的声音。

2. 张嘴时发无意义音

言语治疗师示范张嘴动作并发音,让患者模仿发单元音,然后言语治疗师不示范,要求患者自主地张嘴并发音。发音时注意张嘴的幅度要大。

3. 张嘴时发单音节词、双音节词、多音节词和句子

言语治疗师示范张嘴发单音节词、双音节词、多音节词和句子,要求患者模仿。然后言语治疗师不示范,要求患者自主地张嘴并发音。

五、实时言语视听反馈技术：发声放松

（一）实时声带放松训练

声带放松训练通过声带打嘟的形式使患者体会发声过程中声带的放松,进而放松整个发声器官甚至颈部肌群。打嘟前需深吸气,打嘟时注意双唇自然闭合,但不能过紧也不能过松。将声带放松训练的训练内容与步骤结合现代化的言语实时视听反馈技术,形成实时声带放松训练法。训练形式见数字资源 4-4-1。

数字资源
4-4-1

适应症：适用于发声障碍的患者。

1. 实时平调向前打嘟

进行声带放松训练时,可采用实时言语视听反馈设备言语矫治仪来完成实时平调向前打嘟训练。

以"小天使"实时言语训练游戏为例,如图 4-4-9 所示,游戏中小天使需要躲避天空中的乌云,来到天空的另一边。小天使的飞行路线由患者的音调高低决定：患者的音调高,则小天使飞得高；患者的音调低,小天使飞得低。如图所示的是平调向前打嘟的实时训练模式,患者需要平调向前打嘟,使小天使沿着直线向前飞,就可完成训练游戏。

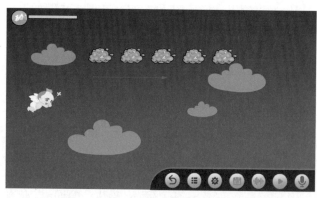

图 4-4-9　实时平调向前打嘟训练

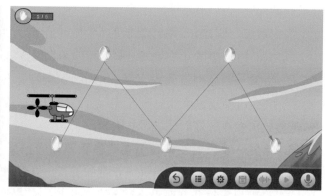

图 4-4-10　实时平调慢速旋转打嘟训练

（言语矫治仪,ICFDrSpeech®,上海慧敏医疗器械有限公司授权使用）

2. 实时平调慢速旋转打嘟

本训练以平调慢速旋转打嘟为例,结合实时言语视听反馈设备言语矫治仪来完成实时平调慢速旋转打嘟训练。

以"直升机"实时言语训练游戏为例,如图 4-4-10 所示,在游戏中,直升机要在飞行中撞击到金币。直升机的飞行路线由患者打嘟的音调决定：音调上升,飞机就向上飞；音调下降,飞机就向下飞。因此,为了通过此

路程,患者必须在平调慢速旋转打嘟时控制飞机路线进行飞行,音调要有所起伏,但是起伏幅度不能太大。飞行中的最高基频和最低基频可以根据患者声音音调模式进行调整。由于本训练是平调慢速旋转打嘟训练,以持续较慢的速度打嘟,言语治疗师可用手势引导患者尽可能长地持续慢速打嘟。平调快速旋转打嘟训练和平调快慢结合旋转打嘟训练也可以采用同样的模式进行实时反馈训练。

3. 实时升调慢速打嘟

本训练以升调慢速打嘟为例,结合实时言语视听反馈设备言语矫治仪来完成实时升调慢速打嘟训练。

以"小恶魔"实时言语训练游戏为例,如图4-4-11所示,在游戏中,小恶魔要避免在飞行中撞到炸弹。小恶魔的飞行路线由患者打嘟的音调决定:音调上升,小恶魔就向上飞;音调下降,小恶魔就向下飞。因此,为了通过此路程,患者必须在升调慢速打嘟时控制小恶魔路线向斜上方飞行,打嘟时要控制音调由低逐渐变高。飞行中的最高基频和最低基频可以根据患者声音音调模式进行调整。由于本训练是升调慢速打嘟训练,患者以持续慢速的升调打嘟,言语治疗师可用手势引导患者尽可能长地持续慢速逐渐升调打嘟。升调快速打嘟训练可以采用同样的模式来完成实时训练。

4. 实时升调旋转打嘟

本训练以升调旋转打嘟训练为例,结合实时言语视听反馈设备言语矫治仪来完成实时升调旋转打嘟训练。

以"热气球"实时言语训练游戏为例,如图4-4-12所示,在游戏中,热气球的飞行路线由患者打嘟的音调决定:音调上升,热气球就向上飞;音调下降,热气球就向下飞。言语治疗师在训练过程中可以引导患者观察热气球的飞行路线,使患者控制热气球旋转上升。飞行中的最高基频和最低基频可以根据患者声音音调进行调整。

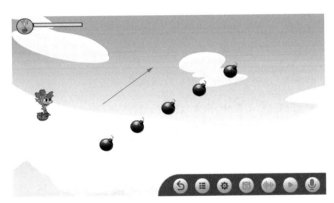

图4-4-11　实时升调慢速打嘟训练　　　　图4-4-12　实时升调旋转打嘟训练

(言语矫治仪,ICFDrSpeech®,上海慧敏医疗器械有限公司授权使用)

5. 实时降调慢速打嘟

本训练以降调慢速打嘟为例,结合实时言语视听反馈设备言语矫治仪来完成实时降调慢速打嘟训练。

以"宇宙飞船"实时言语训练游戏为例,如图4-4-13所示,在游戏中,宇宙飞船要避免在飞行中撞到陨石。宇宙飞船的飞行路线由患者打嘟的音调决定:音调上升,飞船就向上飞;音调下降,飞船就向下飞。因此,为了通过此路程,患者必须在升调慢速打嘟时控制宇宙飞船路线向斜下方飞行,打嘟时要控制音调由高逐渐变低。飞行中的最高基频和最低基频可以根据患者声音音调模式进行调整。由于本训练是降调慢速打嘟训练,言语治疗师可用手势引导患者尽可能长地持续慢速逐渐降低音调打嘟。降调快速打嘟训练可以采用同样的模式来完成实时训练。

6. 实时降调旋转打嘟

本训练以降调旋转打嘟训练为例,结合实时言语视听反馈设备言语矫治仪来完成实时降调旋转打嘟训练。

　　以"小蜜蜂"实时言语训练游戏为例,如图4-4-14所示,在游戏中,小蜜蜂的飞行路线由患者打嘟的音调决定:音调上升,小蜜蜂就向上飞;音调下降,小蜜蜂就向下飞。言语治疗师在训练过程中可以引导患者观察小蜜蜂的飞行路线,使患者控制小蜜蜂旋转下降。飞行中的最高基频和最低基频可以根据患者声音音调模式进行调整。

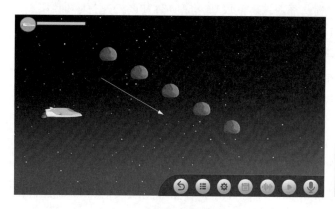

图 4-4-13　实时降调慢速打嘟训练

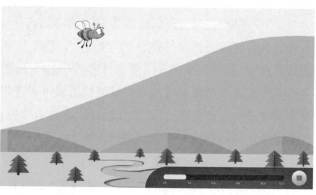

图 4-4-14　实时降调旋转打嘟训练

(言语矫治仪,ICFDrSpeech®,上海慧敏医疗器械有限公司授权使用)

　　除此之外,实时声带放松训练可选择实时言语视听反馈设备言语矫治仪中多样化的实时言语训练游戏,具体推荐的素材如表4-4-1所示。

表 4-4-1　实时声带放松训练游戏素材表

游戏模块	游戏类型	游戏名称
感知游戏	音调	热气球、小飞熊、飞车、袋鼠、弹钢琴、小蜜蜂、火箭、飞机、欢乐秋千、跳跳蛙
训练游戏	音调	撞球、茶壶、空战、奇妙海、划船、小恶魔、小天使、宇宙飞船、飞碟、飞艇、战斗机、直升机、喷气式飞机、螺旋桨飞机

　　同时,也可以选用言语障碍测量仪来进行实时反馈,动作要领及注意事项同上。以平调慢速旋转打嘟为例,患者深吸气,声带振动慢速旋转发"嘟",同时屏幕上呈现红色的基频图像,代表音调的高低变化,如图4-4-15。

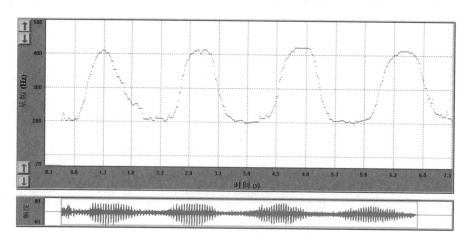

图 4-4-15　实时平调慢速旋转打嘟言语反馈训练

(言语障碍测量仪,ICFDrSpeech®,上海慧敏医疗器械有限公司授权使用)

（二）实时哈欠—叹息法

哈欠—叹息法通过夸张的哈欠和叹息可以使患者的声道充分打开、咽部肌肉放松,患者在叹息时发音并体会放松的感觉,为形成自然舒适的嗓音奠定基础。患者做哈欠叹息法需注意要夸张地打哈欠和叹息,并且在叹息时舒适地发音。将哈欠—叹息法的训练内容与步骤结合现代化的实时言语视听反馈技术,形成实时哈欠—叹息法。训练形式见数字资源4-4-2。

适应症: 主要适用于发声障碍的患者,也适用于硬起音的患者。

1. 哈欠—叹息时发无意义音

发声障碍或硬起音的患者,在掌握哈欠—叹息的动作要领并发音时,可先用哈欠—叹息法发无意义音,可采用实时言语视听反馈设备言语矫治仪来完成实时哈欠—叹息时发无意义音。以"池塘"实时言语训练游戏为例,如图4-4-16a所示,在游戏中,池塘中的小动物们要一个一个跃出水面。以无意义音/ɑ/为例,患者哈欠叹息发/h——/时,池塘中的小动物保持静止;正常起音发出/ɑ/后,池塘中就会有动物跳出水面。言语治疗师也可以根据患者的情况灵活设置录音时长,在时间设置较长的情况下,患者不断重复哈欠—叹息发/ɑ/,游戏中也会不断有小动物跃出水面。图4-4-16b为哈欠—叹息发/ɑ/的数据分析。

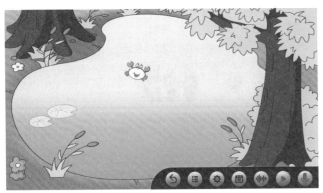

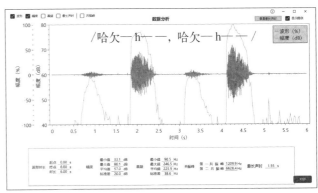

a.游戏训练界面　　　　　　　　　　　　　b.实时反馈界面

图 4-4-16　无意义音实时哈欠—叹息法训练

(言语矫治仪,ICFDrSpeech®,上海慧敏医疗器械有限公司授权使用)

2. 哈欠—叹息时发单音节词或多音节词

在确保发音时没有硬起音的情况下,可采用实时言语视听反馈设备言语矫治仪来完成实时哈欠—叹息时发单音节词或多音节词。

以"跳跳兔"实时言语训练游戏为例,如图4-4-17a所示,在游戏中,小兔子要沿着小路向前跳。小兔跳

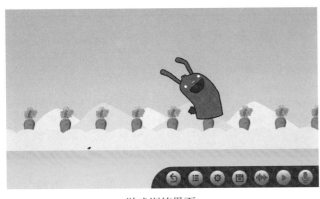

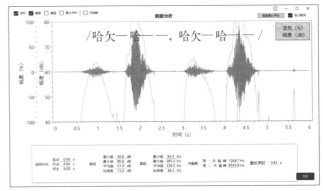

a.游戏训练界面　　　　　　　　　　　　　b.实时反馈界面

图 4-4-17　单音节词实时哈欠—叹息法训练

(言语矫治仪,ICFDrSpeech®,上海慧敏医疗器械有限公司授权使用)

的次数由患者发音的次数决定,患者哈欠—叹息后,正常起音发出单音节词或者多音节词,小兔就会向前跳一格。训练过程中,以哈欠—叹息发单音节词"哈"为例,患者哈欠—叹息发/h———/时,小兔保持静止;患者成功发出单音节词"哈",小兔就会向前跳。言语治疗师也可以把时间设置较长,患者不断重复哈欠—叹息发单音节词音,游戏中小兔子也会不断地向前跳。在掌握哈欠—叹息发单音节词后,可以提高难度,让患者发双音节词或者多音节词。图4-4-17b为哈欠—叹息发"哈"的数据分析。

3. 哈欠—叹息时发短语或句子

在患者初步掌握正确发音方式的基础上,可以从字、词过渡到短语或简单的句子,可采用实时言语视听反馈设备言语矫治仪来完成实时哈欠—叹息时发短语或句子。

以"跳舞的小丑"实时言语训练游戏为例,如图4-4-18a所示。首先,患者在此训练中需要发短语或句子,因此需要结合语料内容和患者情况进行时长设置,确保足够覆盖患者的发音时间。在游戏中,有声音小丑就会跳舞,没有声音跳舞就会停止。以哈欠—叹息时发"哈哈笑"为例,患者在哈欠—叹息即发/h———/时,小丑保持静止;当患者正常起音发出短语"哈哈笑"时,小丑一直保持舞动。图4-4-18b为哈欠—叹息发"哈哈笑"的数据分析。

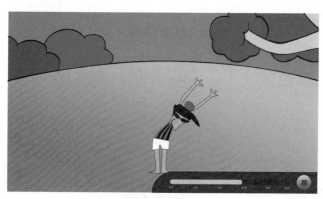

a. 游戏训练界面

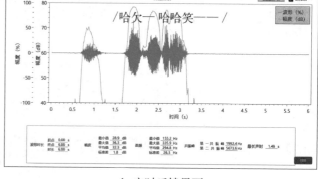

b. 实时反馈界面

图4-4-18　短语实时哈欠—叹息法训练

(言语矫治仪,ICFDrSpeech®,上海慧敏医疗器械有限公司授权使用)

除此之外,实时哈欠—叹息法可选择实时言语视听反馈设备言语矫治仪中多样化的实时言语训练游戏,具体推荐的素材如表4-4-2所示。

表4-4-2　实时哈欠—叹息法游戏素材表

游戏模块	游戏类型	游　戏　名　称
感知游戏	起音	土豆跑、兔子飞、一群兔、池塘、雨伞、跳舞的小丑、呼气的女孩、欢乐大聚会、跳跳兔、打地鼠
训练游戏	起音	做早操、小歇、弹跳、启动、圣诞节、佳肴、企鹅、破壳、忍者狗、跳跳房、画廊、办公桌、烟花、水晶球、魔法缸

除了言语矫治仪,患者也可以采用言语障碍测量仪进行实时反馈,动作要领和注意事项同上。以哈欠—叹息发无意义音/a/为例,患者哈欠—叹息发/h———/时,屏幕呈现绿色声波图像,患者叹息后发无意义音/a/时,屏幕呈现红色声波图像,如图4-4-19所示。

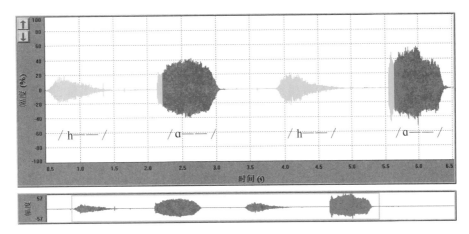

图 4-4-19　无意义音实时哈欠—叹息法言语反馈训练

（言语障碍测量仪，ICFDrSpeech®，上海慧敏医疗器械有限公司授权使用）

（三）实时张嘴法

张嘴法通过视觉提示等方式，帮助患者培养张嘴发音的习惯，增加发音时的张开度，从而协调发声器官和构音器官之间的运动，为获得更好的音质奠定基础。将张嘴法的训练内容与步骤结合现代化的实时言语视听反馈技术，形成实时张嘴法。训练形式见数字资源 4-4-3。

适应症：主要适用于发声障碍的患者。

1. 张嘴时发无意义音

发声障碍的患者，可采用实时言语视听反馈设备言语矫治仪来建立正确的张嘴发音的习惯，协调构音运动。

以"狮子"实时言语训练游戏为例，如图 4-4-20a 所示，患者在此游戏中需要张嘴发无意义音，以/ɑ/为例。患者成功张嘴发出/ɑ/后，狮子也张开嘴巴。患者嘴巴张开得小，此时声音应较小，对应狮子张开嘴巴张开度小；患者嘴巴张开度大且响度大，那么狮子嘴巴的张开度也大。言语治疗师应引导患者嘴巴张大且大声发音，诱导患者观察发声时狮子嘴巴和自己嘴巴的张开度对比，帮助其建立正确的张嘴发音习惯。图 4-4-20b 为张嘴发/ɑ/的数据分析部分，第一个波形对应嘴巴张开度小且响度小，第二个波形对应嘴巴张开度大且响度大。

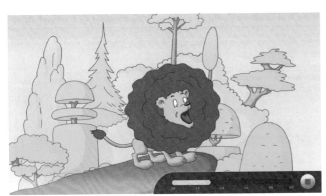

a. 游戏训练界面

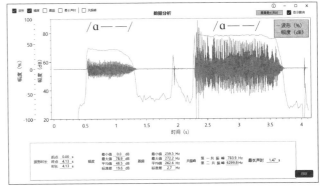

b. 实时反馈界面

图 4-4-20　无意义音实时张嘴法训练

（言语矫治仪，ICFDrSpeech®，上海慧敏医疗器械有限公司授权使用）

2. 张嘴时发单音节词

发声障碍的患者，在建立张嘴发无意义音的习惯后，可以逐步提高难度，训练张嘴时发单音节词，可采用实时言语视听反馈设备言语矫治仪来完成实时张嘴时发单音节词。

以"男孩"实时言语训练游戏为例,如图4-4-21a所示,在游戏中,游戏表示两个男孩看到蜘蛛后会大叫,以发"啊"为例。未发音时两个男孩和蜘蛛都处于静止状态;当患者成功张嘴发"啊"后,两个男孩和蜘蛛出现相应的变化。患者嘴巴张开度小,此时声音应较小,对应男孩嘴巴张开度小;患者嘴巴张开度大且响度大,那么男孩嘴巴的张开度也大。例如,言语治疗师可以利用游戏情景,引导患者张大嘴巴发声单音节词"啊",并比较张嘴发单音节词时游戏中男孩的嘴巴张开度和自己的嘴巴张开度,帮助其比较发不同音时张嘴幅度的大小。图4-4-21b为张嘴发"啊"的数据分析部分,第一个波形对应嘴巴张开度小且响度小,第二个波形对应嘴巴张开度大且响度大。

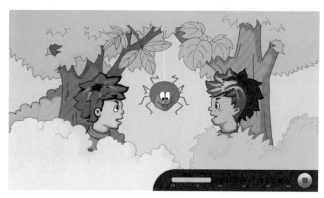 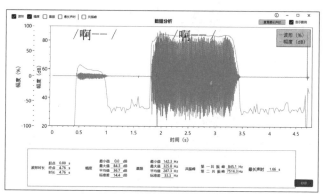

a. 游戏训练界面   b. 实时反馈界面

图 4-4-21 单音节词实时张嘴法训练

(言语矫治仪,ICFDrSpeech®,上海慧敏医疗器械有限公司授权使用)

3. 实时张嘴时发双音节词

掌握张嘴时发单音节词后,就可以循序渐进,练习张嘴时发双音节词、多音节词和句子等。本训练以张嘴时发双音节词为例,结合实时言语视听反馈设备言语矫治仪来完成实时张嘴时发双音节词。

以"吹气球"实时言语训练游戏为例,如图4-4-22a所示。在游戏中,以发"妈—妈—"为例,未发音时小熊的气球是瘪的;当患者成功张嘴发"妈—妈—"后,小熊的气球就会变大。言语治疗师可以利用游戏情景,引导患者张大嘴巴发双音节词,并比较张嘴发双音节词时游戏中气球的大小和自己的嘴巴张开度,帮助其建立正确的张嘴发音的习惯。图4-4-22b为张嘴发"妈—妈—"的数据分析部分,第一个波形对应嘴巴张开度小且响度小,第二个波形对应嘴巴张开度大且响度大。

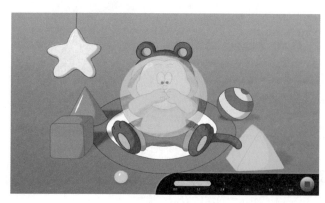 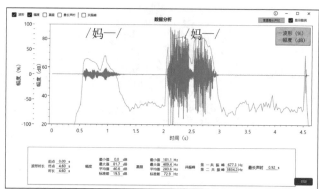

a. 游戏训练界面   b. 实时反馈界面

图 4-4-22 双音节词实时张嘴法训练

(言语矫治仪,ICFDrSpeech®,上海慧敏医疗器械有限公司授权使用)

除此之外,实时张嘴法可选择实时言语视听反馈设备言语矫治仪中多样化的实时言语训练游戏,具体推荐的素材如表4-4-3所示。

表4-4-3 实时张嘴法游戏素材表

游戏模块	游戏类型	游 戏 名 称
感知游戏	响度	吹气球、大楼、男孩、狮子、小象、小白兔、跳跃的女孩、火箭升空、河豚、温度计
训练游戏	增加响度	长颈鹿、生日、消防员、举重、超人、热气球、蓝色星球、太空旅行、大力士、飞碟

除了言语矫治仪,患者也可以采用言语障碍测量仪进行实时反馈,动作要领和注意事项同上。以张嘴发无意义音/a/为例,患者张嘴发无意义音/a/时,屏幕呈现红色声波图像,红色声波的幅度代表了响度的大小,如图4-4-23所示。

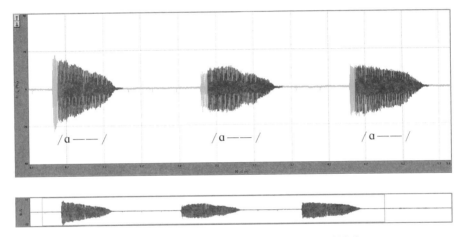

图4-4-23 无意义音实时张嘴法言语反馈治疗

(言语障碍测量仪,ICFDrSpeech®,上海慧敏医疗器械有限公司授权使用)

<h2 align="center">第三节 音调异常的康复治疗</h2>

言语治疗师在为患者进行音调异常的治疗前,应先让患者建立音调概念。在建立音调概念的游戏中,利用患者的听觉和视觉,让患者听到、看到自己的音调变化对游戏中卡通人物动作的影响,并通过音调变化来认识音调。

一、手指按压法

手指按压法指言语治疗师以手指按压于患者喉部某处,改变喉软骨的位置,以提高或降低患者音调,主要用适用于音调障碍的患者,不同的音调异常类型,有不同的按压手法。

(一)对于音调过高的手指按压步骤

1. 下压甲状软骨时发元音

患者面对言语治疗师坐于凳子上,要求患者发一个拉长的元音/a/或/i/,同时言语治疗师以右手食指放于患者甲状软骨切迹上,拇指和中指分别固定于两侧的甲状软骨板,食指用力,将甲状软骨向后向下推,同时让患者发/a/或/i/,此时患者的音调会立刻降低。

2. 保持低音调后过渡到发其他音

言语治疗师移开手指,让患者自己把拇指和食指轻轻地按压在甲状软骨上进行发声,体会并记住低音调发声时喉的位置。然后移开手指,仍然维持这种喉的位置和音调进行发声,逐步过渡到发其他音并在平常说话时使用此音调。

(二) 对于音调过低的手指按压步骤

1. 上推甲状软骨时发元音

患者面对言语治疗师坐于凳子上,要求患者发一个拉长的元音/a/或/i/,言语治疗师以右手食指放于患者甲状软骨切迹上,拇指和中指分别固定于两侧的甲状软骨板,拇指和中指用力,将甲状软骨向上推,同时让患者发/a/或/i/,此时患者的音调会立刻升高。

2. 保持高音调后过渡到发其他音

言语治疗师移开手指,让患者自己把拇指和食指轻轻地按压在甲状软骨上进行发声,体会并记住高音调发声时喉的位置。然后移开手指,仍然维持这种喉的位置和音调进行发声,逐步过渡到发其他音并在平常说话中以此音调说话。

(三) 对于音调变化过大的手指按压步骤

1. 体会喉的纵向运动

让患者将食指和中指的指腹放在甲状软骨上,发一个中等音调的音,依次降低一个音级,直到最低,通过指腹感觉并体会喉的下降运动;然后再依次上升一个音级,直到最高(防止出现假声),通过指腹感觉并体会喉的上升运动。

2. 指导患者发声

要求患者用食指和中指将甲状软骨固定在适当的位置上(这时的发声音调是患者的自然音调),并限制喉的移动幅度,通过大量朗读或交流来强化这种发声方式,直至不需要手指的辅助力量也可以保持发声时喉的纵向移动幅度很小。这时声带的振动耗能较少,嗓音是放松、自然的。

二、乐调匹配法

"乐调匹配法"指根据患者现有的音调水平,选择乐器的不同音阶,对其进行音调的模仿匹配训练,以逐步建立正常的音调,提高其音调控制能力,主要适用于音调异常。其训练步骤如下。

1. 哼唱乐调

言语治疗师弹奏乐器并唱某音调。应根据患者对应的基频参考标准确定目标音调,并根据当前患者的言语基频确定本次训练使用的音阶,音阶数目的多少根据患者的能力决定。乐调的上升或下降应根据患者障碍的类型确定,若患者音调过低,则应采用升调进行训练。可根据患者情况选择不同的乐器。

2. 哼唱后发单元音

言语治疗师弹琴的同时哼唱,并稳定在最末一个音符对应的音调上,然后过渡到发单元音/a/、/o/、/e/、/i/、/u/、/ü/。如果患者音调过低,应先升调再发音,并遵循从易到难的原则,根据患者当前的言语基频选择阶段目标音调,根据其能力决定音阶的多少以及元音的数目。

3. 哼唱后数数

同样应根据患者的言语基频选择阶段目标音调,根据其能力决定音阶的多少、数字的多少以及升调还是降调。

4. 哼唱后说词语

当患者能很好地完成上面的发音时,让他先唱音,然后练习说词语。同样应根据患者的言语基频选择阶段目标音调,根据其能力决定音阶的多少、词语的难度以及升调还是降调。词语难度可视患者情况逐渐增加,从双音节词到多音节词、短句等。

5. 歌唱式发单元音

像唱歌一样将单元音配上某种乐调唱出。如果患者音调过低,应先升调再发音,并遵循从易到难的原则,根据患者的言语基频选择阶段目标音调,根据其能力决定音阶的多少以及元音的数目。

6. 歌唱式说词语

像唱歌一样将词语配上某种音调唱出。同样应根据患者的言语基频选择阶段目标音调,根据其能力决定音阶的多少、词语的难度以及升调还是降调。

三、音调梯度训练法

"音调梯度训练法"是指通过阶梯式音调上升或下降的训练,使患者建立正常音调,并增加言语时音调控制的能力,主要适用于音调异常。其训练步骤如下。

(一) 提高音调

1. 向患者介绍音调升高的意义,即从低音慢慢上升至高音。言语治疗师用梯度上升法帮助患者练习升调。如图 4-4-24 所示。

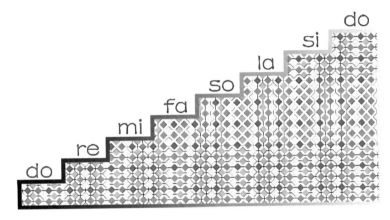

图 4-4-24 提高音调的训练

2. 利用图片(如图 4-4-25),患者用升调来哼音调,但在某个音调处停顿。在停顿的音调处,使用对应音调从 1 数到 5,要求数数时音调尽可能地稳定在同一音调上。

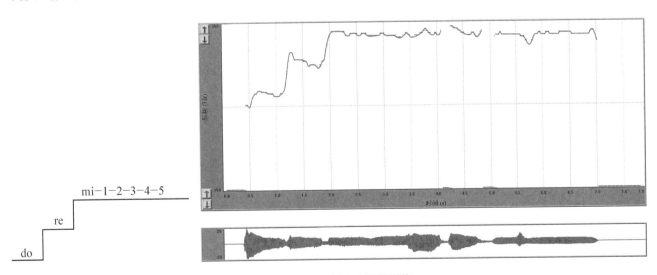

图 4-4-25 提高音调的训练

3. 利用图片(如图 4-4-26),患者用唱歌形式将韵母/ɑ/、/o/、/e/、/i/、/u/、/ü/配上某种音调,以升调的形式唱出。然后,在停顿的音调处,使用对应音符的音调分别唱出六个韵母,并维持最后的那个音调说出韵母。

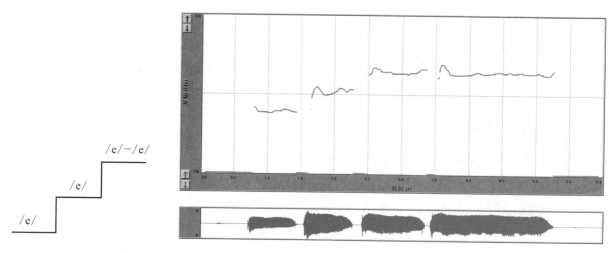

图 4-4-26　提高音调的训练

4. 利用图片(如图 4-4-27),患者分别用韵母/ɑ/、/e/、/u/发音,在每个韵母前加/h/音,从低音调开始,逐渐上升到高音调,发声应该舒适、松弛、柔和。以较快的速度重复上述训练,听起来像在大笑一样,分别用不同的韵母加上/h/进行练习。

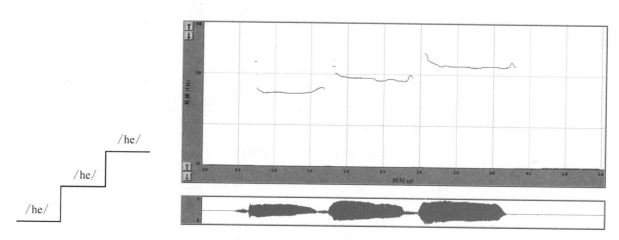

图 4-4-27　提高音调的训练

5. 利用图片(如图 4-4-28),患者用单、双、三音节词进行升调练习,分别在 do、re、mi 或低、中、高不同的音调上发单、双、三音节词。当患者能够自如地在三个不同音调上发单、双、三音节词时,增加难度,将梯度变为五级,从而更为细化地进行音调上升的梯度练习。

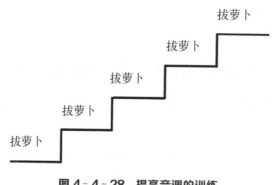

图 4-4-28　提高音调的训练

6. 利用图片(如图 4-4-29),患者通过每说一个字增加一个音调的方式,将说话的音调由低逐渐抬高。注意两个字之间言语基频的上升幅度不宜过大,逐渐提高音调说完整个句子。

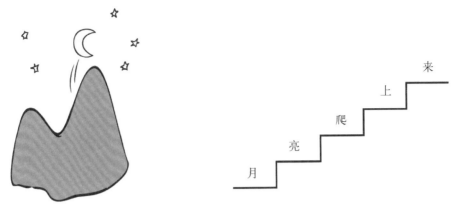

图 4-4-29 提高音调的训练

（二）降低音调

1. 利用图片（如图 4-4-30），言语治疗师向患者介绍音调降低的意义，即从高音慢慢下降至低音，与患者用梯度下降法练习降调。

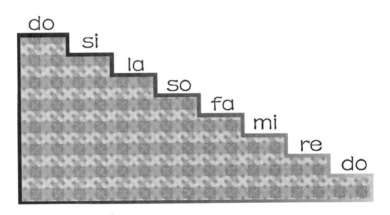

图 4-4-30 降低音调的训练

2. 利用图片（如图 4-4-31），患者用降调哼音调，但在某个音调处停顿。在停顿的音调处，使用对应音调从 1 数到 5，要求数数时音调尽可能地稳定在同一音调上。

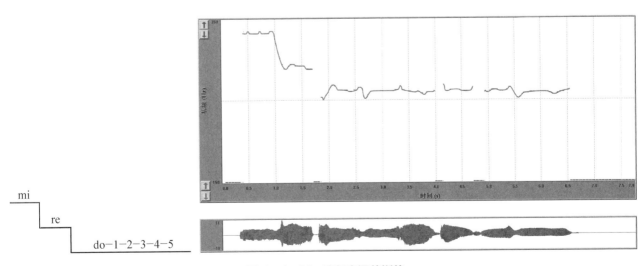

图 4-4-31 降低音调的训练

3. 利用图片（如图 4-4-32），用唱歌形式将韵母/ɑ/、/o/、/e/、/i/、/u/、/ü/配上某种音调，以降调的形式唱出。然后,在停顿的音调处,用对应音符的音调分别唱出六个韵母,并用最后的那个音调说出韵母。

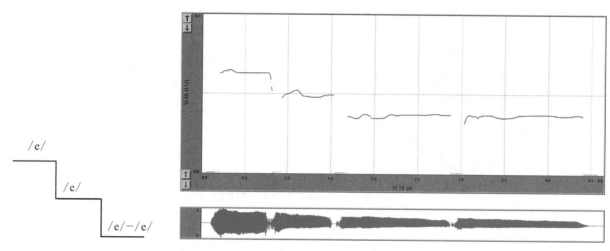

图 4-4-32　降低音调的训练

4. 利用图片(如图 4-4-33),患者分别用韵母/ɑ/、/e/、/u/发音,在每个韵母前加/h/音,从高音调开始,逐渐下降到低音调。发声应该舒适、松弛、柔和,以较快的速度重复上述训练,听起来像在大笑一样,分别用不同的韵母加上/h/进行练习。

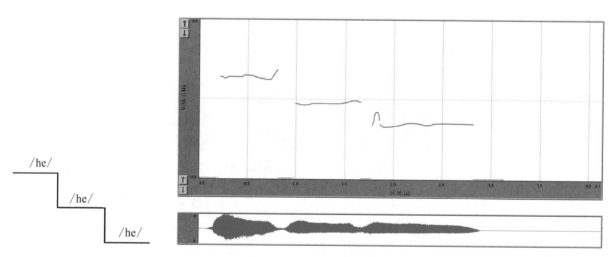

图 4-4-33　降低音调的训练

5. 利用图片(如图 4-4-34),患者用单、双、三音节词进行降调练习,分别在 do、re、mi 或低、中、高不同的音调上发单、双、三音节词。在患者能够自如地在三个不同音调上发单、双、三音节词时,增加难度,将梯度变为五级,从而更加细化地进行音调下降梯度练习。

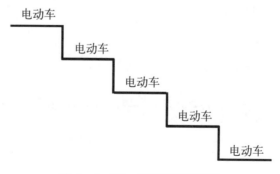

图 4-4-34　降低音调的训练

6. 利用图片(如图 4-4-35),患者通过每说一个字降低一个音调的方式,将说话的音调由高逐渐降低。注意两个字之间言语基频的下降幅度不宜过大,逐渐地降低音调说完整个句子。

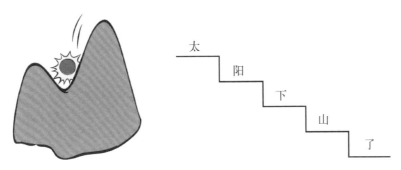

图 4-4-35　降低音调的训练

(三) 建立目标音调

1. 对于音调过高的患者,使音调降低到最低音调之后,将音调抬高 2—3 个音级,便是患者合适的目标音调。对于音调过低的患者,使音调升高到最高音调之后,将音调降低 2—3 个音级,便是患者合适的目标音调。

2. 用目标音调进行无意义音节的发音。要求能够比较自然地运用目标音调,从连续发较短的音直到发较长的音,如:/ya-ya-ya-ya-ya-ya……/等。

3. 用目标音调进行有意义的词语发音。要求能够比较自然地运用目标音调,发较多较长的音,如:"鸭妈妈和鸭妹妹"等。

(四) 增加音调变化

1. 利用图片(如图 4-4-36 所示),以目标音调为基准,进行升降调或降升调训练,理解升降调或降升调的意义。

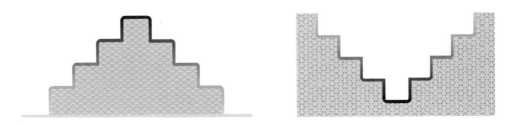

图 4-4-36　增加音调变化的训练

2. 利用图片(如图 4-4-37 所示),以目标音调为基准,用/mi/、/bi/进行逐步升调、逐步降调、逐步升降

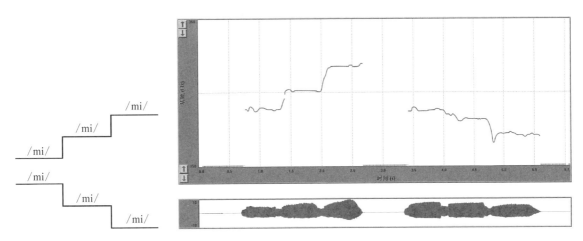

图 4-4-37　增加音调变化的训练

调或降升调训练。在训练的过程中,逐渐增加音节个数。

3. 利用图片(如图 4 - 4 - 38),患者以目标音调为基准,根据患者能力,用/mo/、/bo/、/la/、/mola/、/bola/进行音节个数较多、较长的升降调或降升调训练(图片以/mo/为例,可用/bo/、/la/、/mola/、/bola/进行替换练习)。

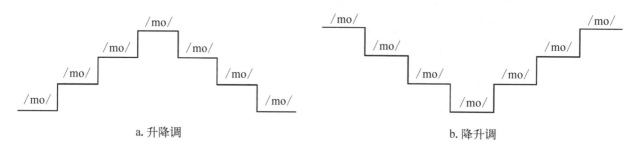

a. 升降调　　　　　　　　　　b. 降升调

图 4 - 4 - 38　增加音调变化的训练

(五) 提高音调连续变化能力

音调的连续变化是语言的重要组成部分,它使得一种语言不同于其他语言。汉语是一种声调语言,音调之间变化很大。同样的词语加上不同的声调后,就能表达不同的含义。缺少音调的变换或者音调变换错误,都会造成信息传达错误。以下是加强音调变化能力的训练。

1. 利用图片(如图 4 - 4 - 39),患者进行语调抬高变化的感知和体会,并用韵母辅以上扬的手势进行。

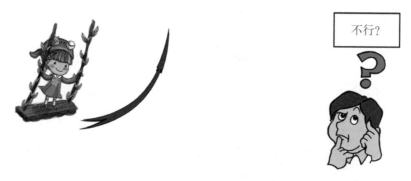

图 4 - 4 - 39　提高音调连续变化能力

2. 利用图片(如图 4 - 4 - 40),患者进行语调降低变化的感知和体会,并用韵母辅以下降的手势进行。

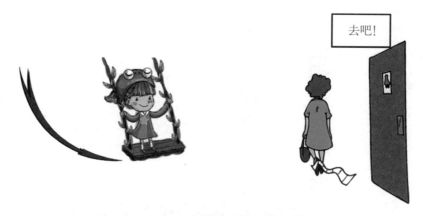

图 4 - 4 - 40　提高音调连续变化能力

3. 利用图片(如图 4 - 4 - 41),患者进行双重转换语调的训练,一个上升的语调紧跟着一个降调,并且用韵母辅以先上后下的手势进行。

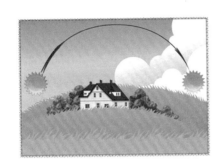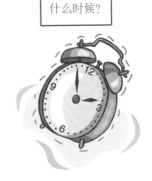

图 4-4-41 提高音调连续变化能力

四、实时言语视听反馈技术：音调异常

（一）实时音调梯度训练法

音调治疗的目的,就是通过训练使得个体的习惯音调接近于相同性别和年龄段正常人群的自然音调。采用现代化的实时言语视听反馈技术进行实时音调梯度训练时,也要遵循小步递进、分阶段、分步骤原则。首先,要根据患者的音调水平确定训练的起点和目标；其次,根据患者调控音调的能力来设置音调升降的斜率；再次,决定目标实现的步骤；最后,设置音调训练模式。将音调梯度训练法的训练内容与步骤结合现代化的实时言语视听反馈技术,形成实时音调梯度训练法。训练形式见数字资源 4-4-4。

数字资源 4-4-4

适应症：主要适用于音调异常的患者。

1. **实时提高音调**

音调过低的患者,可以用升降调模式来进行升调训练,可采用实时言语视听反馈设备言语矫治仪来完成实时提高音调。

以"撞球"实时言语训练游戏为例,如图 4-4-42 所示,a 图所示的是一种较容易的实时训练模式,起点较低,斜率较小,小蜜蜂只要沿着花朵之间的轨道向前飞就可完成任务。相比 a 图,b 图的起点和斜率都提高了,且起点和升幅都增加了 20 赫兹,难度较大。如果患者不太容易成功,言语治疗师就要从起点和斜率两个角度重新设置训练模式：斜率不变,将起点频率增加；或起点不变,将斜率增加,并让患者分别尝试这两种模式,哪一种模式更容易完成,就先用哪一种模式。总之,训练模式要适合于患者。设置难度的原则以患者通过多次尝试能够完成游戏,但又不是一次就能轻易通过为宜。

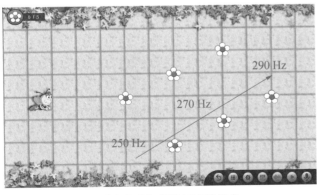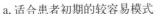

a. 适合患者初期的较容易模式

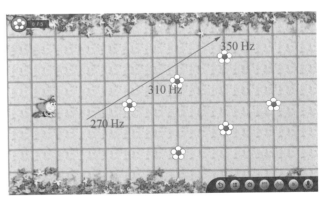

b. 起点和上升斜率都升高的较困难模式

图 4-4-42 实时提高音调训练

（言语矫治仪,ICFDrSpeech®,上海慧敏医疗器械有限公司授权使用）

2. 实时降低音调

音调过高的患者,可以用升降调模式来进行降调训练,可采用实时言语视听反馈设备言语矫治仪来完成实时降低音调。

以"划船"实时言语训练游戏为例,如图4-4-43所示,在游戏中,小老鼠要划着船穿过两边的荷花。小船的划行路线由患者的音调决定:音调上升,小船就向上划;音调下降,小船就向下划,且荷花的排列呈现逐渐向下的趋势。因此,为了通过此路程,患者必须逐渐降低音调。与升调训练一样,患者音调的模式由言语治疗师根据需要进行调整,调整的主要参数有音调的起始位置和音调的下降幅度。

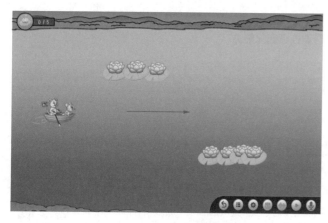

图4-4-43 实时降低音调训练

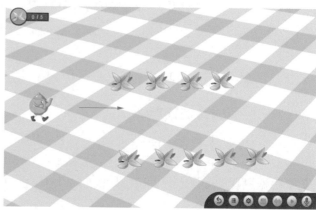

图4-4-44 实时增加音调变化训练

(言语矫治仪,ICFDrSpeech®,上海慧敏医疗器械有限公司授权使用)

3. 实时增加音调变化

音调控制能力训练的目的,是为了让患者异常的言语基频变化控制在正常的范围之内。可采用实时言语视听反馈设备言语矫治仪来完成实时增加音调变化能力的训练,对于提高音调的控制能力效果较好。

以"茶壶"实时言语训练游戏为例,如图4-4-44所示。首先,要根据患者的现有音调水平设置音调上限和音调下限,如果患者的音调超过上限,就会碰到茶叶;如果超过下限,也会碰到茶叶。茶壶只能在上限和下限之间穿过。患者发声,茶壶就运动;不发声,茶壶就静止。茶壶行走的高度取决于患者声音音调的高低,两者之间成正比。如果患者的音调在设置的范围内,那么茶壶就能顺利通过中间的通道,同时给予鲜花奖励。

由此可见,选择适合于患者音调水平的上限和下限尤其重要。训练初期,可以将范围设置得相对较宽,随着患者音调控制水平的提高,可逐渐缩小范围。

除此之外,实时音调梯度训练法可选择实时言语视听反馈设备言语矫治仪中多样化的实时言语训练游戏,具体推荐的素材如表4-4-4。

表4-4-4 实时音调梯度训练法游戏素材表

游戏模块	游戏类型	游 戏 名 称
感知游戏	音调	热气球、小飞熊、飞车、袋鼠、弹钢琴、小蜜蜂、火箭、飞机、欢乐秋千、跳跳蛙
训练游戏	音调	撞球、茶壶、空战、奇妙海、划船、小恶魔、小天使、宇宙飞船、飞碟、飞艇、战斗机、直升机、喷气式飞机、螺旋桨飞机

除了言语矫治仪,患者也可以采用言语障碍测量仪进行实时反馈,动作要领和注意事项同上。以实时提高音调发单元音为例,患者从低音调开始发单元音/u/,屏幕呈现红色基频图像代表音调的高低,患者通过音调图像的实时反馈逐渐提高音调,音调每增加一次,基频线上升一段,从而形成阶梯式的音调提高,如图4-4-45所示。

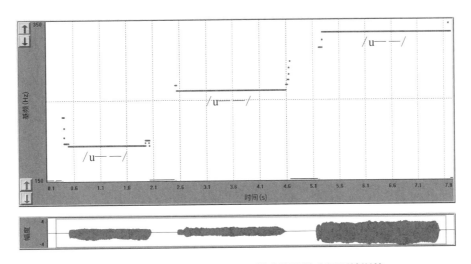

图 4-4-45 单元音实时音调梯度训练法言语反馈训练

(言语障碍测量仪,ICFDrSpeech®,上海慧敏医疗器械有限公司授权使用)

(二) 实时乐调匹配法

乐调匹配法训练根据患者现有的音调水平,通过选择不同音阶,对其进行音调的模仿匹配训练,以逐步建立正常的音调,提高其音调控制能力。采用现代化的实时言语视听反馈技术进行实时乐调匹配训练时,也要遵循小步递进、分阶段、分步骤原则。将乐调匹配训练法的训练内容与步骤结合现代化的实时言语视听反馈技术,形成实时乐调匹配训练法。训练形式见数字资源 4-4-5。

数字资源
4-4-5

适应症: 主要适用于音调异常的患者。

1. 实时哼唱乐调

音调存在问题的患者,以音调过低为例,言语治疗师可以用升降调模式来进行升调训练,可采用实时言语视听反馈设备言语矫治仪来完成实时提高音调。

以"空战"实时言语训练游戏为例,如图 4-4-46 所示,空战是一个可以用小飞机的飞行高度实时监控音调高低的小游戏。在训练开始前,言语治疗师需要根据患者的现有音调水平设置音调上限和音调下限,确保患者的音调可以循序渐进地变化,当患者音调高一阶时,小飞机就可以获得金币;如果患者不发声,小飞机就处于静止。言语治疗师在弹琴唱歌时,应引导患者一起哼唱音乐:/do-re-mi/,并且使得患者音调与音乐匹配,而游戏中小飞机的高度可以提示音调是否达到言语治疗师的要求。

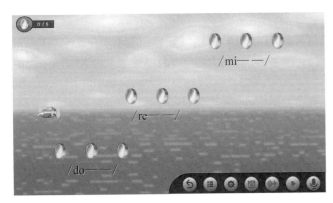

| **图 4-4-46 实时哼唱乐调言语游戏训练** | **图 4-4-47 实时哼唱后发单元音言语训练游戏** |

(言语矫治仪,ICFDrSpeech®,上海慧敏医疗器械有限公司授权使用)

2. 实时哼唱后发单元音

在用哼唱诱导出患者正确音调后,可以稳定在最末尾一个音符对应的音调上过渡到发单元音。乐调的上升或下降应根据患者障碍的类型确定,若患者音调过低,则应采用升调进行训练。

以"小飞熊"实时言语训练游戏为例,如图4-4-47所示,小飞熊游戏要求小飞熊要飞起来并且飞到对面,而小飞熊的飞行轨迹则由患者的音调决定,患者在言语治疗师弹琴的同时哼唱/do-re-mi/,并稳定在最末一个音符对应的音调上,然后过渡到发单元音/α/、/o/、/e/、/i/、/u/、/ü/,使小飞熊最后在相对稳定的高度飞行。训练遵循从易到难的原则,根据患者当前的言语基频选择阶段目标音调,根据其能力决定音阶的多少,以及元音的数目。

哼唱后数数和哼唱后发单元音一样,也可以使用"小飞熊"游戏,不同的是在患者跟随言语治疗师哼唱后,稳定音调后发数字,如1、2、3、4、5,而不是单元音。在训练中,言语治疗师同样需要根据患者的言语基频选择阶段目标音调,然后再根据其能力决定音阶的多少、数字的多少以及升调还是降调。

3. 哼唱后说词语

在患者能较好地完成上面的发音时,让他先唱音,在唱音目标音调稳定后说词语。与前文训练模式一致,需根据患者的言语基频选择阶段目标音调,根据其能力决定音阶的多少、词语的难度,以及升调还是降调。词语难度可视患者情况逐渐增加,从双音节词到多音节词、短句等。同样衔接上面几个训练,若患者音调过低,则采用升调进行训练。

以"火箭"实时言语训练游戏为例,如图4-4-48所示,让患者在哼唱/do-re-mi/后发"乌鸦"。在图4-4-48中,火箭小游戏会随着患者的音调变高而逐渐飞起来,而患者可以根据火箭的飞行高度和飞行轨迹实时监控自己的音调高低,患者哼唱后发出目标音调时需要保持稳定再发词语"乌鸦"。后根据患者的情况,逐步过渡到哼唱后发多音节词、短句等。

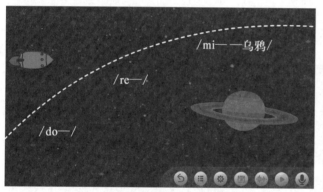

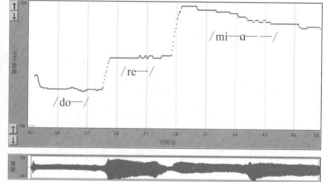

图4-4-48　实时哼唱后说词语训练　　　图4-4-49　实时哼唱后发单元音训练

(言语矫治仪与言语障碍测量仪,ICFDrSpeech®,上海慧敏医疗器械有限公司授权使用)

此外,还有实时歌唱式发单元音及歌唱式说词语,其训练思路和哼唱式发单元音、说词语的方法一样,只是用唱歌代替哼唱,像唱歌一样将单元音配上某种乐调唱出,以及像唱歌一样将词语配上某种音调唱出,不再借助哼唱/do-re-mi/来作为辅助。

实时乐调匹配法可选择实时言语视听反馈设备言语矫治仪中多样化的实时言语训练游戏,具体推荐的素材如下表。

表4-4-5　实时乐调匹配法游戏素材表

游戏模块	游戏类型	游戏名称
感知游戏	音调	热气球、小飞熊、飞车、袋鼠、弹钢琴、小蜜蜂、火箭、飞机、欢乐秋千、跳跳蛙
训练游戏	音调	撞球、茶壶、空战、奇妙海、划船、小恶魔、小天使、宇宙飞船、飞碟、飞艇、战斗机、直升机、喷气式飞机、螺旋桨飞机

同时,也可以选用言语障碍测量仪来进行实时反馈,言语治疗师引导患者一起哼唱音乐:/do-re-mi/,然后过渡到发单元音/a/或者数数等,使得患者音调与音乐匹配,同时屏幕上呈现红色的频率音调梯度图像,如图4-4-49所示。当患者熟练掌握哼唱乐调时,言语治疗师可根据患者的最长声时或肺活量增加难度,让患者完成更多的音阶数目和元音数量,协调性状况可参照屏幕中的频率音调图像,要求患者的音调图像呈现完整的音调上升阶梯。

(三) 实时手指按压法

手指按压法是指言语治疗师以手指按压于患者喉部某处,改变喉软骨的位置,以提高或降低患者音调。在进行手指按压法的同时配合实时言语视听反馈设备可完成实时音调的调节。

适应症:主要用适用于音调障碍的患者,不同的音调异常类型,有不同的按压手法。

1. 音调过高实时手指按压法

对于音调过高的患者,可以用手指按压甲状软骨向后向下推来进行降调训练,同时配合实时言语视听反馈设备言语矫治仪来完成实时降低音调。

这里我们用"小天使"实时言语训练游戏为例,如图4-4-50所示,游戏中的小天使的飞翔轨迹代表患者的音调高低,患者需要配合言语治疗师控制音调,游戏中的小星星则可以作为阶段性音调变化的反馈。首先言语治疗师要求患者发一个拉长的元音/a/或/i/,在游戏中实时观察到小天使开始碰到小星星,同时言语治疗师以右手食指放于患者甲状软骨切迹上,拇指和中指分别固定于两侧的甲状软骨板,食指用力,将甲状软骨向后向下推,同时让患者发/a/或/i/,此时患者的音调会立刻降低,此时小天使逐渐下降,去更低处的小星星,给予患者一个实时的反馈。

然后言语治疗师移开手指,让患者自己把拇指和食指轻轻地按压在甲状软骨上进行发声,体会并记住低音调发声时喉的位置并且观察屏幕上小天使的飞行轨迹和飞行碰小星星的过程。言语治疗师使患者移开手指,仍然维持这种喉的位置和音调,使小天使继续向下飞行以碰到星星,通过小天使的飞行高低,实时观察患者音调高低,然后逐步过渡到患者发其他音并模拟在平常说话时使用此音调。训练模式可以根据患者的具体能力和情况来调整设置。

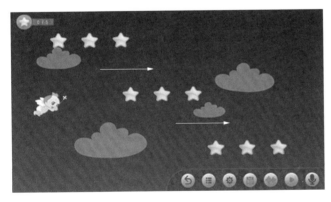

| 图4-4-50　音调过高实时手指按压法游戏 | 图4-4-51　音调过低实时手指按压法游戏 |

(言语矫治仪,ICFDrSpeech®,上海慧敏医疗器械有限公司授权使用)

2. 音调过低实时手指按压

对于音调过低的患者,可以用手指按压甲状软骨向上推来进行升调训练,同时配合实时言语视听反馈设备言语矫治仪来完成实时升高音调。

以"喷气式飞机"实时言语训练游戏为例,如图4-4-51所示,游戏中喷气式飞机的飞翔高度代表患者发音的音调高低情况,通过喷气式飞机的高度来实时监控患者的音调情况,图片上的不同梯度的金币代表着不同高低的音调水平。言语治疗师要求患者发一个拉长的元音/a/或/i/,言语治疗师以右手食指放于患者甲状软骨切迹上,拇指和中指分别固定于两侧的甲状软骨板,拇指和中指用力,将甲状软骨向上推,同时让患者发/a/或/i/,此时患者的音调会立刻升高,如图所示游戏中的喷气式飞机会飞向更高的地方,实时反馈音调的变化,使得患者对自己音调变化感受更加明显。其他步骤与音调过高实时手指按压法一致,引导患者感受音调的变化,然后从单元音逐步过渡到发其他音并在平常说话中以此音调说话。这里强调患者对喉位置的感受同时,加入了喷气式飞机飞行高度的实时反馈,更有效地监控了患者的音调高低。

3. 音调变化过大的实时手指按压

针对音调变化过大的问题,采用手指按压法音调控制能力训练,并且采用实时言语视听反馈设备言语矫治仪来完成实时监控。

这里我们以"螺旋桨飞机"实时言语训练游戏为例,如图4-4-52,在螺旋桨飞机的上方和下方各有一排炸弹螺旋桨飞机的飞行高度代表患者的音调高低,患者在螺旋桨飞机飞行高度的实时反馈下可以知道自己音调的高低,而炸弹则代表了正常范围的上限和下限。首先让患者将食指和中指的指腹放在甲状软骨上,发一个中等音调水平的音,依次降低音调,通过指腹感觉并体会喉的下降运动,同时观察螺旋桨飞机的高度变化。然后再依次上升音调,通过指腹感觉并体会喉的上升运动。在音调变化时用螺旋桨飞机的飞行高度变化实时监控,同时注意不要使变化超过两排炸弹的范围。如果患者音调低于设置下限,则螺旋桨飞机将碰到下限的炸弹;如果患者音调高于设置上限,则螺旋桨将碰到上限的炸弹。训练初期可以选择较宽的范围,然后在进一步训练中逐渐减小范围。

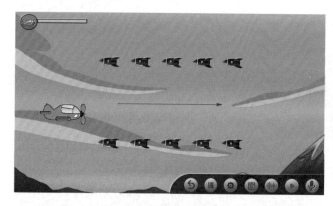

图4-4-52 音调变化过大的实时手指按压游戏

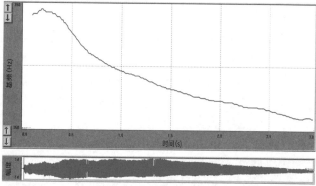

图4-4-53 音调过高实时手指按压法言语反馈训练

(言语矫治仪与言语障碍测量仪,ICFDrSpeech®,上海慧敏医疗器械有限公司授权使用)

除此之外,实时手指按压法可选择实施言语视听反馈设备言语矫治仪中多样化的实时言语训练游戏,具体推荐的素材如表4-4-6。

表4-4-6 实时手指按压法游戏素材表

游戏模块	游戏类型	游戏名称
感知游戏	音调	热气球、小飞熊、飞车、袋鼠、弹钢琴、小蜜蜂、火箭、飞机、欢乐秋千、跳跳蛙
训练游戏	音调	撞球、茶壶、空战、奇妙海、划船、小恶魔、小天使、宇宙飞船、飞碟、飞艇、战斗机、直升机、喷气式飞机、螺旋桨飞机

同时,也可以选用言语障碍测量仪来进行实时反馈,言语治疗师根据患者的情况用手指按压甲状软骨向上或者向下推动,使得患者感受音调的变化,同时观察屏幕上呈现红色的频率音调变化的图像,以降低音调为例,如图4-4-53,红线表示音调的高低,红线下降即为音调降低。

第四节　响度异常的康复治疗

响度异常分为响度过强、响度过弱、响度单一和响度变化过大四种类型,因此,响度异常的治疗也可从这四方面着手,在诊断明确的基础上,有针对性地进行治疗,响度异常的针对性训练即响度梯度训练法。响度梯度训练法是一个系统方法,根据不同的响度异常类型,又可分为响度感知、降低响度、增加响度等若干个训练步骤。

在进行具体治疗之前,患者首先必须意识到自身存在的响度问题。部分患者因为习惯了以特定的响度水平说话,自己意识不到这是问题,在这种情形下,想要改变响度是非常困难的。针对这样的患者,听觉反馈和自我监控的持续性训练非常重要,它能够有效地改善响度异常的问题。

如果患者的响度过强,在重读治疗的基础上,可以进行降低响度训练。但如果患者响度过强的问题是由性格原因造成的,则需要对患者进行心理辅导。当响度达到正常交谈的水平之后,还有必要进行增加响度变化的训练;如果患者的响度过弱,则可在重读治疗的基础上,采用一些增加响度的方法进行训练。必要时可采用噪声掩蔽的方法来增加其言语响度。当响度增加至正常水平后,同样需要进行增加响度变化的训练;如果患者的响度过于单一,则需要直接进行增加响度变化的训练。如果患者的响度变化过大,则需要进行适当的响度控制训练。

一、用力搬椅法

"用力搬椅法"是指让患者坐在椅子上,在用力上拉椅子的同时发音,来增加其言语的响度。此方法主要适用于响度异常,也适用于软起音。其训练步骤如下。

1. 用力搬椅动作练习

言语治疗师演示用力搬椅的动作:坐在一把椅子上,双手抓住椅子,向上用力搬椅子,然后突然加大力气,想象把自己"搬"起来(如图4-4-54)。

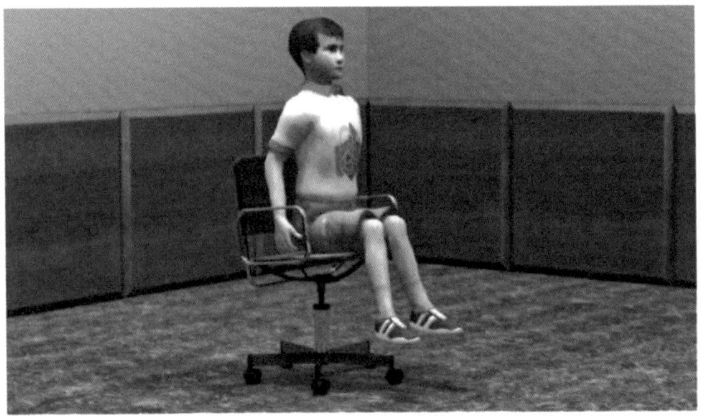

2. 用力搬椅时发单元音

边做动作边发单元音,注意在搬椅的过程中突然加大力气,同时提高声音响度。

3. 用力搬椅时发双元音

边做动作边发双元音,注意在搬椅的过程中突然加大力气,同时提高声音响度。

图4-4-54　用力搬椅动作练习

4. 用力搬椅时从元音过渡到词语

当患者能很好地完成上面的动作和发音时,让其在向上搬椅的过程中说元音,然后在突然用力的同时提高响度说含有该元音的词语。

5. 用力搬椅时说词语

去掉过渡元音,直接说词语。注意在突然用力的同时大声说词语,但要避免出现硬起音,可逐渐增加词语难度。

6. 逐渐加大力气的同时发音

对于响度过低,但不存在软起音的患者,则让其在搬椅时逐渐加大力气,同时提高响度发音,以逐渐提高患者的言语响度。

7. 自然发音

让患者不再依靠用力搬椅的动作辅助,自然响亮地发音。

二、掩蔽法

"掩蔽法"是指让患者在背景声条件下进行发音,并通过调节背景声的大小,使患者不自觉地提高声门下压及声带闭合能力,从而增加响度。此方法主要适用于响度异常,其训练步骤如下。

1. 选择适当的背景声进行掩蔽

利用图片,向患者解释在有外界噪声干扰的情况下说话,响度会增加。利用不同图片代表不同类型的声音,给患者听不同类型的声音,包括音乐声、自然声、噪声。

2. 持续掩蔽时发音

戴上耳机,言语治疗师随机选择一种声音或根据患者喜好选择一种声音,调节背景声响度,使其在患者原有的响度水平上增加6分贝或其倍数。持续给背景声,并让患者发音。

3. 间断掩蔽时发音

言语治疗师采用间断给声的方式,使背景声时有时无,同时让患者发音,要求患者不管是否有背景声,其发音响度都保持不变。给声时逐渐增加无背景声的时间,有背景声的时间长短和时间间隔随机,背景声的响度和种类也随机,发音材料选择无意义音。

4. 无掩蔽时发音

撤去掩蔽声,让患者在无背景声的环境下发音。可去静音室或选择隔音效果较好的耳机,创造较稳定的静音环境。给声时逐渐增加无背景声的时间,有背景声的时间长短和时间间隔随机,背景声的响度和种类也随机,发音材料选择单音节词。

三、碰撞法

"碰撞法"是指通过滚球撞物,在球撞物的瞬间突然增加响度发音,来提高患者的响度及其控制能力。此方法主要适用于响度过低,其训练步骤如下。

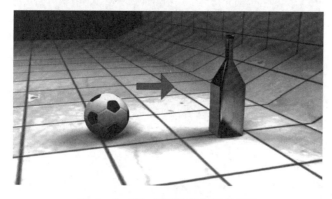

图4-4-55 碰撞动作要领的学习

1. 碰撞动作要领的学习

讲解并示范滚球撞瓶的动作:将小球滚向一个瓶子,并撞倒它,教患者学会该动作(见图4-4-55)。

2. 碰撞时发音

让患者滚球撞瓶并发音,球滚动的过程中持续发/m——/音,球撞到瓶时突然增加响度发目标音。球滚动时注意引导患者做好发音的准备。

3. 想象碰撞并发音

让患者边想象滚球撞瓶的过程边发音,在想象滚球的过程中持续发/m——/音,球撞瓶的瞬间突然增加响度发目标音。

4. 迁移训练

利用其他类似的碰撞动作或场景进行训练。

四、响度梯度训练法

"响度梯度训练法"是指通过阶梯式响度训练提高或降低患者响度,增强患者控制响度的能力。此训练法主要适用于响度异常,其训练步骤如下。

1. 增加响度

(1)用通俗的语言讲解或者示范五级不同响度的声音。使患者能够识别五级响度水平,并且明确这五级响度由弱到强的变化关系。

（2）利用图片（如图4-4-56），向患者示范响度的增加过程，即从较小的响度变化到较大的响度。根据患者的能力，逐渐增加响度。

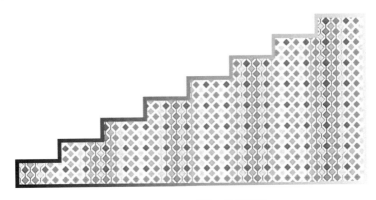

图4-4-56　增加响度训练

（3）利用图片（如图4-4-57），选用数字由小到大的递增概念进行增加响度的练习。根据患者能力，确定选取数字的量。

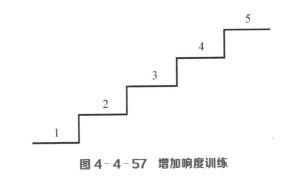

图4-4-57　增加响度训练

（4）利用图片（如图4-4-58），选用不包括塞音的词语或短句进行发音，避免硬起音现象的出现。每发一个多音节词时，逐渐增加响度。可以利用动物数量的增多来练习，响度随着数量的增多而增加。

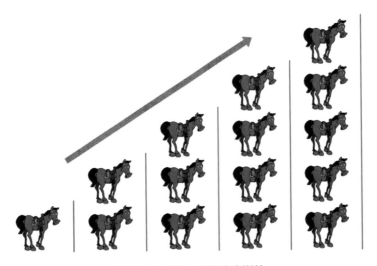

图4-4-58　增加响度训练

2. 降低响度

（1）用通俗的语言讲解或者示范五级不同响度的声音。使患者能够识别五级响度水平，并且分清这五级响度由强到弱的变化关系。

（2）利用图片（如图4-4-59），向患者示范响度的降低，即从较大的响度变化到较小的响度。根据患者的能力，逐渐降低响度。

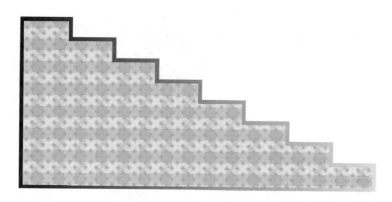

图4-4-59　降低响度训练

（3）利用图片（如图4-4-60），选用数字由大到小的递减概念进行降低响度的练习。根据患者能力，确定选取数字的量。

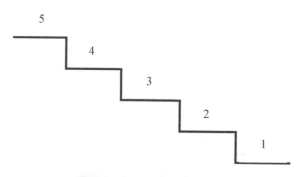

图4-4-60　降低响度训练

（4）利用图片（如图4-4-61），选用不包括塞音的词语或短句进行发音，避免硬起音现象的出现。每发一个多音节词时，逐渐降低响度。可以利用动物数量的减少来练习，响度随着数量的减少而降低。

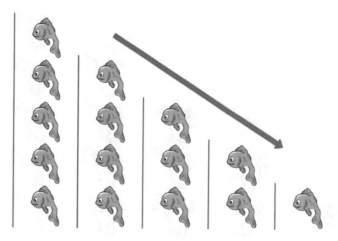

图4-4-61　降低响度训练

3. 控制响度的变化

（1）利用图片（如图4-4-62），向患者解释响度变化的意义，即能够自如地改变响度。根据情境的需要，增加或降低响度。

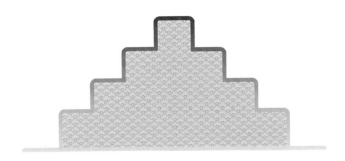

图 4 - 4 - 62 控制响度的变化

（2）利用图片（如图 4 - 4 - 63），一口气依次发以下音，伴随"开心地大笑"，并逐行增加或降低响度，使呼吸动力稳固持久；同时，有效地利用呼出的气流，从而使发音轻松自然。

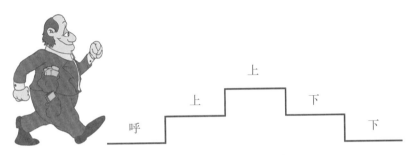

图 4 - 4 - 63 控制响度的变化

五、实时言语视听反馈技术：响度异常

（一）实时用力搬椅法

实时用力搬椅法是将用力搬椅法的训练内容和步骤与现代化的实时视听反馈技术结合起来，来增加其言语响度水平。训练形式见数字资源 4 - 4 - 6。

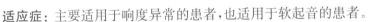

适应症：主要适用于响度异常的患者，也适用于软起音的患者。

1. 实时用力搬椅时发单元音

以"大楼"实时言语训练游戏为例，如图 4 - 4 - 64，"大楼"小游戏是用大楼的灯亮度表示响度，当患者做搬椅的动作时要求突然加大力气，并且发 /a-a-a/ 的过程中，大楼的灯会亮起来作为患者响度的实时反馈，使得患者不仅可以从听觉感受到响度的变大，还可以从视觉上通过大楼灯亮的数量感受响度大小的改变，进一步诱导患者的目标响度。在训练过程中，言语治疗师要根据治疗效果调整训练进程和目标。

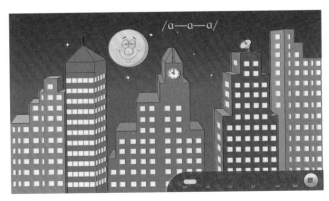

图 4 - 4 - 64 实时用力搬椅时发单元音言语游戏训练

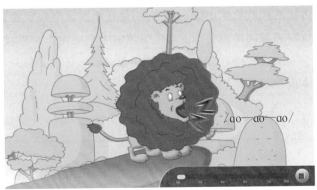

图 4 - 4 - 65 实时用力搬椅时发双元音言语游戏训练

（言语矫治仪，ICFDrSpeech®，上海慧敏医疗器械有限公司授权使用）

2. 实时用力搬椅时发双元音

以"狮子"实时言语训练游戏为例,如图4-4-65,狮子小游戏是以狮子的嘴巴以及头的大小来代表响度,当言语治疗师指导患者做搬椅动作时突然加大力气,并且发/ao-ao-ao/。在患者做用力搬椅动作并且发/ao/的时候,游戏里的狮子会头变大并且张开嘴巴,实时反馈了患者发音的响度改变,并且提供了患者视觉提示。患者可以从游戏中狮子头大小的变化实时观察自己训练的效果,"狮子"小游戏起到了重要的实时反馈作用。

3. 实时用力搬椅时从元音过渡到词语

以"跳跃的女孩"实时言语训练游戏为例,如图4-4-66,在跳跃的女孩游戏中女孩的跳跃高度代表了响度大小,言语治疗师指导患者边做用力搬椅的动作一边发音,患者在向上搬椅时发元音或者复韵母,以"ɑ-爸"为例,患者突然用力搬椅的同时提高响度说"ɑ-爸",并且观察游戏中女孩的跳跃高度。当患者能很好地完成上面的动作和发音时,女孩会跳跃起来,作为一个患者响度的实时反馈,女孩的跳跃高度代表了患者的响度,在患者发音从元音到词语的时候,可以实时监控患者的实时响度,给患者一个视觉上的提示,帮助他自我调整,当女孩跳跃低的时候说明患者发音响度低,女孩跳跃高的时候说明患者发音响度高。

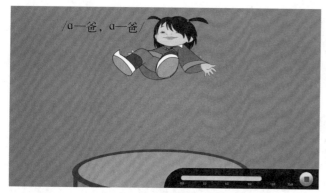

图4-4-66　实时用力搬椅时从元音过渡到词语

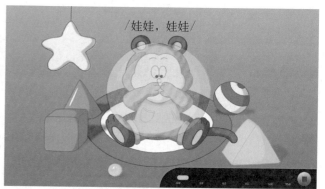

图4-4-67　实时用力搬椅时说词语

(言语矫治仪,ICFDrSpeech®,上海慧敏医疗器械有限公司授权使用)

4. 实时用力搬椅时说词语

以"吹气球"实时言语训练游戏为例,如图4-4-67,吹气球小游戏中,小熊吹的气球大小代表了患者发音时的响度大小,气球大小可以提供患者一个视觉的实时反馈,及时提示患者目前发音的响度并且使患者及时调整,气球变大代表响度变大,反之气球变小代表响度变小。以词语"娃娃"为例,患者在经过上述几个步骤治疗后,接下来治疗师指导患者在做用力搬椅动作时直接说词语"娃娃",同时观察小熊吹的气球大小进行实时反馈,需要让患者注意在突然用力的同时大声说词语,使得气球变大,但也要避免出现硬起音,训练时可以逐渐增加词语难度。

自然发音是让患者不通过用力搬椅的动作辅助,自然响亮地发音。这个训练和用力搬椅时说词语一样都可以使用吹气球小游戏,不同的是自然发音不需要加上用力搬椅的动作,而是直接发词语或者自然说话,在进行时患者同样需要把游戏中气球的大小变化作为患者响度的实时监控。

除此之外,实时用力搬椅法可选择实施言语视听反馈设备言语矫治仪中多样化的实时言语训练游戏,具体推荐的素材如表4-4-7。

表4-4-7　实时用力搬椅法游戏素材表

游戏模块	游戏类型	游 戏 名 称
感知游戏	响度	吹气球、大楼、男孩、狮子、小象、小白兔、跳跃的女孩、火箭升空、河豚、温度计
训练游戏	响度	长颈鹿、生日、消防员、举重、超人、热气球、蓝色星球、太空旅行、大力士

同时也可以选用言语障碍测量仪来进行实时反馈，动作要领同上，当患者做用力搬椅的动作时发/ɑ/音，同时屏幕上呈现蓝色的幅度的图像，如图4-4-68。

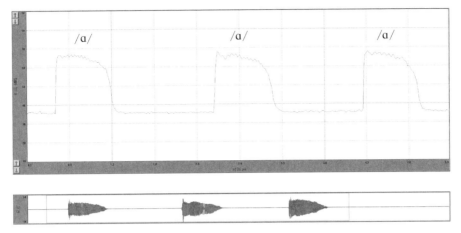

图4-4-68　实时用力搬椅时发单元音言语反馈训练

（言语障碍测量仪，ICFDrSpeech®，上海慧敏医疗器械有限公司授权使用）

当患者熟练掌握用力搬椅法的动作要领时，言语治疗师可根据患者的最长声时或肺活量增加难度，让患者用力搬椅的同时过渡到双元音，再过渡到词语，协调性状况可参照屏幕中的幅度图像，要求患者在用力搬椅时观察图中幅度图像，实时反馈响度变化。

（二）实时掩蔽法

掩蔽法是基于外界存在噪声干扰时，人们不自主地提高声音的响度以保持正常交流，而产生的提高患者嗓音响度的训练方法。实时掩蔽法是将掩蔽法的训练内容和步骤与现代化的实时视听反馈技术结合起来，提高患者的响度水平与控制能力。通过多种多样的实时视听反馈小游戏，以患者平时交流的响度水平为起点，进行提高声音响度的训练，最终使患者的响度达到正常水平。训练形式见数字资源4-4-7。

数字资源
4-4-7

适应症：主要适用于响度异常的患者。

1. **实时持续掩蔽时发音**

患者戴上耳机，言语治疗师选择一种背景声并调节其响度，使其高于患者原有响度水平。持续给背景声，并让患者发音。背景声可以与实时视听反馈小游戏的主题相配合。例如，我们选择"生日"小游戏，如图4-4-69所示，背景声可以选择生日快乐歌或其他欢快的音乐等，使患者更沉浸，增加训练的趣味性。在"生

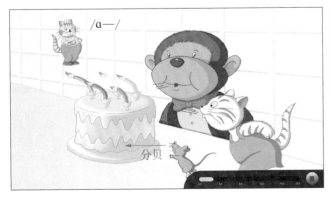

a. 响度大，吹蜡烛风力大

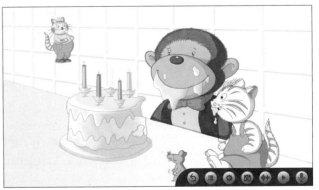

b. 蜡烛吹灭，小猴吃蛋糕

图4-4-69　实时持续掩蔽时发无意义音训练

（言语矫治仪，ICFDrSpeech®，上海慧敏医疗器械有限公司授权使用）

日"小游戏中,小猴需要吹灭蜡烛才能吃到蛋糕,声音的响度就与吹蜡烛时产生的风力成正比。

以一个响度低下的患者为例,他平时说话的响度是55分贝,还需要提高10分贝才能够达到正常响度范围的下限。训练开始之前,言语治疗师设置背景声的响度,应该是患者现有响度水平之上6分贝或者其倍数,我们设定为61分贝,游戏的目标值设定应比背景声的响度大一点,如63分贝或64分贝。言语治疗师给患者播放背景声,并让患者发音。目标音可根据患者功能情况选择无意义音、单音节词、多音节词、短语、句子等。与响度目标值差距小,蜡烛被吹得弯折(图4-4-69a)。患者多次尝试后不能够达到这个目标值,为了让患者有信心与兴趣继续训练,言语治疗师要及时调整目标值与背景声响度。言语治疗师将背景声响度和目标值均降低2分贝,如果患者达到重新设置的目标值,就能够成功吹灭蜡烛,得到动画奖励(图4-4-69b)。

2. 实时间断掩蔽时发音

言语治疗师间断给背景声,患者在有背景声和无背景声时都要发音,并且发音的响度要保持不变。我们选择"温度计"小游戏让患者获得实时视听的反馈。如图4-4-70所示,温度计中的汞柱(图中红色部分)代表响度,汞柱的高低与响度的大小成正比。未发音时,汞柱位于最低刻度线,场景是寒冷的天气。患者发无意义音,声音响度越小,汞柱越低,天气依然寒冷;声音响度越大,汞柱越高,天气就变暖和,甚至变炎热。温度计上还标有刻度,可以根据汞柱到达哪一个刻度线了解患者的发音响度情况。患者也可以看到并记住有背景声时发音达到的刻度线,在无背景声时发音有意识地提高响度去达到或者超过该刻度线。汞柱达到刻度线的变化与画面场景寒冷、炎热的切换,都能够让患者看到自己响度提高的过程,实时视听反馈更能调动患者训练的积极性。

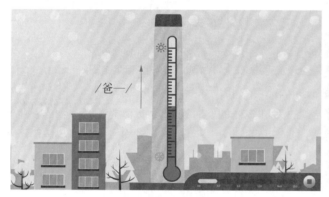

图4-4-70　实时间断掩蔽时发单音节词训练

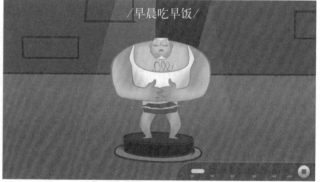

图4-4-71　实时无掩蔽时发句子训练

(言语矫治仪,ICFDrSpeech®,上海慧敏医疗器械有限公司授权使用)

3. 实时无掩蔽时发音

言语治疗师需要撤除背景声,根据患者的实际训练情况,可以选择慢慢过渡到无背景声,也可以直接去掉背景声让患者发目标音。我们可以选择"大力士"小游戏,如图4-4-71所示,把努力展示手臂肌肉与努力增加响度相匹配。以发"早晨吃早饭"为例,未发音时,大力士张开双臂站在舞台上。患者发目标音,响度小,大力士展示的手臂肌肉小;响度大,大力士展示的手臂肌肉大。当患者的声音响度达到设置的目标值后,就会获得动画奖励。

除此之外,实时掩蔽法可选择实施言语视听反馈设备言语矫治仪中多样化的实时言语训练游戏,具体推荐的素材如表4-4-8。

表4-4-8　实时掩蔽法游戏素材表

游戏模块	游戏类型	游 戏 名 称
感知游戏	响度	吹气球、大楼、男孩、狮子、小象、小白兔、跳跃的女孩、火箭升空、河豚、温度计
训练游戏	响度	长颈鹿、生日、消防员、举重、超人、热气球、蓝色星球、太空旅行、大力士、飞碟

同时,也可以选择另一个实时视听反馈设备言语障碍测量仪,训练步骤及要领如上所述。例如在有持续掩蔽声时发目标音"刀",屏幕上就会同步呈现幅度曲线,如图4-4-72。

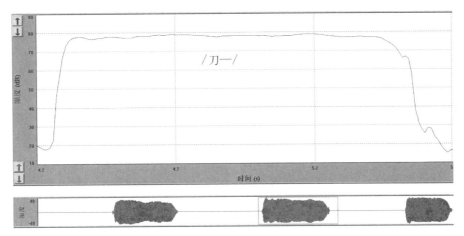

图4-4-72　实时持续掩蔽时发单音节词言语反馈训练

(言语障碍测量仪,ICFDrSpeech®,上海慧敏医疗器械有限公司授权使用)

当患者熟练掌握持续掩蔽时发单音节词,言语治疗师可以根据患者的响度水平适当增加难度,要求患者发双音节词、多音节词,乃至句子和短文。同时言语治疗师控制背景声的持续时间,要求患者的响度达到设置的目标值。

(三)实时碰撞法

碰撞法通过让患者在球撞物的瞬间突然增加响度发音,来提高患者的响度及其控制能力,主要适用于响度过低的患者。将碰撞法的训练内容和步骤与现代化的实时视听反馈技术结合起来,比如球滚动的过程、球撞击瓶子的瞬间与小游戏的动画结合,形成实时碰撞法训练。在提高响度的训练中,可以选择不同的小游戏来调动患者的积极性,也可以选择同一个小游戏的不同难度,遵循从易到难的原则进行训练。训练形式见数字资源4-4-8。

数字资源
4-4-8

适应症:主要适用于响度过低的患者。

1. 碰撞时发音

以"太空旅行"的小游戏为例,如图4-4-73所示,在这个小游戏中,需要用火箭送三位旅客去外太空旅行。火箭飞上天的高度取决于患者发音的响度,只有当患者的声音响度达到设置的目标时,火箭才能够发射成功在太空中旅行。未发音时,火箭在发射台上。言语治疗师可以根据患者实际发声响度情况设置响度目标值,调整游戏难易程度。

患者逐渐掌握碰撞时发声后,逐渐引导患者脱离对引导音/m-/的依赖,做好准备在球撞瓶的瞬间突然增加响度发目标音,同时按照之前的步骤继续实时视听反馈小游戏的训练。目标音可根据患者功能情况选择无意义音、单音节词、双音节词、多音节词等。

2. 想象碰撞并发音

在达到第一阶段的训练目标后,我们可以进入第二阶段——想象碰撞并发音的训练,想象球滚动并持续发/m——/音,再想象球撞到瓶子时突然增加响度发目标音,同样根据患者的功能情况可选择无意义音、单音节词、双音节词、多音节词等。以"热气球"游戏为例,如图4-4-74所示,我们需要让热气球成功升空。热气球的大小与患者发声的响度大小成正比,响度小,热气球只变大一些;响度大,热气球则变大很多。

进入第二阶段的训练,不仅训练方法做了调整,训练目标也应加大难度。言语治疗师设定的目标值要在儿童的"最近发展区"里,要努力才能够完成,太过轻松,游戏的吸引力和儿童的成就感降低;太过困难,儿童的积极性降低。当儿童发音的响度达到了设定的目标时,动画奖励播放,热气球充气完成,慢慢升上了天空;达不到目标值,则热气球充气失败,不能升空。

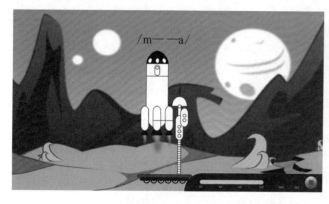

图 4-4-73　碰撞时发无意义音实时训练

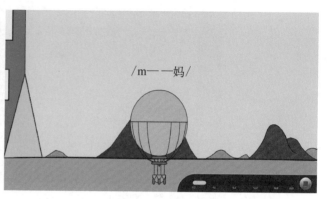

图 4-4-74　想象碰撞并发单音节词实时训练

(言语矫治仪,ICFDrSpeech®,上海慧敏医疗器械有限公司授权使用)

3. 迁移训练

在第三阶段,我们可以选择类似碰撞的动作或场景进行响度增加的训练,以"长颈鹿"游戏为例,长颈鹿需要伸长脖子去撞响挂在树上的铃铛,小猴子会给长颈鹿一个梨子作为奖励。声音的响度与长颈鹿脖子伸出高度成正比,响度越小,长颈鹿脖子伸长越矮,离铃铛就越远;响度越大,长颈鹿脖子伸长越高,离铃铛就越近。当患者突然提高响度发目标音,声音的响度达到目标值,长颈鹿就会撞到铃铛,铃铛发出悦耳的声音,小猴子高兴地将一个梨子给了长颈鹿。患者通过发声成功帮助长颈鹿吃到梨子,获得巨大的成就感。

除此之外,实时碰撞法可选择实施言语视听反馈设备言语矫治仪中多样化的实时言语训练游戏,具体推荐的素材如表 4-4-9。

表 4-4-9　实时碰撞法游戏素材表

游戏模块	游戏类型	游　戏　名　称
感知游戏	响度	吹气球、大楼、男孩、狮子、小象、小白兔、跳跃的女孩、火箭升空、河豚、温度计
训练游戏	响度	长颈鹿、生日、消防员、举重、超人、热气球、蓝色星球、太空旅行、大力士、飞碟

同时,也可以选用言语障碍测量仪进行实时反馈训练。以单音节词"猫"为例,在球滚动过程中持续发/m——/音,球撞到瓶子时突然发"猫"。屏幕上会实时呈现蓝色的幅度曲线,如图 4-4-75 所示。当患者熟悉碰撞时发单音节词后,言语治疗师根据患者的响度水平以及碰撞法熟练程度适当增加难度,既可以选择提高响度目标值,也可以选择让患者发双音节词、多音节词。患者和治疗师都应关注屏幕上的幅度曲线,观察患者的发音响度是否达到了目标值,如果没有达到,差距还有多少;如果超过了目标值,高了多少,下一步目标如何设定等。

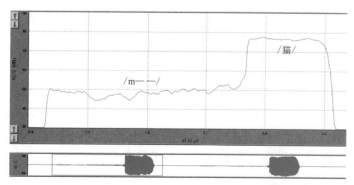

图 4-4-75　碰撞时发单音节词实时言语反馈训练

(言语障碍测量仪,ICFDrSpeech®,上海慧敏医疗器械有限公司授权使用)

（四）实时响度梯度训练法

"响度梯度训练法"是指通过阶梯式响度训练提高或降低患者响度,增强患者控制响度的能力。通过实时视听反馈设备言语矫治仪,将响度梯度的训练内容和步骤与现代化的实时视听反馈技术结合起来,形成实时响度梯度训练法。在提高响度的训练中,可以选择不同的小游戏来调动患者的积极性,也可以选择同一个小游戏的不同难度,遵循从易到难的原则进行训练。训练形式见数字资源4-4-9。

数字资源
4-4-9

适应症:主要适用于响度异常的患者。

1. 增加响度

针对言语响度过弱的患者,在其对响度概念有了一定的认识后,就可以采用言语矫治仪对其进行增加响度的训练。通过各种有趣的实时视听反馈游戏,以患者现有的响度水平为基点,遵循小步递进的原则(以每次增加3分贝为宜),经过多阶段和多步骤的训练来逐步提高患者的响度,最终使患者的响度达到正常的水平。在训练过程中,要根据治疗效果调整训练进程和目标。在增加响度的游戏中,把增加响度训练与视觉向上诱导相结合。

在训练过程中,为了调动患者训练的积极性,在训练的每一阶段都可选用不同的游戏,同一阶段也可选用不同的游戏。但难度梯度应遵循由易到难的顺序。例如,第一阶段选用了"消防员"游戏,如图4-4-76所示,本游戏是让消防员爬上梯子去救树上的宝宝。消防员爬梯的高度取决于儿童的响度水平,只有当儿童的声音响度逐步达到预设值时,消防员才可救出儿童。

同时,也可以选择言语障碍测量仪来进行实时视听反馈训练,动作要领同上。患者发音要像上楼梯一样,一步步增加响度,可以从简单的三个梯度开始,发单音节词"猫",屏幕上会同步呈现蓝色的幅度曲线,如图4-4-77所示。当患者能够较好地控制三个响度梯度时,言语治疗师可根据患者的响度控制能力或响度水平加大难度,让患者增加响度梯度的数量,如四个、五个。患者是否能很好控制响度可以参照屏幕中的幅度图像,每一次发音的响度都要比前一次发音的响度大才算成功达到目标。

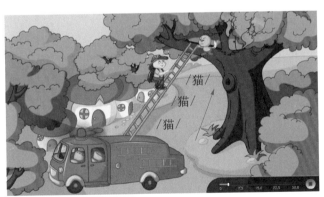

图4-4-76　增加响度时发单音节词实时言语游戏训练

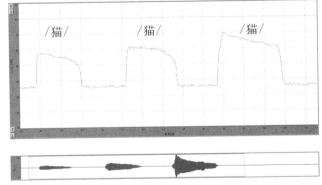

图4-4-77　增加响度时发单音节词实时言语反馈训练

（言语矫治仪与言语障碍测量仪,ICFDrSpeech®,上海慧敏医疗器械有限公司授权使用）

2. 降低响度

降低响度的训练也可以采用言语矫治仪进行,以动画游戏的形式来进行训练。如图4-4-78所示,在"采珍珠"游戏中,潜水员的运动具有视觉向下诱导的功能。

降低响度训练同样遵循小步递进、分阶段、分步骤的原则(以每次降低3分贝或6分贝为宜)。言语治疗师要根据患者的现有水平决定训练目标。如果响度每次降低3分贝超过了患者的能力所及,则可以1分贝或2分贝的间隔来降低响度。如果患者平时说话时的最低响度是90分贝声压级,而言语交谈时的正常声压级水平应该在65—80分贝之间,则响度需降低10分贝声压级才达到正常值。

　　同样,还可以使用另一个实时视听反馈设备言语障碍测量仪。以单音节词"猫"为例,目标设定为将响度减少三个梯度,发音时屏幕上会实时呈现梯度下降的幅度曲线,如图4-4-79所示。

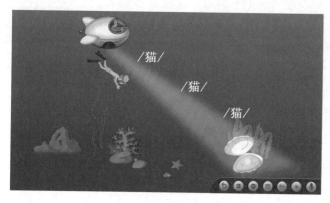

图4-4-78　降低响度时发单音节词实时言语游戏训练

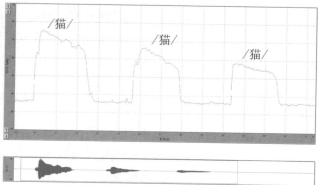

图4-4-79　降低响度时发单音节词实时言语反馈训练

(言语矫治仪与言语障碍测量仪,ICFDrSpeech®,上海慧敏医疗器械有限公司授权使用)

　　当患者能够熟练地控制响度连续减少两个梯度时,言语治疗师可根据患者的响度控制能力或响度水平加大难度,让患者增加响度梯度的数量,如四个、五个。患者是否能很好地控制响度可以参照屏幕中的幅度曲线,要求患者每一次发音的响度都要比前一次发音的响度小。

　　3. 增加响度变化

　　总体来说,存在平均言语响度下降的患者同样也存在言语响度变化能力下降的问题。在完成前面两阶段的训练后,我们就可以进入增加响度控制能力的训练了。我们以"小白兔"游戏为例,如图4-4-80所示,首先根据患者目前实际的响度水平设置响度的最高值和响度的最低值:如果患者的响度达到或超过了最高值,小白兔会跳起来但停在空中不动;如果响度低于最低值,小兔子则依然站在地上而不跳动。如果患者的响度在最高值和最低值之间,小兔子就会不停地跳动,小兔子跳起来的高度与患者发声的响度变化一致。

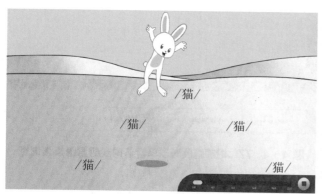

图4-4-80　增加响度变化时发单音节词实时训练

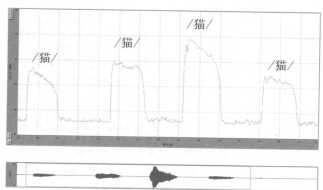

图4-4-81　增加响度变化时发单音节词实时言语反馈训练

(言语矫治仪与言语障碍测量仪,ICFDrSpeech®,上海慧敏医疗器械有限公司授权使用)

　　根据患者的实际情况,设置响度的变化范围,如患者响度变化单一,可以将范围设置得相对较窄,随着训练的进行,患者对于响度变化的控制能力增强,可以慢慢增大响度变化范围。除此之外,实时响度梯度训练法可选择实施言语视听反馈设备言语矫治仪中多样化的实时言语训练游戏,具体推荐的素材如表4-4-10。

表 4‑4‑10 实时响度梯度训练法游戏素材表

游戏模块	游戏类型	游 戏 名 称
感知游戏	响度	吹气球、大楼、男孩、狮子、小象、小白兔、跳跃的女孩、火箭升空、河豚、温度计
训练游戏	响度	增加响度：长颈鹿、生日、消防员、举重、超人、热气球、蓝色星球、太空旅行、大力士、飞碟 减少响度：降落伞、摘苹果、神珠、营救、采珍珠、鲸鱼、缆车、电梯、礼物、南瓜

同时,也可以选用言语障碍测量仪进行实时视听反馈的响度梯度训练,设备上会出现与发音同步的幅度曲线。动作要领同上,以单音节词"猫"为例,先增加响度,再减少响度,幅度曲线如图 4‑4‑81 所示。响度变化的控制训练灵活性较高,可以先增加响度再减少,也可以反过来,先减少响度再增加响度,还可以增加响度和减少响度交替进行。言语治疗师根据患者响度变化的控制能力以及训练目标,选择合适的训练模式和训练难度,要求患者能够自如地改变响度,发音响度变化可参照屏幕中的幅度曲线。

第五节 音质异常的康复治疗

根据音质障碍的不同原因,可以选择喉部按摩法、咀嚼法、哼鸣法、气泡发音法、半吞咽法、吸入式发音法、吟唱法等进行治疗。

一、喉部按摩法

"喉部按摩法"是言语治疗师以某些按摩手法对患者喉部肌肉或穴位(如图 4‑4‑82)进行按摩,以放松患者喉部肌群的一种治疗方法。主要用适用于发声时喉部紧张的患者。其训练步骤如下。

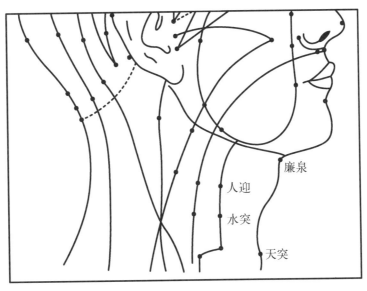

图 4‑4‑82 喉部穴位示意图

1. 按摩甲状软骨后缘
言语治疗师以拇指和食指置于患者甲状软骨的两侧后缘,以拿法和揉法进行纵向按摩。

2. 按摩舌骨大角处
言语治疗师以拇指和食指环绕患者的舌骨。两指分别向两侧后方滑动,直到触及舌骨大角,在舌骨大角处进行揉按。

3. 点揉人迎穴

言语治疗师以双手拇指点揉患者颈前部两侧的"人迎穴"。

4. 点揉水突穴

言语治疗师以双手拇指点揉患者颈前部两侧的"水突穴"。

5. 点揉廉泉穴

言语治疗师以食指或中指点揉患者颏下的"廉泉穴"。

6. 点揉天突穴

言语治疗师以拇指点揉患者颈前部的"天突穴"。

7. 推拿颈前三侧线

言语治疗师以双手拇指指腹分别在患者颈前部第一侧线(喉结旁开一分处直下)、第二侧线(第一、三侧线中间直下)和第三侧线(喉结旁开一寸半直下)进行纵向推拿。

8. 拿胸锁乳突肌

言语治疗师以双手拇指和食指捏拿患者两侧颈前部的胸锁乳突肌。

二、咀嚼法

"咀嚼法"是指通过做夸张的咀嚼运动,并在做动作的同时柔和发音,以放松发声和构音器官,从而改善发声音质的方法。主要适用于发声和构音器官过于紧张的患者,是治疗功能性嗓音疾病(长期用声不当所造成的发声功能亢进)"最为轻松自然"的一种方法。其训练步骤如下。

1. 咀嚼动作要领的学习

利用图片(如图 4-4-83),向患者解释咀嚼动作的要领,即在咀嚼的同时,下颌、唇、舌和喉腔都应处于相对放松的状态(可用咀嚼器、饼干或果汁软糖诱导患者进行咀嚼)。

2. 咀嚼的同时发单元音

要求患者咀嚼的同时发单元音/ɑ/、/i/、/u/,让患者用手指指腹轻触在甲状软骨上,体会到有轻微的振动。

3. 咀嚼的同时数数

利用图片(如图 4-4-84),要求患者边咀嚼边数数,数字数量可以逐渐增多。发声时保持轻松的状态,注意音调的变化。

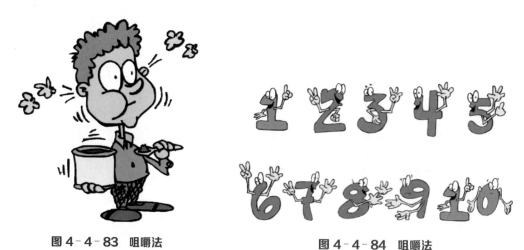

图 4-4-83　咀嚼法　　　　　　　　　　　图 4-4-84　咀嚼法

4. 咀嚼的同时朗读词语

利用主题图片,要求患者边咀嚼边朗读以/w/开头的词语、短语,在放松状态下发声。例如,娃娃、娃娃的玩具等。

5. 咀嚼的同时交谈

利用主题图片,言语治疗师设计提问,要求患者边咀嚼边回答,进行简单交谈。例如,"这是什么""这是娃娃的玩具"。

6. 去除咀嚼,自然言语

进行几周大幅度的咀嚼发音训练后,逐渐减小咀嚼的幅度,恢复下颌部的正常运动。可利用主题图片等辅助工具,言语治疗师设计提问,要求患者用自然的言语方式回答。

三、哼鸣法

"哼鸣法"是指通过闭嘴哼鸣的方式发音形成声道远端的部分阻塞。哼鸣时部分气流回流至声道内,增加声带上方的声道压力,这股压力对于声带闭合不全和声带过度闭合都有积极影响。对于声带闭合不全而言,回流至声带上方的气流在通过未完全闭合的声带时,可形成逆向的伯努利效应,促进声带闭合。对于声带过度闭合而言,声带上方的气流压力可稍稍分离声带,使得声带闭合力度下降,缓解声带负荷。其训练步骤如下。

1. 哼鸣动作要领的学习

向患者介绍哼鸣的动作要领,即哼鸣时嘴唇自然闭合,气流从鼻腔出来。利用图片,与患者一起哼鸣。注意哼鸣时声带是振动的,气流从鼻腔出来。可将手放于患者的鼻腔前,看气流是否从鼻腔出来,或让患者将手放于自己的甲状软骨处感觉声带的振动。

2. 哼调

向患者介绍哼调的动作要领,即哼鸣时嘴唇自然闭合,气流从鼻腔出来。利用图片,与患者一起哼调。自然闭合双唇,气流从鼻腔发出,从易到难哼不同的调。注意哼鸣时声带是振动的。

3. 哼歌

向患者介绍哼歌的动作要领,即哼鸣时嘴唇自然闭合,气流从鼻腔出来。利用图片,与患者一起哼歌。自然闭合双唇,气流从鼻腔发出,哼熟悉歌曲的调子。注意哼鸣时声带是振动的。

4. 哼歌后发音

向患者介绍哼歌后发单元音的动作要领,即哼歌时嘴唇自然闭合,气流从鼻腔出来,发音时再将嘴巴张开。利用图片,与患者一起哼歌后发单元音。自然闭合双唇,气流从鼻腔发出,然后嘴巴张开,过渡到发/ɑ/、/i/、/u/或以浊音开头的单音节词。注意哼歌时声带是振动的。

四、气泡发音法

"气泡发音法"指通过柔和的气泡式发音,使患者的声带得到放松,气泡音区即脉冲音区,该音区声带张力较低,游离缘松弛,振动时更为均匀而且富有规律性,同时伯努利效应在该声区增大,可使得声带内收能力增强且闭合时间较长,从而改善患者由于声带闭合不全导致的病理性嗓音音质。其训练步骤如下。

1. 气泡发音动作要领的学习

向患者介绍发气泡音的动作要领,即嘴巴适度张开,发出的气泡音应是低沉缓慢而连贯的,可以用"呃"音进行诱导。

2. 呼气时发气泡音

向患者介绍呼气时发气泡音的动作要领,即嘴巴适度张开,呼气时发气泡音,发出的气泡音低沉缓慢而连贯。利用图片,与患者一起练习呼气时发气泡音。适度张开嘴,打开喉腔,在呼气时,从喉咙中发出一系列低沉的、共鸣的缓慢的噼啪声,如气泡冒出一样。

3. 吸气时发气泡音

向患者介绍吸气时发气泡音的动作要领,即嘴巴适度张开,用嘴巴吸气时发气泡音,发出的气泡音低沉缓慢而连贯。利用图片,与患者一起练习吸气时发气泡音。适度张开嘴,打开喉腔,在吸气时,从喉咙中发出一系列低沉的、共鸣的缓慢的噼啪声,如气泡冒出一样。

4. 呼气和吸气时交替发气泡音

向患者介绍呼气和吸气时交替发气泡音的动作要领,即嘴巴适度张开,呼气和吸气时交替发气泡音。利用图片,与患者一起练习呼气和吸气时交替发气泡音。适度张开嘴,打开喉腔,呼气时,从喉咙中发出一系列低沉的、共鸣的缓慢的噼啪声,如气泡冒出一样。然后在用嘴吸气时从喉咙中发出一系列低沉的、共鸣的缓慢的噼啪声。呼气和吸气时交替发气泡音。

5. 呼气发气泡音过渡到气泡音发/i/

向患者介绍呼气发气泡音过渡到以气泡音发/i/的动作要领,即在呼气发气泡音进行一半时以气泡音发/i/,发的音应缓慢而连贯。利用图片,与患者一起练习呼气发气泡音过渡到以气泡音发/i/。适度张开嘴,打开喉腔,在呼气发气泡音进行到一半时,以气泡音缓慢发/i/,并尽量延长。

6. 吸气发气泡音过渡到气泡音发/i/

向患者介绍吸气发气泡音过渡到气泡音发/i/的动作要领,即在吸气发气泡音进行一半时以气泡音发/i/,发的音应缓慢而延长。利用图片,与患者一起练习吸气发气泡音过渡到气泡音发/i/。适度张开嘴,打开喉腔,在吸气发气泡音进行到一半时,以气泡音缓慢发/i/,并尽量延长。

7. 气泡音后自然发音

向患者介绍气泡音后自然发音的动作要领,发气泡音结束后以自然声音发音。利用图片,与患者一起练习气泡音后自然发音。适度张开嘴,打开喉腔,在吸气或呼气时发气泡音,然后自然发音,如/i/等,并尽量延长。

五、半吞咽法

"半吞咽法"指在吞咽进行到一半时用较低的音调大声地发"bo——m"音,吞咽进行一半时喉部上抬诱发声门闭合,在此时发/boom+i/产生的气流可在声道内反作用于声带,通过逆向伯努利效应提高声带闭合的能力。主要适用于嗓音音质异常,尤其是声带闭合不全导致的嗓音音质异常。其训练步骤如下。

1. 半吞咽动作要领的学习

与患者练习半吞咽时发声。向患者介绍半吞咽的动作要领,即在吞咽进行到一半,喉的位置处于最高时进行发音。指导患者用手指指腹触及喉部,体会喉的上下运动。也可将头转向两侧或将下颌放低,用 bo——m 发音。

2. 半吞咽时发无意义音节

教患者在半吞咽时发 bo——m +/i/。注意发音方式正确:在喉部上抬时发 bo——m,之后紧跟着用正常发音方式发/i/。然后,教患者在半吞咽时发 bo——m +/i/+ bo——m。要求发声连贯,注意发音方式正确:在喉部上抬时发 bo——m,之后紧跟着用正常发音方式发/i/,再开始第二次半吞咽发 bo——m。

3. 半吞咽时发有意义音节

利用图片,教患者在半吞咽时发 bo——m + 以/y/开头的词语。注意发音方式正确:在喉部上抬时发 bo——m,之后紧跟着用正常发音方式发以/y/开头的词语。然后,教患者在半吞咽时发 bo——m + 以/y/开头的词语 + bo——m。要求发声连贯,注意发音方式正确:在喉部上抬时发 bo——m,之后紧跟着用正常发音方式发以/y/开头的词语,再开始第二次半吞咽发 bo——m。

4. 半吞咽时发短语

利用图片,教患者在半吞咽时发 bo——m + 短语。注意发音方式正确:在喉部上抬时发 bo——m,之后紧跟着用正常发音方式发短语。然后,教患者在半吞咽时发 bo——m + 短语 + bo——m。要求发声连贯,注意发音方式正确:在喉部上抬时发 bo——m,之后紧跟着用正常发音方式发短语,再开始第二次半吞咽发

bo——m。

5. 半吞咽时去掉"bo——m"发音

逐渐增加字词的长度,要求患者半吞咽时去掉 bo——m 作诱导,直接半吞咽发字词。

6. 去掉半吞咽动作,自然发音

逐渐将吞咽动作也去掉,把头和下颌移到自然位置,练习自然发音。

六、吸入式发音法

"吸入式发音法"是指通过在吸气的时候发音来帮助患者重新使用真声带进行发音。室带质量重于真声带,吸入式发声一则通过快速吸气时气流逆向撞击真声带,防止室带发声,二则以逆向气流诱发逆向伯努利效应促使声带轻松闭合。主要适用于嗓音音质异常,尤其适用于功能性失音症和室带发声。其训练步骤如下。

1. 吸气时发音

言语治疗师示范,利用双肩辅助发音,举起双臂的同时倒吸一口气,并同时用高音调发高元音;放下双臂的同时呼出气体(见图 4‐4‐85)。

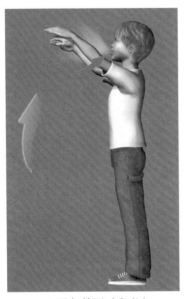
倒吸气的同时发/i/

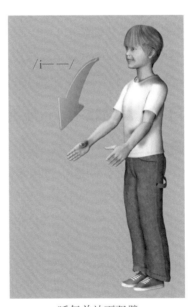
/i——/
呼气并放下双臂

图 4‐4‐85　吸气时发音、吸气时发音过渡到呼气时发音

2. 吸气时发音过渡到呼气时发音

利用双臂辅助发音,耸肩的同时倒吸一口气,同时以高音调发高元音。然后,在呼气的同时放松双肩,并仍然以高音调发该音,将吸气时发音转换到呼气时发音(见图 4‐4‐85)。

3. 正常发音

去除吸气时发音的诱导,直接用舒适的方式发音,巩固真声带发音。发音材料选择短语,言语治疗师也可根据课程具体安排符合患者的材料。

七、吟唱法

"吟唱法"是指用类似唱歌的形式,流畅连贯地说话,使音调响度变化较小,声带振动舒适规律,从而改善音质。主要适用于嗓音音质异常,其训练步骤如下。

1. "吟唱法"动作要领的学习

向患者解释"吟唱法"的动作要领。要求患者体会如何用某一舒适的音调进行流畅连贯且音调、响度变化不大的发音,可利用简单的/ɑ/音做示范。

2. 吟唱时发无意义音节

教患者吟唱发无意义音节/hɑ/,用单一的音调连贯发音。可以增加无意义音节的个数,连续发音,如:/hɑ/-/hɑ/-/hɑ/;也可以一口气发尽可能多的音,如:/hɑ/-/hɑ/-/hɑ/-/hɑ/-/hɑ/-/hɑ/⋯⋯。

3. 吟唱时发单音节词

教患者吟唱发一个单音节词如"花",用单一的音调连贯发音,并适当延长韵母部分的发音时间。然后,患者连续发该单音节词,一口气重复发音,如:"花-花-花";也可以一口气发尽可能多的音,如:"花-花-花-花-花-花⋯⋯"。

4. 吟唱时发双音节词

利用图片,教患者用吟唱法发一个双音节词如"蛤蟆",用单一的音调连贯发音,并延长后一个字的韵母部分。一口气重复发音,如:"蛤蟆-蛤蟆-蛤蟆";也可以一口气发尽可能多的音,如:"蛤蟆-蛤蟆-蛤蟆-蛤蟆-蛤蟆⋯⋯"。

5. 吟唱时发句子

教患者用吟唱法读句子。保持音调舒适单一,读句子时一口气不停顿,如:"红色的小花好漂亮"。

6. 自然音与吟唱音的交替训练

在患者掌握了吟唱式发音方法以后,要求患者采用自然音和吟唱音交替的说话方式,体会自然音与吟唱音之间的差别,建立舒适的起音方式(从单音节词、双音节词,到句子),如:"海豚——"到"海豚"。

八、实时言语视听反馈技术:音质异常

(一) 实时咀嚼法

长期用声不当容易导致发声功能亢进,出现粗糙声和硬起音。为了改善嗓音音质问题,可以使用咀嚼法进行训练,来放松发声和构音器官,从而建立正常起音,改善发声音质。将咀嚼法的训练内容和步骤与现代化的实时言语视听反馈技术相结合时,形成实时咀嚼法。训练形式见数字资源4-4-10。

数字资源
4-4-10

适应症:主要适用于发声和构音器官过于紧张的患者。实时咀嚼法是治疗功能性嗓音疾病(长期用声不当所造成的发声功能亢进)的有效方法。

1. 咀嚼的同时发单元音

在习得咀嚼动作要领后,可结合实时言语视听反馈设备言语矫治仪,来监控患者的起音情况,同时提高训练的趣味性。对于刚开始训练并且能力较差的患者,可以从单元音开始训练。

以"做早操"实时言语训练游戏为例,如图4-4-86所示,森林里有两个小房子,门前有一台收音机,患者每次咀嚼后正确起音发单元音/ɑ/,就会有一只小动物从房子里出来,两次正确起音地发音后两只小动物都会出来,这时收音机播放音乐,小动物们会一起做早操,使患者获得强化。在训练时可以先让患者尝试,再根据患者发音速度在右下方"设置"按钮中调整响应时间以及游戏时间,使训练模式最大程度适合患者当前水平。

2. 咀嚼的同时数数

对于习得咀嚼的同时发单元音且会数数的患者,可以进入到第二步,即在咀嚼的同时数数。注意每咀嚼一次数一个数,数数的量可以逐渐增多,同时要保证起音轻松自然。训练过程中可采用实时言语视听反馈设备言语矫治仪来完成。以"小歇"实时言语训练游戏为例,如图4-4-87所示,池塘边有一只可爱的小青蛙,患者咀嚼一次后正确起音数"1",小青蛙就会跳到第一片荷叶上;再咀嚼一次后正确起音数"2",小青蛙就会跳到第二块木桩上;再咀嚼一次后正确起音数"3",小青蛙就会再跳一步到第三个木桶里,然后伴随着音乐小青蛙惬意地摇晃休息。在患者可以掌握连续三次咀嚼的同时数数后,可以选择其他起音次数较多的游戏,如"弹跳"、"启动"等。

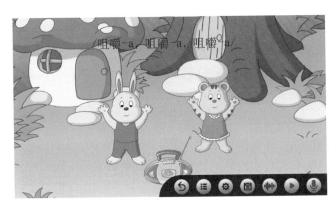
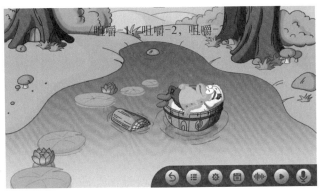

图 4-4-86　咀嚼同时发单元音实时训练　　　　　**图 4-4-87　咀嚼同时数数实时训练**

(言语矫治仪，ICFDrSpeech®，上海慧敏医疗器械有限公司授权使用)

3. 咀嚼的同时朗读词语

在患者有一定训练基础后，可以进入到双音节词的练习，要领在于咀嚼后发"w"开头的词语，如"娃娃""乌云""屋顶"，发音时自然放松，可采用实时言语视听反馈设备言语矫治仪来完成。以"弹跳"实时言语训练游戏为例，如图 4-4-88 所示，蛋蛋先生面前有 4 条弹簧蛇，患者每次咀嚼的同时正确起音朗读词语，蛋蛋先生就会跳到一条弹簧蛇上，如起音错误则原地不动，五次正确起音朗读词语后则跳到石柱上伴随着音乐开心地和弹簧蛇一起舞蹈。

与其他游戏相同，言语治疗师可根据患者能力水平在右下角"设置"按钮中调整响应时间和游戏时间，如五次起音对患者来说有些困难，可使用"做早操"、"小歇"等起音次数较少的游戏；如患者能力水平有所提高，可以使用"启动"等起音次数较多的游戏。总之，训练是灵活机动的过程，言语治疗师应根据患者训练情况及时调整。咀嚼的同时交谈，以及去除咀嚼后自然言语的训练。与咀嚼的同时朗读词语原理相同，采用实时言语视听反馈设备言语矫治仪来完成，具体内容在此不过多赘述。

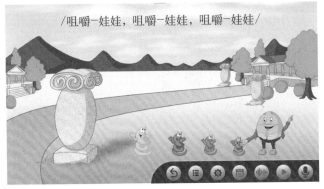
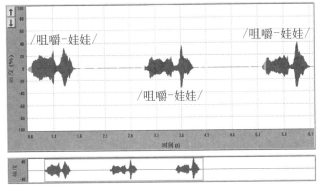

图 4-4-88　咀嚼同时朗读词语　　　　　　　**图 4-4-89　咀嚼同时朗读词语**

(言语矫治仪与言语障碍测量仪，ICFDrSpeech®，上海慧敏医疗器械有限公司授权使用)

除此之外，实时咀嚼法可选择实施言语视听反馈设备言语矫治仪中多样化的实时言语训练游戏，具体推荐的素材如表 4-4-11。

表 4-4-11　实时咀嚼法游戏素材表

游戏模块	游戏类型	游 戏 名 称
感知游戏	起音	土豆跑、兔子飞、一群兔、池塘、雨伞、跳舞的小丑、呼气的女孩、欢乐大集会、跳跳兔、打地鼠
训练游戏	起音	做早操、小歇、弹跳、启动、圣诞节、佳肴、企鹅、破壳、忍者狗、跳跳房、画廊、ET 跳舞、办公桌、烟花、水晶球、魔法缸

同时,也可以选用言语障碍测量仪来进行实时反馈,动作要领同上,患者每咀嚼一次说一个词语,同时屏幕上呈现红色的声波图像,如图4-4-89所示。当患者熟练掌握咀嚼的同时说词语的动作要领时,言语治疗师可根据患者的最长声时或肺活量增加难度,让患者咀嚼更多次同时说更多的词语,协调性状况可参照屏幕中的声波图像,要求患者的声波图像呈现均匀大小和间隔时长。

（二）实时哼鸣法

哼鸣法是指通过闭嘴哼鸣的方式发音,使声道内的气流在哼鸣时反作用于声带,促进患者声带的闭合,改善其音质。采用现代化的实时言语视听反馈技术进行实时哼鸣法的训练,训练过程中遵循循序渐进的原则,达到改善音质的效果。训练形式见数字资源4-4-11。

数字资源
4-4-11

适应症: 主要适用于嗓音音质存在问题,尤其是由于声带闭合不全导致的音质障碍的患者。

1. 哼调

在习得哼鸣的动作要领后,可采用实时言语视听反馈设备言语矫治仪来实时监控患者哼调时音调的变化,实时给予患者引导与反馈。

以"空战"实时言语训练游戏为例,如图4-4-90所示,一架飞机在空中飞行,最低处的金币表示训练中最低音调,最高处的金币表示训练中的最高音调,根据患者哼鸣时发声的音调变化,飞机飞行也表现为不同高度,患者通过控制音调变化使飞机按顺序撞击所有的金币,则完成游戏。图中表现为三种不同音调,言语治疗师可根据患者音调水平,设置最高和最低音调,设置难度的原则以患者多次尝试能够撞击所有金币,但又不是一次就能轻易完成为宜。同时根据患者情况,设置音调轨迹为升调或降调,训练模式也可以撞击模式或躲避模式,增加训练趣味性。

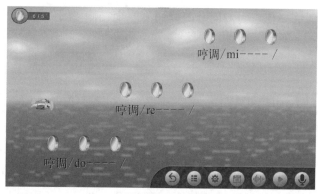

图4-4-90　哼调实时训练

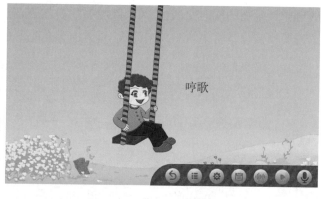

图4-4-91　哼歌实时训练

（言语矫治仪,ICFDrSpeech®,上海慧敏医疗器械有限公司授权使用）

2. 哼歌

通过闭嘴哼患者熟悉的歌,可使患者在轻松愉快的环境中根据音乐的曲折悠扬来变换自己的音调,训练过程中可采用实时言语视听反馈设备言语矫治仪来实时监控患者哼歌时音调的变化,实时给予患者视觉反馈。

以"快乐秋千"实时言语感知游戏为例,如图4-4-91所示,一个小男孩坐在秋千上开心地荡秋千,当患者音调低时,秋千荡得低,患者音调升高时秋千随之升高。通过视听结合,患者在哼歌时不仅能听到自己的声音,也能够实时观察自己发声时音调不同而产生的变化,使患者能接收到更多的反馈。

3. 哼调后发音

在经过前期的哼鸣训练后,可以逐渐过渡到哼鸣＋单元音的练习,可采用实时言语视听反馈设备言语矫治仪来完成。

以"小天使"实时言语训练游戏为例,如图4-4-92所示,选择躲避模式后,患者则需要通过控制哼调时音调的高低来控制小天使飞行的高度,逐渐提高音调后平稳地发浊音/a/,飞行过程中要控制小天使不要碰到乌云,如果患者的音调在设置的音调水平以上,小天使就不会碰到乌云。

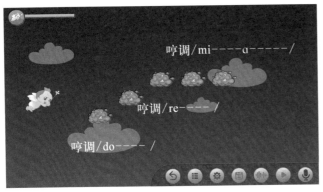

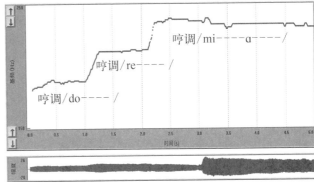

图4-4-92 哼调后发音实时训练   **图4-4-93 哼调后发音实时言语反馈训练**

(言语矫治仪与言语障碍测量仪,ICFDrSpeech®,上海慧敏医疗器械有限公司授权使用)

除此之外,实时哼鸣法可选择实时言语视听反馈设备言语矫治仪中多样化的实时言语训练游戏,具体推荐的素材如表4-4-12所示。

表4-4-12 实时哼鸣法游戏素材表

游戏模块	游戏类型	游 戏 名 称
感知游戏	音调	热气球、小飞熊、飞车、袋鼠、弹钢琴、小蜜蜂、火箭、飞机、欢乐秋千、跳跳蛙
训练游戏	音调	撞球、茶壶、空战、奇妙海、划船、小恶魔、小天使、宇宙飞船、飞碟、飞艇、战斗机、直升机、喷气式飞机、螺旋桨飞机

同时,也可以选用言语障碍测量仪来进行实时反馈,动作要领同上,患者闭嘴哼鸣出渐高的音调,之后以哼出的最后一个音调发浊音/a/,同时屏幕上呈现音调图像,如图4-4-93所示。当患者熟练掌握哼调后发音的动作要领时,言语治疗师可根据患者的最长声时或肺活量增加难度,让患者哼出更多梯度的音调以及更多的单元音,协调性状况可参照屏幕中的音调图像,要求患者的音调间呈现均匀的基频差。

(三)实时气泡发音法

对于声带闭合不全导致的音质障碍,可以通过柔和的气泡式发音,放松患者声带,使声带振动更为均匀且富有规律性,增强声带内收能力,进而改善患者嗓音音质。实时气泡发音法,就是将气泡发音法的训练内容与步骤结合现代化的实时言语视听反馈技术。训练形式见数字资源4-4-12。

数字资源
4-4-12

适应症:主要适用于声带闭合不全导致的病理性嗓音音质的患者。

1. 呼气时发气泡音

在患者理解气泡音发音动作要领后,言语治疗师与患者一起练习呼气式发气泡音,练习过程中可采用实时言语视听反馈设备言语矫治仪帮助患者和言语治疗师实时监控训练,更好地完成实时呼气时发气泡音的练习。

以"小蜜蜂"实时言语感知游戏为例,如图4-4-94所示,小蜜蜂在山间飞行,患者发声基频高时,小蜜蜂飞得高,基频低时;小蜜蜂飞得低。呼气时发气泡音要求发出的气泡音低沉缓慢而连贯,因此告诉患者,通过呼气时从喉咙中发出一系列低沉而缓慢的气泡声,让小蜜蜂在低空平稳地穿过森林。言语治疗师应根据患者能力水平设置游戏时间,训练初期可以设置的时间短一些,随着能力提高逐渐延长时间。

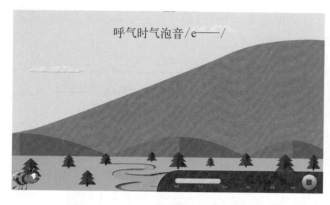

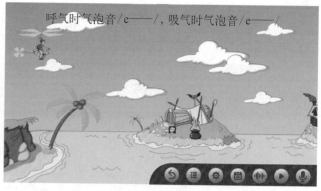

图 4-4-94　呼气时发气泡音实时训练　　　　**图 4-4-95　哼调后发音实时训练**

（言语矫治仪，ICFDrSpeech®，上海慧敏医疗器械有限公司授权使用）

2. 吸气时发气泡音

与实时呼气时发气泡音同理，言语治疗师向患者介绍吸气时发气泡音的动作要领，患者结合实时言语视听反馈设备言语矫治仪中的音调感知游戏进行练习。具体步骤同"呼气时发气泡音"。

3. 呼气和吸气时交替发气泡音

与实时呼气时发气泡音同理，言语治疗师向患者介绍呼气和吸气时交替发气泡音的动作要领，患者结合实时言语视听反馈设备言语矫治仪中的音调感知游戏进行练习。

以"飞车"实时言语感知游戏为例，如图 4-4-95 所示，仍然要求小飞车在低空中飞行，前半段用呼气时发气泡音控制，飞车到达中间的小岛后，开始用吸气时发气泡音控制，直至到达对岸。由于是两段式发音，游戏时间可以设置得稍微长一些，以患者努力后可以达成又不至于太容易为宜。

4. 呼气发气泡音过渡到气泡音发/i/

向患者介绍呼气发气泡音过渡到以气泡音发/i/的动作要领后，结合实时言语视听反馈设备言语矫治仪中的音调感知游戏进行练习。

以"小飞熊"实时言语感知游戏为例，如图 4-4-96 所示，告诉患者，要求通过发音让小飞熊在低空中飞行，前半段用呼气发气泡音，小飞熊与小兔子相遇后，过渡到用气泡音发/i/，让小飞熊飞完全程。同样根据患者能力的提升，不断设置延长游戏时间进行训练。

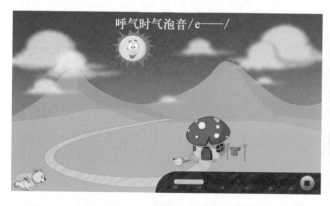

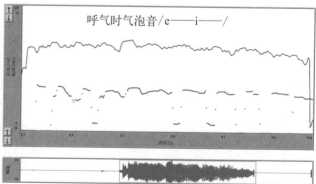

图 4-4-96　呼气发气泡音过渡到气泡音发/i/训练　　**图 4-4-97　呼气时发气泡音实时言语反馈训练**

（言语矫治仪与言语障碍测量仪，ICFDrSpeech®，上海慧敏医疗器械有限公司授权使用）

5. 吸气发气泡音过渡到气泡音发/i/

与呼气发气泡音过渡到气泡音发/i/同理，向患者介绍吸气发气泡音过渡到以气泡音发/i/的动作要领后，结合实时言语视听反馈设备言语矫治仪中的音调感知游戏进行练习。

除此之外,实时气泡发音法可选择实施言语视听反馈设备言语矫治仪中多样化的实时言语训练游戏,具体推荐的素材如表4-4-13所示。

表4-4-13　实时气泡发音法游戏素材表

游戏模块	游戏类型	游　戏　名　称
感知游戏	音调	热气球、小飞熊、飞车、袋鼠、弹钢琴、小蜜蜂、火箭、飞机、欢乐秋千、跳跳蛙
训练游戏	音调	撞球、茶壶、空战、奇妙海、划船、小恶魔、小天使、宇宙飞船、飞碟、飞艇、战斗机、直升机、喷气式飞机、螺旋桨飞机

同时,也可以选用言语障碍测量仪来进行实时反馈,动作要领同上,首先呼气时发气泡音,同时屏幕上呈现蓝色幅度和红色基频图像,如图4-4-97。当患者熟练掌握气泡音要领时,言语治疗师可根据患者水平逐渐增加难度,气泡音区的音调高低可参照屏幕中的红色线,下降则表示音调低,上升则表示音调变高,从而起到实时监控患者是否在气泡音区内发音的作用。

（四）实时半吞咽法

进行半吞咽训练的目的是通过吞咽进行到一半时用较低的音调大声地发"bo——m"音,使产生的气流在声道内反作用于声带,以提高声带闭合的能力。将半吞咽训练法的训练内容与步骤结合现代化的实时言语视听反馈技术,形成实时半吞咽训练法。训练形式见数字资源4-4-13。

数字资源
4-4-13

适应症:主要适用于由于声带闭合不全导致的嗓音音质异常的患者。

1. 实时半吞咽时发无意义音节

言语治疗师指导患者在半吞咽时发/bo——m/+/i/,在吞咽进行到一半,喉的位置处于最高时发/bo——m/,之后紧跟着用正常发音方式发/i/,当患者能够较熟练地完成后,再指导患者在半吞咽时发/bo——m/,紧跟着用正常发音方式发/i/,再开始第二次半吞咽发/bo——m/,要求发声连贯。可采用实时言语视听反馈设备言语矫治仪来完成实时半吞咽时发无意义音节。

以"大力士"实时言语训练游戏为例,可以在响度设置中设定目标响度,从易至难选择60分贝至90分贝。如图4-4-98所示,当应用半吞咽法使得声带迅速有力地撞击关闭时,言语响度增加,大力士会将双臂合拢用力,如图a所示。以半吞咽法发/bo——m/+/i/的响度越大,发声越迅速,就能更快地达到响度设定的目标值,大力士就能完成夸张的拢臂动作并赢得掌声。

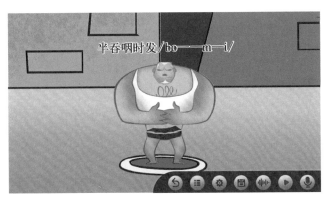

a. 游戏训练界面

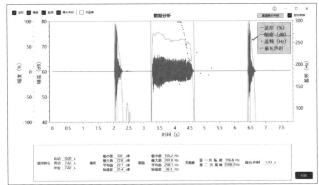

b.实时反馈界面

图4-4-98　实时半吞咽时发无意义音节训练

（言语矫治仪,ICFDrSpeech®,上海慧敏医疗器械有限公司授权使用）

2. 实时半吞咽时发有意义音节

言语治疗师指导患者在半吞咽时发/bo——m/＋以/i/开头的词语,当患者能够较熟练地完成后,再指导患者在半吞咽时发/bo——m/,紧跟着用正常发音方式发以/y/开头的词语,再开始第二次半吞咽发/bo——m/,要求发声连贯。可采用实时言语视听反馈设备言语矫治仪来完成实时半吞咽时发有意义音节。

以"飞碟"实时言语训练游戏为例,可以在响度设置中设定目标响度,从易至难选择60分贝至90分贝。如图4-4-99所示,当应用半吞咽法使得声带迅速有力地撞击关闭时,言语响度增加,外星人会迅速飞向飞碟,飞碟就能开走,如图 a 所示。以半吞咽法发/bo——m/＋以/i/开头的词语"椅子",响度越大,发声越迅速时,就能更快地达到响度设定的目标值,外星人就能更快地向上飞回飞碟中。

实时半吞咽时发短语的方法与发有意义音节的方法一致,当患者能够较好地达成实时半吞咽时,发有意义音节的训练目标后,就可进入到实时半吞咽时发短语的训练中,两者运用游戏训练的方法一致,可以选择不同的游戏进行训练,在此不再赘述。

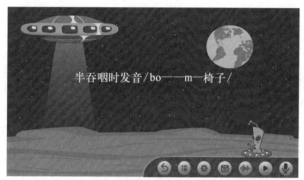

a. 游戏训练界面

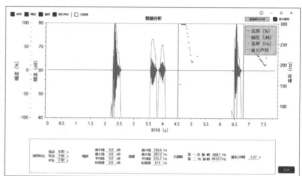

b. 实时反馈界面

图 4-4-99　实时半吞咽时发有意义音节训练

(言语矫治仪,ICFDrSpeech®,上海慧敏医疗器械有限公司授权使用)

3. 实时半吞咽时去掉/bo——m/发音

言语治疗师指导患者逐渐增加字词的长度,要求患者半吞咽时去掉/bo——m/作诱导,直接半吞咽发字词,可采用实时言语视听反馈设备言语矫治仪来完成实时半吞咽时去掉/bo——m/发音。以"蓝色星球"实时言语训练游戏为例,可以在响度设置中设定目标响度,从易至难选择60分贝至90分贝。如图4-4-100所示,以发"牙医看牙"为例,当应用半吞咽法发"牙医看牙"使得声带迅速有力地撞击关闭时,言语响度增加,蓝色星球会迅速变大并且微笑和发射爱心,如图 a 所示。以半吞咽法去掉/bo——m/直接发音的响度越大,发声越迅速时,就能更快地达到响度设定的目标值,获得游戏奖励。

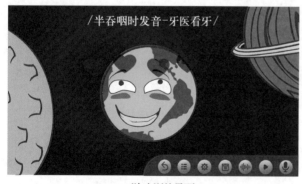

a. 游戏训练界面

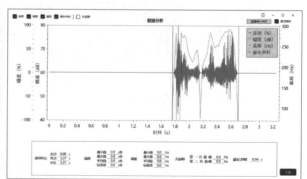

b. 实时反馈界面

图 4-4-100　实时半吞咽时去掉/bo——m/发音训练

(言语矫治仪,ICFDrSpeech®,上海慧敏医疗器械有限公司授权使用)

4. 实时自然发音

当患者能够较好地掌握半吞咽发音的方法后逐渐将吞咽动作去除,把头和下颌移到自然位置,练习自然发音,可采用实时言语视听反馈设备言语矫治仪来完成实时自然发音。

以"消防员"实时言语训练游戏为例,可以在响度设置中设定目标响度,从易至难选择 60 分贝至 90 分贝。如图 4 - 4 - 101 所示,以发"蜜蜂采蜜"为例,只有以合适的发声响度说话时,消防员才能顺着梯子向上爬,救下树上的小动物,如图 a 所示。当言语时的响度越大,发声越迅速时,就能更快地达到响度设定的目标值,消防员就能救下树上的小动物。

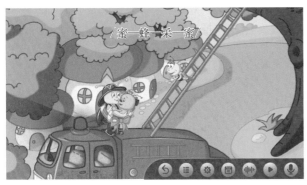
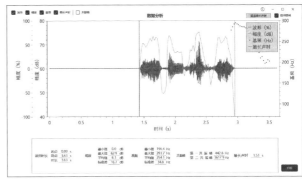

a. 游戏训练界面　　　　　　　　　　　　　　　b. 实时反馈界面

图 4 - 4 - 101　实时自然发音言语游戏训练

(言语矫治仪,ICFDrSpeech®,上海慧敏医疗器械有限公司授权使用)

除此之外,实时半吞咽训练法可选择实时言语视听反馈设备言语矫治仪中多样化的实时言语训练游戏,具体推荐的素材如表 4 - 4 - 14。

表 4 - 4 - 14　实时半吞咽训练法游戏素材表

游戏模块	游戏类型	游　戏　名　称
感知游戏	增加响度	吹气球、大楼、男孩、狮子、小象、小白兔、跳跃的女孩、火箭升空、河豚、温度计
训练游戏	增加响度	长颈鹿、生日、消防员、举重、超人、热气球、蓝色星球、太空旅行、大力士

同时,也可以选用言语障碍测量仪来进行实时反馈,动作要领同上,当吞咽进行到一半时用较低的音调大声地发"bo——m"音,同时屏幕上呈现蓝色的幅度图像,如图 4 - 4 - 102。

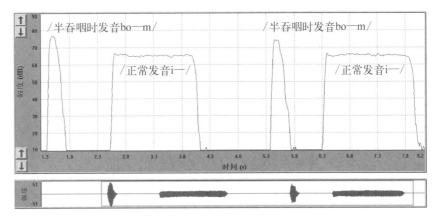

图 4 - 4 - 102　实时半吞咽时发无意义音节言语反馈训练

(言语障碍测量仪,ICFDrSpeech®,上海慧敏医疗器械有限公司授权使用)

当患者熟练掌握半吞咽法的动作要领时,言语治疗师可根据患者的响度水平和声带闭合能力逐渐增加难度,让患者在半吞咽时结合不同的语料发音,逐渐去除半吞咽的辅助自然发音,发声状况可参照屏幕中的幅度图像,要求患者的幅度图像呈现发"bo——m"音时幅度迅速变高,在发目标语料时以合适的幅度维持一段时间。

(五) 实时吸入式发音法

进行吸入式发音训练的目的是通过在吸气的时候发音来帮助患者重新使用真声带进行发音。将吸入式发音训练法的训练内容与步骤结合现代化的实时言语视听反馈技术,形成实时吸入式发音训练法。训练形式见数字资源4-4-14。

数字资源
4-4-14

适应症: 主要适用于嗓音音质异常,尤其适用于功能性失音症和室带发声的患者。

1. 实时吸气时发音

利用双肩辅助发音,举起双臂的同时倒吸一口气,并同时用高音调发高元音,放下双臂的同时呼出气体,可采用实时言语视听反馈设备言语矫治仪来完成实时吸气时发音。

以"弹钢琴"实时言语训练游戏为例,可以在音调设置中设定目标音调的最高值,根据每个患者的情况从易至难选择250赫兹、300赫兹、330赫兹、350赫兹、400赫兹等。在游戏中,小老鼠会随着患者音调的变化在琴键上跳动。如图4-4-103所示,a图箭头处是当患者在吸气时用高音调发高元音/i/时所对应的音阶。在游戏训练中,患者通过观察小老鼠在琴键上移动的位置来调整自己以高音调发高元音。

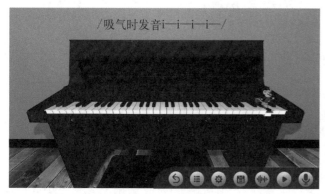
a. 游戏训练界面

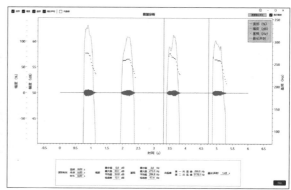
b. 实时反馈界面

图4-4-103 实时吸气时发音训练

(言语矫治仪,ICFDrSpeech®,上海慧敏医疗器械有限公司授权使用)

2. 实时吸气时发音过渡到呼气时发音

利用双臂辅助发音,耸肩的同时倒吸一口气,同时以高音调发高元音/i/或/ü/,也可采用以/i/或/ü/开头的单音节词和双音节词作为训练语料,然后,在呼气的同时放松双肩,并仍然从高音调开始发该音,并逐渐将音调过渡至自然音调。即将吸气时发音转换到呼气时发音,从高音调发音过渡至自然音调发音,从而建立真声带发音方式,可采用实时言语视听反馈设备言语矫治仪来完成实时吸气时发音过渡到呼气时发音。

以"快乐秋千"实时言语训练游戏为例,可以在音调设置中设定目标音调的最高值和最低值,根据每个患者的情况,音调最高值设定从易至难选择250赫兹、300赫兹、330赫兹、350赫兹和400赫兹等,音调最低值设定从易至难选择200赫兹、150赫兹和100赫兹等。在游戏中,秋千上的小男孩会随着患者音调的变化荡秋千。当音调变高时,小男孩向前向上荡秋千,当音调由高变低时,小男孩向后向下荡秋千。如图4-4-104所示,a图是患者在呼气发音时逐渐由高音调过渡到自然音调的过程中所对应的秋千位置,反映了由高到低的音调变化。在游戏训练中,患者通过观察秋千移动的位置来调整自己在吸气及呼气时以高音调发高元音,并在呼气发音时逐渐由高音调向自然音调转换,以建立和巩固真声带发声方式。

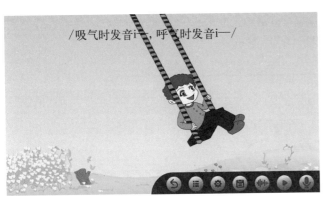

a. 游戏训练界面

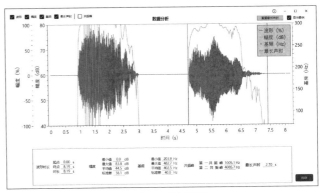

b. 实时反馈界面

图4‑4‑104　实时吸气时发音过渡到呼气时发音训练

（言语矫治仪，ICFDrSpeech®，上海慧敏医疗器械有限公司授权使用）

3. 实时正常发音

去除吸气时发音的诱导，患者直接用舒适的方式发音，巩固真声带发音。发音材料选择短语，言语治疗师也可根据目标具体安排符合患者的训练材料，可采用实时言语视听反馈设备言语矫治仪来完成实时正常发音。

以"飞机"实时言语训练游戏为例，在游戏中，患者以舒适的音调说短语，如"长鼻子的大象"，飞机会随着言语声向前飞行，当言语音调较低时，飞机飞得低，当言语音调较高时，飞机飞得高。在正常发音时，根据语料不同，飞机可呈现不同的高低飞行状态。如图4‑4‑105所示，a图是患者以较高音调发音时所对应的飞机位置。在游戏训练中，患者通过观察飞机移动的位置来了解自己在不同语料下，正常言语时的音调变化，巩固真声带发音。

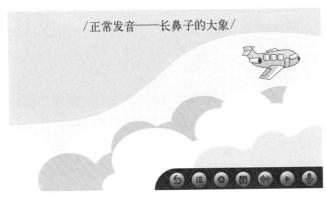

a. 游戏训练界面

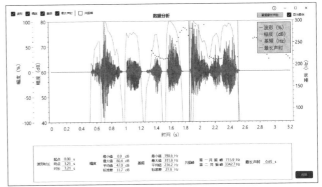

b. 实时反馈界面

图4‑4‑105　实时正常发音训练

（言语矫治仪，ICFDrSpeech®，上海慧敏医疗器械有限公司授权使用）

除此之外，实时吸入式发音训练法可选择实时言语视听反馈设备言语矫治仪中多样化的实时言语训练游戏，具体推荐的素材如表4‑4‑15。

表4‑4‑15　实时吸入式发音训练法游戏素材表

游戏模块	游戏类型	游 戏 名 称
感知游戏	音调	热气球、小飞熊、飞车、袋鼠、弹钢琴、小蜜蜂、火箭、飞机、快乐秋千、跳跳蛙
训练游戏	音调	撞球、茶壶、空战、奇妙海、划船、小恶魔、小天使、宇宙飞船、飞碟、飞艇、战斗机、直升机、喷气式飞机、螺旋桨飞机

同时,也可以选用言语障碍测量仪来进行实时反馈,动作要领同上,举起双臂的同时倒吸一口气,并同时以高音调发高元音,同时屏幕上呈现红色的基频图像,如图4-4-106。

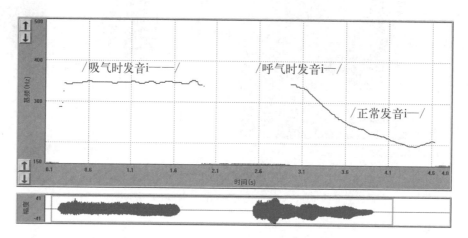

图4-4-106 实时吸入式发音法言语反馈训练

(言语障碍测量仪,ICFDrSpeech®,上海慧敏医疗器械有限公司授权使用)

当患者熟练掌握吸气时发音的动作要领时,言语治疗师可根据患者的音调水平和发声状况增加难度,让患者在吸气时发音并过渡到呼气时发音,最终能够在自然音调下以真声带发音。发声状况可参照屏幕中的基频图像,要求患者的基频图像呈现基频值处于高值稳定状态。

(六) 实时吟唱法

进行"吟唱法"训练,利用类似唱歌的形式,流畅连贯地说话,使音调响度变化较小,声带振动舒适规律,从而改善音质,主要适用于嗓音音质异常。将吟唱训练法的训练内容与步骤结合现代化的实时言语视听反馈技术,形成实时吟唱法。训练形式见数字资源4-4-15。

数字资源 4-4-15

适应症: 主要适用于嗓音音质异常的患者。

1. 实时吟唱法动作要领学习

吟唱法要求患者在实时游戏中找到发声时最放松舒适的自然音调,并体会如何用该音调进行流畅连贯且音调、响度变化不大的发音。可采用实时言语视听反馈设备言语矫治仪来完成实时吟唱法动作要领学习。

以"跳跳蛙"实时言语训练游戏为例,在音调设置中按照患者情况设定基频的最高值和最低值以及患者类型。在游戏中,小青蛙会随着患者音调的变化在不同木桩上跳动,木桩从低到高排列对应着不同的音调。在吟唱法动作要领学习时要求患者可利用/ɑ/进行流畅连贯且音调、响度变化不大的吟唱发音练习。让患者尝试以不同音调发音,使小青蛙跳到不同高度的木桩上,并从几次发音中找到最放松舒适的自然音调作为后续吟唱法训练的目标音调。如图4-4-107所示,在该游戏中,患者通过观察小青蛙在不同高度的木桩上跳动以及发不同音调时嗓音的主观变化来感受最适的吟唱音调,以建立对吟唱法的初步认识。

2. 实时吟唱时发无意义音节

言语治疗师指导患者吟唱发无意义音节/hɑ/,用单一的音调连贯发音。可以逐渐增加无意义音节的个数,并连续发音,如:/hɑ/—/hɑ/—/hɑ/;一口气发尽可能多的音,如:/hɑ/—/hɑ/—/hɑ/—/hɑ/—/hɑ/—/hɑ/……。可采用实时言语视听反馈设备言语矫治仪软件来完成实时吟唱时发无意义音节。

以"奇妙海"实时言语训练游戏为例,在音调训练设置中选择"撞击模式"中的第一个模式。在游戏中,小鱼会随着患者音调的变化上下游动,撞击海星。在吟唱发无意义音节时要求患者以单一的音调连贯发音,因此要求患者维持音调平稳,只撞击同一排海星,不触碰到其他排的海星,音调选择训练中确定患者较为舒适的水平。如图4-4-108所示,a图显示患者以平稳单一的音调发音时碰撞并消失的中间一排海星。在游戏训练中,患者通过观察小鱼在三排海星之间游动的位置来维持自己以单一稳定的音调连贯发音。

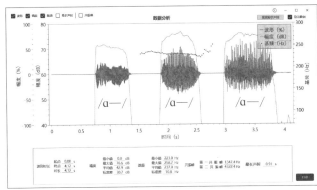

a. 游戏训练界面　　　　　　　　　　　b. 实时反馈界面

图 4-4-107　实时吟唱法动作要领学习言语训练游戏

（言语矫治仪,ICFDrSpeech®,上海慧敏医疗器械有限公司授权使用）

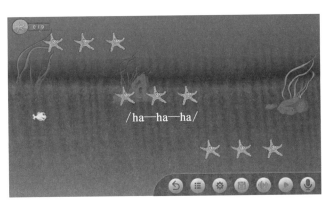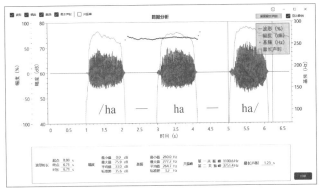

a. 游戏训练界面　　　　　　　　　　　b. 实时反馈界面

图 4-4-108　实时吟唱时发无意义音节言语训练游戏

（言语矫治仪,ICFDrSpeech®,上海慧敏医疗器械有限公司授权使用）

3. 实时吟唱时发单音节词

言语治疗师指导患者吟唱发一个单音节词,如"花",用单一的音调连贯发音,并适当延长韵母部分的发音时间。然后,患者连续发该单音节词,一口气重复发音且发尽可能多的音,如:"花—花—花—花—花—花……",可采用实时言语视听反馈设备言语矫治仪来完成实时吟唱时发单音节词。

以"战斗机"实时言语训练游戏为例,在音调训练设置中选择"撞击模式"的第一个模式。在游戏中,战斗机会随着患者音调的变化上下飞行,撞击金币。在吟唱发单音节词时要求患者以单一的音调连贯发音,并适当延长韵母部分的发音时间。要求患者维持音调平稳,只撞击同一排金币,不触碰到其他排的金币。如图 4-4-109 所示,a 图显示未发声时战斗机面前的三排金币。在游戏训练中,患者通过观察战斗机在三排金币之间移动的位置,来维持自己以单一稳定的音调连贯发单音节词并重复发音。

吟唱时发双音节词和句子的方法与吟唱时发单音节词的方法一致,当患者能够较好地达成吟唱时发单音节词的训练目标后,就可进入到吟唱时发双音节词和句子的训练中,不同语料利用游戏训练的方法一致,可以选择不同的游戏进行训练,在此不再赘述。

4. 实时吟唱音和自然音交替训练

在患者掌握了吟唱式发音方法以后,要求患者采用自然音和吟唱音交替的说话方式,体会自然音与吟唱音之间的差别,建立舒适的起音方式,从易至难选择不同的语料进行训练,可进行自然音和吟唱音交替发单音节词、双音节词和句子,如:"海豚———"—"海豚",可采用实时言语视听反馈设备言语矫治仪来完成实时自然

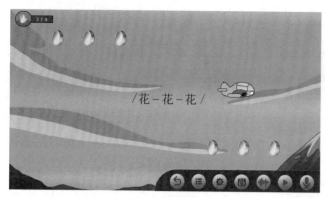
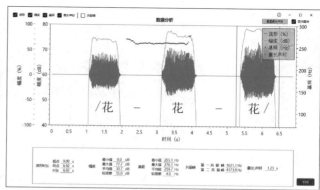

a. 游戏训练界面　　　　　　　　　　　　　　　　　b. 实时反馈界面

图 4-4-109　实时吟唱时发单音节词言语训练游戏

（言语矫治仪，ICFDrSpeech®，上海慧敏医疗器械有限公司授权使用）

音和吟唱音的交替训练。

　　以"划船"实时言语训练游戏为例，在音调训练设置中选择"撞击模式"中的第一个模式。在游戏中，小船会随着患者音调的变化上下划行，撞击荷花。再以吟唱发音时要求患者以单一的音调连贯发音，只撞击同一排荷花，不触碰到其他排的荷花。在以自然音发音时要求患者音调，语调自然，具备一定的频率起伏，可同时触碰到三排荷花。如图 4-4-110 所示，a 图显示自然发音时随着音调起伏，小船可碰撞到三排荷花。在游戏训练中，患者通过观察小船在三排荷花之间划动的位置来体会自然音与吟唱音之间的差别，建立舒适的起音方式。

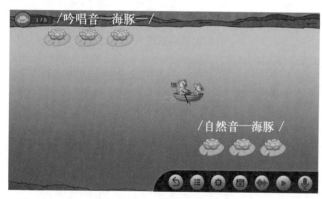
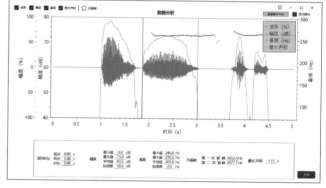

a. 游戏训练界面　　　　　　　　　　　　　　　　　b. 实时反馈界面

图 4-4-110　实时吟唱音和自然音交替训练言语训练游戏

（言语矫治仪，ICFDrSpeech®，上海慧敏医疗器械有限公司授权使用）

　　除此之外，实时吟唱训练法可选择实时言语视听反馈设备言语矫治仪中多样化的实时言语训练游戏，具体推荐的素材如表 4-4-16。

表 4-4-16　实时吟唱法游戏素材表

游戏模块	游戏类型	游 戏 名 称
感知游戏	音调	热气球、小飞熊、飞车、袋鼠、弹钢琴、小蜜蜂、火箭、飞机、快乐秋千、跳跳蛙
训练游戏	音调	撞球、茶壶、空战、奇妙海、划船、小恶魔、小天使、宇宙飞船、飞碟、飞艇、战斗机、直升机、喷气式飞机、螺旋桨飞机

同时,也可以选用言语障碍测量仪来进行实时反馈,动作要领同上,利用类似唱歌的形式,流畅连贯地说话,使音调响度变化较小,同时屏幕上呈现基频-幅度曲线图像,如图 4-4-111 所示。

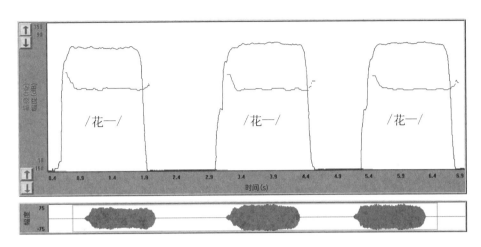

图 4-4-111　实时吟唱时发单音节词言语反馈训练

(言语障碍测量仪,ICFDrSpeech®,上海慧敏医疗器械有限公司授权使用)

当患者熟练掌握吟唱法的动作要领时,言语治疗师可根据患者的最长声时或肺活量增加难度,让患者以吟唱法结合不同长度的语料发音,发声状况可参照屏幕中的声波图像,要求患者的声波图像呈现均匀大小和间隔时长。

第六节　ICF 言语发声障碍康复治疗案例

一、言语发声障碍促进治疗法儿童案例

以言语发声障碍儿童患者的发声促进治疗法为例,具体阐述 ICF 框架下发声障碍患者促进治疗康复的实施过程。儿童言语发声障碍 ICF 言语嗓音功能评估表见数字资源 4-4-16。

(一)患者基本信息

患者宋××,5 岁男性,脑性瘫痪。言语功能方面,存在响度偏小、音调偏低,略有气息声,语言和认知方面没有明显异常。具体情况详见表 4-4-17。

表 4-4-17　患者基本信息表

上海市××儿童康复中心

患者基本信息

姓名 *　　　宋××　　　　出生日期 *　　2014.6.17　　　　性别 ☑ 男　□ 女

检查者　　陈老师　　　　评估日期 *　　2020.3.8　　　　编号　　C01

类型:□ 智障 ＿＿＿＿　□ 听障 ＿＿＿＿　☑ 脑瘫 ＿＿＿＿　□ 自闭症 ＿＿＿＿　□ 发育迟缓 ＿＿＿＿

　　　□ 失语症 ＿＿＿＿＿＿＿　□ 神经性言语障碍(构音障碍)＿＿＿＿＿＿＿

　　　□ 言语失用症 ＿＿＿＿＿　□ 其他 ＿＿＿＿＿＿＿

主要交流方式:☑ 口语　□ 图片　□ 肢体动作　□ 基本无交流

听力状况:☑ 正常　□ 异常　听力设备:□ 人工耳蜗　□ 助听器　补偿效果＿＿＿＿＿＿＿＿＿＿＿

进食状况:＿＿未见明显异常＿＿

言语、语言、认知状况:言语嗓音方面:言语基频为 241 赫兹,音调偏低,中度损伤;基频震颤为 1.4 次/秒,重度损伤;频段能量集中率为 39%,轻度损伤;基频微扰为 0.34%;声门噪声为 -8.7 分贝,轻度损伤;幅度微扰为 4.28%,轻度损伤;构音语速语调、语言、认知、情绪方面未见明显异常。

口部触觉感知与运动状况:＿＿＿未见明显异常。＿＿＿

（二）ICF言语发声功能评估结果

根据患者基本情况，言语治疗师对患者进行言语发声功能评估以掌握患者功能的损伤程度，为制定科学的治疗计划提供依据。

经嗓音言语产生功能评估，如表4-4-18所示：患者宋某言语基频为241赫兹，基频震颤为1.4次/秒，频段能量集中率为39.0%，基频微扰为0.34%，幅度微扰为4.28%，声门噪声为-8.7分贝，将上述结果输入ICF转换器内，得出患者ICF嗓音言语产生功能评估结果，详见表4-4-18。该患者存在呼吸支持不足、低音调、气息声等问题。

表4-4-18 ICF言语噪音功能评估表（言语发声功能）

身体功能即人体系统的生理功能损伤程度			无损伤	轻度损伤	中度损伤	重度损伤	完全损伤	未特指	不适用
			0	1	2	3	4	8	9
b3100	嗓音产生	言语基频			☒				
		基频震颤				☒			
		频段能量集中率		☒					

通过喉及其周围肌肉与呼吸系统配合产生声音的功能。
包括：发声功能、音调、响度功能；失声、震颤、发声困难。

信息来源：☒ 病史　　问卷调查　　临床检查　　☒ 医技检查

问题描述：

1. 声带振动频率为241次/秒↓，音调及音调控制能力存在中度损伤。
建议进行如下治疗：（1）实时反馈治疗，选择如音调实时反馈（控制）训练、词语拓展实时反馈训练等治疗方法；（2）传统治疗，选择如发声放松训练、乐调匹配法、音调梯度法训练（升调）、吟唱法等治疗方法；（3）言语嗓音ICF-RFT疗法，将实时反馈治疗与传统疗法结合，如通过音调实时视听反馈训练，进行乐调匹配法、音调梯度法训练（升调）、吟唱法等治疗方法的训练。具体参见言语矫治仪的音调训练板块、词语拓展板块和言语障碍测量仪。

2. 频段能量集中率为39.0%↓，声带振动时谐波能量衰减过大，存在轻度发声功能低下现象。
建议进行以下治疗：（1）实时反馈治疗，选择如清浊音实时反馈训练、音调实时反馈训练等治疗方法；（2）传统治疗，选择如发声放松训练、喉部按摩法、哈欠—叹息法、咀嚼法、张嘴法、吟唱法等治疗方法。具体参见言语矫治仪的音调训练板块、清浊音训练板块、言语障碍测量仪和嗓音功能检测仪。

3. 基频震颤为1.4次/秒↓，声带振动频率呈现重度包络式损伤，存在重度声带神经源性损伤而造成的嗓音障碍。
建议进行如下治疗：（1）实时反馈治疗，选择如音调实时反馈训练、响度实时反馈训练等治疗方法；（2）传统治疗，选择如呼吸放松训练、发声放松训练、喉部按摩法、乐调匹配法、手指按压法等治疗方法。具体参见言语矫治仪的感知音调板块、感知响度板块和言语障碍测量仪。

			0	1	2	3	4	8	9
b3101	嗓音音质	基频微扰（粗糙声）	☒						
		声门噪声（气息声）		☒					
		幅度微扰（嘶哑声）		☒					

产生嗓音特征的功能，包括谐波特征、共鸣和其他特征。
包括：谐波高、低功能；鼻音功能亢进和鼻音功能低下、发声困难、声带紧张、嘶哑声或粗糙声、气息声等障碍。

信息来源：☒ 病史　　问卷调查　　临床检查　　☒ 医技检查

问题描述：
1. 基频微扰为 0.34%，嗓音音质正常，无粗糙声，无嘶哑声。
2. 声门噪声为 -8.7 分贝↑，嗓音音质存在轻度损伤，存在轻度的气息声或嘶哑声。

建议进行如下治疗：(1) 实时反馈治疗，选择如音调实时反馈训练、起音实时反馈训练、响度感知实时反馈训练、音质实时反馈训练等治疗方法；(2) 传统治疗，选择如发声放松训练、气泡发音法、半吞咽法、吸入式发音法等治疗方法。具体参见言语矫治仪的音调训练板块、响度训练板块、起音训练板块、清浊音训练板块、言语障碍测量仪和嗓音功能检测仪。

3. 幅度微扰为 4.28%↑，嗓音音质存在轻度损伤，存在轻度的粗糙声或嘶哑声。

建议进行如下治疗：(1) 实时反馈治疗，选择如音调实时反馈训练、响度实时反馈训练、音质实时反馈训练等治疗方法；(2) 传统治疗，选择如发声放松训练、音调梯度训练法、响度梯度训练法、吟唱法等治疗方法。具体参见言语矫治仪的音调训练板块、响度训练板块、言语障碍测量仪和嗓音功能检测仪。

（三）ICF 言语发声功能治疗计划

该患者的言语基频、声带振动规律性、声门闭合能力等多方面均存在一定程度的损伤，根据表 4-4-18 所示患者言语嗓音功能的评估结果，患者存在低音调、气息声的问题，本章节康复训练案例中将以发声障碍的康复训练为主来进行讲解。

1. 确定训练目标

患者的嗓音功能在言语基频、声带振动规律性、声门闭合能力多方面存在异常，将提高音调、改善声带闭合能力作为训练目标。

2. 选择训练内容和方法

针对言语基频偏低，采用手指按压法结合音调梯度训练；针对声带闭合不全，采用用力搬椅法、半吞咽法进行训练。

3. 确定实施人员和治疗目标

如表 4-4-19 所示，制定治疗计划的过程中还需要确定实施治疗计划的人员以及确立合适的治疗目标。

表 4-4-19　ICF 言语嗓音治疗计划表

治疗任务		治　疗　方　法	康复医师	护士	言语治疗师	特教教师	初始值	目标值	最终值
3.9	频段能量集中率	1级或2级	➤ 实时反馈治疗： ☑ 音调实时反馈训练(张嘴、吟唱) ➤ 传统治疗： ☑ 发声放松训练 (平调旋转打嘟、升调/降调打嘟) ☑ 张嘴法 (张大嘴发无意义音、单、双音节词) ☑ 吟唱法 (吟唱/ɑ/、/i/、/u/等韵母)			√		1	0	0
	言语基频	3级或4级	➤ 实时反馈治疗： ☑ 音调实时反馈训练 (感知音调的高低) ➤ 传统治疗： ☑ 发声放松训练 (颈部放松训练、平调打嘟) ☑ 音调梯度训练 ☑ 哼音法 (进行/ɑ、i、u/的哼音感知)			√		2	0	0

续　表

治疗任务		治疗方法	康复医师	护士	言语治疗师	特教教师	初始值	目标值	最终值
3.9	基频震颤	3级或4级	➤ 实时反馈治疗： ☑ 音调实时反馈训练 （感知音调的高低） ☑ 响度实时反馈训练 （感知响度的高低） ➤ 传统治疗： ☑ 呼吸放松训练（发声稳定性） ☑ 发声放松训练 （颈部放松训练、平调打嘟） ☑ 乐调匹配法（哼唱音阶后发／ɑ／、／i／、／u／等单元音）			√		3	1	1
	声门噪声（气息声）	1级或2级	➤ 实时反馈治疗： ☑ 音调实时反馈训练 ☑ 起音清浊音实时反馈训练 ☑ 嗓音声门噪声反馈训练 ➤ 传统治疗： ☑ 发声放松训练 （平调旋转打嘟、升调打嘟） ☑ 用力搬椅法 ☑ 半吞咽法			√		1	0	0
	幅度微扰（嘶哑声）	1级或2级	➤ 实时反馈治疗： ☑ 音调实时反馈训练 ☑ 嗓音基频微扰反馈训练 ☑ 嗓音幅度微扰反馈训练 ➤ 传统治疗： ☑ 发声放松训练 （平调旋转打嘟、升调／降调打嘟） ☑ 音调梯度训练法（升调／降调形式唱单、双、三音节词） ☑ 吟唱法 （吟唱／ɑ／、／i／、／u／等韵母）			√		1	0	0

（四）言语发声功能康复治疗与实时监控

言语治疗师根据表 4-4-19 所示的治疗计划对患者实施言语功能治疗，治疗内容与实时监控如表 4-4-20 所示。

表 4-4-20　言语发声功能康复治疗及实时监控表

时间	治疗任务	损伤程度	治疗方法	训练前描述（如需）	训练结果
3.9	发声功能亢进／发声功能低下的治疗（频段能量集中率）	1级或2级	➤ 实时反馈治疗： ☑ 清浊音实时反馈训练 （哈欠—叹息、咀嚼） ☑ 音调实时反馈训练 （张嘴、吟唱） ➤ 传统治疗： ☑ 发声放松训练 （平调旋转打嘟、升调／降调打嘟） ☑ 张嘴法 （张大嘴发无意义音、单、双音节词）		40%

续　表

时间	治疗任务	损伤程度	治　疗　方　法	训练前描述（如需）	训练结果
3.9	高音调／低音调／音调变化单一／音调变化过大的治疗（言语基频）	1级或2级	➤ 实时反馈治疗： ☑ 音调实时反馈训练 （控制音调高低、音调变化） ➤ 传统治疗： ☑ 发声放松训练 （平调旋转打嘟、升调／降调打嘟） ☑ 乐调匹配法 （哼唱音阶后发／ɑ／、／i／、／u／等单元音） ☑ 吟唱法 （吟唱／ɑ／、／i／、／u／等韵母）		289 赫兹

（五）ICF言语发声功能康复短期目标监控

患者于3月9日起，开始接受嗓音障碍康复治疗，每周3次训练后进行一次短期目标监控，查看患者发声功能损伤程度的改善情况，具体如表4-4-21所示。

表4-4-21　ICF言语嗓音治疗短期目标监控表

1. 发声功能测量项目：言语基频；

日期	言语基频	言语基频状况 ↓、正常、↑	言语基频标准差	言语基频标准差状况 偏小、正常、偏大	相对年龄	实际年龄	是否音调正常	损伤程度	
3.9	241	↓	28	正常	5	否	初始值	2	
								目标值	0
3.14	250	↓	26	正常	5	否	最终值	1	
3.20	275	正常	23	正常	5	是		0	

2. 喉功能声学测量项目：基频微扰、幅度微扰、声门噪声、频段能量集中率、基频震颤；

日期	——尽可能响地发/æ/音，类似英文发音——			听感评估	损伤程度	
	嗓音基频	嗓音基频标准差	频段能量集中率	是否嗓音滥用	频段能量集中率	
3.9	233.49	4.62	39	否	初始值	1
					目标值	0
3.14	250	4.72	39	否	最终值	1
3.20	275	4.09	42	否		0

日期	基频微扰	幅度微扰	声门噪声	听感评估 是否嗓音漏气	损伤程度		
					基频微扰	幅度微扰	声门噪声
3.9	0.34	4.28	-8.66	是	初始值	0	1	1
					目标值	0	0	0
3.14	0.23	3	-9.95	是	最终值	0	0	0
3.20	0.39	2.98	-13.55	否		0	0	0

续　表

日期	嘶哑声 G	粗糙声 R	气息声 B	是否嗓音粗糙
3.9	2	0	1	否
3.14	1	0	1	否
3.20	1	0	0	否

日期	基频震颤	幅度震颤		是否喉腔共鸣失调	损伤程度 基频震颤	
3.9	1.44	1.46		是	初始值	3
					目标值	1
3.14	1.98	1.45		是	最终值	2
3.20	2.7	1.89		是		1

（六）ICF 言语发声功能康复疗效评价

经过 2 周的治疗,患者言语发声问题得到良好的改善,具体疗效如表 4-4-22 所示。

表 4-4-22　ICF 言语嗓音疗效评价表

ICF 类目组合		初期评估 ICF 限定值 问题 0	1	2	3	4	目标值	中期评估(康复1周) 干预	ICF 限定值 问题 0	1	2	3	4	目标达成	末期评估(康复2周) 干预	ICF 限定值 问题 0	1	2	3	4	目标达成
b3100 嗓音产生	言语基频						0	√						×	√						√
	基频震颤						1	√						×	√						√
	频段能量集中率						0	√						×	√						√
b3101 嗓音音质	基频微扰(粗糙声)						0	√							√	√					√
	声门噪声(气息声)						0	√							√	√					√
	幅度微扰(嘶哑声)						0	√							√	√					√

二、言语发声障碍促进治疗法成人案例

以言语发声障碍成人患者的发声促进治疗法为例,具体阐述 ICF 框架下发声障碍患者促进治疗康复的实施过程,成人言语发声障碍 ICF 言语嗓音功能评估表见数字资源 4-4-17。

（一）患者基本信息

患者沈某,34 岁男性,嗓音障碍患者,言语功能方面,存在声带闭合不全、气息声等问题;语

数字资源
4-4-17

言和认知方面没有明显异常,具体情况如表4-4-23。

表4-4-23　患者基本信息

上海市××康复医院

患者基本信息

姓名 *　　沈××　　　　出生日期 *　　1987.7.9　　　性别 *　☑ 男　□ 女

检查者　　陈老师　　　　评估日期 *　　2021.3.8　　　编号 *　　A01

类型:□ 器质性嗓音疾病　　　　□ 功能性嗓音障碍　　　　☒ 神经性嗓音障碍

　　　□ 失语症　　　　　　　　□ 神经性言语障碍(构音障碍)

　　　□ 言语失用症　　　　　　□ 智力障碍　　　　　　　□ 脑瘫

　　　□ 听力障碍　　　　　　　□ 自闭症　　　　　　　　□ 其他

主要交流方式:☑ 口语　□ 图片　□ 肢体动作　□ 基本无交流

听力状况:☑ 正常　□ 异常　听力设备:□ 人工耳蜗　□ 助听器　补偿效果

进食状况:咀嚼功能较差。

言语、语言、认知状况:言语基频为132赫兹;基频震颤为11.2次/秒,完全损伤;频段能量集中率为40%;声带接触率为61.9%;接触率微扰为6.0%,完全损伤;基频微扰为1.02%,轻度损伤;声门噪声为-1.9分贝,重度损伤;幅度微扰为4.53%,轻度损伤。

口部触觉感知与运动状况:左侧面瘫,右侧触感知觉未见明显异常,整体运动减弱。

(二)ICF言语发声功能评估结果

根据患者主诉,言语治疗师对患者进行嗓音言语产生功能评估,以掌握患者各项言语功能的损伤程度,为制定科学的治疗计划提供依据。

经嗓音言语产生功能评估,患者沈某言语基频为132赫兹,基频震颤为11.2次/秒,频段能量集中率为40%,声带接触率为61.9%,接触率微扰为6.0%,基频微扰为1.02%,幅度微扰为4.53%,声门噪声为-1.95分贝,将上述结果输入ICF转换器内,得出患者ICF嗓音言语产生功能评估结果,详见表4-4-24。该患者存在声带闭合不全气息声、声带振动不规律的问题。

表4-4-24　ICF言语嗓音功能评估表

身体功能即人体系统的生理功能损伤程度			无损伤	轻度损伤	中度损伤	重度损伤	完全损伤	未特指	不适用
			0	1	2	3	4	8	9
b3100	嗓音产生	言语基频	☒						
		基频震颤					☒		
		频段能量集中率	☒						
		声带接触率	☒						
		接触率微扰					☒		
	通过喉及其周围肌肉与呼吸系统配合产生声音的功能。 包括:发声功能、音调、响度功能;失声、震颤、发声困难。								
	信息来源:☒ 病史　　问卷调查　　临床检查　　☒ 医技检查								
	问题描述: 　1. 声带振动频率为132次/秒,正常范围104—146次/秒,声带振动频率处于正常范围内,音调及音调控制能力正常。								

2. 基频震颤为 11.2 次/秒↑,正常范围 2.9—6.2 次/秒,声带振动频率呈现完全包络式损伤,存在完全声带神经源性损伤而造成的嗓音障碍。

建议进行如下治疗:(1) 实时反馈治疗,选择如音调实时反馈训练、响度实时反馈训练等治疗方法;(2) 传统治疗,选择如呼吸放松训练、发声放松训练、喉部按摩法、乐调匹配法、手指按压法等治疗方法。

3. 频段能量集中率为 40.0%,正常范围 39.2%—51.9%,声带振动时谐波能量衰减状况正常,发声功能良好。

4. 声带接触率为 61.9%,正常范围 47.6—71.4%,声门闭合程度正常,嗓音音质良好。

5. 接触率微扰为 6.0%↑,正常范围 0—3.1%,声门闭合完全不规律,声带振动完全失调。

建议进行如下治疗:(1) 实时反馈治疗,选择如清浊音实时反馈训练、音调实时反馈训练、声带接触率反馈训练等治疗方法;(2) 传统治疗,选择如发声放松训练、喉部按摩法、咀嚼法、哈欠—叹息法、用力搬椅法、哼鸣法、吟唱法、掩蔽法、碰撞法等治疗方法。

			0	1	2	3	4	8	9
b3101	嗓音音质	基频微扰(粗糙声)		☒					
		声门噪声(气息声)				☒			
		幅度微扰(嘶哑声)		☒					

产生嗓音特征的功能,包括谐波特征、共鸣和其他特征。

包括:谐波高、低功能;鼻音功能亢进和鼻音功能低下、发声困难、声带紧张、嘶哑声或粗糙声、气息声等障碍。

信息来源:☒ 病史　　□ 问卷调查　　□ 临床检查　　☒ 医技检查

问题描述:

1. 基频微扰为 1.02%↑,正常范围≤0.62%,嗓音音质存在轻度损伤,存在轻度的粗糙声或嘶哑声。

建议进行如下治疗:(1) 实时反馈治疗,选择如音调实时反馈训练、响度实时反馈训练、嗓音基频微扰反馈训练、嗓音幅度微扰反馈训练等治疗方法;(2) 传统治疗,选择如发声放松训练、音调梯度训练法、响度梯度训练法、吟唱法等治疗方法。

2. 声门噪声为 −1.9 分贝↑,正常范围≤−9.6 分贝,嗓音音质存在重度损伤,存在重度的气息声或嘶哑声。

建议进行如下治疗:(1) 实时反馈治疗,选择如起音清浊音感知实时反馈训练、响度感知实时反馈训练、嗓音声门噪声反馈训练等治疗方法;(2) 传统治疗,选择如发声放松训练、哈欠—叹息法、碰撞法、用力搬椅法、咀嚼法、哼鸣法等治疗方法。

3. 幅度微扰为 4.53%↑,正常范围≤3.74%,嗓音音质存在轻度损伤,存在轻度的粗糙声或嘶哑声。

建议进行如下治疗:(1) 实时反馈治疗,选择如音调实时反馈训练、响度实时反馈训练、嗓音基频微扰反馈训练、嗓音幅度微扰反馈训练等治疗方法;(2) 传统治疗,选择如发声放松训练、音调梯度训练法、响度梯度训练法、吟唱法等治疗方法。

（三）ICF 言语发声功能治疗计划

在言语嗓音功能上,该患者存在声带闭合不全、声带振动不规律的问题,根据表 4-4-24 所示患者的评估结果,进行传统训练结合实时反馈治疗。

1. 确定训练目标

患者在嗓音功能上存在的问题是声带闭合不全、声带振动规律差,本次训练目标为增加声带闭合能力和改善声带振动规律性。

2. 选择训练内容和方法

针对声带闭合不全采用实时用力搬椅法、实时半吞咽法,针对声带振动不规律采用实时声带放松法、实时吟唱法等。

3. 确定实施人员和治疗目标

如表 4-4-25 所示,制定治疗计划的过程中还需要确定实施治疗计划的人员以及确立合适的治疗目标。

表 4‐4‐25　ICF 言语嗓音治疗计划表

治疗任务		治疗方法	康复医师	护士	言语治疗师	特教教师	初始值	目标值	最终值
b3101嗓音音质	基频微扰(粗糙声)	➤ 实时反馈治疗： ☑ 音调实时反馈训练 ☑ 响度实时反馈训练 ☑ 嗓音基频微扰反馈训练 ☑ 嗓音幅度微扰反馈训练 ➤ 传统治疗： ☑ 发声放松训练 (平调旋转打嘟、升调/降调打嘟) ☑ 音调梯度训练法 (升调/降调形式唱单、双、三音节词) ☑ 吟唱法 (吟唱/ɑ/、/i/、/u/等韵母)	2级或1级			√		1	0	0
	T2声门噪声(气息声)	➤ 实时反馈治疗： ☑ 起音清浊音感知实时反馈训练 (感知起音时声带振动状态) ➤ 传统治疗： ☑ 用力搬椅法(闭合不全) (搬椅时突然提高响度发/ɑ/、/i/、/u/) ☑ 用力搬椅法 ☑ 哼鸣法(闭合不全) (哼调、哼鸣后发单元音)	3级或4级			√		3	2	1
	T10幅度微扰(嘶哑声)	➤ 实时反馈治疗： ☑ 音调实时反馈训练 ☑ 响度实时反馈训练 ☑ 嗓音基频微扰反馈训练 ➤ 传统治疗： ☑ 发声放松训练 (平调旋转打嘟、升调/降调打嘟) ☑ 音调梯度训练法 (升调/降调形式唱单、双、三音节词)	2级或1级			√		1	0	0

（四）言语功能治疗及实时监控

言语治疗师根据表 4‐4‐25 所示的治疗计划对患者实施言语功能治疗,治疗内容与实时监控如表 4‐4‐26 所示。

表 4‐4‐26　ICF 嗓音言语实时监控

时间	治疗任务	损伤程度	治疗方法	训练前描述(如需)	训练结果
3.14	声门噪声(气息声)	3级或4级	➤ 实时反馈治疗： ☑ 起音清浊音感知实时反馈训练 (感知起音时声带振动状态) ☑ 用力搬椅法(闭合不全) (搬椅时突然提高响度发/ɑ/、/i/、/u/) ☑ 用力搬椅法 ☑ 哼鸣法(闭合不全) (哼调、哼鸣后发单元音)		1. 58 分贝

时间	治疗任务	损伤程度	治 疗 方 法	训练前描述（如需）	训练结果
3.14	幅度微扰（嘶哑声）	2级或1级	➤ 实时反馈治疗： ☑ 音调实时反馈训练 ☑ 响度实时反馈训练 ☑ 嗓音基频微扰反馈训练 ➤ 传统治疗： ☑ 发声放松训练 （平调旋转打嘟、升调/降调打嘟） ☑ 音调梯度训练法 （升调/降调形式唱单、双、三音节词）		5.72%
3.14	基频微扰（粗糙声）	2级或1级	➤ 实时反馈治疗： ☑ 音调实时反馈训练 ☑ 响度实时反馈训练 ☑ 嗓音基频微扰反馈训练 ☑ 嗓音幅度微扰反馈训练 ➤ 传统治疗： ☑ 发声放松训练 （平调旋转打嘟、升调/降调打嘟） ☑ 音调梯度训练法 （升调/降调形式唱单、双、三音节词） ☑ 吟唱法 （吟唱/ɑ/、/i/、/u/等韵母）		2.00%

（五）嗓音功能的短期目标监控

患者于 3 月 9 日起，开始接受嗓音障碍康复治疗，每周 3 次训练后进行一次短期目标监控，查看患者嗓音功能损伤程度的改善情况，具体如表 4 - 4 - 27 所示。

表 4 - 4 - 27　ICF 嗓音言语短期目标监控

1. 喉功能声学测量项目：基频微扰、幅度微扰、声门噪声、频段能量集中率、基频震颤；

日期	基频微扰	幅度微扰	声门噪声	听感评估是否嗓音漏气		损伤程度		
						基频微扰	幅度微扰	声门噪声
3.9	1.02	4.53	-1.95	是	初始值	1	1	3
					目标值	0	0	2
3.14	2.00	5.72	1.58	是	最终值	3	1	3
3.20	0.34	1.84	-3.36	是		0	0	1
日期	嘶哑声 G		粗糙声 R	气息声 B		是否嗓音粗糙		
3.9	轻度失常		轻度失常	严重失常		是		
3.14	轻度失常		严重失常	严重失常		是		
3.20	正常		正常	轻度失常		是		

（六）ICF 言语发声功能康复疗效评价

经过 2 周的治疗，患者言语嗓音问题得到良好的改善，具体疗效如表 4 - 4 - 28 所示。

表 4‑4‑28　ICF 言语嗓音疗效评价表

ICF 类目组合		初期评估						目标值	中期评估(康复 1 周)							目标达成	末期评估(康复 2 周)							目标达成
		ICF 限定值							干预	ICF 限定值							干预	ICF 限定值					
		问题								问题								问题					
		0	1	2	3	4				0	1	2	3	4			0	1	2	3	4	
b3101 嗓音音质	基频微扰 (粗糙声)							0	√							×	√						√
	声门噪声 (气息声)							2	√							×	√						√
	幅度微扰 (嘶哑声)							0	√							×	√						√

第五篇　言语共鸣系统与嗓音

第一章
共鸣构音器官的解剖与生理

本章目标	阅读完本章之后,你将: 1. 熟悉共鸣构音器官的解剖结构与生理功能; 2. 熟悉共鸣构音器官在构音中的作用; 3. 掌握共鸣构音器官的运动模式。

呼吸系统是言语产生的动力源,人体呼出的气体经由发声过程而转变成声音信号。然而,声带振动所产生的声音并不是我们所听到的言语声,它需要经过进一步的加工才能变成可为人所辨识的某种语言所对应的言语声,而构音就是加工过程之一。为了发出某一个音,唇、舌、软腭等结构需要通过自身的运动以靠近或接触其他一些不能运动的构音器官,如牙齿、齿龈、上颚等。构音器官在口腔内向不同方向和位置运动,进而对声道内的声音进行修饰并赋予这些声音某些特征,最终形成清晰的言语声。构音器官运动也会改变声道的共鸣。因此,为了进一步了解构音和共鸣的过程,以及不同问题是怎样影响共鸣和构音的,必须对构音和声道的结构与功能有整体的认识。

声道是一个管状结构,成年男性的声道长约 17 厘米,女性和儿童的声道相对较短。声道位于喉以上,从下往上包括咽腔、口腔和鼻腔,见图 5-1-1。声道的形状具有一些特点,其对于构音非常重要。首先,声道类似一条弯曲的管道,口腔和鼻腔处于相对水平的位置,而咽腔处于相对垂直的位置。其次,声道的形状不规则且复杂。最后,声道的形状是可以改变的,每一次的舌、唇或下颌的运动都可以改变声道的形状。

声道是一个由运动的和固定的结构组成的相关系统,其内形成许多瓣膜结构。例如,唇是可进行开闭运动的瓣膜,舌与齿龈、软腭等不同的构音器官接触可形成许多瓣膜,软腭可与咽喉壁接触形成一个瓣膜,这些瓣膜以一定的方式引导或压缩气流,从而形成不同的声音。要了解言语时瓣膜的功能,就必须熟悉组成瓣膜的构音结构。

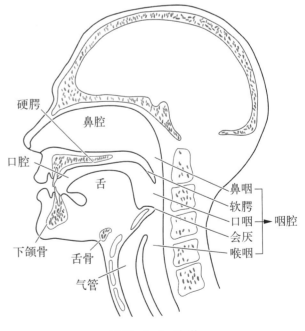

图 5-1-1 声道

第一节　口　　腔

口腔是一个多结构相交界的空间,口腔前端为可运动的唇,两侧为脸颊,顶部为上腭,底部为可运动的舌,见图5-1-2。口腔后部与咽腔相连。口腔会影响言语产生的许多方面。首先,口腔前端的开口是大部分言语声的出口。其次,口腔里包含重要的构音结构,包括唇、牙齿、齿龈、硬腭、软腭,还有舌。最后,言语过程中口腔形状的改变会产生不同的共鸣效果。

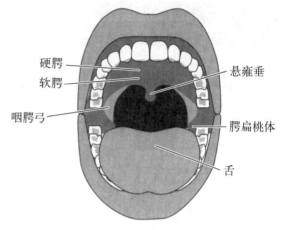

图5-1-2　口腔

第二节　唇

双唇由肌肉、腺组织、脂肪构成,表面被覆上皮组织。唇的下方分布了大量的血管,使得唇部呈现红色。上唇通过上唇系带与上齿龈的中线相连接,下唇通过下唇系带与下齿龈的中线相连接。口轮匝肌是构成唇的主要肌肉,属括约肌,呈环形包围了上、下唇。它不是一块独立的肌肉,其他许多面部肌肉都有肌纤维分布在其上方,这些面部肌肉可以使其所在区域的皮肤产生运动。提肌肌群分布在上唇,可上提上唇,而降肌分布在下唇,可降低下唇。提肌肌群包括提上唇肌、提口角肌、颧大肌、颧小肌和笑肌,降肌肌群包括降口角肌、降下唇肌和颏肌。相关肌肉分布可见图5-1-3。

唇肌的运动图解见图5-1-4。唇部最重要的一块肌肉是口轮匝肌,它是一块环形肌,环绕在口腔入口的周围。它收缩时,能使分开的嘴唇关闭,并使唇部皱缩。拮抗这种闭合运动的有三组唇外肌:唇横肌群将唇角向两侧外拉,使唇部抵在牙背上;唇角肌群将上唇向上提,将下唇向外下方牵拉;唇直肌群使嘴角收缩;唇平行肌群将嘴角向两侧拉开。这些肌肉的功能是使唇部产生运动,将唇部的形状和大小改变至理想水平。

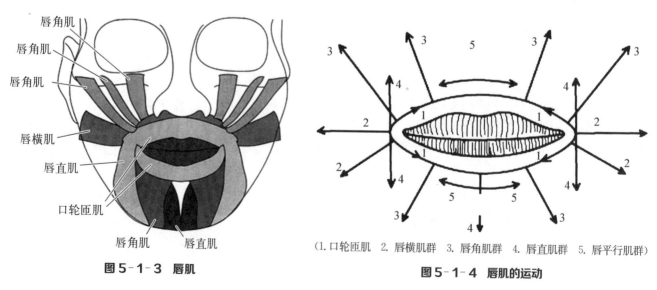

图5-1-3　唇肌

（1. 口轮匝肌　2. 唇横肌群　3. 唇角肌群　4. 唇直肌群　5. 唇平行肌群）

图5-1-4　唇肌的运动

唇肌运动灵活,不仅能进行快速的开、闭运动,而且还能进行其他多样的运动,如不同程度的噘唇和展唇运动。双唇运动的灵活性和速度对于/p/、/b/、/m/和/w/等音的构音非常重要。双唇在咀嚼过程中也发挥了重要的作用,能防止食物和液体从口腔中流出。肌张力低下或唇麻痹患者很难阻止唾液流出,而且在发唇音方面存在困难。从言语声学的角度来说,我们至少需要关注两种唇形:圆唇和非圆唇。当唇为圆形时,声道共鸣腔的频率下降。第二共振峰和第三共振峰的同时下降,对于区分圆唇与非圆唇元音是一项重要的线索。当唇为非圆形时,第二共振峰与第三共振峰的频率很高。许多语言中都存在圆唇与非圆唇的差别,然而,人们发音的惰性使圆唇运动出现的概率大为下降,即很多人唇部灵活度欠佳。因此,要听见圆唇音通常是较为困难的。但听障群体需要看见圆唇发音(唇读),因此,训练唇部的灵活性成了构音治疗中重要一部分。此外,唇部的灵活性也可使面部表情更加丰富、生动。

第三节　牙　　齿

牙齿位于双唇之后,呈上、下排列。儿童有 20 颗牙齿,10 颗在上颌骨,10 颗位于下颌骨。成人有 32 颗牙,上、下颌分别有 16 颗牙。人类有四种类型的牙齿:切牙、尖牙、前白齿和白齿。上、下颌中牙齿嵌入的区域被称为牙槽。牙齿可以咬、切和咀嚼食物,而且对言语的产生有重要的作用。它们是固定的构音结构,可与舌形成不同的接触,而且也可帮助引导气流和声波。在发出/s/音时,牙齿的作用更为重要,它可通过阻碍气流以增加发此音所需的湍流。儿童在 6—7 岁时的掉牙阶段不能准确发出/s/音,充分证明牙齿的重要性。

上、下牙列必须要有正常的相对位置,否则会影响进食和言语。上、下牙弓的相对位置和牙齿的位置会影响咬合,如果出现异常将导致咬合不正。表 5-1-1 介绍了三种咬合方式。

表 5-1-1　咬合与咬合不正

分　类	咬　合	与 白 齿 的 关 系
Ⅰ	正中咬合	上列第一颗白齿比下列第一颗白齿靠后 1/2 颗牙齿的距离
Ⅱ	远中咬合	下列第一颗白齿的位置在正常位置的后方,下颌回缩
Ⅲ	近中咬合	下列第一颗白齿的位置在正常位置的前方,下颌前突

Ⅰ型咬合即正中咬合,见图 5-1-5,是正常的咬合,上列第一颗白齿比下列第一颗白齿靠后 1/2 颗牙齿的距离。在前方,上牙弓覆盖了下牙弓。上切牙遮挡了下切牙,所以只能看到一部分下牙列。在这种咬合关系下,个别牙齿可能会没对齐或者旋转,但这都是正常的咬合。

Ⅱ型咬合即远中咬合,下列第一颗白齿的位置在正常位置的后方,致使下颌回缩,这也被称为覆颌。这种咬合方式会导致小颌畸形,属于结构性异常。

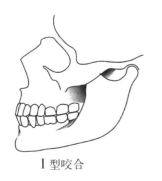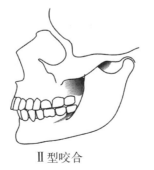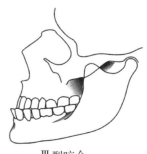

Ⅰ型咬合　　　　　Ⅱ型咬合　　　　　Ⅲ型咬合

图 5-1-5　咬合

Ⅲ型咬合即近中咬合,下列第一颗臼齿的位置在正常位置的前方,下颌骨向前突起,被称为突颌。类似于咬合分类Ⅱ,此类异常咬合常见于颅面异常患者。

第四节 硬 腭

硬腭是一个复杂的骨性结构,内部衬有上皮细胞,构成了口腔的顶部和鼻腔的底部,将两个腔体分隔开来,同时防止食物、空气、声波从鼻腔中溢出。

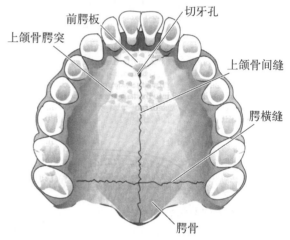

如图 5-1-6 所示,硬腭的前 3/4 是上颌骨的腭突。上颌骨较大,结构复杂,其突出与颅骨形成关节。两侧腭突在中线处汇合并形成关节。硬腭后 1/4 处是颅骨的腭骨,呈 L 形。两侧颚骨在中线处汇合形成硬腭的后部。颚骨与颚突相汇合处被称为腭横缝。每个人的腭都是不同的。

硬腭前部隆起的脊被称为齿龈,位于上牙列的后方,由上颌骨的牙槽突构成,其间容纳牙根和牙神经。在许多汉语语音的发音过程中,/t/、/d/、/s/、/z/、/l/和/n/音需要舌与齿龈相接触或接近。齿龈后方的硬腭与舌相接触后可发/sh/、/zh/、/ch/和/r/音。由于硬腭是构音发声的重要结构,所以腭裂等上颚结构性问题会导致严重的言语异常。

图 5-1-6 硬腭

第五节 软 腭

软腭位于硬腭的后部,主要由肌肉和软组织等构成,不含骨性结构。由于软腭主要由肌肉构成,因而可以进行运动,这种运动对于吞咽和言语产生都非常重要。在言语产生过程中,相对简单的软腭运动可以对鼻腔和咽腔之间的声学耦合进行调节。

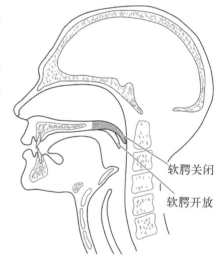

静息状态下,软腭下垂到咽腔,从而在上方的鼻腔与下方的口腔之间形成一条通道。该通道的前方是软腭,后方是咽后壁,被称为腭咽通道,见图 5-1-7。当腭咽通道开放时,口腔与鼻腔相通,空气可以自由地经由鼻腔进出呼吸系统,声波也可以自由地进入鼻腔,当出现腭裂或软腭麻痹时,食物也会进入鼻腔。相反,软腭也可以通过向后上方运动并接触咽后壁来改变自身的位置,从而将口腔与鼻腔分隔开来,以防止空气、声波和食物进入鼻腔,言语时,气流则从口腔呼出。

汉语中的大多数音是口腔音,以口腔呼出气流的形式产生。汉语中只有三个音是鼻音:/m/、/n/和/ng/音。当腭咽功能出现问题时,一种情况是气流会从鼻腔中释放,致使口腔音扭曲或出现鼻音功能亢进;另一种情况是气流不能进入鼻腔产生鼻腔音,从而导致鼻音功能低下或鼻腔共鸣不足。在发/g/、/k/和/ng/音时,也需要软腭与舌后部相接触。

图 5-1-7 腭咽通道

一、软腭的肌肉

软腭包括五组肌肉,作用分别为上抬或下降软腭。表 5-1-2 介绍了软腭肌肉的名称及功能,这些肌肉的分布情况见图 5-1-8。

表 5-1-2 软腭的肌肉

肌　肉	起　止　点	功　能	说　明
腭帆提肌	起于颞骨和咽鼓管软骨内侧壁,止于腭腱膜	上抬软腭	左右两侧肌纤维汇合,形成软腭的悬带
悬雍垂肌	起于腭骨后部和腭腱膜,止于软腭黏膜	缩短和上抬软腭	肌纤维在鼻腔表面贯穿软腭全长
腭帆张肌	起于颅骨的蝶骨和咽鼓管侧壁,止于腭腱膜	打开咽鼓管	被认为是维持软腭张力的肌肉
腭舌肌	起于腭腱膜的前方和两侧,止于舌后侧缘	下降软腭,上抬舌	构成腭舌弓
腭咽肌	起点包括硬腭前段和软腭中部,止于甲状软骨后部	收缩咽腔	构成腭咽弓

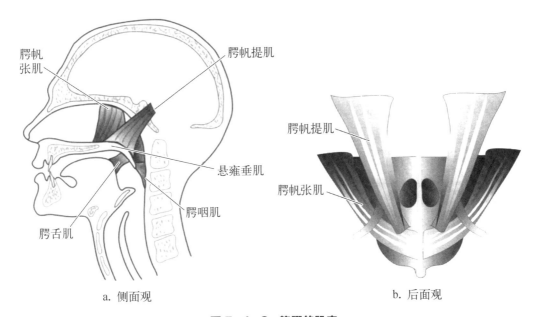

a. 侧面观　　　　　　　　　　b. 后面观

图 5-1-8 软腭的肌肉

腭帆提肌是软腭的主要组成部分,其肌纤维呈悬带状分布,肌肉收缩后可上抬软腭,从而关闭腭咽部,见图 5-1-9。在非鼻韵母产生的过程中,软腭必须上抬,关闭鼻腔的入口,这样韵母听起来就不带鼻音了。

悬雍垂肌纵向贯穿于软腭全长,其可上抬并缩短软腭,有利于发鼻音。

腭帆张肌被认为是维持软腭张力的肌肉,但是近期的研究发现,该肌肉的另一项重要功能是控制咽鼓管开放。腭帆张肌起自颅骨的底部,其肌纤维向下走行,止于腱膜。随后,该腱膜由向下转为向中间延伸,左右两侧的腱膜汇合并扩展成为腭腱膜。腭帆张肌收缩时,咽鼓管开放,以平衡中耳内外气压。

腭舌肌和腭咽肌被用来降低软腭的位置。腭舌肌构成了两侧的腭舌弓,在张大嘴巴的时候就可以观察到。腭舌弓与其后方的腭咽弓共

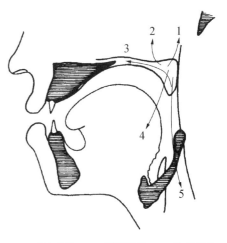

(1. 腭帆提肌 2. 腭帆张肌 3. 悬雍垂肌
4. 腭舌肌 5. 腭咽肌)

图 5-1-9 与软腭相连的肌肉的功能

同作为口腔后部的边界。腭咽肌构成了两侧的腭咽弓,帮助缩小咽腔,因此在吞咽时,该肌肉帮助将食物引流至咽腔下段。

言语中,当舌部和咽壁进行构音运动时,软腭的开放度将作为构音的附带效应发生改变。在软腭提升时,如果腭咽肌同时收缩,咽腔的黏膜甚至还有甲状软骨将被提起,所有这些都将影响发音。

二、腭咽闭合

为了闭合腭咽部,软腭需要向上、向后抬起,并接触咽后壁。然而,软腭的这种运动并不是像活动的天窗那样,它不只是会进行上下运动,咽侧壁也会参与闭合腭咽部的过程。如果没有咽侧壁的参与,即便软腭与咽后壁充分接触,气体还是会从软腭的两侧漏出,进入鼻腔。因此,腭咽瓣主要由软腭、咽后壁和咽侧壁构成。根据软腭和咽壁参与情况的不同,可以将腭咽闭合分成四种类型,见表 5-1-3。

表 5-1-3 腭咽闭合类型

类 型	闭 合 方 式
冠状闭合	以软腭运动为主,咽侧壁运动为辅
矢状闭合	以咽侧壁运动为主,软腭运动为辅
环形闭合	软腭和咽侧壁共同向中心运动
伴有帕萨万特嵴的环形闭合	软腭和咽侧壁共同向中心运动,伴咽后壁的帕萨万特嵴向前运动

第六节　舌

舌位于口腔内,是一大块肌肉。它由大量的肌纤维构成,且肌纤维间相互影响,使得舌的运动相当灵活且快速。舌的主要生理功能是参与咀嚼、吞咽和说话。舌是最重要、最灵活的构音器官。舌的运动可以改变口腔的形状,进而改变口腔的共鸣特性。舌也可与其他构音器官接触或接近,从而调节流经口腔的气流。

舌体前中部分覆盖了一层薄薄的黏膜,它与舌部的肌肉组织紧密相连,而舌面的后方即咽面则覆盖了一层厚厚的、可以自由移动的黏膜。

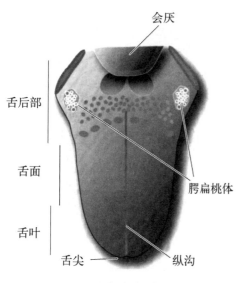

图 5-1-10 舌

舌可以被看作一个肌肉性水压调节器,这主要是指不含有骨骼的、通过肌肉收缩为自身提供骨骼般支持的肌肉组织。通过选择性地收缩部分肌肉,肌肉性水压调节器可以为舌其他部分的运动提供稳固的支持。因此,舌可以被看作半独立运动区域的集合。如图 5-1-10 所示,舌最前端是舌尖,舌尖稍后方是舌叶。静息状态下,舌叶位于牙槽嵴的正下方。位于硬腭正下方的是舌面,而舌后部位于软腭的下方。舌的整个上表面被称为舌背,舌的主体部分被称为舌体。舌根与舌骨相连,并沿咽腔延伸。舌位于咽腔内的部分被称为舌底部,而位于口腔内的舌表面部分被称为口内舌。口内舌占整个舌表面的 2/3,其余 1/3 的舌表面位于咽腔内,属于咽腔表面。这种舌表面的分类方式主要用于讨论吞咽时舌的作用,而将舌分成舌尖、舌叶、舌面等部分的划分方式主要用于讨论舌在言语时的作用。中间的纤维隔将舌分成左右两部分,它也是部分肌肉的起点。舌系

图中标注:会厌、舌后部、腭扁桃体、舌面、舌叶、舌尖、纵沟

带将舌下方与下颌骨相连,从而限制了舌尖运动的灵活性。

随着年龄的增长,舌的结构不断发育。新生儿的舌几乎填满整个口腔,且在口腔内处于水平状态。3 岁开始,舌后 1/3 逐渐下降进入咽腔,至 16 岁时达到成人水平。

一、舌的肌肉

舌被来自口腔顶部和颅骨底部的肌肉悬吊着,并附着于下颌骨内表面、舌骨和咽腔。根据肌肉起止点的不同,可以将舌肌分为舌内肌(起止点均在舌内)和舌外肌(起点位于舌内,止点位于舌外,或者相反),如图 5-1-11 和图 5-1-12 所示。舌内肌精细地调整舌的位置和形状,舌外肌的主要作用是改变舌在口腔内的位置,进而改变舌与声道或颅骨的相对位置。舌内肌以一种复杂的方式相互作用,从而帮助言语和非言语活动产生快速、精确的发音。舌内肌是以其在舌内的走行方向命名的,而舌外肌则是根据其起止点来命名的。表 5-1-4 介绍了舌的肌肉名称及功能。

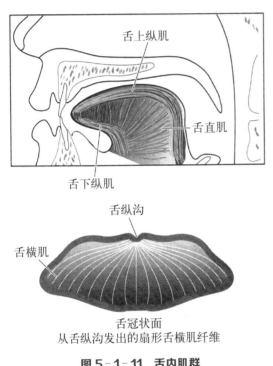

图 5-1-11 舌内肌群

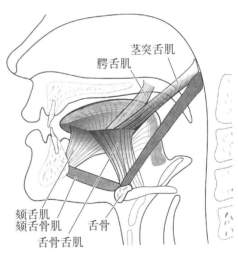

图 5-1-12 舌外肌群

表 5-1-4 舌内肌和舌外肌

肌 肉	起 止 点	功 能
舌内肌		
舌上纵肌	起于舌骨和舌中隔,止于舌侧缘和舌尖	上抬舌尖
舌下纵肌	起于舌根和舌骨,止于舌尖	下降舌尖,回缩舌
舌横肌	起于舌中隔,止于舌侧缘	使舌两侧向中线收缩以使舌变细
舌直肌	起于舌背黏膜,止于舌的侧表面和下表面	下降舌
舌外肌		
颏舌肌	起于下颌骨的内表面,止于舌尖、舌背和舌骨	前束肌纤维收缩,使得舌体回缩后束肌纤维收缩,向前拉伸舌

续 表

肌　肉	起　止　点	功　能
舌骨舌肌	起于舌骨,止于舌侧缘	向下拉伸舌边缘
腭舌肌	起于腭腱膜前部和侧部,止于舌后部侧缘	上抬舌后部
茎突舌肌	起于颞骨茎突,止于舌侧缘	上抬并回缩舌

二、言语过程中舌的运动

舌是最重要的构音器官。由于舌是肌性结构,所以舌运动的方式非常多,且运动速度很快,这也使得在言语过程中,舌的位置和外形可以进行很大程度的变化。比如,舌体可以在水平位上进行前后运动,在垂直位上进行上下运动。舌尖和舌叶也可以进行类似的运动。舌体能沿着舌的全长将自身变成凸凹状,进而在舌的中间形成一个凹槽。舌背还可以平展或者变成锥形。在言语产生的过程中需要将上述不同类型的运动进行组合。元音所需的运动是最简单的,主要是舌体进行水平向或垂直向的运动。齿槽塞音/t/和/d/就需要舌体和舌尖进行较为复杂的运动,而擦音/s/所需的运动则更为复杂,这也是许多儿童不能清楚地发出/s/音的原因。同样地,发/r/音时需要灵活的肌肉运动,所以年龄小的儿童也常常不能发清该音。事实上,大部分儿童需要到七八岁时,才能发清楚这些音。

第七节　下　颌

如图 5-1-13 所示,下颌骨是一块质密、坚硬的 U 形骨,它主要由下颌骨体和两个下颌支所组成,在颞骨

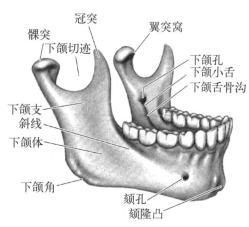

图 5-1-13　下颌骨

两侧通过颞颌关节与颅骨相连结,并参与构音运动。下颌骨体用于容纳牙齿下列,并且作为舌部肌群的附着点,而两个下颌支则是两组下颌肌群的附着点。

根据肌肉收缩后下颌运动方向的不同,可将下颌肌群分成下颌提肌和下颌牵肌两种。如图 5-1-14 所示,下颌体肌有四块,分别为:颞肌,是一块非常宽的扇形肌,起点位于颞骨,止点位于下颌前支;翼外肌,自下颌支向颅骨前基底部的起始处做水平向前运动(这块肌肉也可以使下颌向前突出或使下颌向两侧运动);翼内肌,该肌肉较厚,起点在牙齿上列内侧颅骨前下部位,并进行向下、向后的收缩运动,止于下颌支之间的凹面;咬肌,是一块扁平肌,就像一块厚厚的肌板,覆盖在下颌支的侧表面。

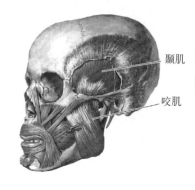

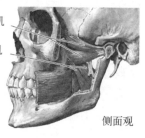

侧面观

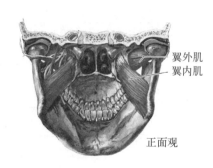

正面观

图 5-1-14　下颌提肌

如图 5-1-15 所示,下颌牵肌有三块,自下颌骨向后、向下止于舌骨。这些肌肉协调运动,总的功能是将喉腔向上提起,但是当舌骨位置固定,或被胸骨舌骨肌向下拉动时,所有这三组肌肉就作为下颌牵肌进行收缩运动。这三块肌肉为:下颌舌骨肌,构成口腔的底部,起于下颌骨两侧,止于中缝和舌骨体;颏舌骨肌,位于下颌舌骨肌的上方,自下颌骨的中线内表面向后延伸,止于舌骨的上表面;二腹肌,前腹起于下颌骨的中线内表面,穿过舌骨小角处的腱环,延续为二腹肌后腹(附着于颞骨的乳突)。

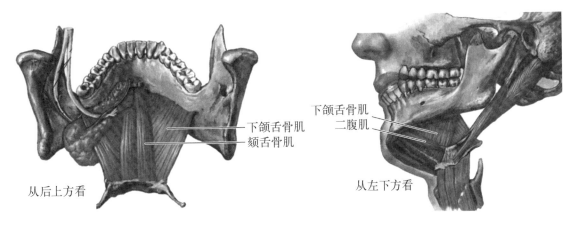

从后上方看　　　　　　　　　　　　从左下方看

下颌舌骨肌
颏舌骨肌

下颌舌骨肌
二腹肌

图 5-1-15　下颌牵肌

下颌骨的位置固定不动,只有舌部和唇部的运动是可能的,但这并不意味着言语过程中下颌运动是没有作用的。图 5-1-16 为下颌骨、下颌提肌和下颌牵肌的运动图解。下颌和舌部的运动可以对口腔入口处和声道前部的大小进行调整,在言语产生的过程中担任重要的角色。

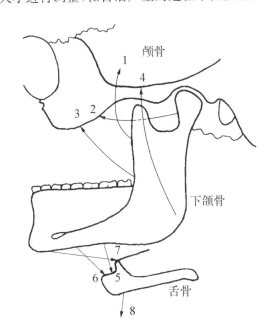

颅骨

下颌骨

舌骨

(1. 颞肌　2. 翼外肌　3. 翼内肌　4. 咬肌
5. 下颌舌骨肌　6. 颏舌骨肌　7. 二腹肌
8. 胸骨舌骨肌)

图 5-1-16　下颌骨、舌骨、颅骨底部以及用于提升和降低下颌骨的重要肌群的作用方向

第八节　咽　腔

在吞咽、呼吸和言语的过程中,咽腔都发挥了重要的作用。在言语过程中,咽腔是一个非常重要的共鸣结构,是声道的一部分,喉部发出的声音会通过咽腔,此共鸣腔的大小和形状将改变声音的共振峰。

咽腔是一个肌腱性管道,由肌肉、结缔组织和黏膜构成,长约 12 厘米,位于颅底部以及口腔、鼻腔和喉腔的后方,并向下延伸。咽腔被分为喉咽、口咽和鼻咽三部分。喉咽自舌骨向下延伸,位于喉腔的后方。鼻咽部

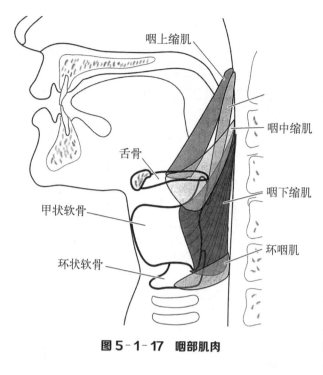

图 5-1-17　咽部肌肉

则从悬雍垂平面向上延伸,位于鼻腔的后方。剩余的中间部分位于口腔后方,被称为口咽。如图 5-1-1 所示,喉咽向下延伸至食道,位于气管后方。这三者之间的相对位置对于喉切除术后嗓音恢复过程中进行食道发声是非常重要的。

咽缩肌是组成咽腔的主要肌肉,这些扇形的肌肉呈叠瓦状排列见图 5-1-17。咽缩肌中最强大的是咽下缩肌,它起于甲状软骨侧面,环绕于咽腔下部,止于咽腔中部。环咽肌位于咽下缩肌下方,起于环状软骨,形成一个环,包裹了食道上方的开口,在进行食道发音时,环咽肌振动产生低频的食道音。

咽中缩肌起于舌骨,并构成咽腔的中段。咽上缩肌位于咽中缩肌上方,起于软腭及其周边,并构成咽腔的上段。咽腔的肌肉与舌面部肌群和喉部肌群紧密相关。在吞咽时,咽缩肌可以收缩咽腔,其他肌肉如茎突咽肌和咽鼓管咽肌可以帮助上抬和开放咽腔。在鼻咽部侧壁有一个非常重要的结构——咽鼓管,它将咽腔与中耳相联系。

咽腔的横截面积因咽缩肌的收缩而减小。如果咽下缩肌收缩,喉咽部分的宽度将减小,这种情况多见于发开元音时。发食管音时,咽下缩肌底部也发生收缩运动。由于咽中缩肌的起点位于舌骨,而舌骨在言语过程中进行上下运动,因而这块咽缩肌的放松较为关键,这样舌骨的运动就不会改变咽腔的大小和体积。咽上缩肌在言语过程中也较为活跃,它在鼻通道关闭时与软腭协同工作。发音内容不同,鼻咽和口咽之间的通道大小与形状也不相同:有完全开放(发鼻音)状态、半开放(发开韵母)状态,也有关闭状态(发闭韵母和辅音)。

咽腔的长度和大小可以有多种形式的变化。通过茎突舌骨肌、二腹肌后腹、二腹肌前腹、颏舌骨肌和下颌舌骨肌的收缩,使舌骨向上牵拉,咽腔变长。当舌骨受到胸骨舌骨肌、肩胛舌骨肌和甲状舌骨肌的牵拉向下运动,或当喉由于受到腭咽肌和茎突咽肌的牵拉向上提起时,咽腔将变短。具体肌肉的运动见图 5-1-18。

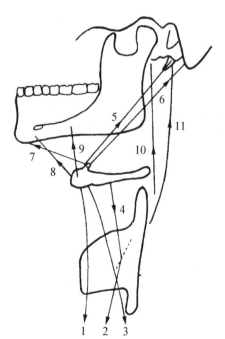

(降低舌骨和甲状软骨的肌群:1. 胸骨舌骨肌　2. 胸骨甲状肌
3. 肩胛舌骨肌　4. 甲状舌骨肌
上提舌骨与甲状软骨的肌群:5. 茎突舌骨肌　6. 二腹肌后腹
7. 二腹肌前腹　8. 颏舌骨肌　9. 下颌舌骨肌　10. 腭咽肌
11. 茎突咽肌)

图 5-1-18　用于改变咽腔形状和大小的肌群图解

第九节　鼻　　腔

如图 5-1-19 所示,鼻腔的结构非常复杂,由很多颅骨的骨骼融合而成。鼻腔以骨性鼻腔和软骨为基础,表面衬以黏膜和皮肤。鼻腔由鼻中隔分为左、右两腔,每侧鼻腔又可分为前部的鼻前庭和后部的固有鼻腔两个部分,前方经鼻孔通外界,后方经鼻后孔通咽腔。鼻前庭是指由鼻翼所围成的扩大的空间,内里衬以皮肤,生有鼻毛,有滞留吸入尘埃的作用。固有鼻腔是指鼻前庭后的部分,形态与骨性鼻腔基本一致,由骨和软骨覆以黏膜而形成。每侧鼻腔均有上、下、内、外四个壁。上壁与颅前窝相邻,由鼻骨、额骨、筛骨筛板和蝶骨构成,筛板的筛孔有嗅神经穿过。下壁即口腔顶,由硬腭构成。内侧壁为鼻中隔,由骨性鼻中隔和鼻中隔软骨共同构成,多见鼻中隔偏向左侧者,外侧壁上有三个突出的鼻甲,由上而下依次为上鼻甲、中鼻甲和下鼻甲,各鼻甲下方的间隙分别叫上鼻道、中鼻道和下鼻道。上鼻甲后上方的凹窝为蝶筛隐窝。各鼻甲与鼻中隔之间的间隙叫总鼻道。中、上鼻道和蝶筛隐窝均有鼻旁窦开口,下鼻道还有鼻泪管开口。鼻腔内衬有含纤毛的黏膜,可以对鼻腔内的空气进行加温、加湿和过滤。鼻腔的重要言语功能之一就是发鼻音(/m/、/n/和/ng/)。

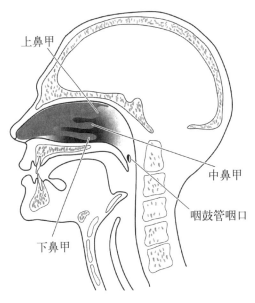

图 5-1-19　鼻腔

上鼻甲

中鼻甲

咽鼓管咽口

下鼻甲

第二章
共鸣系统与言语

本章目标	阅读完本章之后，你将： 1. 掌握咽腔、口腔、鼻腔等腔体与共鸣的关系； 2. 熟悉元音与共振峰、舌位与聚焦、软腭与鼻流量等共鸣机理； 3. 熟悉共鸣系统与构音器官运动的关系。

　　嗓音的音质在很大程度上取决于咽腔的开放程度、口腔的大小和舌的位置。正常言语要求声道共鸣达到最佳状态，就像拍摄清晰的照片需要良好的聚焦一样。因此，一般采用共鸣聚焦来描述声道共鸣的状态。如图 5-2-1 所示，正确的言语聚焦位于水平线 z 与垂直线 y 的交点 X 处（舌面中央），它表明言语产生于口腔的中央，即舌面的上方。共鸣障碍是指在言语形成的过程中，由于舌、唇、软腭等共鸣器官的运动异常，导致共鸣腔体积异常，使言语聚焦点出现偏差，从而影响共鸣效果。如果言语产生于 X 点的上方或下方，说明存在垂直聚焦问题；如果言语产生于 X 点的前方或后方，说明存在水平聚焦问题。

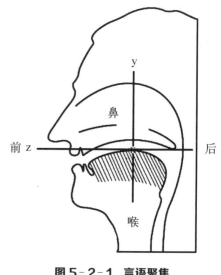

图 5-2-1 言语聚焦

第一节 共 鸣 原 理

　　咽腔、口腔和鼻腔构成了声道，它们是重要的共鸣腔。喉部发出的声音通过咽腔，然后进入口腔或鼻腔，改变上述三个腔体的形状和大小可控制声音的共振峰，形成不同的声学特性并输出声波，从而产生不同音色的言语声。

一、共鸣腔

（一）咽腔与共鸣

　　成年男性声道长度（从声门至口唇部）大约为 17 厘米，成年女性声道长度略短。咽腔作为一个肌腱性管道，长约 12 厘米，位于颅底部，并向下延伸至第六颈椎或环状软骨下缘平面，与食道相连。咽腔管道上端宽 4 厘米，喉上部宽约 2.5 厘米。环绕咽腔的三块咽缩肌对声道的调整起决定性的作用，也可以通过下颌、唇、舌、软腭的运动来调节咽腔的形状与大小。

咽腔从下至上分为喉咽、口咽和鼻咽三部分。喉咽自舌骨向下延伸,鼻咽部从悬雍垂平面向上延伸,剩余的中间部分位于口腔后方,称为口咽。元音的音色取决于咽腔的共鸣情况。

低频共振峰对声门上方附近区域的横截面积的变化非常敏感,如果该区域较小,则低频共振峰较高,反之则较低。因此,声门上方附近区域的形状和大小决定了低频共振峰的频率值,也决定了发出的元音是开元音还是闭元音。一般情况下,个体成年后咽腔大小将不再改变,咽腔共鸣也基本不变。

(二)口腔与共鸣

口腔是消化道上端的一个扩大空腔,也是重要的共鸣腔,由下颌骨、肌肉、血管、神经、黏膜、皮肤及唾液腺等结构组成。口腔前部是唇,唇的正中有能控制唇运动的唇系带。口腔的两侧壁是颊,在颊黏膜的中央有腮腺导管的开口,由此分泌大部分的唾液。口腔上壁是上腭,其前部是硬腭,后部是软腭,软腭的游离部是悬雍垂。硬腭和软腭将口腔与鼻腔分隔开。口腔后部与咽部相接,上通鼻腔,下通咽喉,是呼吸和吞咽的通路。如图5-2-2所示,A为硬腭,B为软腭,C为咽后壁。口腔内有舌和牙齿等结构。

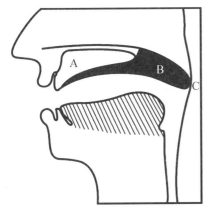
a. 鼻咽通道闭合,嗓音从口腔发出

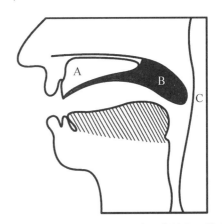
b. 鼻咽通道开放,嗓音从鼻腔和口腔发出

图5-2-2 鼻咽机制示意图

口腔内的共鸣主要依靠口腔腔体改变形状来实现。作为构成口腔的重要器官之一,下颌骨上附着有大量肌群,可以控制口腔开合度,调整口腔入口处和声道前部大小,对于口腔共鸣起了非常重要的作用。唇部周围有许多肌肉,如口轮匝肌、唇横肌、唇角肌、唇直肌和平行肌等,这些肌肉带动唇部运动以改变唇的形状和口腔大小,使得声道共鸣腔的第二和第三共振峰频率发生改变。软腭附近的肌肉通过控制悬雍垂,使其上抬、下降或紧张来控制鼻音和非鼻音的共鸣。声波在声门处产生,向上经过咽腔后进入口腔或鼻腔,分别形成口腔音和鼻腔音。大部分非鼻音主要是通过口腔共鸣产生的,如图5-2-2a所示,发非鼻音时,软腭上抬,使腭咽部闭合,将口腔与鼻腔分隔开来,喉音(或称喉源音)向上传递至口腔,由口腔发出声音。因此,大部分非鼻音共鸣主要位于咽腔和口腔,即图中B、C连线的下方。而口腔中的舌由大量肌束构成,可以向口腔的任意方向移动,并通过改变自身的形状、大小和运动方向,改变口腔共鸣及共鸣音质。

(三)鼻腔与共鸣

与口腔相比,鼻腔的活动性明显不足,口鼻之间的通道大小直接受软腭的影响。

汉语中只存在三个鼻音——/m/、/n/和/ng/,如图5-2-2b所示,发鼻音时,腭咽部正常开放,软腭放松垂下,使得气流通过鼻腔,共鸣主要位于咽腔和鼻腔,即图中BC连线的上方。另外,鼻腔周围开口于鼻腔的骨性含气腔——四对鼻窦(上颌窦、额窦、蝶窦和筛窦),同样对发音起共鸣作用。

(四)声道内肌肉的运动

咽腔的横截面积因咽缩肌的收缩而减小,如图5-2-3所示。如果咽下缩肌收缩,喉咽部分的宽度将减小。这种情况通常出现在发开元音时。发食管音时,咽下缩肌底部也进行收缩运动。

咽上缩肌在言语过程中的运动也较为活跃。根据发音内容的不同，它与软腭一起协同工作，改变腭咽部的形状：发鼻音时腭咽部完全开放，发开元音时腭咽部半开放，发闭元音和辅音时该通道完全关闭。

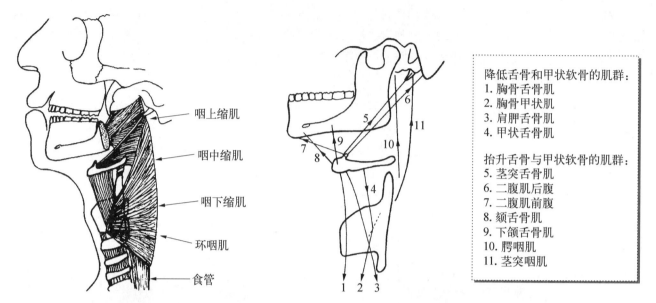

降低舌骨和甲状软骨的肌群：
1. 胸骨舌骨肌
2. 胸骨甲状肌
3. 肩胛舌骨肌
4. 甲状舌骨肌

抬升舌骨与甲状软骨的肌群：
5. 茎突舌骨肌
6. 二腹肌后腹
7. 二腹肌前腹
8. 颏舌骨肌
9. 下颌舌骨肌
10. 腭咽肌
11. 茎突咽肌

图5-2-3　咽缩肌图解　　　　**图5-2-4　改变声道长度和大小的肌群**

如图5-2-4所示，上述肌群的收缩会降低或抬升舌骨和甲状软骨，从而使声道的长度和形状发生变化。例如，二腹肌后腹、茎突舌骨肌和下颌舌骨肌的收缩将舌骨向上拉伸，会使声道变长；当舌骨受到胸骨舌骨肌、甲状舌骨肌和肩胛舌骨肌的牵拉向下运动，或当喉腔由于受到腭咽肌和茎突咽肌的牵拉向上提起时，声道会变短。

二、声道共鸣机理

下颌、唇、舌和软腭等构音器官的运动使声道的大小和形状发生改变，声道共鸣性质发生变化，在声音频谱中，一些频率得到共振加强，另一些频率则被削弱减幅，这些被加强的频率区域称为共振峰。咽腔的形状和大小决定第一共振峰，口腔的形状和大小决定第二共振峰。在空气容量一定的情况下，共振腔的体积越大，共振峰的值越小。

（一）元音与共振峰

不同元音对应不同的声道形状，也就对应不同的共振峰频率。声道形状取决于以下三个因素的综合作用：舌的前后位置，唇的圆展，下颌的位置。所有的元音都是由声道共鸣形成的，不同的共鸣效果形成了不同的元音。

下颌的打开幅度直接影响咽腔的大小，带动舌的垂直位置发生改变，因而会改变第一共振峰的值。唇的运动主要是由面神经控制口轮匝肌等肌肉来实现的，唇的圆、展会直接影响口腔的大小，进而改变第二共振峰的值。舌是最重要的构音器官，它的运动是多维的，能直接影响咽腔和口腔的大小，从而改变共振峰的值。

（二）舌位与聚焦

舌的水平和垂直位置也称言语聚焦，它直接影响言语的共鸣效应。舌在口腔中的前后位置影响水平聚焦。正常言语时，舌位既不能太靠前，也能不太靠后，这时声音听起来浑厚有力。如果说话时舌部过度向前伸展，即言语聚焦形成于水平线z上X点的前方，言语表现为微弱和单薄，这称为前位聚焦，见图5-2-5。如果说话时舌位过于靠后，即言语聚焦形成于水平线z上X点的后方，言语表现为压抑和单调，这称为后位聚焦，见图5-2-6。这两种情况均属于言语的水平共鸣聚焦异常。

舌位的高低影响垂直聚焦。正常言语时舌位既不能太靠上，也能不太靠下，这时声音听起来自然舒服。如果说话时舌位过度靠下，即言语聚焦形成于垂直线y上X点下方，声音听起来像被牢牢地锁在喉部，称为喉位聚焦。如果说话时舌位过度靠上，即言语聚焦形成于垂直线y上X点上方，声音听起来鼻音重，称为鼻位聚焦。

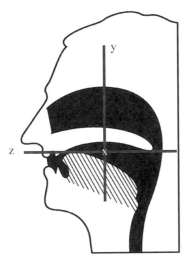
图 5-2-5　前位聚焦

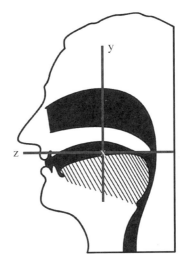
图 5-2-6　后位聚焦

（三）软腭与鼻流量

软腭运动直接影响鼻咽腔共鸣。如果软腭运动正常,发鼻音的时候软腭下降,气流主要从鼻腔经过,发非鼻音时软腭上抬,气流主要从口腔经过。软腭运动异常时,会出现鼻腔共鸣障碍。如果发鼻音时软腭不能及时准确地下降,言语将表现为共鸣集中在口腔和喉部,这称为鼻音功能低下;如果发非鼻音时软腭总是处于下降状态,以致大量气流通过鼻腔,言语将表现为鼻音较重,共鸣集中在鼻腔和头腔,这称为鼻音功能亢进。

第二节　共 鸣 系 统

人类的构音器官能够产生多种声音,一些声音用于口语交流,因而被称为言语声。精确地构建并发出言语声很重要,言语清晰度完全取决于说话者在呼吸、发声和共鸣过程中对相关肌群协调功能的控制程度。

图 5-2-7 显示了共鸣系统中的构音器官(唇、下颌、舌、软腭和咽腔等)与喉相连的结构,其中双唇闭合,悬雍垂的位置较低,鼻腔与口腔相通。构音是唇、下颌、舌、软腭、悬雍垂以及咽腔等结构之间的一个协调运动过程。构音系统各个器官的运动在时间上必须同步,在位置上必须十分精确,从而在声道处产生恰当的横截面积,这样才能发出目标音位。

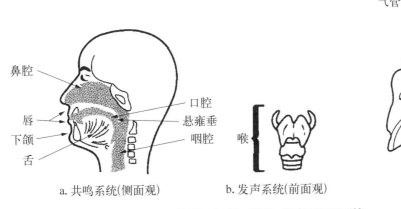
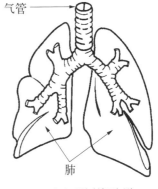

a. 共鸣系统(侧面观)　　　b. 发声系统(前面观)　　　c. 呼吸系统(前面观)

图 5-2-7　共鸣、发声和呼吸系统

在构音过程中,言语声形成于声道,喉腔只负责决定嗓音的基频、强度、音质和音长。咽腔、口腔和鼻腔构成了声道,它们都是共鸣器官,在发声过程中起着重要的作用。声道可以简化为一条空心管,包括一些阀门,这些阀门由构音器官构成,能够以各种方式打开或关闭,从而使气流通过,如图 5-2-8 所示。声门波(喉源

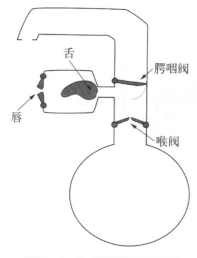

图 5-2-8　声道阀门示意图

音)自声带产生后,向上进入声道,通过声道对气体分子的压缩和稀释,改变声道共鸣特征并产生输出声波。

如图5-2-8所示,在声道中共有四个阀门。第一个阀门是唇阀,由上、下唇构成。上、下唇能完全接触到彼此,也能轻轻靠拢但不紧闭,或者接触牙齿。第二个阀门是舌阀,由舌构成。舌是一个极其灵活和功能多样的器官,可以在口腔内外快速地运动,触碰或接近许多其他结构以形成不同的发音部位,如与牙齿、牙槽嵴、硬腭、软腭接触或者接近。舌也可以穿过上、下牙齿而伸出口外,形成另一种声波的输出口。舌也能改变自身形状以影响气流。第三个阀门是腭咽阀,由软腭、咽后壁和咽侧壁构成。在言语产生过程中,这个阀门可以调节气流的方向,使其进入鼻腔或者口腔。第四个阀门是喉阀,由声带构成。这个阀门在起音过程中起着重要作用。发浊音时,声带需要产生振动,而发清音时,这个阀门必须始终打开以使气流持续进入声道。

通过构音器官的活动,声道的大小和形状能发生改变,声道的共鸣特征(即声道共鸣曲线)发生变化,因而声音频谱中的一些频率得到了共振加强,而另一些则被削弱。这些被加强的频率区域称为共振峰,了解共振峰之间的相互关系对理解韵母(元音)的发音尤其重要,不同的韵母对应不同的共振峰频率,也对应不同的声道形状。

从生理运动出发,根据呼出气流的能量转变成声学能量的方式,可以将言语声分成三种类型。第一种类型为韵母,即声道畅通(无约束)的言语声。韵母表现为通过声带振动调制呼出气流的一个准周期过程。声源的声学频谱为准周期性的谐波频谱,即一种周期性的声音,包括一个基频分量和泛音分量。以/i/为例,声门气流(声门波)的脉冲波形和线性频谱如图5-2-9所示,当声门脉冲通过声道调整后,将形成如图5-2-10所示的声道形状,并产生其对应的线性频谱,最终产生如图5-2-11所示的声波及对应的线性频谱。

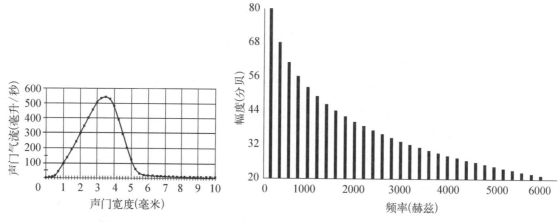

图 5-2-9　韵母 /i/ 的声门脉冲波及其频谱（每倍频程下降 12 分贝）

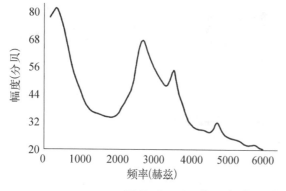

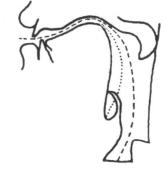

图 5-2-10　韵母 /i/ 的声道共鸣函数及其形状

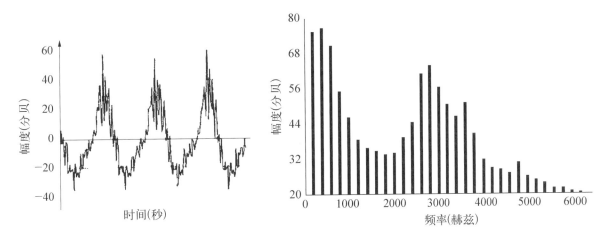

图 5-2-11 韵母 /i/ 的声波波形及其频谱

第二种类型是擦音和边音,它们被解释为在声道某处有约束或障碍的言语声。呼出的气流通过这一受限处时产生湍流,导致不规则的声波出现。这种声源可以是噪声谱,也可以与周期谱相混合。

第三种类型是塞音和鼻音。塞音被描述成悬雍垂上抬、鼻咽通道关闭并在口腔某处闭合的言语声,鼻音被描述成口腔某处闭合而悬雍垂的位置较低的言语声。塞音可以是送气音,也可以是不送气音。不送气的塞音在闭合期内有一停顿期,而送气的塞音在闭合期内存在一种低频能量带。塞音的释放使闭合所建立的空气压力获得缓解,从而产生声学上的爆破音,同时也标志着准随机噪声的形成。

第三章
言语共鸣功能评估

本篇目标	阅读完本章之后,你将:
	1. 熟悉共鸣功能主观评估的内容;
	2. 掌握口腔共鸣测量及其临床含义;
	3. 掌握鼻腔共鸣测量及其临床含义。

言语产生在喉部,形成于声道。声道是指由咽腔、口腔、鼻腔,以及它们的附属器官所组成的共鸣腔。当声能脉冲信号通过咽腔、口腔、鼻腔时,会产生不同的共鸣。共鸣系统是言语产生的共鸣腔,它有两种功能:其一,通过舌在口腔内的前后、上下运动改变了声道的形状,从而发出不同的元音;其二,通过软腭悬雍垂向上运动,关闭鼻咽通道形成非鼻音;其三,通过软腭悬雍垂下降,鼻咽部迅速开放形成鼻音。

在进行共鸣障碍治疗之前,首先需要进行共鸣功能的评估,关于言语共鸣功能评估的主要内容包括:

1. 共鸣功能的主观评估;

2. 共鸣功能的 ICF 客观测量及其临床应用;

3. 共鸣功能主观评估和 ICF 客观测量的关系。

本章旨在重点讨论以上三个内容,介绍共鸣功能的主观评估与客观测量方式的同时,建立可参考的共鸣功能评估框架。

第一节 概 述

在对共鸣障碍进行治疗之前,首先应进行科学的评估,共鸣功能的评估包括口腔共鸣功能的评估和鼻腔共鸣功能的评估,流程如图 5-3-1 所示。

临床中,共鸣障碍分为口腔共鸣异常、鼻腔共鸣异常和共鸣音质异常三种类型。

口腔共鸣异常主要有三大类:前位聚焦、后位聚焦和喉位聚焦。导致口腔共鸣异常的原因分为器质性和功能性两类,前者为任何导致舌、下颌等共鸣构音器官运动受限的结构异常或疾病,例如舌系带过短、颌部畸形等;后者为舌、下颌等共鸣构音器官的功能性运动障碍等,其中以听力障碍导致的舌部功能性运动障碍较为常见。

口腔共鸣功能的评估由主观评估(即听觉感知评估)和 ICF 客观测量组成。主观评估包括韵母音位、声母音位和会话时的听觉感知评估;ICF 客观测量指对汉语核心单韵母/ɑ/、/i/、/u/的共振峰测量,即对这三个核心韵母的第一共振峰 F_1 和第二共振峰 F_2 的频率和幅值的测量(简称 F_1-F_2 测量)。第一共振峰反映咽腔的形状和大小,与下颌的位置和舌的垂直位置有关,通过测量第一共振峰可以判断患者是否存在喉位聚焦;第二共振峰反映口腔的形状和大小,与舌的水平位置有关,通过测量第二共振峰可以判断患者是否存在前位或

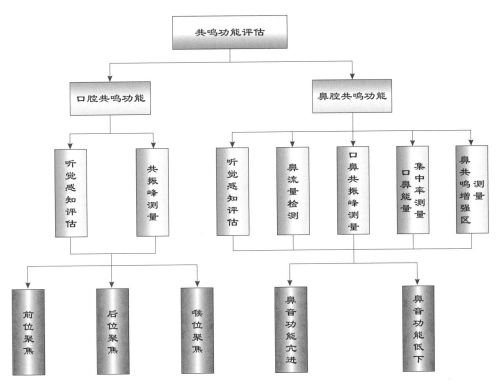

图5-3-1　言语共鸣功能评估框架

后位聚焦。

鼻腔共鸣异常主要有两大类：鼻音功能亢进和鼻音功能低下。导致鼻腔共鸣障碍的原因也可分为器质性和功能性两类。鼻音功能亢进主要是由于鼻咽部异常开放所致，可能存在一些器质性病因，如软腭短小、腭裂或者腭肌张力低下等。软腭肌群（腭帆提肌等）收缩与舒张运动紊乱会导致软腭及悬雍垂上抬、下降运动无法有效切换，而主要表现为鼻腔音增加。如果存在上述器质性问题，应该先接受耳鼻喉或口腔科医师的手术治疗。鼻音功能低下的患者无法将/m、n、ng/的噪音传入鼻腔进行共鸣，而且一些元音甚至辅音的发音也会出现不同程度的扭曲。

鼻腔共鸣功能的评估也包括主观评估和ICF客观测量两部分。主观评估也是通过听觉感知对患者的鼻音功能进行评价。ICF客观测量包括鼻流量检测、口鼻共振峰测量、鼻音能量集中率测量、鼻共鸣增强区测量。结合主观评估和ICF客观测量的结果，可以明确患者是否存在鼻音功能异常以及鼻音功能异常的类型，从而为制定相应的治疗方案提供依据。

多数鼻音功能低下由器质性原因引起，如腺样体增生或扁桃体肥大等，咽壁的后上方以及两侧存在一些增生组织。即使软腭可以松弛下垂，但在软腭与咽壁之间存在的增生组织阻碍了气流传递至鼻腔，也会导致鼻音功能低下。因此，对于因组织增生所导致的鼻音功能低下患者，应该先接受耳鼻喉或口腔科医师的治疗；对于功能性鼻音功能低下患者，其软腭肌群可能存在肌张力过高的现象，大多数患者通过言语治疗会得到缓解。

第二节　口腔共鸣功能的评估

口腔共鸣功能的评估包括主观听觉感知评估与ICF客观测量两部分。听觉感知评估遵循核心韵母→句首声母→句中声母→声韵组合→会话的形式依次递进，对患者可能存在的口腔共鸣障碍获得一个较全面的认识；ICF客观测量以核心韵母的共振峰测量为主。

一、口腔共鸣功能主观评估

汉语普通话中有 6 个单韵母：/ɑ、i、u、e、ü、o/，它们是汉语语音的基本元素，是构成音节的最小单位。从生理的角度，可将这 6 个单韵母从四个维度进行分类，即口腔的开合程度（开、闭、半闭）、舌的水平位置（前、中、后位）、舌的垂直位置（高、中、低位）和唇形（圆、展、自然），如图 5-3-2 所示。构音器官的运动及其位置，会改变声道的形状和大小，进而改变声道共鸣效果，从而形成不同的元音。在这些运动中，舌的运动对共鸣效果的影响最为复杂，由于其视觉上的隐蔽性，在临床上也被认为是共鸣功能评估和诊断的难点。

			舌的水平位置　前后				
			前	中	后		
舌的垂直位置　高度	高	最高	i　ü			u	闭
		次高					
	中	高中			e　o		半闭
		正中					口腔
		低中					半开
	低	次低					
		最低		ɑ			开
			展　圆	自然	展　圆		
				唇形			

图 5-3-2　汉语单韵母的分类和位置

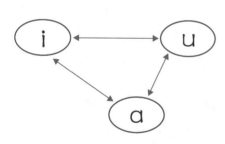

图 5-3-3　核心韵母示意图

其中，三个核心单韵母/ɑ、i、u/是最具有代表性的韵母，分别处于口腔中的三个极点位置（前上、中下、后上），发此三个音时，要求构音肌群协调舒缩的程度最大，因此对这三个音进行听觉感知的评估，就可以大致了解患者的口腔共鸣功能，判断其是否存在口腔聚焦异常及其类型。如图 5-3-3 所示，/i/的舌位最高、最靠前，若发这个音的时候，仍能感觉舌位靠后，说明患者可能存在后位聚焦问题；/u/的舌位也是最高的，但其最靠后，若发这个音的时候，仍能感觉舌位靠前，声音单薄，说明患者可能存在前位聚焦问题；而/ɑ/的舌位最低，处于水平轴的中央位置，若发音时感觉舌位过于靠下，声音像埋在喉咙里，则说明患者可能存在喉位聚焦问题。

听觉感知评估的方法是：让患者用舒适的方式分别说出这三个核心韵母（或模仿发音），然后由言语治疗师对其发音进行听觉感知评估，判断聚焦类型和聚焦等级，填写在表 5-3-1 中，原表可见数字资源 5-3-1。其中 0 代表正常，即不存在相应的聚焦问题；1 代表轻度聚焦异常；2 代表中度聚焦异常；3 代表重度聚焦异常。

数字资源
5-3-1

表 5-3-1　韵母音位的聚焦评估

	前　位	后　位	鼻　位	喉　位
/ɑ/				
/i/				
/u/				

表5-3-2是一个听觉感知评估的填表示例,该患者发三个核心韵母时,均不存在后位和喉位聚焦问题,但存在前位聚焦问题,其中以/ɑ/和/u/的听觉感知最明显,特别是发/u/的时候,可以明显感觉有发成/e/的现象,还必须结合客观测量的结果,才能最终诊断患者的聚焦异常及其类型。

表5-3-2　韵母音位的聚焦评估示例

	前　位	后　位	鼻　位	喉　位
/ɑ/	2	0	0	0
/i/	0	0	0	0
/u/	2	0	0	0

可以采用表5-3-3进行韵母音位的聚焦评估(口腔共鸣、鼻腔共鸣),原表可见数字资源5-3-2,具体为:

有鼻腔共鸣:发/ɑ/音时,捏鼻与不捏鼻时的发音"有"明显差异;

有口腔共鸣:发/m/音时,捏鼻与不捏鼻时的发音"无"明显差异。

表5-3-3　韵母音位的聚焦评估示例(口腔共鸣、鼻腔共鸣)

示　例	口腔共鸣	鼻腔共鸣	解　释
例1	无	无	发/ɑ/、/m/音时,正常
例2		有	发/ɑ/音时,捏鼻与不捏鼻"有"明显差异
例3	有		发/m/音时,捏鼻与不捏鼻"无"明显差异

采用表5-3-4进行声母音位的聚焦评估,原表可见数字资源5-3-3。让患者说出下列句子(或模仿发音),然后由言语治疗师进行听觉感知评估,对句首和句中声母(粗体)分别判断其聚焦类型、聚焦等级(0:正常;1:轻度;2:中度;3:重度)以及错误走向。句首和句中音节的声母分别为/b、p、g、k、h、m、n、l/,韵母分别为核心韵母/i、u/。采用b、p进行前位感知评估,采用/g、k、h/进行后位感知评估,采用/m、n/进行鼻位感知评估,采用/l/进行喉位感知评估。

表5-3-4　声母音位的聚焦评估

句 首 声 母	聚焦等级	错误走向	句 中 声 母	聚焦等级	错误走向
判断前位聚焦					
/bi/**比**赛开始了。			/bi/小朋友在**比**赛跑步。		
/pi/**皮**鞋亮亮的。			/pi/阿姨擦**皮**鞋。		
判断后位聚焦					
/gu/**鼓**声震耳欲聋。			/gu/**狗**吃骨头。		
/ku/**枯**黄的叶子落在地上。			/ku/妹妹**哭**着要娃娃。		
/hu/**湖**面上有条船。			/hu/我们去西**湖**划船。		

续　表

句 首 声 母	聚焦等级	错误走向	句 中 声 母	聚焦等级	错误走向
判断鼻位聚焦					
/mi/蜜蜂采蜜。			/mi/小红在喝蜜糖水。		
/nɑ/那是球。			/nɑ/哥哥拿书去教室。		
判断喉位聚焦					
/lɑ/喇叭吹响了。			/lɑ/我要蜡笔。		

二、ICF 口腔共鸣功能客观测量

共振峰的测量是一项重要的评价口腔共鸣功能的客观测量方法。线性预测分析是测量共振峰的常用方法,通过分别测量/ɑ、i、u/三个核心韵母的共振峰频率 F_1 和 F_2,可以定量分析聚焦问题及其程度,还可以对共鸣障碍的治疗过程进行实时监控。

测试时,让患者用舒适的方式发音,采集的声波文件导入"言语障碍测量仪"进行线性预测谱分析,得到三个元音的共振峰数值(F_1 和 F_2)。共振峰频率的测量如图 5-3-4 所示,共振峰频率的单位为赫兹。

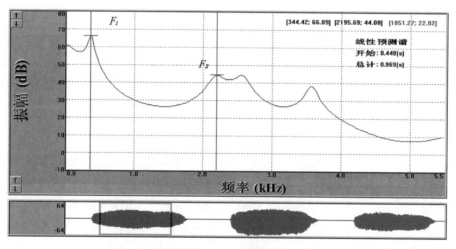

图 5-3-4　通过线性预测谱对单韵母 / i / 共振峰的测量

(F_1=344 赫兹,F_2=2 195 赫兹;A_1=66.09 分贝,A_2=44.08 分贝)

(言语障碍测量仪,ICFDrSpeech®,上海慧敏医疗器械有限公司授权使用)

采用表 5-3-5 进行韵母音位的后位聚焦与前位聚焦的口腔共鸣功能精准评估,具体方法为:让患者朗读(或模仿跟读)韵母/i/、/u/,通常采用测量/i/的共振峰频率 F_2 来判定后位聚焦问题,采用测量/u/的共振峰频率 F_2 来判定前位聚焦问题。当然,也可采用表 5-3-6 进行韵母音位的全面聚焦评估,原表可见数字资源 5-3-4。

数字资源
5-3-4

表 5-3-5　客观测量——口腔共鸣功能精准评估

日期				听 感 评 估
询问发 /i/ 时是否存在后位聚焦,如是进入测试	共振峰频率 F_2/i/	共振峰幅度 A_2/i/		是否后聚严重

续 表

日期				听 感 评 估
询问发/u/时是否存在前位聚焦,如是进入测试	共振峰频率 $F_2/u/$	共振峰幅度 $A_2/u/$		是否前聚严重
	共振峰频率扰动 $F_2f/i/$	共振峰幅度扰动 $A_2f/i/$		是否刺耳严重

表 5-3-6 韵母音位聚焦的全面评估

测试要求:让患者分别朗读(或模仿跟读)韵母/ɑ/、/i/、/u/。						
	F_1	F_2	A_1	A_2	$A_1—A_2$	错误走向
/ɑ/						
/i/						
/u/						

第一共振峰 F_1 反映咽腔的大小和共鸣状态,受下颌运动情况的影响。当下颌向下运动时,口腔体积增大,咽腔体积减小,则 F_1 增加;当下颌向上运动的时候,口腔体积减小,咽腔体积增大,则 F_1 减少。第二共振峰 F_2 反映口腔的大小和共鸣状态,主要揭示舌的前后运动情况。当舌向前运动时,咽腔体积增大,口腔体积减小,F_2 增加;当舌向后运动时,咽腔体积减小,口腔体积增大,F_2 减少。将测得的 F_1 和 F_2 的值与对应年龄及性别的参考标准值进行比较,就可明确聚焦问题。同时结合共鸣主观评估的结果,可以确定口腔共鸣异常的性质与程度。

表5-3-7至表5-3-9给出了我国学前年龄段不同性别三个核心韵母共振峰的参考标准。共振峰主要与年龄和性别有关,整体随着年龄的增长,呈逐渐下降的趋势,这与基频有类似的发展趋势。而性别上,男性和女性的共振峰数值也存在差异。

表 5-3-7 中国人核心韵母/ɑ/的共振峰参考标准(m±σ) (单位:赫兹)

年龄(岁)	第一共振峰 F_1					第二共振峰 F_2				
男	$m-2\sigma$	$m-\sigma$	m	$m+\sigma$	$m+2\sigma$	$m-2\sigma$	$m-\sigma$	m	$m+\sigma$	$m+2\sigma$
3	956	1 086	1 216	1 346	1 476	1 524	1 669	1 814	1 959	2 104
4	988	1 082	1 176	1 270	1 364	1 505	1 633	1 761	1 889	2017
5	913	1 053	1 193	1 333	1 473	1 372	1 563	1 754	1945	2 136
6	965	1 091	1 217	1 343	1 469	1 377	1 561	1 745	1929	2 113
女	第一共振峰 F_1					第二共振峰 F_2				
3	935	1 096	1 257	1 418	1 579	1 598	1 742	1 886	2 030	2 174
4	950	1 095	1 240	1 385	1 530	1 461	1 653	1 845	2 037	2 229

续　表

年龄(岁)	第一共振峰 F_1					第二共振峰 F_2				
女	m－2σ	m－σ	m	m＋σ	m＋2σ	m－2σ	m－σ	m	m＋σ	m＋2σ
5	967	1 095	1 223	1 351	1 479	1 562	1 694	1 826	1958	2 090
6	913	1 090	1 267	1 444	1 621	1 335	1 620	1905	2 190	2 475

表 5-3-8　中国人核心韵母 / i / 的共振峰参考标准（m±σ） （单位：赫兹）

年龄(岁)	第一共振峰 F_1					第二共振峰 F_2				
男	m－2σ	m－σ	m	m＋σ	m＋2σ	m－2σ	m－σ	m	m＋σ	m＋2σ
3	170	292	414	536	658	2 796	3 052	3 308	3 564	3 820
4	174	260	346	432	518	2 767	3 035	3 303	3 571	3 839
5	210	253	296	339	382	2 723	3 033	3 343	3 653	3 963
6	229	255	281	307	333	2 807	3 097	3 387	3 677	3 967
女	第一共振峰 F_1					第二共振峰 F_2				
3	132	249	366	483	600	2 397	2 901	3 405	3 909	4 413
4	200	259	318	377	436	3 013	3 318	3 623	3 928	4 233
5	242	268	294	320	346	2 951	3 214	3 477	3 740	4 003
6	232	255	278	301	324	2 975	3 207	3 439	3 671	3 903

表 5-3-9　中国人核心韵母 / u / 的共振峰参考标准（m±σ） （单位：赫兹）

年龄(岁)	第一共振峰 F_1					第二共振峰 F_2				
男	m－2σ	m－σ	m	m＋σ	m＋2σ	m－2σ	m－σ	m	m＋σ	m＋2σ
3	178	325	472	619	766	337	724	1 111	1 498	1 885
4	199	286	373	460	547	378	593	808	1 023	1 238
5	170	251	332	413	494	224	499	774	1 049	1 324
6	166	244	322	400	478	418	553	688	823	958
女	第一共振峰 F_1					第二共振峰 F_2				
3	191	312	433	554	675	429	677	925	1 173	1 421
4	179	277	375	473	571	356	599	842	1 085	1 328
5	166	255	344	433	522	0	338	834	1 330	1 826
6	166	275	384	493	602	479	653	827	1 001	1 175

从对共鸣障碍的诊断来看,共振峰的临床含义是：

（1）如共振峰值在正常区域内，则基本可确定不存在聚焦问题；

（2）如/a/的 F_1 值大于参考标准值的上限（m+2σ），即为喉位聚焦；

（3）如/u/的 F_2 值大于参考标准值的上限（m+2σ），即为前位聚焦；

（4）如/i/的 F_2 值小于参考标准值的下限（m−2σ），即为后位聚焦。

ICF 言语功能评估提供了言语疾病具体损伤程度评定的标准，临床中为了快速地评估到患者口腔共鸣功能的 ICF 功能损伤程度，在进行精准评估后，我们可以对其进行 ICF 损伤程度等级转换，ICF 评估的结果从 0—4 级分别代表损伤程度从无损伤至完全损伤。在 ICF 框架中，口腔共鸣功能评估的参数有：共振峰频率 F_2/i/（后位聚焦）、共振峰频率 F_2/u/（前位聚焦）、共振峰频率扰动 F_2f，如表 5-3-10 所示。

表 5-3-10　ICF 言语嗓音功能评估表（口腔共鸣功能）

身体功能即人体系统的生理功能损伤程度			无损伤	轻度损伤	中度损伤	重度损伤	完全损伤	未特指	不适用
			0	1	2	3	4	8	9
b3101	嗓音音质	共振峰频率 F_2/i/（后位聚焦）							
		共振峰频率 F_2/u/（前位聚焦）							
		共振峰频率扰动 F_2f							
产生嗓音特征的功能，包括谐波特征、共鸣和其他特征。 包括：谐波高、低功能；鼻音功能亢进和鼻音功能低下、发声困难、声带紧张、嘶哑声或粗糙声、气息声等障碍。									
信息来源：☒ 病史　　问卷调查　　临床检查　　☒ 医技检查									
问题描述：									

通过核心韵母的 F_1-F_2 图，可以实时观察舌位，结合主观听觉感知评估，可诊断患者是否存在聚焦问题，图 5-3-5 所示的是正常人三个核心韵母的 F_1-F_2 图，观察可发现/i/的聚焦点集中在前上的位置，/u/的聚焦点集中在后上的位置，而/a/的聚焦点集中在中下的位置。

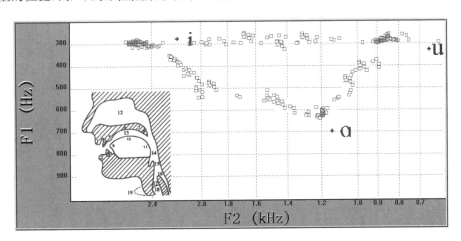

图 5-3-5　通过 F_1-F_2 图实时观察舌位（正常聚焦）

（言语障碍测量仪，ICFDrSpeech®，上海慧敏医疗器械有限公司授权使用）

如图 5-3-6 所示，该患者发音时，/i/和/a/的聚焦点相对正常或偏离不多，而/u/的聚焦点则比图 5-3-5 所示位置偏向前方，因此可能存在前位聚焦的问题。

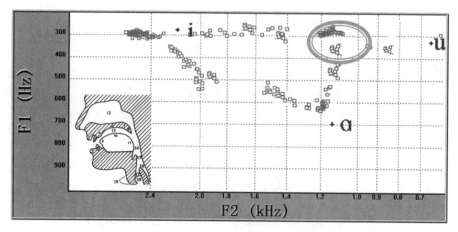

图 5-3-6 通过 F_1-F_2 图实时观察舌位（前位聚焦）

（言语障碍测量仪，ICFDrSpeech®，上海慧敏医疗器械有限公司授权使用）

第三节 鼻腔共鸣功能的评估

鼻腔共鸣功能的评估包括主观听觉感知评估与 ICF 客观测量两部分。有两种类型的材料用于鼻腔共鸣聚焦的主观听觉感知评估：第一种类型用于判断是否存在鼻音功能亢进，第二种类型用于判断是否存在鼻音功能低下。如果通过一般交谈不能确定患者是哪种鼻腔共鸣障碍，那么必须采用这两类材料进行评估。进行听觉感知评估时，可以使用录音笔或计算机录制患者声音。

一、鼻腔共鸣功能主观评估

1. 鼻音功能亢进的评估

大声朗读下面的短文，并做好录音工作。

[儿童篇]

一大早，六个月大的宝宝起来了，开始左顾右瞧。这时阿姨走过来，抱起他说："乖宝宝！"宝宝朝阿姨笑一笑，嘴里咿咿呀呀的，可爱极了。

[成人篇]

在大学里，我有一个最要好的校友，我和她的志趣差不多，都爱好跳舞和打球。一大早，我和她一起跑步，读外语。下课之后，我和她一起去打排球，一起在教室自习。大学四载，无忧无虑，快乐无比。

再次朗读短文，但这次在朗读到第二个句子时进行捏鼻朗读，并做好录音工作。

评估结果：仔细聆听录音，这两篇短文都没有鼻辅音，因此在播放录音的过程中，应听不出有任何鼻音的成分。

（1）如果捏鼻后，患者的声音听起来无明显变化，则说明不存在鼻音功能亢进；

（2）如果捏鼻后，患者的声音出现明显变化，则说明存在鼻音功能亢进。

2. 鼻音功能低下的评估

大声朗读下面的短文，并做好录音工作。

[儿童篇]

尼尼很喜欢将饭含在口中，妈妈骂尼尼，尼尼生气了；明明向尼尼借橡皮泥玩，尼尼拿起橡皮泥就走；妈妈接尼尼晚了，尼尼生气地往前奔，妈妈跟也跟不上。这样的尼尼受人欢迎吗？

[成人篇]

清晨，太阳从东边冉冉升起，阳光明媚。奶奶和妈妈领着妹妹前往闹市买奶牛。一路上，妹妹问妈妈："妈妈，咱们买了奶牛，能天天喝牛奶吗？"妈妈说："当然能，你每天跟奶奶、妈妈挤牛奶，好吗？"天真的妹妹又问：

"我每天喝奶牛的奶,奶牛也是妈妈吗?"奶奶和妈妈全乐了。一家人到了市场,精心选了一头健康的奶牛。妹妹很兴奋,和奶奶、妈妈一同牵着新买的奶牛回农场了。

再次朗读短文,但这次在朗读到第二个句子时进行捏鼻朗读,并做好录音工作。

评估结果:仔细聆听录音,这两篇短文均包含了大量的鼻辅音,因此在捏鼻与不捏鼻时,声音音质应存在显著的不同。

(1) 如果在不捏鼻朗读时听起来鼻音很多,而在捏鼻朗读时,声音音质发生明显变化,说明鼻腔共鸣正常;

(2) 如果捏鼻与不捏鼻两种状态下,声音音质不存在明显的差异,即这两种录音听起来是类似的,说明存在鼻音功能低下。此时,应首先明确是器质性阻塞所致还是功能性问题。

3. 鼻音功能低下的筛查

另外,也可采用以下这种简单的方法对鼻音功能低下进行筛查:首先做一次深吸气动作,然后闭上嘴,用手指按住左侧鼻孔,同时让气体缓慢从鼻腔释放;观察气体是否从右侧鼻孔顺利呼出,再松开置于左侧鼻孔的手指,转而压住右侧鼻孔,观察气体是否从左侧鼻孔顺利呼出,试着多做几次,以明确结果。如果鼻腔内存在阻塞物,那么从一侧或双侧鼻孔呼出的气体将减少。这可能是由腺样体增生、过敏性水肿等病变引起的,对于这些问题,应首先介入医疗手段;如果鼻咽部结构完好畅通,但发现缺乏鼻音,可以直接使用本篇介绍的训练方法,以建立正常的鼻腔共鸣效应。

二、ICF 鼻腔共鸣功能客观测量

"鼻音障碍测量与训练仪"是判断鼻音共鸣异常的有效的诊断工具,一种常用的测量方法是让患者朗读标准测试材料(分别含有不同比例的鼻辅音成分)。用"鼻音障碍测量与训练仪"来测量不同年龄、性别的正常人群在朗读上述标准测试材料时的鼻流量,可以获得不同年龄、性别人群鼻流量的参考值范围。通过与参考值范围进行比较,可以客观地判断患者是否存在鼻腔共鸣异常及其严重程度,还可为患者的疗效评定提供客观依据。鼻音障碍测量与训练仪具有录音、播放、保存等功能,可以进行客观分析,记录治疗前后鼻流量的变化情况。

1. 鼻流量测量

鼻流量检测是一种无损伤、简单实用的检测方法。鼻流量(Nasal flow rate,NFR)是鼻腔声压级(n)和输出声压级[口腔声压级(o)和鼻腔声压级(n)之和]的比值,可用下列公式表示:

$$\text{鼻流量} = n/(n+o) \times 100\% \qquad (公式 5.3.1)$$

鼻流量实时测量的方法如图 5-3-7 所示,正式评估前为患者正确佩戴专业的头套和隔板,如图 5-3-7

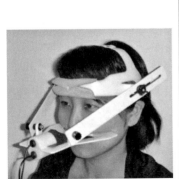
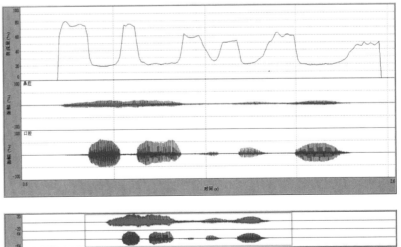

(1—鼻流量曲线,2—鼻腔波形图,3—口腔波形图)

图 5-3-7　通过口腔声压级和鼻腔声压级进行鼻流量的测量

(鼻音障碍测量与训练仪,ICFDrSpeech®,上海慧敏医疗器械有限公司授权使用)

左侧所示,隔板的作用是分隔鼻腔和口腔两个通道,以便分别对两个通道的信号进行测量。让患者朗读一组短句和词,如表5-3-11所示,它们分别含有不同比例的鼻辅音。测量结束后,记录测试材料的平均鼻流量值及其标准差,将测得的值与相应的参考标准进行比较,如果大于正常范围的上限,则说明存在鼻音功能亢进;如果小于正常范围的下限,则说明存在鼻音功能低下。图5-3-7右侧是正常人发句子"妈妈你忙吗"的鼻流量测试结果,图的最上方给出了整句话鼻流量的变化曲线,图中间显示的是鼻腔能量幅值大小,下方显示的是口腔能量幅值大小。

表5-3-11 鼻音功能评估(鼻流量)

(1)朗读(或模仿跟读)"妈妈你忙吗?"
本句子中含有大量的鼻辅音,如果患者在朗读(或跟读)的过程中出现鼻音过少的现象,一般可诊断为鼻音功能低下。

日期	平均鼻流量前测	平均鼻流量后测	达到训练目标(5%—10%)	鼻腔共鸣评估(鼻音功能低下)
例1	52.6%	58.6%	达6%	鼻音功能低下的问题得到改善
例2				
例3				

(2)朗读(或模仿跟读)"我和爸爸吃西瓜"
本句子中不含鼻辅音,如果患者在朗读(或跟读)的过程中出现了大量的鼻音,一般可诊断为鼻音功能亢进或鼻音同化。

日期	平均鼻流量前测	平均鼻流量后测	达到训练目标(5%—10%)	鼻腔共鸣评估(鼻音功能亢进或鼻音同化)
例1	76.2%	70.2%	达7%	鼻音功能亢进的问题得到改善
例2				
例3				

注意,参考标准如下:
鼻音功能低下(鼻音发音不充分)是指在朗读(或跟读)时将出现鼻音过少的现象,听起来就像患有重感冒或过敏性疾病;
鼻音功能亢进是指在朗读(或跟读)时,会出现大量的鼻音;
鼻音同化(与鼻音相连元音的鼻音化现象)是指在朗读(或跟读)含有鼻音成分的单词时,会出现大量的鼻音。

2. 口鼻共振峰测量

如前文所述,声音经过声道时,由于声道的形状和大小不同会对某些频率成分进行加强,由这些被加强的频率所组成的包络就称为共振峰。其中,嗓音经过咽腔和鼻腔的共鸣作用形成了鼻腔共振峰;经过咽腔和口腔的共鸣作用形成了口腔共振峰。分别观察口鼻两个通道共振峰的值,可以更加深入地观察鼻腔共鸣功能,更精确地诊断出鼻腔共鸣异常的类型,从而进行有针对性的治疗。据实验结果显示,鼻部第一共振峰和口部第二共振峰可以作为鉴别韵母中是否含有鼻音的参数;鼻部第一共振峰及其带宽可以作为鉴别声母是否为鼻音的参数。

而鼻口共鸣比(Nasal and oral resonance ratio,NOR)是指言语时鼻腔第一共振峰频率与口腔第一共振峰频率的比值,单位是％。它主要反映鼻腔共鸣效益,通过分析声波经过咽腔后的分配情况,从而判断鼻音功能亢进或低下的程度,即鼻腔共鸣效益的情况。如果在功能亢进语料测试下的鼻口共鸣比超过同龄同性别者正常范围的上限,表示存在一定程度的鼻音功能亢进;如果功能低下语料测试下的鼻口共鸣比没有达到同龄同性别者正常范围的下限,表示存在一定程度的鼻音功能低下。

　　口鼻共振峰的实时测量不同于上面所讲过的 F_1 和 F_2 的测量,它将鼻腔和口腔分为两个通道,分别测量口腔和鼻腔的前三个共振峰,即:口腔第一共振峰 OF_1、口腔第二共振峰 OF_2、口腔第三共振峰 OF_3、鼻腔第一共振峰 NF_1、鼻腔第二共振峰 NF_2、鼻腔第三共振峰 NF_3,通过分别观察口腔和鼻腔的共鸣情况,分析声波经过咽腔后的分配情况,从而判断是否存在鼻腔共鸣异常,观察口鼻共振峰的最好手段是语谱图和线性预测谱。

　　图 5-3-8 显示的是绿框中的"妈妈"发音的语谱图。图上方为鼻腔语谱图显示,下方为口腔语谱图显示。可以看出"妈妈"中的鼻音/m/鼻腔能量很大,且大都集中在低频区域,低频与中高频的能量差异较大,而/m/对应的口腔几乎没有任何能量。元音部分/ɑ/则在口腔有较大的能量存在,同时鼻腔也有部分能量存在。

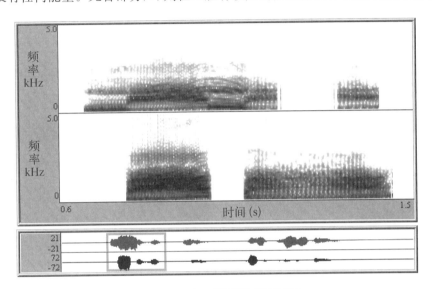

图 5-3-8　"妈妈"的语谱图

(上图为鼻腔波形的语谱图,下图为口腔波形的语谱图)

(鼻音障碍测量与训练仪,ICFDrSpeech®,上海慧敏医疗器械有限公司授权使用)

　　图 5-3-9 对应的是"妈妈"中/m/的线性预测谱和语谱图,a 图中的左侧显示/m/的鼻腔能量较大,低频成分较多,而右侧则说明/m/的口腔能量很小,b 图显示的语谱图显示出与线性预测谱相同的趋势,这进一步从客观测量上验证了/m/的鼻音占主要成分,说明发鼻音/m/时,软腭几乎完全打开,大部分能量经由鼻腔发射出来。

　　图 5-3-10 对应的是"妈妈"中/ɑ/的线性预测谱和语谱图,a 图中的左侧显示了/ɑ/的鼻腔能量较小,低频集中的现象不再存在,而右侧则说明/ɑ/的口腔能量很大,特别是中低频区域;b 图显示的语谱图显示出与线

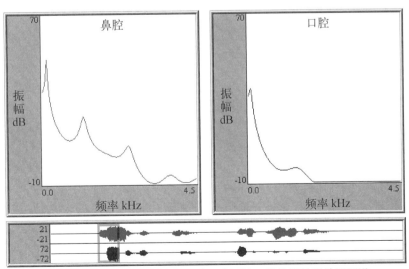

a.左图为鼻腔波形的线性预测谱,右图为口腔波形的线性预测谱

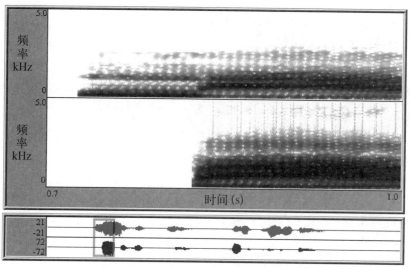

b. 上图为鼻腔波形的语谱图，下图为口腔波形的语谱图

图 5‑3‑9　"妈妈"中 /m/ 的线性预测谱和语谱图

（鼻音障碍测量与训练仪，ICFDrSpeech®，上海慧敏医疗器械有限公司授权使用）

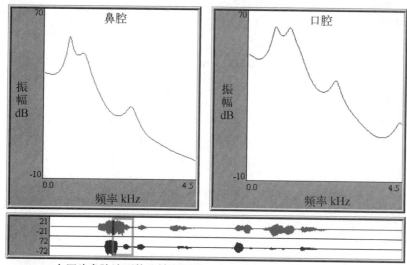

a. 左图为鼻腔波形的线性预测谱，右图为口腔波形的线性预测谱

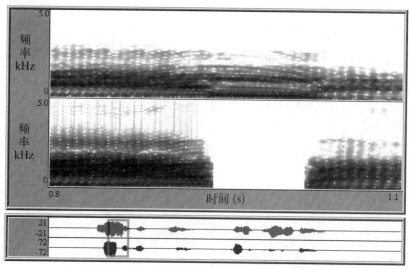

b. 上图为鼻腔波形的语谱图，下图为口腔波形的语谱图

图 5‑3‑10　"妈妈"中 /ɑ/ 的线性预测谱和语谱图

（鼻音障碍测量与训练仪，ICFDrSpeech®，上海慧敏医疗器械有限公司授权使用）

性预测谱相同的趋势,这进一步从客观测量上验证了/ɑ/的元音成分占主要地位,但鼻腔同时也存在部分能量,说明发/ɑ/的时候,软腭并没有完全闭合,有部分能量通过鼻腔发射出来,但大部分能量仍然由口腔发出。

临床上需注意,在正式进行鼻流量与口鼻共振峰客观测量前,建议先从主观听感上初步判断患者是否存在鼻腔共鸣亢进或低下的问题趋势。

临床操作方法为:通过发/ɑ/音时,可初步判别患者是否存在鼻腔共鸣亢进的问题;通过发/m/音时,可初步判别患者是否存在鼻腔共鸣低下的问题。初步判定后,可进行鼻流量与口鼻共振峰客观测量,记录鼻腔共鸣功能精准评估结果,具体如表5-3-12所示,原表可见数字资源5-3-5。

数字资源
5-3-5

表5-3-12 客观测量——鼻腔共鸣功能精准评估

日期				听 感 评 估
	发/ɑ/时是否存在鼻腔共鸣亢进,如是进入测试	鼻流量	鼻口共鸣比	是否亢进严重
	发/m/时是否存在鼻腔共鸣不足,如是进入测试	鼻流量	鼻口共鸣比	是否低下严重

另外,一般采用表5-3-13进行共鸣音质测量,测试要求为需要患者用舒适的方式朗读(或模仿发音)表5-3-13中的语料。

表5-3-13 共鸣音质测量

日 期	共鸣类型	语 料	F_1	F_2	A_1	A_2	A_1-A_2	鼻音功能亢进、低下
	口腔共鸣	/mɑ/						
		/mi/						
	鼻腔共鸣	/mɑ/						
		/mi/						

3. 口鼻能量集中率和鼻共鸣增强区测量

口鼻能量集中率是计算所选频率范围内的能量集中率,根据临床诊断需要,通常选择的都是低频区,因此低频能量集中率是指语音信号低频区能量占总能量的百分比。低频能量集中是鼻音的主要声学特征之一,通过测量低频能量集中率,可以分析患者发音时,是否存在低频能量过多或者过少的现象,从而推断其鼻音功能是否正常。

图5-3-11所示的是正常人发/ɑ/、/i/、/u/、/mɑ/的时候,计算其口腔和鼻腔的200—500赫兹的能量集中率,无论是鼻腔还是口腔,/ɑ/的能量集中率均低于/i/和/u/,表明/ɑ/的低频能量成分较少。而/mɑ/中/m/的部分在鼻腔的能量集中率较大,/ɑ/部分的能量集中率偏小,下方的图则显示出口腔部分的/m/的能量集中率几乎为零,元音/ɑ/部分的能量集中率与鼻腔部分相似。这些现象说明/m/的能量主要集中在低频,且由鼻腔发出,口腔几乎没有能量存在;而元音/ɑ/的能量则由口腔和鼻腔同时发出,能量主要集中在中频,低频部分只有少量的能量存在。这与上述口鼻共振峰观察到的现象和结论一致。

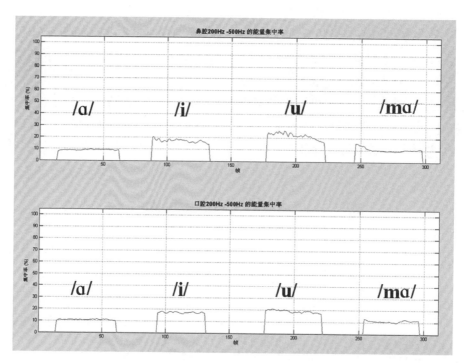

图 5-3-11　能量集中率分析（/ɑ/、/i/、/u/、/mɑ/，0—500 赫兹）

（鼻音障碍测量与训练仪，ICFDrSpeech®，上海慧敏医疗器械有限公司授权使用）

　　鼻共鸣增强区是指鼻腔共振峰和口腔共振峰能量比值大于某一特定值的区域。如图 5-3-12 所示为正常人发/mɑ/的鼻共鸣增强区测量结果，图上方为鼻腔的第一共振峰与口腔的第一共振峰的比值，在鼻音/m/的部分，该值非常大，用红色区域表示为鼻共鸣增强区；图中间为鼻腔的第二共振峰与口腔的第二共振峰的比值，同样在鼻音/m/的部分，该值非常大，用红色区域表示为鼻共鸣增强区；图下方为鼻腔的第三共振峰与口腔的第三共振峰的比值，还是在鼻音/m/的部分，该值也非常大，也用红色区域表示为鼻共鸣增强区。这个现象同样说明，鼻音/m/全部都是鼻共鸣增强区，鼻腔共振峰的能量明显大于口腔共振峰的能量，即发这个音时，鼻腔共鸣显著，声音全都经由鼻腔发出。

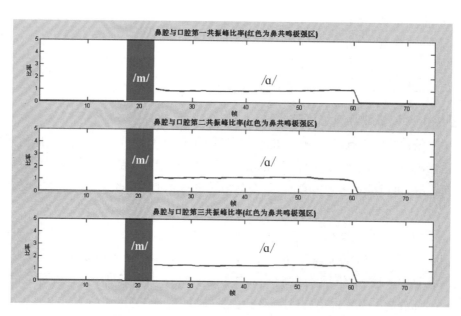

图 5-3-12　鼻共鸣增强区分析（/mɑ/）

（鼻音障碍测量与训练仪，ICFDrSpeech®，上海慧敏医疗器械有限公司授权使用）

4. 共鸣音质能力测量

共振峰测量能够提供共振峰频率和共振峰幅度,需要分别测量/ɑ、i、u/三个核心韵母的共振峰幅度 A_1、A_2 及 A_1-A_2 的值。其中,A_1-A_2 表示咽腔与口腔之间共鸣强度的差值,是监控共鸣音质的敏感参数,可以定量分析口腔共鸣音质情况,也可以对共鸣音质障碍的治疗过程进行实时监控。

测试时,让患者用舒适的方式发音,采集的声波文件导入"言语障碍测量仪"进行线性预测谱分析,得到三个元音的共振峰振幅(A_1 与 A_2)的数值,具体如图 5-3-13 所示。

第一共振峰振幅 A_1 反映声波在咽腔某处的共鸣强度,第二共振峰 A_2 反映声波在口腔某处的共鸣强度。共振峰振幅 A 的数值越大,说明声波在该频率产生的共鸣越强。A_1-A_2 可作为监控共鸣音质的敏感参数。根据前文提到的,咽腔的大小通常不改变,反映咽腔共鸣的 A_1 值也不会有明显的变化;主要改变的是口腔的形状大小,即 A_2 值。若患者共鸣音质良好,则听感上表现出"字正腔圆"的感觉,A_2 值较大,A_1-A_2 在 6 分贝以内;若患者共鸣音质不良,则听感上表现"说话含糊"的感觉,A_2 值较小,A_1-A_2 大于 6 分贝,如图 5-3-13 所示。

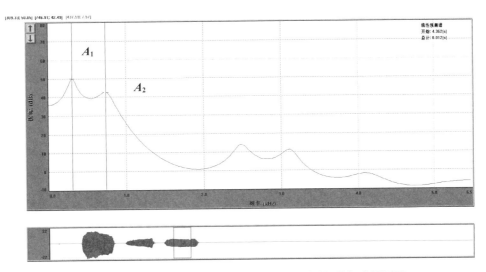

图 5-3-13　通过线性预测谱对单韵母 / u / 共振峰幅度的测量
（A1= 50.05 分贝，A2= 42.49 分贝）

（言语障碍测量仪,ICFDrSpeech®,上海慧敏医疗器械有限公司授权使用）

5. ICF 言语嗓音功能评估(鼻腔共鸣功能)

对鼻腔共鸣功能精准评估后,采用 ICF 言语嗓音功能评估(鼻腔共鸣功能评估)对精准评估测量结果进行 ICF 损伤程度等级的转换,可以快速地得到患者鼻腔共鸣功能的损伤等级,对训练前后的结果进行比较,适用于临床疗效评价。在 ICF 框架中,鼻腔共鸣功能评估的参数有:鼻流量和鼻口腔共鸣比。如表 5-3-14 所示。

表 5-3-14　ICF 言语嗓音功能评估表（鼻腔共鸣功能）

身体功能即人体系统的生理功能损伤程度			无损伤	轻度损伤	中度损伤	重度损伤	完全损伤	未特指	不适用
			0	1	2	3	4	8	9
b3101	嗓音音质	鼻流量							
		鼻口腔共鸣比							

产生嗓音特征的功能,包括谐波特征、共鸣和其他特征。 包括:谐波高、低功能;鼻音功能亢进和鼻音功能低下、发声困难、声带紧张、嘶哑声或粗糙声、气息声等障碍。	
信息来源: ☒ 病史　　　　问卷调查　　　　临床检查　　　☒ 医技检查	
问题描述:	

第四章

言语共鸣障碍康复治疗

本章目标	阅读完本章之后,你将: 1. 熟悉共鸣障碍治疗的内容; 2. 熟悉共鸣障碍的不同临床表现; 3. 掌握针对口腔共鸣异常的治疗方法; 4. 掌握针对鼻腔共鸣异常的治疗方法; 5. 掌握针对共鸣音质异常的治疗方法。

　　良好的共鸣聚焦是形成音色的基础,也能为构音、韵律提供准备。如果患者存在聚焦障碍,如在水平线上舌位靠前或靠后,在垂直线上舌位过高或过低,使得整个共鸣系统处于比较紧张的状态,这就会导致说话疲劳、音质降低,甚至影响言语可懂度。长期的喉部聚焦还容易引起声带的器质性病变。因此,患者需要及时接受治疗,以形成正确的共鸣聚焦,缓解说话时疲劳不适的症状,达到改善音质的效果。

第一节　概　　述

　　共鸣障碍分为口腔共鸣异常、鼻腔共鸣异常和共鸣音质异常三种类型。其中,口腔共鸣异常主要有三大类:前位聚焦、后位聚焦和喉位聚焦。导致口腔共鸣异常的原因分为器质性和功能性两类,前者为任何导致舌、下颌等共鸣构音器官运动受限的结构异常或疾病,例如舌系带过短、颌部畸形等;后者为舌、下颌等共鸣构音器官的功能性运动障碍等,其中以听力障碍导致的舌部功能性运动障碍较为常见。从言语功能表现上看,鼻腔共鸣异常主要分为鼻音功能亢进(简称鼻亢)和鼻音功能低下(简称鼻低)。而根据鼻腔共鸣障碍的产生原因可分为器质性和功能性两类。鼻亢主要与鼻咽部异常开放有关,这可能由一些器质性病因导致,如软腭短小、腭裂或者腭肌张力低下等。软腭肌群(腭帆提肌等)收缩与舒张运动紊乱会导致软腭及悬雍垂上抬、下降运动无法有效切换,进而主要表现为鼻腔音增加。如果存在上述器质性问题,应该先接受耳鼻喉或口腔科医师的手术治疗。鼻低患者无法将/m、n、ng/的嗓音传入鼻腔进行共鸣,而且一些元音甚至辅音的发音也会出现不同程度的扭曲。

　　针对共鸣障碍的治疗包括口腔共鸣异常的治疗、鼻腔共鸣异常的治疗、共鸣音质异常的治疗。这三类共鸣异常,都有其针对性训练方法,既有传统常规训练,也有现代康复技术与常规训练方法的融合使用的实时共鸣疗法。无论是哪种类型的共鸣障碍,都应当先进行共鸣放松训练,提高口腔和鼻腔共鸣构音器官的灵活性,为进一步进行治疗奠定基础。本章将对几种经典的共鸣异常治疗方法和融合现代化技术的实时反馈训练做阐述,更多的训练方法可参见《言语矫治手册:共鸣障碍的促进治疗》(华东师范大学出版社)。如图 5-4-1以框架图的形式,向我们展示了共鸣障碍治疗的策略。

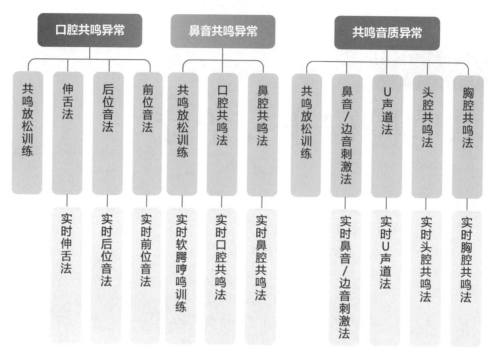

图 5-4-1 言语共鸣康复治疗框架

第二节 共鸣放松训练

共鸣放松训练通过完成一些夸张的动作或发一些特定的音,使共鸣肌群进行紧张与松弛的交替运动,从而促进共鸣肌群之间的协调与平衡,为形成良好的共鸣奠定基础,其内容主要包括口腔放松训练和鼻腔放松训练两个部分。该训练主要适用于共鸣障碍患者,在训练中注意保持身体及口面部放松。

一、口腔放松训练

"口腔放松训练"主要通过颌部、唇部、舌部的运动,放松口面部肌群,为建立有效的口腔共鸣奠定基础。其训练步骤如下。

1. 颌部放松运动

言语治疗师向患者介绍颌部放松运动的动作要领,即嘴巴应尽可能张大,尽可能大幅度地进行咀嚼(如图 5-4-2)。利用图片,与患者一起练习颌部放松运动。咀嚼时,言语治疗师可以提示患者通过想象口中有一大块口香糖,而尽可能大幅度地做咀嚼运动(也可真的使用口香糖、果汁软糖等物进行)。

2. 唇部放松运动

言语治疗师向患者介绍唇部放松运动的动作要领,即双唇必须闭住,同时应尽可能大幅度地进行咀嚼(如图 5-4-3)。言语治疗师可以利用图片,与患者一起练习唇部放松运动。闭上双唇,想象口中有一大块口香糖,然后尽可能大幅度地做咀嚼运动(也可真的使用口香糖、果汁软糖等物进行)。

3. 舌部放松运动

言语治疗师向患者介绍舌部放松运动的动作要领,即双唇必须闭住,先顺时针后逆时针方向用舌尖"洗刷"牙齿外表面。言语治疗师可以利用图片,与患者一起练习舌部放松运动。闭上双唇,用舌尖"洗刷"牙齿外表面,注意舌尖须从上牙列外表面向下牙列外表面做顺时针旋转运动,约持续 30 秒。然后沿下牙外表面向上牙外表面做逆时针旋转运动,约持续 30 秒,如图 5-4-4 所示。

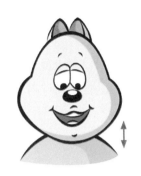
图 5-4-2　颌部放松运动

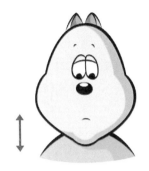
图 5-4-3　口唇部放松运动

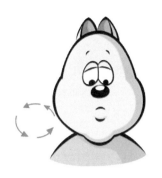
图 5-4-4　舌部放松运动

二、鼻腔放松训练

鼻腔放松训练主要通过交替发鼻音与非鼻音,使软腭进行松弛(发鼻音,悬雍垂下降)与紧张(发非鼻音,悬雍垂上抬)的交替运动,为建立有效的鼻腔共鸣奠定基础。其训练步骤如下。

1. 软腭哼鸣训练

言语治疗师可以通过图片提示,与患者一起练习软腭哼鸣/m———/(如图5-4-5)。

2. 软腭运动训练

言语治疗师可以通过图片(如图5-4-6)提示,与患者一起练习软腭运动训练。注意在鼻音和塞音交替时应该区分气流分别从鼻腔和口腔呼出时的差异。

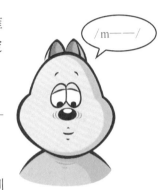
/m———/
图 5-4-5　软腭哼鸣

/m---b/	/m---p/	/mi---b/	/mi---p/
/mu---b/	/mu---p/	/n---d/	/n---t/
/ni---d/	/ni---t/	/nu---d/	/nu---t/
/(ng)——g/	/(ng)——k/	/(ng)u——g/	/(ng)u——k/
/(ng)o——g/	/(ng)o——k/	/(ng)e——g/	/(ng)e——k/

图 5-4-6　软腭运动训练

3. 软腭重读训练

软腭重读训练中,言语治疗师可以采用塞音加闭元音(使软腭上抬)与鼻音(使软腭降低)交替以重读的形式发出,应尽可能产生最佳的鼻腔共鸣,例如/bi-**M-BI-M**/、/di-**N-DI-N**/、/du-**N-DU-N**/、/gu-(**NG**)-**GU**-(**NG**)/等。

三、实时言语视听反馈技术:共鸣放松

共鸣放松训练中可将鼻腔放松训练法的训练内容与步骤结合现代化的实时言语视听反馈技术,形成实时

鼻腔放松训练方法。该方法主要应用于鼻腔共鸣障碍患者的基础放松训练,患者可通过实时视听反馈对软腭松弛与紧张的运动状态进行实时监控调整,达到鼻腔放松的目的。治疗过程中,言语治疗师可通过"数据分析"模块了解患者的发音状况,进而为指导患者正确发音提供建议。该方法可通过实时软腭哼鸣训练、实时软腭运动训练和实时软腭重读训练分步骤进行。训练形式见数字资源5-4-1。

适应症:主要适用于共鸣障碍患者,为建立有效的鼻腔共鸣奠定基础。

(一) 实时软腭哼鸣训练

实时软腭哼鸣训练是将软腭哼鸣训练的内容与步骤同现代化的实时言语视听反馈技术相结合的训练模式。该训练可通过持续发鼻音,使软腭下降。该训练通过言语矫治仪进行,言语治疗师可采用"魔术小猪"游戏,与患者一起练习软腭哼鸣/m——/。在练习过程中,引导患者注意实时发音与游戏画面的联系:患者不发音时,小猪静止不动;患者发/m——/时,红色小猪跳跃,且小猪头上的小鸟飞翔,如图5-4-7a所示;若患者误发成清音,则绿色小猪跳跃,且小猪头上的小鸟飞翔。言语治疗师可通过数据分析图中/m——/的发音时长等数据向患者说明训练状况,及时调整训练内容,如图5-4-7b所示。

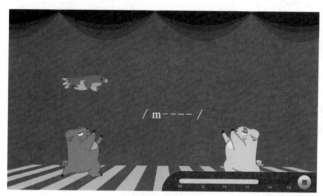

a. 游戏训练界面

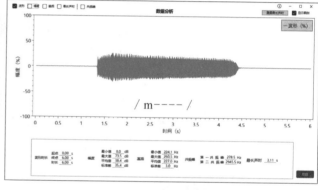

b. 实时反馈界面

图5-4-7 实时软腭哼鸣训练

(言语矫治仪,ICFDrSpeech®,上海慧敏医疗器械有限公司授权使用)

(二) 实时软腭运动训练

实时软腭运动训练是将软腭运动训练的内容与现代化的实时言语视听反馈技术相结合的训练模式,该训练可选择言语矫治仪进行,言语治疗师可采用"赛车"游戏,如图5-4-8a所示,与患者一起练习软腭运动。在

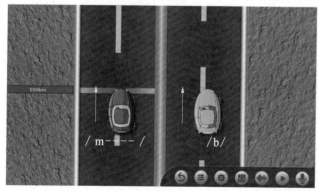

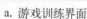

a. 游戏训练界面

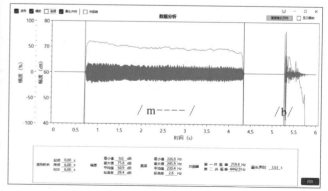

b. 实时反馈界面

图5-4-8 实时软腭运动训练

(言语矫治仪,ICFDrSpeech®,上海慧敏医疗器械有限公司授权使用)

练习过程中,引导患者注意将自己的声音时长与动画联系起来。在该游戏中,患者的训练任务是通过连续发音让小车动起来。当患者发鼻音/m——/时,红色小车运动,当患者发塞音/b/时绿色小车运动。而小车需要多久才能走到终点旁边,即患者需要持续发音的时间,取决于言语治疗师根据患者情况预先设定的目标值。言语治疗师可通过数据分析图中的发音时长等数据向患者说明训练状况,及时调整训练内容,如图5-4-8b所示。

(三) 实时软腭重读训练

实时软腭重读训练是将软腭重读训练的内容与步骤同现代化的实时言语视听反馈技术相结合的训练模式。该训练通过言语重读干预仪进行,言语治疗师根据患者的实际情况选择适合训练的材料,让患者进行匹配训练,并对患者发出的声音进行声学分析。图5-4-9为言语治疗师对患者进行行板节奏训练,言语治疗师采用/bi-M-BI-M/为语料,图上面的窗口为标准化录音材料,言语治疗师可先让患者聆听并观察波形的变化,然后对患者的发音模仿进行实时录音。图中下半部分即为患者自己模仿发音情况,患者可以观察到自己与目标音的区别,便于及时进行自我调整。

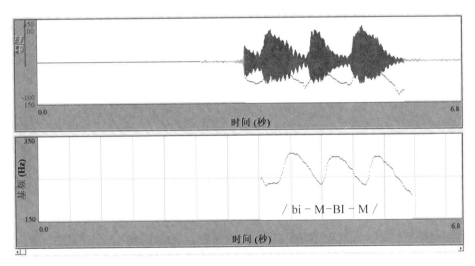

图5-4-9　实时软腭重读言语反馈训练

(言语重读干预仪,ICFDrSpeech®,上海慧敏医疗器械有限公司授权使用)

除此之外,实时鼻腔放松训练法可选择实时言语视听反馈设备言语矫治仪中多样化的实时言语训练游戏,具体推荐的素材如下表5-4-1所示。

表5-4-1　实时鼻腔放松训练游戏素材表

游戏模块	游戏类型	游　戏　名　称
感知游戏	清浊音	蝴蝶、交通灯、苹果树、马戏团、鞋屋、魔法小猪、台灯、花瓶、烟花、旋转木马
训练游戏	清浊音	赛车、猩猩、捕蝇、吃香蕉、魔术、幽灵、剑鱼、小毛驴、赛艇、吹泡泡

同时,也可以选用鼻音障碍测量与训练仪来进行实时反馈训练,动作要领及注意事项同上。以/m——b/为例,患者深吸气,平稳且持续地发/m——/时,同时鼻流量曲线上升,而发/b/时鼻流量曲线下降,如图5-4-10所示。当患者熟练掌握后,言语治疗师可以适当增加难度,要求患者发其他鼻音和塞音交替的音,如/m—p/、/ni—d/等;以上都能熟练掌握时,可继续增加难度到塞音加闭元音与鼻音交替的音以重读的形式发出,如/bi——M—BI—M/。

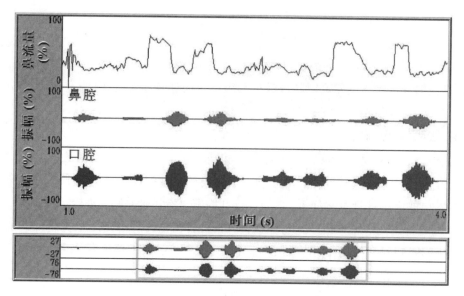

图 5-4-10 实时鼻腔放松言语反馈训练

（鼻音障碍测量与训练仪，ICFDrSpeech®，上海慧敏医疗器械有限公司授权使用）

第三节 口腔共鸣异常的康复治疗

经过评估分析，言语治疗师可以明确患者的聚焦障碍类型（前位聚焦、后位聚焦、喉位聚焦）和严重程度，进而为精准治疗提供依据。如果患者存在前位聚焦，那么所采用的治疗方法是后位音法；如果效果欠佳，则加入降低一个音阶的方法，然后再结合后位音法进行训练。如果患者存在后位聚焦，那么针对性的治疗方法是前位音法；如果治疗效果欠佳，则加入升高一个音阶的方法，再结合前位音法，最终获得疗效。如果患者存在喉位聚焦，那么相应的治疗方法主要是伸舌法。

一、后位音法

"后位音法"通过发一些发音部位靠后的音来体会发音时舌位靠后的感觉，帮助减少发音时舌位靠前的现象，从而达到治疗前位聚焦的目的。该训练要领是夸张发音，并延长韵母的发音时间，其训练步骤如下。

1. 夸张发/k/、/g/本音

言语治疗师提示患者夸张地发/k/、/g/本音，并利用视觉提示等方式，让患者体会发音时舌位靠后的感觉。

2. /k/、/g/开头的单音节词练习

言语治疗师为患者选择含/声母 k、g＋韵母 u、ou、e/构成的单音节词朗读，如"哭"等；其中，声母/k、g/和韵母/u、ou、e/均为口腔后位音，用夸张的方式发这些音，有助于矫正发声的前位聚焦问题。注意让患者延长其元音部分，体会舌位靠后的感觉，从而使聚焦点向舌后位转移。

3. /k/、/g/开头的双音节词练习

言语治疗师为患者选择含以/k/和/g/开头的词语朗读，如"开关"等。同样地，言语治疗师提示患者延长其中的元音部分，引导其体会后位聚焦的感觉。

4. 含/k/、/g/开头词语的句子练习

言语治疗师为患者选择含以/k/和/g/开头词语的句子练习朗读，如"公公的肚子鼓鼓的"等，使聚焦点向舌后位转移。

二、前位音法

"前位音法"指通过让患者发一些发音部位靠前的音来体会发音时舌位靠前的感觉,帮助其减少发音时舌位靠后的现象,从而达到治疗后位聚焦的目的。该训练要领是夸张发音,并延长韵母的发音时间,其训练步骤如下。

1. 以耳语声用力发/p/、/b/、/t/和/d/开头的词语

言语治疗师引导患者采用耳语声,用力读词语。选词原则:声母/p/、/b/、/t/、/d/+韵母/i/。言语治疗师注意提示患者延长元音部分的发音时间,并引导其体会舌位靠前的感觉,使患者的共鸣聚焦点向舌前位转移。

2. 自然地发/p/、/b/、/t/和/d/开头的词语

言语治疗师引导患者以自然的嗓音练习发以/p/、/b/、/t/、/d/开头的单音节词语。其组合形式为:声母/p/、/b/、/t/、/d/+韵母/i/。言语治疗师注意提示患者延长元音部分的发音时间,并引导其体会舌位靠前的感觉,使共鸣聚焦点向舌前位转移。发/p/和/b/时,要求嘴唇噘起,双颊鼓起,然后突然释放出气体。

3. 自然地发/m/、/s/开头的词语

言语治疗师引导患者以/m/和/s/和开头的词语,如"米",其组合形式为:/声母 m 或 s + 韵母 i/。言语治疗师注意提示患者延长元音部分的发音时间,并引导其体会舌位靠前的感觉,使共鸣聚焦点向舌前位转移。

4. 自然地朗读含前位音的句子

言语治疗师引导患者练习一些含前位音较多的句子,如"皮皮吹泡泡"。患者可先用较缓慢的语速说句子,最后再用正常的语速说。言语治疗师注意引导患者让共鸣聚焦点向舌前位转移。

三、伸舌法

"伸舌法"通过让患者将舌伸出口外用高音调发前位音,扩张口咽腔,引导其体会发音时口咽腔放松的感觉,从而治疗因咽腔和喉部过于紧张而导致的喉位聚焦和后位聚焦。该训练中伸舌应以患者感觉舒适为宜,注意要保持患者的最佳音质。其训练步骤如下。

1. 伸舌发音

如图 5-4-11 所示,让患者伸出舌头发元音/i/(图 a),如患者不能自己完成,言语治疗师可用食指抵住患者的下颌,帮其微微张开嘴,伸出舌头。若患者难以伸舌发音,可让患者用双手拉住双耳,挺胸,然后伸舌发音,注意颌部和舌部都要放松(图 b)。注意要保持患者的最佳音质,言语治疗师可通过让患者用不同的音调发音来找到最佳状态,然后再进行后续的训练。

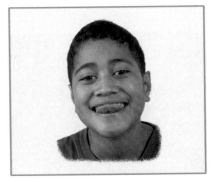
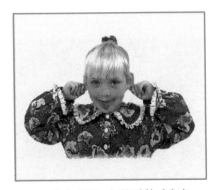

a. 伸舌发音　　　　　　　　　b. 拉住双耳,挺胸后伸舌发音

图 5-4-11 伸舌发元音/i/示意图

2. 回缩舌体时发音

言语治疗师要求患者伸舌后慢慢将舌体回缩,同时发/i——/或/mi——/,舌缩回至口腔后,再过渡到发

以声母/y/或/m、b、p/开头的单音节词。舌回缩至口腔后,可换气后再发音,注意保持发/i/时的发音状态。

3. 正常地发前位音

言语治疗师要求患者先用正常嗓音发/i——/或/mi——/,逐渐过渡到发以/y/或/m、b、p/开头的单音节词,注意保持发/i——/或/mi——/时的发音状态。

4. 与慢板节奏结合训练

结合重读治疗法中的慢板节奏进行步骤3中词的发音训练,如:/yi-YI-yi/。

四、实时言语视听反馈技术:口腔共鸣异常

(一) 实时后位音法

实时后位音法是将后位音训练法的训练内容与步骤结合现代化的实时言语视听反馈技术而形成。该方法强调让患者夸张发音并延长韵母的发音时间,通过视听反馈设备中的游戏或声波图等画面变化为患者提供实时反馈,提高自我调整监控能力。治疗过程中,言语治疗师可通过"数据分析"模块了解患者的发音状况,进而为指导患者正确发音提供建议。训练形式见数字资源5-4-2。

数字资源
5-4-2

适应症:该方法适用于前位聚焦障碍的患者。

1. 夸张发/k/、/g/本音

言语治疗师可采用实时言语视听反馈设备言语矫治仪来完成实时后位音法训练,通过让患者夸张地发/k/、/g/本音来体会发音时舌位靠后的感觉。

以/k/为例,利用"小火龙"小游戏进行训练。如图5-4-12所示,言语治疗师发/k/音时,小火龙同时也会向前移动;没有发音时,就会静止不动。当言语治疗师尽可能长地发/k/音时,小火龙向前移动的路程就更长,反之较短。在训练初期,言语治疗师可以诱导患者发较短的/k/音,主要为了让患者感受到舌位靠后的感觉;在训练后期,言语治疗师可以慢慢地让患者发较长的/k/音,让患者对于舌位靠后的感觉更深刻。

2. /k/、/g/开头的单音节词练习

言语治疗师可采用实时言语视听反馈设备言语矫治仪来完成实时后位音法训练,通过让患者夸张发/k/、/g/开头的单音节词来进行后位音法训练。以/ku/(哭)为例,利用"打地鼠"小游戏进行训练,如图5-4-13所示,在游戏中,言语治疗师只有发/ku/(哭)音时,小地鼠才会冒出来;不发/ku/(哭)音,小地鼠不会出现。本次游戏共有三只小地鼠,患者需要发三次/ku/(哭)音才能完成整个游戏。在训练过程中,言语治疗师需要提醒患者尽可能长地发/ku/音。

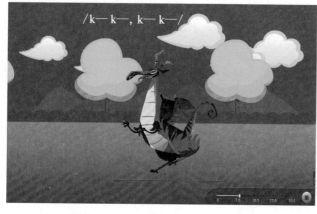

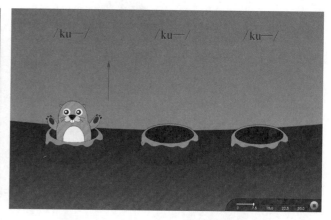

图5-4-12　夸张发/k/本音训练　　　　**图5-4-13　/k/开头的单音节词训练**

(言语矫治仪,ICFDrSpeech®,上海慧敏医疗器械有限公司授权使用)

3. /k/、/g/开头的双音节词练习

言语治疗师可采用实时言语视听反馈设备言语矫治仪来完成实时后位音法训练,可以通过夸张发/k/、/g/开头的双音节词来进行后位音法训练。言语治疗师为患者选择含以/k/和/g/开头的词语朗读,如/开关/、/苦瓜/等。同样地,言语治疗师提示患者延长其中的元音部分,引导其体会后位聚焦的感觉。

以"苦瓜"为例,利用"弹跳"小游戏进行训练,如图5-4-14所示。言语治疗师发"苦瓜"时,小土豆就会向前弹跳一格,整个游戏需要小土豆弹跳四次才能到达重点,所以需要患者发四次"苦瓜"。言语治疗师在训练过程中需要注意引导患者注意发音的停顿起伏。

4. 含/k/、/g/开头词语的句子练习

言语治疗师可采用实时言语视听反馈设备言语矫治仪来完成实时后位音法训练,可以通过夸张发/k/、/g/开头词语的句子来进行后位音法训练,如"公公的肚子鼓鼓的""苦瓜开花了"等来完成实时后位音法训练,使聚焦点向舌后位转移。

以"苦瓜开花了"为例,利用"画廊"小游戏进行训练。如图5-4-15所示,言语治疗师说句子"苦瓜开花了",画廊上就会出现一幅画,挂满整个画廊需要四幅画,所以患者需要说四次"苦瓜开花了"。在训练过程中,言语治疗师需要引导患者说句子时的停顿起伏,让患者注意每个句子之间的时间节奏。

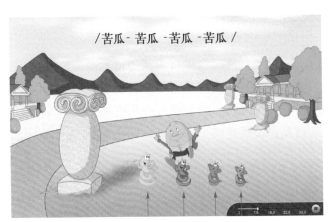

图5-4-14　/k/开头的双音节词训练

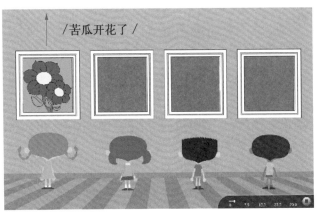

图5-4-15　/k/开头词语的句子训练

(言语矫治仪,ICFDrSpeech®,上海慧敏医疗器械有限公司授权使用)

除此之外,实时后位音法还可选择实时言语视听反馈设备言语矫治仪中多样化的实时言语训练游戏,具体推荐的素材如表5-4-2所示。

表5-4-2　实时后位音法游戏素材表

游 戏 模 块	游 戏 类 型	游　戏　名　称
感知游戏	起音	土豆跑、兔子飞、一群兔、池塘、雨伞、跳舞的小丑、呼气的女孩、欢乐大集会、跳跳兔、打地鼠
训练游戏	起音	做早操、小歇、弹跳、启动、圣诞节、佳肴、企鹅、破壳、忍者狗、跳跳房、画廊、跳舞、办公桌、烟花、水晶球、魔法缸

同时,也可以选用言语障碍测量仪来进行实时反馈,动作要领及注意事项同上。以后位音发/u/为例,患者深吸气,持续平稳地发/u/,同时屏幕上呈现其语谱图。如图5-4-16所示,当患者夸张延长发/u/后再进行发音,其第二共振峰明显降低,这表明其舌体向后运动明显,口腔共鸣聚焦点向后移动。当患者能按照要求

完成/k/、/g/开头的单音节词练习的发音,言语治疗师可以适当增加难度,要求患者发/k/、/g/开头的双音节词,然后过渡到自然地朗读含/k/、/g/开头的句子。

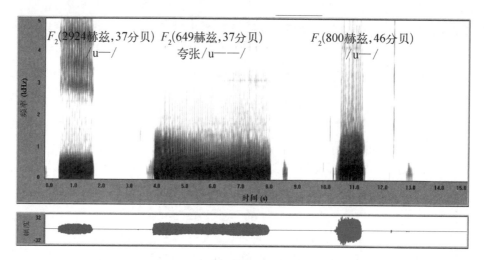

图 5-4-16　实时后位音法发 /u/ 音言语反馈训练

(言语障碍测量仪,ICFDrSpeech®,上海慧敏医疗器械有限公司授权使用)

（二）实时前位音法

数字资源
5-4-3

实时前位音法是将前位音训练法的训练内容与步骤结合现代化的实时言语视听反馈技术而形成。在训练中,强调让患者夸张发音并延长韵母的发音时间,通过视听反馈设备中的游戏或声波图等画面变化为患者提供实时反馈,提高自我调整监控能力。治疗过程中,言语治疗师可通过"数据分析"模块了解患者的发音状况,进而为指导患者正确发音提供建议。训练形式见数字资源 5-4-3。

适应症: 适用于后位聚焦障碍的患者。

1. 以耳语声用力发/p/、/b/、/t/和/d/开头的词语

言语治疗师可采用实时言语视听反馈设备言语矫治仪来完成实时前位音法训练,通过让患者采用耳语声,用力读词语含有声母/p/、/b/、/t/、/d/+韵母/i/的音,并注意提示患者延长元音部分的发音时间,并引导其体会舌位靠前的感觉,使患者的共鸣聚焦点向舌前位转移。

以/p/开头的词语为例,选择"钓鱼达人"游戏,如图 5-4-17 所示。进入游戏起始页面后,言语治疗师向患者解释游戏规则:"鱼在海里游,只要你发个长长的/pi/音,就能成功钓到鱼。"当患者在言语治疗师的指导下连续发/pi/(皮)音时,鱼开始向鱼钩游动。当患者按照要求达到了预先设定的发/pi/(皮)音要求,就能成功。

2. 自然地发/p/、/b/、/t/和/d/开头的词语

言语治疗师可采用实时言语视听反馈设备言语矫治仪来完成实时前位音法训练,通过让患者采用自然的嗓音练习发含有声母/p/、/b/、/t/、/d/+韵母/i/的音,并注意提示患者延长元音部分的发音时间,并引导其体会舌位靠前的感觉,使患者的共鸣聚焦点向舌前位转移。

以/t/开头的词语为例,选择"摘葡萄"游戏,如图 5-4-18 所示,进入游戏起始页面后,言语治疗师向患者解释游戏规则:"小蜜蜂想把葡萄摘走,但小蜜蜂想要你的帮助,只有你不停地发/ti/(踢)音,葡萄才能一颗一颗长出来。"当患者按照要求达到了预先设定的发/ti/(踢)音要求,一串葡萄就成功落下。通过多次训练,患者就能感受到舌前部的运动,使共鸣聚焦点向舌前位转移,改善后位聚焦的问题。

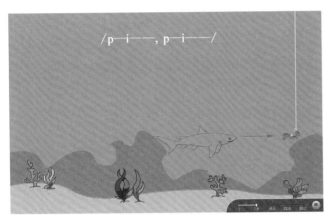

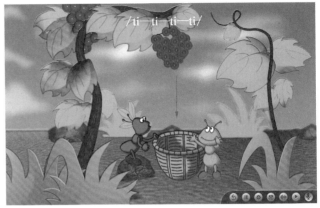

图 5‑4‑17　耳语声发 /p/ 开头的词语训练　　　　**图 5‑4‑18　自然音发 /t/ 开头的词语训练**

（言语矫治仪，ICFDrSpeech®，上海慧敏医疗器械有限公司授权使用）

3. 自然地发以/m/、/s/开头的词语

言语治疗师可采用实时言语视听反馈设备言语矫治仪来完成实时前位音法训练。言语治疗师引导患者以/m/和/s/开头的词语，其组合形式为：/声母 m 或 s＋韵母 i/，如/mi/（米）。言语治疗师注意提示患者延长元音部分的发音时间，并引导其体会舌位靠前的感觉，使共鸣聚焦点向舌前位转移。

以/mi/（米）为例，选择"多米诺骨牌"游戏，如图 5‑4‑19 所示，进行实时反馈训练。进入游戏起始页面后，言语治疗师向患者解释游戏规则："小螃蟹走到第一张牌前使其倒下，小法珠才能滚到荷花盘里。但小螃蟹想要你的帮助，只有你不停的发/mi/（米）音，小螃蟹才能向前走"。当患者在言语治疗师的指导下连续发音时，小螃蟹向第一张牌走去。当患者按照要求达到了预先设定的发/mi/（米）音要求，小螃蟹就成功走到第一张牌前。为了让患者体验游戏的成功，对成功的发音表示鼓励，游戏成功后立即响起清脆欢快的音乐。通过多次训练，患者就能感受到舌前部的运动，使共鸣聚焦点向舌前位转移，改善后位聚焦的问题。

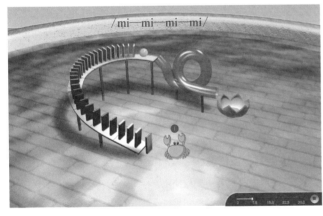

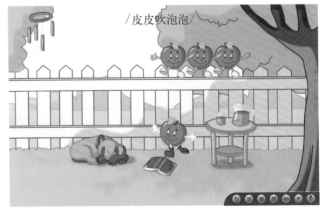

图 5‑4‑19　自然音发 /m/ 开头的词语训练　　　　**图 5‑4‑20　朗读前位音的句子训练**

（言语矫治仪，ICFDrSpeech®，上海慧敏医疗器械有限公司授权使用）

4. 自然地朗读含前位音的句子

言语治疗师可采用实时言语视听反馈设备言语矫治仪来完成实时前位音法训练，言语治疗师引导患者练习一些含前位音较多的句子，如"皮皮吹泡泡"。患者可先用较缓慢的语速说句子，最后再用正常的语速说。言语治疗师注意引导患者让共鸣聚焦点向舌前位转移。

以"皮皮吹泡泡"为例，利用"午后"小游戏训练。如图 5‑4‑20 所示，言语治疗师说句子"皮皮吹泡泡",小苹果就会在草地上跑来跑去。当言语治疗师用较慢的语速说句子"皮皮吹泡泡"时,小苹果会在草地上走得比较慢;用正常的语速说句子时,小苹果的走路速度是正常的。总之读句子时的语速和小苹果在草地上走路的速度是成正比的。在训练初期,先让患者用较缓慢的语速说句子,再过渡到用正常语速说句子。

除此之外,实时前位音法可选择实时言语视听反馈设备言语矫治仪中多样化的实时言语训练游戏,具体推荐的素材如下表5-4-3所示。

表5-4-3　实时前位音法游戏素材表

游戏模块	游戏类型	游　戏　名　称
感知游戏	声音	荡秋千、快乐熊、木桶狗、午后、跷跷板、唱歌的女孩、猫头鹰、逗逗头、舞蹈者、歌唱者、快乐城堡、小章鱼、神奇的工厂、草原精灵、小僵尸、功夫兔、小火龙
训练游戏	元音	转轮、走钢丝、摘葡萄、多米诺骨牌、钓鱼、灰姑娘、回家、游泳、方舟、热气球、花、做早餐、乐队、打靶、公路、拼板

同时,也可以选用言语障碍测量仪来进行实时反馈,动作要领及注意事项同上。以前位音/i/为例,患者深吸气,持续平稳地发/i/,同时屏幕上呈现语谱图或线性预测普。如图5-4-21所示,当患者夸张延长发/i/后再进行发音,其第二共振峰明显提升,这表明其舌体向前运动明显,口腔共鸣聚焦点向前移动。当患者能按照要求完成/p/、/b/、/t/、/d/及其开头的词语的发音,言语治疗师可以适当增加难度,要求患者自然地发/m/、/s/开头的词语,然后过渡到自然地朗读含前位音的句子。

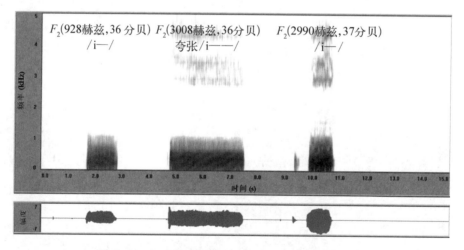

图5-4-21　实时前位音法发/i/音言语反馈训练

（言语障碍测量仪,ICFDrSpeech®,上海慧敏医疗器械有限公司授权使用）

（三）实时伸舌法

实时伸舌法是将伸舌法的训练内容与步骤结合现代化的实时言语视听反馈技术而形成。在训练中,伸舌应以患者的感觉舒适为宜,注意要保持患者的最佳音质,通过视听反馈设备中的游戏或声波图等画面变化为患者提供实时反馈,提高自我监控能力。训练形式见数字资源5-4-4。

数字资源
5-4-4

适应症:适用于因咽腔和喉部过于紧张而导致的喉位聚焦和后位聚焦。

1. 伸舌发音

言语治疗师可采用实时言语视听反馈设备言语矫治仪来完成实时伸舌法训练,让患者说出发音部位靠前的音,使其体会发音时舌位靠前、靠上的感觉。

以/i/为例,利用"转轮"小游戏进行训练。如图5-4-22所示,言语治疗师伸出舌头尽可能长地多次发/i/,小转轮就转起来了。在训练初期,可能患者很难持续地发/i/,言语治疗师可以多鼓励患者,使得小转轮转动起来。在后期训练过程中,可以逐渐训练患者发较长的/i/,提高患者伸舌发/i/的能力。

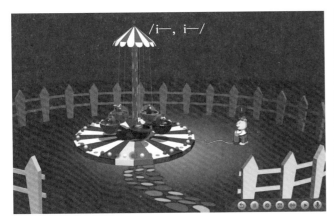

图5-4-22 伸舌发音/i/言语游戏训练

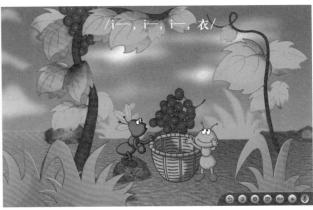

图5-4-23 回缩舌体时发音/i/言语游戏训练

(言语矫治仪,ICFDrSpeech®,上海慧敏医疗器械有限公司授权使用)

2. 回缩舌体时发音

对于喉位聚焦的患者,可以让患者回缩舌体时发元音/i/进行训练,可采用实时言语视听反馈设备言语矫治仪来完成实时伸舌法训练,让患者其体会发音时舌位靠前的感觉。言语治疗师要求患者伸舌后慢慢将舌体回缩,同时发/i——/或/mi——/,舌缩回至口腔后,再过渡到发以声母/y/或/m、b、p/开头的单音节词。舌回缩至口腔后,可换气后再发音,注意保持发/i/时的发音状态。

以/i/为例,利用"摘葡萄"小游戏进行训练。如图5-4-23所示,言语治疗师示范并引导患者伸出舌头慢慢将舌体回缩时发/i——/,葡萄藤上就开始结出一粒一粒的葡萄,再将舌缩回至口腔后,发/衣/,这时候葡萄藤就会长出一串完整的葡萄,小蚂蚁就可以摘到葡萄。这种训练方法分为两个步骤,训练初期,患者可能很难把握好舌体回缩的力度以及位置,言语治疗师就可以及时提醒或示范,同时第二次发音时可以在舌回缩至口腔后换气再发音,但要注意保持第一次发/i/的状态。

3. 正常地发前位音

对于喉位聚焦的患者,可以让患者发元音/i/进行训练,可采用实时言语视听反馈设备言语矫治仪来完成实时伸舌法训练,让患者体会发音时舌位靠前的感觉。具体步骤为:言语治疗师要求患者先用正常嗓音发/i——/或/mi——/,逐渐过渡到发以/y/或/m、b、p/开头的单音节词,注意保持发/i——/或/mi——/时的发音状态。

以/mi——/为例,利用"走钢丝"小游戏进行训练。如图5-4-24所示,言语治疗师用正常嗓音发/mi——/时,小马就会在钢丝上走动,接着言语治疗师发/mi/时,小马继续在钢丝上往前走,言语治疗师以此往复,直到帮助小马走完钢丝。言语治疗师不发音时,小马不会在钢丝上前移。

4. 与慢板节奏结合训练

对于喉位聚焦的患者,我们还可以结合重读治疗法中的慢板节奏进行训练。可采用言语重读干预仪来完成步骤3中的词的发音训练,如:/yi-YI-yi/,并对患者发出的声音进行声学分析。

图5-4-25为慢板节奏训练,上面的窗口为标准化录音材料,言语治疗师可先让患者聆听并观察波形的变化,然后对患者的发音模仿进行实时录音,患者可以直观地观察到自己的发音与目标音的区别,便于进行自我调整。通过与慢板节奏结合训练,也能有效地改善患者喉位聚焦的情况。

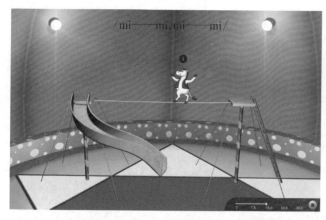

图 5-4-24　正常地发前位音 /mi/ 训练

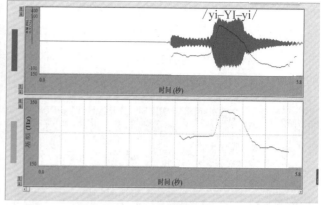

图 5-4-25　实时伸舌法结合慢板节奏言语反馈训练

（言语矫治仪、言语重读干预仪，ICFDrSpeech®，上海慧敏医疗器械有限公司授权使用）

　　由此可见，对于喉位聚焦的患者，我们可以采用言语矫治仪进行实时伸舌法训练，主要从上述四个步骤进行。除此之外，实时伸舌法还可选择实时言语视听反馈设备言语矫治仪中多样化的实时言语训练游戏，具体推荐的素材如表 5-4-4。

表 5-4-4　实时伸舌法游戏素材表

游戏模块	游戏类型	游　戏　名　称
感知游戏	声音	荡秋千、快乐熊、木桶狗、午后、跷跷板、唱歌的女孩、猫头鹰、逗逗头、舞蹈者、歌唱者、快乐城堡、小章鱼、神奇的工厂、草原精灵、小僵尸、功夫兔、小火龙
训练游戏	元音	转轮、走钢丝、摘葡萄、多米诺骨牌、钓鱼、灰姑娘、回家、游泳、方舟、热气球、花、做早餐、乐队、打靶、公路、拼板

　　同时，也可以选用言语障碍测量仪来进行实时反馈，动作要领及注意事项同上。以发元音 /i/ 音为例，患者深吸气，平稳且长地发 /i/ 音，同时屏幕上呈现语谱图或线性预测谱。如图 5-4-26 所示，当患者夸张延长发 /i/ 后再进行发音，其第一共振峰明显下降，而第二共振峰明显上升，这表明其舌体向上、向前运动明显，口腔共鸣聚焦点向上、向前移动。当患者能按照要求完成伸舌发元音 /i/，言语治疗师可以适当增加难度，要求患者回缩舌体发 /i/，正常地发前位音 /i/ 以及与慢板节奏结合发 /i/。

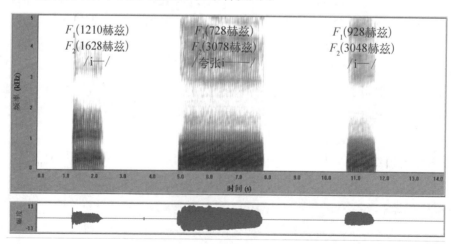

图 5-4-26　实时伸舌法发 /i/ 音言语反馈训练

（言语障碍测量仪，ICFDrSpeech®，上海慧敏医疗器械有限公司授权使用）

（四）实时元音匹配训练

在进行实时元音匹配训练时，言语治疗师可根据低年龄段患者的认知特点和兴趣爱好，将共鸣异常治疗融入实时视听反馈的卡通游戏之中。

言语治疗师可以采用言语矫治仪中的"多米诺骨牌"游戏进行该口腔共鸣训练，如图 5-4-27 所示。游戏开始之前，言语治疗师设置样本音，让患者不断地进行匹配训练。当患者所发元音与样本的元音匹配时，小螃蟹就会往前走。否则，小螃蟹就在原地不动。当患者能多次匹配样本的元音时，小螃蟹就能走到第一张牌前，使牌倒下，从而使小龙珠顺利滚到荷花盘里。

言语治疗师在设置匹配样本时，应该注意两点。首先，选择匹配样本时，要选择与患者发音相接近的样本，这样使患者更容易模仿。一般匹配样本常选患者多次发音中最接近正确的一次，若患者的共鸣障碍较轻，则可选择同年龄、同性别的正确发音作为样本。其次，在设置匹配条件的时候，应该遵循小步递进原则。在训练初期，可以将匹配程度降低，即只要患者发音与样本发音部分匹配即可。然后不断提高匹配要求，直至完全匹配。随着患者共鸣能力的提高，言语治疗师可以逐渐提高训练的难度，让患者在同一个游戏中对照两个、三个或四个韵母样本进行匹配发音训练。

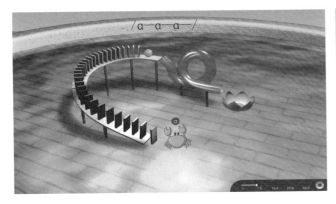

图 5-4-27　实时元音匹配 / ɑ / 言语游戏训练

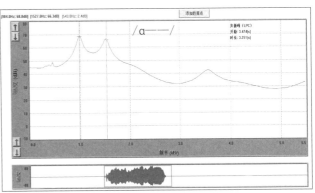

图 5-4-28　实时元音匹配 / ɑ / 言语反馈训练

（言语矫治仪与言语障碍测量仪，ICFDrSpeech® ，上海慧敏医疗器械有限公司授权使用）

除此之外，实时元音匹配训练可选择实时言语视听反馈设备言语矫治仪中多样化的实时言语训练游戏，具体推荐的素材如表 5-4-5。

表 5-4-5　实时元音匹配训练游戏素材表

游戏模块	游戏类型	游　戏　名　称
训练游戏	元音	转轮、走钢丝、摘葡萄、多米诺骨牌、钓鱼、灰姑娘、回家、游泳、方舟、热气球、花、做早餐、乐队、打靶、公路、拼板

同时，也可以选用言语障碍测量仪来进行实时反馈，动作要领及注意事项同上。以发元音 / ɑ / 音为例，患者深吸气，平稳且长地发 / ɑ / 音，同时屏幕上呈现线性预测谱，如图 5-4-28 所示。随着患者共鸣能力的提高，当患者能按照要求独立正确地发单个的元音时，其第一共振峰和第二共振峰逐步与患者对应的年龄性别的参考标准值靠近。言语治疗师可以逐渐提高训练的难度，让患者连续发两个或两个以上的元音。

第四节　鼻腔共鸣异常的康复治疗

鼻腔共鸣异常的治疗包括对鼻音功能亢进和鼻音功能低下的治疗。鼻音功能亢进的患者存在大量的鼻腔共鸣音,但没有足够的口腔共鸣,其软腭与悬雍垂的功能可能存在欠缺,导致在说话过程中,软腭与悬雍垂的上抬运动(关闭鼻咽口)受到限制,或上抬与下降两种运动不能进行灵活切换;鼻音功能低下的患者则相反,他们主要不能发/m、n、ng/这些鼻辅音,这在一定程度上也影响了口腔共鸣音的清晰度。鼻腔共鸣异常实时治疗的框架如图5-4-1所示。

如果患者存在鼻音功能亢进的现象,那么可以采用口腔共鸣法和减少鼻音训练的治疗方法。如果患者存在鼻音功能低下的现象,则可以采用鼻腔共鸣法和增加鼻音训练的治疗方法。

一、口腔共鸣法

口腔共鸣法指在咽腔打开、放松,同时舌放松,舌尖抵住下切牙发/hɑ/音;在咽腔缩紧,舌收缩成束状,下颌张开度减小的状态下,发/hu/音;或者发一些包含不同舌位变化的词语和短句,帮助患者体会口腔共鸣的感觉,从而建立有效的口腔共鸣,提高口腔共鸣能力。这种治疗方法主要适用于鼻音功能亢进患者。其训练步骤为:

1. 口腔共鸣法动作要领的学习

言语治疗师利用图片(如图5-4-29所示),向患者介绍口腔共鸣法的动作要领,即咽腔打开、放松,同时舌放松,舌尖抵住下门牙,发/hɑ/音;咽腔缩紧,舌收缩成束状,下颌张开度减小,发/hu/音。

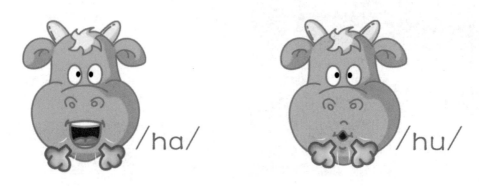

图 5-4-29 口腔共鸣法动作要领

2. 发/u——/音,变化不同的音调体会口腔共鸣

言语治疗师指导患者发/u——/音模仿风声,以体会韵母共鸣和音调的变化。

3. 高元音的口腔共鸣训练

言语治疗师指导患者发高元音/i、u、ü/,以体会腭咽闭合较好的情况下较强的口腔共鸣。

4. 单音节词的口腔共鸣训练

言语治疗师可以选择以高元音或送气塞音开头的单音节词,如"鱼、扑",进行口腔共鸣训练。

5. 双音节词的口腔共鸣训练

言语治疗师可以选择以高元音或送气塞音开头的双音节词,如"衣物、土坯",进行口腔共鸣训练。

二、减少鼻音的训练

1. 音调降低

将音调降低一个音阶。如果说话的音调过高,那么将音调降低到一个更加自然的水平,这样通常能使声道发挥更加有效的共鸣作用。

2. 减少响度

减少声音的响度。柔和的嗓音通常听起来鼻音不是很重,也不会使听者在听感上不舒适。

3. 增加口腔活动度

有些患者在说话时口腔的活动度不够,这可能是患者的不良习惯造成的。声道的气流通过张开度有限的口腔时遇到较大阻力,只能转向阻力较小的鼻咽腔,其结果是引起鼻音过高或鼻音发射,针对这类问题,可以加强下颌骨和双唇的运动以增加口腔内气流。

4. 非鼻音训练

正常情形下,在发非鼻音时,无论捏鼻与否,均不应该出现鼻腔共鸣的现象,而应该是口腔共鸣音。通过发以下的单词音,进行口腔共鸣的训练。

阿姨	姐姐	大爷	知识	西瓜
鸡肉	鲤鱼	花朵	牙齿	嘴巴
跑步	扫地	洒水	浇花	洗衣

(1)大声朗读上述词语,同时延长每个单词中的元音部分;

(2)再次进行捏鼻朗读,同时做好录音工作,如果存在鼻音功能亢进的现象,就会发现患者捏鼻前后两次朗读听感上有明显的差异;

(3)如果患者在捏鼻前后嗓音无明显变化,说明鼻音化现象有所好转,言语治疗师可以巩固此项训练;

(4)如果患者在捏鼻时嗓音出现明显变化,或者戛然而止,说明鼻音太重,言语治疗师则应继续下一步的训练。

5. 软腭运动感知

(1)言语治疗师指导患者张嘴打个哈欠,用鼻呼气,同时通过镜子观察自己的悬雍垂的形状及运动等;

(2)延长发/α——h——/音,这时患者可以观察到发音时自己的软腭及悬雍垂向上抬起,当发到/h——/时,将看到软腭及悬雍垂下垂,开放口鼻通道;

(3)试着让患者延长发/α——ang/(可采用音乐节奏),通过镜子,患者可以观察到发/α/时,软腭及悬雍垂向上运动,通过口腔产生共鸣,而当患者发/ang/时,软腭及悬雍垂向下运动,通过鼻腔产生共鸣;

(4)张大嘴巴,发五个/α/音,在每次发音之间停顿一至两秒,通过镜子,患者可以观察到软腭及悬雍垂在发音时上抬,在停顿时下垂。

6. 手持镜子间接观察软腭的功能

(1)言语治疗师指示患者手持镜子,直接放在鼻孔下方,延长发/α————/音,如果患者发的是口腔共鸣音,镜子不会因鼻腔共鸣发音而起雾;

(2)保持镜子的位置不变,延长发/mα——n/音,这时会发现镜面由于鼻腔呼出的气流而起雾;

(3)手持镜子,发下面的口腔音词语。如果不存在鼻音功能亢进,则镜面不起雾;

| 梨花 | 邮票 | 睡觉 |
| 洗菜 | 头发 | 回家 |

(4)手持镜子发下面的鼻音词语,如果不存在鼻音功能低下,应该发现在发音时镜面起雾的现象;

| 明亮 | 妹妹 | 欢唱 |
| 昆仑 | 摸象 | 美眉 |

(5)如果患者在上述步骤中发出的六个口腔音没有使镜面起雾,则不再使用镜子,录下这些配对词的发音,看是否能听出差别;

| 鼻—泥 | 波—摸 | 糖果—芒果 | 水流—水牛 | 女客—旅客 |
| 表—鸟 | 怒—路 | 棉衣—涟漪 | 年代—连带 | 男制服—蓝制服 |

当患者说出这些匹配词并能够较快地听出录音中口腔音与鼻腔音之间的区别时,言语治疗师可以试着进行一些增加口腔共鸣的训练。本项训练旨在指导患者如何建立正确的口腔共鸣,形成正确的口腔共鸣时,软腭向上运动,关闭口鼻通道,声音从口腔出来;当患者形成鼻腔共鸣时,软腭下垂,开放口鼻通道,声音从鼻腔出来;

(6)言语治疗师指导患者对所有的口腔共鸣音进行朗读并录音,然后播放录音,进行分析,在播放过程中,如果仍然听出鼻音功能亢进,请重复前面的六个步骤,如果听感上声音正常,那么通过朗读并记录以下含非鼻辅音的短文或语句进行巩固训练。

[儿童篇]

佳佳有一只会说话的布娃娃,大家可爱它了,都要抱"说话娃娃",结果娃娃不说话了。大家修不好娃娃,佳佳哭了。爸爸走过来,一起修"说话娃娃",布娃娃又开始说话了。佳佳和娃娃对大家说:"谢谢!"

[成人篇]

我下午去教室自习。

爷爷带孩子去医务所治耳朵。

李菊是一个漂亮而又逗趣的女孩。

他带了几条活鱼和几杯可乐去外地野炊。

小虎摔了一跤,出血了,余护士给他包扎了裂口。

如果患者在朗读上述口腔音时,不存在鼻音共鸣,那么可以任意选择一些阅读材料进行朗读练习。需要不断地练习,直到建立平衡的口鼻共鸣。

三、鼻腔共鸣法

鼻腔共鸣是指悬雍垂下降,声波进入鼻腔后所产生的共鸣效果。鼻腔共鸣法指通过发鼻音,帮助患者体会鼻腔共鸣的感觉,从而建立有效的鼻腔共鸣,提高鼻腔共鸣能力。这种方法主要适用于鼻音功能低下。训练步骤如下。

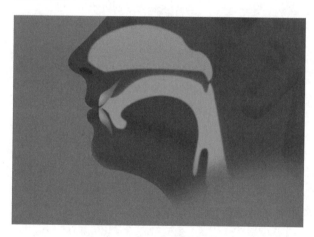

图5-4-30 /m/的舌位图

1. 鼻腔共鸣法动作要领的学习

言语治疗师可利用图片(如图5-4-30),向患者介绍鼻腔共鸣法的动作要领,让患者拿一手指放在鼻侧感受发音时鼻腔的振动。

2. 鼻音与非鼻音的对比训练

言语治疗师指导患者,将手放在鼻翼两侧,来感受发音时非鼻音与鼻音的不同。发非鼻音时鼻腔基本没有振动,而发鼻音时,鼻腔有明显的振动。

3. 单音节词的鼻腔共鸣训练

言语治疗师选择含有鼻音的单音节,如"猫、马、牛、泥",对患者进行的鼻腔共鸣训练。

4. 双音节词或多音节词的鼻腔共鸣训练

言语治疗师选择含有鼻音的双音节,如"妈妈、奶奶、美女、农民",对患者进行双音节词或多音节词的鼻腔共鸣训练。

5. 短语或句子的鼻腔共鸣训练

言语治疗师选择包含较多鼻声母或鼻韵母的短语或句子,如"猫咪喵喵叫",对患者进行短语或句子的鼻腔共鸣训练。

四、增加鼻音的训练

1. 用稍高一些的音调练习说话

如果言语治疗师将音调抬高一个音阶,可以改进患者的共鸣效应,则应坚持这种训练。录好音之后,仔细地聆听鼻腔的共鸣效应。

2. 增加声音的响度

增加响度要求更大的空气压力以及更多的呼出气流,仅此一项就能够很好地改进鼻音共鸣。

3. 听觉训练

鼻音功能低下的患者发音时,/m/听起来像/b/,/n/听起来像/d/,/ng/听起来像/g/。让一个有着正常鼻腔共鸣的人记录以下的刺激词的发音(这些发音对于鼻音功能低下的患者来说经常容易出错)。

妹—背	买—摆	米—笔	骂—爸	马—塔
猫—包	礼貌—礼炮	埋—白	卖给—败给	没礼—赔礼
铃铛—钉铛	毛衣—薄衣	楼—龙	平房—平凡	笔—饼
公鸡—公斤	理喻—领域	海蓝—海浪	潭水—糖水	朋友—盟友

此项词汇听辨训练有助于分清鼻音与非鼻音。先从录音中任意说出其中的一对刺激词进行分辨,然后读出这些匹配刺激词或者单个词音,进行录音,仔细辨听。

4. 哼音发音

言语治疗师指导患者试做哼音训练,延长发/a——/音,发音的同时闭上嘴唇。这样,声音就从鼻腔发出,成为一种/a——m———/或哼哼声。

(1)延长 m 的哼哼发音,将手指放在鼻背两侧,这时能感觉到鼻部的振动。

(2)延长/n/的发音,如/a——n————/,分开双唇,将舌放置在上排牙齿的后方,尽可能延长发音,同时用手指检查鼻腔的振动情况,这些振动代表嗓音中的鼻音成分。

(3)接着延长发/ng/音,如说/rang/,尽可能延长发音,同时用手指再次感觉鼻腔的振动情况。

通过这些训练,即使不借助手指,患者也能感觉到何时有鼻音和何时没有。这样就能够非常自如地发出带有鼻音的词汇音。

5. 鼻音训练

如果患者成功地发出了一些鼻音,接下来言语治疗师就可以指导患者朗读以下带有很多鼻音的短文,并进行录音。朗读的同时,言语治疗师提示患者试着产生更多的鼻音,如有必要,可以将手指放在鼻部两侧,以检查鼻腔振动的情况。

[儿童篇]

毛毛很聪明,但他不愿站起来发言;同学们看动画片《黑猫警长》,同学们欢呼,毛毛不声不响。美美姐领同学们到公园玩,玲玲请毛毛共同玩"老鹰捉小鸡"的游戏,毛毛像小鸡一样,唱唱跳跳,感到很兴奋。

[成人篇]

安静的晚上,天空中升起一轮弯弯的月亮,暖风拂面,分外凉爽。明明领着妹妹前往电影院看电影。当他们穿过林间,突然听见一阵呻吟声。他们看见老大娘躺在泥路上,连忙赶上前问:"大娘,您怎么了?"大娘痛苦地应道:"脑痛!"明明和妹妹赶紧将大娘送到医院看病。他们没有看成电影,但很高兴,因为他们救了大娘的性命。

如果言语中鼻音成分增加,言语治疗师可以建议患者采用这种改变后的声音进行朗读和交谈或读报纸、杂志或者书籍,直到能够将鼻音应用自如。在这一过程中,可以用录音机录音跟踪言语的变化。

自然的言语声在口鼻共鸣之间有一个合适的平衡点。在言语活动中,我们应能够产生这两种共鸣音。为了使语音更自然清晰,提高可懂度,我们需要控制这些共鸣发音。临床中,鼻音功能亢进现象比鼻音功能低下现象更普遍,但鼻音功能低下同样使听者费解。在多数情形中,这两种言语共鸣障碍通过上述的训练方法都是可以得到矫正的。

五、实时言语视听反馈技术:鼻腔共鸣异常

(一)实时口腔共鸣法

口腔共鸣法帮助患者体会口腔共鸣的感觉,建立有效的口腔共鸣,提高口腔共鸣能力。将口腔共鸣训练

法的训练内容与步骤结合现代化的实时言语视听反馈技术,形成实时口腔共鸣法。训练形式见数字资源 5-4-5。

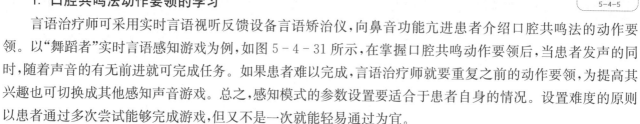

适应症:主要适用于鼻音功能亢进患者。

1. 口腔共鸣法动作要领的学习

言语治疗师可采用实时言语视听反馈设备言语矫治仪,向鼻音功能亢进患者介绍口腔共鸣法的动作要领。以"舞蹈者"实时言语感知游戏为例,如图 5-4-31 所示,在掌握口腔共鸣动作要领后,当患者发声的同时,随着声音的有无前进就可完成任务。如果患者难以完成,言语治疗师就要重复之前的动作要领,为提高其兴趣也可切换成其他感知声音游戏。总之,感知模式的参数设置要适合于患者自身的情况。设置难度的原则以患者通过多次尝试能够完成游戏,但又不是一次就能轻易通过为宜。

2. 发/u——/音,变化不同的音调体会口腔共鸣

言语治疗师指导患者发/u——/音模仿风声,以体会韵母共鸣和音调的变化。以"多米诺骨牌"实时元音训练游戏为例,如图 5-4-32 所示,是一种元音的实时训练模式,在掌握口腔共鸣动作要领后,下颌打开程度变小发/u——/音,随着声音的有无前进就可完成任务。如果患者不太容易成功,言语治疗师可选择下颌开合度大的/ɑ——/音,为提高其兴趣也可切换成其他元音训练游戏。

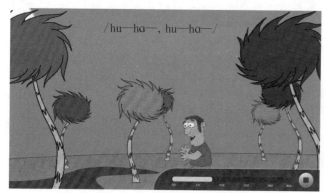
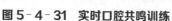
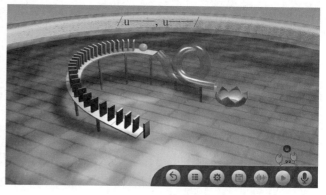

图 5-4-31 实时口腔共鸣训练　　　　　　**图 5-4-32 发/u/音实时口腔共鸣训练**

(言语矫治仪,ICFDrSpeech®,上海慧敏医疗器械有限公司授权使用)

3. 高元音的口腔共鸣训练

言语治疗师指导患者发高元音/i、u、ü/,以体会腭咽闭合较好的情况下感受较强的口腔共鸣。以"做早餐"实时训练感知游戏为例,如图 5-4-33 所示,是一种元音的实时训练模式,该模式选择了三个元音,在掌握不同音调的/u/音后,可同时选择三个元音进行口腔共鸣训练,其中三个口腔元音选择可以建立在巩固前面的基础上,先选择/ɑ、u、i/,然后逐渐过渡到高元音/i、u、ü/,随着声音的有无前进就可完成任务。

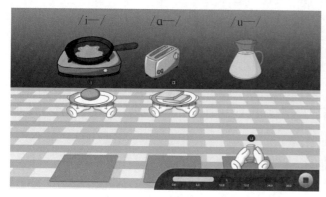
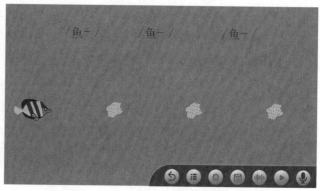

图 5-4-33 高元音实时口腔共鸣训练　　　　**图 5-4-34 单音节词实时口腔共鸣训练**

(言语矫治仪,ICFDrSpeech®,上海慧敏医疗器械有限公司授权使用)

4. 单音节词的口腔共鸣训练

言语治疗师可以选择以高元音或送气塞音开头的单音节词,如"鱼、扑",进行口腔共鸣训练。如图5-4-34所示,以"鱼"的音调时长训练为例,选择"词汇拓展游戏"。言语治疗师可根据患者情况优先选择患者在音节时长、音调、响度、停顿起音功能较好的方面开始训练,然后依据患者自身情况,排列以上四个方面难度,确定训练顺序,不断改善患者"鱼"的发音。

5. 双音节词的口腔共鸣训练

言语治疗师可以选择以高元音或送气塞音开头的双音节词,如"衣物、土坯"进行口腔共鸣训练。具体双音节词的口腔共鸣训练步骤同单音节词的口腔共鸣训练。

言语矫治仪中可用于该训练的素材如表5-4-6所示。

表5-4-6 实时口腔共鸣训练法游戏素材表

游戏模块	游戏类型	游 戏 名 称
感知游戏	声音	荡秋千、快乐熊、木桶狗、午后、跷跷板、唱歌的女孩、猫头鹰、逗逗头、舞蹈者、唱歌者、快乐城堡、小章鱼、神奇工厂、草原精灵、小僵尸、功夫兔、小火龙
训练游戏	音调	撞球、茶壶、空战、奇妙海、划船、小恶魔、小天使、宇宙飞船、飞碟、飞艇、战斗机、直升机、喷气式飞机、螺旋桨飞机
	元音	转轮、走钢丝、摘葡萄、多米诺骨牌、钓鱼、灰姑娘、回家、游泳、方舟、热气球、花、做早餐、乐队、打靶、公路、拼板
词语拓展	音节时长、音调、响度、停顿起音	鱼、衣服→衣物

同时,也可以选用言语障碍测量仪来进行实时反馈,动作要领及注意事项同上。以发/u——/音变化不同的音调体会口腔共鸣为例,患者发/u——/音模仿风声,以体会韵母共鸣和音调的变化,同时屏幕上呈现红色的基频图像,代表音调的高低变化,如图5-4-35所示。

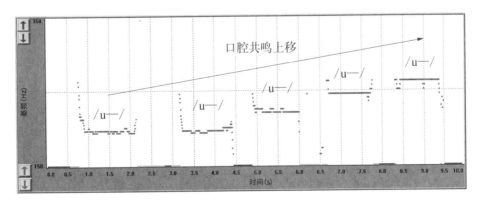

图5-4-35 发/u/音变化不同音调体会口腔共鸣实时言语反馈训练

(言语障碍测量仪,ICFDrSpeech®,上海慧敏医疗器械有限公司授权使用)

(二) 实时鼻腔共鸣法

鼻腔共鸣法指通过发鼻音,帮助患者体会鼻腔共鸣的感觉,从而建立有效的鼻腔共鸣,提高鼻腔共鸣能力。将鼻腔共鸣训练法的训练内容与步骤结合现代化的实时言语视听反馈技术,形成实时鼻腔共鸣训练法。训练形式见数字资源5-4-6。

适应症:主要适用于鼻音功能低下患者。

数字资源
5-4-6

1. 实时"鼻腔共鸣法"动作要领的学习

言语治疗师可采用实时言语视听反馈设备言语矫治仪,向患者介绍鼻腔共鸣法的动作要领。以"歌唱者"实时言语感知游戏为例,如图5-4-36所示,是一种较容易的实时感知模式,在掌握鼻腔共鸣动作要领后,歌唱者不断晃动,随着声音的进行晃动就可完成任务。如果患者不太容易成功,言语治疗师就要重复之前的动作要领,使其通过触觉感知鼻音,为提高其兴趣,也可切换成其他感知声音游戏。

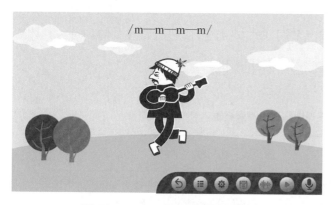
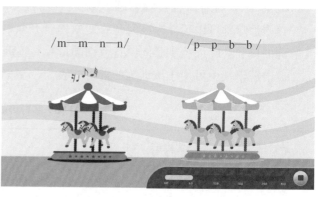

图5-4-36 实时鼻腔共鸣训练　　　　图5-4-37 实时鼻声母与非鼻声母的对比训练

(言语矫治仪,ICFDrSpeech®,上海慧敏医疗器械有限公司授权使用)

2. 实时鼻声母与非鼻声母的对比训练

言语治疗师指导患者,将手放在鼻翼两侧,来感受发音时非鼻声母与鼻声母的不同。发非鼻声母时,鼻腔基本没有振动;而发鼻声母时,鼻腔有明显的振动。

以"旋转木马"实时言语清浊音训练游戏为例,如图5-4-37所示,患者先发浊音声母/m/或/n/,然后发清音声母/b/或/p/,最后同时发/m/或/n/与/p/或/b/进行对比。借助实时言语浊音训练的游戏区分鼻声母与非鼻声母,若两个图同时转动,则患者发音既有清音又有浊音,根据言语治疗师的要求,可反馈患者发音的准确性。如果患者不太容易成功,言语治疗师就要重复之前的动作要领,使其通过触觉感知鼻音,为提高其兴趣,也可切换成其他感知声音游戏。

3. 实时单音节词的鼻腔共鸣训练

言语治疗师选择含有鼻音的单音节词,如"猫、马、牛、泥"等,对患者进行实时鼻腔共鸣训练。

以"猫"实时词汇拓展游戏为例,言语治疗师可根据患者情况优先选择患者在音节时长、音调、响度、停顿起音功能较好的方面入手,然后依据患者本身情况,排列以上四个方面难度,确定训练顺序,不断改善患者"猫"的发音。与此同时,还可以进行语速以及训练目标音个数的设置,如图5-4-38所示,选择停顿起音进行实时单音节词的鼻腔共鸣训练。

4. 实时双音节词或多音节词的鼻腔共鸣训练

言语治疗师选择含有鼻音的双音节,如"妈妈、奶奶、美女、农民"等,对患者进行双音节词或多音节词的实时鼻腔共鸣训练,具体训练步骤同实时单音节词的鼻腔共鸣训练。

5. 实时短语或句子的鼻腔共鸣训练

言语治疗师选择包含较多鼻声母或鼻韵母的短语或句子,如"猫咪喵喵叫",对患者进行实时短语或句子的鼻腔共鸣训练。以"买蛋糕"实时声音训练游戏为例,如图5-4-39所示,当患者不断发声音时,动画小猫开始移动,患者根据设定的时间完成发音。言语治疗师可根据患者情况,优先选择患者功能保存较好的一方面开始入手,然后依据患者本身情况,确定训练时长,不断提升患者"猫咪喵喵叫"的发音。与此同时,还可以进行语速以及训练目标音个数的设置。如果不成功,则以短语"猫咪"或"喵喵叫"进行训练,两个短语成功后,则以"猫咪喵喵叫"再次进行尝试。

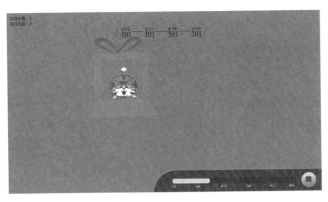

图5-4-38 实时单音节词鼻腔共鸣训练

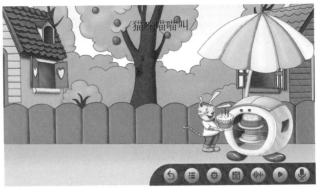

图5-4-39 实时句子鼻腔共鸣训练

（言语矫治仪，ICFDrSpeech®，上海慧敏医疗器械有限公司授权使用）

言语矫治仪中可用于该训练的素材如表5-4-7所示。

表5-4-7 实时鼻腔共鸣训练法游戏素材表

游戏模块	游戏类型	游 戏 名 称
感知游戏	声音	荡秋千、快乐熊、木桶狗、午后、跷跷板、唱歌的女孩、猫头鹰、逗逗头、舞蹈者、唱歌者、快乐城堡、小章鱼、神奇工厂、草原精灵、小僵尸、功夫兔、小火龙
	清浊音	蝴蝶、交通灯、苹果树、马戏团、鞋屋、魔法小猪、台灯、花瓶、烟花、旋转木马
训练游戏	最长声时	小火车、草莓、小蜜蜂、苹果屋、买蛋糕、机械狗、狗与骨头、小象、女航天员、跳跃忍者、钓鱼达人1—5、救护车、家用车、豪车、警车、圣诞老人、奔跑的小鸡
	音调	撞球、茶壶、空战、奇妙海、划船、小恶魔、小天使、宇宙飞船、飞碟、飞艇、战斗机、直升机、喷气式飞机、螺旋桨飞机
	元音	转轮、走钢丝、摘葡萄、多米诺骨牌；钓鱼、灰姑娘、回家、游泳、方舟、热气球、花、做早餐、乐队、打靶、公路、拼板
词语拓展	音节时长、音调、响度、停顿起音	猫、牛；妈妈、奶奶、妹妹、眉毛、木马

同时，也可以选用言语障碍测量仪来进行实时反馈，动作要领及注意事项同上。以鼻声母/m/、/n/与非鼻声母/p/对比为例，言语治疗师指导患者，将手放在鼻翼两侧，来感受发音时非鼻声母与鼻声母的不同。发非鼻声母/p/时，鼻腔无明显振动，浊音时间0.00%，清音时间84.21%；而发鼻声母/m/、/n/时，鼻腔有明显的振动，/m/浊音时间95.73%，清浊时间2.37%，而/n/音时间94.27%，清音时间3.96%。同时屏幕上呈现红色的浊音声波图像，代表鼻浊音声母，呈现绿色的浊音声波图像，代表鼻清音声母，如图5-4-40所示。

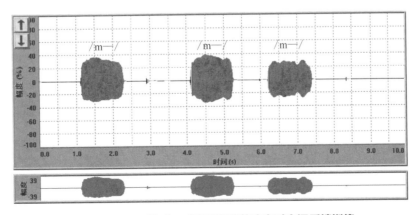

图5-4-40 发/m/音时鼻腔共鸣实时言语反馈训练

（言语障碍测量仪，ICFDrSpeech®，上海慧敏医疗器械有限公司授权使用）

第五节 共鸣音质异常的康复治疗

如果患者存在共鸣音质异常的问题,那么可采用的治疗方法有:鼻音/边音刺激法、头腔共鸣法、胸腔共鸣法和U声道法。

一、鼻音/边音刺激法

鼻音/边音刺激法通过交替发鼻音和边音,来促进鼻腔和喉腔间共鸣的转换,以帮助患者获得良好的共鸣音质。这种方法主要适用于共鸣音质异常。其训练步骤如下。

1. 鼻腔共鸣感知

将患者的手指放在言语治疗师的鼻翼两侧,言语治疗师示范发鼻音/m/、/n/,让患者感知言语治疗师的鼻腔共鸣。让患者跟着一起发音,感受鼻腔共鸣,并体会发这些音时喉部较为舒适自然的感觉。

2. 喉腔共鸣感知

将患者的手指放在言语治疗师的喉部,言语治疗师示范发边音/l/,让患者用手感知言语治疗师的喉腔共鸣。让患者跟着言语治疗师一起发音,感受喉腔共鸣,并体会发这些音时喉部较为舒适自然的感觉。

3. 鼻腔共鸣训练

让患者发以鼻音/m/或/n/开头的单音节词,并在每个词语之间加入一个/ɑ/音,要求其连续发音,如/男子汉啊男子汉,男子汉/、/蚂蚁啊蚂蚁,蚂蚁/等。如患者不能感知鼻腔共鸣,可要求其把手放在鼻部体会。发音时注意保持连贯,在逗号处深吸气后再发音。应根据患者的情况确定连续发音的词语难度及个数。

4. 喉腔共鸣训练

让患者发以边音/l/开头的词语。先发单音节词,并在每个词语之间加入一个/ɑ/音,要求其连续发音,如/龙啊龙啊龙,龙/。发音注意保持连贯,逗号处深吸气再发音。如患者不能感知喉腔共鸣,可要求其把手放在言语治疗师喉部体会。在此过程中,言语治疗师应根据患者的情况确定连续发音的词语难度及个数。

5. 鼻、喉腔共鸣交替训练

将鼻音/m/、/n/与边音/l/结合起来,交替训练:先练习单音节词,后可拓展为双、三音节词,如/龙啊牛啊龙/、/毛虫啊绿叶啊毛虫/、/练习本啊毛线团啊练习本/。发音注意保持连贯,逗号处深吸气再发音。在此过程中,言语治疗师应根据患者的情况确定连续发音的词语难度及个数。

二、头腔共鸣法

"头腔共鸣法"指通过以高音调持续发鼻音,使声波在头腔产生共鸣,帮助患者体会头腔共鸣的感觉,从而建立有效的头腔共鸣。这种方法主要适用于共鸣音质异常,也适用于喉位聚焦。其训练步骤如下。

1. 头腔共鸣的触觉感知

言语治疗师可以通过要求患者以高音调持续发鼻音/m/、/n/,来诱导头腔共鸣。发音时,患者可以将手放于头顶,体会发音时头腔的震动,感觉声音像是从头部发出来的一样。

2. 元音的头腔共鸣训练

言语治疗师可以通过要求患者用高音调持续发长音/m+韵母/或/n+韵母/,如/m——ɑ——/、/n——ɑ——/,来体会头腔共鸣。这个训练要求患者在发音时较好地利用头腔共鸣,感觉声音像是从头部发出来的一样,同时注意控制音调的稳定。

3. 单音节词的头腔共鸣训练

要求患者将头腔共鸣运用到单音节词的发音过程中,如/m——猫/、/n——鸭/。这个训练要求在发音时较好地利用头腔共鸣,感觉声音像是从头部发出来的一样,同时注意控制音调的稳定。

4. 双音节词的头腔共鸣训练

要求患者将头腔共鸣运用到双音节词的发音过程中,如/m——妈妈/、/n——音乐/。这个训练要求在发音时较好地利用头腔共鸣,感觉声音像是从头部发出来的一样,同时注意控制音调的稳定。

5. 短语的头腔共鸣训练

要求患者将头腔共鸣运用到短语的发音过程中,如"音乐真美妙"。省略鼻音诱导,直接运用头腔共鸣发音。这个训练要求在发音时较好地利用头腔共鸣,感觉声音像是从头部发出来的一样,同时注意控制音调的稳定。

三、胸腔共鸣法

胸腔共鸣法指通过以低音调持续发音,使声波在胸腔产生共鸣,帮助患者体会胸腔共鸣的感觉,从而建立有效的胸腔共鸣。这种方法主要适用于共鸣音质异常,其训练步骤如下。

1. 胸腔共鸣的触觉感知

要求患者采用五个音阶降序的方式分别持续发/m/、/i/,如图5-4-41所示。高音调到低音调发音,体会随着音调降低,胸腔振动越来越明显。

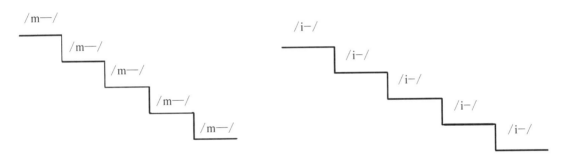

图5-4-41 胸腔共鸣法示意图

2. 元音的胸腔共鸣训练

要求患者用低音调持续发元音,如/a——/、/o——/,体会胸腔共鸣。在此过程中,要求患者在发音时较好地利用胸腔共鸣,感觉声音像是从胸部发出来的一样,同时注意控制音调的稳定。

3. 单音节词的胸腔共鸣训练

要求患者将胸腔共鸣运用到单音节词的发音过程中,如"马、猫"。在此过程中,要求患者在发音时较好地利用胸腔共鸣,感觉声音像是从胸部发出来的一样,同时注意控制音调的稳定。

4. 双音节词的胸腔共鸣训练

要求患者将胸腔共鸣运用到双音节词的发音过程中,如"妈妈、美国"。在此过程中,要求患者在发音时较好地利用胸腔共鸣,感觉声音像是从胸部发出来的一样,同时注意控制音调的稳定。

5. 短语的胸腔共鸣训练

要求患者将胸腔共鸣运用到短语的发音过程中,如"妹妹采蘑菇、医生去医院"。分别用以/m/开头的词组成的句子、以/i/开头的词组成的句子进行练习。在此过程中,要求患者在发音时较好地利用胸腔共鸣,感觉声音像是从胸部发出来的一样,同时注意控制音调的稳定。

四、U声道法

U声道法指通过发/u/,使整个声道通畅,同时体会胸音与头音之间的转换过程中不同共鸣腔振动的变化,从而获得良好的共鸣效果。这种方法主要适用于治疗共鸣音质障碍,其训练步骤如下。

1. 胸音发/u/

言语治疗师向患者介绍胸音发/u/的动作要领,即发音时感觉到整个声道的打开,并能体会到胸腔的轻微振动。然后,与患者一起练习胸音发/u/:发/u/音时将手放于胸前,体会胸腔在轻微振动。

2. 从胸音转换到头音发/u/

言语治疗师向患者介绍动作要领,即发音时感觉到整个声道的打开,从胸音转换到头音时应自然连贯。然后,与患者一起练习发/u/时从胸音转换到头音:用胸音发/u/,将手放于胸前,仔细体会胸腔轻微振动的感觉。然后将胸音逐渐转换到头音,此时,将手放于头顶,可以感受到头顶从不振动到轻微振动,体会从胸腔振动到头部振动的感觉。

3. 头音发/u/

言语治疗师向患者介绍头音发/u/的动作要领,即发音时感觉到整个声道的打开,并能体会到头部的轻微振动。然后,与患者一起练习头音发/u/:发/u/音时将手放于头顶,体会头部的轻微振动。

4. 从头音转换到胸音发/u/

向患者介绍动作要领,即发音时感觉到整个声道的打开,从头音转换到胸音时应自然连贯。然后,与患者一起练习发/u/时从头音转换到胸音:用头音发/u/,将手放于头顶,仔细体会头部轻微振动的感觉。然后将头音逐渐转换到胸音,此时,将手放于胸部,可以感受到胸腔从不振动到轻微振动,体会从头部振动到胸腔振动的感觉。

五、实时言语视听反馈技术:共鸣音质异常

(一) 实时鼻音/边音刺激法

鼻音/边音刺激法通过交替发鼻音和边音,来促进鼻腔和喉腔间共鸣的转换,以帮助患者获得良好的共鸣音质。将鼻音/边音刺激法的训练内容与步骤结合现代化的实时言语视听反馈技术,形成实时鼻音/边音刺激法。训练形式见数字资源5-4-7。

适应症:主要适用于共鸣音质异常的患者。

1. 鼻腔共鸣感知

鼻腔共鸣感知要求患者发/m/、/n/音,感受鼻腔共鸣的感觉,体会到鼻腔的振动。可采用实时言语视听反馈设备言语矫治仪来完成实时鼻腔共鸣感知,使患者对自己的发音有清晰的认识,从而及时进行调整。

选择"飞机"游戏,以患者发/m/音为例,当患者发音时,飞机会从左边飞到右边,如图5-4-42a所示,在

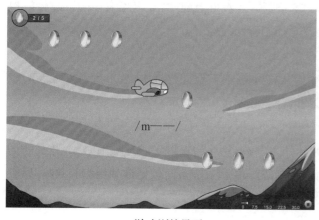

a. 游戏训练界面

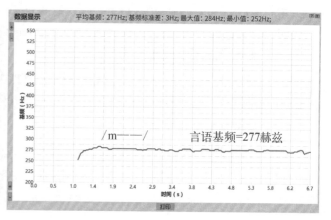

b. 实时反馈界面

图5-4-42 实时鼻腔共鸣感知言语游戏训练

(言语矫治仪,ICFDrSpeech®,上海慧敏医疗器械有限公司授权使用)

训练期间,飞机平稳地从画面左边飞到右边就可以完成任务。患者在进行训练时,应该保持连贯的发音,该游戏可以帮助患者对音调的高低、是否停顿进行感知。在训练过程中,言语治疗师要让患者注意观察游戏界面中飞机飞行的高低与音调的变化的关系,也可以通过数据分析图中的基频、发音时长等信息向患者说明发音状况,从而及时进行调整,如图5-4-42b所示。

2. 喉腔共鸣感知

喉腔共鸣感知要求患者发/l/音感受喉腔共鸣的感觉。将手指放到喉咙处,可感受到喉腔的振动。可采用实时言语视听反馈设备言语矫治仪来完成实时喉腔共鸣感知。

选择"小恶魔"游戏进入实时言语训练,患者发/l/音后,小恶魔会从左边飞到右边,如图5-4-43a所示。音调越高,小恶魔越往高处飞;音调越低,小恶魔越往低处飞。在训练期间,小恶魔平稳地从画面左边飞到右边就可以完成任务。患者在进行训练时,应该保持连贯的发音。该游戏可以帮助患者对音调的高低、是否停顿进行感知。在训练过程中,言语治疗师要让患者注意观察游戏界面中小恶魔飞行的高低与自己音调变化的关系,也可以通过数据分析图中的基频、发音时长等信息向患者说明发音状况,从而及时进行调整,如图5-4-43b所示。

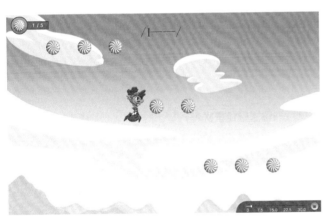

a. 游戏训练界面

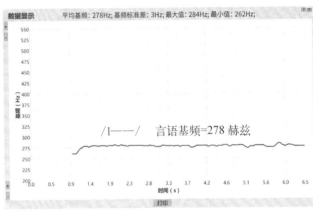

b. 实时反馈界面

图5-4-43 实时喉腔共鸣感知训练

(言语矫治仪,ICFDrSpeech®,上海慧敏医疗器械有限公司授权使用)

3. 鼻腔共鸣训练

可采用实时言语视听反馈设备言语矫治仪来完成实时鼻音刺激,选择"宇宙飞船"游戏进入实时言语训练,以/ma/音为例。患者发音后,飞船会从左边飞到右边,如图5-4-44所示。音调越高,飞船越往高处飞;音调越低,飞船越往低处飞。患者在进行训练时,应该保持连贯的发音,该游戏还有助于患者对音调的高低、是否停顿进行感知。言语治疗师要对时长进行设置,确保在进行双音节词和三音节词训练时也可以有足够的时间进行鼻腔共鸣训练。在训练过程中,言语治疗师要让患者注意观察游戏界面中飞船飞行的高低与自己音调的变化关联。

4. 喉腔共鸣训练

可采用实时言语视听反馈设备言语矫治仪来完成实时边音刺激,也可选择"宇宙飞船"游戏进入实时言语训练,以/la/音为例。患者发音后,宇宙飞船会从左边飞到右边,如图5-4-44所示。音调越高,宇宙飞船越往高处飞;音调越低,宇宙飞船越往低处飞。患者在进行训练时,应该保持连贯的发音,该游戏可以帮助患者对音调的高低、是否停顿进行感知。

5. 鼻、喉腔共鸣交替训练

可采用实时言语视听反馈设备言语矫治仪来完成实时鼻音、边音刺激,选择"划船"游戏进入实时言语训练,以发/龙啊牛啊龙/为例。患者发音后,小船会从左边向右边运动。音调越高,小船就会靠近上面,音调越低,小船会靠近下面,船平稳地从画面左边到右边就可以完成任务。在训练过程中,言语治疗师要让患者注意观察游戏界面中小船划动的高低与自己音调的变化关联,具体如图5-4-45所示。

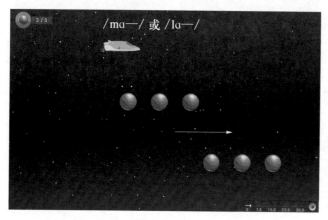

图5-4-44　实时鼻腔/喉腔共鸣言语游戏训练

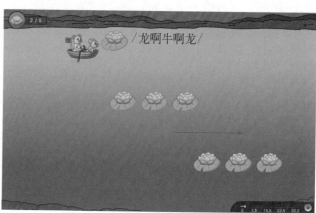

图5-4-45　实时鼻、喉腔共鸣交替言语游戏训练

(言语矫治仪,ICFDrSpeech®,上海慧敏医疗器械有限公司授权使用)

　　言语矫治仪中可用于实时鼻音/边音刺激法训练的游戏类型为音节时长、音调、响度、停顿起音,其训练素材如表5-4-8所示。

表5-4-8　实时鼻音/边音刺激训练法游戏素材表

游戏模块	游戏类型	游 戏 名 称
感知游戏	音调	蝴蝶、交通灯、苹果树、马戏团、鞋屋、魔法小猪、台灯、花瓶、烟花、旋转木马
训练游戏	音调	撞球、茶壶、空战、奇妙海、划船、小恶魔、小天使、宇宙飞船、飞碟、飞艇、战斗机、直升机、喷气式飞机、螺旋桨飞机
词语拓展	音节时长、音调、响度、停顿起音	猫啊龙啊猫,猫 马啊楼啊马,马

　　在进行实时鼻音/边音刺激法训练时也可以使用言语障碍测量仪,动作要领同上。该仪器可对鼻腔信息进行全面评估,如在鼻音感知训练中,患者发出/m/音时,屏幕会出现红色的声波图像,如图5-4-46所示。

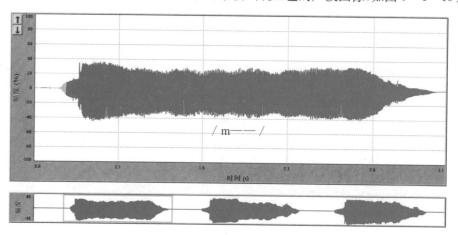

图5-4-46　实时鼻腔共鸣感知言语反馈训练

(言语障碍测量仪,ICFDrSpeech®,上海慧敏医疗器械有限公司授权使用)

（二）实时头腔共鸣法

头腔共鸣法指通过以高音调持续发鼻音，使声波在头腔产生共鸣，帮助患者体会头腔共鸣的感觉，从而建立有效的头腔共鸣。将头腔共鸣法的训练内容与步骤结合现代化的实时言语视听反馈技术，形成实时胸腔共鸣法。训练形式见数字资源 5-4-8。

数字资源
5-4-8

适应症：主要适用于共鸣音质异常，也适用于喉位聚焦的患者。

1. 实时元音的头腔共鸣训练

可采用实时言语视听反馈设备言语矫治仪来完成实时元音的头腔共鸣训练，选择"跳跳蛙"游戏进入实时言语训练，如图 5-4-47 所示。以发/m/加元音/a/为例，患者发音后，小青蛙会从低往高。音调越高，小青蛙跳得越高。元音的头腔共鸣训练要求以高音调持续发音，因此小青蛙应该保持持续的、稳定的高位置。确保患者处于一个高音调的状态，并且稳定发声。在训练过程中，言语治疗师要让患者注意观察游戏界面中小青蛙跳的高低与自己音调的变化关联，从而及时进行调整。

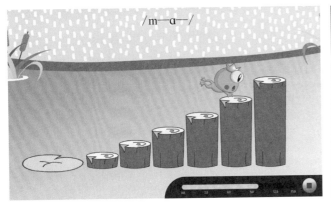

图 5-4-47 实时元音头腔共鸣训练

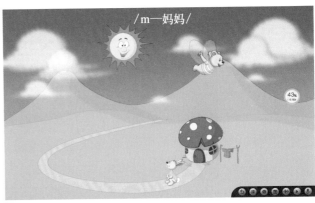

图 5-4-48 实时双音节词头腔共鸣训练

（言语矫治仪，ICFDrSpeech®，上海慧敏医疗器械有限公司授权使用）

2. 实时单音节词的头腔共鸣训练

可采用实时言语视听反馈设备言语矫治仪来完成实时单音节词的头腔共鸣训练，也可继续选择"跳跳蛙"游戏进入实时言语训练，以发/猫/为例。患者发/猫/音后，小青蛙会从下往上跳，具体训练步骤同"实时元音的头腔共鸣训练"。

3. 实时双音节词的头腔共鸣训练

可采用实时言语视听反馈设备言语矫治仪来完成实时双音节词的头腔共鸣训练。选择"小飞熊"游戏进入实时言语训练，以发/妈妈/为例。

患者发/妈妈/词语后，小飞熊从低处向高处运动。音调越高，小飞熊的位置就越高；音调越低，小飞熊的位置就越低。双音节词的头腔共鸣训练要求以高音调持续发音，因此小飞熊应该保持持续的、稳定的高位置。如图 5-4-48 所示，确保患者处于一个高音调的状态，并且稳定发声。在训练过程中，言语治疗师要让患者注意观察游戏界面中小蜜蜂的高低与自己音调的变化关联，从而及时进行调整。

4. 实时短语的头腔共鸣训练

可采用实时言语视听反馈设备言语矫治仪来完成实时短语的头腔共鸣训练。选择"小蜜蜂"游戏进入实时言语训练，以发/音乐真美妙/为例。患者发/音乐真美妙/音后，小蜜蜂会从左边往右边飞。音调越高，小蜜蜂的位置就越高；音调越低，小蜜蜂的位置就越低，具体训练步骤同"实时元音的头腔共鸣训练"。

言语矫治仪中其他还可用于该训练的素材如表 5-4-9 所示。

表5-4-9 实时头腔共鸣训练法游戏素材表

游戏模块	游戏类型	游戏名称
感知游戏	音调	蝴蝶、交通灯、苹果树、马戏团、鞋屋、魔法小猪、台灯、花瓶、烟花、旋转木马
训练游戏	音调	撞球、茶壶、空战、奇妙海、划船、小恶魔、小天使、宇宙飞船、飞碟、飞艇、战斗机、直升机、喷气式飞机、螺旋桨飞机
词语拓展	音节时长、音调、响度、停顿起音	妈妈、猫、眉毛、木马、馒头、毛巾

此外,也可以使用言语障碍测量仪来进行实时反馈,动作要领同上。当患者进行单音节词头腔共鸣训练发出/m——α——/音时,屏幕呈现红色声波图像如图5-4-49所示。协调性状况可参照屏幕中的声波图像,要求患者的声波图像呈现均匀大小和间隔时长。

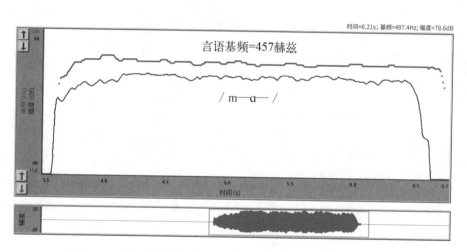

时间=6.21s; 基频=497.4Hz; 幅度=78.6dB

言语基频=457赫兹

/ m—α— /

图5-4-49 高音调发/mα/实时鼻腔共鸣感知言语反馈训练
(言语障碍测量仪,ICFDrSpeech®,上海慧敏医疗器械有限公司授权使用)

(三) 实时胸腔共鸣法

胸腔共鸣法指通过以低音调持续发音,使声道在胸腔产生共鸣,帮助患者体会胸腔共鸣的感觉,从而建立有效的胸腔共鸣。将胸腔共鸣法的训练内容与步骤结合现代化的实时言语视听反馈技术,形成实时胸腔共鸣法。适用于胸腔共鸣弱、音调偏高、听感尖细、无法获得低音调的患者。训练形式见数字资源5-4-9。

数字资源
5-4-9

适应症:主要适用于共鸣音质异常的患者。

1. 实时胸腔共鸣的触觉感知

要求患者采用五个音阶降序的方式分别持续发/m/或/i/,要点在于在从高音调到低音调发音的过程中,体会随着音调降低、胸腔振动越来越明显的触觉感知。以"茶壶"实时言语训练游戏为例,如图5-4-50a所示,茶壶只要沿着草丛之间的轨道向前走就可完成任务。如果患者不太容易成功,言语治疗师可以从起点和斜率两个角度重新设置训练模式:斜率不变,将起点频率增加;或起点不变,将斜率增加。让患者分别尝试这两种模式,训练模式要适合于患者。设置难度的原则以患者通过多次尝试能够完成游戏,但又不是一次就能轻易通过为宜。通过数据显示,也可看出基频曲线从380赫兹下降到200赫兹,音调越低,胸腔振动会越明显。言语治疗师可通过数据分析图中/m——/的发音时长、基频等数据向患者说明训练状况,及时调整训练内容,如图5-4-50b所示。

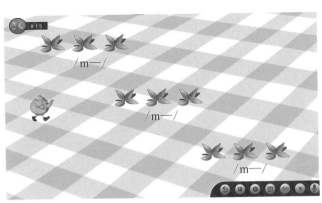
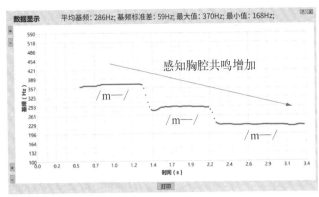

a. 游戏训练界面　　　　　　　　　　　　b.实时反馈界面

图 5 - 4 - 50　实时胸腔共鸣的触觉感知言语游戏训练

（言语矫治仪，ICFDrSpeech®，上海慧敏医疗器械有限公司授权使用）

2. 实时元音的胸腔共鸣训练

要求患者用低音调持续发元音，如/a——/或/o——/，体会胸腔共鸣。在此过程中，要求患者在发音时较好地利用胸腔共鸣，感觉声音像是从胸部发出来的一样，要点在于注意控制低音调的稳定。以"飞机"实时言语训练游戏为例，如图 5 - 4 - 51a 所示，患者发声时，飞机会飞起来。当患者发声暂停，飞机会暂停；当患者的音调变化时，飞机飞的高度会随之变化。需注意让患者在发元音的过程中保持低音调发音，飞机始终保持在同一高度。言语治疗师可通过数据分析图中/a/的发音时长、基频等数据向患者说明训练状况，及时调整训练内容，如图 5 - 4 - 51b 所示。

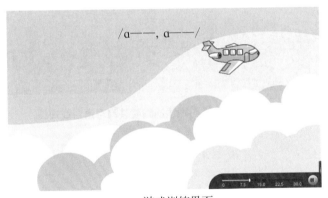
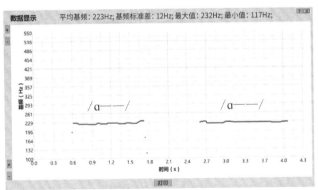

a. 游戏训练界面　　　　　　　　　　　　b.实时反馈界面

图 5 - 4 - 51　实时元音的胸腔共鸣训练

（言语矫治仪，ICFDrSpeech®，上海慧敏医疗器械有限公司授权使用）

3. 实时单音节词的胸腔共鸣训练

要求患者将胸腔共鸣运用到单音节词的发音过程中，如"马"或"猫"。在此过程中，要求患者在发音时较好地利用胸腔共鸣，感觉声音像是从胸部发出来的一样，要点在于注意控制低音调的稳定。以"小飞熊"实时言语训练游戏为例，如图 5 - 4 - 52a 所示，患者发声时，小飞熊会飞起来。当患者发音暂停，小飞熊会暂停；当患者的音调变化时，小飞熊飞的高度会随之变化。需注意让患者发单音词的过程中保持音调稳定，小飞熊始终保持在同一高度。言语治疗师可通过数据分析图中/猫/和/马/的发音时长、基频等数据向患者说明训练状况，及时调整训练内容，如图 5 - 4 - 52b 所示。

4. 实时双音节词的胸腔共鸣训练

要求患者将胸腔共鸣运用到双音节词的发音过程中，如"妈妈"或"美国"。在此过程中，要求患者在发音时较好地利用胸腔共鸣，感觉声音像是从胸部发出来的一样，要点在于注意控制低音调的稳定。以"火箭"实

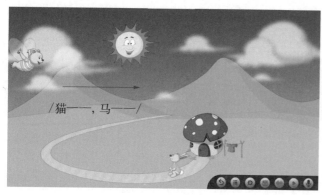

a. 游戏训练界面

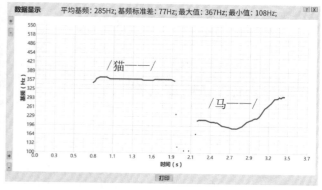

b. 实时反馈界面

图 5-4-52　实时单音节词的胸腔共鸣言语游戏训练

（言语矫治仪，ICFDrSpeech®，上海慧敏医疗器械有限公司授权使用）

时言语训练游戏为例，如图 5-4-53 所示，患者发声时，火箭会飞起来。当患者发音暂停，火箭会暂停；当患者的音调变化时，火箭飞的高度会随之变化。需注意让患者在发双音节词的过程中保持音调稳定，火箭始终保持在同一高度。

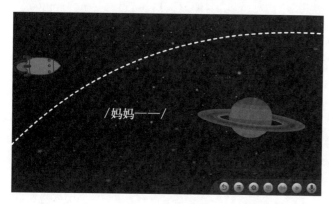

图 5-4-53　实时双音节词的胸腔共鸣言语游戏训练

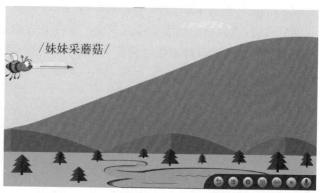

图 5-4-54　实时短语的胸腔共鸣言语游戏训练

（言语矫治仪，ICFDrSpeech®，上海慧敏医疗器械有限公司授权使用）

5. 实时短语的胸腔共鸣训练

要求患者将胸腔共鸣运用到短语的发音过程，如"妹妹采蘑菇"或"医生去医院"。分别用以/m/开头的词组成的句子、以/i/开头的词组成的句子进行练习。在此过程中，要求患者在发音时较好地利用胸腔共鸣，感觉声音像是从胸部发出来的一样，要点在于注意控制低音调的稳定。以"小蜜蜂"实时言语训练游戏为例，如图 5-4-54 所示，患者发声时，小蜜蜂会飞起来。当患者发音暂停，小蜜蜂会暂停；当患者的音调变化时，小蜜蜂飞的高度会随之变化。需注意让患者发短语的过程中保持音调稳定，小蜜蜂始终保持在同一高度飞。

除此之外，实时胸腔共鸣法可选择实时言语视听反馈设备言语矫治仪中多样化的实时言语训练游戏，具体推荐的素材如表 5-4-10 所示。

表 5-4-10　实时胸腔共鸣法游戏素材表

游戏模块	游戏类型	游　戏　名　称
感知游戏	音调	热气球、小飞熊、飞车、袋鼠、弹钢琴、小蜜蜂、火箭、飞机、欢乐秋千、跳跳蛙
训练游戏	音调	撞球、茶壶、空战、奇妙海、划船、小恶魔、小天使、宇宙飞船、飞碟、飞艇、战斗机、直升机、喷气式飞机、螺旋桨飞机

同时,也可以选用言语障碍测量仪来进行实时反馈,以胸腔共鸣触觉感知降调发/m/为例,动作要领同上。发声时同时屏幕上呈现基频线从高到低递进,而幅度基本保持不变,如图5-4-55所示。

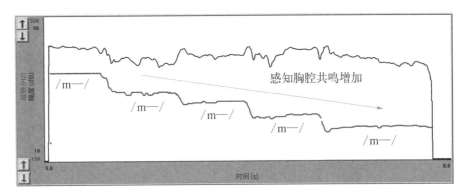

图5-4-55　实时胸腔共鸣的触觉感知言语反馈训练

(言语障碍测量仪,ICFDrSpeech®,上海慧敏医疗器械有限公司授权使用)

(四)实时u声道法

u声道法指通过发/u/音,使整个声道通畅,同时体会胸音与头音之间的转换过程中不同共鸣腔振动的变化,从而获得良好的共鸣效果。将u声道法的训练内容与步骤结合现代化的实时言语视听反馈技术,形成实时u声道法。训练形式见数字资源5-4-10。

适应症: 主要适用于共鸣聚焦紊乱、共鸣音质障碍的患者。

1. 实时胸音发/u/

言语治疗师向患者介绍胸音发/u/的动作要领,即发音时感觉到整个声道的打开,并能体会到胸腔的轻微振动。要点在于发/u/音时将手放于胸前,保持较低音调,体会胸腔在轻微振动。以"走钢丝"实时言语训练游戏为例,如图5-4-56a所示,患者发/u/声时,小马会开始走钢丝。当患者发音暂停,小马会暂停,当患者连续发/u/音后,小马会成功到达滑梯处,需注意让患者发/u/音的过程中保持音调稳定。通过数据分析可以监控训练过程中保持低音调的平稳发音。言语治疗师可通过数据分析图中/u/的发音时长、基频等数据向患者说明训练状况,及时调整训练内容,如图5-4-56b所示。

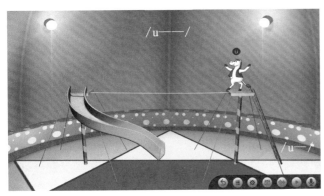

a. 游戏训练界面	b. 实时反馈界面

图5-4-56　实时胸音发/u/音言语游戏训练

(言语矫治仪,ICFDrSpeech®,上海慧敏医疗器械有限公司授权使用)

2. 实时从胸音转换到头音发/u/

言语治疗师向患者介绍动作要领,即发音时感觉到整个声道的打开,从胸音转换到头音时应自然连贯。然后,与患者一起练习发/u/时从胸音转换到头音。要点在于用胸音发/u/,同时将手放于胸前,仔细体会胸腔轻微振动的感觉。胸音逐渐转换到头音时,将手放于头顶,感受头顶从不振动到轻微振动的感觉。

以"转轮"实时言语训练游戏为例,如图5-4-57a所示,患者发/u/声时,小熊会开始打气。当患者发音暂停,小熊会暂停;患者连续发音,从胸音向头音转换,小熊会成功让整个转轮亮灯。需注意让患者转换发/u/音时自然连贯。通过数据分析可以监控训练过程中基频从240赫兹上升到了500赫兹,自然地从低音调向高音调转换。言语治疗师可通过数据分析图中/u/的发音时长、基频等数据向患者说明训练状况,及时调整训练内容,如图5-4-57b所示。

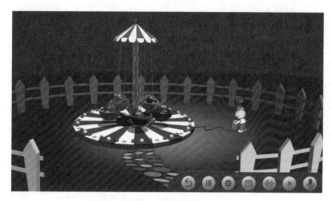

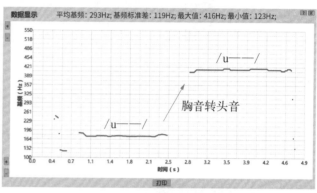

a. 游戏训练界面　　　　　　　　　　　　b. 实时反馈界面

图5-4-57　实时从胸音转换到头音发/u/音言语游戏训练

(言语矫治仪,ICFDrSpeech®,上海慧敏医疗器械有限公司授权使用)

3. 实时头音发/u/

言语治疗师向患者介绍头音发/u/的动作要领,即发音时感觉到整个声道的打开,并能体会到头部的轻微振动。然后,与患者一起练习头音发/u/。要点在于发/u/音时将手放于头顶,能体会到头部的轻微振动。

以"多米诺骨牌"实时言语训练游戏为例,如图5-4-58a所示,患者发头音/u/声时,小螃蟹会向前走。当患者发音暂停,小螃蟹会暂停;当患者连续发/u/音后,小螃蟹会成功到达多米诺骨牌起点处,最终成功将多米诺骨牌推倒。需注意让患者发头音/u/音的过程中保持音调稳定。通过数据分析可以监控训练过程中保持高音调的平稳发音。言语治疗师可通过数据分析图中/猫/的发音时长、基频等数据向患者说明训练状况,及时调整训练内容,如图5-4-58b所示。

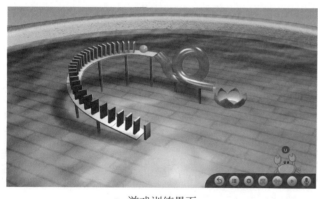

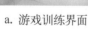

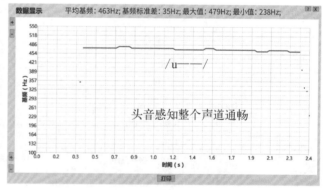

a. 游戏训练界面　　　　　　　　　　　　b. 实时反馈界面

图5-4-58　实时头音发/u/音言语游戏训练

(言语矫治仪,ICFDrSpeech®,上海慧敏医疗器械有限公司授权使用)

4. 实时从头音转换到胸音发/u/

言语治疗师向患者介绍动作要领,即发音时感觉到整个声道的打开,从头音转换到胸音时应自然连贯。然后,与患者一起练习发/u/时头音转换到胸音。要点在于用头音发/u/时将手放于头顶,仔细体会头部轻微振动的感觉。然后将头音逐渐转换到胸音时,将手放于胸部,感受胸腔从不振动到轻微振动,体会从头部振动到胸腔振动的感觉。

以"摘葡萄"实时言语训练游戏为例,如图5-4-59a所示,患者发/u/声时,一颗又一颗的葡萄会从树上长出来。当患者发音暂停,小葡萄会暂停;当患者的连续发/u/音后,葡萄会在树上长满,小蚂蚁们就可以摘葡萄了。需注意让患者在头音和胸音发/u/的转换过程中自然连贯。通过数据分析可以监控训练过程中基频从445赫兹下降到了212赫兹,自然地从高音调向低音调转换。言语治疗师可通过数据分析图中/u/的发音时长、基频等数据向患者说明训练状况,及时调整训练内容,如图5-4-59b所示。

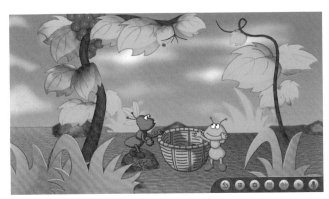

a. 游戏训练界面

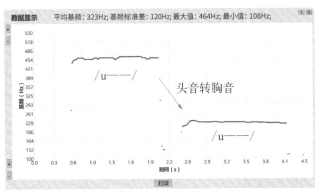

b. 实时反馈界面

图5-4-59 实时从头音转换到胸音发/u/音言语游戏训练

(言语矫治仪,ICFDrSpeech®,上海慧敏医疗器械有限公司授权使用)

除此之外,实时u声道法可选择实时言语视听反馈设备言语矫治仪中多样化的实时言语训练游戏,具体推荐的素材如表5-4-11所示。

表5-4-11 实时u声道法游戏素材表

游戏模块	游戏类型	游 戏 名 称
感知游戏	声音	荡秋千、快乐熊、木桶狗、午后、跷跷板、唱歌的女孩、猫头鹰、逗逗头、舞蹈者、歌唱者、快乐城堡、小章鱼、神奇的工厂、草原精灵、功夫兔、小火龙等
训练游戏	元音 (共鸣聚焦)	转轮、走钢丝、摘葡萄、多米诺骨牌

另外,也可以选用言语障碍测量仪来进行实时反馈,动作要领同上。以从头音转换到胸音发/u/为例,发音的同时屏幕上呈现从高音调转换到低音调的图像,同时保持幅度基本不变。如图5-4-60所示。

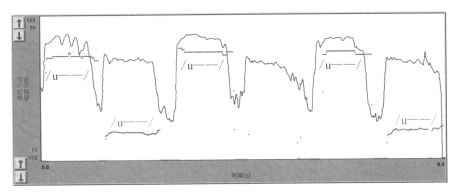

图5-4-60 实时头音与胸音转换发/u/音言语反馈训练

(言语障碍测量仪,ICFDrSpeech®,上海慧敏医疗器械有限公司授权使用)

第六节　ICF 言语共鸣障碍康复治疗案例

本节以两名共鸣功能异常的患者的言语共鸣促进治疗法为例,具体阐述 ICF 框架下共鸣障碍患者促进治疗康复的实施过程。

一、言语共鸣障碍促进治疗法儿童案例

（一）患者基本信息

患者陈××,5 岁听障儿童,佩戴人工耳蜗 1 年,语言和认知无异常,经检查存在前位聚焦的口腔共鸣障碍和鼻腔共鸣亢进,患者基本信息如表 5-4-12 所示。儿童言语共鸣障碍 ICF 言语嗓音功能评估表可见数字资源 5-4-11。

数字资源
5-4-11

表 5-4-12　患者基本信息表

上海市××儿童康复中心

患者基本信息

姓名 *　　陈××　　　出生日期 *　　2017.4.9　　　性别 *　□ 男　☑ 女

检查者　　惠老师　　　评估日期 *　　2022.2.9　　　编号 *　　C01

类型:□ 智障____　☑ 听障____　□ 脑瘫____　□ 自闭症____　□ 发育迟缓

　　　□ 失语症_____　□ 神经性言语障碍(构音障碍)_____　□ 其他

主要交流方式:☑ 口语　□ 图片　□ 肢体动作　□ 基本无交流

听力状况:□ 正常　☑ 异常　听力设备:☑ 人工耳蜗　□ 助听器　补偿效果____最适____

进食状况:未见明显异常。

言语、语言、认知、情绪状况:言语方面,共振峰频率 $F_2/i/$ 为 3 450 赫兹,轻度损伤;共振峰频率 $F_2/u/$ 为 1 500 赫兹,无损伤;鼻流量(鼻亢)为 29%,无损伤;鼻流量(鼻低)为 39%,无损伤;构音语速语调、语言、认知、情绪方面未见明显异常。

口部触觉感知与运动状况:触感知觉正常。

（二）ICF 言语共鸣功能评估结果

根据患者基本情况,言语治疗师对患者进行言语共鸣功能评估以掌握患者言语音质的损伤程度,为制定科学的治疗计划提供依据。

经嗓音音质功能评估,得到患者共振峰频率 $F_2/i/$(后位聚焦)、共振峰频率 $F_2/u/$(前位聚焦)、鼻流量的参数评估结果。其中与口腔共鸣相关的参数测定结果为 /u/ 的第二共振峰为 1 500 赫兹,/i/ 的第二共振峰为 3 450 赫兹,鼻流量(鼻亢)为 29.0%,鼻流量(鼻低)为 39.0%。将上述结果输入 ICF 转换器内,得出患者共鸣功能的 ICF 评估结果,详见表 5-4-13 所示。该患者在共鸣功能上存在前位聚焦的共鸣功能障碍。

表 5-4-13　ICF 言语嗓音功能评估表（言语共鸣功能）

身体功能即人体系统的生理功能损伤程度			无损伤	轻度损伤	中度损伤	重度损伤	完全损伤	未特指	不适用
			0	1	2	3	4	8	9
b3101	嗓音音质	共振峰频率 $F_2/i/$(后位聚焦)	⊠						
		共振峰频率 $F_2/u/$(前位聚焦)		⊠					
		＋鼻流量（鼻音功能亢进）	⊠						
		＋鼻流量（鼻音功能低下）	⊠						

产生嗓音特征的功能,包括谐波特征、共鸣和其他特征。

包括:谐波高、低功能;鼻音功能亢进和鼻音功能低下、发声困难、声带紧张、嘶哑声或粗糙声、气息声等障碍。

信息来源:☒ 病史　　□ 问卷调查　　□ 临床检查　　☒ 医技检查

问题描述:

　　1. /u/ 的第二共振峰为 1 500 赫兹↑,舌向后运动能力存在轻度损伤,口腔共鸣功能存在轻度前位聚焦。

　　建议进行如下治疗:(1) 实时反馈治疗,选择如共振峰实时反馈训练、舌域图实时反馈训练等治疗方法;(2) 传统治疗,选择如共鸣放松训练、后位音法等治疗方法;(3) 言语嗓音 ICF - RFT 疗法,将实时反馈治疗与传统疗法结合,如通过共振峰实时反馈训练、舌域图实时反馈训练,进行共鸣放松训练、后位音法等治疗方法的训练。具体参见言语矫治仪的音调训练板块和言语障碍测量仪。

　　2. /i/ 的第二共振峰为 3 450 赫兹,舌向前运动能力正常,口腔共鸣功能正常。

　　3. 鼻流量为 29.00%,鼻腔共鸣功能正常,无鼻音功能亢进。

　　4. 鼻流量为 39.00%,鼻腔共鸣功能正常,无鼻音功能低下。

（三）ICF 言语共鸣功能治疗计划

在言语共鸣功能上,该患者的口腔共鸣存在前位聚焦问题,轻度的损伤,根据表 5 - 4 - 13 所示患者的评估结果,进行传统训练结合实时反馈治疗。

1. 确定训练目标

患者在共鸣功能上存在的问题是前位聚焦,本次训练目标为改善前位聚焦问题。

2. 选择训练内容和方法

针对前位聚焦问题采用后位音法结合元音匹配的实时反馈训练。

3. 确定实施人员和治疗目标

如表 5 - 4 - 14 所示,制定治疗计划的过程中还需要确定实施治疗计划的人员以及确立合适的治疗目标。

表 5 - 4 - 14　ICF 言语嗓音治疗计划表

治疗任务		治 疗 方 法	康复医师	护士	言语治疗师	特教教师	初始值	目标值	最终值
b3101 嗓音音质	共振峰频率 F_2/u/（前位聚焦）	➤ 实时反馈治疗: ☑ 音调实时反馈训练（降低音调） ☑ 共振峰实时反馈训练 ☑ 舌域图实时反馈训练 ➤ 传统治疗: ☑ 共鸣放松训练（放松口面部肌群） ☑ 后位音法 （发/k、g/开头的单、双音节词） ➤ 言语嗓音 ICF - RFT 疗法: 将实时反馈治疗与传统疗法结合,如通过共振峰实时反馈训练、舌域图实时反馈训练、元音聚焦训练,进行共鸣放松训练、后位音法等治疗方法的训练	1级或2级		√		1	0	0

（四）言语共鸣功能康复治疗与实时监控

言语治疗师根据表 5 - 4 - 15 所示的治疗计划对患者实施言语功能治疗,治疗内容与实时监控如表 5 - 4 - 15 所示。

表 5-4-15　言语共鸣功能康复治疗及实时监控表

时间	治疗任务	损伤程度	治 疗 方 法	训练前描述（如需）	训练结果
2.11	前位聚焦的治疗（共振峰频率 F_2/u/）	1 级或 2 级	➤ 实时反馈治疗： ☑ 共振峰实时反馈训练 ➤ 传统治疗： ☑ 共鸣放松训练（放松口面部肌群） ☑ 后位音法 （发/k、g/开头的单、双音节词）	/u/ 的第二共振峰为 1 500 赫兹	/u/ 的第二共振峰为 1 413 赫兹

（五）ICF 言语共鸣功能康复短期目标监控

患者于 2 月 11 日起，开始接受口腔共鸣障碍康复治疗，每周 3 次训练后进行一次短期目标监控，查看患者共鸣功能损伤程度的改善情况，具体如表 5-4-16 所示。经治疗，患者的 F_2/u/ 由 1 500 赫兹（2 月 9 日测得）下降至 1 310 赫兹（2 月 23 日测得），其前位聚焦损伤程度从初始值 1 改善至 0，达到本期治疗计划中所制定的目标值。

表 5-4-16　ICF 言语嗓音治疗短期目标监控表

日　期	询问发/u/时是否存在后位聚焦，如是进入测试	共振峰频率 F_2/u/	共振峰幅度 A_2/u/	听感评估（前位聚焦、严重吗）	损伤程度	
2.9	是	1 500 赫兹	34 分贝	是	初始值	1
					目标值	0
2.16	是	1 403 赫兹	46 分贝	是	最终值	1
2.23	是	1 310 赫兹	44 分贝	否		0

（六）ICF 言语共鸣功能康复疗效评价

经过 2 周的治疗，患者言语共鸣问题得到良好的改善，具体疗效如表 5-4-17 所示。

表 5-4-17　ICF 言语嗓音疗效评价表

		初期评估					目标值	中期评估（康复 1 周）						目标达成	末期评估（康复 2 周）						目标达成
ICF 类目组合		ICF 限定值						干预	ICF 限定值						干预	ICF 限定值					
		问题							问题							问题					
		0	1	2	3	4			0	1	2	3	4			0	1	2	3	4	
b3101 嗓音音质	F_2/i/ 后位聚焦						0	√						×	√						√

二、言语共鸣障碍促进治疗法成人案例

以言语共鸣障碍成人患者的共鸣促进治疗法为例具体阐述 ICF 框架下共鸣障碍患者促进治疗康复的实施过程。成人言语共鸣障碍 ICF 言语嗓音功能评估表可见数字资源 5-4-12。

（一）患者基本信息

患者吴××，54 岁弛缓型神经性言语障碍患者，语言和认知无异常，经检查言语共鸣功能存

数字资源 5-4-12

在鼻腔共鸣亢进问题,患者基本信息如表 5-4-18。

表5-4-18 患者基本信息

上海市××康复医院

患者基本信息

姓名 * ___吴××___ 出生日期 * ___1965.8.9___ 性别 * ☑ 男 □ 女

检查者 ___惠老师___ 评估日期 * ___2021.12.8___ 编号 * ___A02___

类型:□ 器质性嗓音疾病 _____ □ 功能性嗓音障碍 _____ ☑ 神经性嗓音障碍

　　　□ 失语症 _____ □ 神经性言语障碍(构音障碍)

　　　□ 言语失用症 _____ □ 智力障碍 _____ □ 脑瘫

　　　□ 听力障碍 _____ □ 自闭症 _____ □ 其他

主要交流方式:☑ 口语 □ 图片 □ 肢体动作 □ 基本无交流

听力状况:☑ 正常 □ 异常 听力设备:□ 人工耳蜗 □ 助听器 补偿效果

进食状况:未见明显异常。

言语、语言、认知、情绪状况:言语共鸣方面,共振峰频率 $F_2/i/$ 为 2 386 赫兹,无损伤;共振峰频率 $F_2/u/$ 为 2 386 赫兹,无损伤;鼻流量(鼻亢)为 55%,中度损伤;鼻流量(鼻低)为 60%,无损伤。

口部触觉感知与运动状况:触感知觉正常。

(二)ICF 言语共鸣功能评估结果

根据患者基本情况,言语治疗师对患者进行言语共鸣功能评估以掌握患者功能的损伤程度,为制定科学的治疗计划提供依据。

经嗓音音质功能评估,得到患者共振峰频率 $F_2/i/$(后位聚焦)、共振峰频率 $F_2/u/$(前位聚焦)、鼻流量的参数评估结果。其中与口腔共鸣相关的参数测定结果为 /u/ 的第二共振峰为 690 赫兹,/i/ 的第二共振峰为 2 386 赫兹,鼻流量(鼻亢)为 55%,鼻流量(鼻低)为 60%,将上述结果输入 ICF 转换器内,得出患者共鸣功能的 ICF 评估结果,详见表 5-4-19 所示。该患者在共鸣功能上存在后位聚焦、鼻音功能亢进的共鸣功能障碍。

表5-4-19 ICF 言语嗓音功能评估表(言语共鸣功能)

身体功能即人体系统的生理功能损伤程度			无损伤	轻度损伤	中度损伤	重度损伤	完全损伤	未特指	不适用
			0	1	2	3	4	8	9
b3101	嗓音音质	共振峰频率 $F_2/i/$(后位聚焦)	☒						
		共振峰频率 $F_2/u/$(前位聚焦)	☒						
		+鼻流量(鼻音功能亢进)			☒				
		+鼻流量(鼻音功能低下)	☒						

产生嗓音特征的功能,包括谐波特征、共鸣和其他特征。

包括:谐波高、低功能;鼻音功能亢进和鼻音功能低下、发声困难、声带紧张、嘶哑声或粗糙声、气息声等障碍。

信息来源:☒ 病史 　□ 问卷调查 　□ 临床检查 　☒ 医技检查

问题描述:

1. /u/ 的第二共振峰为 690 赫兹,正常范围≤703 赫兹,舌向后运动能力正常,口腔共鸣功能正常。

2. /i/ 的第二共振峰为 2 386 赫兹,正常范围≥2 151 赫兹,舌向前运动能力正常,口腔共鸣功能正常。

3. 鼻流量为 55.00%↑,正常范围≤37.05%,鼻腔共鸣功能存在中度损伤,存在中度的鼻音功能亢进。

建议进行如下治疗：(1) 实时反馈治疗，选择如音调实时反馈训练、鼻流量实时反馈训练、口鼻腔线性预测谱实时反馈训练等治疗方法；(2) 传统治疗，选择如共鸣放松训练、口腔共鸣法、鼻音/边音刺激法等治疗方法；(3) 言语嗓音 ICF - RFT 疗法，将实时反馈治疗与传统疗法结合，如音调实时反馈训练、鼻流量实时反馈训练、口鼻腔线性预测谱实时反馈训练，进行共鸣放松训练、口腔共鸣法、鼻音/边音刺激法等治疗方法的训练。具体参见言语障碍矫治仪的音调训练板块、言语障碍测量仪和鼻音测量与训练仪。

　　4. 鼻流量为 60.00%，正常范围≥54.65%，鼻腔共鸣功能正常，无鼻音功能低下。

（三）ICF 言语共鸣功能治疗计划

　　在言语共鸣功能上，该患者存在鼻腔功能亢进问题，存在中等程度的损伤，根据表 5 - 4 - 18 所示患者的评估结果，进行传统训练结合实时反馈治疗。

1. 确定训练目标

　　患者在共鸣功能上存在的问题是鼻音功能亢进，本次训练目标为减少鼻音功能亢进。

2. 选择训练内容和方法

　　针对鼻音功能亢进采用软腭重读结合实时反馈训练。

3. 确定实施人员和治疗目标

　　如表 5 - 4 - 20 所示，制定治疗计划的过程中还需要确定实施治疗计划的人员以及确立合适的治疗目标。

表 5 - 4 - 20　ICF 言语嗓音治疗计划表

治疗任务			治 疗 方 法	康复医师	护士	言语治疗师	特教教师	初始值	目标值	最终值
b3101 嗓音音质	＋鼻流量（鼻音功能亢进）	1级或2级	➤ 实时反馈治疗： ☑ 音调实时反馈训练（亢进：降调） ☑ 鼻流量实时反馈训练 ☑ 口鼻腔线性预测谱实时反馈训练 （亢进：平调和降调） ➤ 传统治疗 ☑ 共鸣放松训练（放松口面部肌群） ☑ 口腔共鸣法（发高元音/i、u、ü/） ☑ 鼻腔共鸣法（发含有鼻音的词） ☑ 鼻音/边音刺激法 （交替发鼻、喉腔共鸣音） ➤ 言语嗓音 ICF - RFT 疗法： 将实时反馈治疗与传统疗法结合，如通过音调实时反馈训练、鼻流量实时反馈训练、口鼻腔线性预测谱实时反馈训练，进行共鸣放松训练、口腔共鸣法、鼻音/边音刺激法等治疗方法的训练。			√		2	0	0

（四）言语共鸣功能康复治疗与实时监控

　　言语治疗师根据表 5 - 4 - 20 所示的治疗计划对患者实施言语功能治疗，治疗内容与实时监控如表 5 - 4 - 21 所示。

表 5-4-21　ICF 言语共鸣功能康复治疗及实时监控表

时间	治疗任务	损伤程度	治 疗 方 法	训练前描述（如需）	训练结果
12.8	鼻音功能亢进的治疗（鼻流量）	1级或2级	➤ 实时反馈治疗： ☑ 鼻流量实时反馈训练 ➤ 传统治疗： ☑ 共鸣放松训练（放松口面部肌群） ☑ 口腔共鸣法（发高元音/i、u、ü/）	/ɑ/的鼻流量为55%	/ɑ/的鼻流量为42%

（五）ICF 言语共鸣功能康复短期目标监控

患者于12月8日起,开始接受口腔共鸣障碍康复治疗,每周3次训练后进行一次短期目标监控,查看患者鼻腔共鸣功能损伤程度的改善情况,具体如表 5-4-22 所示。经治疗,患者发/ɑ/的鼻流量由55%（12月8日测得）下降至31%（12月28日测得）,其鼻音功能亢进损伤程度从初始值2改善至0,达到本期治疗计划中所制定的目标值。

表 5-4-22　ICF 言语嗓音治疗短期目标监控表

日　期	发/ɑ/时是否存在鼻腔共鸣,如是进入测试	鼻 流 量	听感评估（前位聚焦、严重吗）	损 伤 程 度	
12.8	是	55%	是	初始值	2
				目标值	0
12.15	是	42.8%	是	最终值	1
12.21	是	38.2%	否		1
12.28	否	31%	否		0

（六）ICF 言语共鸣功能康复疗效评价

经过3周的治疗,患者言语共鸣问题得到良好的改善,具体疗效如表 5-4-23 所示。

表 5-4-23　ICF 言语嗓音疗效评价表

ICF 类目组合		初期评估						目标值	中期评估（康复1周）						目标达成	末期评估（康复3周）						目标达成
		ICF 限定值							干预	ICF 限定值						干预	ICF 限定值					
		问题								问题							问题					
		0	1	2	3	4				0	1	2	3	4			0	1	2	3	4	
b3101嗓音音质	鼻流量（鼻亢）							0	√						×	√						√

第六篇 构音系统与言语

第一章
构音音系功能评估

	阅读完本章之后,你将:
本章目标	1. 熟悉构音音系障碍的定义、分类及临床表现; 2. 掌握语音学基础知识,对汉语普通话的声韵母结构、形成等有清晰的认识; 3. 熟悉构音音系障碍的主客观评估内容与基本流程; 4. 掌握基于 ICF 的构音音系功能评估与操作规范。

美国言语语言听力协会(The American Speech-Language-Hearing Association,ASHA;2011)指出语音障碍(Phonetic disorders or Speech sound disorders,SSD)通常同时包括构音障碍(Articulation disorders)和音系障碍(Phonological disorders)两类问题,故又将其统称为构音音系障碍(Articulation and phonology disorders)。2016 年,美国言语语言听力协会又定义了构音音系障碍是指儿童具有持续性的语音错误,这些错误在超过某特定年龄之后没有消失,仍旧存留。如果儿童发生构音音系障碍将影响其言语可懂度,进而降低其沟通交流的质量。本章将对构音音系的定义、临床表现、语音学基础知识及构音音系的主客观评估做详细阐述。

第一节 概 述

一、构音音系障碍的定义

(一) 构音障碍

构音障碍是指由于构音器官的运动异常或未理解目标音位的发音特征等原因造成的声母、韵母音位构音异常,构音障碍是导致言语清晰度下降的主要原因。解决患者的构音障碍,首先应对患者的构音功能进行评估,评估内容包括构音障碍的主观评估和客观测量。对评估结果综合分析,根据患者情况进行必要的构音器官的治疗,最终使患者掌握目标音位,形成舒适、清晰准确的言语。

(二) 音系障碍

在了解音系障碍的定义之前,我们需要对音系及相关概念进行阐释。

1. 音系

音系(Phonology)关注的是语音产生的规则,属于语言学的研究范畴。音系学是针对声音模式的研究,研究音位或语音区别特征在某种语言中运作的抽象规则和语音的系统,是研究语言系统内部语音功能性区别角色的规律。在不同的语言系统,无论英语还是汉语,都存在相应的音系规则,形成该语言的音系特征,这就是音系学中"音位结构规则(Phonotactics)"。在英语中,辅音同时可以位于词首、词中及词尾,如辅音/g/位于词中不同位置的词汇有/group/、/suggestion/、/bag/;而在汉语普通话中,除了鼻音/n/与/ng/以外,所有的辅音都只能出现在音节的词首位置,如/tɑo/、/tiɑn/、/te/。

2. 音系历程

音系历程(Phonological process)常被用于描述儿童语言系统发展中的现象,同时也用于描述音系障碍的临床表现,是评估、分析和治疗儿童语音障碍的主要方法。音系历程是指语言中的音节或音素发生变化,这种改变以规则的方式呈现在一组音节或相同发音部位的音节上。具体来说,普通儿童在目标语音发展过程中容易存在产出错误语音的情况,且这些语音错误常呈现出共同的特征或形态;同时,随着年龄的增长,错误语音会被儿童逐渐抑制而消失,这种共同的形态或特征被称为音系历程。音系历程是分析构音音系的重要指标之一,历程数量与种类越多,则个体发出的错误音就越多,构音清晰度越差。

3. 音系意识

音系意识(Phonology awareness)是指儿童早期开始出现有意识地分析口语词汇中语音结构的能力,是分析和操纵语言中较小单位的能力,是语言意识的重要组成部分。这种能力包括个体对单词内音节结构和音节内结构的意识。美国言语语言听力协会提出,音系意识是对一种语言的声音结构的意识,以及通过一系列任务有意识地分析和操纵这种结构的能力,例如在单词、起始韵、音节和音位水平上的语音分割和合并。

音系意识从婴幼儿期开始发展,从比较浅层的音系意识到深层次的音系意识是一个连续发展的过程:儿童不能分辨不同声音的音系差异;儿童能够分辨出不同声音的音系差异,并且能够发出部分有差异的声音;儿童能清楚分辨音系差异,而且能准确地发出不同音系特征的声音。一般而言,音系意识包括:对韵律的感知和识别、对音位的切分、对不同声音的协调、对音节的识别、对语音的切分以及根据读音进行拼写的能力。

（1）尾韵意识

尾韵意识(Awareness of rhyme),指观察到单音节词间押尾韵模式的意识。对尾韵的敏感性通常被视为音系意识发展的最早基准之一,例如,汉语中的“帮忙”均为后鼻音韵尾。早在儿童两岁时,就可以观察到其有发现和产生词间押尾韵模式的能力,这也是音系意识发展的一个切入点。

（2）音节意识

音节意识(Awareness of syllables),指意识到多音节词的音节区别。4岁左右的儿童,可以辨别音节的结构,区分声母和韵母,例如,知道“票(piɑo)”可以分成/pi/和/ɑo/。随后,儿童对音节内单元的区别表现出更高的敏感性,音素理解的能力逐渐发展。在汉语言普通话体系下,单音节词可以相互组成多音节词,多音节词可以删掉一个音节。可通过观察儿童音节的合成和分割的能力关注学龄前儿童的音节意识。

（3）头韵意识

头韵意识(Awareness of alliteration),指意识到在两个或两个以上单词或音节中共享一个头韵因素。例如,汉语中的“弟弟”“乒乓”,英文中的“might and main”。儿童对头韵的敏感性也是音系意识出现的早期指标。小部分儿童3岁时会开始表现出对单词头韵的敏感性,到5岁时,许多儿童表现出这种水平的音系意识。在声韵组合的汉语言普通话体系下,头韵意识体现在儿童对声韵组合中的声母押韵意识。

（4）音素意识

音素意识(Awareness of phonemes),指将音素作为音节和单词组成的单元来识别的能力。音素意识包括两个方面的发展:一是音素分割,即在一个音节或单词中依次分离所有单独的声音,或从一个单词或音节中分割一个声音的能力;二是音素合成,即将一系列音素构建成一个更大的语言单位的能力。音素意识是音系发展中更高阶的认知能力,儿童在5—6岁以后才能表现出该能力。

（5）声调意识

声调意识(Awareness of tone),声调是中国汉语言不同于其他语言的独特之处,声调意识是指儿童意识到两个音节的声调是否相同。例如,“包”和“猫”的声调相同,和“毛”的声调不同。汉语普通话包括四个声调:

一声调阴平,二声调阳平,三声调上声,四声调去声。

4. 音系障碍

普通儿童的音系历程抑制规律大致是按照可被预期的形态及速度进行,但部分儿童由于中枢神经认知功能异常等原因导致其音系历程抑制出现偏差,表现出与同龄儿童不相符的特征,我们称之为音系障碍(Phonological disorders)。音系障碍并非构音动作能力的缺陷,而是不具备音位功能运用的能力。另外,音系障碍反映儿童目标与音系组合规则的异常,而不是发音动作能力的缺损,因此音系障碍并非是生理上或行为上的障碍。而对音系障碍的分析主要是从音系历程、音系意识及声学特征等影响因素进行考虑。

（三）构音音系障碍

构音音系同时包括构音器官的动作技能与认知层面的音系组合规律两个方面,前者是说话完成的下游任务,后者是说话功能的上游工作,任何一个方面出现问题都会导致儿童发音不清,也就是构音音系障碍,美国言语语言听力协会将其称为语音障碍,构音音系障碍既关注了构音器官的运动执行不足所导致的构音障碍,也关注了语音音系规则异常导致的音系障碍,如图6-1-1所示。

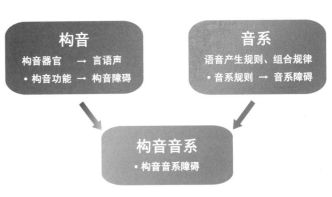

图6-1-1　构音、音系与构音音系关系图

二、构音音系障碍的分类及临床表现

（一）构音障碍的分类及临床表现

构音障碍主要由下颌、唇、舌、鼻腔、软腭和咽喉等构音器官的结构异常、功能障碍或未理解目标音位的发音特征异常引起的声韵调异常,对言语清晰度和可懂度造成不利影响。构音障碍在临床上分型为两种:功能性构音障碍(功能性)、器质性构音障碍(器质性、神经性)。功能性构音障碍是在无任何器质性和运动性障碍的前提下,出现发音不清晰或声调异常等问题。典型的器质性构音障碍类型为腭裂,神经性构音障碍是指由于神经缺损影响言语的计划、编程、控制或执行而导致的言语障碍。

构音障碍的临床表现为构音不清,也称作声母、韵母及其组合的清晰度下降,直接导致言语可懂度降低。构音障碍的临床表现包括韵母音位构音异常、声母音位构音异常两个方面。

1. 声母音位构音异常

（1）声母遗漏/省略

声母遗漏(Consonant omission)主要表现为患者发声韵组合时,省略声母部分的发音,直接发出后面的韵母,如/gu/→/u/、/zhu/→/u/,多由目标声母对应的发音部位运动异常所引起。

（2）声母歪曲

声母歪曲(Consonant distortion)主要表现为患者发声韵组合时,将声母部分的发音扭曲,主观听感上并不是只有韵母部分的发音,但又无法找到一个音位可以用来描述患者发出的目标声母,如/zh/发音扭曲,多由目标声母对应的构音运动不成熟所引起。

（3）声母替代

声母替代(Consonant substitution)是声母音位构音异常最主要的错误走向之一,又包括部位替代和方式替代,常见的部位替代有双唇替代唇齿,如/fei/→/bei/;舌尖替代舌面、舌后部,如/qi/→/ti/、/ga/→/da/;常见的方式替代有塞音替代擦音、擦音替代塞擦音、不送气音替代送气音等,如/fa/→/ba/、/ji/→

/xi/、/pao/→/bao/。声母替代多由于目标声母对应的构音运动不成熟,导致其与相关声母构音运动发生混淆。

2. 韵母音位构音异常

在一个音节里,两个或三个元音结合在一起称为复元音。两个元音结合成的"VV"是二合元音,三个元音结合成的"VVV"是三合元音。复韵母是指由复元音 VV 或 VVV 构成的韵母,韵母缩减(Vowel reduction)表现为三合元音缩减(Triphthong reduction)和二合元音缩减(Diphthong reduction)。三合元音缩减表现为患者将三合元音缩减为二合元音或单元音,通常处于中间的元音或主要元音保留,而其他元音被删除,如/iao/→/ia/或/ao/、/uei/→/ei/。二合元音缩减表现为患者将二合元音缩减为单元音,其中听起来最为响亮清晰的元音通常会被保留,如前响复韵母中/ao/→/a/、后响复韵母/ua/→/a/。

（二）音系障碍的分类及临床表现

下面将从音系历程、音系意识综合体现对音系障碍的分类及表现展开阐述。

1. 音系历程表现

不同学者对音系历程有不同的分类,通常主要分为音节结构历程(Syllable structure process)、替代历程(Substitution process)、同化历程(Assimilation process)与其他历程。结构历程指音节结构的变化,在英语中主要包括非重读音节省略、首位的辅音省略、末位辅音省略、插入、音丛省略等,这样会造成音节数量的变化。本章节中,主要以汉语普通话特征与音节结构进行阐述。

(1) 省略历程

省略历程(Deletion process)指一个音节中的辅音或者元音部分缺失,是以音节结构的简化为特征的音系障碍,多见于学龄期儿童。从音系规则的角度简单来说,普通话中音节结构除了部分元音与介音可自成音节外(如啊/a/、安/an/、有/you/),其他多为辅音(声母)+元音(韵母)的结构(CV)。汉语普通话中辅音(声母)共 21 个,普通话元音(韵母)结构复杂,包括韵头、韵腹和韵尾,可由不同元音或者元音加上辅音组合而成,如元音/a/和/o/组成韵母/ao/,元音/i/和辅音/n/组合成/in/。

按照音节结构的不同,省略历程可分为:辅音省略、介音省略或复合元音简化(表 6-1-1)。

表 6-1-1　省略历程

历　程	语　音　情　境	说　明
辅音省略	小白兔/ xiao bai tu/—咬挨物/ yao ai u/	音节结构中辅音部分缺失 CV—V
介音省略	甜蜜/ tian mi/—弹蜜/ tan mi/	音节结构中介音部分缺失 CVV—CV
复合元音简化	太阳/ tai yang/—踏阳/ ta yang/	复合元音—单元音

① 辅音省略

辅音省略是指音节结构中辅音部分缺失,仅保留元音部分,由于汉语音节中没有辅音(声母)+元音(韵母)+辅音(声母)(CVC)这样的多辅音结构,因此辅音省略一般都表现出音节开头的辅音缺失,音节模型由辅音(声母)+元音(韵母)变为元音(韵母),这也是最常见的音系错误,影响语音的清晰度与可懂度。

根据辅音的构音特点,辅音省略还可按照发音方法与发音部位分类(表 6-1-2 与表 6-1-3)。下面两个表格列出了汉语普通话中所有辅音省略的出现形式,需注意,在分析辅音省略时,由于辅音按照发音方法和部位有多种分类,患者可能同时出现多个辅音省略,分析时需要注意角度,抓住重点问题,厘清脉络,否则会在各类省略定义中,出现多种省略概念,却没有重点,治疗也无法找出准确方向。

表6-1-2 按照发音方法分类

历 程	语 音 情 境	说 明
塞音省略	泡泡/pao pao/—奥奥/ao ao/	音节结构中前面的塞音省略 可能省略的塞音:/b p t d g k/
擦音省略	小花/xiao hua/—咬蛙/yao wa/	音节结构中前面的擦音省略 可能省略的擦音:/f h x s sh r/
塞擦音省略	再见/zai jian/—爱燕/ai yan/	音节结构中前面的塞擦音省略 可能省略的塞擦音:/j q z c zh ch/
送气音省略	谢谢/xie xie/—夜夜/ye ye/	音节结构中前面的送气音省略 可能省略的送气音:/p t k q c ch/
不送气音省略	公鸡叫/gong ji jiao/—瓮衣要/ong i yao/	音节结构中前面的不送气音省略 可能省略的不送气音:/b d g j z zh/
边音省略	啦啦/la la/—/a a/	音节结构中前面的边音省略 可能省略的边音:/l/
鼻音省略	奶牛/nai niu/—矮油/ai iu/	音节结构中前面的鼻音省略 可能省略的鼻音:/m n/

表6-1-3 按照发音部位分类

历 程	语 音 情 境	说 明
双唇音省略	婆婆/po po/—喔喔/o o/ 宝宝/bao bao/—熬熬/ao ao/	音节结构中前面的双唇音省略 可能省略的双唇音:/b p m/
唇齿音省略	方法/fang fa/—昂啊/ang a/	音节结构中前面的唇齿音省略 可能省略的唇齿音:/f/
舌尖音省略	头痛/tou tong/—欧瓮/ou ong/	音节结构中前面的舌尖音省略 可能省略的舌尖音:/d t l z c s zh ch sh/
舌面音省略	秋千/qiu qian/—优烟/iu yan/	音节结构中前面的舌面音省略 可能省略的舌面音:/j q x/
舌根音省略	可靠/ke kao/—厄奥/e ao/	音节结构中前面的舌根音省略 可能省略的舌根音:/g k h/

② 元音省略

元音省略主要表现为复合元音的简化,临床上以/ao/、/ai/、/iu/多见(表6-1-4)。复合元音简化为单元音以及介音省略在正常的学龄前儿童中很常见,与发音器官结构无关,原因是发音时口型和舌位运动的错误,评估时需要注意区分。

表6-1-4 元音省略表现

元 音	语 音 情 境	说 明
ao	小宝/xiao bao/—霞把/xia ba/	复合韵母/ao/简化为/a/
ai	太阳/tai yang/—踏阳/ta yang/	复合韵母/ai/简化为/a/
iu	流/liu/—楼/lou/	三合复韵母/iou/简化为二合复韵母/ou/

③ 介音省略

汉语音节的构成中,部分辅音与元音需要介音连接,比如舌面音/j/、/q/、/x/与元音/ao/组合,必须借助介音/i/才能组成音节/jiao/、/qiao/、/xiao/;/z/、/c/、/s/、/zh/、/ch/、/sh/必须借助/u/才能与/an/组合出/zuan/、/cuan/、/suan/、/zhuan/、/chuan/、/shuan/。介音省略的情境下,这些音节的变化会导致语意的改变(表6-1-5)。

表6-1-5　介音省略

介　音	语　音　情　境	说　　明
i	跳/tiao/—套/tao/ 掉/diao/—到/dao/	音节中介音/i/缺失
u	钻/zuan/—赞/zan/ 酸/suan/—三/san/	音节中介音/u/缺失

(2)替代历程

替代历程(Substitution process)包括方法替代和位置替代。方法替代指用某一种发音方法的辅音替代另一种发音方法的辅音,例如塞音代替擦音、擦音代替塞擦音、鼻音代替塞音等(表6-1-6)。位置替代指用舌部某一构音区域内的辅音代替另一区域内的辅音,例如舌前音替代舌后音、舌面音替代舌前音等(表6-1-6)。替代历程在儿童语音语言发育早期较为常见。

表6-1-6　发音方法替代

历　　程	语　音　情　境	说　　明
塞音替代	飞/fei/—杯/bei/	用塞音替代擦音、塞擦音等
塞擦音替代	叔/shu/—猪/zhu/	用塞擦音替代擦音、塞音等
擦音替代	鸡/ji/—西/xi/	用擦音替代塞音、塞擦音等
送气音替代	肚/du/—兔/tu/	用送气音替代不送气塞擦音和塞音
不送气音替代	兔/tu/—肚/du/	用不送气音替代擦音和送气音等
去鼻音	你/ni/—李/li/	用非鼻辅音替代鼻辅音
鼻音化	爸/ba/—骂/ma/	用鼻辅音替代压力性辅音
唇齿音替代	很/hen/—粉/fen/	用唇齿音替代擦音、塞音、塞擦音等

(3)同化历程

同化历程(Assimilation process)是指在一定的语境中,某个音受邻近音的影响,变成相同的音。同化历程根据发音方法与部位分为唇音同化、齿槽音同化、鼻音同化等,根据发音部位分为前音同化与后音同化。例如,葡萄/pu tao/变成/pu pao/即为前音同化,/pu tao/变成/tu tao/即为后音同化。同化历程在儿童早期语音中也较为常见。

(4)其他历程

该历程主要包括赘加与扭曲。赘加指在音节中添加多余的音素,可以赘加声母,也可以赘加韵母,例如,爸爸/ba ba/变成了/bga bga/。

2. 音系意识障碍的临床表现

儿童音系意识的问题归因于他们不具备掌握语音系统的能力,此类儿童在感知音位时尤为困难,比如在音系基础中的音节,他们感知难度大,所以较难将音节分解为音位,不能识别出具有相同声母和韵母的音节等。万勤、张倩等使用《华东师范大学学前儿童音系意识评估》对我国上海地区听障儿童与普通儿童的音系意识调查后发现,听障儿童音系意识整体低于普通儿童,主要表现为听障儿童的头韵意识、声调意识显著低于普通儿童。

（1）尾韵意识障碍

尾韵意识障碍是指由于儿童尾韵意识能力低下,不能分辨出音节中具有相同韵母的音节。如不能分辨出/mao/和/bao/拥有相同的韵母/ao/。

（2）头韵意识障碍

头韵意识障碍是指由于儿童头韵意识能力低下,不能分辨出音节中具有相同声母的音节。如不能分辨出/gua/和/gao/拥有相同的声母/g/。

（3）音节意识障碍

音节意识障碍是指由于儿童音节意识能力低下,不能正确合成和删除音节。如音节合成,"书"和"包"两个单音节,可以组成"书包";音节删除,"西瓜"删除"西",剩余的音节是"瓜","香蕉"删除"蕉",剩余的音节是"香"。

（4）音素意识障碍

音素意识障碍是指由于儿童音素意识能力低下,不能正确合成、分解和删除音素。如音素合成,/d/和/u/两个音素组成/du/;音素分解,/ba/可以分解为/b/和/a/;音素删除,/bao/删除/o/,剩余的音素是/ba/。

（5）声调意识障碍

声调意识障碍是指由于儿童声调意识能力低下,不能分辨出音节中具有相同声调的音节。如不能分辨出/bǎ/和/dǎ/拥有相同的三声声调"ˇ"。

（三）伴随的言语与嗓音障碍

清晰、流利、自然的语言表达需要在良好的呼吸、发声、共鸣基础上进行,这些基础环节如果出现异常,将直接影响构音音系的准确性。此外,构音运动和主要构音器官的口部运动异常,也会导致患者出现构音音系异常表现。了解构音音系患者呼吸、发声、共鸣、构音器官运动等方面的损伤,不仅是患者进行言语康复精准评估的要求,而且对于进一步展开构音音系障碍的精准治疗具有重要临床意义。

1. 呼吸功能障碍伴随构音音系障碍

语音产生需要一定的空气压力和声音能量,声波通过气道,气道形状的改变对气流产生不同的阻力,影响气道内气压和气流速度。若患者存在中枢神经系统、外周神经系统或其他原因导致的呼吸功能不佳,将造成声门上、下气压的不稳定、声带振动不协调等呼吸异常。

缺乏足够的声门下压会导致患者在发塞音、塞擦音等口腔高压音时力力不足,而形成送气音省略、不送气化替代、辅音弱化等音系历程,如患者将送气音/p、t、k/分别用不送气音/b、d、g/替代,呈现去送气音化音系历程;呼吸控制能力不稳定,也可能会造成在需要稳定持续送气的擦音发音上存在异常,造成擦音遗漏或者被其他方式替代,如患者将擦音/f/用塞音/b/替代。

2. 发声功能障碍伴随构音音系障碍

语音是以嗓音为载体实现的,发声功能状况也会影响说话者的构音准确性。如果构音音系障碍患者存在声带振动异常、发声紧张等问题,将可能导致患者出现构音音系异常问题。

患者声带振动不佳可能导致清浊音异常的发音方式,会影响构音准确性,如将普通话中的清音/b/发为浊音/b/。患者声带振动持续性差、发声困难,在英语中可能将一些长音发为短音,如"food"[fuːd]误发为[fud]。

音调控制不佳,可能会导致汉语普通话中的声调异常,影响声调音位的准确性。若音调变化过大将难以发出一声调,将"冰(bīng)人"发为"病(bìng)人";若音调变化过小,将难以发出三声调,易将"果(guǒ)"发为"锅(guō)";若音调提高困难,在发二声调上将会存在困难,易将"棋(qí)子"发为"妻(qī)子";而音调下降困难,在发四声调上可能存在困难,易将"放(fàng)弃(qì)"发为"方(fāng)棋(qí)"。

伴随响度异常的患者也会导致构音音系异常。英语是重音语言,重音位置的不同会导致语义产生变化。而重音的实现主要是通过调节响度变化实现的,如果患者响度控制不佳,则易出现重音异常,如"perfect"[pəˈfekt]误发为[pəfekt]。

3. 共鸣功能障碍伴随构音音系障碍

共鸣功能影响嗓音音质,也是构音的基础。伴随共鸣功能障碍的患者也可能出现构音音系异常。

鼻音共鸣功能方面,鼻音功能亢进的患者,说非鼻音的时候,软腭总是处于下降状态,以致大量气流通过鼻腔,从而导致口腔音的构音不准确,在构音音系中,表现为对非鼻音的音位发音呈现鼻音化。例如,患者将非鼻音/b/用鼻音/m/替代,呈现鼻音化音系历程。鼻音功能低下的患者,说鼻音的时候,软腭总是处于闭合状态,以致大量气流从口腔中通过,无法进入鼻腔,从而导致鼻音的构音不准确。在构音音系中,表现为对鼻辅音发音呈现非鼻音化。例如,患者将鼻音/nan/用鼻音/la/替代,呈现去鼻音化音系历程。

口腔共鸣功能方面,后位聚焦患者说话时舌位过于靠后,在构音音系中,表现为易将靠前位的发音,以舌根音或舌面音替代。例如,患者将舌尖中音/t/用舌根音/k/替代,呈现后置化音系历程。而前位聚焦的患者,说话时舌部过度向前伸展,构音呈现前置舌尖中音化,在构音音系中,表现为舌尖中音替代其他发音位置靠后的音。例如,患者将舌根音/g/用舌尖中音/d/替代,呈现为前置舌尖中音化音系历程。

4. 构音器官运动障碍伴随构音音系障碍

下颌、唇、舌、软腭等主要构音器官的运动异常患者也可能呈现构音音系障碍。这里可以从口部运动与构音运动异常来看,口部运动异常,如咬/舌肌肌力不足,将导致患者难以完成基本的下颌闭合、舌上抬等动作,而无法形成准确的构音姿势。构音运动中运动位置控制不佳和切换速度异常均会造成构音音系障碍。若下颌在发音状态下的上抬分级控制异常,将导致患者在进行音节转换时出现异常。例如易将"敲(qiāo)"发为"掐(qiā)";若下颌运动切换速度过慢,可能会造成复韵母发音异常,例如易将"唉(ai)"发为"阿(a)姨(i)"。

第二节　语音学基础

语音学和音系学并不是相等同的概念,二者密切相关又彼此区别。语音学(Phonetics)是语言学(Linguistics)的一个分支学科,兴起于十九世纪,主要研究人类语言的发音机制和声学特征,分析其成分和结构,探讨语音特性和在发音中的变化与发展规律。早期语音学的研究范围比较广泛,随着近代语音学的发展,其分类和定义更趋于细化严谨。狭义的语音学专指具体语音的本质特点以及产生语音的方法,即人类如何运用发音器官发出各种不同的声音元素。

一、语音学与音系学的区别与联系

音系学(Phonology)产生于西方语言学界,与形态句法(Morphosyntax)并列成为语言学理论的主要研究领域。音系学主要研究某种语言产生的语音系统和语音的组合规律,关注各种语音现象之间的相互关系,其目的在于寻找某种语言(或两三种对比性语言)的语音系统内存在的组合关系和聚合关系,探讨不同的声音元素是如何被链接、组合起来而形成特定的语言,并且表达出特定的意义。威斯(Weiss)等认为在特定的语言中,都会有这样的限制规则:哪些音可以出现在什么位置,哪些音可以组合,多少数量的辅音可以组合出现在单词的开头或结尾。在英语中,一些特定的音素只能出现在特定的位置,/p/可以出现在单词的开头、中间和结尾;/h/可以出现在单词的开头、中间,但是不能出现在结尾;/ng/可以出现在单词的中间和结尾,但是不能出现在开头。而可以进行组合的音,也是有规则的,比如/t/和/r/可以组合成单词的开头"train""trouble"等,/b/和/g/就不能组合。可以组合的 2 个辅音包括:/br-/、/tr-/、/th-/、/st-/;可以组合 3 个辅音的包括:/str-/、/-rst/、/-kst/。在中文,音节组合规则为 CV、CVV,辅音(声母)只能出现在音节的前面,辅音(声母)不能出现在音节的中间或者结尾,这便是确定的位置和组合方式。

而语音学是研究声音的产生方式和原理,语音学把语音当作生理现象或物理现象来研究,主要描述发音器官的作用、各种语音的构成和产生,这些生理现象和物理现象适用于人类所有语言。音系学则不同于语音学,它没有物质或物理属性,是一种抽象的语言符号系统,是语音系统在语言层面的提炼和归纳。音系学把语音作为一个系统来观察,研究各种语音现象间的相互关系,它具有很显著的民族文化特点,属于一种具体语言研究。

概括而言,语音学聚焦在生理层面,探讨人体如何发出各种声音元素;音系学则专注于心理层面,研究人类如何运用这些声音元素来表达思想和意愿。总的说来,语音学是音系学的基础和工具。

二、元音与韵母

(一) 元音

元音是指发音时声带振动,呼出的气流通过口腔时不受阻碍,这样形成的语音称为元音。它是由发音时共鸣腔的不同形状造成的,最重要的共鸣腔是口腔,此外舌的高低、前后和嘴唇的圆展也参与共鸣并决定着每个元音的音质,如图 6-1-2。元音在声学上表现为通过声带振动调制呼出气流的一个准周期过程,它的声学谱为准周期性的谐波频谱,即具有周期性的声音,包括一个基频分量和多个谐波分量。

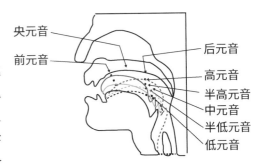

图 6-1-2　元音发声时的共鸣腔形态图

(二) 韵母

韵母是汉语普通话音节中,声母后面的部分。一般形态下,韵母由韵头、韵腹、韵尾三部分组成。普通话共有 39 个韵母:其中单韵母 10 个,复韵母 13 个,鼻韵母 16 个。如表 6-1-7 所示,这 39 个韵母可按两个维度来分类:第一个维度是根据韵母中第一个韵母发音的口型特点来分,包括开口呼、齐齿呼、合口呼和撮口呼四类;韵母构音分类的第二个维度是内部结构特点,主要考虑了构音器官的不同运动,可以分为单韵母、复韵母、鼻韵母三大类。

1. 根据首韵母的开口度划分

(1) 开口呼

发开口呼韵母时,下颌不同程度地打开,包括/ɑ/、o/、e/本身以及以它们开头的音节。

(2) 齐齿呼

发齐齿呼韵母时,舌尖与牙齿平齐,包括/i/以及以/i/开头的韵母。

(3) 合口呼

发合口呼韵母时,下颌向上,唇呈圆形,包括/u/以及以/u/开头的韵母。

（4）撮口呼

发撮口呼韵母，唇撮起，包括/ü/以及以/ü/开头的韵母。

2. 根据韵母内部结构划分

（1）单韵母

由一个元音构成的韵母，其构音要求快速形成准确的形状。单韵母发音的特点是自始至终口形不变，舌位不移动。单韵母共有 10 个：/ɑ、o、e、ê、i、u、ü、-i(前)、-i(后)、er/。

（2）复韵母

由两个或三个元音结合而成的韵母叫复韵母。复韵母则存在一个运动过程，根据运动的方向，又可分为前响复韵母、后响复韵母和中响复韵母三类。前响复韵母发音时，舌由下往上运动；后响复韵母发音时，舌由上往下运动；中响复韵母发音时，舌先由上往下，再由下往上。一般而言，由于后响复韵母发音时遵循重力原理，舌自然下降，因而除单韵母外，后响复韵母较容易发出。复韵母共有 13 个：/ai、ei、ao、ou、ia、ie、ua、uo、üe、iao、iou、uai、uei/，其中双韵母是复韵母的特殊形式。

（3）鼻韵母

由一个或两个元音后面带上鼻辅音构成的韵母叫鼻韵母，共有十六个：/an、ian、uan、üan、en、in、uen、ün、ang、iang、uang、eng、ing、ueng、ong、iong/。鼻韵母根据发音时主要作用部位的不同，可分为前鼻韵母和后鼻韵母两类。前鼻韵母发音时，韵尾鼻音/n/发音时，舌尖抵住上齿龈，然后让气流在鼻腔形成共鸣。由于发音时舌尖起主要作用，因此被称为前鼻韵母。后鼻韵母以/ng/结尾，发音时，舌后部抬起，靠近软腭，气流在鼻腔形成共鸣。由于发音时舌后部起主要作用，所以一般称为后鼻韵母。

表 6-1-7　普通话韵母构音表

		开 口 呼	齐 齿 呼	合 口 呼	撮 口 呼
单韵母 （10 个）	单韵母	-i(前) -i(后) ɑ o e ê er	i	u	ü
复韵母 （13 个）	前响韵母	ai ei ao ou			
	后响韵母		ia ie	ua uo	üe
	中响韵母		iao iou(iu)	uai uei(ui)	
鼻韵母 （16 个）	前鼻音韵母	an en	in ian	uan uen	ün üan
	后鼻音韵母	ang eng ong	ing iong iang	uang ueng	

三、辅音与声母

（一）辅音

辅音是指发音时气流在一定部位受到阻碍,并冲破阻碍而发出的音。

1. 辅音的发音过程

辅音发音时,各部位阻碍的形成和消失有一个过程,这个过程分为成阻、持阻、除阻三个阶段。这是任何辅音发音时必须经过的三个基本阶段,但由于各个辅音的性质不同,发音情况也不完全一样。

（1）成阻阶段

发辅音过程的开始阶段,即发音部位构成阻碍的阶段。如发/b/时,软腭上升,双唇紧闭,形成双唇阻碍气流的状态。

（2）持阻阶段

发辅音过程的中间阶段,即气流被阻碍的持续阶段。如发/b/时,仍然紧闭双唇,气流加强,充满口腔准备突破双唇发音,有一种憋气的感觉。

（3）除阻阶段

发辅音过程的最后阶段,即气流冲出阻碍的解除阶段。如发/b/时,气流冲出双唇爆破而形成爆破音。

2. 辅音的分类

辅音的音质是由发音部位和发音方式决定的,因此传统语音学通常按照发音部位和发音方式两个标准对辅音进行分类。

（1）根据发音部位划分

普通话有 22 个辅音,根据发音部位不同可归纳为 7 类,即双唇音:/b、p、m/;唇齿音:/f/;舌尖前音:/z、c、s/;舌尖中音:/d、t、n、l/;舌尖后音:/zh、ch、sh、r/;舌面音:/j、q、x/;舌根音:/g、k、h、ng/。

（2）根据发音方法划分

辅音的发音方法,可以从阻碍方式、气流强弱、声带振动三个方面来观察。

① 阻碍方式

根据形成阻碍和解除阻碍的方式不同,辅音可分为 5 类:塞音(包括/b、p、d、t、g、k/)、擦音(包括/f、h、x、sh、s、r/)、塞擦音(包括/j、q、zh、ch、z、c/)、鼻音(包括:/m、n、ng/)、边音(仅包括/l/)。

② 气流强弱

根据发音时气流强弱的不同,塞音和塞擦音可分为送气音和不送气音:送气音发音时气流较强,较显著(包括/p、t、k、q、ch、c/);不送气音发音时气流较弱,较缓和(包括/b、d、g、j、zh、z/)。

③ 声带振动

根据发音时声带是否振动可将辅音分为清音和浊音:清音发音时声带不振动(包括/b、p、f、d、t、g、k、h、j、q、x、zh、ch、sh、z、c、s/),浊音发音时声带不振动(包括/m、n、l、r、ng/)。

（二）声母

声母是指汉语音节中开头的辅音,每个音节中的声母只由一个辅音充当。例如"中国"(zhōng guó)中的/zh/和/g/,就是这两个音节中的声母。普通话中独立的声母共有 21 个(不包括零声母/w/和/y/),按照辅音的分类方式(发音部位、发音方式、送气和清浊与否)进行划分,如图 6-1-3 所示。

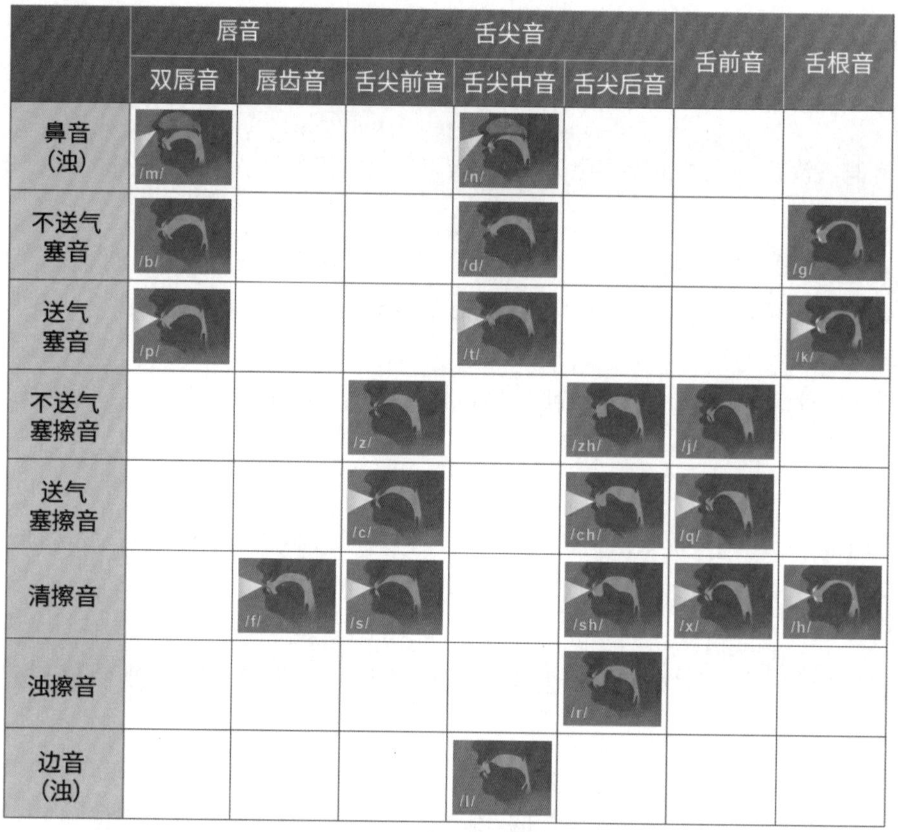

	唇音		舌尖音			舌前音	舌根音
	双唇音	唇齿音	舌尖前音	舌尖中音	舌尖后音		
鼻音(浊)	/m/			/n/			
不送气塞音	/b/			/d/			/g/
送气塞音	/p/			/t/			/k/
不送气塞擦音			/z/		/zh/	/j/	
送气塞擦音			/c/		/ch/	/q/	
清擦音		/f/	/s/		/sh/	/x/	/h/
浊擦音					/r/		
边音(浊)				/l/			

图 6-1-3　普通话声母构音表

第三节　构音音系功能评估

在 ICF 核心分类组合中"b320 构音功能"是指产生言语声的功能,它包含构音清晰功能和构音音位习得功能,反映这些功能和障碍的评估指标有构音器官的感知觉和运动能力、汉语声母音位习得、汉语声母音位对比、构音清晰度等。构音器官的感知运动能力可以用口部感觉、下颌运动、唇运动、舌运动功能来评估。声母音位习得是考察汉语拼音 21 个声母的习得个数;声母音位对比是考察汉语中的 10 项音位对比,25 项最小音位对的习得情况。构音清晰度是考察声母、韵母和声调音位对比的整体得分,包括声母音位对比(25 对/10 项)、韵母音位对比(10 对/6 项)和声调音位对比(3 对/3 项)。

构音音系功能评估内容包括构音运动功能评估、构音语音功能评估、构音音系能力评估和口部运动功能评估四个部分。通过主客观相结合的评估,言语治疗师可以对患者的构音功能进行综合评价,找出构音障碍的原因,确定构音障碍的类型,根据评估结果,制定科学的康复训练方案。

一、构音运动功能评估

汉语普通话中的构音音位包括声母和韵母,通过发声器官的振动,经由构音器官的协调运动而产出。因此,构音音位与构音器官的运动密切相关。通过描述构音运动功能来判断构音器官的运动状况,并辅助判断构音音位的清晰度。目前针对构音运动功能的评估包括主观评估和客观测量两种形式。

(一)构音运动功能主观评估

部分构音器官的运动辅助音位的准确构音,如下颌向下运动辅助/α/的正确发音,当下颌向下运动受限时,/α/的准确构音必然受到相应影响。因此,构音运动功能主观评估主要针对与构音音位相关的构音器官的运动功能,包括下颌构音运动功能主观评估、唇构音运动功能主观评估、舌构音运动功能主观评估。

1. 下颌构音运动功能主观评估

下颌的运动方向包括向下运动、向上运动、上下连续运动、向左运动、向右运动、左右连续运动、旋转运动。其中向下运动与音位/ɑ/相关,向上运动与音位/i,u/相关,上下连续运动与音位/uɑ/等相关。因此在下颌运动功能主观评估中,主要针对向下运动、向上运动和上下连续运动进行评估,每个项目的满分为 4 分,最差为 0 分,下颌构音运动功能主观评估的总分为 12 分,见表 6-1-8。

2. 唇构音运动功能主观评估

唇的运动方向包括展唇运动、圆唇运动、圆展交替运动、唇闭合运动、唇齿接触运动等,与构音音位均有不同程度的相关性。其中展唇运动与所有含有展唇音/i,e/的音位相关,圆唇运动与所有含有圆唇音/u/的音位相关,圆展交替运动则与同时包含展唇音/i,e/和圆唇音/u/的音位相关,如/u(e)i,iu/,唇闭合运动与大部分的唇声母相关,如/b,p,m/。因此在唇运动功能主观评估中,主要针对展唇运动、圆唇运动、圆展交替运动、唇闭合运动进行评估,每个项目的满分为 4 分,最差为 0 分,唇构音运动功能主观评估的总分为 16 分,见表 6-1-8。

3. 舌构音运动功能主观评估

舌是最灵活的构音器官,可以在各个方向运动,如向下运动、向上运动、上下连续运动、向左运动、向右运动、左右连续运动、旋转运动、前伸运动、后缩运动等,并且舌还会形成特定的运动模式,如马蹄形上抬运动模式、舌叶上抬运动模式、舌根上抬运动模式等。从与构音音位的相关性角度来看,舌尖部位与构音音位最为相关,参与了多个韵母音位的构音,并且 21 个声母中即有 11 个声母与舌尖相关。因此对于舌的构音运动评估应是综合的,所以选择舌尖前后交替运动、舌尖上下交替运动进行评估,每个项目的满分为 4 分,最差为 0 分,舌构音运动功能主观评估的总分为 8 分,见表 6-1-8。下颌、唇、舌构音运动功能具体评估指南参考口部运动评估中的相关内容,可见数字资源 6-1-1。

表 6-1-8　构音运动功能主观评估表

下颌构音运动功能		唇构音运动功能		舌构音运动功能	
项　　目	得　分	项　　目	得　分	项　　目	得　分
向下运动	/4	展唇运动	/4	舌尖前后交替	/4
向上运动	/4	圆唇运动	/4	舌尖上下交替	/4
上下连续运动	/4	圆展交替运动	/4		
		唇闭合运动	/4		
下颌构音得分	/12	唇构音得分	/16	舌构音得分	/8

（二）构音运动功能客观测量

主观评估通常受到言语治疗师的主观差异影响,因此临床中需要借助客观测量,通过主客观结合的形式综合判断患者的构音运动功能。构音音位,尤其是韵母音位会受到口咽腔体积(即声道形状)的影响。声道形状取决于舌的前后位置、唇的圆展、下颌的位置三个因素的综合作用,在客观声学参数中体现在共振峰频率的变化。一般来讲,下颌的打开幅度直接影响咽腔的大小,也会带动舌的上下运动位置发生改变,因而会改变第一共振峰的值。舌的水平运动及唇的圆展运动会直接影响口腔的大小,进而改变第二共振峰的值。因此,构音运动功能的客观评估选择由共振峰频率计算得来的参数进行评估。

1. 频谱图分析

频谱图是采用快速傅利叶变换技术获得的,能显示声音能量随频率而变化的特性,即强度和频率的二维显示。傅利叶转换技术以法国著名数学家傅利叶的姓氏命名。傅里叶证明,不管多么复杂的周期波形,都可以将其进行分析,把它看作一个正弦函数的无穷级数的和,每个正弦函数具有不同的振幅和相位,并且频率都是基频的整数倍。这个结果在言语科学中是非常重要的内容,因为我们经常处理一些复杂的言语周期波,其主要的频率组成部分是由声道处的共振产生的,并且对言语的产生及感知都起到了十分重要的作用。因此,傅利叶转换对于分析言语声音信号非常有帮助。最重要的一点是,傅利叶分析将时域的声音振幅波形转换为频域波形,用频谱图就能显示出不同频率成分下振幅的情况。

图 6-1-4 显示的是元音/u/的频谱图。横轴表示频率,从左至右为 0—5 500 赫兹(滤波器的截止频率);纵轴表示振幅,从下至上为 -10—80 分贝。图中的每一个峰都代表一个谐波(基频的整数倍)。第一共振峰和第二共振峰之间间隔较小,是元音/u/区别于其他元音的一个特性,正是傅利叶分析让我们识别出这样重要的声音特性。

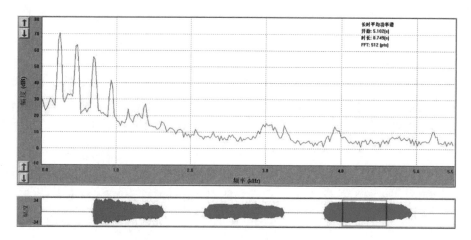

图 6-1-4 元音/u/的傅利叶分析频谱图

(言语障碍测量仪,ICFDrSpeech®,上海慧敏医疗器械有限公司授权使用)

2. 语谱图分析

语谱图是一种三维频谱,它是表示语音频谱随时间变化的图形,其纵轴为频率,横轴为时间,任一给定频率成分在给定时刻的强弱可以用相应点的灰度或色调的浓淡来表示。用语谱图分析语音又称为语谱分析。语谱图中显示了大量的与语音的语句特性有关的信息,它综合了频谱图和时域波形的特点,清晰显示出语音频谱随时间变化情况,或者说是一种动态的频谱。

记录这种谱图的仪器就是语谱仪。语谱仪实际上是一个带通滤波器的输出随时间发声连续变化,连续重复进行语音信号频率分析的仪器。带通滤波有三种带宽选择:窄带为 60 赫兹,中带为 120 赫兹,宽带为 240 赫兹。窄带语谱图有良好的频率分辨率,有利于显示基音频率及其各次谐波,但时间分辨率较差,不利于观察共振峰的变化;而宽带语谱图能给出语音的共振峰频率及清辅音的能量汇集区,在语谱图中呈现为黑色的条纹。很多情况下,分析会将宽带和窄带结合起来使用,如图 6-1-5 所示,为"我放风筝"这一短句的窄带(上)和宽带(下)分析语谱图。注意两种分析模式下时间和频率的分辨率不同。

语谱图的特殊价值是显示出言语声音随着时间发生的动态变化,因此,时间分辨率通常是十分重要的。一些声谱仪同时提供了傅利叶转换和线性预测两种分析手段,还具备修改线性预测分析参数和合成的功能,且可以从计算机中导入数据或向计算机中输入数据。今后言语声学的基础研究将会拥有更好的分析模型。

对于使用者来说,或许语谱图最主要的优点是分析的过程始终可以显示在显示屏上,在选择分析和显示信息上具有很高的灵活性。使用者可以从菜单中选择分析类型、频率范围、时间范围、有效带宽及其他一些参数,也可以选择打印出频谱图上一段频率区域内的波形图或振幅的轮廓图,而且在图中可以有更多种可选的组合方式,还可以选择将语谱图用于研究工作,而不是仅用于测量。简而言之,语谱图最主要的优点不在于分

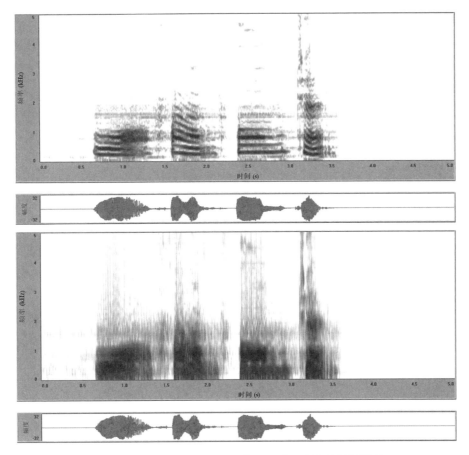

图 6‑1‑5 短句"我放风筝"的窄带和宽带分析语谱图

（言语障碍测量仪，ICFDrSpeech®，上海慧敏医疗器械有限公司授权使用）

析本身，而在于研究者对设备性能运用的多样性。如图 6‑1‑6 所示显示了"我放风筝"这一短句的实时分析图，左上角的窗口显示了"我放风筝"这一短句的语谱图；右上角显示了"放"中的元音/α/的傅里叶分析频谱图，如语谱图中光标范围所示；下方的窗口显示了完整的波形图和基频、振幅的统计报告。

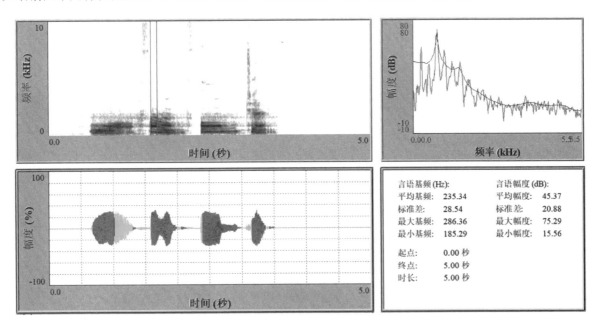

图 6‑1‑6 短句"我放风筝"的实时分析图

（言语语言综合训练仪，ICFDrSpeech®，上海慧敏医疗器械有限公司授权使用）

3. 线性预测谱分析

傅利叶分析是言语声音研究的基础,但它并不是获得频谱图的唯一方法,也不是适用于所有研究的最佳方法。最近发展迅速的一种分析方法是线性预测编码。线性预测编码的理论基础来自两个学科:一是统计学的分支——时序分析,目的在于确定时域分布数据的规律性;二是有关信号传输的工程学的分支。与傅利叶分析一样,线性预测谱的图形同样显示了从时域到频域的表现形式。不同的是,傅利叶分析频谱图显示了基频的谐波,而线性预测谱则显示了共振峰和振幅,如图6-1-7所示。在实际应用中应根据目的在它们中间进行选择。

利用线性预测技术来观察元音的共振峰模式,并测量共振峰的参数。元音共振峰代表的是声道共鸣特征,共振峰的分布状态反映的是声道传递特性,前三个共振峰对元音音色有质的规定性。如图6-1-7所示,展示了在元音/u/经过线性预测谱分析后得到的第一共振峰和第二共振峰数值,分别为251.7赫兹和594.1赫兹。通过各个元音(尤其是核心元音)的共振峰数值,可以判断患者的声道形状,以及判断患者是否存在异常的口腔位置(即口腔共鸣功能)。此外,从构音运动的角度来讲,当患者在发特定元音的构音器官运动不足时,也会导致共振峰数值的异常,因此临床中共振峰的数值及不同元音共振峰的计算可以为构音运动客观评估提供依据,可计算得到的参数包括下颌距、舌距、元音空间面积、共振峰集中频率等。

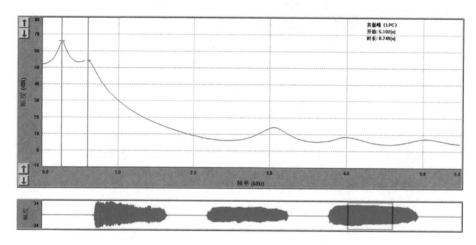

图6-1-7　元音/u/的波形图和线性预测谱

(言语障碍测量仪,ICFDrSpeech®,上海慧敏医疗器械有限公司授权使用)

以同样适合两种分析模型的语音为例,如图6-1-8所示,将两种方法显现在一张谱图上。

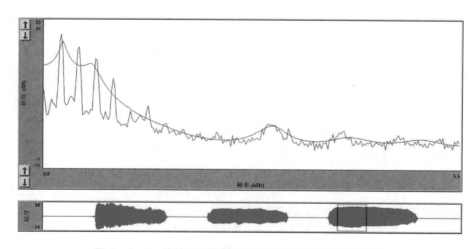

图6-1-8　线性预测谱覆盖在傅里叶谱图上的语音分析

(言语障碍测量仪,ICFDrSpeech®,上海慧敏医疗器械有限公司授权使用)

4. 下颌距客观测量

如上所述,构音运动功能可以使用元音共振峰数值的多种计算方式来综合判断。下颌距的定量测量可以反映言语产生过程中下颌的运动范围,反映言语中下颌的运动能力。在汉语普通话中,核心韵母/ɑ/是最低位元音,发此音时下颌张开度最大,咽腔的体积最小,第一共振峰 F_1 值最大;核心韵母/i/是最高位闭元音,发此音时下颌张开度最小,咽腔的体积最大,F_1 值最小。而对其余韵母运动以及所有声韵组合的运动,下颌的运动范围都在/ɑ/和/i/之间。因此,一般用 $F_1(ɑ)$ 和 $F_1(i)$ 两者的差值反映下颌的开合范围,即下颌距 $\triangle F_1 = F_1(ɑ) - F_1(i)$,单位为赫兹(Hz)。下颌距、舌距的结果记录表见数字资源 6-1-2。

数字资源
6-1-2

根据测量结果来分析下颌开合运动是否正常。如果 $\triangle F_1$ 值小于相应年龄段的参考标准,说明下颌运动受限;如果 $\triangle F_1$ 值大于相应年龄段的参考标准,说明下颌运动过度;如果 $\triangle F_1$ 的标准差偏大,说明下颌运动有急动现象,下颌的自主控制运动能力差。对于一个下颌运动异常的学龄前患者而言,将测得的下颌与同年龄、同性别组的参考标准进行比较,见表 6-1-9,同时结合下颌运动主观评估的结果,以确定下颌运动异常的性质与程度。

表 6-1-9　中国学龄前儿童下颌距常模（m±σ）　　　　　　（单位：赫兹）

年龄（岁）	男					女				
	m−2σ	m−σ	m	m+σ	m+2σ	m−2σ	m−σ	m	m+σ	m+2σ
3	437	620	802	984	1 167	498	694	891	1 088	1 284
4	988	1 082	1 176	1 270	1 364	949	1 095	1 240	1 386	1 531
5	612	755	897	1 040	1 182	645	793	940	1 087	1 234
6	689	812	936	1 059	1 182	622	806	989	1 173	1 356

例如,某 6 岁女童 $F_1(ɑ)=650$ 赫兹、$F_1(i)=324$ 赫兹,如图 6-1-9 和图 6-1-10 所示。经计算下颌距 $\triangle F_1=226$ 赫兹,明显小于我国 6 岁儿童下颌距标准值。结合其口部运动评估结果综合分析,该患者存在下颌功能受限问题。

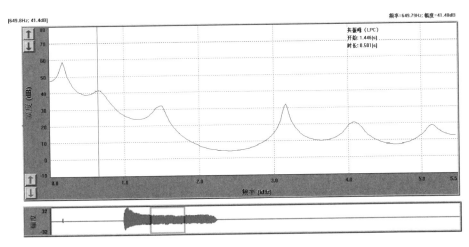

图 6-1-9　下颌运动受限的 F_1（ɑ）

（言语障碍测量仪,ICFDrSpeech®,上海慧敏医疗器械有限公司授权使用）

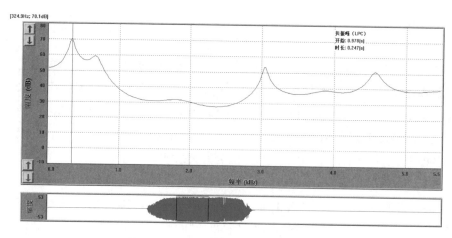

图6-1-10　下颌运动受限的 F_1(i)

（言语障碍测量仪，ICFDrSpeech®，上海慧敏医疗器械有限公司授权使用）

5. 舌距客观测量

舌距的定量测量可以反映言语产生过程中舌的运动范围，反映言语中舌的运动能力。在汉语普通话中，核心韵母/i/是最高位闭元音，发此音时舌位最靠前，口腔的体积最小，第二共振峰 F_2 值最大；核心韵母/u/是最高位舌后音，发此音时舌位最靠后，口腔的体积最大，F_2 值最小。所以，用 F_2(i)和 F_2(u)两者的差值来反映舌运动能力，用公式表示为 $\triangle F_2 = F_2(i) - F_2(u)$，单位为赫兹（Hz）。

表6-1-10　中国学龄前儿童舌距常模（m±σ）　　　　　　　　（单位：赫兹）

年龄（岁）	男					女				
	m−2σ	m−σ	m	m+σ	m+2σ	m−2σ	m−σ	m	m+σ	m+2σ
3	1 262	1 730	2 197	2 664	3 132	1 498	1 990	2 482	2 974	3 466
4	1 872	2 183	2 494	2 806	3 117	2 041	2 411	2 781	3 152	3 522
5	1 708	2 138	2 569	3 000	3 431	2 113	2 429	2 745	3 060	3 376
6	1 988	2 343	2 699	3 055	3 411	2 058	2 335	2 612	2 889	3 166

根据测量结果来分析舌的前后运动是否正常。如果 $\triangle F_2$ 值小于相应年龄段的参考标准，说明舌运动受限；如果 $\triangle F_2$ 值大于相应年龄段的参考标准，说明舌运动过度；如果 $\triangle F_2$ 的标准差偏大，说明舌运动有急动现象，舌的自主控制运动能力差。对于一个舌运动异常的学龄前患者而言，将测得的舌距与同年龄、同性别组的参考标准（见表6-1-10）进行比较，同时结合舌运动主观评估的结果，以确定舌运动异常的性质与程度。

例如，某5岁男童舌运动受限呈现的 F_2(i)=2 056.1赫兹和 F_2(u)=594.1赫兹，如图6-1-11和图6-1-12所示，经计算 $\triangle F_2$=1 462赫兹，明显小于我国5岁儿童舌距标准值。结合其口部运动评估结果综合分析，该患者存在舌运动功能受限问题。

6. 舌域图客观测量

舌域图的测量可以反映构音协调运动能力。如图6-1-13所示通过连续发三个核心韵母，即最前上位的/i/、最下位的舌中音/ɑ/、最后上位的/u/，三者共振峰所在点构成的面积作为舌域图的测量指标，单位为平方赫兹（Hz²）。在临床中可使用言语障碍测量仪求得舌域图，将测得的结果填入构音运动功能的客观测量记录表后，与上海地区学龄前儿童舌域图参考标准相比较，如果测试结果低于对应性别和年龄段的参考标准，则说明下颌、舌、唇的运动灵活度差，反之亦然。

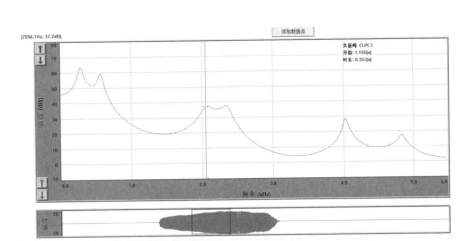

图 6‑1‑11 舌运动受限的 F₂（i）

（言语障碍测量仪，ICFDrSpeech®，上海慧敏医疗器械有限公司授权使用）

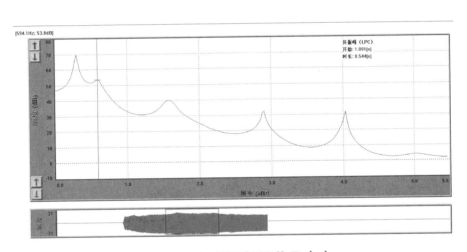

图 6‑1‑12 舌运动受限的 F₂（u）

（言语障碍测量仪，ICFDrSpeech®，上海慧敏医疗器械有限公司授权使用）

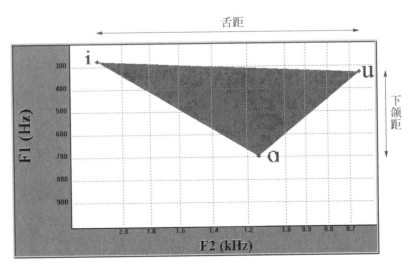

图 6‑1‑13 下颌距、舌距、舌域图测试示意图

（言语障碍测量仪，ICFDrSpeech®，上海慧敏医疗器械有限公司授权使用）

7. 口部运动功能客观测量

口部运动功能的客观测量主要是对口腔轮替运动速率的实时监测。口腔轮替运动速率是指每 4 秒钟最多能发出特定音节的总数,反映了舌的运动状态、口部肌群运动的协调水平,它是衡量"言语运动时"言语清晰度的一个重要指标,例如每 4 秒钟最多能发出/pa/音节的总数就是口腔轮替运动/pa/的速率,这里记为:DR(pa)。口腔轮替运动速率包括七个指标,即 DR(pa)、DR(ta)、DR(ka)、DR(pataka)、DR(pata)、DR(paka)以及 DR(kata)。发/pa/音时,双唇紧闭,然后口腔张开;发/ta/音时,舌尖抵住齿龈,然后口腔张开;发/ka/音时,舌根隆起与软腭接触,随后口腔张开;其他四项是这三个音节组合的组合,主要考察发音时唇、舌以及下颌交替运动的灵活性。

在进行这项测试时,粗略而言仅需要一只秒表或手表。若想要获得精准结果,推荐使用言语障碍测量仪。测试环境噪音控制在 40 分贝以下,口距话筒的距离为 10 厘米左右。测试时,首先要求被试深吸气,然后尽可能快地一口气连续发出指定的音节,音调与响度适中,各个音节必须完整,记录患者每 4 秒钟发/pa/、/ta/、/ka/、/pataka/、/pata/、/paka/及/kata/的数量。如图 6-1-14a 所示是使用言语障碍测量仪测试的 4 秒钟发/pa/的次数,结果显示该被试的 DR(pa)为 18 次;如图 6-1-14b 所示是使用言语障碍测量仪测试的 4 秒钟发/pataka/的次数,结果显示该被试的 DR(pataka)为 6 次。

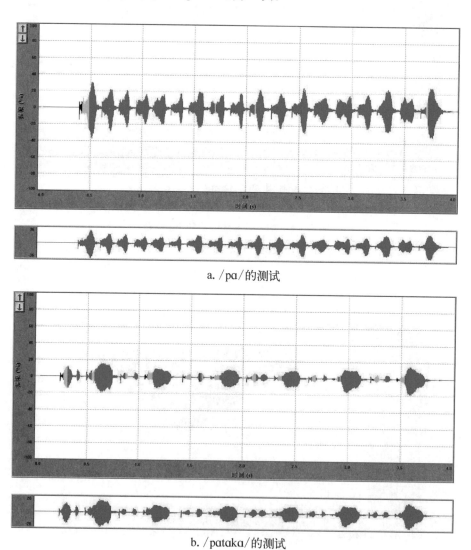

a. /pa/的测试

b. /pataka/的测试

图 6-1-14　口腔轮替速率测试

(言语障碍测量仪,ICFDrSpeech®,上海慧敏医疗器械有限公司授权使用)

每一个特定音节均测试两次,取其中较大的值作为此次的测试结果,并将该结果填入表 6-1-11 所示的结果记录表中,原表可见数字资源 6-1-3。将测试的结果与中国人口腔轮替运动速率参考标准(表 6-1-12)进行比较,如果测试结果低于对应性别和年龄段的参考标准,则说明下颌、舌、唇的交替运动灵活度差,反之亦然。

表 6-1-11 口腔轮替速率结果记录表

日 期	DR(pa)	DR(ta)	DR(ka)	DR(pata)	DR(paka)	DR(kata)	DR(pataka)

表 6-1-12 口腔轮替运动速率常模 （单位：次/4 秒）

年龄（岁）	口腔轮替运动速率 DR 的最小要求						
	DR(pa)	DR(ta)	DR(ka)	DR(pataka)	DR(pata)	DR(paka)	DR(kata)
4	12	12	12	2	5	4	5
5	13	13	13	2	5	4	5
6	14	14	14	3	7	6	7
7	15	15	15	3	7	6	7
8	16	16	16	3	10	8	7
9	17	17	17	4	10	8	7
10	18	18	18	4	11	10	10
11	18	18	18	4	11	10	11
12	18	18	18	4	11	11	11
13	19	19	19	5	12	12	12
14	19	19	19	5	12	12	12
15	19	19	19	5	12	12	12
16	20	20	20	6	13	13	13
17	20	20	20	6	13	13	13
18～40	20	20	20	6	13	13	13

表 6-1-13 是一个填表示例,假设这是一个 6 岁的男性患儿进行两次口腔轮替速率测试的结果,根据取较大值的分析原则,该患儿 DR(pa)为 8 次,DR(ta)为 7 次,DR(ka)为 5 次,DR(pata)为 4 次,DR(paka)为 4 次,DR(kata)为 3 次,DR(pataka)为 2 次。与参考标准相比较,该患儿各项口腔轮替速率均低于该性别和年龄段 DR 正常值的最小要求,说明该患儿发音时唇、舌以及下颌交替运动的灵活性较差,需结合口部运动主观评估,制定针对性的治疗方案。

表 6-1-13　口腔轮替速率结果记录表填表示例

日　期	DR (pa)	DR (ta)	DR (ka)	DR(pata)	DR(paka)	DR(kata)	DR(pataka)
3. 18	8	7	5	4	4	3	2
3. 18	6	6	5	3	3	3	2

8. 构音运动过程中的监控指标

除了第一共振峰和第二共振峰可以用来表示构音运动功能之外,在连续语音中韵律变化的基频与时长也可用来表示。通常使用元音的重读语料来实时观察和训练患者的构音运动功能,因此连续语音中的韵律变化,如重读中的基频和时长变化,更多作为构音运动训练监控的指标和辅助判断患者构音运动能力的指标来使用。

重读过程中,要求患者以一口气发音,并且以语调、节奏和重音的变化为特色,来表示患者在模仿连续语音状态下的韵律能力。重读包括三种节奏型:慢板节奏型、行板节奏型和快板节奏型。每个节奏型速度不一,如慢板节奏型类似于"散步",通过以低音调、气息声的方式发高元音来完成;行板节奏型类似于"走路",要求正常起音、声音响亮;快板节奏型类似于"跑步",要求必须做足够的深吸气,以维持较长的发音。每个节奏型下又分为不同的亚型,如慢板节奏型Ⅰ、慢板节奏型Ⅱ、慢板节奏型Ⅲ、行板节奏型Ⅰ、行板节奏型Ⅱ、行板节奏型Ⅲ、快板节奏型Ⅰ、快板节奏型Ⅱ等。

在重读过程中,通过附以不同的语料来帮助达到观察和训练患者构音运动能力的目的。如慢板节奏重读语料/u-U-u/,则是观察患者在慢速发音以及不同语调和重音变化的情况下,构音器官运动至固定位置的稳定能力;如行板节奏重读语料/i-U-I-U/,则是观察患者在中等速度发音以及不同语调和重音变化的情况下,构音器官(尤其是舌)在前后交替运动中的运动能力,重读治疗测试原表可见数字资源 6-1-4。

数字资源
6-1-4

由于不同节奏型重读下的发音时长不同,语调和重音变化的次数也不同,患者发音时在时长和基频等声学参数上也会有所变化。因此,通过比较患者在一个重读语料下的时长和基频变化可以简单判断患者的构音运动能力。图 6-1-15 为以慢板节奏型Ⅲ下的重读语料/u-U-U/为例的参数监控结果,t_1、t_2、t_3 分别代表弱拍、强拍1、强拍2每段的时长,f_1、f_2、f_3 分别代表着弱拍、强拍1、强拍2每段的平均基频,各参数的定义及临床含义如表 6-1-14 所示。

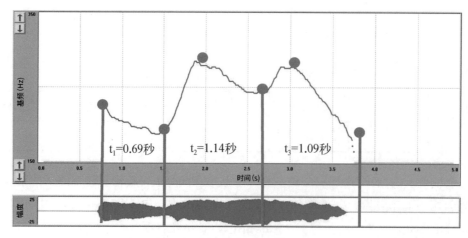

$\Delta t_1 = 0.45$秒
$\Delta t_2 = 0.05$秒
$t_总 = 2.92$秒
$f_总 = 237$赫兹
$\Delta f_1 = 36$赫兹
$\Delta f = 23$赫兹

$t_1 = 0.69$秒　　$t_2 = 1.14$秒　　$t_3 = 1.09$秒

图 6-1-15　以慢板节奏型Ⅲ下的重读语料／u-U-U／为例的参数监控结果

(言语障碍测量仪,ICFDrSpeech®,上海慧敏医疗器械有限公司授权使用)

表 6‑1‑14　慢板节奏型Ⅲ下的构音运动功能参数及其临床含义

参　数	临　床　含　义
$t_{总}$	代表总时间,即声带振动时长,听感上表现为时长,反映呼吸支持能力。
Δt_1	代表弱拍到强拍的时长差,即在气息声发音阶段的稳定能力。
Δt_2	代表两个强拍的时长差,数值越接近于 0 越好,说明患者对呼吸的控制能力越好,慢板节奏型下的重读越标准。通常来讲,小范围内的误差是可以接受的,但若 Δt_2 过大,说明发重读音节时未能很好地掌控节奏,呼吸的支持与控制能力较差。
$f_{总}$	代表平均基频,即声带振动频率,听感上表现为音调,反映呼吸控制能力。由于重读过程中从高音调到低音调是循环且连续变化的,声带振动频率也随之从快到慢循环且连续变化,反映了患者对声带的控制能力。
Δf_1	代表弱拍范围内基频的差值,即在气息声发音阶段的稳定能力。
Δf	Δf_2 和 Δf_3 代表着发两个强拍时,基频峰值到基频谷值之间的差值。Δf 为 Δf_2 和 Δf_3 的平均值,控制在一定范围内说明呼吸、发声的协调性好,若 Δf 过小,则说明患者协调性差。

以行板节奏型Ⅰ下的重读语料/i‑U‑I‑U/为例,重读过程中的强弱变化为:弱—强—强—强,基频是连续变化的,每一个重读音节的时长也不相同。图 6‑1‑16 为参数监控结果,t_1、t_2、t_3、t_4 分别代表弱拍、强拍 1、强拍 2、强拍 3 每段的时长,f_1、f_2、f_3、f_4 分别代表着弱拍、强拍 1、强拍 2、强拍 4 每段的平均基频,各参数的定义及临床含义如表 6‑1‑15 所示。

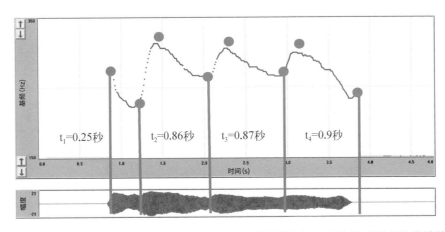

$\Delta t_1 = 0.61$秒
$\Delta t_2 = 0.01$秒
$t_{总} = 2.88$秒
$f_{总} = 275$赫兹
$\Delta f_1 = 45$赫兹
$\Delta f = 52.7$赫兹

图 6‑1‑16　以行板节奏型Ⅰ下的重读语料/i‑U‑I‑U/为例的参数监控结果

(言语障碍测量仪,ICFDrSpeech®,上海慧敏医疗器械有限公司授权使用)

表 6‑1‑15　行板节奏型Ⅰ下的构音运动功能参数及其临床含义

参　数	临　床　含　义
$t_{总}$	代表总时间,即声带振动时长,听感上表现为时长,反映呼吸支持能力。
Δt_1	代表弱拍到强拍的时长差,即在气息声发音阶段的稳定能力。
Δt	Δt_2、Δt_3 代表强拍之间的时长差,数值越近似于 0 越好,说明患者对呼吸的控制能力越好。Δt 为 Δt_2、Δt_3 的平均值,小范围内的误差是可以接受的,但若 Δt 过大,说明发重读音节时未能很好地掌控节奏,呼吸支持与控制能力较差。
$f_{总}$	代表平均基频,即声带振动频率,听感上表现为音调,反映呼吸控制能力。
Δf_1	代表弱拍范围内基频的差值,即在气息声发音阶段的稳定能力。

参 数	临 床 含 义
Δf	Δf₂、Δf₃、Δf₄ 代表着发三个强拍时,波峰到波谷之间的基频差值。患者从高音调到低音调,声带振动频率随之从快到慢,反映了患者对声带的控制能力,Δf 为 Δf₂、Δf₃ 和 Δf₄ 的平均值。一般来说,Δf 的值越小,说明患者的基频控制能力和呼吸支持、控制以及呼吸与发声协调性越好,代表患者呼吸功能和声带控制功能良好;Δf 的值越大,说明患者基频变化幅度大,代表着其基频控制能力和呼吸支持、控制以及呼吸与发声协调性越差。

二、构音语音功能评估

(一)汉语构音功能评估表

1. 评估材料

华东师范大学黄昭鸣团队研发了一套汉语构音功能评估词表,由 52 个单音节词组成,包含了 21 个声母、13 个常用韵母和 4 个声调,如表 6-1-16 所示。同时,根据最小音位对原则,组成 10 项声母音位对比(25 个最小语音对)、6 项韵母音位对比(10 个最小语音对)和 3 项声调(3 个最小语音对)的对比,考察患者的音位习得情况、音位对比情况和构音清晰度得分,为制定构音障碍的治疗方案提供科学依据。汉语构音功能评估表见数字资源 6-1-5。

数字资源
6-1-5

表 6-1-16 《汉语构音功能评估表》记录表

序 号	词	目标音	序 号	词	目标音	序 号	词	目标音	序 号	词	目标音
1	包 bāo	b	9	高 gāo	g	17	书 shū	sh	25	菇 gū	g
2	抛 pāo	p	10	铐 kào	k	18	肉 ròu	r	26	哭 kū	k
3	猫 māo	m	11	河 hé	h	19	紫 zǐ	z	27	壳 ké	k
4	飞 fēi	f	12	鸡 jī	j i	20	粗 cū	c	28	纸 zhǐ	zh
5	刀 dāo	d	13	七 qī	q	21	四 sì	s	29	室 shì	sh
6	套 tào	t	14	吸 xī	x i	22	杯 bēi	b	30	字 zì	z
7	闹 nào	n	15	猪 zhū	zh	23	泡 pào	p	31	刺 cì	c
8	鹿 lù	l	16	出 chū	ch	24	稻 dào	d	32	蓝 lán	an

续 表

序 号	词	目标音	序 号	词	目标音	序 号	词	目标音	序 号	词	目标音
33	狼 láng	ang	38	拔 bá	a	43	乌 wū	u	48	娃 wá	2
34	心 xīn	in	39	鹅 é	e	44	雨 yǔ	ü	49	瓦 wǎ	3
35	星 xīng	ing	40	一 yī	i	45	椅 yǐ	i	50	袜 wà	4
36	船 chuán	uan	41	家 jiā	ia	46	鼻 bí	i	51	酪 lào	l
37	床 chuáng	uang	42	浇 jiāo	iao	47	蛙 wā	1	52	入 rù	r

2. 评估方法

诱导患者发出目标语音的方式有三种：提问、朗读和模仿。模仿是指让患者模仿评估者的发音。就构音能力而言，只要能模仿，任务则完成了。一般来说，为了保证分析结果的准确性，要求患者每个字发音3遍，每个音的发音时间以及音与音之间的间隔时间均约1秒。为诱导出自发语音，言语治疗师可以采用提问、朗读或模仿的形式，要求患者说出该图片所表达的词。

测试完前21个词时，可根据患者能力情况选择是否进行后面的测试，若患者前21个词的正确数目超过一半可选择继续测试，若患者前21个词的正确数目低于一半则可选择结束本测试。

3. 评估结果的记录和分析

（1）音位习得情况

在获得患者的语音后，应对其进行主观分析。主观分析法主要是通过评估者的听觉感知来判断患者构音的正误，记录3次发音中较为稳定的听觉感知结果。记录时有四种情况：正确"√"，歪曲"⊗"，遗漏"⊖"，替代（记录实际的发音）。将患者的年龄和音位习得结果与声母音位习得能力评估表相比（表6-1-17），可以观察出患者当前本应习得却未习得的音位。

表 6-1-17 声母音位习得评估分析表

（阴影：正常儿童声母音位习得顺序——年龄，岁：月）

	年龄			2：7—2：12	3：1—3：6	3：7—3：12	4：1—5：12	6：1—6：6
	声母	声母音位习得与否	错误走向					＜90%
第一阶段	b							
	m							
	d							
	h							

续　表

	声母	声母音位习得与否	错误走向	2：7—2：12	3：1—3：6	3：7—3：12	4：1—5：12	6：1—6：6 <90%
第二阶段	p							
	t							
	g							
	k							
	n							
第三阶段	f							
	j							
	q							
	x							
第四阶段	l							
	z							
	s							
	r							
第五阶段	c							
	zh							
	ch							
	sh							
声母音位习得个数		____/（21个）						

（2）音位对比情况

如图 6-1-17 所示,声母最小音位对共包括 25 对,每组音位对由两个声母音位组成,这两个声母音位之间只具有单维度差异,如第 3 组声母语音对/g/和/k/,它们从发音方式上来说,都是塞音,从发音部位来说,都是舌根音,唯一不同的是/g/是不送气塞音,/k/是送气塞音。

根据音位习得的评判结果,可以完成音位对比能力评估记录表,进一步考查汉语中 19 项音位对比,38 个最小音位对的习得情况。若同一音位对中的两个音位发音均正确,则认为该音位对已经习得,记为 1 分;若同一音位对中的两个音位中有一个音位发音错误,则认为该音位对未习得,记为 0 分。将该结果填入音位对比表中,并与最小音位对比习得表相比较见,则可以观察出患者当前本应习得却未习得的音位对,这将是确定目标音治疗方案的重要补充。表 6-1-18、表 6-1-19 和表 6-1-20 分别描述了 25 对声母音位对、10 对韵母音位对和 3 对声调音位对的临床含义。

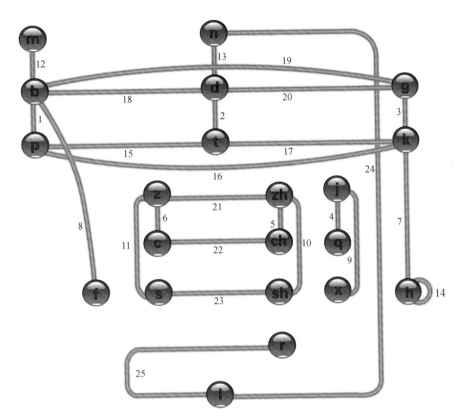

图 6‑1‑17　声母音位对比思维链

表 6‑1‑18　声母音位对比的临床含义

	对 比 项 目	陪 衬 项 目	最小语音对	临 床 含 义
1	不送气与送气塞音	双唇音 舌尖中音 舌根音	b/p d/t g/k	发音部位闭合后短时释放气流及较长时间释放气流能力的比较
2	不送气与送气塞擦音	舌面音 舌尖后音 舌尖前音	j/q zh/ch z/c	发音部位闭合后短时释放气流及较长时间释放气流能力的比较
3	塞音与擦音	舌根音 唇音	k/h b/f	形成阻塞及窄缝能力的比较
4	塞擦音与擦音	舌面音 舌尖后音 舌尖前音	j/x zh/sh z/s	暂时和持续控制能力的比较
5	塞音与鼻音	双唇音 舌尖中音	b/m d/n	软腭的升降能力的比较
6	擦音与无擦音	舌根音	h/-	喉部形成窄缝的能力
7	送气塞音的构音部位	双唇音/舌尖中音 双唇音/舌根音 舌尖中音/舌根音	p/t p/k t/k	不同发音部位闭合后较长时间释放气流的能力比较
8	不送气塞音的构音部位	双唇音/舌尖中音 双唇音/舌根音 舌尖中音/舌根音	b/d b/g d/g	不同发音部位闭合后短时间释放气流能力的比较

续 表

	对 比 项 目	陪 衬 项 目	最小语音对	临 床 含 义
9	舌尖后音与舌尖前音	不送气塞擦音 送气塞擦音 擦音	zh/z ch/c sh/s	舌尖卷起与平放能力的比较
10	不同构音方式与部位的浊音	鼻音/边音 舌尖后音/舌尖中音	n/l r/l	不同构音方式和不同构音部位的声带振动能力的比较

表 6-1-19 韵母音位对比的临床含义

	对 比 项 目	陪 衬 项 目	最小语音对	临 床 含 义
11	前鼻音与后鼻音	开口呼 齐齿呼 合口呼	an/ang in/ing uan/uang	软腭开放,舌尖上抬与舌后部上抬能力的比较
12	鼻韵母与无鼻韵母	前鼻韵母 后鼻韵母	in/i ing/i	软腭开放与闭合能力的比较
13	三元音、双元音与单元音	三与双 双与单	iao/ia ia/i	舌位两次滑动、一次滑动的控制能力的比较
14	前与后元音	高元音	i/u	舌向前与向后运动能力的比较
15	高与低元音	前元音	i/a	下颌开合能力的比较
16	圆唇与非圆唇	前高元音	i/ü	唇部的圆唇与展唇能力的比较

表 6-1-20 声调音位对比的临床含义

	对比项目	最小语音对	临 床 含 义
17	一声与二声	uā/uá	声带持续平稳振动与逐渐加速振动能力的比较
18	一声与三声	uā/uǎ	声持续平稳振动与先减速后加速振动能力的比较
19	一声与四声	uā/uà	声带平稳振动与快速减速振动能力的比较

（3）构音清晰度得分

将声母、韵母、声调音位对比的得分进行计算,即可得到构音清晰度得分,将计算结果填入构音清晰度表（表6-1-21）,与构音清晰度的参考标准进行比较,如果发现患者整体构音清晰度低于同龄水平,则说明存在构音障碍,需要及时进行干预。

表 6-1-21 构音清晰度及其分析表

声母音位对比		韵母音位对比		声调音位对比	
语音对序号	最小音位对比得分	语音对序号	最小音位对比得分	语音对序号	最小音位对比得分
1 不送气塞音与送气塞音	___/(3对)	11 前鼻韵母与后鼻韵母	___/(3对)	17 一声与二声	___/(1对)
2 送气塞擦音与不送气塞擦音	___/(3对)	12 鼻韵母与无鼻韵母	___/(2对)	18 一声与三声	___/(1对)

续　表

声母音位对比		韵母音位对比			声调音位对比		
语音对序号	最小音位对比得分		语音对序号	最小音位对比得分		语音对序号	最小音位对比得分
3　塞音与擦音	___/(2 对)	13	三、双元音与单元音	___/(2 对)	19	一声与四声	___/(1 对)
4　塞擦音与擦音	___/(3 对)	14	前元音与后元音	___/(1 对)	声调音位对比合计		___/(3 对)
5　塞音与鼻音	___/(2 对)	15	高元音与低元音	___/(1 对)			
6　擦音与无擦音	___/(1 对)	16	圆唇音与非圆唇音	___/(1 对)			
7　不同构音部位的送气塞音	___/(3 对)	韵母音位对比合计		___/(10 对)			
8　不同构音部位的不送气塞音	___/(3 对)						
9　舌尖前音与舌尖后音	___/(3 对)						
10　不同构音方式与部位的浊音	___/(2 对)						
声母音位对比合计	___/(25 对)						

构音清晰度(%)：　___/(38 对) ＝ 　(%)

4. ICF 构音功能评估

（1）ICF 构音功能评估报告表

将以上结果通过 ICF 损伤程度等级的转换，得到患者构音障碍的功能损伤等级，填写 ICF 构音功能评估报告表，见表 6-1-22。

表 6-1-22　ICF 构音功能评估表

身体功能即人体系统的生理功能损伤程度			无损伤	轻度损伤	中度损伤	重度损伤	完全损伤	未特指	不适用
			0	1	2	3	4	8	9
b320	构音功能	声母音位习得(获得)							
		声母音位对比							
		构音清晰度							

（2）ICF 构音功能评估报告表示例

汉语构音功能的精准评估完成之后，我们要将评估结果填到对应的 ICF 构音功能评估表中（以 5 岁听障男童秦××为例,表6-1-23)。

表6-1-23 ICF构音功能评估表示例

身体功能即人体系统的生理功能损伤程度			无损伤	轻度损伤	中度损伤	重度损伤	完全损伤	未特指	不适用
			0	1	2	3	4	8	9
b320	构音功能	声母音位习得(获得)			⊠				
		声母音位对比				⊠			
		构音清晰度				⊠			

产生言语声的功能。
包含:构音清晰功能,构音音位习得(获得)功能;痉挛型、运动失调型、弛缓型神经性言语障碍;中枢神经损伤的构音障碍。
不包含:语言心智功能(b167);嗓音功能(b310)。

信息来源: ⊠ 病史　　问卷调查　　临床检查　　⊠ 医技检查

问题描述:
　　1. 已掌握声母个数为9个↓,相对年龄3岁以下,声母音位习得能力中度损伤。
　　2. 已掌握声母音位对为5对↓,相对年龄3岁以下,声母音位对比能力重度损伤。
　　3. 构音清晰度为28.94%↓,相对年龄3岁以下;构音能力重度损伤。
进一步描述:
　　1. 声母音位习得处于第一阶段,已习得声母有/b、m、h/、/p、t、n/、/q/、/s/、/ch/,未习得声母有/d/、/g、k/、/f、j、x/、/l、z、r/、/c、zh、sh/;
训练建议:
　　对第一阶段未习得的音位进行音位诱导、音位习得训练。
　　(1) 音位诱导:可借助相关的口部运动治疗方法找到正确的发音部位和发音方式(具体参见构音障碍测量与训练仪)。
　　(2) 音位习得:选择模仿复述的方法,并结合言语支持训练,选择停顿起音、音节时长与音调变化的实时视听反馈训练(具体参见言语障碍治疗仪)。
　　2. 已习得声母音位对有p/b、k/h、b/m、h/无擦音、p/t,未习得声母音位对有t/d、k/g、q/j、ch/zh、c/z、b/f、j/x、zh/sh、z/s、d/n、p/t、p/k、t/k、b/d、b/g、d/g、zh/z、ch/c、sh/s、n/l、r/l;
训练建议:
　　进行未习得音位对的音位对比ICF-PCT训练:(1) 听觉识别训练:进行未习得音位对的听觉识别训练;(2) 音位对比:选择模仿复述的方法,并结合行板节奏一进行视听反馈训练(具体训练方法可参见构音障碍测量与康复训练仪)。

(二) 连续语音的语速和语调能力评估

1. 评估材料及测量

　　言语治疗师可采用模范跟读或问答等多种语言任务进行采集被试的语音样本,分析患者的言语速率、言语基频等数据,填入表6-1-24,原表可见数字资源6-1-6。在测试中,言语基频标准差反映语调,言语速率反映语速。一般有两种测试形式:

　　测试形式1:询问"姓名及年龄";
　　测试形式2:自主朗读(或跟读)"妈妈爱宝宝,宝宝爱妈妈"。

表6-1-24 连续语音的语速和语调测量表

日　期	音节数(个)	总时长(毫秒)	言语速率(个/秒)	言语基频(赫兹)	言语基频标准差(赫兹)

注:言语速率=音节数/总时长×1000

2. ICF 连续语音的语速和语调功能评估

将以上结果通过 ICF 损伤程度等级的转换，得到患者构音障碍的功能损伤等级，填写 ICF 语速和语调功能评估报告表，见表 6-1-25。

表 6-1-25 ICF 语速和语调功能评估报告表

身体功能即人体系统的生理功能损伤程度				无损伤	轻度损伤	中度损伤	重度损伤	完全损伤	未特指	不适用
				0	1	2	3	4	8	9
b3302	语速	连续语音能力	言语速率							
b3303	语调	言语基频标准差								

3. ICF 连续语音的语速和语调功能评估示例

患者小明（化名），男，6 岁。言语治疗师让小明跟读"妈妈爱宝宝，宝宝爱妈妈"测试语料后，测试结果如表 6-1-26 所示。

表 6-1-26 连续语音的语速和语调测量表

日 期	音节数（个）	总时长（毫秒）	言语速率（个/秒）	言语基频（赫兹）	言语基频标准差（赫兹）
12. 22	13	7 970	1.63	343	25

将测得的言语速率与言语基频标准差进行 ICF 损伤程度等级的转换，发现小明的语速能力存在中度损伤，语调能力存在轻度损伤，具体结果如表 6-1-27 所示。

表 6-1-27 ICF 语速和语调功能评估报告表

身体功能即人体系统的生理功能损伤程度				无损伤	轻度损伤	中度损伤	重度损伤	完全损伤	未特指	不适用
				0	1	2	3	4	8	9
b3302	语速	连续语音能力	言语速率			☒				

言语产生速率的功能。
包括：如迟语症和急语症。

信息来源：☒ 病史　　问卷调查　　☒ 临床检查　　医技检查

问题描述：
　　连续语音的言速速率为 1.63 个/秒↓，连续语音时发音拖延和/或停顿拖延，言语速率的控制能力中度损伤。
进一步描述：
　　在连续语音时，存在音节时长或停顿时长较长，导致连续语音流利性存在严重问题。
训练建议：
　　选择结构化语音 ICF-SDDK 疗法，将在连续语音训练过程时可分别语音重复、切换、轮替训练与缩短音节时长或停顿时长训练相结合，改善言语速率的控制能力。

				0	1	2	3	4	8	9
b3303	语调	言语基频标准差			☒					

言语中音调模式的调节功能。 包括：言语韵律、语调、言语旋律；如言语平调、音调突变等障碍。
信息来源：☒ 病史　　问卷调查　　☒ 临床检查　　医技检查

问题描述：

　　言语基频标准差为 25 赫兹↓，语调单一，连续语音语调变化的控制能力轻度损伤。

进一步描述：

　　在连续语音时，存在言语基频标准差较小，导致连续语音语调变化的控制能力存在问题。

训练建议：

　　选择结构化语音 S-DDK 疗法，将在连续语音训练过程时可分别语音重复、切换、轮替训练与提高音调变化训练相结合，改善连续语音语调变化的控制能力。

三、构音音系能力评估

　　音系本身具有的广阔的范畴和抽象特征，为了在较短的时间里尽可能进行全面的评估，言语治疗师通常需要遵循一定的流程，选择有针对性的评估工具，获得可信的数据资料。评估工具是否规范、有针对性、普遍适用是决定音系障碍评估是否有效的关键。由于音系障碍反映整个音系的组织规则，所以评估工具需要包含该语言音系里可能的全部音节组合和韵律、节律等内容。目前，汉语构音音系障碍评估仅通过主观评估的方式进行。

（一）评估方式及工具

　　构音音系评估主要包括标准化评估和非标准化评估两种形式，本章主要对标准化评估进行详细阐述。

1. 标准化评估

　　标准化评估工具包含构音、音系和语言表达不同的部分。国外有较多的标准化构音/音系评估工具，例如丹佛构音测试表、快速音系测试、最小音位对测试和学前语言量表等。

　　以汉语普通话为例，评估工具应涵盖 21 个辅音、单元音和复合元音，按照音系规则可能组合的全部音节。在组成上，评估工具应包括单字、词组、短句和连续性语句，以便能在构音、语速、语调、重音等不同语音层面独立评估和分析音系规则的发展状况。对于小年龄患者，需要配备与测试材料中的词对应的图片，增加趣味性。

2. 非标准评估

　　非标准评估包括对话、简单的开放性谈话，目的是在自然对答语流中，收集患者的构音、语法、音调、节律等信息，可捕捉到单字、词组里不易显露的问题，进一步确定其音系发展状况。

（二）评估内容

　　构音音系障碍的评估内容主要包括背景资料、结构功能检查、听力检查，及其标准化音系历程、音系意识评估等。

1. 患者基本信息

　　言语治疗师利用表格的形式，采集患者、家庭以及主要照顾者的资料，了解患者可能的病因、家庭环境影响、语言发展的水平与目前语音状况对其的影响。

2. 结构功能检查

　　言语治疗师结合患者颅颌面结构检查、口腔肌力检查、舌运动检查、腭部检查、牙列检查结果，确定患者是否有存在或潜在的器质性问题、感知与神经传导性问题。

3. 听力检查

　　音系的发展依赖语音的环境，良好的听力支持能确保患者清楚地听到语音信号，这是音系发展的关键。言语治疗师需要通过听力检查确定患者是否有中耳炎、耳道闭锁、神经性或感音性耳聋等潜在的或确定的听力损失。检查项目包括纯音测听和声阻抗检测，对于幼儿则可选择电生理测听。

4. 标准化音系历程的评估分析

音系历程的评估内容详见本章第一节"构音音系障碍的分类及临床表现"部分,在该评估分析中,言语治疗师主要评估每种音系历程出现的次数、频率。华东师范大学万勤副教授依托于国家社会科学基金项目《学前汉语普通话构音音系障碍标准化诊断评估工具的开发及其应用的实证研究》(项目号:19BYY093)研发了《华东师范大学构音音系能力评估表》,该评估表具体分词语与句子两个部分的音系历程评估。

(1)评估材料

标准化的评估材料使用《华东师范大学构音音系能力评估表》,该表由词语和句子两大音系历程评估组成,包含 63 个词语音系历程评估和 12 个句子音系历程评估。考察患者在不同语言层级下的音系历程,为制定音系障碍的治疗方案提供科学依据。

(2)评估方法

诱导患者发出目标语音的方式有三种:提问、提示和模仿。模仿是指让患者模仿评估者的发音。为诱导出自发语音,言语治疗师可以采用提问、提示或模仿的形式,要求患者说出该图片所表达的词。

(3)评估结果的记录和分析

在获得患者的语音后,应对其进行主观分析。主观分析法主要是通过评估者的听觉感知来判断患者构音的正误,记录 3 次发音中较为稳定的听觉感知结果。记录时有四种情况:正确"√",歪曲"⊗",遗漏"⊝",替代(记录实际的发音)。正确计 1 分,错误计 0 分。

(4)评估示例

示例一:词语音系历程评估

1)评估材料:《华东师范大学构音音系能力词语评估》,原表可见数字资源 6 - 1 - 7。

2)评估方法:模仿,要求儿童在听到语音时,说出和语音一样的词语。例如,指导语"小朋友,接下来你听到什么词语,就跟词语说一样的,说 3 遍。"

数字资源
6-1-7

3)评估流程:言语治疗师给予儿童指导语,"小朋友,接下来我说什么词语,你跟着说一样的词语,一个说 3 次"。言语治疗师依次给儿童声音刺激,"机器人、憋气、鼓,每个词说 3 次。"

4)评估记录:在获得患者的语音后,对其进行主观分析,并进行记录,具体记录方法如表 6 - 1 - 28 所示。

表 6 - 1 - 28 华东师范大学构音音系能力评估表——词语音系历程

目 标 音	目标词与音位	结 果
j 与 i	机器人 jī	q 与 i
b 与 ie	憋气 biē	p 与 ie
g 与 u	鼓 gǔ	k 与 u

5)评估结果分析:结果显示,患者用/q/替代/j/,用/p/替代/b/,用/k/替代/g/。经结果分析,该患者将不送气的发音进行送气式发音,存在送气化音系历程。

示例二:句子音系历程评估

1)评估材料:《华东师范大学构音音系能力句子评估》,原表可见数字资源 6 - 1 - 8。

2)评估方法:模仿,要求儿童在听到语音时,说出和语音一样的句子。例如,指导语"小朋友,接下来你听到什么句子,就跟句子说一样的,说一遍。"

数字资源
6-1-8

3）评估流程：言语治疗师给予儿童指导语，"小朋友，接下来我说什么句子，你跟着说什么句子，一个说一次"。言语治疗师给儿童声音刺激，"我想吃苹果和西瓜。"

4）评估记录：在获得患者的语音后，对其进行主观分析，并进行记录，具体记录方法如表 6-1-29 所示。

表 6-1-29　华东师范大学构音音系能力评估表——句子音系历程

目　标　音	目标词与音位	结　　果
我想吃苹果和西瓜。		
p 与 ing	苹 píng	b 与 ing
x 与 i	西 xī	j 与 i

5）评估结果分析：结果显示，患者用/b/替代/p/，用/j/替代/x/。经结果分析，该患者将送气式的发音进行不送气式发音，存在不送气化音系历程。

5. 标准化音系意识评估分析

音系意识的评估内容详见本章第一节"音系意识障碍的临床表现"部分。音系意识评估主要使用华东师范大学万勤、张倩团队研发的评估工具《华东师范大学学前儿童音系意识评估》，具体音系意识的评估内容主要包括：尾韵意识、头韵意识、音节意识和声调意识四个部分。详细评估内容见数字资源 6-1-9。

数字资源
6-1-9

（1）评估材料

《华东师范大学学前儿童音系意识评估》，由 48 道题组成，包含了 11 道尾韵意识题、21 道头韵意识题、8 道音节意识和 8 道声调意识题。考察患者的尾韵意识、头韵意识、音节意识和声调意识得分，为制定音系意识障碍的治疗方案提供科学依据。

（2）评估方法

诱导患者指认出或表达出目标音。主要采用提问、提示的诱导方式，要求患者指认或表达出目标音。评估方式不同，指导语也具有差异。

（3）评估结果的记录和分析

在获得患者的语音或指认后，应对其进行答案分析。记录时有三种情况：正确"√"，遗漏"⊖"，替代（记录实际的发音）。正确计 1 分，错误计 0 分。

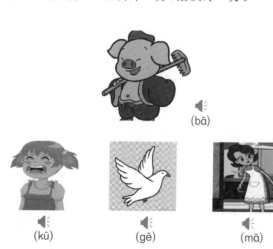

(bā)

(kū)　　(gē)　　(mā)

图 6-1-18　尾韵意识测验示例图

（4）评估示例

示例一：尾韵意识评估

1）评估材料：《华东师范大学学前儿童音系意识评估——尾韵意识测验》

2）评估方法：提问方式诱导患者进行作答。要求儿童在听完音频后，听到言语治疗师的问题进行作答。例如，指导语"小朋友，接下来会有 4 个声音，上面有 1 个，下面有 3 个，听完后你要从下面选一个和上面具有一样的尾韵"。

3）评估流程：例题讲解，指导语"小朋友，这里有 4 个声音，上面有 1 个，下面有 3 个，听完后你要从下面选一个和上面具有一样小尾巴的"（图 6-1-18 所示），进行例题讲解后，言语治疗师给患者依次呈现声音刺激后，指导语"八，哭、鸽、妈,找一找,下面哪个和上面是一样的"。

4) 评估记录:在得到患者作答后,记录答案,记录方法如表 6-1-30 所示。

表 6-1-30　尾韵意识能力评估词表

目　标　音	目标词与音位	结　　果
ɑ	八 bā	e

5) 评估结果分析:结果显示,患者把/ɑ/选择为/e/,结果分析得出,患者韵母/ɑ/的尾韵母意识较低。

示例二:头韵意识评估

1) 评估材料:《华东师范大学学前儿童音系意识评估——头韵意识测验》

2) 评估方法:提问方式诱导患者进行作答。要求儿童在听完音频后,听到言语治疗师的问题进行作答。例如,指导语"小朋友,接下来会有 4 个声音,上面有 1 个,下面有 3 个,听完后你要从下面选一个和上面具有一样的头韵"。

3) 评估流程:例题讲解,指导语"小朋友,这里有 4 个声音,上面有 1 个,下面有 3 个,听完后你要从下面选一个和上面前面是一样的"(图 6-1-19 所示),进行例题讲解后,言语治疗师给患者依次呈现声音刺激后,指导语"包、趴、八、妈,找一找,下面哪个和上面是一样的"。

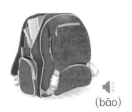
(bāo)

(pā)

(bā)

(mā)

图 6-1-19　头韵意识测验示例图

4) 评估记录:在得到患者作答后,记录答案,记录方法如表 6-1-31 所示。

表 6-1-31　头韵意识能力评估词表

目　标　音	目标词与音位	结　　果
b	包 bāo	m

5) 评估结果分析:结果显示,患者把/b/选择为/m/,结果分析得出,患者声母/b/的头韵意识较低。

示例三:声调意识评估

1) 评估材料:《华东师范大学学前儿童音系意识评估——声调意识测验》

例题1:

(hēi)

(fú)

(bā)

(xuě)

(kùn)

图 6-1-20　声调意识测验示例图

2) 评估方法:提问方式诱导患者进行作答。要求儿童在听完音频后,听到言语治疗师的问题进行作答。例如,指导语"小朋友,接下来会有 5 个声音,上面有 1 个,下面有 4 个,听完后你要从下面选一个和上面具有一样的声调"。

3) 评估流程:例题讲解,指导语"小朋友,这里有 5 个声音,上面有 1 个,下面有 4 个,听完后你要从下面选一个和上面是一样的"(图 6-1-20 所示)。进行例题讲解后,言语治疗师给患者依次呈现声音刺激后,指导语"黑、服、八、雪、困,找一找,下面哪个和上面是一样的"。

4）评估记录：在得到患者作答后，记录答案，记录方法如表 6-1-32 所示。

表 6-1-32　声调意识能力评估词表

声　　调	目标词与音位	结　　果
一声	黑 hēi	四声

5）评估结果分析：结果显示，患者把一声选择为四声，结果分析得出，患者声调中一声调的声调意识较低。

示例四：音节意识评估

1）评估材料：《华东师范大学学前儿童音系意识评估——音节意识测验》

2）评估方法：提问方式诱导患者进行作答。要求儿童在听完音频后，听到言语治疗师的问题进行作答。例如，指导语"小朋友，接下来会有一个声音，听完后，我来问一问，你来说一说"。

3）评估流程：例题讲解，指导语"小朋友，这里有一个声音，听完后你要回答一下问题"（图 6-1-21 所示），进行例题讲解后，言语治疗师给患者呈现声音刺激后，指导语"苹果，苹被小狗吃掉了还剩下什么？"

4）评估记录：在得到患者作答后，记录答案，记录方法如表 6-1-33 所示。

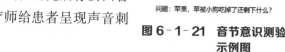

问题：苹果，苹被小狗吃掉了还剩下什么？

图 6-1-21　音节意识测验示例图

表 6-1-33　音节意识能力评估词表

音节位置	目标词与音位	结　　果
双音节后	苹果	苹

5）评估结果分析：结果显示，患者把双音节后的音节表达为双音节前的音节，结果分析得出，患者音节意识中双音节后的音节意识较低。

6. 可诱导性测试

可观察患者在未接受干预治疗下，自我纠正错误的能力。例如，通过示范的形式，让患者进行仿说。可诱导的分数越高，说明患者有更好的愈后。

7. 语音情境测试

判断被评估者的语音错误是否具有一致性。不同的语音情境下，被评估者可能出现不一致的表现。例如，患者发/zhuang/时出现辅音/zh/省略，但是在/zhi/、/zhe/、/zha/这样的单韵母组合时就完全正确，言语治疗师需要分析，被评估者省略的现象通常出现在何种音系组合上，为后面的治疗方向作准备。

（三）评估方法

单词的测试以患者的独立朗读或模仿跟读为主，自然状态下的连续性语句，采用引导式对话获得。患者配合的情况下，言语治疗师同步辨听记录。若配合困难，可采用录音的方式，录下患者的声音，再根据录音转录判听及复核记录。

（四）记录结果

首先，判断患者的语音正确与否，再计算正确率，作为首次评估。正确的部分使用"√"标识，对错误的部分需要使用相应的符号准确记录。例如，对于替代历程，需要采用国际音标（IPA）标注出患者实际发出的音素或音节；对于省略历程，考虑到临床实用与效率，可用简便的标识方法，在省略的部位使用"O"标注；赘加型需要标识出赘加的位置。

若第一次判听未听清楚或者不能确定患者的发音,言语治疗师可让患者重复发音,进行再次判听,但也可能由于患者更慎重地发音,所以后一次的语音可能与前一次并不相同,可能变得清晰,也可能错误更明显,言语治疗师需要记录两次发音表现,这可以提示构音模式的稳定性和可诱导性。

（五）制定治疗方案和计划

言语治疗师在资料收集的基础上,通过对音系评估各变量的分析,作出诊断,并设计制定相应的构音音系障碍的治疗方案。

四、口部运动功能评估

下颌、唇、舌是主要的构音器官,其运动异常会直接影响言语的清晰度和可懂度,因此对下颌、唇和舌的口部运动功能进行评估十分必要。口部运动功能主观评估用来评估口部感觉及主要构音器官下颌、唇、舌在自然放松状态和模仿口部运动状态的生理运动是否正确,判断运动异常的类型,分析导致运动异常的原因,为治疗提供依据。口部运动功能评估的内容与分级标准具体见数字资源 6-1-10。根据构音器官运动障碍的程度不同,每个评估的子项目都按障碍程度由重到轻的顺序分成 0—4 级。患者处于几级,其该项目得分即为级别数字/满分(4 分),项目总分为该项目内所有评估分数的总数。

（一）口部运动功能主观评估

1. 口部感觉

口部感觉指口部感受器对环境刺激的反应,它是口部运动发育的前提。口部感觉功能评估主要是检查口周及口内的结构中各部分对触觉刺激的反应。口部感觉功能评估共有 8 个项目,如图 6-1-22 所示,包括:颊部触觉反应、鼻部触觉反应、唇部触觉反应、牙龈触觉反应、硬腭触觉反应、舌前部触觉反应、舌中部触觉反应、舌后部触觉反应。口部感觉功能评估可包含协助方法,施以轻柔的触觉刺激来明确患者颊部、鼻部、唇部、牙龈、硬腭部和舌部等对触觉刺激的反应。通过评估患者口部感觉是否正常,诊断其口部感觉障碍类型,为制定口部感觉运动治疗方案提供依据。

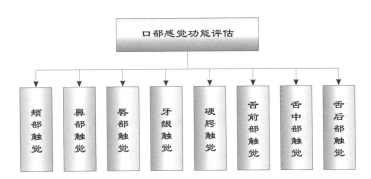

图 6-1-22　口部感觉功能评估框架图

2. 下颌口部运动功能主观评估

下颌口部运动功能评估主要是检查下颌的感知觉情况和运动能力。

下颌在自然状态下的评估是指在患者不讲话、不进食、不做口部运动时观察下颌的结构、位置和口腔开合度,从而判断下颌在放松状态下的位置和结构、颞颌关节的紧张程度、咬肌的肌张力、下颌的控制能力情况等。下颌在模仿口部运动状态下的评估共有 8 个项目,包括:咬肌肌力、向下运动、向上运动、向左运动、向右运动、前伸运动、上下连续运动以及左右连续运动等。前 6 项是检测下颌的单一运动能力,后 2 项是检测下颌的连续运动能力。另外,还有 1 项下颌自然状态评估。评估时由检测者给出指导语,并做示范动作,由患者模仿,下颌口部运动功能评估内容见图 6-1-23。通过评估患者的下颌各种运动模式是否习得,诊断其下颌运动障碍类型,分析下颌运动异常的原因,为制定下颌运动治疗方案提供依据。

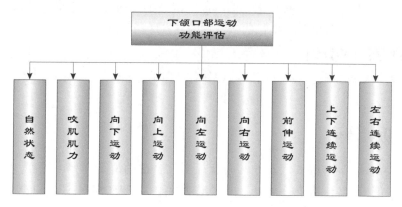

图 6-1-23　下颌口部运动功能评估框架图

3. 唇口部运动功能主观评估

唇口部运动功能评估用于检查唇的感知觉和肌张力情况以及唇的运动能力。

唇在自然状态下的评估是指在患者不讲话、不进食、不做口部运动时观察唇的结构、位置和形状,从而判断唇在放松状态下唇的位置和结构、唇和面部的肌张力情况,以及唇的控制能力。唇在模仿口部运动状态下的评估共有 6 个项目,包括:唇面部肌力评估、展唇运动、圆唇运动、唇闭合运动、圆展交替运动、唇齿接触运动。另外,还有自然状态与流涎项目评估。评估时由检查者给出指导语,并做示范动作,患者模仿,唇口部运动功能评估的内容见图 6-1-24。

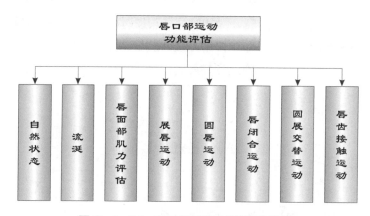

图 6-1-24　唇口部运动功能评估框架图

通过评估患者的唇各种运动模式是否习得,诊断唇运动障碍类型,分析导致唇运动异常的原因,为制定唇运动治疗方案提供依据。

4. 舌口部运动功能主观评估

舌口部运动功能评估用于检查舌的感知觉和肌张力情况,以及舌的运动能力。

舌在自然放松状态下是指在患者不讲话、不进食、不做口部运动时观察舌的结构、位置和形状,从而判断舌在放松状态下舌的肌张力的情况以及舌的控制能力。舌在模仿口部运动状态下的评估共有 15 个项目,包括:舌肌肌力、舌尖前伸、舌尖下舔下颌、舌尖上舔上唇、舌尖上舔齿龈、舌尖左舔嘴角、舌尖右舔嘴角、舌尖上舔硬腭、舌尖前后交替运动、舌尖左右交替运动、舌尖上下交替运动、马蹄形上抬运动、舌两侧缘上抬运动、舌前部上抬运动、舌后部上抬运动等。另外,还有 1 项舌自然状态评估。评估时由检查者给出指导语并做示范动作,患者模仿,具体评估内容见图 6-1-25。

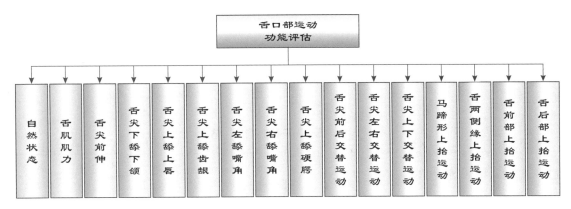

图6-1-25 舌口部运动功能评估框架图

通过评估,判断患者舌肌张力有无异常以及异常的类型,判断舌运动有无异常以及异常的程度,判断舌运动的运动范围、舌的运动控制能力、舌的运动速度等是否存在异常,分析舌运动障碍的原因,为制定舌运动治疗方案提供依据。

(二)ICF口部运动功能评估示例

某8岁男生的口部运动功能精准评估具体得分如表6-1-34所示,经测试患者口部感觉得分为84%,下颌运动功能得分为61%,唇运动功能得分为59%,舌运动功能得分为47%,口部运动功能总体得分为60%。

表6-1-34 口部运动功能精准评估结果

感觉功能		下颌运动功能		唇运动功能		舌运动功能			
项目	得分	项目	得分	项目	得分	项目	得分	项目	得分
颊部触觉反应	4/4	自然状态	4/4	自然状态	4/4	自然状态	4/4	舌尖左右交替	1/4
鼻部触觉反应	4/4	咬肌肌力	3/4	流涎	3/4	舌肌力检查	3/4	舌尖前后交替	1/4
唇部触觉反应	4/4	向下运动	2/4	唇面部肌力	3/4	舌尖前伸	2/4	舌尖上下交替	1/4
牙龈触觉反应	3/4	向上运动	2/4	展唇运动	2/4	舌尖下舔颌	2/4	马蹄形上抬模式	2/4
硬腭触觉反应	3/4	向左运动	2/4	圆唇运动	2/4	舌尖上舔唇	2/4	舌两侧缘上抬模式	1/4
舌前部触觉反应	3/4	向右运动	3/4	圆展交替运动	2/4	舌尖上舔齿龈	2/4	舌前部上抬模式	2/4
舌中部触觉反应	3/4	前伸运动	2/4	唇闭合运动	1/4	舌尖上舔硬腭	2/4	舌后部上抬模式	1/4
舌后部触觉反应(呕吐反射)	3/4	上下连续运动	2/4	唇齿接触运动	2/4	舌尖左舔嘴角	2/4		
		左右连续运动	2/4			舌尖右舔嘴角	2/4		
触觉总分	84%(27/32)	下颌总分	61%(22/36)	唇总分	59%(19/32)	舌总分		47%(30/64)	
口部运动功能总分					60% (98/164)				

　　根据该患者精准评估的结果，我们知道患者的口部运动功能存在异常状况，但无法知晓患者口部运动功能异常的损伤程度。这需要将精准评估的结果进行 ICF 功能损伤程度转换，如表 6 - 1 - 35 所示。经 ICF 功能损伤程度转换后，我们可知患者口部感觉功能处于轻度损伤状态，下颌运动功能、唇运动功能和舌运动功能处于中度损伤状态。

表 6 - 1 - 35　ICF 构音功能评估表

身体功能即人体系统的生理功能损伤程度			无损伤	轻度损伤	中度损伤	重度损伤	完全损伤	未特指	不适用
			0	1	2	3	4	8	9
b320	构音功能	口部感觉		☒					
		下颌运动			☒				
		唇运动			☒				
		舌运动			☒				

产生言语声的功能。
包含：构音清晰功能，构音音位习得功能；痉挛型、运动失调型、弛缓型神经性言语障碍；中枢神经损伤的构音障碍。
不包含：语言心智功能(b167)；嗓音功能(b310)。

信息来源：☒ 病史　　问卷调查　　临床检查　　☒ 医技检查

问题描述：
　　1. 口部感觉得分为 84% ↓，口部感觉功能轻度损伤。
　　2. 下颌运动得分为 61% ↓，存在结构异常，或运动范围未达到正常水平、无法连续运动、用其他构音器官的动作代偿或辅助目标动作，下颌运动功能中度损伤。
　　3. 唇运动得分为 59% ↓，存在结构异常，或运动范围未达到正常水平、无法连续运动、用其他构音器官的动作代偿或辅助目标动作，唇运动功能中度损伤。
　　4. 舌运动得分为 47% ↓，存在结构异常，或运动范围未达到正常水平、无法连续运动、用其他构音器官的动作代偿或辅助目标动作，舌运动功能中度损伤。

进一步描述：
　　1. 颊部触觉反应 4 级，鼻部触觉反应 4 级，唇部触觉反应 4 级，牙龈触觉反应 3 级，硬腭触觉反应 3 级，舌前部触觉反应 3 级，舌中部触觉反应 3 级，舌后部触觉反应 3 级。
　　2. 下颌自然状态 4 级，咬肌肌力 3 级，向下运动 2 级，向左运动 2 级，向右运动 3 级，前伸运动 2 级，上下连续运动 2 级，左右连续运动 2 级，向上运动 2 级。
　　3. 唇自然状态 4 级，流涎 3 级，唇面部肌力 3 级，展唇运动 2 级，圆唇运动 2 级，唇闭合运动 1 级，圆展交替运动 2 级，唇齿接触运动 2 级。
　　4. 舌自然状态 4 级，舌肌肌力 3 级，舌尖前伸 2 级，舌尖下舔下颌 2 级，舌尖上舔上唇 2 级，舌尖上舔齿龈 2 级，舌尖左舔嘴角 2 级，舌尖右舔嘴角 2 级，舌尖上舔硬腭 2 级，舌尖前后交替运动 1 级，舌尖左右交替运动 1 级，舌尖上下交替运动 1 级，马蹄形上抬运动 2 级，舌两侧缘上抬运动 1 级，舌前部上抬运动 2 级，舌后部上抬运动 1 级。

治疗建议：
　　1. 进行感知觉超敏或(和)弱敏治疗：① 口部触觉刺激(冷刺激、热刺激、触摸法等)；② 本体感觉刺激(拉伸肌肉法、抵抗运动法、压缩关节法等)；③ 口部探索游戏治疗(玩具治疗法、工具治疗法、冰块治疗法等)。
　　2. 进行提高咬肌肌力训练和以自主运动为主的下颌运动针对性治疗：① 提高咬肌肌力训练(深压咬肌法、敲打咬肌法、拉伸咬肌法、振动咬肌法等)；② 下颌运动针对性治疗：a. 下颌运动受限治疗(咀嚼法、高位抵抗法、高低位交替抵抗法等)；b. 下颌运动过度治疗(低位抵抗法、侧向控制法、前位控制法等)；c. 下颌分级控制治疗(低位控制法、大半开位控制法、小半开位控制法等)；d. 下颌转换运动治疗(综合下颌分级控制法)。
　　3. 进行提高唇肌肌力训练和以自主运动为主的唇运动针对性治疗：① 提高唇肌肌力训练：a. 肌张力过高治疗(按摩面部法、减少上唇回缩、减少上唇回缩、减少下唇回缩法等)；b. 唇肌张力过低治疗(抵抗法、对捏法、唇部拉伸法等)；② 唇运动针对性治疗：a. 圆唇运动治疗(吸管进食法、吹泡泡或棉球、拉纽扣法等)；b. 展唇运动治疗(杯子进食法、模仿大笑、咧开嘴角发/i/等);c. 唇闭合运动治疗(勺子进食法、唇部按摩、发咂唇音等);d. 唇齿接触运动治疗(夹饼干、舔果酱、发唇齿音等);e. 圆展交替治疗(亲吻与微笑、亲吻与皱眉、微笑与噘嘴等)。

4. 进行提高舌肌肌力和促进舌后侧缘稳定训练和以自主运动为主的舌运动针对性治疗:① 提高舌肌肌力训练(推舌法、挤舌法、挤推齿脊法等);② 促进舌后侧缘上抬(刷舌后侧缘法、舌后侧缘上推法);③ 舌运动针对性治疗:a. 舌向前运动治疗(舌尖向下伸展、舌尖舔嘴角、舌尖洗牙面等);b. 舌向后运动治疗(咀嚼器刺激法、深压舌后部法、发/u/音等);c. 舌前后转换运动治疗(舌前伸后缩交替运动、发/i/、/u/音交替训练等);d. 马蹄形上抬运动治疗(舌与上齿龈吸吮、舌尖发音、压舌板刺激法等);e. 舌根(后部)上抬运动治疗(敲击舌中线刺激法、舌后位运动训练、发/k/音等);f. 舌侧缘上抬运动治疗(舌侧缘刺激法、向中线压舌法、向下压舌侧缘等);g. 舌尖上抬与下降运动治疗(舌尖上下运动、舌尖舔物法、舌尖运动训练等);h. 舌前部上抬运动治疗(舌前部拱起、舌前位运动训练等)。

第二章

构音音系障碍康复治疗

	阅读完本章之后,你将:
本章目标	1. 熟悉构音音系障碍治疗的内容;
	2. 熟悉构音音系障碍的不同临床表现;
	3. 掌握针对构音音系障碍的治疗方法;
	4. 掌握实时言语视听反馈技术在构音音系障碍治疗中的应用。

　　构音音系障碍的康复治疗是言语治疗学的重要组成部分,是多数言语障碍患者均面临的问题,也是伴随患者康复始终的关键环节,构音音系障碍的治疗同样遵循"评估—治疗—监控—评价"(A+T+M+E)的操作模式。在科学评估的基础上,对患者构音音系障碍进行定性与定量的诊断,并制定科学合理的针对性治疗方案,在治疗过程中,还需要对治疗效果进行跟踪监控及疗效评价,从而随时调整康复进程,以达到最佳的康复效果。

第一节　概　　述

　　构音音系障碍涉及两种障碍,即构音障碍和音系障碍,训练上所采用的方法基本一致,而差异主要体现在思考方式的不同。若是构音障碍,则针对个别化的音进行训练,采取"**点对点**"的训练策略,即哪一个音错了,就训练哪个音;而若是音系障碍,患者就会出现某类音的系统性错误,如患者将/p、t、k/错发成了/b、d、g/,即塞音出现不送气化的问题,所以在训练时会采用"点"的方法来处理"面"的问题,也就是会将/p、t、k/放在一起训练。因而,本章对构音音系障碍的康复训练主要是介绍**构音康复方法(点)、音系康复策略(面)**的内容。

　　从言语产生来看,构音音系主要涉及字、词、句层面音段音位的清晰度,而韵律主要涉及连续语音的超音段音位。超音段音位无法独立存在,需附着在音段上才能实现。而构音音系也是嗓音到韵律过渡的桥梁,从此角度考虑,在构音音系训练中也应将韵律变化纳入考虑范畴。重读治疗法能有效加强呼吸、发声和构音系统之间的协调关系,可贯穿于构音音系障碍的构音运动康复训练、构音音系康复训练、口部运动康复训练及连续语音康复训练过程中。因此,重读治疗法也是构音音系障碍康复训练中不可或缺的治疗方法,本节也将对重读治疗在构音音系中的应用进行系统介绍。

一、字词的构音音系障碍的康复治疗

　　构音障碍的临床表现为构音不清,也称声韵调或其组合的清晰度下降,直接导致言语可懂度降低。构音障碍的临床表现可从韵母音位构音异常、声母音位构音异常和声调异常三个方面进行描述。构音障碍的治疗主要是以构音训练为主线,通过纠正错误的发音部位和发音方式来提高声母、韵母以及声韵组合的构音清晰度。然而,下颌、唇、舌的运动异常是导致构音不清的主要原因,构音运动异常必然会造成声母和韵母音位的

构音异常,因此在进行构音障碍的治疗时,除了对某个音进行构音语音训练以外,还要包括口部运动治疗和构音运动治疗。在治疗的过程中,必须以构音语音训练为主线,根据患者的实际需要加入必要的口部运动治疗和构音运动治疗,最终使患者掌握目标音位。针对构音障碍治疗框架,如图 6 - 2 - 1 所示,口部运动治疗的核心在于不同构音器官的运动训练,并且在单一构音器官的训练结束后,言语治疗师要将不同器官的构音运动进行组合,强化不同构音器官之间的协调运动,帮助患者快速提高整体的构音运动功能。

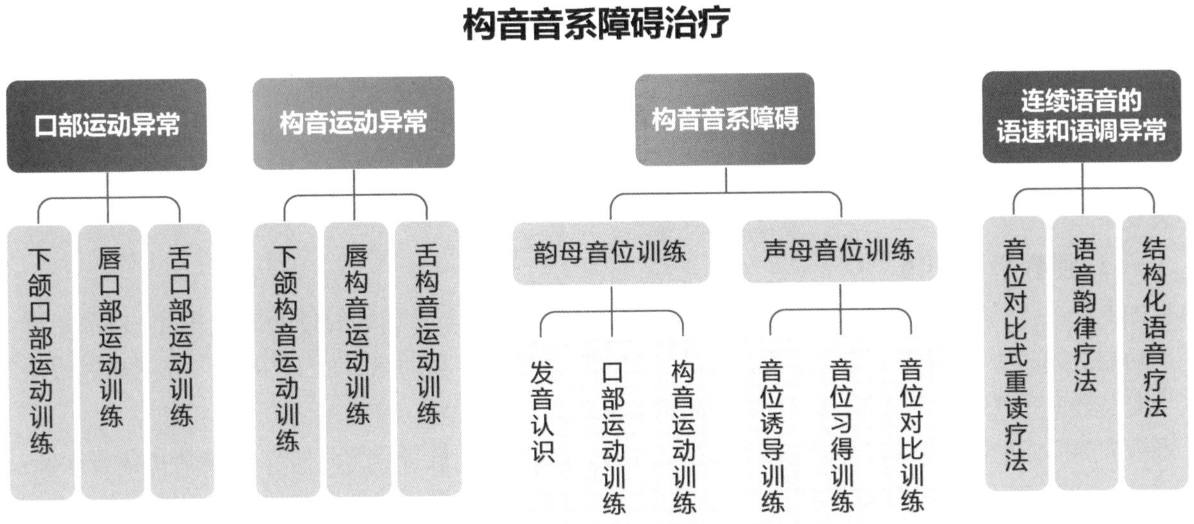

图 6 - 2 - 1　构音音系障碍康复治疗框架图

音系障碍主要反映患者目标语音系组合规则的异常,这会导致患者出现某类音的系统性错误,具体可以从音系历程、音系意识异常进行描述,而从言语产出过程来看主要表现为伴随的呼吸、发声、构音系统功能异常。对于这种系统性错误,我们可以通过突出强调区别特征、循环刺激等多种方法,提高患者对这类音节的发音特征、组合规则的认识。

构音音系障碍治疗的核心在于“音位诱导→音位习得(获得)→音位对比”,每个训练阶段均有其对应的训练关键点:在音位诱导阶段要注重与口部运动训练相结合,帮助患者快速找到该音位的正确发音部位;在音位习得阶段要注重与语音支持训练相结合,在音节词训练时提高患者的韵律功能,帮助患者快速过渡至连续语音的训练;在音位对比阶段要注重与构音音位对比相结合,利用易混淆音位组成的字、词、句,帮助患者快速提高构音清晰度。

二、连续语音的构音音系障碍康复治疗

连续语音下的构音音系训练的核心是在构音音位治疗的基础之上,增加韵律相关因素,帮助患者逐渐过渡至连续语音,包括重读治疗、结构化语音治疗和语音韵律治疗。音位对比式重读治疗是指使用特定的音位对比语料在重读治疗节奏下,通过语调、重音的变化,巩固患者的构音音位对比能力并熟悉韵律的变化;结构化语音治疗是指在固定结构的词语和句子中训练患者的构音功能;语音韵律治疗是指利用超音段音位的特征,将音节时长、停顿起音、音调变化、响度变化与具体的构音音位组合起来进行训练,提高患者的构音清晰度和言语自然度。连续语音下的构音语音训练,分别从“音位对、词、句”和“超音段音位”结合的角度,全方位提高患者在连续语音中的构音语音能力。

三、重读治疗在构音音系障碍中的综合应用

重读治疗法是言语障碍康复中常用的综合性干预方法,由丹麦言语病理学家斯文·史密斯(Svend

Smith,1967)提出,经柯尔斯顿(Kirsten,1980)进行了改良,该方法涵盖了呼吸训练、放松训练、嗓音训练和由嗓音向连续语音转化的四个训练板块,主要包括慢板节奏训练、行板节奏训练和快板节奏训练三个部分。通过循序渐进的训练过程,帮助言语障碍患者获得呼吸系统、发声系统、构音系统和身体运动之间协调运动,增加呼吸肌群、发声肌群和构音肌群的弹性和灵活性,可提高构音器官运动的灵活性、构音韵律的协调性,减轻言语功能的病理状况。

国内学者黄昭鸣最早应用了重读治疗法,为了更好地开展构音训练与连续语音训练,他基于汉语普通话特点对重读治疗法进行了改编,形成了实时重读治疗法(Real-time Accent Method,RAM),增加了针对嗓音障碍、构音障碍的以汉语韵母为主的韵母重读训练,以及针对构音障碍和连续语音障碍的以词语、句子这种完整音节为主的音节重读训练,且在原有的基础上还增加了针对口部运动障碍的口部运动重读,以及针对构音障碍的构音重读治疗,并结合实时言语视听反馈技术,将其应用于言语障碍的治疗,从而全面促进患者言语功能的康复。

(一) 慢板节奏训练

良好的呼吸支持是发出清晰、流畅连续语音的先决条件,慢板节奏训练的目的是促进相关呼吸肌群与发声肌群功能之间的协调,促进平静呼吸到言语呼吸的过渡。慢板节奏训练类似于"散步",强调通过缓慢的吸气紧接着缓慢的呼气来进行,且吸气与呼气之间没有停顿。

慢板节奏训练主要通过低音调、气息声的方式发高元音来完成。低音调的时候,由于声带的紧张度低,声带获得了最大程度的放松,气流使得声带边缘下的上皮层和固有层浅层之间得到很好的运动。气息式发声则提供了较好的贝努利效应,可以使声带边缘周围的黏膜不受损伤,发高元音时,作用在声带上的压力相对较小。

慢板节奏训练采用慢拍,为四分之三拍华尔兹节奏,每个小节有三拍,一次完整的慢板节奏训练应持续6秒钟,其中3秒钟为吸气,3秒钟为发音,成人的节奏每分钟58拍左右,儿童可稍快(每分钟62拍),老年人可稍慢(每分钟54拍)。慢板节奏训练又分为慢板节奏一、慢板节奏二和慢板节奏三。

1. 慢板节奏一训练

图6-2-2所示是慢板节奏一训练,通过缓慢的节奏训练,让患者掌握良好的发音方式。训练时,每个元音都伴随着音乐节奏,开始时以高强度发音,中间以较低强度发音,结束时也以低强度发音,形成"吸气,强-弱-弱"的节拍方式,如"吸气,I-i-i",这样的节奏训练类似于流行的有氧健身运动。

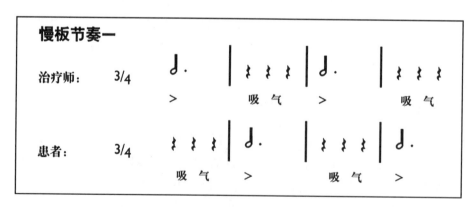

图6-2-2　慢板节奏一训练

2. 慢板节奏二训练

慢板节奏二是慢板节奏训练中最重要的训练方法,这种训练的节拍为"吸气,弱-强-弱",如"吸气,i-I-i",即第一个和第三个元音非重读,第二个元音重读,要求患者开始时以低强度发音,中间以高强度发音,结束时回到低强度的发音。训练期间,每个元音的发音都伴随着音乐节奏,开始时以低强度发音,中间以高强度发音,结束时回到低强度,如图6-2-3所示。

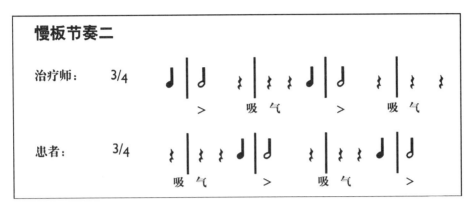

图 6-2-3　慢板节奏二训练

言语治疗师可以采用第三篇第四章所述的生理腹式呼吸训练中同步训练和交替训练法进行慢板节奏二的重读训练。言语治疗师和患者并肩站立,双手互握,他们用同一节奏进行呼吸运动,言语治疗师的躯体跟随患者的躯体运动,吸气时向前运动,发音时向后运动。将自己的手背触及对方的腹部。通过触及对方腹部的手施加的力,言语治疗师和患者可以互相控制身体的运动。

当患者发音令人满意,身体的运动与发音过程协调一致时,言语治疗师和患者可以交替地进行练习。言语治疗师指导患者,首先做出正确呼吸和发音的示范,然后让患者重复进行这项训练。当他们的身体同步向前或向后移动时,他们的呼吸是对立的。为了让患者更进一步地意识到气流量对发音的重要性,言语治疗师可以建议患者将手放在嘴前感觉气流。与平静呼吸时胸部不能运动相比,发重音时胸部必须向前运动,这点很关键。但是这种向前运动必须处于一种被动状态,这种运动应是由腹肌收缩导致肺内空气的压缩所引起的。在训练中可以观察到,发重音时表现为胸骨上抬。

3. 慢板节奏三训练

当患者可以连续发一个元音超过 2 秒,便可以进行慢板节奏三的训练,这时可将重音分两部分发出,但必须连贯,如图 6-2-4 所示,慢板节奏三的训练节拍为"吸气,弱-强-强",如"吸气,i-I-I"。开始时,患者和言语治疗师共同练习,当患者能够独立正确地完成训练后,言语治疗师可以录下一段声音并制成磁带或光盘(长度为 3 到 10 分钟),帮助患者在家进行自助训练。但关键的是,言语治疗师应该提醒患者在家进行训练之前首先要检查自己的练习方式是否正确,这样能够使患者在家训练时避免可能的错误。患者应该严格遵循言语治疗师的指导再进行多次日常训练。

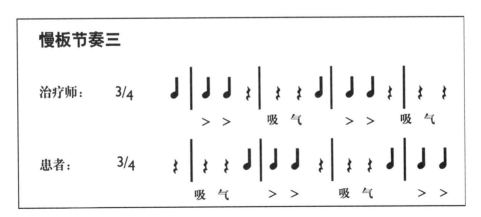

图 6-2-4　慢板节奏三训练

4. 慢板节奏训练中的躯体和手臂运动

慢板节奏训练的呼吸节奏非常缓慢,并且伴有肢体运动,即在平静呼吸状态下躯体在吸气时稍向前运动,呼气时稍向后运动。这种运动可借助于手臂的运动来增加其感受性,手臂向前上伸至水平位,然后在发重音时手臂向后下方摆动,此时重音应感觉从身体重心处发出,且手臂运动必须同躯体运动和发音协调一致。可以将慢板节奏二的训练类比为抛物运动,即石头被抛出时,手臂起先向后运动,然后手臂加速向前做抛物运动至石头被抛出时获得最大的运动速度,手臂的向后运动对应于平静而缓慢的吸气,开始抛物时手臂的紧张度较低,之后紧张度增加至石头被抛出,石头抛出以后,手臂的紧张度再次下降。这好比在发重音时,发音强度由低至高,后又回到低重音位。患者必须感到声音发出时伴随最大的呼气运动,就好像石头抛出时伴随最大的运动速度,强调发音和抛石头之间的类比关系很有必要,在未达到最大的运动速度时石头不会被抛出。类似的关系同样存在于发音(呼气)与躯体运动之间,在这些训练中手臂和躯体的运动使得肺部呼出的气流得到加强,从而激发了重音的产生。同时平静吸气和无停顿的手臂轻微摇摆运动促进了身体放松。

5. 构音重读治疗中的慢板节奏训练

构音重读治疗主要通过韵母训练和声母训练完成。开始训练阶段应以发高元音/u/和/i/为主,然后过渡到声母与韵母的结合,遵循这种系统化的训练模式能取得良好的成效。一般而言,韵母重读训练法以慢板节奏二为主。

(1)单韵母的重读训练

汉语中有6个单韵母,下颌、唇、舌的位置决定了每个单韵母的生理和声学特征。在构音治疗中,比较容易出现问题的单韵母发音是由于舌的前后运动、上下运动和唇的圆展运动异常造成的,因此在构音重读治疗中,主要针对上述三种运动切换训练而设计,如表6-2-1所示。

表6-2-1　慢板节奏二构音运动运动训练

下颌上、下运动		舌前、后运动		圆、展唇运动	
上-下	下-上	前-后	后-前	展-圆	圆-展
i-A-ɑ	ɑ-I-i	i-U-u	u-I-i	i-Ü-i	ü-I-ü
u-A-ɑ	ɑ-U-u	i-O-o	o-I-i	e-O-e	o-E-o
o-A-ɑ	ɑ-O-o	i-E-e	e-I-i		
ü-A-u	u-A-ü	i-U-u	u-I-i		
i-A-o	o-A-i	i-Ü-u	u-Ü-i		
ü-A-o	o-A-ü	i-Ü-o	o-Ü-i		

训练中标小写字母的表示非重读韵母,标大写字母的则表示重读韵母。如表6-2-1中的第一列和第二列分别为舌下颌的向下和向上运动的过渡,通过发不同下颌张开度的元音来完成;第三列和第四列为舌的向后和向前运动的过渡,通过发不同舌位的元音来完成;第五列和第六列为圆唇和展唇运动,通过发不同唇的圆展程度的元音来完成。单韵母重读训练的涉及形式,可参考表6-2-1完成。如"i-U-u"表示通过慢板节奏二来训练舌从前向后运动的能力,第一个小写字母"i"提示言语治疗师诱导患者首先吸气,从弱拍开始,发出"i",然后在第二个强拍时发出"U",最后一个弱拍时也发出"u",因此,大写字母表示在强拍发音,小写字母表示在弱拍发音。通过这样交替发出/i/和/u/,可以有效地训练舌从前向后运动的能力。

在韵母重读训练期间所出现的关于韵母发音质量的变化,可以通过采用事先挑选好的词汇和语句进行声学分析,包括基频、强度、频谱、共振峰和语谱图。但要在韵母训练前后同等的条件下进行测试和分析。韵母重读训练后,功率谱的高频部分将更显突出,在 1 000—5 000 赫兹内的能量变得更多,这说明发音质量转变成一种清晰、强烈和洪亮的音色,韵母重读训练后,构音音位更加精确。

（2）复韵母的重读训练

在单韵母发音清晰的基础上,还要通过重读训练的形式,提高患者复韵母发音的能力,汉语中的复韵母一共有 13 个,如表 6-2-2 所示,按照开口不同,可将复韵母分为开口呼、齐齿呼、合口呼和撮口呼四类,可以将每个复韵母作为重读训练的材料,以慢板节奏二的训练形式诱导患者发出。如表中的第一个复韵母/ai/,可以设计为[ai-AI-ai],与单韵母训练的方法相同,小写字母表示弱拍,大写字母表示强拍。言语治疗师需要诱导患者通过三个不同强弱的拍子发出复韵母/ai/,首先是弱拍的/ai/,然后是强拍的/AI/,最后以弱拍的/ai/结束,即为/ai-AI-ai/。训练时,每个拍子之间停顿 1 秒。

表 6-2-2　复韵母、鼻韵母材料

复　韵　母					鼻　韵　母				
开口呼	[ai] 哀	[ei] 诶	[ao] 熬	[ou] 欧	开口呼	[an] 安	[en] 恩	[ang] 昂	[eng] "亨"的韵母
齐齿呼	[ia] 呀	[ie] 耶	[iao] 腰	[iou] 忧	齐齿呼	[ian] 烟	[in] 因	[iang] 央	[ing] 英
合口呼	[ua] 蛙	[uo] 窝	[uai] 歪	[uei] 威	合口呼	[uan] 弯	[uen] 温	[uang] 汪	[ueng] 翁　[ong] "轰"的韵母
撮口呼	[üe] 约				撮口呼	[üan] 冤	[ün] 晕	[iong] 雍	

（3）鼻韵母的重读训练

鼻韵母是汉语构音治疗中的难点,也是治疗的重点,汉语中的鼻韵母个数较多,其发音质量的高低将在很大程度上影响患者整体的构音清晰度,如表 6-2-2 所示,16 个鼻韵母也可以按照不同开口分为四种类型,可以将每个鼻韵母作为重读训练的材料,以慢板节奏二的训练形式诱导患者发出。如表中的第一个鼻韵母/an/,可以设计为[an-AN-an],与单韵母训练的方法相同,小写字母表示弱拍,大写字母表示强拍。言语治疗师需要诱导患者通过三个不同强弱的拍子发出鼻韵母/an/,首先是弱拍的/an/,然后是强拍的/AN/,最后以弱拍的/an/结束,即为/an-AN-an/。训练时,每个拍子之间停顿 1 秒。

（二）行板节奏训练

行板节奏训练的目的是增加呼吸肌群、发声肌群和构音肌群运动的灵活性,促进呼吸、发声和构音之间的协调性,从而建立正确的言语呼吸方式,该训练的行板节奏类似于"走路"。行板节奏训练时,要求正常起音、声音响亮。行板节奏训练采用进行曲节奏,每小节四拍,对于成年人最自然的节律是每分钟 70 拍左右,最初用于基本训练。当患者掌握了技巧后,节律可以适当增加。对儿童的训练,节奏可以稍快(每分钟 76 拍),而对老年人的训练节奏应相对慢一些(每分钟 64 拍),行板节奏训练又分为四个部分。

1. 行板节奏一训练

行板节奏一的每次训练从弱起小节开始,第一小节的八分休止符为吸气时间,要求呼吸主动、迅速,吸入的空气要充足,紧接着一个八分音符弱拍和三个四分音符强拍的发音,如图 6-2-5 所示。言语治疗师和患者以这种方式轮流进行发音,患者总是比言语治疗师相差一小节,即言语治疗师在患者停顿时发音,而患者在言语治疗师停顿时发音。行板节奏一训练是行板节奏训练中最重要的训练方法,它强调呼吸主动、迅速,要求患者最后一个重音发完之后,腹肌迅速放松,而腹壁在放松期间部分地向外运动并开始同步的吸气。在行板节奏训练时,由腹腔运动产生重音,从而导致胸腔上部的被动抬升,这种抬升运动在发重元音时能观察到,并且患者自己可以通过分别放在腹部及胸部的手来得到控制。平静吸气时,放在腹部的手应感到腹部随着呼吸移动,放在胸部的手则感觉不到明显的运动,但在发重音时放在胸部的手应该感到胸部有稍许向前的运动,而发弱音时胸部则不需要运动。

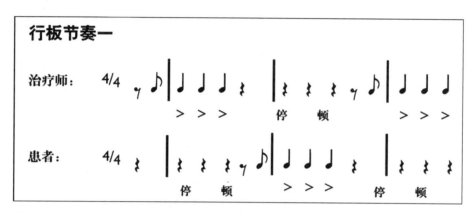

图6-2-5　行板节奏一训练

2. 行板节奏二、行板节奏三、行板节奏四训练

进行行板节奏一训练后,言语治疗师可以根据患者的情况,对节奏做一些变换,如果将行板节奏一中的三个四分之一强拍中的一个分成两个八分之一强拍,就能获得四个强拍,就能产生行板节奏二(图6-2-6)、行板节奏三(图6-2-7)和行板节奏四(图6-2-8)的训练。

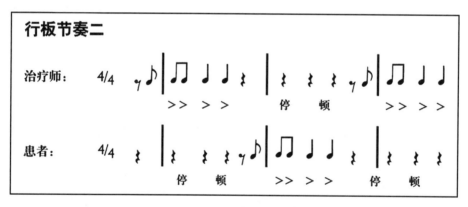

图6-2-6　行板节奏二训练

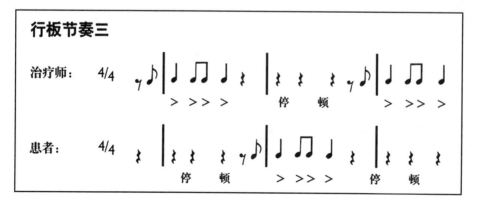

图6-2-7　行板节奏三训练

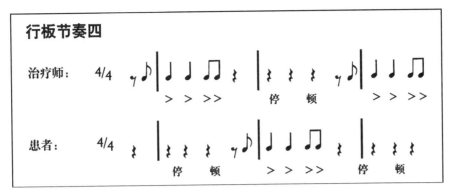

图6-2-8　行板节奏四训练

3. 行板节奏训练中的躯体和手臂运动

行板节奏训练中的身体运动包括两项同步运动：躯体运动和前臂运动。我们设法让整个躯体围绕矢状轴旋转，如行走时观察到的那样。训练躯体运动时，身体采取直立位，双脚左右分开约30厘米，身体旋转过程中可或多或少地伴随发音。这项训练表现出明显的个性差异，有些患者显得较为刻板，而另一些患者则较灵活。行板节奏训练时，发重音可以借助前臂的向前平伸运动，从这个姿势开始发重音，前臂往下甩，完成一个躯体的动作。与慢板节奏训练（整个手臂运动参与发音）相比较，行板节奏训练中只有前臂运动参与发重音，因此躯体和手臂运动应该联合起来，即手臂的运动伴随着躯干围绕垂直轴的旋转。

4. 构音重读治疗中的行板节奏训练

构音重读治疗主要是由韵母训练和声母训练两个部分组成。韵母重读训练法以慢板节奏二和行板节奏一为主，而声母重读训练法以行板节奏一为主。

（1）单韵母的重读训练（行板节奏一）

汉语中的六个单韵母除了可以通过慢板节奏二的形式完成相互的切换发音训练，还可以通过行板节奏一的形式，进一步巩固舌的前后运动能力、唇的圆展能力以及下颌的上下运动能力，如表6-2-3所示。训练中标小写字母的表示非重读韵母，标大写字母的则表示重读韵母。如表6-2-3中的第一列和第二列分别为下颌向下运动和向上运动的过渡，分别通过发出不同下颌张开度的元音来完成；第三列和第四列为舌向后运动和向前运动的过渡，分别通过发出不同舌位的元音来完成；第五列和第六列为唇的圆展运动，通过发不同程度圆展唇的元音来完成。单韵母重读训练的涉及形式，可参考表6-2-3完成。如"i-I-U-u"表示通过行板节奏一来训练舌从前向后运动的能力，第一个小写字母"i"提示言语治疗师诱导患者首先吸气，从弱拍开始，发出"i"，然后在第二个强拍时发出"I"，在第三个强拍时发出"U"，在最后一个强拍时也发"U"。因此，大写字母表示在强拍发音，小写字母表示在弱拍发音。通过这样交替发出/i/和/u/可以有效地训练舌从前向后运动的能力。

表6-2-3　行板节奏一构音运动运动训练

下颌上、下运动		舌前、后运动		圆、展唇运动	
上-下	下-上	前-后	后-前	展-圆	圆-展
i-I-A-A	a-A-I-I	i-I-U-U	u-U-I-I	i-I-Ü-I	ü-Ü-I-Ü
ü-Ü-A-A	a-A-Ü-Ü	i-I-O-O	o-O-I-I	e-E-O-E	o-O-E-O
u-U-A-A	a-A-U-U	i-I-E-E	e-E-I-I		
e-E-A-A	a-A-E-E	i-I-Ü-U	u-U-Ü-I		
i-I-A-U	u-U-A-I	i-I-Ü-O	o-O-Ü-I		
i-I-A-E	e-E-A-I	ü-Ü-U-U	u-U-Ü-Ü		

（2）复韵母的重读训练

如表6-2-4所示，可以将每个复韵母作为重读训练的材料，以行板节奏一的训练形式诱导患者发出。如表中的第一个复韵母/ai/，可以设计为[ai-AI-AI-AI]，与单韵母训练的方法相同，小写字母表示弱拍，大写字母表示强拍。言语治疗师需要诱导患者通过四个不同强弱的拍子发出复韵母/ai/，首先是弱拍的/ai/，然后是三个强拍的/AI/，训练时，每个拍子之间停顿1秒。

（3）鼻韵母的重读训练

如表6-2-4所示，可以将每个鼻韵母作为重读训练的材料，以行板节奏一的训练形式诱导患者发出。如表中的复韵母/an/，可以设计为[an-AN-AN-AN]，与单韵母训练的方法相同，小写字母表示弱拍，大写字母表示强拍。言语治疗师需要诱导患者通过三个不同强弱的拍子发出复韵母/an/，首先是弱拍的/an/，然后是三个强拍的/AN/，训练时，每个拍子之间停顿1秒。

（4）声母重读训练

和韵母训练一样，在构音矫治过程中采用一种系统的声母训练模式十分必要。在汉语中，声母训练总是和韵母训练相结合。一般的构音重读治疗都是从声母开始，设计形式如表6-2-4所示。

表6-2-4　声母/b、p、m/的行板节奏一训练

声母/b/＋单韵母	声母/p/＋复韵母（开口呼）	声母/m/＋鼻韵母（开口呼）
ba-BA-BA-BA（ba 巴）	pai-PAI-PAI-PAI（pai 拍）	man-MAN-MAN-MAN（man 蛮）
bo-BO-BO-BO（bo 玻）	pei-PEI-PEI-PEI（pei 胚）	men-MEN-MEN-MEN（men 闷）
bi-BI-BI-BI（bi 逼）	pao-PAO-PAO-PAO（pao 抛）	mang-MANG-MANG-MANG（mang 忙）
bu-BU-BU-BU（bu 不）	pou-POU-POU-POU（pou 剖）	meng-MENG-MENG-MENG（meng 盟）
ba-BO-BI-BU	pai-PEI-PAO-POU	man-MEN-MANG-MENG

在言语治疗中，韵母和声母都需进行变换。训练开始阶段，构音治疗只进行韵母的变换练习，以后才逐渐混入声母训练。训练后，声母的发音变得更强有力，而且更加清晰。这是因为此项训练增加了呼气力量和构音音位的精确程度。言语重读治疗后的一般情况是声母的发音更有力度，更加清楚，甚至表现为一个长句的最后一个声母的发音都很清晰。这与韵母训练的效果相同，即增加了言语的清晰度。

（三）快板节奏训练

快板节奏训练比行板节奏训练的速度稍快，类似于"跑步"，它的训练目的是提高呼吸、发声和构音系统的灵活性以及三者之间良好的协调性。进行快板节奏训练时，必须做足够的深吸气，以维持较长的发音。

快板节奏训练对成年人大约为每分钟88拍。对儿童的训练，节奏可以稍快（每分钟94拍），而对老年人的训练节奏应相对慢一些（每分钟82拍）。快板节奏训练分为两个部分，其中快板节奏一训练最为重要。

1. 快板节奏一训练

如图6-2-9所示，快板节奏一训练是在行板节奏一训练的基础上，将其中第一和第二拍分成四个八分之一强拍，因此整个训练在一阵短而深的主动吸气后，紧接着一个八分之一弱拍，四个八分之一强拍和一个四分之一强拍。快板节奏训练起来较为困难，因为呼气运动很小且互相连接。因此如前所述，观察胸腔上部的被动抬升是很重要的。所有的重音拍必须都能听见，且感觉像一个整体，每一个独立的节拍之间不能有停顿，训练必须从弱拍开始，之后连着发重拍。

如果患者不能较好地进行快板节奏训练，言语治疗师应放慢训练节奏。如果患者仍不能适应，则应该重复行板节奏，甚至慢板节奏的训练，直至患者有能力进行快板节奏训练。

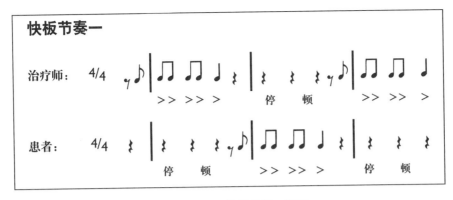

图6-2-9　快板节奏一训练

2. 快板节奏二训练

快板节奏二训练将重音的个数增加至13个,如图6-2-10所示,要求患者可以长时间发一连串的重音拍,对提高连续语音的韵律较为有效,这项训练最为困难,通常是针对演员和歌唱家进行训练的,能够长时间发一连串的重音拍。通过快节奏重音训练,患者或演员将能够提高呼吸、发声和构音的灵活性以及三者之间良好的协调性。

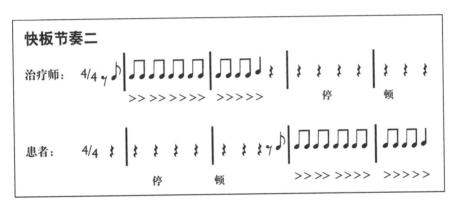

图6-2-10　快板节奏二训练

在快板节奏训练中,只见腹壁运动,而胸腔运动不明显,这是因为发重音时一个紧接一个。因此在快板节奏的两项训练中,我们可以见到腹壁的连续内移动作。进行快板节奏训练时,必须做足够的深吸气,以维持较长的发音。

3. 快板节奏训练中的躯体和手臂运动

快板节奏训练中,躯体的自然运动应包括轻快、灵活、迅速地上下跳跃,膝部稍微弯曲。慢板节奏训练强调整个手臂的运动,行板节奏训练则强调前臂运动,在快板节奏训练中,只有手和手指的运动参与,节奏越快,肢体运动的幅度越小,当节奏加快时,我们会本能地抑制身体的运动。

4. 构音重读治疗中的快板节奏训练

(1) 单韵母的重读训练(快板节奏一)

通过快板节奏一的形式,进一步巩固下颌的上下运动能力、舌的前后运动能力及唇的圆展能力,如表6-2-5所示。训练中标小写字母的表示非重读韵母,标大写字母的则表示重读韵母。如表6-2-5中的第一列和第二列分别为下颌向下运动和向上运动的过渡,分别通过发出不同下颌张开度的元音来完成;第三列和第四列为舌向后运动和向前运动的过渡,分别通过发出不同舌位的元音来完成;第五列和第六列为唇的圆展运动,通过发不同程度圆展唇的元音来完成。如言语治疗师可通过快板节奏一来训练舌从前向后运动的能力,第一个小写字母"i"提示言语治疗师诱导患者首先吸气,从弱拍开始,发出"i",然后连续四个强拍时发出"I",在最后一个强拍时也发"U"。因此,大写字母表示在强拍发音,小写字母表示在弱拍发音。通过这样交替发出/i/

和/u/可以有效地训练舌从前向后运动的能力。圆展唇训练和舌上下运动训练的重读设计形式详见表6-2-5。

表6-2-5 快板节奏一构音运动训练

下颌上、下运动训练		舌前、后运动训练		圆、展唇运动	
上-下	下-上	前-后	后-前	展-圆	圆-展
i-A̲-I̲-A̲-I̲-A	ɑ-I̲-A̲-I̲-A̲-I	i-I̲-I̲-U̲-U̲-U	u-U̲-U̲-I̲-I̲-I	i-I̲-I̲-Ü̲-Ü̲-Ü	ü-I̲-Ü̲-I̲-Ü̲-I
u-A̲-U̲-A̲-U̲-A	ɑ-U̲-A̲-U̲-A̲-U	i-I̲-I̲-O̲-O̲-O	o-O̲-O̲-I̲-I̲-I	e-E̲-E̲-O̲-O̲-O	o-E̲-O̲-E̲-O̲-E
o-A̲-O̲-A̲-O̲-A	ɑ-O̲-A̲-O̲-A̲-O	i-I̲-I̲-E̲-E̲-E	e-E̲-E̲-I̲-I̲-I		
ü-A̲-U̲-A̲-Ü̲-A	u-Ü̲-A̲-U̲-A̲-Ü	i-I̲-I̲-Ü̲-U̲-U	u-U̲-Ü̲-U̲-I̲-I		
i-A̲-I̲-O̲-I̲-O	o-I̲-A̲-O̲-A̲-I	i-I̲-Ü̲-O̲-O̲-O	o-O̲-Ü̲-I̲-I̲-I		
ü-A̲-Ü̲-A̲-Ü̲-O	o-Ü̲-A̲-O̲-A̲-Ü				

（2）复韵母的重读训练

如表6-2-2所示,可以将每个复韵母作为重读训练的材料,以行板节奏一的训练形式诱导患者发出。如表中的第一个复韵母/ai/,可以设计为[ai-A̲I̲-A̲I̲-A̲I̲-A̲I̲-AI],与单韵母训练的方法相同,小写字母表示弱拍,大写字母表示强拍。言语治疗师需要诱导患者通过六个不同强弱的拍子发出复韵母/ai/,首先是弱拍的/ai/,然后是连续两个强拍的/AI/,最后是单独一个强拍。训练时,每个拍子之间停顿约半秒。

（3）鼻韵母的重读训练

如表6-2-2所示,可以将每个鼻韵母作为重读训练的材料,以行板节奏一的训练形式诱导患者发出。如表中的第一个鼻韵母/an/,可以设计为[an-A̲N̲-A̲N̲-A̲N̲-A̲N̲-AN],与单韵母训练的方法相同,小写字母表示弱拍,大写字母表示强拍。言语治疗师需要诱导患者通过六个不同强弱的拍子发出鼻韵母/an/,首先是弱拍的/an/,然后是四个强拍的/AN/,最后是单独一个强拍。训练时,每个拍子之间停顿约半秒。

（4）声母重读训练

和韵母训练一样,在构音矫治过程中采用一种系统的声母训练模式十分必要。在汉语中,声母训练总是和韵母训练相结合,如表6-2-6所示。一般的构音重读治疗都是从声母开始。

表6-2-6 声母/b、p、m/的行板节奏一训练

声母/b/+单韵母	声母/p/+复韵母（开口呼）	声母/m/+鼻韵母（开口呼）
bɑ-B̲A̲-B̲A̲-B̲A̲-B̲A̲-BA（bɑ 巴）	pai-P̲A̲I̲-P̲A̲I̲-P̲A̲I̲-P̲A̲I̲-PAI（pai 拍）	man-M̲A̲N̲-M̲A̲N̲-M̲A̲N̲-M̲A̲N̲-MAN（man 蛮）
bo-B̲O̲-B̲O̲-B̲O̲-B̲O̲-BO（bo 玻）	pei-P̲E̲I̲-P̲E̲I̲-P̲E̲I̲-P̲E̲I̲-PEI（pei 胚）	men-M̲E̲N̲-M̲E̲N̲-M̲E̲N̲-M̲E̲N̲-MEN（men 闷）
bi-B̲I̲-B̲I̲-B̲I̲-B̲I̲-BI（bi 逼）	pao-P̲A̲O̲-P̲A̲O̲-P̲A̲O̲-P̲A̲O̲-PAO（pao 抛）	mang-M̲A̲N̲G̲-M̲A̲N̲G̲-M̲A̲N̲G̲-M̲A̲N̲G̲-MANG（mang 忙）
bu-B̲U̲-B̲U̲-B̲U̲-B̲U̲-BU（bu 不）	pou-P̲O̲U̲-P̲O̲U̲-P̲O̲U̲-P̲O̲U̲-POU（pou 剖）	meng-M̲E̲N̲G̲-M̲E̲N̲G̲-M̲E̲N̲G̲-M̲E̲N̲G̲-MENG（meng 盟）
bɑ-B̲O̲-BI̲-BU̲-BA-BO	pai-P̲E̲I̲-PAO-POU-PAO-POU	man-M̲E̲N̲-MANG-MENG-MEN-MAN

第二节 构音运动异常的康复治疗

构音运动治疗的目的在于促进构音器官的运动,进一步强化下颌、唇、舌的各种构音运动模式,为准确的构音语音训练奠定良好基础。构音运动治疗的材料丰富,配以重读训练,可进一步提高口部运动功能,使之顺利过渡到清晰的发音。

构音运动治疗主要包括下颌、唇和舌构音运动治疗三部分,三者又都包括单一运动模式构音运动治疗和转换运动模式构音运动治疗。

单一运动模式指下颌、唇或舌处于某一构音位置,如下颌上位、圆唇、舌前位等。单一运动模式的构音运动治疗主要强调"点"治疗,旨在提高下颌、唇或舌在构音过程中所对应位置的准确性。一个单韵母即是一个点,如图6-2-11所示的红色和橙色圆圈。每一个单韵母对应的点都有一个特殊的构音器官位置,如单韵母/ɑ/对应着下颌低位、自然唇形和舌中下位,即下颌、唇和舌的三种单一运动模式。

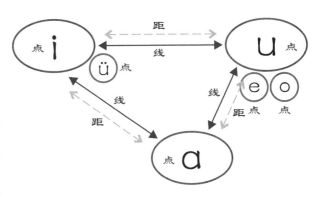

图6-2-11 构音运动治疗中的"点""线""距"

汉语中的复韵母均由两个或三个单韵母组成,从构音运动的角度看,则是某两个或三个点之间连续、协调运动的结果,如复韵母/ɑi/即为单韵母/ɑ/和单韵母/i/两点之间的连线,因此对复韵母的构音运动治疗也称转换运动模式的构音运动治疗,又称音节内转换,主要强调"线"的治疗,旨在提高两种构音运动模式之间平滑、连续的过渡,从而提高复韵母的构音清晰度,如图6-2-11中绿色虚线。

相邻两个单韵母的距离即为"距",又可称为音节间转换,如阿姨(/ɑ/-/i/),对两个单一运动模式构音运动的转换治疗则强调"距"的治疗,旨在提高下颌、唇或舌在构音过程中两种对应位置间进行灵活的切换能力,如图6-2-11中蓝色实线。

一、下颌构音运动训练

(一)下颌构音运动的声学特征

下颌构音运动主要体现为下颌韵母的构音运动,主要包括:下颌上位运动、下颌下位运动、下颌半开位运动和下颌转换运动模式。

下颌上位运动主要指发/i/、/u/等上位音时,下颌需保持在高位水平,并能维持一定时间,完成单韵母的发音。下颌下位运动主要指发/ɑ/时,下颌需保持在低位水平,并能维持一定时间,完成单韵母的发音。下颌半开位运动指发/o/、/e/等半开位音时,下颌需保持在半开位的水平,并能维持一定时间,完成单韵母的发音,这对很多构音运动障碍患者来说是较难完成的一个构音运动。下颌转换运动指下颌从一个位置顺利过渡到另外一个位置,通常又分为音节内的转换和音节间的转换两种。音节内的转换指在发/iɑ/、/ei/等复韵母或含有这些复韵母的单音节词时,下颌需要从一个位置顺利过渡至另一个位置,并完成发音,这不仅要求起点与终点的位置准确,还要求转换的时间与幅度要恰到好处。音节间的转换指在发"踢打(/i/-/ɑ/)"、"妈咪(/ɑ/-/i/)"等双音节词时,下颌的位置从前一个音节的某一个位置顺利过渡到下一个音节的另外一个位置。下颌构音运动的四种模式均可以通过声学定量测量的手段直观地表现出来。这些声学表现可以帮助言语治疗师获得客观的数据分析支持,为了解患者的训练效果和后期的发音指导提供依据。

1. 下颌单一运动的声学表现(点)

下颌单一运动中的下颌上位运动、下颌下位运动和下颌半开位运动主要体现在对应单韵母的第一共振峰F_1的频率值的不同,如在前文第五篇中所述,第一共振峰F_1主要受到发音时咽腔形状与大小的影响,下颌的上下运动幅度则是改变咽腔形状和大小的主要因素,结合共鸣评估部分三个核心韵母/ɑ、i、u/的第一共振峰数据可知$F_1(ɑ)>F_1(e)>F_1(i)$,F_1会随着下颌张开的幅度而变化,下颌的张开度越大,F_1值就越大,张开度越小,F_1就越小,说明下颌张开度与F_1之间存在正相关关系。因此,临床上可以通过观察单韵母/i/、/u/时

的第一共振峰 F_1 来判断下颌上位运动是否准确;通过观察单韵母/a/时的第一共振峰 F_1 来判断下颌下位运动是否准确;通过观察发单韵母/o/、/e/时的第一共振峰 F_1 来判断下颌半开位运动是否准确。如前文所述,下颌单一运动的客观测量主要通过共振峰观察单个"点"的位置是否正确。单韵母共振峰的测量和分析方法已在第五篇中进行了详细的介绍,此处不再重复。

2. 音节内下颌转换运动的声学表现(线)

下颌转换运动可分为音节内转换(线)与音节间转换(距)两种,可通过语谱图上复韵母或双音节词中两个单韵母的共振峰转接进行分析。

如图 6-2-12 所示,复韵母/ai/的第一共振峰(蓝色曲线)表现为起始频率值约为 800 赫兹,到了 0.4 秒左右,呈现出轻微下降的趋势,最终降至约为 500 赫兹。这是由于发/ai/的时候,下颌先处于低位,发出/a/,然后过渡到高位,发出/i/,两者的平滑转换,发出/ai/,下颌处于低位时,咽腔相对狭窄,第一共振峰 F_1 偏大,而下颌处于高位时,咽腔相对开放,第一共振峰 F_1 偏小,因此图 6-2-12 所示的蓝色曲线对应的第一共振峰 F_1 频率值呈现出由高向低的过渡趋势。音节内转换主要通过观察共振峰的转接判断下颌转换运动中"线"的起点、终点以及轨迹是否正确。

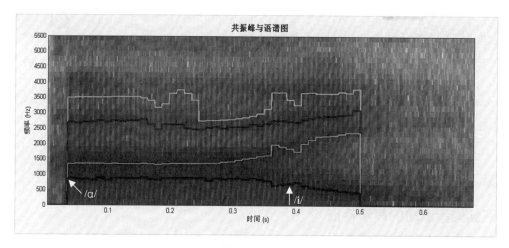

图 6-2-12　复韵母／ai／的共振峰与语谱图

(言语障碍测量仪,ICFDrSpeech®,上海慧敏医疗器械有限公司授权使用)

3. 音节间下颌转换运动的声学表现(距)

图 6-2-13 为双音节词"阿姨(/a/-/i/)"的共振峰和语谱图,该词语的第一共振峰(蓝色曲线)也表现为起始频率值约为 800 赫兹,到了 0.3 秒左右,呈现出明显的下降趋势,最终维持在约 250 赫兹。这是由于发"阿姨(/a/-/i/)"的时候,下颌先处于低位,发出/a/,然后过渡到高位,发出/i/,两者的平滑转换,发出"阿姨(/a/-/i/)",下颌处于低位时,咽腔相对狭窄,第一共振峰 F_1 偏大,而下颌处于高位时,咽腔相对开放,第一共振峰 F_1 偏小,因此图 6-2-13 所示的蓝色曲线对应的第一共振峰 F_1 频率值呈现出由高向低的过渡趋势。音节间转换主要通过观察共振峰的转接判断下颌转换运动中"距"的起点、终点以及轨迹是否正确。

音节内转换和音节间转换运动在声学上的相同表现为:第一共振峰 F_1 频率值均表现为由高到低的下降趋势;但发"阿姨(/a/-/i/)"时下颌音节间的下-上运动转换在声学上的表现更加明显;两者的不同点表现为:音节间下颌转换运动第一共振峰 F_1 频率下降幅度更大、速度更快。下颌转换运动在声学上主要表现为共振峰转接,其中主要的观察指标为:转换前和转换后平稳段共振峰的值和转换速率。复韵母/ai/和双音节词"阿姨(/a/-/i/)"转换前和转换后平稳段共振峰值均为 $F_1(a)$ 和 $F_1(i)$,转换速率为 r_1,将这些值与相应的参考标准相对比,即可判断下颌转换运动是否完成,完成得是否准确到位。转换速率的计算公式为:

$$r_1 = \delta F_1 / \delta t \qquad (公式 6.2.1)$$

其中 r_1 为转换速率,δF_1 为/a/平稳段第一共振峰和/i/平稳段第一共振峰的频率之差,δt 为复韵母或双音节词完成转换的时间。

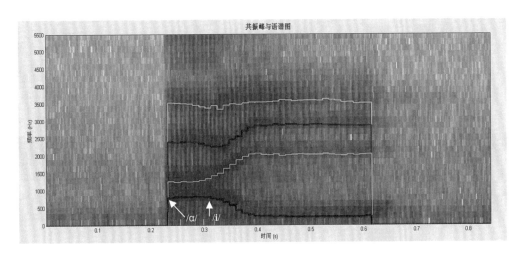

图 6‑2‑13　双音节词"阿姨(/a/‑/i/)"的共振峰与语谱图

(言语障碍测量仪,ICFDrSpeech®,上海慧敏医疗器械有限公司授权使用)

(二)下颌构音运动治疗的设计

重读治疗是一种非常重要且有效的方法,构音重读治疗作为其中的一个分支,对构音运动治疗的意义尤为重要,它能极大地提高构音运动的灵活性和协调性。构音重读治疗主要通过重读慢板节奏二和行板节奏一,配合设计好的词语,在节奏与韵律配合下,可实现建立构音运动治疗的目的。

下颌构音运动治疗主要通过设计下颌上位运动、下颌下位运动、下颌半开位运动和下颌转换运动的单音节词、双音节词和三音节词,并为这些词语设计慢板节奏二和行板节奏一的重读治疗形式来实现,通过反复练习,可以达到建立相应构音运动的目标,图 6‑2‑14 为下颌构音运动治疗的流程图及治疗目的。

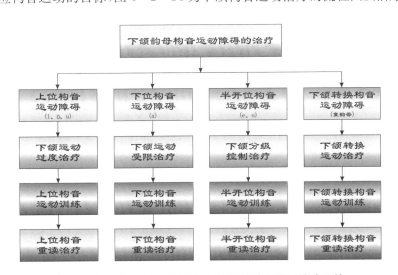

图 6‑2‑14　下颌韵母构音运动治疗流程图及治疗目的

在下颌构音运动治疗中,遵循先易后难、先简单后复杂的治疗顺序,先训练下颌下位运动、上位运动,然后是半开位运动,最后再进行下颌上下转化运动训练,同时遵循单音节词—双音节词—三音节词的训练顺序,下颌上位运动、下颌下位运动和下颌半开位运动的单音节词训练要求下颌保持在某一特定位置较短的时间,随着音节数的增加,要求下颌不同位置的打开次数增加,使训练难度提高,如图 6‑2‑15 的 a、b、c 所示。下颌转换运动训练中的单音节词训练主要针对复韵母的音节内转换运动,双音节词训练则主要针对词语的音节间转换运动,如图6-2-15d所示。

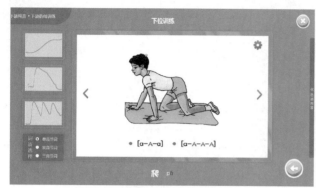

a1. 下颌下位运动单音节词训练(/pɑ/)

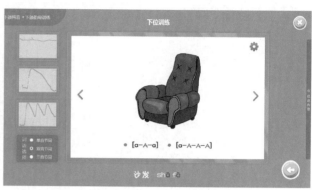

a2. 下颌下位运动双音节词训练(/shɑ-fɑ/)

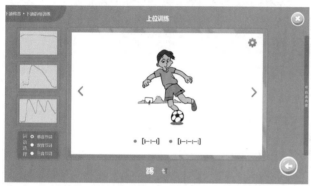

b1. 下颌上位运动单音节词训练(/ti/)

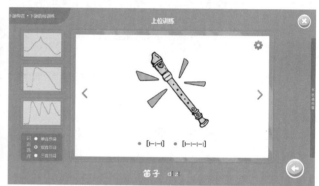

b2. 下颌上位运动双音节词训练(/di-zi/)

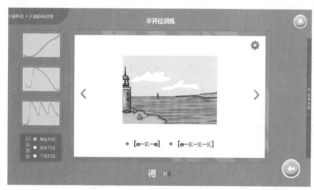

c1. 下颌半开位运动单音节词训练(/he/)

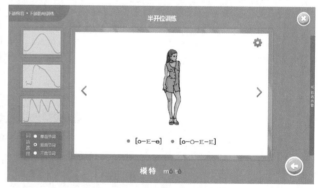

c2. 下颌半开位运动双音节词训练(/mo-te/)

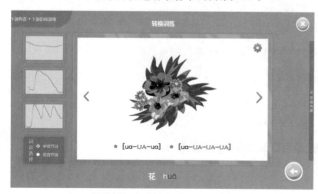

d1. 下颌转换运动单音节词训练(/huɑ/)

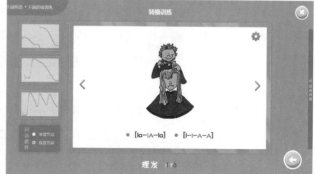

d2. 下颌转换运动双音节词训练(/li-fɑ/)

图6-2-15 下颌构音运动治疗

(构音语音障碍测量与康复训练仪,ICFDrArticulation®,上海慧敏医疗器械有限公司授权使用)

二、唇构音运动训练

（一）唇构音运动的声学特征

唇构音运动主要体现为唇韵母和唇声母构音运动两部分。唇韵母构音运动主要包括：圆唇运动、展唇运动和圆展唇转换运动。圆唇运动主要指发/o/、/u/等圆唇音时，唇要保持圆形，并维持一定时间，完成单韵母的发音。展唇运动主要指发/i/、/e/等展唇音时，唇需保持展开，并能维持一定时间，完成单韵母的发音。圆展转换运动指从圆唇顺利过渡到展唇，或从展唇顺利过渡到圆唇，通常又分为音节内转换和音节间转换两种，音节内的转换指在发/iu/、/uei/等复韵母或含有这些复韵母的单音节词时，唇需要从一种形状顺利过渡到另外一种形状，并完成发音，这不仅要求起点和终点的位置准确，还要求转换的时间和幅度要恰到好处；音节间的转换指在发"雨衣(/ü/-/i/)"、"乌鸦(/u/-/a/)"等双音节词时，唇从前一个音节的某一种形状顺利过渡到下一个音节的另外一种形状。

唇声母构音运动主要包括：唇闭合和唇齿接触构音运动。唇闭合构音运动指发/b/、/p/、/m/这些双唇闭合声母与各种唇形韵母相结合的词语，主要表现为：唇闭合与圆唇构音运动(/bu/、/pu/)、唇闭合与展唇构音运动(/mi/、/pi/)、唇闭合与展圆唇构音运动(/miu/、/biao/)。唇齿接触构音运动指唇齿接触声母/f/与各种唇形的韵母相结合的词语，主要表现为唇齿接触与圆/展构音运动(/fu/、/fei/)等。唇韵母构音运动的三种模式均可以通过定量测量的方式直观地呈现出来。

1. 唇单一运动的声学表现(点)

唇单一运动中的圆唇运动、展唇运动主要体现在对应单韵母的第三共振峰 F_3 频率值的不同，圆唇的时候，口腔前部的体积变大，F_3 就会变小，展唇的时候，口腔前部的体积减小，F_3 就会变大。

2. 音节间唇转换运动的声学表现(距)

唇转换运动又分为音节内转换(线)和音节间转换(距)两种，其中以音节间转换最为明显，可通过分析语谱图来观察复韵母或双音节词中两个单韵母的共振峰转接进行分析。

图 6-2-16 为双音节词"御医(/ü/-/i/)"的共振峰和语谱图，该词语的第三共振峰(红色曲线)同时表现为由低向高的过渡趋势，第三共振峰 F_3 的起始频率值约为 2 000 赫兹，到了 0.35 秒左右，呈现出明显的上升趋势，最终维持在约 3 000 赫兹左右。这是由于发"御医(/ü/-/i/)"的时候，首先是圆唇，发出/ü/，然后过渡到展唇，发出/i/，两者的平滑转换，发出"御医(/ü/-/i/)"。音节间转换主要通过共振峰的转接来观察唇转换运动中"距"的起点、终点以及轨迹是否正确。

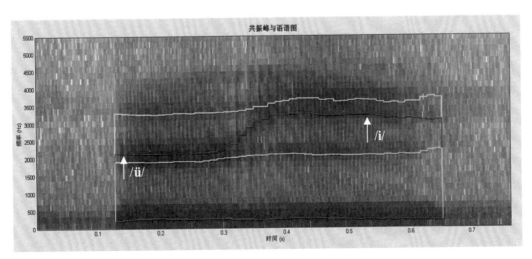

图 6-2-16　双音节词"御医（/ü/-/i/）"的共振峰与语谱图

（言语障碍测量仪，ICFDrSpeech®，上海慧敏医疗器械有限公司授权使用）

音节间转换运动在声学上的表现为：第三共振峰 F_3 频率值均表现为由低到高的上升趋势，唇转换运动在声学上主要表现为共振峰转接。其中主要的观察指标为：转换前和转换后平稳段共振峰的值和转换速率。双音节词"御医"的转换前和转换后平稳段共振峰值均为 $F_3(ü)$ 和 $F_3(i)$，以及转换速率 r_3，将这些值与相应的参考标准相对比，即可判断唇转换运动是否完成，完成得是否准确到位。转换速率的计算公式为：

$$r_3 = δF_3 / δt$$

（公式 6.2.2）

其中，r_3 为第三共振峰的转换速率，$δF_3$ 为 /ü/ 平稳段第三共振峰和 /i/ 平稳段第三共振峰的频率之差，$δt$ 为双音节词完成转换的时间。

（二）唇构音运动治疗的设计

唇构音运动治疗主要通过设计圆唇运动、展唇运动、唇转换运动、唇闭合运动和唇齿接触运动的单音节词、双音节词和三音节词，并为这些词语设计慢板节奏二与行板节奏一的重读训练形式来实现，通过反复练习，可以达到建立相应构音运动的目的，图 6-2-17 和图 6-2-18 分别为唇韵母、唇声母构音运动障碍治疗的流程图。

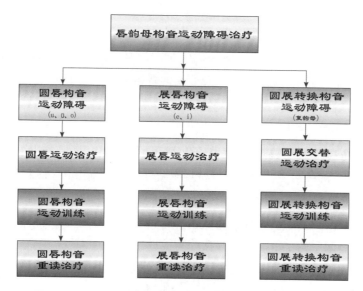

图 6-2-17　唇韵母构音运动障碍治疗流程图及治疗目的

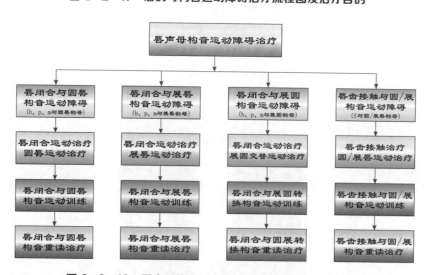

图 6-2-18　唇声母构音运动障碍治疗流程图及治疗目的

在唇构音运动治疗中，也遵循先易后难、先简单后复杂的治疗顺序，先训练圆唇运动、展唇运动、圆展交替运动，然后是唇闭合运动和唇齿接触运动，最后再进行唇闭合运动、唇齿接触运动与各种唇形韵母相结合的运动训练，同时遵循单音节词-双音节词-三音节词的训练顺序，圆唇运动和展唇运动的单音节词训练要求唇保持某一特定形状较短的时间,随着音节数的增加,要求唇位于不同位置的次数增加,使训练难度提高,如图 6-2-19a、图 6-2-19b 所示。唇圆展转换运动训练中的单音节词训练主要针对复韵母的音节内转换运动,双音节词训练则主要针对词语的音节间转换运动,如图 6-2-19c 所示。唇闭合运动和唇齿接触运动训练如图 6-2-19d 所示。

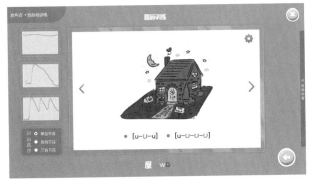

a1.圆唇运动单音节词训练(/wu/)

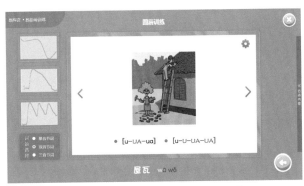

a2.圆唇运动双音节词训练(/wu-wɑ/)

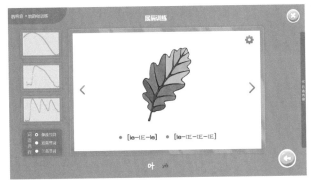

b1.展唇运动单音节词训练(/ye/)

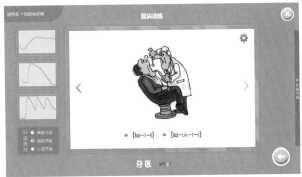

b2.展唇运动双音节词训练(/yɑ-yi/)

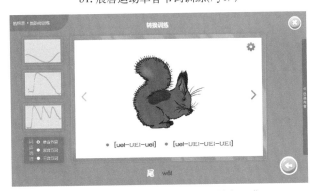

c1.唇圆展交替运动单音节词训练(/wei/)

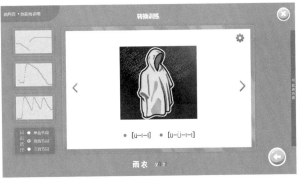

c2.唇圆展交替运动双音节词训练(/yu-yi/)

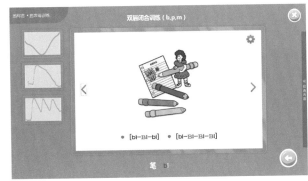

d1.唇闭合运动单音节词训练(/bi/)

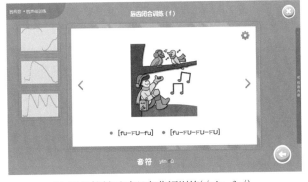

d2.唇齿接触运动双音节词训练(/yin-fu/)

图 6-2-19　唇构音运动治疗

(构音语音障碍测量与康复训练仪,ICFDrArticulation®,上海慧敏医疗器械有限公司授权使用)

三、舌构音运动康复训练

（一）舌构音运动的声学特征

舌构音运动包括舌韵母和舌声母构音运动两部分。舌韵母构音运动包括鼻韵母和非鼻舌韵母构音运动。非鼻舌韵母构音运动主要包括：舌前位构音运动、舌后位构音运动和舌前后转换构音运动。舌前位构音运动是指发/i/、/ü/等音时，舌向前运动，保持在前位一定时间，完成韵母的发音。舌后位构音运动指发/u/、/e/等音时，舌向后运动，保持在后位一定时间，完成韵母发音。舌前后转换构音运动指舌的位置从前向后或从后向前的顺利过渡，如发/iu/、/ui/或"衣物"等双音节词，舌的位置先为前位，然后过渡到后位。鼻韵母构音运动主要包括：舌尖鼻韵母构音运动(/an/、/in/)、舌根鼻韵母构音运动(/ang/、/ing/)、鼻韵母转换构音运动(/an/-/ang/、/in/-/ing/)。

舌声母构音运动主要包括：马蹄形上抬构音运动(/d/、/t/、/n/)、舌根部上抬构音运动(/g/、/k/、/h/)、舌尖上抬下降构音运动(/l/)、舌前部上抬构音运动(/j/、/q/、/x/)、舌两侧缘上抬构音运动(/zh/、/ch/、/sh/)、舌叶轻微上抬构音运动(/z/、/c/、/s/)。舌韵母构音运动的三种模式均可通过定量测量的方式直观地呈现出来。

1. 舌单一运动的声学表现(点)

舌单一运动模式中的前位构音运动、后位构音运动主要体现在单韵母的第二共振峰 F_2 频率值的不同，如第五篇中所述，第二共振峰 F_2 主要受到发音时口腔形状和大小的影响，舌的前后位置会直接改变口腔的形状和大小，F_2 随着口腔的形状和大小而变化，舌位靠前时，口腔的体积较小，F_2 较大，随着舌位向后移动，口腔的体积逐渐增大，F_2 就会逐渐减小，$F_2(i)>F_2(e)>F_2(a)>F_2(u)$。因此，临床上可以通过观察发单韵母/ü/、/i/时的第二共振峰 F_2 来判断舌前位运动是否准确；通过观察发单韵母/e/、/u/时的第二共振峰 F_2 来判断舌后位运动是否准确。如前文所述，舌单一运动的客观测量主要通过共振峰观察单个"点"的位置是否准确正确。

2. 音节内舌转换运动的声学表现(线)

舌转换运动又分为音节内转换(线)和音节间转换(距)两种，可通过分析语谱图来对复韵母或双音节词中两个单韵母共振峰转接进行分析。

如图6-2-20所示，复韵母/ie/的第二共振峰(绿色曲线)，其起始频率值约为2 500赫兹，到了0.35秒左

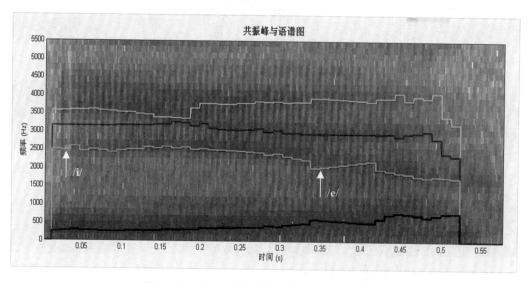

图6-2-20 复韵母/ie/的共振峰与语谱图

（言语障碍测量仪，ICFDrSpeech®，上海慧敏医疗器械有限公司授权使用）

右,呈现出轻微的下降趋势,最终升到了约2 000赫兹。这是由于发/ie/的时候,舌位首先靠前,发出/i/,然后舌位向后移动,发出/e/,两者的平滑转换,发出/ie/,舌位靠前时,口腔体积相对较小,第二共振峰F_2偏大;而舌位靠后时,口腔的体积相对增大,第二共振峰F_2随之减小,因此图6-2-20所示的绿色曲线对应的第二共振峰F_2频率值呈现出由高向低的过渡趋势。如前所述,音节内转换主要通过观察共振峰的转接判断舌转换运动中"线"的起点、终点以及轨迹是否正确。

3. 音节间舌转换运动的声学表现(距)

图6-2-21为双音节词"恶意(/e/-/i/)"的共振峰和语谱图,该词语的第二共振峰(绿色曲线)表现为由低向高的过渡趋势,第二共振峰F_2的起始频率值约为1 500赫兹,到了0.3秒左右,呈现出明显的上升趋势,最终维持在约2 000赫兹,这是由于发"恶意(/e/-/i/)"的时候,首先舌位靠后,发出/e/,然后过渡到舌位靠前,发出/i/,两者的平滑转换,发出"恶意(/e/-/i/)"。如前文所述,音节内转换主要通过观察共振峰的转接判断舌转换运动中"距"的起点、终点以及轨迹是否正确。

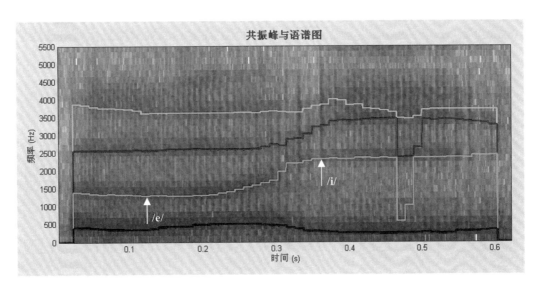

图6-2-21　双音节词"恶意(/e/-/i/)"的共振峰与语谱图

(言语障碍测量仪,ICFDrSpeech®,上海慧敏医疗器械有限公司授权使用)

舌转换运动在声学上主要表现为共振峰转接,其中主要的观察指标为转换速率r_2,其计算公式为:

$$r_2 = \delta F_2 / \delta t \qquad\qquad (公式6.2.3)$$

其中,δt为复韵母或双音节词完成转换的时间。

(二)舌构音运动治疗的设计

舌构音运动治疗主要通过设计舌前位构音运动、舌后位构音运动、舌前后转换构音运动、各种舌声母构音运动模式的单音节、双音节词和三音节词,并为这些词语设计慢板节奏二和行板节奏一的重读训练形式来实现,通过反复练习,可以达到建立相应的构音运动的目的,如图6-2-22与图6-2-23分别为舌韵母、舌声母构音运动障碍治疗的流程图。

在舌构音运动治疗中,也遵循先易后难、先简单后复杂的治疗顺序,先训练舌前位构音运动、舌后位构音运动,然后是舌前后转换运动(图6-2-24)、鼻韵母的构音运动(图6-2-25)和各种舌声母构音运动(图6-2-26),同时遵循单音节词—双音节词—三音节词的训练顺序使训练难度不断提高。

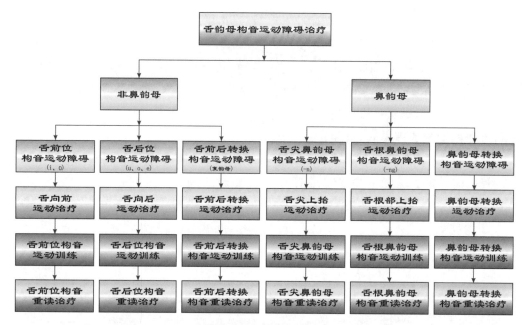

图 6-2-22　舌韵母构音运动障碍治疗流程图及治疗目的

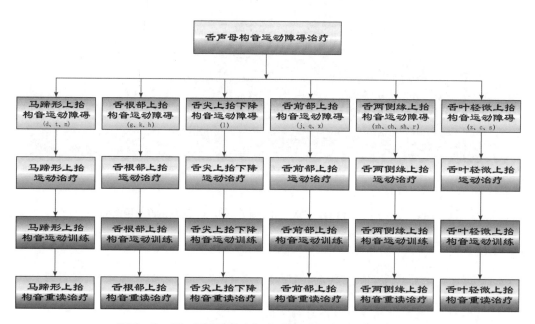

图 6-2-23　舌声母构音运动障碍治疗流程图及治疗目的

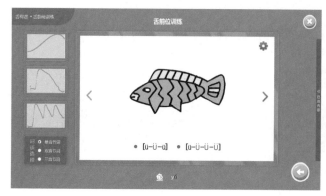

a1. 舌前位运动单音节词训练(/yu/)

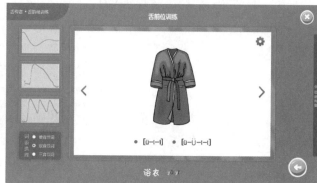

a2. 舌前位运动双音节词训练(/yu-yi/)

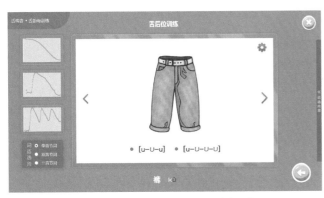

b1. 舌后位运动单音节词训练(/ku/)

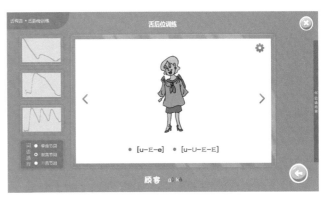

b2. 舌后位运动双音节词训练(/gu-ke/)

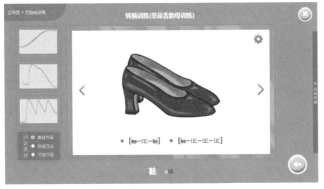

c1. 舌前后转换运动单音节词训练(/xie/)

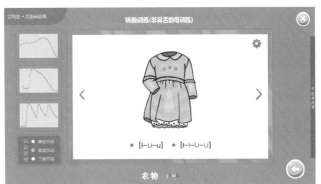

c2. 舌前后转换运动双音节词训练(/yi-wu/)

图 6-2-24　舌韵母（非鼻韵母）构音运动治疗

（构音语音障碍测量与康复训练仪，ICFDrArticulation®，上海慧敏医疗器械有限公司授权使用）

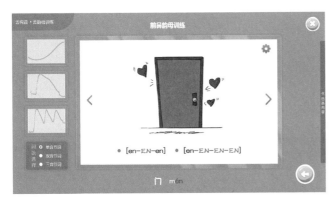

a1. 前鼻韵母构音运动单音节词训练(/men/)

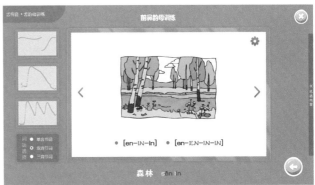

a2. 前鼻韵母构音运动双音节词训练(/sen-lin/)

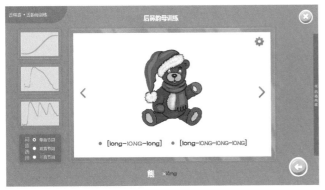

b1. 后鼻韵母构音运动单音节词训练(/xiong/)

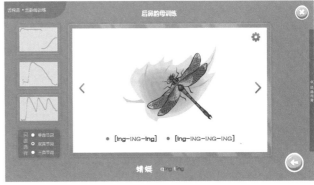

b2. 后鼻韵母构音运动双音节词训练(/qing-ting/)

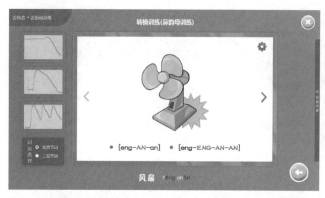
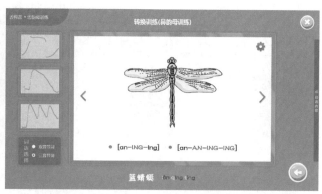

c1. 前后鼻韵母转换运动双音节词训练(/feng-shan/)　　　c2. 前后鼻韵母转换运动三音节词训练(/lan-qing-ting/)

图6-2-25　舌韵母(鼻韵母)构音运动治疗

(构音语音障碍测量与康复训练仪,ICFDrArticulation®,上海慧敏医疗器械有限公司授权使用)

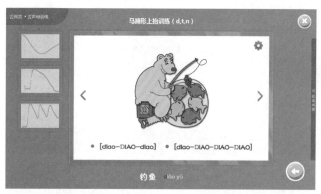
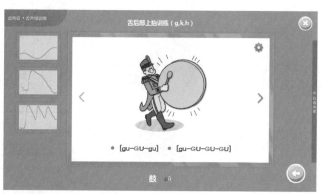

a. 马蹄形上抬构音运动双音节词训练(/diao-yu/)　　　b. 舌后部上抬构音运动单音节词训练(/gu/)

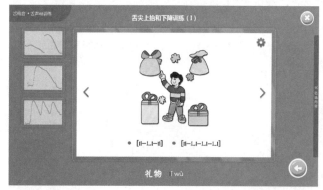
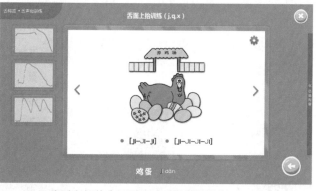

c. 舌尖上抬和下降构音运动双音节词训练(/li-wu/)　　　d. 舌面上抬构音运动双音节词训练(/ji-dan/)

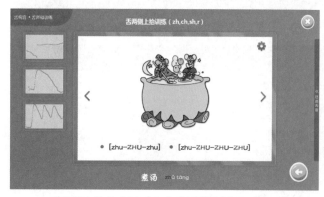
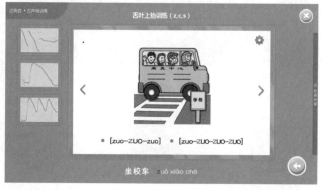

e. 舌两侧上抬构音运动双音节词训练(/zhu-tang/)　　　f. 舌叶上抬构音运动三音节词训练(/zuo-xiao-che/)

图6-2-26　舌声母构音运动治疗

(构音语音障碍测量与康复训练仪,ICFDrArticulation®,上海慧敏医疗器械有限公司授权使用)

第三节 构音音系异常的康复治疗

构音音系障碍康复治疗的首要目标是帮助患者提高构音清晰度及在连续语音过程中的言语流利性,治疗方法主要是基于患者的不同康复需求来进行选择,包括导致构音音系障碍的损伤程度、患者的职业需求等。构音音系障碍的康复治疗内容主要包括构音音位训练(韵母音位、声母音位)、音系训练、连续语音的语速和语调训练等,本节将对这些治疗方法进行系统介绍。

一、构音障碍训练

从患者音位受损情况来看,构音患者在构音训练时需进行韵母音位与声母音位的构音训练。韵母音位的发音较为简单,除鼻韵母外,其余韵母均为单纯的元音,发音时声道不会受到阻碍,仅涉及下颌、唇、舌不同位置的摆放及转换。因此,通过口部运动治疗与构音运动治疗,基本能够解决韵母音位的构音问题。

(一)韵母音位训练

1. 治疗顺序

如图 6-2-27 所示,韵母音位构音异常的治疗遵循单韵母(/ɑ/→/u/→/i/、/ü/→/e/、/o/)→后响复韵母→前响复韵母→中响复韵母→前鼻韵母→后鼻韵母的原则。

韵母音位构音异常治疗的流程包括发音认识、口部运动治疗和构音运动治疗三部分。其中,发音认识指言语治疗师通过视觉、听觉、触觉等感觉通道,让患者认识目标韵母的发音过程,意识到自己发音的问题所在;口部运动治疗指对患者构音异常的韵母音位涉及的下颌、唇和舌的运动进行必要的口部运动治疗,为清晰准确的发音奠定生理基础;构音运动治疗指通过构音重读治疗法对韵母音位进行构音运动治疗,在正确的口部运动基础上,通过构音运动治疗进一步巩固发音中所需建立的各种构音运动模式。

2. 治疗方法和流程

韵母的构音异常治疗主要以口部运动治疗为主,相关治疗方法会在后文进行介绍。此处,以/i/的构音异常治疗为例,进一步说明韵母音位构音异常的治疗流程。

图 6-2-28 所示为一名 8 岁的男患者发/i/的线性预测谱分析结果,图的上方区

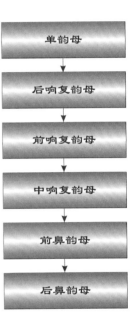

图6-2-27 韵母构音音位异常的治疗顺序

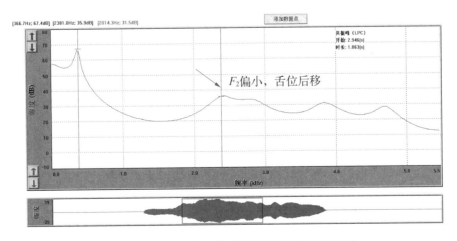

图6-2-28 韵母构音异常/i/的线性预测谱

(言语障碍测量仪,ICFDrSpeech®,上海慧敏医疗器械有限公司授权使用)

域显示为绿框内/i/的线性预测谱,该患者/i/的第一共振峰 F_1 的值处于正常范围内,而第二共振峰 F_2 的值与其年龄、性别所在的参考范围相比偏小,说明该患者发/i/时出现了舌位后移,导致主观听感上/i/出现了构音异常。结合主观评估和客观测量结果,对该患者/i/音位的发音诊断分析结果为:发/i/时舌位靠后、有鼻音,软腭运动不协调,舌后缩、舌的控制能力差,发音时下颌紧闭。针对这些问题,言语治疗师推测患者发音时有鼻音可能是因为发音时舌位靠后,而使部分能量进入鼻腔所致,随着发音部位向前,其鼻音问题将会逐渐改善,因而可优先进行发音舌位靠后问题的治疗。根据上述韵母音位构音异常的治疗流程,为该患者制定了音位/i/的治疗方案。

（1）发音认识

言语治疗师通过视觉、听觉和触觉等多种方法,让患者体会发/i/时,要求下颌处于高位,但并不紧闭,唇型为展唇,舌前伸,舌位为高位,声带振动气流从口腔出来。在此过程中,言语治疗师可以结合言语障碍测量仪中的线性预测谱或者语谱图模块,通过实时观察患者/i/的第二共振峰变化,指导患者发音。即数值越大越靠近 3 670 赫兹,说明发音准确,舌位向前运动控制较好,反之则较差。

（2）口部运动治疗

针对该患者的发音异常现象,/i/的口部运动治疗主要包括软腭运动治疗和促进舌体前伸的治疗两部分。其中软腭运动治疗包括软腭被动刺激和软腭自主运动,促进舌体前伸的治疗包括舌前伸运动、舌尖向下伸展和尖向上伸展。

（3）构音运动治疗

通过含有/i/的单音节词和双音节词的构音重读治疗,进一步巩固与韵母音位/i/正确的构音运动。如图 6-2-29 所示,构音运动治疗的材料可以选择:单音节词(衣、椅、鼻、笔、臂等)、双音节词(弟弟、一米、秘密等)。通过上述韵母构音运动的治疗,该患者/i/音位的发音主观听感上逐渐趋于正常;客观测量结果显示,该患者/i/的第二共振峰 F_2 的值逐渐增大,最终处于正常范围内,患者发/i/时舌位靠后和鼻音问题取得明显改善。

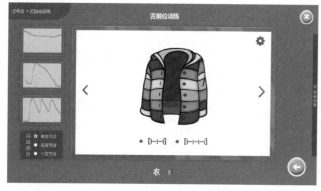
a. 单音节词

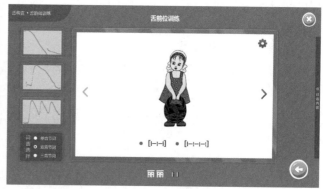
b. 双音节词

图 6-2-29　韵母音位 /i/ 的构音运动治疗
(构音语音障碍测量与康复训练仪,ICFDrArticulation®,上海慧敏医疗器械有限公司授权使用)

（二）声母音位训练

与韵母音位相比,声母音位的发音则较为复杂,需要两个不同发音部位形成不同程度的阻塞或约束,即患者首先必须明确是哪两个发音部位形成阻塞或约束;其次,必须掌控这两个发音部位如何通过特定的运动形成特定程度的阻塞或约束。因此,仅通过口部运动治疗与构音运动治疗不能完全解决声母音位的构音异常,必须对患者进行系统有序的引导和训练。下面将对声母音位异常康复训练中常用的构音 ICF-PCT 疗法进行详细介绍。

1. 治疗原则

在进行声母音位训练时,必须严格遵守声母音位的治疗原则展开训练。

（1）遵守声母音位习得规律

进行构音训练时,必须严格遵守声母音位习得规律（表6-2-7）。需遵循从易到难的顺序,逐步增加治疗的难度与深度,构音障碍的康复效率才能得到快速地提高,否则易止步不前。

表6-2-7　正常儿童声母音位习得顺序表

声　母　音　位	习得年龄(岁;月)
b、m、d、h	2;7—2;12
p、t、g、k、h	3;1—3;6
f、j、q、x	3;7—3;12
l、z、s、r	4;1—5;12
c、zh、ch、sh	6;1—6;6

（2）针对声母音位发音特征

针对某个声母进行构音训练时,患者首先必须明确这个声母是由哪两个部位形成阻塞或约束,其次必须能理解、掌控这两个部位如何通过特定的运动形成特定程度的阻塞或约束,声母音位发音过程如表6-2-8所示。本篇第一章图6-1-3所示为21个声母发音部位和发音方式的效果图。横向为不同的发音部位,分别有唇、舌尖、舌面和舌根;纵向为不同的发音方式,分别有鼻音、塞音、塞擦音、擦音和边音等。通过观察图6-1-3中任一横向相邻或纵向相邻的音位,即可明确对应声母音位对的区别性特征。如音位对b/p中的两个音位/b/和/p/为纵向相邻音位,它们的发音部位相同,均为双唇,唯一的区别是在塞音释放的时候,/b/不送气,/p/送气;如音位对n/l中的两个音位/n/和/l/也为纵向相邻音位,它们的发音部位相同,均为舌尖中音,发音时声带振动均为浊音,唯一的区别是/n/的气流由鼻腔释放,而/l/则通过舌尖上抬与下降运动通过口腔释放气流。

表6-2-8　声母音位发音过程描述

声母类型	发音过程描述
双唇音	发/b/音时,双唇紧闭,软腭上抬,阻塞鼻腔通道,气流冲破双唇阻碍,声带不振动,气流较弱。
	发/p/音时,除气流较强外,其他发音特点与/b/相同。
	发/m/音时,双唇紧闭,软腭下降,打开鼻腔通道,声带振动,气流从鼻腔出来。
唇齿音	发/f/音时,下唇接触或接近上齿,软腭上升堵塞鼻腔通道,气流从上齿和下齿的缝隙通过,摩擦成声,声带不振动。
舌尖前音	发/z/音时,舌尖与上齿背形成闭塞,软腭上升,阻塞鼻腔通道,紧接着松开舌头,形成窄缝,气流从舌尖和上齿背之间的窄缝挤出,摩擦成声,声带不振动。
	发/c/音时,除气流较强外,与/z/音无差别。
	发/s/音时,舌尖接近上齿背,形成一道缝隙,软腭上抬,堵住鼻腔通道,然后,气流从舌尖与上齿背之间的缝隙挤出,摩擦成声,声带不振动。

续　表

声母类型	发音过程描述
舌尖中音	发/d/音时,舌尖抵住上齿龈,软腭上抬,堵住鼻腔通道,气流冲破舌尖的阻碍,声带不振动,气流较弱。
	发/t/音时,除气流较强外,其他发音特点与/d/相似。
	发/n/音时,舌尖抵住上齿龈,软腭下降,打开鼻腔通道,声带振动,气流从鼻腔出来。
	发/l/音时,舌尖抵住上齿龈,软腭下降,堵塞鼻腔通道,声带振动,气流从舌尖两边通过。
舌尖后音	发/zh/音时,舌尖上翘,接触硬腭上前部,软腭上升,堵塞鼻腔通道,紧接着松开舌头,形成一道窄缝,气流从舌尖和硬腭前部之间的缝隙挤出,摩擦成声,声带不振,气流较弱。
	发/ch/音时,除气流较强外,其他发音特点与/zh/音相同。
	发/sh/音时,舌尖上翘,接触硬腭前部,形成一道窄缝,软腭上升,堵塞鼻腔通道,然后,气流从舌尖与硬腭前部之间的缝隙挤出,摩擦成声,声带不振动。
	发/r/音时,除声带振动外,其他与/sh/音相同。
舌面音	发/j/音时,舌面前部接触硬腭前部,软腭上升,堵塞鼻腔通道,紧接着松开舌面前部,形成一道窄缝,然后气流从舌面前部和硬腭前部之间的缝隙挤出,摩擦成声,声带不振动,气流较弱。
	发/q/音时,除气流较强外,其他发音特点与/j/音相同。
	发/x/音时,发音时舌面前部接近硬腭前部,形成一道窄缝,软腭上升,堵塞鼻腔通道,然后,气流从舌面前部与硬腭前部之间的窄缝中挤出,摩擦成声,声带不振动。
舌根音	发/g/音时,舌根(舌面后部)隆起,抵住软腭,软腭上升,堵塞鼻腔通道,然后,气流冲破舌根的阻塞,声带不振动,气流较弱。
	发/k/音时,除气流较强外,其他与/g/相同。
	发/h/音时,舌根接近软腭,形成一道窄缝,软腭上升,堵塞鼻腔通道,然后气流从舌根与软腭之间的窄缝中摩擦成声,声带不振动。

2. 治疗方法: 构音 ICF - PCT 疗法

构音 ICF - PCT 疗法又称构音音位对比法,是指基于 ICF 康复理念,在构音音系康复训练中结合多种现代化技术,以最小音位对为训练介质开展递进式音位对比训练,提高患者构音的准确度,为向连续语音过渡打下基础。所谓最小音位对是指在发音部位/发音方式、声调中仅有一项特征存在差异的两个音位,言语治疗师可结合在言语嗓音促进治疗法、构音运动治疗与口部运动治疗加强患者对这些差异的区辨与掌握。

在训练中,言语治疗师将患者未习得最小音位对提取出来进行针对性训练,用来进一步强化新习得的声母音位。在构音 ICF - PCT 疗法中内含音位诱导训练、音位习得(获得)训练和音位对比训练。下面,我们先对这三个训练环节作介绍,再进行构音 ICF - PCT 疗法的实施步骤讲解,以便对该疗法做全面深入的介绍。

(1) 音位诱导训练

音位诱导训练是声母构音语音训练中最为重要的一个阶段,它的主要目的是帮助患者诱导出被遗漏、替代或者歪曲的目标声母音位,是个从无到有的过程,可以以下三个步骤进行训练。

1) 增强对目标音位的感知

诱导患者能够发出目标音位,首先需要增强患者对目标音位的感知能力,这主要依靠听觉感知,让患者感受该音位的声学特征,注意这个阶段不需要患者模仿发音或者实际发音十分准确,因此不需要特别多的语料,但所选择的语料是患者在日常生活中常见的,如认识声母音位/b/,选择"杯子"比选择"比赛"要更加具体,更易在生活中找到实物进行视觉、触觉等感知觉的综合认识。每一个音位至少选取一个词语来进行感知训练,这个词语既可以是单音节词,也可以是双音节词或三音节词,如图 6-2-30 所示的是声母音位/m/的感知训练材料。

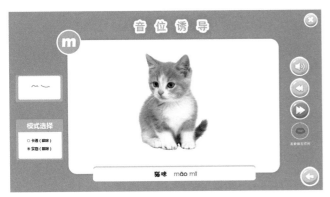

图 6-2-30 声母 /m/音位感知材料举例

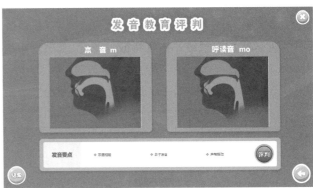

图 6-2-31 声母 /g/发音教育举例

(构音语音障碍测量与康复训练仪,ICFDrArticulation®,上海慧敏医疗器械有限公司授权使用)

2)认识目标音位的发音部位和发音方法

当患者对目标音位形成初步感知后,需引导患者认识该声母音位的生理特征,即听到目标声母音位的发音,由构音器官怎样运动而产生的,其发音部位在哪里,采用了何种发音方式,让患者对目标音位有一个全方位的认识。在正常状态下,由于语速很快,并且大部分的构音运动在口腔内部发生,导致声母的发音部位与发音方式难以简单地通过视觉观察到,因此可以通过视频形式(即发音教育)动态呈现目标音位发音的全过程。患者可观察发音过程中,下颌、唇、舌等重要构音器官的运动,气流呼出路径、气流量与持续时间。如图 6-2-31 是声母音位/g/的发音教育训练。

3)诱导目标声母音位

一些患者认识到目标音位的正确发音部位和发音方式后,经过多次自主模仿,可发出正确的目标音位。但部分患者仍需要进一步的指导和训练,才能诱导出目标音位的呼读音或者一至两个含有该目标音位的单音节。诱导目标音位是在引导患者认识到发音问题的基础上,帮助患者找到正确的发音部位并建立正确的发音方式,同时掌握目标声母的送气特征,如图 6-2-32 所示。

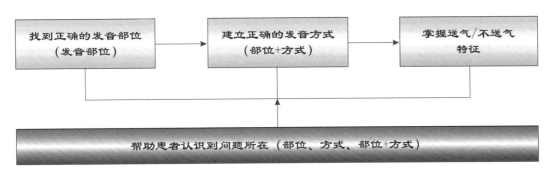

图 6-2-32 目标声母音位的诱导方法

第一,**找到正确的发音部位**。任何一个声母虽然都是发音部位和发音方式的结合体,但发音部位更为基础,发音方式依附于发音部位。一旦发音部位错误,目标音位的发音必然发生错误,所以必须使患者首先找到形成阻塞的两个部位,一般可以采用目标音位发音的动态视频,结合视觉、触觉、演示等手段找到正确的发音部位。

第二,**建立目标音位的正确发音运动**。仅仅找到阻塞的两个部位并不能诱导出目标音位,必须让患者理解并掌控这两个部位如何通过特定的运动产生塞音、擦音和塞擦音。这是音位诱导中最复杂的一步。对目标音位正确运动的理解受患者自身的认知水平影响很大，认知水平较高的患者理解速度较快，而认知水平较低的患者理解起来则很困难。要特别指出的是，很多患者虽能理解，但是由于下颌、唇、舌运动异常或协调运动障碍，无法掌控发音部位的运动，这时则需要根据患者的特定情况，选择相应的口部运动治疗和构音运动治疗，提高其运动的灵活性和协调性，为最终诱导出目标音位奠定生理基础。

第三，掌握送气或不送气特征。塞音、塞擦音有送气和不送气之分，若患者存在送气与不送气相混淆的情况，则应进行送气或不送气特征的治疗。

4) 常见声母音位构音异常的诱导方法举例

① 声母遗漏的诱导方法

若患者将声母发音遗漏，那么对该目标声母的诱导要从头开始，首先帮助患者找到正确的发音部位，然后建立正确的发音方式。以/h/发音遗漏为例，应首先引导患者观察发音教育视频，发/h/时，后舌面微微上抬，与软腭形成一条小缝，气流持续呼出；由于/h/发音部位的可视性不高，因此要特别引导患者观察/h/的发音部位及/h/的擦音特征。然后，用压舌板找到患者的舌后部，也可以给患者一杯水，让患者含住一口水，头上仰进行漱口等，通过这些方法帮助患者找到正确的发音部位。诱导患者打哈欠，自然发出/h/的气流声；将压舌板置于并抵住舌后面的上方，纸条放于患者口前，提醒气流持续呼出，诱导发音，帮助患者建立正确的发音方式。

② 声母歪曲的诱导方法

若患者将声母发音歪曲，那么对该目标声母的诱导也要从头开始，首先帮助患者找到正确的发音部位，然后建立正确的发音方式。以/n/发音歪曲为例，应首先引导患者观察发音教育视频，观察舌尖—齿龈的发音部位，用压舌板轻轻拍打患者的舌尖，并在患者的齿龈抹上蜂蜜，嘱咐患者用舌尖来回舔蜂蜜，帮助患者找到正确的发音部位。若此类患者舌的整体功能较弱，舌尖肌力较小，或者发音时虽然舌尖接触齿龈，舌尖却并未用力。治疗时，首先可以采用压舌板增强舌尖的感知觉；其次进行增强舌尖肌力的训练，可采用推舌尖法、下压舌尖法，体会舌尖向上用力的感觉；要求患者舌尖向上用力抵住齿龈，持续数秒。指导患者控制气流从鼻腔呼出，使镜面起雾。若患者没有办法控制气流从鼻腔呼出，则需指导患者学会如何用鼻子吸气和呼气。当患者能够自如控制将气流从鼻腔呼出后，指导患者将舌尖抵住齿龈，下颌处于闭合位，使得气流不至于从口腔溢出，声带振动，延长发/n——/，可引导患者将手指轻轻按压在鼻翼一侧，感受鼻翼的振动，当患者能够模仿发出/n——/，通过延长发/n——/过渡至/n——ne/，诱导出/n/的呼读音。

③ 声母替代的诱导方法

在诱导患者的目标音位时，应根据患者的错误走向，选择从哪个步骤开始进行音位诱导的训练。若患者将/g/→/d/，发音部位错误（/g/舌根音、/d/舌尖中音），需要从找到正确的发音部位开始；若患者将/b/→/m/，发音部位正确，但目标音位的发音方式错误（/b/发音时，双唇突然释放，气流从口腔释放；/m/发音时，双唇闭合，气流只能从鼻腔逸出），所以从建立目标音位/b/的发音开始；若患者将/p/→/b/，发音部位正确，目标音位的运动正确，但是未掌握送气特征，所以从掌握送气特征开始进行训练。一般能够正确诱导出目标音位的呼读音或者一至两个含有该目标音位的单音节就意味着音位诱导训练的完成。针对21个不同的声母音位，甚至是同一声母音位的不同错误走向，都有不同的诱导方法。

声母/b/出现/b/→/m/时的音位诱导训练方法如图6-2-33所示，当出现该错误走向时，患者对/b/音的发音部位掌握正确，而发音方式错误，将塞音的发音方式替代为鼻音的发音方式，因此在进行目标声母音位/b/的音位诱导时，主要通过软腭运动训练和口鼻呼吸训练诱导患者主动控制气流从口腔呼出，而非鼻腔。

声母/p/出现/p/→/b/时的音位诱导训练方法如图6-2-34所示，当出现该错误走向时，患者对/p/音的发音部位和方式掌握正确，而送气特征错误，将不送气塞音替代为送气塞音。在进行目标声母音位/p/的音位诱导时，首先要巩固双唇闭合的训练，然后重点通过呼吸训练，让患者体会较大的气流吹动不同距离的纸条的感觉，从而诱导送气塞音的音。

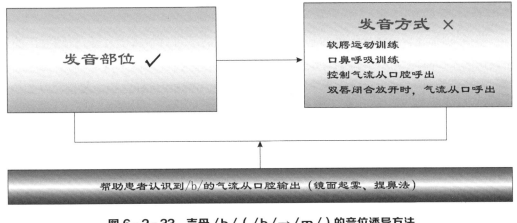

图6-2-33　声母/b/（/b/→/m/）的音位诱导方法

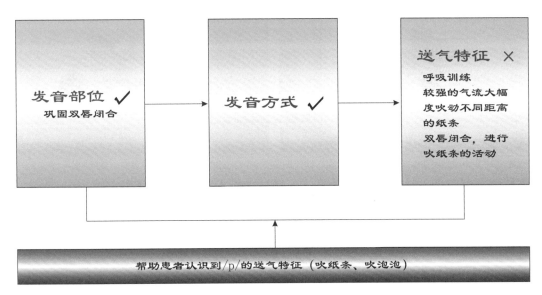

图6-2-34　声母/p/（/p/→/b/）的音位诱导方法

图6-2-35所示为声母/d/出现/d/→/g/时的音位诱导训练方法，当出现该错误走向时，患者对/d/音的发音部位掌握错误，发音方式正确。此类患者通常舌中后部较紧张，而舌尖无力。因此，在进行目标声母音位/d/的音位诱导时，主要通过口部运动治疗的方法，缓解较紧张的舌中后部，并增强舌尖的肌力，找到正确的发音部位。

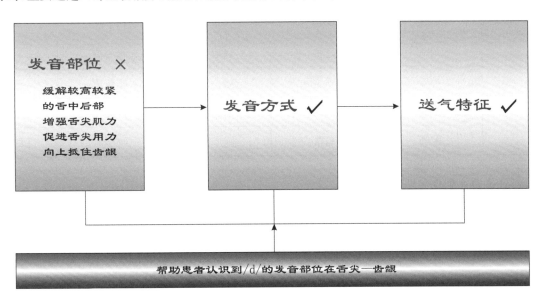

图6-2-35　声母/d/（/d/→/g/）的音位诱导方法

（2）声母音位习得（获得）训练

音位习得（获得）训练在音位诱导训练的基础上，通过大量的练习材料巩固发音，将诱导出的音位进行类化，使患者不仅仅能发出目标音位的呼读音或者一至两个含有该目标音位的单音节，而且能够发出更多有意义的声韵组合，这些声韵组合包括：/目标音位＋单韵母/（如爸/bà/）、/目标音位＋复韵母/（如白/bái/）、/目标音位＋鼻韵母/（如冰/bīng/）。除了能够发出所有的单音节外，言语治疗师需要变换目标音位所在的位置，可以在双音节（前）、双音节（后）、三音节（前）、三音节（中）和三音节（后）（如图6-2-36、表6-2-9），使目标音位位于任意位置时，患者都能够正确地发出。另外，为了提高构音语音训练的趣味性，声母音位习得训练也可以采用游戏的形式。

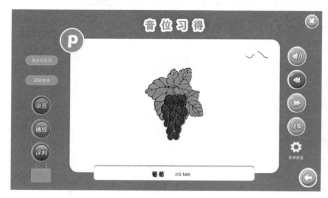
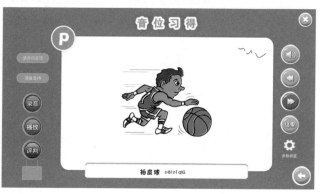

a. 双音节（前）　　　　　　　　b. 三音节（前）或三音节（中）

图6-2-36　声母/p/音位习得材料举例

（构音语音障碍测量与康复训练仪，ICFDrArticulation®，上海慧敏医疗器械有限公司授权使用）

表6-2-9　声母/p/音位习得材料举例

单音节	双音节（前）	双音节（后）	三音节（前）	三音节（中）	三音节（后）
爬	耙子	山坡	怕游泳	小爬虫	弹琵琶
坡	婆婆	手帕	爬山虎	山坡上	老巫婆
皮	皮肤	雨披	泼水节	擦皮鞋	香蕉皮
扑	皮鞋	床铺	皮沙发	扔皮球	小女仆
牌	葡萄	球拍	葡萄干	橡皮擦	扑克牌
抛	排球	气泡	蒲公英	吃葡萄	开大炮
撇	泡沫	玉佩	拍皮球	打排球	电灯泡
票	配饰	车票	跑步机	吹泡泡	红旗飘

（3）声母音位对比训练

声母音位对比训练是将容易混淆的一对声母提取出来进行的专门的强化训练，用来进一步巩固新习得的声母音位。很多患者在评估时出现的错误走向会伴随构音语音训练始终，在训练进行过程中，即使患者掌握了目标声母音位的发音方法，也经常会与相似的声母音位相混淆，这时要就进行音位对比训练。

该训练是专门针对精细语音的发音训练方法，患者最容易出现构音语音异常的是声母音位，声母音位对无论是发音还是听觉辨识，其难度都高于韵母音位对和声调对，韵母音位的构音异常通过有效的口部运动治疗基本上可以得到改善,而声母音位构音异常是造成患者构音清晰度下降的主要影响因素。音位对比训练,用语音的最小单位为训练介质,提高患者言语康复的精度,为其打下扎实的语音基础,是一种高级的基础训练。

1) 声母音位对比的生理意义

汉语普通话中共包括25对声母音位对比,任何一个声母音位对中的两个声母音位都具有单一维度的差异,结合前文图6-1-3所示的21个声母发音部位和发音方式的动态效果图,横向为不同的发音部位,分别有唇、舌尖、舌面和舌根;纵向为不同的发音方式,分别有鼻音、塞音、塞擦音、擦音和边音等。通过观察图6-1-3中任一横向相邻或纵向相邻的音位,即可明确对应声母音位对的区别性特征。如音位对b/p中的两个音位/b/和/p/为纵向相邻音位,它们的发音部位相同,均为双唇,唯一的区别是在塞音释放的时候,/b/不送气,/p/送气;如音位对n/l中的两个音位/n/和/l/也为纵向相邻音位,它们的发音部位相同,均为舌尖中音,发音时声带均发生振动,唯一的区别是/n/的气流由鼻腔释放,而/l/则通过舌尖上抬与下降运动通过口腔释放气流。具体23对核心声母音位对的区别生理特征对比如表6-2-10所示。

表6-2-10　25对核心声母音位对的区别生理特征

序　号	音位对	区别生理特征	序　号	音位对	区别生理特征
1 2 3	b/p d/t g/k	塞音:送气 VS 不送气	14	h/-	擦音 VS 无擦音
4 5 6	j/q zh/ch z/c	塞擦音:送气 VS 不送气	15 16 17	p/t p/k t/k	不同部位送气塞音
7 8	k/h b/f	擦音 VS 塞音	18 19 20	b/d b/g d/g	不同部位不送气塞音
9 10 11	j/x zh/sh z/s	塞擦音 VS 擦音	21 22 23	zh/z ch/c sh/s	舌尖前音 VS 舌尖后音
12 13	b/m d/n	塞音 VS 鼻音			

如音位对b/m中的两个声母音位/b/和/m/,它们是图6-1-3中所示的纵向相邻音位,它们的发音部位相同,均为双唇音,发音方式则不同,/b/是不送气塞音,发音时声带不振动,/m/是鼻音,发音时声带振动,且气流由鼻腔释放。临床上,/b/→/m/是音位/b/常见的构音异常错误走向之一,如图6-2-37所示,绿色圆圈内所述为/b/和/m/的送气特征,蓝色圆圈内所述为/b/和/m/的发音方式特征,橙色圆圈内所述为/b/和/m/的发音部位特征,紫色圆圈内所述为/b/和/m/的清浊音特征。由此可知,/b/和/m/的发音部位和清浊音特征相同,而发音方式特征不同。

如音位对d/g的两个音位/d/和/g/为横向相邻音位,它们的发音方式相同,均为不送气塞音,唯一的区别是/d/的阻塞部位是舌尖与齿龈,而/g/的阻塞部位则是舌后部与软腭。临床上,/d/→/g/是音位/d/常见的构音异常错误走向之一,如图6-2-38所示,绿色圆圈内所述为/d/和/g/的送气特征,蓝色圆圈内所述为/d/和/g/的发音方式特征,紫色圆圈内所述为/d/和/g/的清浊音特征,橙色圆圈内所述为/d/和/g/的发音部位特征。由此可知,/d/和/g/的发音方式和清浊音特征相同,而发音部位不同。

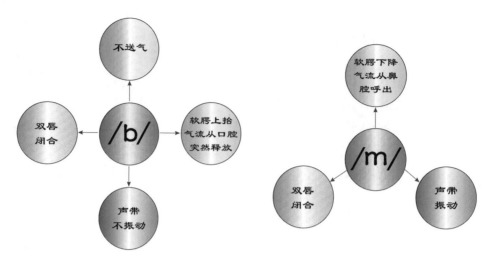

图 6 - 2 - 37　音位对 b / m 的生理特征对比

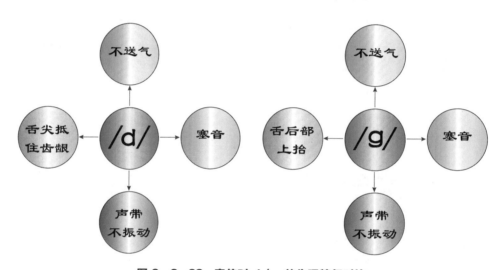

图 6 - 2 - 38　音位对 d / g 的生理特征对比

2) 声母音位对比的声学特征

声母音位对比的习得也具有一定的规律,在进行音位对比训练时,也必须遵循音位对比习得规律。每对声母音位对都对应着一个或多个主要的声学参数,如表 6 - 2 - 11 所示,这些声学参数是一个音位对中两个声母音位之间的区别特征,这些参数的测试和分析方法如本篇第一章所述。

表 6 - 2 - 11　声母音位对习得规律

语音对序号	最晚习得时间(岁;月)	声母音位对	主要的声学区别参数
14	2;7—2;12	擦音与无擦音	频率集中区
15、16、17	3;1—3;6	不同构音部位的送气塞音	音征
1、2、3	3;7—3;12	送气塞音与不送气塞音	浊音起始时间
7、8	3;7—3;12	塞音与擦音	频谱坡度
12、13	3;7—3;12	塞音与鼻音	时长、频区、语谱图
18、19、20	3;7—3;12	不同构音部位的不送气塞音	音征

续　表

语音对序号	最晚习得时间(岁;月)	声母音位对	主要的声学区别参数
4、5、6	6;1—6;6	送气塞擦音与不送气塞擦音	浊音起始时间
9、10、11	6;1—6;6	塞擦音与擦音	时长、频区
21、22、23	6;1—6;6	卷舌与非卷舌音	音征

可以通过观察同一声母音位对中两个声母音位的波形图和语谱图来分析两个音位的声学特征及其区别,以音位对 h/k 为例,音位对 h/k 是第 7 对声母音位对,如表 6-2-11 所示,该音位对中的两个音位可以依靠频谱坡度来加以区分,图 6-2-39 所示为单音节词"河(hé)"的波形图,表现为一小段不规则波形后紧接着一大段规则的周期性波形,前面一段不规则的波形为声母/h/的波形,后面一段规则的周期性波形为韵母/e/的波形。与韵母的周期性波形相比,声母/h/波形的能量较小,持续时间较短。单音节词"壳(ké)"的声波图也表现为一小段不规则波形后紧接着一大段规则的周期性波形,如图 6-2-40 所示,声母/k/的整段清音波形与/h/相比,能量稍大。

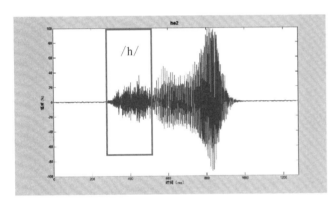

图 6-2-39　单音节词"河(hé)"的波形图　　　图 6-2-40　单音节词"壳(ké)"的波形图

(言语障碍测量仪,ICFDrSpeech®,上海慧敏医疗器械有限公司授权使用)

单音节词"河(hé)"的语谱图如图 6-2-41 所示,后面周期性的语谱图为韵母/e/,前面声母/h/表现为杂乱的噪声样,没有明显的谐波出现,并在高频部分有相对的频率集中区,这是擦音能量释放过程的声学表现。

单音节词"壳(ké)"的语谱图如图 6-2-42 所示,与声母/h/的语谱不同,声母/k/的语谱在最开始有一个明显的冲直条,这是塞音能量爆发的典型声学标志,冲直条后面与擦音的语谱相似,表现为杂乱的噪声样,这是声母/k/送气段的声学表现。

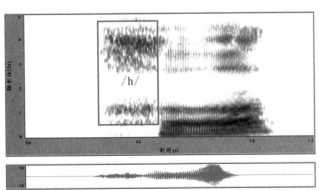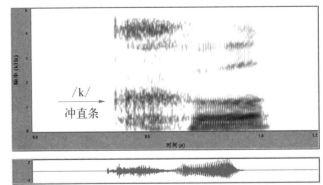

图 6-2-41　单音节词"河(hé)"的语谱图　　　图 6-2-42　单音节词"壳(ké)"的语谱图

(言语障碍测量仪,ICFDrSpeech®,上海慧敏医疗器械有限公司授权使用)

3) 声母音位对比的训练材料

根据最小音位对的定义,用于音位对比训练的材料应该是单音节词,一组训练材料包括两个单音节词,分别以音位对中的两个声母开头,两个单音节词的韵母和声调完全相同,以最小音位对 d/t、z/zh、h/-材料为例,如表 6-2-12。训练时,将这两个单音节词分别用图片呈现,如图 6-2-43 所示,言语治疗师播放录音,让患者模仿发音,注意强调两个声母之间的微小差异,可以先发目标音所在的音节三次,然后发对比音节三次,然后逐渐减小重复发音的次数,难度逐渐增大,让音位对的差异在这样的训练环境中被最大程度地放大,以便患者进行区分,减少错误率,最终掌握目标音的正确构音,该部分可以结合听觉识别训练和语音切换训练进行。

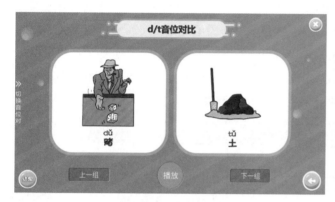
a. d/t音位对比

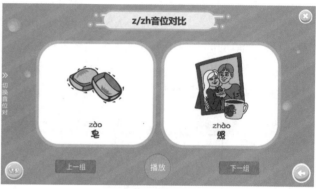
b. z/zh音位对比

图 6-2-43　声母音位对比材料举例

(构音语音障碍测量与康复训练仪,ICFDrArticulation®,上海慧敏医疗器械有限公司授权使用)

表 6-2-12　声母 d/t、z/zh、h/-音位对比材料举例

d/t		z/zh		h/-	
点	舔	足	烛	河	鹅
倒	套	足	竹	荷	鹅
刀	掏	揍	皱	鹤	饿
大	踏	奏	皱	虎	五
肚	兔	紫	纸	虎	舞
赌	土	走	帚	花	挖
读	涂	走	肘	花	蛙
堵	土	紫	指	画	袜
岛	讨	籽	指	呼	屋
刀	涛	籽	纸	呼	乌
打	塔	早	找	会	喂
搭	踏	澡	找	环	玩

3. 实施步骤：构音 ICF - PCT 疗法

在掌握构音 ICF - PCT 疗法三个训练环节后，下面介绍在康复训练中构音 ICF - PCT 疗法的实施步骤。

（1）分析音位对比思维导图

构音语音能力评估后，获得 21 个声母的音位习得状况及其 25 对音位对比的思维导图，为构音治疗提供依据；以图 6 - 2 - 44 为例，患者/t/、/k/、/l/、/r/的四个音位未习得，四个最小音位对/p-t/、/t-k/、/d-t/、/l-r/异常。

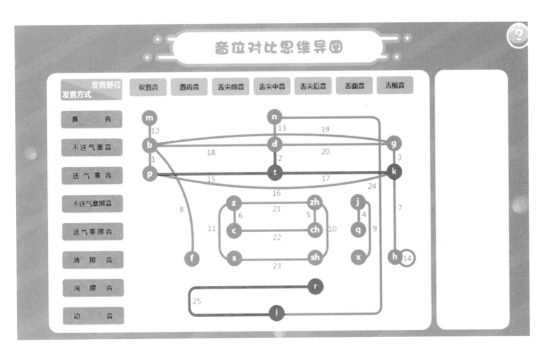

图 6 - 2 - 44　音位对比思维导图

（构音语音障碍测量与康复训练仪，ICFDrArticulation®，上海慧敏医疗器械有限公司授权使用）

（2）制定构音治疗计划

按照受损音位的难易程度安排训练内容。先进行/t/的音位诱导与音位习得训练（语音支持辅助），然后进行与/t/相关的音位对比训练。与音位/t/相关的最小声母音位对包括/p-t/、/d-t/、/t-k/，其中音位/p/、/d/已习得，提示优先进行/d-t/、/p-t/的构音 ICF - PCT 疗法训练。

（3）开展音位对比训练

音位对比训练是将容易混淆的一对声母（最小音位对）提取出来进行强化训练，用来进一步巩固新获得的声母音位。

1）听说对比训练

听说对比训练主要通过"听一听"和"说一说"的方式对患者易混淆的音位对进行言语治疗。"听一听"是让患者指认听到的目标音，从听感上区分音位对；"说一说"是让患者跟读易混淆的两个目标音，自主言语中区分音位对，提高音位对比能力，如图 6 - 2 - 45，通过听说对比的方式让患者感知/d-t/音位对的差别。

2）采用重读治疗法进行音位对比训练

通过重读治疗法中不同节奏型的节律性训练，声带振动的灵活性会增加，使声门下压和喉部肌群的活动达到最佳的动态平衡，从而提高嗓音功能；言语治疗师通过让患者有节奏、有重音地跟读声母音位对，帮助患者提高呼吸发声、共鸣、构音韵律整体的协调关系，提高构音清晰度，为自发过渡到连续语音提供生理支持。如图 6 - 2 - 46，通过实时重读的方式提高患者在不同节奏要求下说出/d-t/音位对。

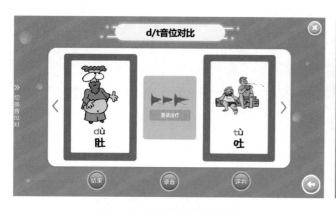 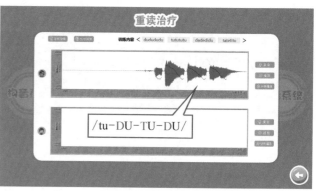

图 6-2-45　听说对比训练　　　　**图 6-2-46　音位对比式重读治疗法**

（构音语音障碍测量与康复训练仪，ICFDrArticulation®，上海慧敏医疗器械有限公司授权使用）

3）提高连续语音中的构音清晰度

为了提高患者连续语音中的构音清晰度，需要从词语到句子逐步提高目标声母在不同等级语言单位中的应用。词语训练中的应用是指言语治疗师通过跟读由一组最小声母音位对（如/d-t/音位切换）组成的词语，巩固患者音位习得及音位对比能力。如图 6-2-47 所示，言语治疗师通过让患者跟读模仿词语"甜点"，巩固患者/d-t/音位对比能力。句子训练中的应用是指言语治疗师通过跟读句子来提高患者的构音清晰度（音位切换），帮助患者自发地说出连续语音。如图 6-2-48 所示，言语治疗师让患者模仿跟读"大厅有地毯"，提高患者对/d-t/音位对比在句子中应用能力。

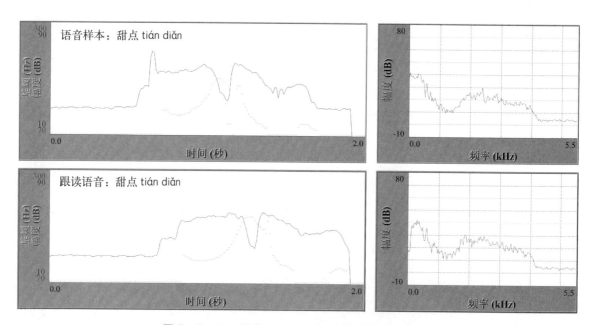

图 6-2-47　构音 ICF-PCT 疗法在词语中的应用

（言语语言综合训练仪，ICFDrSpeech®，上海慧敏医疗器械有限公司授权使用）

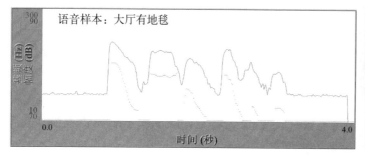 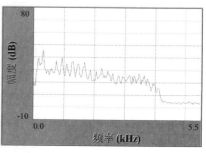

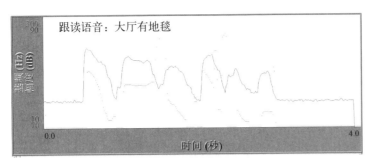

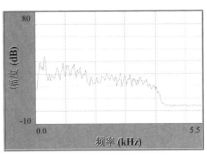

图 6 - 2 - 48　构音 ICF - PCT 疗法在句子中的应用

（言语语言综合训练仪，ICFDrSpeech®，上海慧敏医疗器械有限公司授权使用）

二、音系障碍训练

音系障碍的训练目的不是修正单一的某一个音，而在于改变患者的整体音系规则。通过提高患者对正确的目标音以及错发的代偿语音的充分认识，从而促进个体整体音系系统的建立。在音系训练中，言语治疗师可以通过大量含有目标音素字词的听觉刺激、音位对比式语音训练等方法展开音系意识训练，逐步帮助患者建立起音系概念。听觉刺激是言语治疗师呈现大量含有目标音素的字词，并让患者进行聆听，从而潜移默化地为患者建立相应的语音意识，并熟悉目标音素。而最常见的音位对比式训练法通常将目标音与省略/替代音作对比，该训练通常先训练对比字听辨，接着训练患者正确发出对比语音，以适切的音系系统取代不适当的音系历程。

目前，常用的音系障碍的训练方法"音系疗法"和"循环式音系疗法"，均对听觉刺激和音位对比语音训练有不同程度的强调，这与构音 ICF - PCT 训练具有较高的契合性，可以将音系概念融入构音障碍的训练中，采用"点"的方法来处理"面"的问题，即将同一类型错误走向（音系历程）集中展开训练。下面以患者替代历程中送气化音/p、t、k/被不送气化音/b、d、g/替代为例，来详细介绍音系障碍的训练。

（一）音系历程分析

实际所发音位构音过程为：发/b/音时，双唇紧闭，软腭上抬、阻塞鼻腔通道，气流冲破双唇的阻碍，声带不振动，气流较弱；发/d/音时，舌尖抵住上齿龈，软腭上抬、堵住鼻腔通道，气流冲破舌尖的阻碍，声带不振动，气流较弱；发/g/音时，舌根（舌面后部）隆起，抵住软腭，软腭上升，堵塞鼻腔通道，气流冲破舌根的阻塞，声带不振动，气流较弱。

目标所发音位构音过程为：发/p/音时，除气流较强外，其他发音特点与/b/相同；发/t/音时，除气流较强外，其他发音特点与/d/相似；发/k/音时，除气流较强外，其他与/g/相同，如图 6 - 2 - 49 所示。

	唇音		舌尖音			舌面音	舌根音
	双唇音	唇齿音	舌尖前音	舌尖中音	舌尖后音		
鼻音（浊）	/m/			/n/			
不送气塞音	/b/			/d/			/g/
送气塞音	/p/			/t/			/k/

图 6 - 2 - 49　汉语普通话中塞音的发音特征

将目标音位与实际所发音位进行比较后发现,患者未掌握塞音/p、t、k/的送气化特征,而出现被不送气塞音/b、d、g/替代的情况,即出现了塞音不送气化历程。

(二)训练方法

1. 音位诱导

（1）听觉刺激

言语治疗师向患者呈现大量含有目标音位/p、t、k/的字词,并让患者进行重复聆听,从而潜移默化地为患者建立相应的语音意识,并熟悉目标音素。

（2）发音方式

患者在发塞音时出现不送气化的问题,属于发音方式替代,因此在音位诱导中可采用适当的方法诱导出正确的发音方式。首先,引导患者观察/p、t、k/发音时伴有大量的气流呼出,意识问题所在。其次,帮助患者掌握送气特征,以较强的气流大幅度吹动纸条(必须是强气流、大幅度),改变纸条距离口外的距离为 10 厘米—20 厘米—30 厘米,停留在 30 厘米处,要求患者连续多次以较强的气流大幅度持续吹动纸条,可以观察到大部分患者吹气的过程中伴有较明显的气流声。若某些患者的发音方式替代问题程度较重,不会进行吹气活动,则可进行口鼻呼吸分离训练,帮助患者控制气流从口中呼出,学会吹气球、吹泡泡等活动。若患者能够吹气,但气流少而弱,吹不动纸条,则需给此类患者进行增加肺活量的训练,可以结合蹲起、跑步等体育锻炼,采用用力呼气训练、呼气控制训练与唱音训练,增强患者的肺活量。

2. 音位习得

通过大量的训练材料巩固发音,将诱导出的音位进行类化,使患者不仅能发出目标音位的呼读音或 1—2 个含有该目标音位的单音节,而且能够发出更多有意义的声韵组合,这些声韵组合包括单音节词:/目标音位＋单韵母/、/目标音位＋复韵母/与/目标音位＋鼻韵母/。患者能正确发出目标音位后,言语治疗师需要变换目标音位所在的位置,可以在双音节(前)、双音节(后)、三音节(前)、三音节(中)与三音节(后),使目标音位处于任意位置时,患者均能够正确地发出,从而使得新的行为逐渐类化。

3. 音位对比

音位对比的内容包括音位对的听觉识别训练、音位对比训练、结合重读治疗法进行的视听反馈训练等,患者/p、t、k/发音分别被/b、d、g/替代,其中/p/与/b/、/t/与/d/、/k/与/g/分别只存在最小维度的发音特征差异,即送气与否的差异,如表 6-2-13。

表 6-2-13   塞音的最小声母音位对及其区别特征

音 位 对	区别生理特征	音 位 对	区别生理特征
b／p d／t g／k	塞音:送气 VS 不送气	p／t p／k t／k	不同部位送气塞音

根据最小音位对的定义,用于音位对比训练的材料在选择上应该注意选择单音节词,每组两个单音节词,分别以音位对中的两个声母开头,两个单音节词的韵母和声调一致。训练时,将这两个单音节词分别用图片呈现,言语治疗师播放录音,让患者模仿发音,注意强调两个声母之间的区别特征——送气特征,可以先发目标音所在的音节三次,然后发对比音节三次,然后逐渐减小重复发音的次数,逐步提高患者对该音位对区别特征的掌握。言语治疗师可以通过对改变后接韵母的难度,来提高训练材料的难度。患者分别掌握了/p-b、t-d、k-g/音位对在字的层级上的音位对比后,进一步在不同的语言层次(如词语、句子)上练习该音位对的区别,使发音时送气特征掌握逐渐类化。让音位对的差异在这样的训练环境中被最大程度地放大,以便患者进行区分,降低错误率,最终掌握目标音的正确构音。

三、连续语音的语速和语调训练

连续语音的语速和语调训练主要是为提高患者连续语音的可懂度、流利性与自然度,进而提升患者的沟通质量。言语治疗师可通过音位对比式重读训练、语音韵律疗法与结构化语音疗法来进行。

(一) 音位对比式重读疗法

音位对比式重读疗法是将重读治疗与音位对比相结合的训练形式,它的目的是帮助患者在构音音位与连续语音中嫁接一个"桥梁",促进其更好地从"字"阶段过渡到连续语音阶段。音位对比式重读疗法能够同时关注并改善患者言语障碍的音段音位特征(构音)和超音段音位特征(韵律)异常,从而提高构音音系能力。该方法适用于成人与儿童言语构音音系障碍患者。

1. 音位对比式重读训练的语料

音位对比式重读训练语料根据患者未掌握的音位对为依据,选择从患者最易产生错误的"替代性"构音音位走向入手。语料从仅存在声母音位差别的单音节词对(两个音节韵母和声调一致)开始,拓展到包含该音位对的词语、短语中,逐步提高患者在生活用语中对该音位对的掌握。语料难度主要通过控制后接韵母难度进行设置,选择训练顺序为:目标音位对+单韵母→目标音位对+复韵母→目标音位对+鼻韵母。

该方式能有效提高患者的构音清晰度,最大限度改善患者的构音器官运动幅度受限、力量下降、协调性变差等问题,进一步促进发声器官与构音器官之间的良好配合,达到清晰且流畅的言语。

2. 常用的重读节奏型

慢板节奏二、行板节奏一、快板节奏一是构音训练中常用的重读节奏型。在音位对比式重读训练中,常选用行板节奏一来进行训练。选择依据是行板节奏一中包含4个音节,可以让患者在韵律变化的环境下连续交替两次最小声母音位对,帮助其更好地巩固声母音位对比能力,并熟悉连续语音下的韵律环境。

3. 音位对比式重读训练的治疗步骤与示例

音位对比式重读疗法训练目标音位及音位对的选择与构音 ICF - PCT 疗法一致,遵循音位习得顺序与音系历程发展原则。该疗法聚焦在音位对比阶段的练习,是在患者对目标音的音位诱导与音位习得/获得阶段完成后,进行目标音位对训练,便于患者掌握目标音位对的区别特征,为提高连续语音清晰度和韵律感奠定基础。下面以神经性言语障碍成人患者在完成/f/的音位获得后进行最小音位对/f-b/为例,来展开音位对比式重读训练。

(1)前期工作

音位诱导:/f/的音位诱导,发音部位诱导结合口部运动训练(唇齿接触)完成,帮助患者掌握/f/时发音部位的唇齿接触;而发音方式诱导结合促进治疗法(缓慢平稳呼气法)完成,帮助患者掌握发擦音时气流缓慢从唇齿间的窄缝间通过。

音位习得(获得):通过跟读复述,掌握汉语普通话下/f+韵母/所组成的音节,如单音节词"发"、双音节词(前)"发芽"、三音节词(前)"发布会"、双音节词(后)"长发"、三音节词(后)"大润发"、三音节词(中)"拿发票"。

(2)音位对比式重读

单音节词:言语治疗师选择使用行板节奏一中交替朗读/f/、/b/音位对和相同韵母组合的两个单音节词,如可结合前鼻音/en/进行行板节奏一训练/fen-FEN-FEN-FEN/,语料可参考表 6 - 2 - 14。

词语:言语治疗师选择使用汉语普通话中/f/、/b/和韵母组成词语进行行板节奏一重读训练,如/风**暴**风**暴**/(加粗表示重读强拍),语料可参考表 6 - 2 - 14。

短语:言语治疗师选择使用汉语普通话中/f/、/b/和韵母组成短语进行行板节奏一重读训练,如/伯**父**拌**饭**/(加粗表示重读强拍),语料可参考表 6 - 2 - 14。

语料选择训练顺序为/f/、/b/+单韵母→/f/、/b/+复韵母→/f/、/b/+鼻韵母。

表 6-2-14　音位对比式重读语料

单 音 节 词	词 语	短 语
/ba-FA-BA-FA/	/发-布-发-布/	/伯-父-拌-饭/
/bo-FO-BO-FO/	/伯-父-伯-父/	/方-便-缝-包/
/bu-FU-BU-FU/	/腹-部-腹-部/	/腹-部-发-白/
/bei-FEI-BEI-FEI/	/缤-纷-缤-纷/	/不-妨-发-表/
/ban-FAN-BAN-FAN/	/帆-布-帆-布/	/飞-标-飞-吧/
/ben-FEN-BEN-FEN/	/鬓-发-鬓-发/	/部-分-包-袱/
/bang-FANG-BANG-FANG/	/办-法-办-法/	/搬-粉-笔-包/
/beng-FENG-BENG-FENG/	/风-暴-风-暴/	

4. 实时音位对比式重读训练

实时反馈技术与音位对比式重读训练相结合就形成了实时音位对比式重读疗法。利用视觉和听觉对患者自身提供的感觉和运动反馈,能进一步帮助患者提高构音器官及肌肉的协调能力,并通过不断的"反馈—调整—再反馈—再调整……"辅助患者更高效地完成治疗,更快速地达到治疗目标。言语治疗师可以通过言语语言综合训练仪或言语重读干预仪辅助患者完成该训练。

如图 6-2-50 所示,上窗可由言语治疗师使用行板节奏一进行重音音节的模拟示范朗读/发-**布**-发-**布**/,帮助患者掌握重读要领,下窗由患者进行模仿跟读,重读结束后患者可通过同时播放自己的重读声音及重读动画,同时给予自身视觉和听觉反馈,更高效地完成训练。

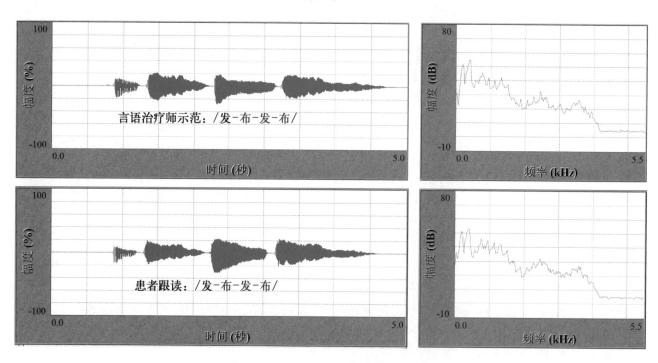

图 6-2-50　实时音位对比式重读训练

(言语语言综合训练仪,ICFDrSpeech®,上海慧敏医疗器械有限公司授权使用)

(二)语音韵律疗法

对于存在韵律问题的构音障碍患者、连续语音中存在构音不清障碍的儿童,言语治疗师可采用语音韵律疗法进行语音韵律异常的康复训练。

1. 语音韵律疗法的内涵

语音韵律疗法是指在已习得目标音位的基础上,以游戏训练形式让患者利用训练音位进行变化节奏、语调及重音的训练,并通过"时频图、声波图"的视觉反馈,提高患者连续语音的构音清晰度,为其过渡到流利及流畅的连续语音服务的现代化康复技术。其训练方法主要分为音节时长训练、停顿起音训练、音调变化训练和响度变化训练。语音韵律疗法以构音训练结合语音韵律疗法的整体框架为基础,在构音训练层面,通过音位诱导(发音部位、发音方式)、音位习得(单音节词、双音节词、三音节词)和音位对比(听觉识别、听觉对比)等方面逐步进行构音训练;在语音韵律疗法层面,通过节奏能力(音节时长、停顿起音)、语调能力(音调变化)和重音能力(响度变化)等方面逐步进行语音韵律训练,如图 6-2-51 所示。

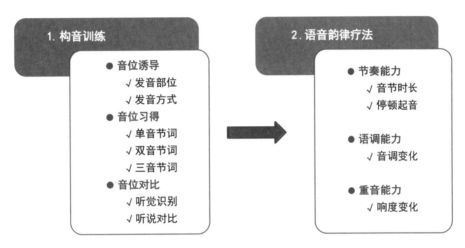

图 6-2-51 语音韵律疗法

2. 语音韵律疗法的治疗步骤与示例

语音韵律疗法主要包括两个环节,下面结合现代化技术设备支持对语音韵律疗法进行简要介绍。

第一,在构音训练中,主要通过单音节词的模仿、复述进行训练。在该阶段中:选择包含目标声母的单音节词语为语料进行,可通过后接韵母的不同来进行难度区分,后接韵母从易到难依次为,核心韵母/ɑ、i、u/、非核心韵母和复韵母;言语治疗师可采用听觉刺激和图片式的视觉刺激相结合的方式向患者播放所选择的训练词语,让患者进行模仿、复述目标词;使用同样的方法做该目标声母的双音节、三音节词训练。

第二,语音韵律训练中,言语治疗师应在掌握目标音位的基础上,唤起患者参与的主动性。在该阶段中:结合构音训练中音位习得的情况在康复学习机上生成构音康复资源;针对患者的实际情况,使用言语矫治仪(ICFDrSpeech®,上海慧敏医疗器械有限公司授权使用)进行声音、起音、音调、响度、清浊音感知游戏的联动训练;在感知训练进行良好的情况下,采用言语矫治仪,进行起音、音调、响度、清浊音训练游戏。

下面以提高患者在习得声母音位/g/的双音节词(后)基础上进行提高响度的训练为例进行说明,如图 6-2-52 所示。

患者在进行声母/g/的双音节词习得训练时,言语治疗师可采用听觉刺激和图片式的视觉刺激相结合的方式,向患者播放所选择的训练词语,如播放双音节词(后)"糖果"的录音并呈现糖果图片,让患者模仿、复述词语"糖果",帮助患者掌握声母/g/双音节词(后)。该训练可结合构音语音障碍测量与康复训练仪(ICFDrArticulation®,上海慧敏医疗器械有限公司授权使用)中音位习得训练模块声母/g/的双音节词语训练内容展开。

将该音位的训练内容与康复学习机关联,在康复学习机上进行视觉刺激——呈现糖果图片,诱导患者进行触摸-聆听,进而建立听觉刺激——"糖果"语音,最终习得掌握声母/g/双音节(后)词语。

言语治疗师以康复学习机的训练内容为语料,结合言语矫治仪中的响度训练游戏,向患者示范提高响度的训练过程,过程中注意引导患者关注游戏动画的变化与语音响度大小变化的实时反馈,患者进行模仿复述。

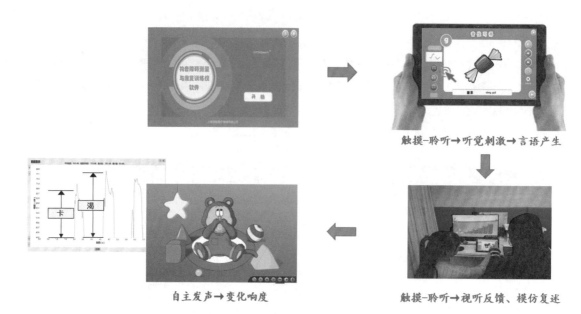

触摸-聆听➡听觉刺激➡言语产生

自主发声➡变化响度

触摸-聆听➡视听反馈、模仿复述

图 6‑2‑52　语音韵律疗法的实施步骤

通过言语矫治仪中的响度训练游戏"吹气球",提升患者自主参与发声训练的积极性,进行响度变化训练与监控,一般要求患者两次发音的响度变化应高于 20%。

(三) 结构化语音疗法

对于存在声母切换轮替异常的患者,言语治疗师经常使用结构化语音 ICF‑SDDK 疗法进行训练。结构化语音疗法是指对已习得的音位加以巩固,并对所习得音位相关的语音重复、切换、轮替语料进行语速、语调和节奏的训练。通过音段音位和超音段音位的结合训练,在确保构音清晰度的同时进一步改善言语流利与节律问题,从而提高患者的言语可懂度。

1. 结构化语音疗法的内涵

(1) 音段音位

针对音段音位的训练部分,主要包括语音重复、语音切换和语音轮替。

1) 语音重复

训练患者连续、清晰地说出每句话中多次出现同一个目标声母的能力。如可使用"他拿甜筒"进行声母音位/t/的语音重复训练,可使用"可可口渴了"进行声母音位/k/的语音重复训练,可使用"兰兰流泪了"进行声母/l/的语音重复训练。

2) 语音切换

每句话中的目标声母音位对至少出现一次,训练患者的连续语音切换能力。如可使用"大厅有地毯"进行声母音位/d-t/的语音切换训练、可使用"扑克在瓶口旁"进行声母音位/p-k/的语音切换训练。

3) 语音轮替

提升患者在同一发音部位、不同发音方式声母(如唇声母 b/p/m/f)或同一发音方式、不同发音部位声母(如鼻音 m/n)轮替发音的能力。如可使用"大龙脑袋疼"进行声母/l-n-d-t/的语音轮替训练、可使用"爸爸买泡芙"进行声母/b-p-m-f/的语音轮替训练。

(2) 超音段音位

在针对超音段音位的训练部分,该治疗方法强调音段音位和超音段音位相结合,这也是该方法的核心体现。通过语音重复、切换、轮替语料进行停顿起音、音节时长与音调变化的训练。

2. 结构化语音疗法的治疗步骤与示例

言语治疗师在进行结构化语音疗法的训练中,可结合构音语音障碍测量与康复训练仪(ICFDrArticulation®,

上海慧敏医疗器械有限公司授权使用)和言语语言综合训练仪(ICFDrSpeech®,上海慧敏医疗器械有限公司授权使用)进行。下面结合设备对结构化语音治疗中常用的治疗方法与步骤进行简要介绍。

(1) 语音重复与音节时长相结合的训练

在进行语音重复的训练时,针对患者音节时长控制不佳的情况,言语治疗师可采用语音重复与音节时长相结合的训练模式来改善其语音能力。

例如,言语治疗师可使用语料"低调的督导"对患者进行声母音位/d/的语音重复训练,可结合长短音相结合的方法提高患者对音节时长的控制能力。具体步骤为:第一步,言语治疗师讲解示范,先以正常语速、较短的音长说"低调的督导",然后以拖延音节时长的方式,慢速说"低调的督导",如图6-2-53所示;第二步,患者模仿言语治疗师进行长短音交替出现说"低调的督导"。

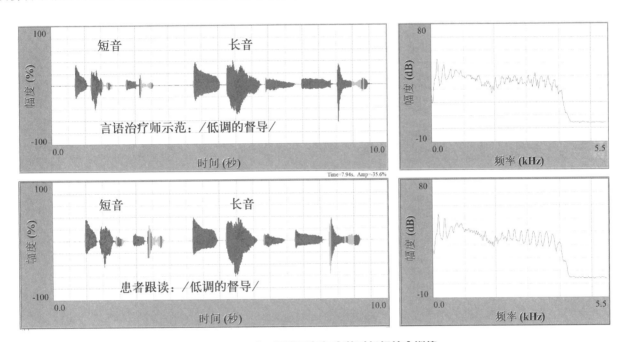

图 6-2-53　语音重复与音节时长相结合训练

(言语语言综合训练仪,ICFDrSpeech®,上海慧敏医疗器械有限公司授权使用)

(2) 语音切换与音调控制相结合的训练

在进行语音切换的训练时,针对患者音调控制较差的情况,言语治疗师可采用语音切换与音调训练相结合的训练模式来改善其语音能力。

例如,言语治疗师可使用语料"鞭炮爆了"对患者进行声母音位/b-p/的语音切换训练,可结合音调控制法提高患者对音调的控制能力。下面以提高音调训练为例,具体训练步骤为:第一步,言语治疗师示范,先以习惯音调说"鞭炮爆了",然后再提高音调说"鞭炮爆了",如图6-2-54所示;第二步,患者模仿言语治疗师使用不同的音调说"鞭炮爆了"。降低音调训练与音调变化训练模式与该步骤类似,此处不再赘述,言语治疗师注意在治疗过程中结合基频曲线走向,对患者的音调进行实时反馈和指导。

(3) 语音轮替与停顿起音相结合的训练

在进行语音轮替训练时,针对患者停顿起音控制较差的情况,言语治疗师可采用语音轮替与停顿起音训练相结合,通过在不同位置增加停顿时长训练,以提高患者的停顿起音控制能力。

例如,言语治疗师可使用语料"爸爸买屏风"对患者进行声母/b-m-p-f/的语音轮替训练,可结合停顿起音训练提高患者对不同位置语音停顿起音的控制能力。具体训练步骤为:第一步,言语治疗师讲解示范,首先以正常语速说"爸爸买屏风",然后在词语"买屏风"前增加停顿时长,说"爸爸——买屏风",如图6-2-55所示;

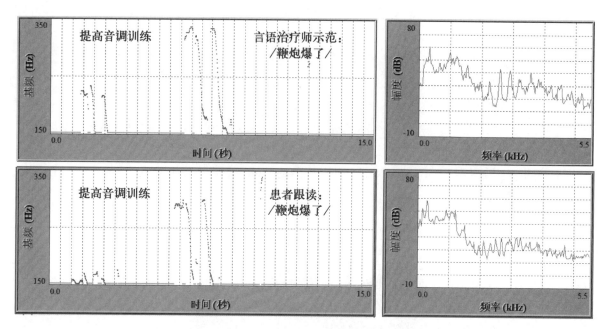

图6-2-54 语音切换与音调控制相结合训练

（言语语言综合训练仪，ICFDrSpeech®，上海慧敏医疗器械有限公司授权使用）

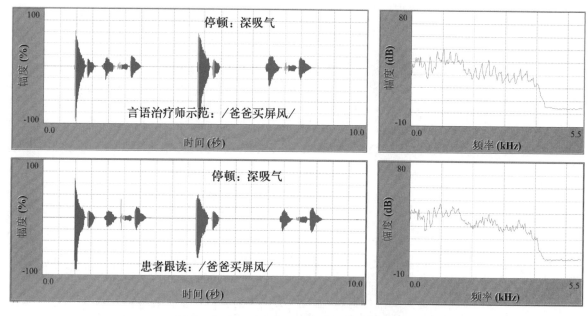

图6-2-55 语音轮替与停顿起音相结合训练

（言语语言综合训练仪，ICFDrSpeech®，上海慧敏医疗器械有限公司授权使用）

第二步，患者模仿言语治疗师；第三步，为了提高患者在不同位置对停顿起音的控制能力，言语治疗师可变换停顿位置，如在短语"爸爸买"后增加停顿时长，说"爸爸买——屏风"，并要求患者复述。言语治疗师注意在治疗过程中结合声波图中停顿处间隔长短，对患者的停顿起音进行实时反馈和指导。

第四节　口部运动异常的康复治疗

口部运动治疗是遵循运动机能发育原理，利用触觉和本体感觉刺激技术，促进口部结构（下颌、唇、舌等）的感知觉正常化，抑制其异常的运动模式，从而建立正常的口部运动模式。口部运动治疗的目的就是建立"令人满意的"口部运动模式。

　　口部运动治疗的方法可以广泛应用于构音障碍、进食障碍、运动障碍等多个领域,本节仅对构音障碍治疗中相关的口部运动治疗方法作简单介绍,目的是为准确和清晰的构音语音治疗奠定生理基础。更多的口部运动治疗技术可参考图书《口部运动治疗学》(华东师范大学出版社)。

　　口部运动治疗技术从形式上又可分为被动治疗和自主运动治疗两种,前者强调通过不同的手法、辅具给予患者相对被动的治疗;后者强调诱导患者主动进行口部运动,以促进正确的口部运动模式的形成。

一、下颌口部运动康复训练

　　构音障碍患者可能出现一种或几种以下所述的下颌异常运动模式:下颌运动受限、下颌运动过度、下颌分级控制障碍和下颌转换运动障碍。

　　根据口部运动的发育规律,对下颌运动障碍的治疗可分为三个层次,首先增强下颌感知觉,然后采用被动治疗技术提高咬肌的力量,在肌力提高的前提下,利用被动治疗技术阻断下颌的各种异常运动模式,然后通过自主运动治疗的形式,促使下颌运动正常化,为构音过程中正确的下颌运动奠定生理基础。下颌口部运动障碍治疗流程见图6-2-56。

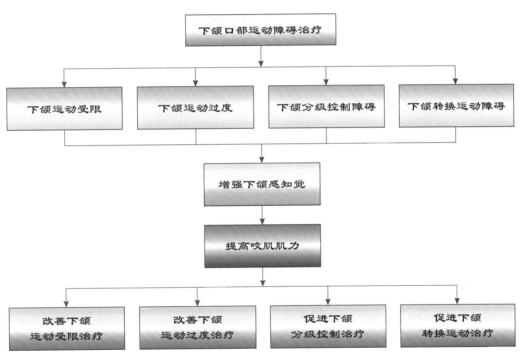

图6-2-56　下颌口部运动障碍治疗框架图

(一) 增强下颌感知觉的治疗

　　增强下颌感知觉治疗技术包括指尖控制法和手掌控制法,它们都是自主运动治疗的技术,用来提高感知觉能力,增加患者对于下颌的自主控制能力,如图6-2-57所示。

(二) 提高咬肌肌力的治疗

　　提高咬肌肌力是进行下颌构音运动障碍治疗的基础,任何一种下颌构音运动障碍的类型都需要首先使用这种治疗方法,提高咬肌的力量,加大下颌的运动范围。对肌张力过高的患者,可先降低肌张力,再提高肌力;对肌张力过低的患者,可先提高肌张力,再提高肌力。提高咬肌肌力的治疗包括四种方法:深压咬肌法、敲打咬肌法、拉伸咬肌法和振动咬肌法,它们都是被动治疗技术,部分方法如图6-2-58所示。

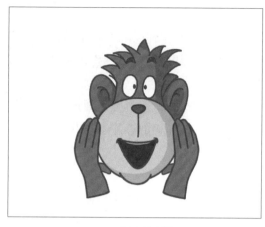

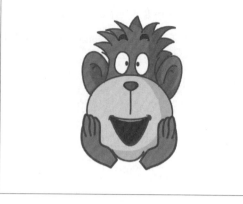

a. 指尖控制法　　　　　　　　　　　　　　b. 手掌控制法

图 6‑2‑57　增强下颌感知觉治疗技术

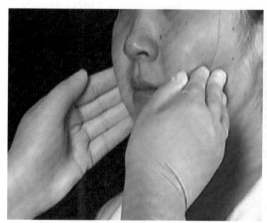

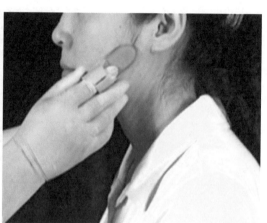

a. 拉伸咬肌法　　　　　　　　　　　　　　b. 振动咬肌法

图 6‑2‑58　部分提高咬肌肌力治疗方法

（三）下颌运动受限的针对性治疗

下颌运动受限包括下颌向下运动受限、向上运动受限、向左运动受限、向右运动受限等类型。根据下颌运动发育规律，首先要增大下颌上下运动的幅度，然后在此基础上再进行左右运动的治疗，最后进行前后运动的治疗。需要说明的是，在构音障碍的治疗中，更多进行下颌上下运动受限的治疗，当下颌同时存在运动受限和侧向偏移问题时，首先要解决的是下颌运动受限问题，即先通过治疗技术打开下颌，再解决侧偏问题。针对下颌上下运动受限的治疗方法有：咀嚼法、高位抵抗法和高低位交替抵抗法。其中，后两种抵抗的方法是被动治疗技术，咀嚼法是两种治疗形式的混合，部分方法如图 6‑2‑59 所示。

（四）下颌运动过度的针对性治疗

下颌运动过度包括下颌向下运动过度、侧向运动过度、前伸运动过度和后缩过度等四类。在构音障碍的治疗中，更多进行下颌上下运动过度的治疗，这种治疗方法主要为被动治疗技术，如低位抵抗法、侧向控制法和前位控制法，部分方法如图 6‑2‑60 所示。

（五）下颌分级控制障碍的针对性治疗

下颌分级控制治疗法主要是针对下颌控制不稳的患者，其目的是促进下颌精细分级控制，使下颌在不同位置能保持稳定。只有下颌处于控制自如的情况下，唇和舌的精细分级运动才能够分化。针对下颌分级控制障碍通常都是一些自主运动的治疗方法，主要包括低位控制法、大半开位控制法、小半开位控制法和高位控制法，部分方法如图 6‑2‑61 所示。

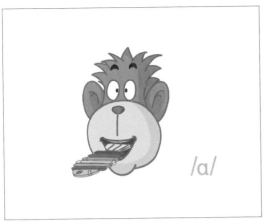

a. 咀嚼法

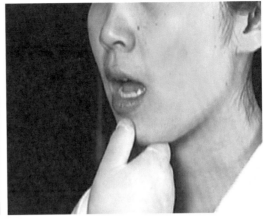

b. 高低位交替抵抗法

图 6‑2‑59　部分下颌运动受限的口部运动治疗方法

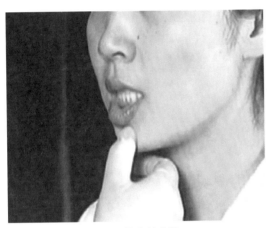

a. 前位控制法

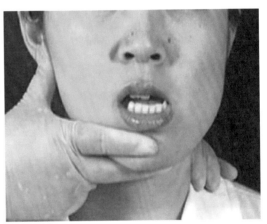

b. 侧向控制法

图 6‑2‑60　部分下颌运动过度的口部运动治疗方法

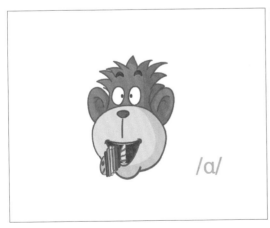

a. 低位控制法

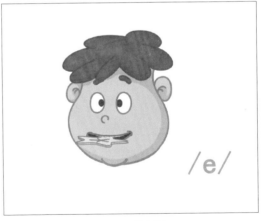

b. 小半开位控制法

图 6‑2‑61　部分下颌分级控制治疗方法

（六）下颌转换运动障碍的针对性治疗

下颌转换运动治疗是在下颌运动受限、下颌运动过度以及下颌分级控制障碍得到基本解决的前提下，针对下颌在不同位置之间的转换能力而设计的。常用的方法是将四种下颌分级控制法综合起来，通过不同位置的转换运动而完成。

二、唇口部运动康复训练

构音障碍患者可能出现一种或几种以下所述的唇异常运动模式：圆唇运动障碍、展唇运动障碍、双唇闭合障碍、唇齿接触运动障碍、圆展交替运动障碍。

唇运动障碍的治疗技术主要包括增加唇感知觉、提高唇肌肌力和促进唇各种运动的针对性治疗技术。唇运动障碍的治疗目的是促进唇感知觉正常化，促进唇肌力正常化，刺激唇的各种运动，增强唇运动的自主控制能力，为唇声母和唇韵母的构音奠定良好生理基础。唇口部运动障碍的治疗流程见图 6 - 2 - 62。

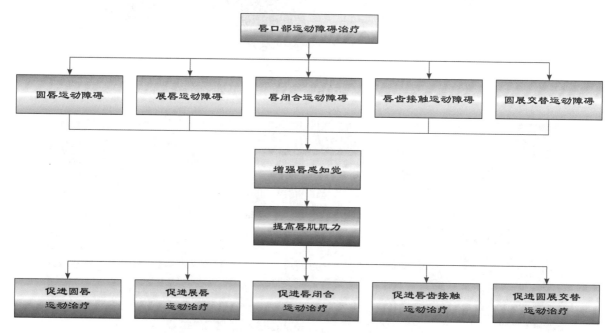

图 6 - 2 - 62 唇口部运动障碍治疗框架图

（一）增强唇感知觉的治疗

增强唇感知觉的被动治疗技术有协助指压法、自助指压法、振动法和吸吮法，部分方法如图 6 - 2 - 63 所示。

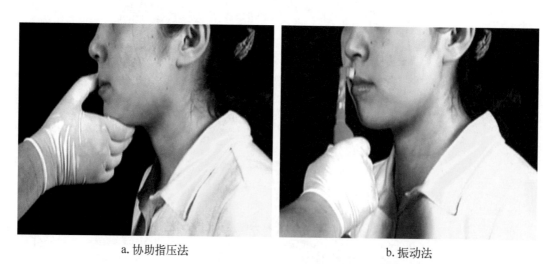

a.协助指压法   b.振动法

图 6 - 2 - 63 部分增强唇感知觉治疗技术

（二）提高唇肌肌力的治疗

唇的所有运动都必须依靠一定的唇肌力量才能完成，因此提高唇肌肌力是唇运动治疗中最基本与最重要的方法。提高唇肌肌力的治疗分为肌张力过高治疗法和肌张力过低治疗法。唇肌张力过高治疗法的关键是降低唇肌张力,提高唇的运动能力,主要包括按摩面部法、减少上唇回缩、减少下唇回缩和减少唇的侧向回缩。唇肌张力过低的治疗法主要包括抵抗法、对捏法、脸部拉伸法、唇部拉伸法,增强唇肌肌力,这些方法都是以被动治疗的形式体现的,部分方法如图 6-2-64 所示。

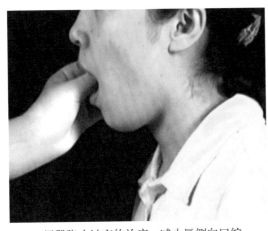
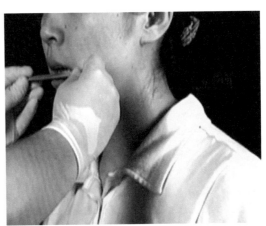

a.唇肌张力过高的治疗:减少唇侧向回缩　　　　b.唇肌张力过低的治疗:抵抗法

图 6-2-64　部分提高唇肌肌力治疗方法

（三）圆唇运动障碍的针对性治疗

圆唇运动治疗技术十分丰富,其中既有被动治疗技术,也有自主运动治疗方法,主要包括吸管进食法、感觉酸的表情、夹住吹哨管、吹卷龙、吹泡泡、吹棉球、拉大纽扣法、唇操器圆唇法、面条练习法、唇运动训练器法等,部分方法如图 6-2-65 所示。

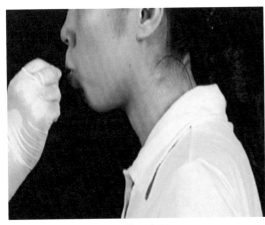
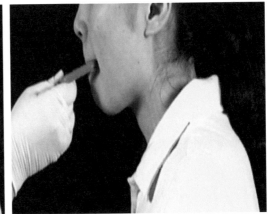

a.拉纽扣法　　　　　　　　　　　　b.唇操器法

图 6-2-65　部分圆唇运动治疗方法

（四）展唇运动障碍的针对性治疗

唇运动障碍的被动治疗大都相对较为简单、易操作,因此可以通过自主运动的形式体现,主要包括杯子进食法、模仿大笑、咧开嘴角发/i/,部分方法如图 6-2-66 所示。

（五）唇闭合运动障碍的针对性治疗

唇闭合运动治疗技术包括勺子进食法、唇部按摩、发咂舌音、出声吻、夹住压舌板,部分方法如图 6-2-67 所示。

（六）唇齿接触运动障碍的针对性治疗

唇齿接触运动治疗技术包括夹饼干、舔果酱、发唇齿音/f/,部分方法如图 6-2-68 所示。

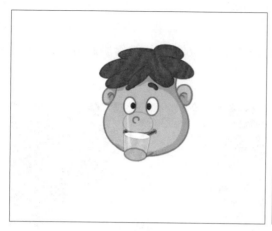

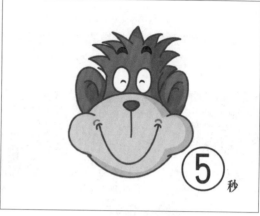

a. 杯子进食法

b. 模仿大笑

图 6-2-66　部分展唇运动治疗方法

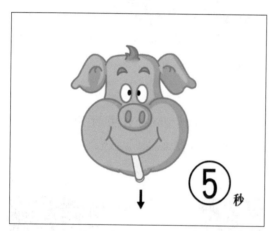

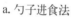

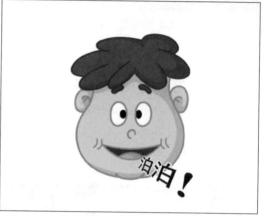

a. 勺子进食法

b. 出声吻

图 6-2-67　部分唇闭合运动治疗方法

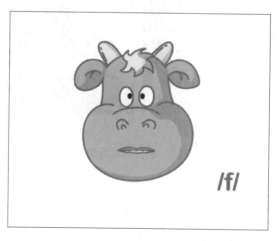

图 6-2-68　部分唇齿接触运动治疗方法

（七）圆展交替运动障碍的针对性治疗

圆展交替治疗技术包括亲吻、微笑，亲吻、皱眉，微笑、噘嘴，/i、u/交替发音，部分方法如图 6-2-69 所示。

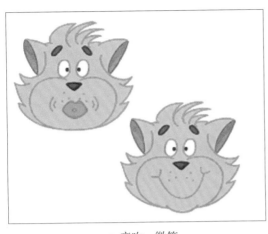
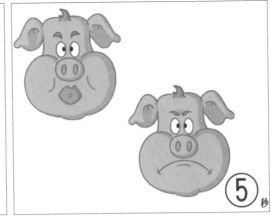

a. 亲吻、微笑　　　　　　　　　　　b. 亲吻、皱眉

图 6-2-69　部分圆展交替治疗方法

三、舌口部运动康复训练

构音障碍患者可能出现一种或几种以下所述的舌异常运动模式：舌向前运动障碍、舌向后运动障碍、舌前后转换运动障碍、马蹄形上抬运动障碍、舌根（后部）上抬运动障碍、舌侧缘上抬运动障碍、舌尖上抬与下降运动障碍、舌叶上抬运动障碍。

舌运动障碍的治疗是通过触觉刺激技术提高舌的感知觉，进而利用本体感觉刺激技术提高舌肌力量和促进舌后侧缘的稳定，然后在此基础上抑制舌的异常运动模式，采用被动治疗和自主运动的方法，最终达到舌运动灵活、稳定、有力的效果，从而建立舌在构音中的正常运动模式。舌口部运动障碍治疗流程见图 6-2-70。

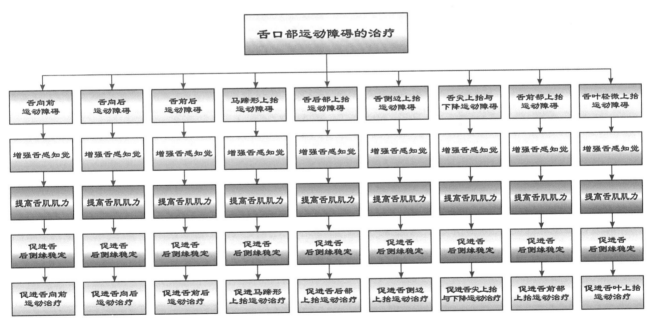

图 6-2-70　舌口部运动障碍治疗框架图

（一）增强舌感知觉的治疗

增强舌感知觉的治疗技术比较有趣，让患者可以在游戏中就完成治疗的目标，因此大都以自主运动的治疗形式呈现，如向上刷舌尖法、横向刷舌尖法、前后刷舌尖法、后前刷舌尖法、后前刷舌侧缘法、一二三拍打我法，部分方法如图 6-2-71 所示。

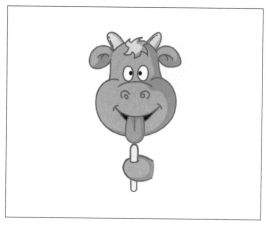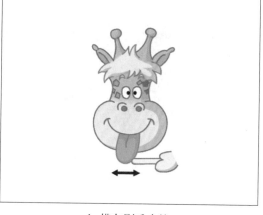

| a.向上刷舌尖法 | b.横向刷舌尖法 |

图6-2-71　部分增强舌感知觉治疗方法

（二）提高舌肌肌力的治疗

提高舌肌肌力是舌运动治疗中最基本与最重要的方法,舌运动也依靠舌肌的力量来完成。提高舌肌肌力的被动治疗技术包括推舌法、挤舌法、挤推齿脊法、挤推联用法、侧推舌尖法、下压舌尖法、上推舌体法、侧推舌体法、下压舌体法、左右两半上抬法,部分方法如图6-2-72所示。

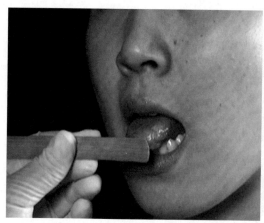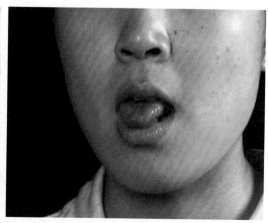

| a.推舌法 | b.挤舌法 |

图6-2-72　部分提高舌肌肌力治疗方法

（三）促进舌后侧缘稳定的治疗

促进舌后侧缘稳定是发出清晰语音前提,被动治疗的方法有刷舌后侧缘法和舌后侧缘上推法,如图6-2-73所示。首先,教患者轻轻地用臼齿咬住舌后侧缘,然后被咬住的部分向上用力推上臼齿,这时舌两边上抬,舌中间凹陷,形成"蝴蝶位"。从蝴蝶位开始练习发音,患者向上顶得越高,嘴张得越大,用来促进舌后侧缘的稳定。

（四）舌向前运动障碍的针对性治疗

舌向前运动治疗技术主要包括自主运动治疗法中的舌前伸运动、舌尖向下伸展、舌尖向上伸展、舌尖舔嘴角、舌尖洗牙面、舌尖顶脸颊、舌尖上卷,部分方法如图6-2-74所示。

（五）舌向后运动障碍的针对性治疗

舌向后运动肉眼不容易看到,无法单纯地通过观看自主运动的诱导动画完成,因此,需要使用一些被动治疗的手法,如咀嚼器刺激法、深压舌后部法、发/u/音、发/ou/音,部分方法如图6-2-75所示。

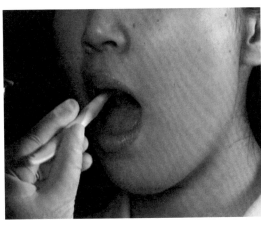
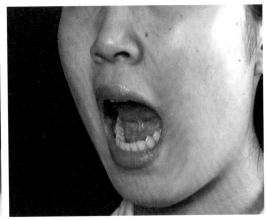

a. 刷舌后侧缘法　　　　　　　　　　　　　　b. 舌后侧缘上推法

图 6-2-73　促进舌后侧缘稳定治疗方法

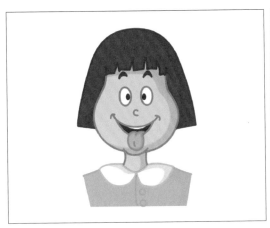
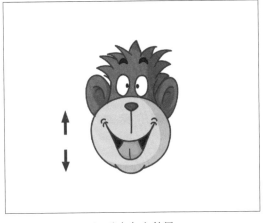

a. 舌尖向下伸展　　　　　　　　　　　　　　b. 舌尖向上伸展

图 6-2-74　部分舌向前运动治疗方法

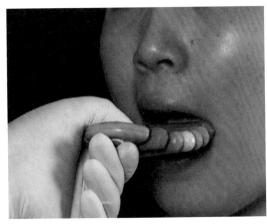
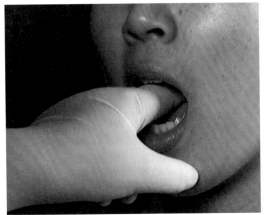

a. 咀嚼器刺激法　　　　　　　　　　　　　　b. 深压舌后部法

图 6-2-75　部分舌向后运动治疗方法

（六）舌前后转换运动障碍的针对性治疗

舌前后转换运动治疗技术主要用来建立舌前后连续运动的模式，为汉语中的复韵母发音奠定生理基础，其治疗方法包括舌前伸后缩交替运动、/i/-/u/交替训练等。

（七）马蹄形上抬运动障碍的针对性治疗

　　马蹄形上抬模式是舌运动发育成熟的重要体现，马蹄形上抬运动治疗技术主要用来促进患者形成舌尖和舌两侧缘上抬而中间下降呈"碗状"的运动模式，该模式是舌尖中音/d/、/t/、/n/构音所必需的口部运动技能。共有七种被动治疗方法：舌与上齿龈吸吮、舌尖发音、压舌板刺激法、吸管刺激法、按摩刷刺激法、勺底压舌法、敲击舌中部法，部分方法如图6-2-76所示。

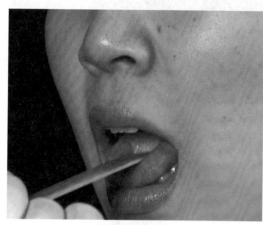

　　　　a. 压舌板刺激法　　　　　　　　　　　b. 吸管刺激法

图6-2-76　部分马蹄形上抬运动治疗方法

（八）舌后部上抬运动障碍的针对性治疗

　　舌后部上抬模式是构音中重要的运动模式，该模式是舌根音/g/、/k/以及音位组合所需要的构音运动模式。舌后部上抬运动治疗技术是通过刺激舌收缩反射区来促进患者舌向后隆起呈球状的舌后缩反应。共有三种被动治疗的方法：敲击舌中线刺激法、舌后位运动训练器、发/k/音，部分方法如图6-2-77所示。

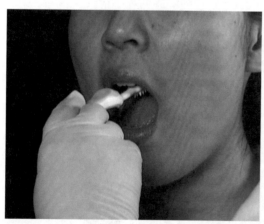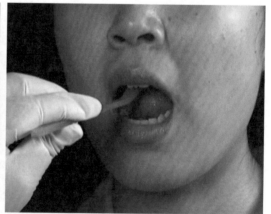

　　　　a. 敲击舌中线刺激法　　　　　　　　　b. 舌后位运动训练器

图6-2-77　部分舌后部上抬运动治疗方法

（九）舌侧缘上抬运动障碍的针对性治疗

　　舌侧缘上抬模式标志舌两侧缘从舌体中分化出来能够独立上抬，可以与上齿接触。它是舌声母构音所必需的运动模式（/l/、/r/除外）。如果舌两侧不能上抬，构音时气流会从舌两侧溢出，导致舌侧位构音不清。舌侧缘上抬运动治疗技术用来促进患者舌两侧上抬的运动模式。共有七种被动治疗的方法：舌侧边刺激法、向中线压舌法、向下压舌侧缘、刺激上腭法、刺激马蹄形反应区、食物转送法、臼齿咀嚼法，部分方法如图6-2-78所示。

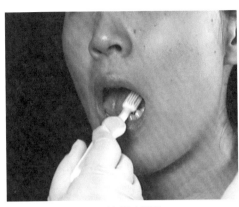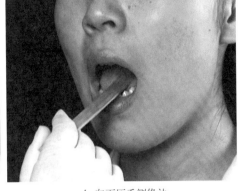

a. 舌侧边刺激法　　　　　　　　　　　　　b. 向下压舌侧缘法

图 6-2-78　部分舌侧缘上抬运动治疗方法

（十）舌尖上抬与下降运动障碍的针对性治疗

舌尖上抬模式是指舌尖能从舌体和舌侧缘分离出来单独上抬。该模式是/l/及其音位组合所必需的口部运动模式。舌尖上抬与下降运动治疗技术主要用来促进患者舌尖单独上抬的模式。共有三种被动治疗的方法：舌尖舔物法、舌前位运动训练法、舌尖上下运动法，部分方法如图 6-2-79 所示。

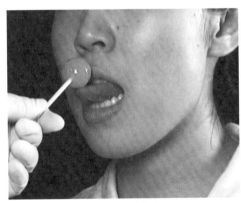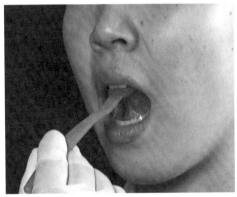

a. 舌尖舔物法　　　　　　　　　　　　　b. 舌前位运动训练法

图 6-2-79　部分舌尖上抬运动治疗方法

（十一）舌前部上抬运动障碍的针对性治疗

舌前部上抬运动模式是/j、q、x/及其音位组合所必需的口部运动模式，该治疗技术包括舌前位运动训练法和舌前部拱起法，部分方法如图 6-2-80 所示。

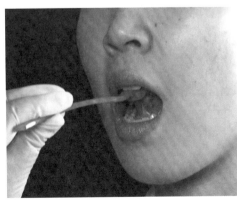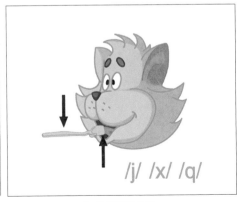

a. 舌前位运动训练法　　　　　　　　　　　b. 舌前部拱起法

图 6-2-80　部分舌前部上抬运动治疗方法

（十二）舌叶轻微上抬运动障碍的针对性治疗

舌叶上抬运动模式是/z、c、s/及其音位组合所必需的口部运动模式,舌叶轻微上抬治疗技术主要是促进患者舌两侧缘和舌叶同时与上腭接触,舌尖独立舌叶不与上腭接触,但发/z、c、s/音时舌中线离开上腭形成缝隙的治疗技术。

第五节　ICF 构音音系障碍康复治疗案例

本节将对 ICF 框架下构音音系障碍康复治疗常用的构音 ICF - PCT 疗法、结构化语音 ICF - SDDK 疗法,在儿童和成人患者的康复实施中分别进行案例阐述。

一、构音音系障碍康复治疗儿童案例

（一）患者基本信息

患者李××,6 岁听障儿童,语言和认知无异常,经检查言语构音语音能力不佳,患者基本信息如表 6 - 2 - 15 所示。儿童构音音系障碍 ICF 构音音系功能评估表见数字资源 6 - 2 - 1。

数字资源
6-2-1

表 6 - 2 - 15　患者基本信息表

上海市××儿童康复中心

患者基本信息

姓名＊　　李××　　　出生日期＊　　2015.9.23　　　性别　☑ 男　□ 女

检查者　　惠老师　　　评估日期＊　　2021.12.20　　　编号＊　　C01

类型:□ 智障　　　☑ 听障　　　□ 脑瘫　　　□ 自闭症　　　□ 发育迟缓　　　　　　　
　　　□ 失语症　　　　　□ 神经性言语障碍(构音障碍)　　　　　　　
　　　□ 言语失用症　　　　　□ 其他　　　　　

主要交流方式:☑ 口语　□ 图片　□ 肢体动作　□ 基本无交流

听力状况:□ 正常 ☑ 异常　听力设备:☑ 人工耳蜗　□ 助听器　补偿效果　　最适

进食状况:偏好软食。

言语、语言、认知、情绪状况:言语构音功能上,声母音位习得个数为 13 个,中度损伤;声母音位对比数量为 16 对,中度损伤;构音清晰度为 65.79%,轻度损伤;连续语音能力的言语速率为 1.6 个/秒,中度损伤;言语基频标准差 25 赫兹,语调变化偏小,轻度损伤。

口部触觉感知与运动状况:口部感觉功能得分 97%,无损伤;下颌运动功能得分 97%,无损伤;唇运动功能得分 97%,无损伤;舌运动功能得分 83%,轻度损伤。

（二）ICF 构音语音功能评估

言语治疗师对患者进行构音语音功能评估以掌握患者各项言语功能的损伤程度,为制定科学的治疗计划提供依据。经评估,患者李××目前的构音功能表现为获得 13 个声母,16 对声母音位对,构音清晰度为 65.79%,口部感觉功能得分为 97%,下颌运动功能得分为 97%,唇运动功能得分为 97%,舌运动功能得分为 83%,存在构音清晰度低、口部运动功能异常等构音功能障碍;言语流利中语速为 1.6 个/秒,言语基频标准差为 25 赫兹。该患者 ICF 构音语音功能评估如表 6 - 2 - 16 所示。

表 6 - 2 - 16　ICF 构音语音功能评估表

身体功能即人体系统的生理功能损伤程度			无损伤	轻度损伤	中度损伤	重度损伤	完全损伤	未特指	不适用
			0	1	2	3	4	8	9
b320	构音功能	声母音位习得			☒				
		声母音位对比			☒				

续 表

			0	1	2	3	4	8	9
b320	构音功能	构音清晰度		☒					
		口部感觉	☒						
		下颌运动	☒						
		唇运动	☒						
		舌运动		☒					

产生言语声的功能。

包含：构音清晰功能,构音音位习得(获得)功能;痉挛型、运动失调型、弛缓型神经性言语障碍;中枢神经损伤的构音障碍。

不包含：语言心智功能(b167);嗓音功能(b310)。

信息来源：☒ 病史 □ 问卷调查 □ 临床检查 ☒ 医技检查

问题描述：

1. 已掌握声母个数为 13 个↓,相对年龄 3 岁;声母音位习得能力中度损伤。

进一步描述：

声母音位习得处于第三阶段,已习得声母有/b、m、d、h/、/p、t、g、k、n/、/f、j、q、x/,未习得声母有/l、z、s、r/、/c、zh、ch、sh/。

训练建议：

对第三阶段未习得的音位进行音位诱导、音位习得：(1)音位诱导：可借助相关的口部运动治疗方法找到正确的发音部位和发音方式(具体参见构音障碍测量与康复训练仪);(2)音位习得：选择模仿复述的方法,并结合言语支持训练,进行停顿起音、音节时长或音调变化的实时视听反馈训练。

2. 已掌握声母音位对个数为 16↓,声母音位对比能力中度损伤。

进一步描述：

已习得声母音位对有/b-p/、/d-t/、/g-k/、/j-q/、/k-h/、/b-f/、/j-x/、/m-b/、/n-d/、/h-e/、/p-t/、/p-k/、/t-k/、/b-d/、/b-g/、/d-g/,未习得声母音位对有/zh-ch/、/z-c/、/zh-sh/、/z-s/、/z-zh/、/c-ch/、/s-sh/、/n-l/、/r-l/。

训练建议：

进行未习得音位对的构音 ICF-PCT 训练。(1)音位诱导：可借助相关的口部运动治疗方法找到正确的发音部位和发音方式(具体参见构音语音障碍测量与康复训练仪);(2)音位习得：选择模仿复述的方法,并结合语音支持训练,进行停顿起音、音节时长、音调变化或响度变化的实时视听反馈训练(具体参见言语矫治仪);(3)听说对比训练：通过"听一听"和"说一说"进行未习得音位对的对比分辨训练;(4)重读治疗：选择模仿复述的方法,并结合重读治疗中的行板节奏一进行视听反馈训练(具体参见构音语音障碍测量与康复训练仪);(5)语音切换(词语)：选择语音切换的词语作为训练语料,采用模仿复述的方式进行实时视听反馈训练(具体参见语音评估与干预训练仪);(6)语音切换(句子)：选择语音切换的句子作为训练语料,采用模仿复述的方式进行实时视听反馈训练(具体参见语音评估与干预训练仪)。

3. 构音清晰度为 65.79%↓,构音语音能力轻度损伤。

训练建议：

对受损声母音位对进行构音 ICF-PCT 疗法训练,对受损韵母或声调音位对进行音位对比训练。(1)PCT 训练：根据声母音位对评估的思维导图和音位习得的顺序依次进行音位诱导、音位习得、听说对比、重读治疗、语音切换(词语)和语音切换(句子)训练;(2)韵母及声调对比训练：通过聆听反馈与模仿复述的方法,对受损的韵母或声调对进行视听反馈训练：a.重读治疗法,训练患者韵母及韵母音位对的习得能力(具体参见重读治疗干预仪、构音语音障碍测量与康复训练仪);b.口部运动辅助治疗,通过构音器官的协调运动训练辅助韵母的准确发音(具体参见构音语音障碍测量与康复训练仪)。

4. 口部感觉功能得分为 97%,口部感觉无损伤。

5. 下颌运动功能得分为 97%,运动正常,并有良好的控制能力,下颌运动无损伤。

6. 唇运动功能得分为 97%,运动正常,并有良好的控制能力,唇运动无损伤。

7. 舌运动得分为 83%↓,能完成目标动作,但控制略差,舌运动轻度损伤。

进一步描述：

自然状态 4 级,舌肌肌力 3 级,舌尖前伸 4 级,舌尖下舔下颌 4 级,舌尖上舔上唇 3 级,舌尖上舔齿龈 2 级,舌尖左舔嘴角 4 级,舌尖右舔嘴角 4 级,舌尖上舔硬腭 3 级,舌尖前后交替运动 3 级,舌尖左右交替运动 3 级,舌尖上下交替运动 3 级,马蹄形上抬运动 4 级,舌两侧缘上抬运动 2 级,舌前部上抬运动 3 级,舌后部上抬运动 4 级。

训练建议：

进行提高舌肌肌力和促进舌后侧缘稳定训练和以自主运动为主的舌运动针对性治疗。(1)提高舌肌肌力训练(推舌法、挤舌法、挤推齿脊法等);(2)促进舌后侧缘上抬(刷舌后侧缘法、舌后侧缘上推法);(3)舌运动针对性治疗：a.舌向前运动治疗(舌尖向下伸展、舌尖舔嘴角、舌尖洗牙面等);b.舌向后运动治疗技术(咀嚼器刺激法、深压舌后部法、发/u/音等);c.舌前后转换运动治疗(舌尖伸后缩交替运动、发/i/、/u/音交替训练等);d.马蹄形上抬运动治疗(舌与上齿龈吸吮、舌尖发音、压舌板刺激法等);e.舌根(后部)上抬运动治疗技术(敲击舌中线刺激法、舌后位运动训练、发/k/音等);f.舌侧缘上抬运动治疗(舌侧缘刺激法、向中线压舌法、向下压舌侧缘等);g.舌尖上抬与下降运动治疗(舌尖上下运动、舌尖舔物法、舌尖运动训练等)h.舌前部上抬运动治疗(舌前部拱起、舌前位运动训练等)。

续　表

				0	1	2	3	4	8	9
b3302	语速	连续语音能力	言语速率			☒				

言语产生速率的功能。
包括：如迟语症和急语症。

信息来源：☒ 病史　　问卷调查　　临床检查　　☒ 医技检查

问题描述：
　　连续语音的言速速率为 1.63 个/秒↓，连续语音时发音拖延和/或停顿拖延，言语速率的控制能力中度损伤。
进一步描述：
　　在连续语音时，存在音节时长或停顿时长较长，导致连续语音流利性存在严重问题。
训练建议：
　　选择结构化语音 ICF-SDDK 疗法，将在连续语音训练过程时可分别语音重复、切换、轮替训练与缩短音节时长或停顿时长训练相结合，改善言语速率的控制能力。

			0	1	2	3	4	8	9
b3303	语调	言语基频标准差		☒					

言语中音调模式的调节功能。
包括：言语韵律、语调、言语旋律，如言语平调、音调突变等障碍。

信息来源：☒ 病史　　问卷调查　　临床检查　　☒ 医技检查

问题描述：
　　言语基频标准差为 25 赫兹↓，语调单一，连续语音语调变化的控制能力轻度损伤。
进一步描述：
　　在连续语音时，存在言语基频标准差较小，导致连续语音语调变化的控制能力存在问题。
训练建议：
　　选择结构化语音 ICF-SDDK 疗法，在连续语音训练过程时可分别将语音重复、切换、轮替训练与提高音调变化训练相结合，改善连续语音语调变化的控制能力。

（三）ICF 构音语音功能治疗计划

　　该患者存在构音能力、流利性等多方面不同程度的损伤，根据表 6-2-16 所示患者构音语音功能的评估结果，患者存在构音清晰度低、舌的口运动能力不佳、语速较低等问题。综合儿童能力水平和目前需求状况，应以提高儿童构音清晰度为核心目标，提高儿童言语流利性和韵律能力为辅助目标。因而，言语治疗师采用构音 ICF-PCT 疗法结合语音韵律疗法和结构化语音 ICF-SDDK 疗法进行，在提高清晰度的同时，也对韵律、语速有一定训练要求。

1. 确定训练目标

　　患者的构音语音功能在构音清晰度低、语速较慢、语调单一等方面存在异常，作为本案例的干预目标。

2. 选择训练内容和方法

　　针对构音清晰度较低的问题，言语治疗师采用构音 ICF-PCT 疗法；针对语速较低、语调单一的问题，言语治疗师采用语音韵律疗法和结构化语音 ICF-SDDK 疗法进行训练。

3. 确定实施人员和治疗目标

　　如表 6-2-17 所示，制定治疗计划的过程中还需要确定实施治疗计划的人员以及确立合适的治疗目标。

表 6-2-17　ICF 构音语音治疗计划表

治疗任务		治疗方法 （构音＋语速＋语调）	康复医师	护士	言语治疗师	特教教师	初始值	目标值	最终值
b320 构音 功能	声母 音位 习得	训练音位：/l/、/z/、/s/、/r/ ☑ 发音感知 　☑ 发音感知训练			√		2	1	1

续　表

治疗任务		治疗方法 (构音＋语速＋语调)	康复 医师	护士	言语 治疗师	特教 教师	初始值	目标值	最终值
b320 构音 功能	声母 音位 习得	☑ 发音教育 　☑ 发音部位教育——口部运动训练 　(口部感觉训练:改善颊、鼻、唇、牙龈、硬腭、舌部感觉训练;下颌口部运动训练:增强下颌感知觉、增强咬肌肌力训练、改善下颌运动受限、改善下颌运动过度、促进下颌分级控制、促进下颌转换运动;唇口部运动训练:增强唇感知觉、提高唇肌肌力、促进圆唇运动、促进展唇运动、促进唇闭合运动、促进唇齿接触运动、促进圆展交替运动;舌口部运动训练:增强舌感知觉、提高舌肌肌力、促进舌尖上抬与下降运动、促进舌侧缘上抬、促进舌后侧缘上抬、促进舌向前运动、促进舌向后运动) 　☑ 发音方式教育——发声促进治疗 　(缓慢平稳呼气法、快速用力呼气法、啭音法、气息式发音法、鼻腔共鸣法、哈欠叹息法) ☑ 音位习得 　☑ 单音节词			√		2	1	1
	声母 音位 对比	训练音位对:/n/-/l/、/z/-/s/、/r/-/l/ ☑ 音位对比 　☑ 听一听 　☑ 说一说 ☑ 实时重读治疗 　☑ 内在(韵母)交替重读治疗 　☑ 外在(声母)交替重读治疗 ☑ 语音切换训练 　☑ 词语训练 　(如/r-l/训练语料:日历、乳酪等)			√		2	1	0
	构音 清晰度	训练音位:/l/、/z/、/s/、/r/ ☑ 语音支持训练 　☑ 音调变化实时反馈训练 　(升高、降低、轮替) 　☑ 响度变化实时反馈训练 　(增大、减小、轮替) 　☑ 音节时长实时反馈训练 　(延长、缩短、轮替) 　☑ 停顿起音实时反馈训练 　(延长、缩短、轮替) ☑ 语音自反馈 　☑ 变调自反馈训练 　☑ 变速自反馈训练 ☑ 构音运动训练 ☑ 舌声母训练 　(马蹄形上抬、舌后部上抬、舌面上抬、舌尖上抬和下降、舌两侧上抬、舌叶上抬)			√		1	0	0

续　表

治疗任务		治疗方法 （构音＋语速＋语调）	康复 医师	护士	言语 治疗师	特教 教师	初始值	目标值	最终值
b320 构音 功能	舌运动	☑ 增强舌感知觉 　　（向上刷舌尖、前后刷舌尖、舌尖与脸颊 相碰等） ☑ 提高舌肌肌力 　　（推舌法、舌尖上抬、下压舌体法等） ☑ 舌向前运动障碍 　　（杯子进食法、模仿大笑等） ☑ 舌后部上抬障碍 　　（敲击舌中线刺激法、舌后位运动训练 器法等） ☑ 舌尖上抬与下降运动障碍 　　（舌尖舔物法、舌尖上下运动法、舔硬腭 法等）			√		1	0	0
b3302 语速	连续语 音能力 言语 速率	☑ 重读治疗法(慢板、行板、快板) ☑ 语速控制(节拍器)			√		2	1	0
b3303 语调	言语 基频 标准差	☑ 音调梯度训练法 ☑ 重读治疗法(慢板、行板、快板)			√		1	0	0

（四）构音语音功能康复治疗与实时监控

　　该患者的构音功能存在一定程度的损伤，根据表 6-2-15 所示患者言语功能的评估结果和图 6-2-81 所示的音位对比思维导图情况，言语治疗师可选择适合于患者的治疗内容和方法，开展构音 ICF-PCT 治疗。

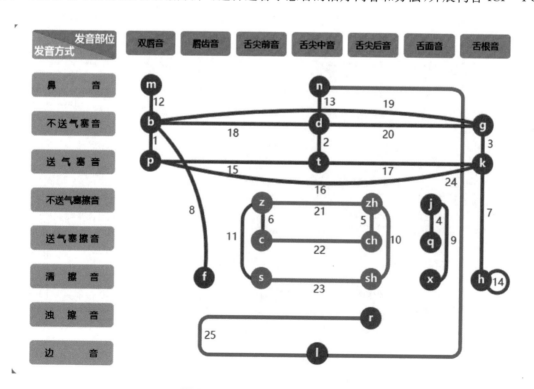

图 6-2-81　音位对比思维导图

从图6-2-81思维导图来看,患者未习得声母有/l、z、s、r/、/c、zh、ch、sh/;未习得声母音位对有/zh-ch/、/z-c//zh-sh/、/z-s/、/z-zh/、/c-ch/、/s-sh/、/n-l/、/r-l/。下面以音位对/r-l/的某次训练为例进行介绍。

1. 训练目的

以/r/与/l/为例,唯一发音特征区别为发音部位的不同,将/r/与/l/组成一组最小声母音位对/r-l/,在"字、词、句"中提高患者的构音清晰度,为清晰的、流畅的连续语音服务。

2. 训练步骤

(1) 通过听说对比,采用重读治疗完成/r-l/音位对在"字"中的训练;

(2) 通过语音切换,完成/r-l/音位对在"词"中的训练;

(3) 通过语音切换,完成/r-l/音位对在"句"中的训练。

表6-2-18 /r/的音位对比训练

音位对	对比意义	听说对比(字)	言语重读治疗(字)	语音切换(词)	语音切换(句)
/r-l/	舌尖后音 VS 舌尖中音	蓝-燃、肉-漏 热-乐、绒-龙 ……	/ ri-LI-RI-LI/ / re-LE-RE-LE/ / ru-LU-RU-LU/ ……	日历、乳酪 落日、润肤露 ……	蓝色的热气球里很热闹, 篮子里有润肤露 ……

3. 训练过程

(1) 听说对比

通过"听觉识别——听"和"音位对比——说"的形式让患者掌握最小音位对/r-l/组成的**"字"**的区别。在此期间,言语治疗师可对患者的发音进行录音并评判正确与否,如图6-2-82。

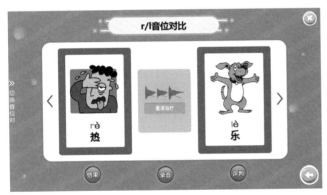
a.听一听

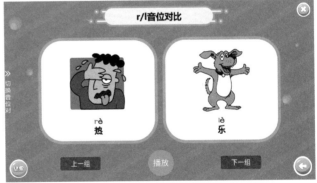
b.指一指

图6-2-82 /r-l/听说对比训练

(构音语音障碍测量与康复训练仪,ICFDrArticulation®,上海慧敏医疗器械有限公司授权使用)

(2) 实时重读治疗

将构音ICF-PCT疗法与重读治疗法相结合,通过"内在韵母交替对比/re-RE-RE-RE/"和"外在声母交替对比(/ri-LI-RI-LI/)"的形式,将音位对在一个重读音节内呈现,让患者一口气连贯、清晰并流畅地朗读该重读音节,逐渐向连续语音过渡,如图6-2-83。

(3) 构音ICF-PCT法应用于词语

/r-l/音位对组成双音节词语,采用构音语音障碍测量与康复训练仪中的音位习得训练,让患者模仿复述,掌握在词语中患者对于/r/、/l/两个音位切换的能力,如"乳酪"(图6-2-84a)。言语治疗师可通过让患者模仿跟读练习,提高音位对比能力。

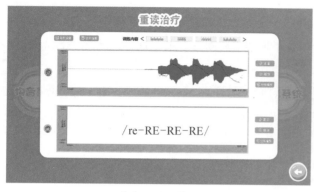

a. 内在韵母交替对比

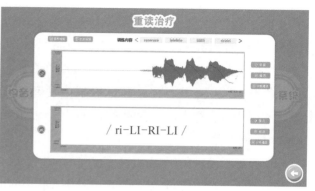

b. 外在声母交替对比

图 6 - 2 - 83　/r-l/ 听说对比训练

（构音语音障碍测量与康复训练仪，ICFDrArticulation®，上海慧敏医疗器械有限公司授权使用）

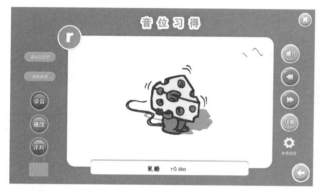

a. 复述练习

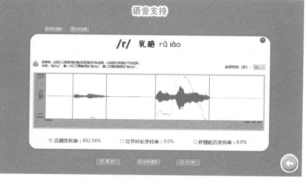

b. 变调练习

图 6 - 2 - 84　/r-l/ 音位对比在词语中的应用

（构音语音障碍测量与康复训练仪，ICFDrArticulation®，上海慧敏医疗器械有限公司授权使用）

　　言语治疗师可使用该训练板块的"语音支持"模块，提高患者在说词语中的音调变化能力，如图 6 - 2 - 84b。言语治疗师选择标准音或者自主录制的声音进行变调播放，比如此患者音调变化单一，则可选择 1.2/1.5 倍的升调/降调的声音播放，让患者从听觉上感知声音的高低起伏。学习分辨不同音高的声音，并尝试变化音调。

　　言语治疗师也可以结合言语矫治仪中的音调训练游戏"奇妙海"做音调变化游戏。言语治疗师示范指导儿童练习高—低—高、低—中—高等模式的音调变化训练，为改善语调能力奠定基础。如图 6 - 2 - 85，当患者使用低/高音调说"乳酪"时达到目标低/高音调，小鱼碰撞到低/高处海星。

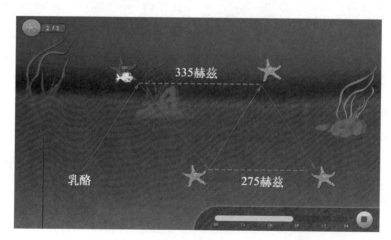

图 6 - 2 - 85　"奇妙海"音调变化实时言语游戏训练

（言语矫治仪，ICFDrSpeech®，上海慧敏医疗器械有限公司授权使用）

4. 实时监控

经本次训练,李××/r-l/音位对的掌握较好、音调变化能力改善,具体效果如表 6-2-19、6-2-20 所示。

表 6-2-19 /r-l/音位对比实时监控

用户姓名	李××	训练日期		2022 年 1 月 15 日
训练音位对	/r-l/	音位特征	训练方式	

训练项目(根据训练情况进行勾选):
☐ 音位对的听觉识别训练
☑ 音位对比训练
☑ 结合行板节奏——进行言语视听反馈训练

训练词	目标音位对	评判结果	得 分
乳酪	/r-l/	正确	1
老人	/r-l/	正确	1
正确率		100%	

表 6-2-20 /r-l/音位对比中的音调变化实时监控

时间	训练类型	内 容	训练前描述(如需)		训练效果	
1.15	音调变化训练	训练音位:/r-l/ 训练材料:乳酪	音调变化:☑ 提高 ☐ 降低 (差异显著:指变化率≥10%)			
		音调训练游戏(奇妙海)	音调水平=273 赫兹(习惯)	音调水平=292 赫兹(提高)	音调水平=275 赫兹(习惯)	音调水平=335 赫兹(提高)
			变化率:6.5%		变化率:21.8%	

(五)ICF 构音语音功能康复短期目标监控

经过两个月训练,患者的构音语音能力有明显提高,具体见表 6-2-21。

表 6-2-21 ICF 儿童构音语音治疗短期目标监控表

1. 构音功能测量项目:声母音位习得;
测量工具:DrHRS-APN(S3)构音障碍测量与康复训练仪

日 期	2021.12.20		2022.1.20		2022.2.20	
音 位	习得与否	错误走向	习得与否	错误走向	习得与否	错误走向
l	×	⊖	√		√	
z	×	⊗	√		√	
s	×	⊗	×	⊗	√	
r	×	n	√		√	
c	×	⊗	×	⊗	×	⊗
zh	×	⊖	×	⊖	×	⊖

续　表

日　期	2021. 12. 20		2022. 1. 20		2022. 2. 20	
音　位	习得与否	错误走向	习得与否	错误走向	习得与否	错误走向
ch	×	⊗	×	⊗	×	⊗
sh	×	⊖	×	⊖	×	⊖

声母音位习得	13/21	损伤程度		15/21	损伤程度		17/21	损伤程度	
		初始值	2		最终值	2		最终值	1
		目标值	1						

2. 构音功能测量项目：声母音位对比和构音清晰度；
测量工具：DrHRS - APN(S3)构音障碍测量与康复训练仪

日期	声母音位对比	损伤程度		韵母音位对比	声调音位对比	构音清晰度	损伤程度	
12. 20	16/25	初始值	2	6/10	3/3	65.79%	初始值	1
		目标值	1				目标值	0
2. 20	18/25	最终值	1	10/10	3/3	86.11%	最终值	0

3. 舌运动功能测量项目：舌运动；
测量工具：DrHRS - APN(S3)构音障碍测量与康复训练仪

日期	自然状态	舌肌力检查	舌尖前伸	舌尖下舔颌	舌尖上舔唇	舌尖上舔齿龈	舌尖上舔硬腭	舌尖左舔嘴角	舌尖右舔嘴角
12. 20	4/4	3/4	4/4	4/4	3/4	2/4	3/4	4/4	4/4
1. 20	4/4	4/4	4/4	4/4	4/4	3/4	4/4	4/4	4/4
2. 20	4/4	4/4	4/4	4/4	4/4	3/4	4/4	4/4	4/4

舌尖左右交替	舌尖前后交替	舌尖上下交替	马蹄形上抬模式	舌两侧缘上抬模式	舌前部上抬模式	舌后部上抬模式	舌运动功能	损伤程度	
3/4	3/4	3/4	4/4	2/4	3/4	4/4	83%	初始值	1
								目标值	0
3/4	3/4	4/4	4/4	3/4	3/4	4/4	92%	最终值	0
4/4	4/4	4/4	4/4	4/4	4/4	4/4	98%		0

4. 语速和语调功能测量项目：连续语音能力-言语速率；言语基频标准差；
测量工具：DrHRS - APN(S3)构音障碍测量与康复训练仪

日期	音节数（个）	总时长（毫秒）	言语速率（个/秒）	损伤程度		言语基频（赫兹）	言语基频标准差（赫兹）	损伤程度	
12. 20	13	7 970	1.63	初始值	2	343	25	初始值	1
				目标值	1			目标值	0
2. 20	10	5 550	1.80	最终值	1	345	32	最终值	0

（六）ICF 构音语音功能康复疗效评价

经过两个月的治疗，患者言语构音语音问题得到良好的改善，具体疗效如表6-2-22所示。

表 6-2-22　ICF 儿童构音语速语调疗效评价表

ICF 类目组合		初期评估 ICF 限定值 问题 0	1	2	3	4	目标值	中期评估（康复4周）干预	ICF 限定值 问题 0	1	2	3	4	目标达成	末期评估（康复8周）干预	ICF 限定值 问题 0	1	2	3	4	目标达成
b320 构音功能	声母音位习得						1	√						×	√		√				√
	声母音位对比						1	√							√		√				√
	构音清晰度						0	√							√	√					√
	舌运动						0	√							√	√					√
b3302 语速	连续语音能力-言语速率						1	√							√	√					√
b3303 语调	言语基频标准差						0	√							√	√					√

二、构音音系障碍康复治疗成人案例

（一）患者基本信息

患者康××，42岁男性，基本信息如表6-2-23所示。据家人描述，患者车祸伤后出现言语功能障碍，CT扫描发现患者左半球后额叶和前顶叶交界处病变。患者言语方面表现为说话费力，语速慢，言语时呼气不稳、停顿过长；语言功能方面，能理解较为复杂的对话，表达能力较差。成人构音音系障碍 ICF 构音音系功能评估表见数字资源6-2-2。

数字资源
6-2-2

表 6-2-23　患者基本信息

上海市××康复医院

患者基本信息

姓名＊　康××　　　出生日期＊　1979.8.9　　　性别＊　☑ 男　□ 女

检查者　惠老师　　　评估日期＊　2021.12.3　　编号＊　A02

类型：□ 器质性嗓音疾病　　　□ 功能性嗓音障碍　　　　□ 神经性嗓音障碍
　　　□ 失语症　　　　　　　☑ 神经性言语障碍(构音障碍)　脑外伤
　　　□ 言语失用症　　　　　□ 智力障碍　　　　　　　　□ 脑瘫
　　　□ 听力障碍　　　　　　□ 自闭症　　　　　　　　　□ 其他

主要交方式：☑ 口语　□ 图片　□ 肢体动作　□ 基本无交流

听力状况：☑ 正常　□ 异常　　听力设备：□ 人工耳蜗　□ 助听器　补偿效果

进食状况：未见明显异常

言语、认知、情绪状况：言语构音语音方面，声母音位习得个数为19个，轻度损伤；声母音位对比数量为21对，轻度损伤；构音清晰度为89.47%，轻度损伤；言语速率1.4个/秒，连续语音能力言语速率重度损伤；言语基频标准差25赫兹，语调无损伤。

口部触感知与运动状况：□部感觉功能100%，无损伤；下颌运动功能97%，无损伤；唇运动功能100%，无损伤；舌运动功能75%，中度损伤。

（二）ICF 构音语音功能评估

经构音语音功能评估，患者康××已掌握 19 个声母，21 对声母音位对，构音清晰度为 89.47%，口部感觉功能得分为 100%，下颌运动功能得分为 97%，唇运动功能得分为 100%，舌运动功能得分为 75%，连续语音的音节时长为 45 毫秒，连续语音的停顿时长为 502 毫秒，幅度标准差为 10.2 分贝，重音音节总时长 1 321 毫秒，重音出现率 16%，连续语音的构音速率为 1.2 个/秒，连续语音的言语速率为 1.4 个/秒，言语基频标准差为 25 赫兹，言语基频动态范围为 121 赫兹，基频突变出现率为 0%，将上述结果输入 ICF 转换器内，得出患者 ICF 构音语音功能评估结果，详见表 6-2-24。患者存在构音歪曲、口部运动功能异常、言语流利性异常、语速过慢等构音语音功能障碍。

表 6-2-24 ICF 构音语音功能评估

身体功能即人体系统的生理功能损伤程度				无损伤	轻度损伤	中度损伤	重度损伤	完全损伤	未特指	不适用
				0	1	2	3	4	8	9
b320	构音功能		声母音位习得(获得)		☒					
			声母音位对比		☒					
			构音清晰度		☒					
			口部感觉	☒						
			下颌运动	☒						
			唇运动	☒						
			舌运动			☒				

产生言语声的功能。

包含：构音清晰功能，构音音位习得(获得)功能；痉挛型、运动失调型、弛缓型神经性言语障碍；中枢神经损伤的构音障碍。

不包含：语言心智功能(b167)；嗓音功能(b310)。

信息来源：☒ 病史　　问卷调查　　临床检查　　☒ 医技检查

问题描述：

1. 已掌握声母个数为 19 个↓，正常范围是 21 个，声母音位获得能力轻度损伤。

进一步描述：

声母音位获得处于第五阶段，已获得声母有 /b、m、d、h/、/p、t、g、k、n/、/f、j、q、x/、/z、s、r、l/、/c、zh/，受损声母有 /ch/、/sh/。

训练建议：

对第五阶段受损的声母音位进行音位诱导、音位获得训练。(1) 音位诱导：可借助口部运动治疗方法找到正确的发音部位和发音方式；(2) 音位获得：选择模仿复述的方法，并结合言语支持训练，选择停顿起音、音节时长或音调变化的实时视听反馈训练。

2. 已掌握声母音位对 21 对↓，正常范围是 25 对，声母音位对比能力轻度损伤。

进一步描述：

已获得声母音位对有 21 对，受损声母音位对有 4 对。

训练建议：

对受损的音位对进行 ICF-PCT 疗法训练。(1) 听觉识别：进行受损音位对的听觉识别训练；(2) 音位对比：选择模仿复述的方法，并结合重读治疗法中行板节奏一进行视听反馈训练(具体参见构音语音障碍测量与康复训练仪)。

3. 构音清晰度为 89.47%↓，正常范围是≥96%，构音语音能力轻度损伤。

训练建议：

对受损声母音位对进行构音 ICF-PCT 疗法训练，对受损韵母或声调音位对进行音位对比训练。(1) ICF-PCT 训练：根据声母音位对评估的思维导图和音位习得的顺序依次进行音位诱导、音位习得、听说对比、重读治疗、语音切换(词语)和语音切换(句子)训练；(2) 韵母及声调对比训练：通过聆听反馈与模仿复述的方法，对受损的韵母或声调对进行视听反馈训练；a. 重读治疗法，训练患者韵母及韵母音位对的习得能力(具体参见重读治疗干预仪、构音语音障碍测量与康复训练仪)；b. 口部运动辅助治疗，通过构音器官的协调运动训练辅助韵母的准确发音(具体参见构音语音障碍测量与康复训练仪)。

续 表

4. 口部感觉得分为 100%,正常范围≥96%,口部感觉无损伤。

5. 下颌运动得分为 97%,正常范围≥96%,运动正常,并有良好的控制能力,下颌运动无损伤。

6. 唇运动得分为 100%,正常范围≥96%,运动正常,并有良好的控制能力,唇运动无损伤。

7. 舌运动得分为 75%↓,正常范围≥96%,存在结构异常;或运动范围未达到正常水平,或无法连续运动,或用其他构音器官的动作代偿或辅助目标动作,舌运动中度损伤。

进一步描述:

自然状态 4 级,舌肌肌力 4 级,舌尖前伸 4 级,舌尖下舔下颌 4 级,舌尖上舔上唇 4 级,舌尖上舔齿龈 3 级,舌尖左舔嘴角 3 级,舌尖右舔嘴角 2 级,舌尖上舔硬腭 2 级,舌尖前后交替运动 3 级,舌尖左右交替运动 2 级,舌尖上下交替运动 3 级,马蹄形上抬运动 3 级,舌两侧缘上抬运动 3 级,舌前部上抬运动 3 级,舌后部上抬运动 3 级。

训练建议:

进行提高舌肌肌力和促进舌后侧缘稳定训练和以自主运动为主的舌运动针对性治疗。(1) 提高舌肌肌力训练(推舌法、挤舌法、挤推齿脊法等);(2) 促进舌后侧缘上抬(刷舌后侧缘法、舌后侧缘上推法);(3) 舌运动针对性治疗: a.舌向前运动治疗(舌尖向下伸展、舌尖舔嘴角、舌尖洗牙面等);b.舌向后运动治疗技术(咀嚼器刺激法、深压舌后部法、发/u/音等);c.舌前后转换运动治疗(舌尖伸后缩交替运动、发/i/、/u/音交替训练等);d.马蹄形上抬运动治疗(舌与上齿龈吸吮、舌尖发音、压舌板刺激等);e.舌根(后部)上抬运动治疗(敲击舌中线刺激法、舌后位运动训练、发/k/音等);f.舌侧缘上抬运动治疗(舌侧缘刺激法、向中线压舌法、向下压舌侧缘等);g.舌尖上抬与下降运动治疗(舌尖上下运动、舌尖舔物法、舌尖运动训练等)h.舌前部上抬运动治疗(舌前部拱起、舌前位运动训练等)。

			0	1	2	3	4	8	9
言语流利	连续语音能力	音节时长				☒			
		停顿时长				☒			

产生流利、无中断的连续言语功能。

包括:言语平滑连接的功能;如口吃,迅吃,不流利,在声音、词语(音节)或部分词语(音节)的重复,不规则的言语中断等障碍。

信息来源: ☒ 病史　　问卷调查　　临床检查　　☒ 医技检查

b3300

问题描述:

1. 连续语音的音节时长为 45 毫秒↓,连续语音时存在发音缩短的流利性问题,控制连续语音产生的音节时长的能力重度损伤。

进一步描述:

在连续语音时,存在音节时长较短,导致连续语音流利性存在严重问题。

训练建议:

(1) 传统治疗,选择如唱音法、逐字增加句长法、重读治疗法、韵律语调治疗、吸气停顿、语速控制等治疗方法;(2) 实时反馈治疗,选择语言 ICF - SLI 疗法,以词组为语料,结合唱音法、逐字增加句长法、重读治疗法和韵律语调治疗等治疗方法,改善连续语音流利性。

2. 连续语音的停顿时长为 502 毫秒↑,连续语音时存在停顿延长的流利性问题,控制连续语音产生的停顿时长的能力重度损伤。

进一步描述:

在连续语音时,存在停顿时长较长,导致连续语音流利性存在严重问题。

训练建议:

(1) 传统治疗,选择如唱音法、逐字增加句长法、重读治疗法、韵律语调治疗、吸气停顿、语速控制等治疗方法;(2) 实时反馈治疗,选择语言 ICF - SLI 疗法,以词组为语料,结合唱音法、逐字增加句长法、重读治疗法和韵律语调治疗等治疗方法,改善连续语音流利性。

			0	1	2	3	4	8	9
语速	连续语音能力	构音速率				☒			
		言语速率				☒			

言语产生速率的功能。

包括:如迟语症和急语症。

b3302

信息来源: ☒ 病史　　问卷调查　　临床检查　　☒ 医技检查

问题描述:

1. 连续语音的言语速率为 1.4 个/秒↓,连续语音时发音拖延和/或停顿拖延,言语速率的控制能力重度损伤。

| b3302 | **进一步描述：**
在连续语音时,存在音节时长或停顿时长较长,导致连续语音流利性存在严重问题。
训练建议：
　　(1) 传统治疗,选择如唱音法、逐字增加句长法、重读治疗法、韵律语调治疗、吸气停顿、语速控制等治疗方法;(2) 实时反馈治疗,选择语言 ICF - SLI 疗法,以词组为语料,进行增加音节时长和停顿时长的感知与训练,结合唱音法、逐字增加句长法、重读治疗法和韵律语调治疗等治疗方法。
　　2. 连续语音的构音速率为 1.2 个/秒↓,连续语音时发音拖延导致语速过慢,构音速率的控制能力重度损伤。
进一步描述：
在连续语音时,存在音节时长或停顿时长过长,导致构音速率的控制能力存在严重问题。
训练建议：
　　(1) 传统治疗,选择如唱音法、逐字增加句长法、重读治疗法、韵律语调治疗、吸气停顿、语速控制等治疗方法;(2) 实时反馈治疗,选择语言 ICF - SLI 疗法,以词组为语料,进行减少音节时长感知与训练,结合唱音法、逐字增加句长法、重读治疗法和韵律语调治疗等治疗方法。 |

		0	1	2	3	4	8	9
语调	言语基频标准差	☒						
	言语基频动态范围		☒					
	基频突变出现率	☒						

| b3303 | 言语中音调模式的调节功能。
包括：言语韵律,语调,言语旋律;如言语平调、音调突变等障碍。

信息来源：☒ 病史　　　问卷调查　　　临床检查　　☒ 医技检查

问题描述：
　　1. 言语基频标准差为 25.0 赫兹,连续语音语调变化的控制能力无损伤。
　　2. 言语基频动态范围为 121.0 赫兹↓,语调单一,连续语音语调变化范围的控制能力轻度损伤。
进一步描述：
　　在连续语音时,存在言语基频动态范围较小,导致连续语音语调变化范围的控制能力存在问题。
训练建议：
　　选择结构化语音 ICF - SDDK 疗法,将在连续语音训练过程时可分别语音重复、切换、轮替训练与提高音调变化训练相结合,改善连续语音语调变化范围的控制能力。
　　3. 连续语流的基频突变出现频率为 0%,连续语音语调控制能力无损伤。 |

（三）ICF 构音语音功能治疗计划

　　根据患者言语功能的评估结果,患者整体构音清晰度尚可,但连续语音的言语流利性、言语节律性、语速、语调等多方面均存在一定程度的损伤,可选择结构化语音疗法进行,对已得音位相关的语音重复、切换、轮替语料进行语速、语调和节奏的训练,通过音段音位和超音段音位的结合训练,在确保构音清晰度的同时进一步改善言语节律问题(b3301),从而提高患者的言语可懂度,改善患者的言语流利性。

　　根据训练内容和训练目的,言语治疗师制定了言语治疗计划,如表 6-2-25 所示,制定治疗计划的过程中还需要确定实施治疗计划的人员以及确立合适的治疗目标。

表 6-2-25　ICF 构音语音治疗计划表

治疗任务	治疗方法		康复医师	护士	言语治疗师	特教教师	初始值	目标值	最终值
b320 构音 功能	声母 音位 获得	训练音位：/ch/、/sh/ ☑ 发音感知 　　☑ 发音感知训练 ☑ 发音教育 　　☑ 发音部位教育——口部运动训练			√		1	0	0

续　表

治疗任务		治　疗　方　法	康复医师	护士	言语治疗师	特教教师	初始值	目标值	最终值
b320构音功能	声母音位获得	（舌口部运动训练：增强舌感知觉、提高舌肌肌力、促进舌尖上抬与下降运动、促进舌侧缘上抬、促进舌后侧缘上抬、促进舌向前运动、促进舌向后运动、促进舌马蹄形上抬） ☑ 发音方式教育——发声促进治疗 （缓慢平稳呼气法、快速用力呼气法、啭音法、气息式发音法、鼻腔共鸣法、哈欠叹息法） ☑ 音位获得 　☑ 单音节词 　☑ 双音节词（前） 　☑ 三音节词（前） 　☑ 双音节词（后） 　☑ 三音节词（后） 　☑ 三音节词（中）			√		1	0	0
	声母音位对比	训练音位对：/ ch/ 、/ sh/ ☑ 音位对比 　☑ 听一听 　☑ 说一说 ☑ 实时重读治疗 　☑ 内在（韵母）交替重读治疗 　☑ 外在（声母）交替重读治疗 ☑ 语音切换训练 　☑ 词语训练 　（例如：/ zh-ch/ 训练语料：支持、直尺） 　☑ 句子训练 　（例如：/ zh-ch/ 训练语料：用直尺支撑起来）			√		1	0	0
	构音清晰度	训练音位：/ zh-ch / 、/ sh-ch / 、/ c-ch /、/ s-sh/ ☑ 语音支持训练 　☑ 音节时长实时反馈训练 　（延长、缩短、轮替） 　☑ 停顿起音实时反馈训练 　（延长、缩短、轮替） ☑ 语音自反馈 　☑ 变调自反馈训练 　☑ 变速自反馈训练 ☑ 构音运动训练 　☑ 舌声母训练 　（马蹄形上抬、舌后部上抬、舌面上抬、舌尖上抬和下降、舌两侧上抬、舌叶上抬）			√		1	0	0
	舌运动	☑ 提高舌肌肌力 　（推舌法、舌尖上抬、下压舌体法等） ☑ 舌侧缘上抬运动障碍 　（舌侧边刺激法、向中线压舌法、刺激上颚法等）			√		2	0	0

续　表

治疗任务			治疗方法	康复医师	护士	言语治疗师	特教教师	初始值	目标值	最终值
b3300 连续言语流利	连续语音能力	停顿时长	☑ 结构化语音 ICF-SDDK 疗法 　☑ 语音重复 　☑ 语音切换 　☑ 语音轮替			✓		3	1	0
		音节时长	☑ 重读治疗法 　（慢板、行板、快板） ☑ 韵律语调法			✓		3	0	0
b3302 语速	连续语音能力	构音速率	☑ 结构化语音 ICF-SDDK 疗法 　☑ 语音重复 　☑ 语音切换 　☑ 语音轮替			✓		3	0	0
		言语速率				✓		3	0	1
b3303 语调	言语基频动态范围		☑ 结构化语音 ICF-SDDK 疗法 　☑ 语音重复 　☑ 语音切换 　☑ 语音轮替 ☑ 音调梯度训练法 ☑ 韵律语调法			✓		1	0	0

（四）构音语音功能康复治疗与实时监控

言语治疗师根据治疗计划对患者实施言语功能治疗，下面主要以患者康××一次个别化康复训练为例，就针对患者连续语音的语速、语调等问题进行的结构化语音疗法训练进行介绍。

1. 语音重复结合音节时长训练

进行如图 6-2-86 所示的声母/ch/的语音重复和音节时长的训练，让患者以模仿复述方式进行训练，选择"长长的长城"作为训练语料。言语治疗师先以正常语速发音，再以缓慢的语速发音，患者模仿跟读。

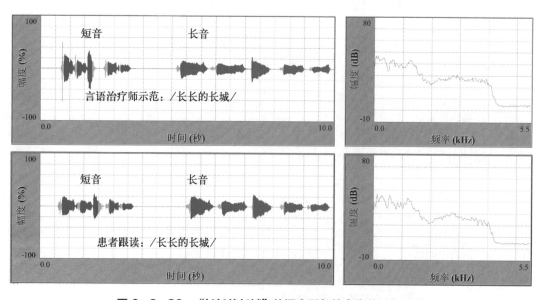

图 6-2-86　"长长的长城"的语音重复结合音节时长训练

（言语语言综合训练仪，ICFDrSpeech®，上海慧敏医疗器械有限公司授权使用）

2. 语音切换结合音调变化训练

进行如图 6-2-87 所示的声母音位对/c-ch/的语音切换和音调变化的训练,让患者以模仿复述的方式进行训练,选择"擦长床栏"作为训练语料,分别进行提高音调、降低音调、变化音调的训练。

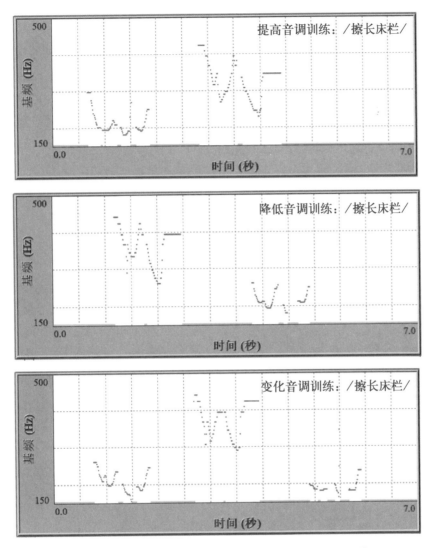

图 6-2-87　"擦长床栏"的语音切换结合音调变化训练

(言语语言综合训练仪,ICFDrSpeech®,上海慧敏医疗器械有限公司授权使用)

3. 语音轮替结合停顿起音训练

进行如图 6-2-88 所示的声母音位对/zh-sh-z-ch/的语音轮替和停顿起音的训练,让患者以模仿复述的方式进行训练,选择"朱叔在吃饭"作为训练语料,分别进行不同音节间长/短停顿的停顿起音训练。言语治疗师先以正常语速发音,再以缓慢的语速发音。随后,要求患者以同样的方式进行模仿跟读。治疗结束后,对患者进行实时监控表的填写,结果如表 6-2-26 所示。

(五)ICF 构音语音功能康复短期目标监控

经一个月治疗,患者构音语音效果如表 6-2-27 所示。

(六)ICF 构音语音功能康复疗效评价

经过两个月的治疗,患者言语构音语音问题得到良好的改善,具体疗效如表 6-2-28 所示。从评价表中,可以发现患者在言语流利性方面(尤其是停顿时长异常)还需进一步提高。

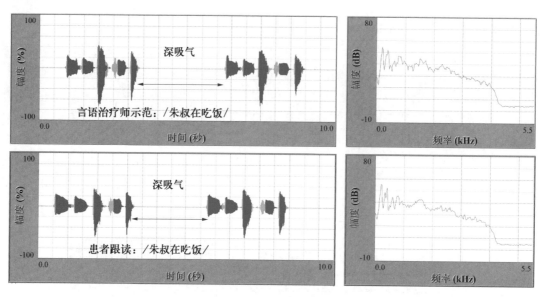

图 6‑2‑88 "朱叔在吃饭"的语音轮替结合停顿起音训练

（言语语言综合训练仪，ICFDrSpeech®，上海慧敏医疗器械有限公司授权使用）

表 6‑2‑26 言语韵律治疗的训练及实时监控

时间	训练类型	内容		训练前描述（如需）	训练效果
1.24	连续语音能力 音节时长 停顿时长 构音速率 言语速率	语料	☑ 语音重复： 　长长的长城 ☑ 语音切换： 　擦长床栏 ☑ 语音轮替： 　朱叔在吃饭 ☑ 其他句子： 　张双在擦脏床栏	连续语音言语速率为 1.4 个/秒（重度损伤）、构音速率为 1.2 个/秒（重度损伤）、停顿时长为 391 毫秒（中度损伤）、音节时长为 169 毫秒（中度损伤）、言语基频动态范围为 121 赫兹（轻度损伤）。	连续语音言语速率为 2.2 个/秒（中度损伤）、构音速率为 2.0 个/秒（中度损伤）、停顿时长为 368 毫秒（轻度损伤）、音节时长为 210 毫秒（轻度损伤）、言语基频动态范围为 159 赫兹（轻度损伤）。
	语速异常 （语速过慢） 言语流利性异常	方法	➤ 传统治疗： ☑ 逐字增加句长法 ➤ 实时反馈治疗： ☑ 声时实时反馈训练 ☑ 言语视听反馈训练		

表 6‑2‑27 ICF 成人构音韵律短期目标监控表

1. 构音功能测量项目：声母音位获得； **测量工具：DrHRS‑APN 构音障碍测量与康复训练仪**								
日期	12.3		12.13		12.20		12.27	
音位	获得与否	受损状况	获得与否	受损状况	获得与否	受损状况	获得与否	受损状况
ch	否	c	否	zh	是		是	
sh	否	s	否	s	否	ch	是	
声母音位获得	19/21	损伤程度 初始值 1	19/21	损伤程度 最终值 1	20/21	损伤程度 最终值 0	21/21	损伤程度 最终值 0
		目标值 0						

2. 构音功能测量项目：声母音位对比和构音清晰度；
测量工具：DrHRS－APN 构音障碍测量与康复训练仪

日期	声母音位对比	损伤程度		韵母音位对比	声调音位对比	构音清晰度	损伤程度	
12. 3	21/25	初始值	1	10/10	3/3	89.47%	初始值	1
		目标值	0				目标值	0
12. 13	21/25	最终值	1	10/10	3/3	89.47%	最终值	1
12. 20	22/25		0	10/10	3/3	92.1%		1
12. 27	24/25		0	10/10	3/3	97.37%		0

3. 言语流利功能测量项目：连续语音-音节时长；
测量工具：DrHRS－APN 构音障碍测量与康复训练仪

日期	音节数(个)	总时长(毫秒)	音节时长(毫秒)	损伤程度	
12. 3	10	450	45	初始值	3
				目标值	0
12. 13	10	680	68	最终值	3
12. 20	10	1 620	162		2
12. 27	10	1 710	171		2

4. 言语流利功能测量项目：连续语音-停顿时长；
测量工具：DrHRS－APN 构音障碍测量与康复训练仪

日期	停顿次数(次)	总停顿时长(毫秒)	停顿时长(毫秒)	损伤程度	
12. 3	9	4 518	502	初始值	3
				目标值	1
12. 13	9	4 158	462	最终值	3
12. 20	9	2 034	226		2
12. 27	9	4 266	474		3

5. 语速功能测量项目：连续语音-构音速率；
测量工具：DrHRS－APN 构音障碍测量与康复训练仪

日期	音节数(个)	构音时长(秒)	构音速率(个/秒)	损伤程度	
12. 3	10	7.1	1.4	初始值	3
				目标值	0
12. 13	10	6.6	1.51	最终值	3
12. 20	10	4.5	2.2		2
12. 27	10	4.3	2.3		2

6. 语速功能测量项目：连续语音-言语速率；
测量工具：DrHRS－APN 构音障碍测量与康复训练仪

日期	音节数(个)	总时长(毫秒)	言语速率(个/秒)	损伤程度	
12.3	10	8.33	1.2	初始值	3
				目标值	0
12.13	10	6.9	1.45	最终值	3
12.20	10	5	2		2
12.27	10	5.38	1.86		2

7. 语调功能测量项目：连续语音-言语基频动态范围；
测量工具：DrHRS－APN 构音障碍测量与康复训练仪

日期	言语基频动态范围(赫兹)	损 伤 程 度	
12.3	121	初始值	1
		目标值	0
12.13	114	最终值	1
12.20	129		1
12.27	131		1

表 6－2－28 ICF 成人构音韵律疗效评价表

ICF 类目组合			初期评估					目标值	中期评估(康复4周)						目标达成	末期评估(康复8周)						目标达成
			ICF 限定值						干预	ICF 限定值						干预	ICF 限定值					
			问题							问题							问题					
			0	1	2	3	4			0	1	2	3	4			0	1	2	3	4	
构音语音功能																						
b320 构音功能	声母音位获得							0	√						×	√						√
	声母音位对比							0	√						√	√						√
	构音清晰度							0	√						√	√						√
	舌运动							0	√						×	√						√
b3300 言语流利	连续语音	停顿时长						1	√						×	√						√
		音节时长						0	√						×	√						√
b3302 语速	连续语音	构音速率						0	√						×	√						√
		言语速率						0	√						×	√						×
b3303 语调	言语基频 动态范围							0	√						×	√						×

第七篇　韵律系统与言语

第一章
言语韵律功能评估

本章目标	阅读完本章之后,你将: 1. 熟悉言语韵律相关的基本概念; 2. 掌握言语韵律功能的主观评估内容; 3. 掌握言语韵律功能的客观评估内容与方法; 4. 掌握 ICF 言语韵律功能的评估内容。

  言语韵律(Speech prosody)是沟通交际的必要手段,良好的韵律能够使听者在句法结构或语义上更清楚地理解说话者表达的意义。临床实践中,诸多脑部病变以及神经退化病变、脑性瘫痪患者,常伴随有神经性言语障碍(Dysarthria),其中言语韵律障碍(Speech prosody disorders,SPD)是其主要的言语产生异常。在不同语言、不同类型以及不同的严重程度的神经性言语障碍患者中都有相关研究。言语韵律异常会给患者日常的沟通交流和社会生活带来诸多不便,严重影响其生活质量。

  本章主要介绍如何在 ICF 框架下进行言语韵律功能评估。首先对言语韵律相关概念和功能进行概述,然后讲解如何进行言语韵律功能的主观评估,接着重点讲述 ICF 言语韵律功能客观评估的方法与技术,最后对如何将言语韵律功能评估结果转换为 ICF 限定值并得出 ICF 言语韵律功能评估结果进行简单介绍。

第一节 概 述

  临床实践中,诸多脑血管病变、脑肿瘤、脑外伤等脑部病变以及帕金森病等神经退化病变患者,由于与言语运动相关的神经肌肉异常通常伴随有言语障碍,这些言语障碍均属于**运动性言语障碍**。运动性言语障碍(Motor speech disorders,MSDs)是由于神经缺损影响言语的计划、编程、控制或执行而导致的言语障碍,包括神经性言语障碍和言语失用症(Apraxia of speech),其中神经性言语障碍在临床中最为常见,例如帕金森病患者常常导致运动不及型言语障碍(Hypokinetic dysarthria)、脑卒中患者常伴有痉挛型言语障碍(Spastic dysarthria)等。

  神经性言语障碍是反映言语产生的呼吸、发声、共鸣、构音和韵律方面所需要运动的力量、速度、范围/幅度、稳定性或准确性出现异常的一组神经言语障碍的总称,构音异常和韵律异常是这一言语产生障碍的主要特征。第六篇主要介绍了构音音系系统与言语,第七篇将介绍韵律系统与言语。本节内容首先将对言语韵律、言语韵律异常等相关概念进行介绍,并阐释言语韵律的功能。

一、言语韵律相关概念

(一)言语韵律

  言语韵律主要从语音学角度出发,指的是语音的超音段(Suprasegmental)特征,包括语音所抽象出的语调、节奏和重音特性,韵律线索补充了口语信息的语言结构。

（二）言语韵律障碍

言语韵律障碍被定义为一种语音障碍,由于运动姿态在神经生理学上无法计划或执行,导致控制韵律的因素(音高、音长和音强等)受损,在沟通交流中常表现为语调、节奏或重音等方面的异常。

（三）言语韵律特征

中外较多的学者将韵律定义为语言中三种常见的现象：节奏、重音和语调。

1. 节奏

节奏(Rhythm)是指在言语中由凸显要素、有规则地、间断出现所产生的知觉模式,节奏的体现主要与言语的时间印象相关。节奏组织对言语产生和感知来说都有利于将连续的语音进行组块。对于不同的语言来说,节奏单位的划分也不同,比如,英语体系的语言是以重音计时的语言,而汉语则是以音节计时的语言。适用于汉语普通话节奏的单位为音步和停延段。

2. 重音

重音(Stress)是一种心理感知量,是在沟通过程强调连续语音中的特定单词,听起来比周围音节更凸显的音节,这种被强调的音节被称为"重音",是会话有效沟通的重要手段。虽然也有韵律词重音、对比重音或焦点重音的说法,但在文献中都可以找到,基本上都涵盖了相同的语言概念。不管定义是什么,"重音"强调的作用均是可以让一些词比其他词更突出,让说话者把听众引向话语的重要部分,重音可以在话语中组织信息,帮助听众理解。若在交流过程中不恰当地使用重音,如强调不重要的信息或听者已经知道的信息,会阻碍听者对传入言语的有效处理,降低说话者的言语可懂度。

3. 语调

语调(Intonation)分为广义和狭义的概念。狭义上的语调就是语句音高变化的模式,也可称为句调,主要表现为整句音阶的走势和波动的形式;而从广义上看,语调和韵律的定义相等同,但几乎所有观点都认同语调与音高变化有关。语调是贯穿于整个句子之中的,不同于声母、韵母等音段音位,语调属于超音段音位。本篇章中的语调均指的是狭义的语调。

二、言语韵律功能与线索

言语韵律是沟通交流必不可少的副语言信息,也是人们表情达意的重要形式之一。良好的韵律能够让听者在句法结构或语义上更清楚地理解说话者表达的意义,韵律通过改变句子的语调、重音和节奏来传达话语的意义。这些特征在言语中是通过基频、强度和持续时间的适当变化来实现的,有研究者将言语韵律的功能总结为四种,分别为：焦点功能、组块功能、情感功能以及交际功能。焦点功能是通过超音段的信息来突出或者强调某一信息,比如通过重音形式来强调表达中比较重要的信息;组块功能就是利用韵律将连续言语切分成韵律单元,具体是在言语中由突显要素有规则地间断出现所产生的知觉模式,如通过停顿来表现句子的层次性结构;情感功能是通过改变语音过程中超音段信息来表达说话者的情感状态,也可以通过语调来表达句子类型,如陈述句、疑问句、祈使句和感叹句等;交际功能即通过调节超音段信息来调节对话的行为等。

总的来说,言语韵律属于音系(Phonology)的结构,在日常生活的沟通交流中具有重要的作用,且具有许多跨语言的特点,例如停延、强调重音、陈述句音高下倾和疑问句音高上扬等,都存在于不同种类的语言情境中。

神经性言语障碍患者是一种运动性言语障碍,作为言语韵律障碍的典型患者,其特征是动作缓慢、无力和不精确,导致元音减少,辅音不准确,因此患者很难控制音段音位构音姿态,对音段方面控制明显减弱。但神经性言语障碍患者仍然可以通过改变超音段的韵律线索来充分、一致地表达他们的意图。

韵律参数通常在较慢的时间尺度上变化,韵律线索的变化比音段音位更渐进,也更缓慢。因此,相对"音段音位",神经性言语障碍更容易采用"超音段音位"来充分地表达他们的沟通意图,这被称为"**言语韵律线索**"。虽然神经性言语障碍患者可能依靠非标准线索来弥补生理上的限制,但是使用多个冗余的韵律线索有可能提高言语可懂度,增加沟通效能。识别并利用神经性言语障碍患者剩余韵律控制能力,可能会提高其沟通效率。

第二节　言语韵律功能主观评估

言语韵律功能的主观评估主要采用华东师范大学尹敏敏编制的《言语韵律功能评估量表》来进行。该量表采用符合语音均衡原则的短文作为评估语料,从节奏、重音、语调 3 个主维度(包括 21 个子维度)和整体维度出发分别进行 5 级等距量表评估。言语韵律功能主观评估表见数字资源 7 - 1 - 1。

数字资源
7 - 1 - 1

一、评估语料

评估语料"超市篇"共 110 个汉字,其中包括 100 个声母开头的汉字(包含了汉语普通话中的 21 个声母)和 10 个以零声母或者元音开头的汉字,所选的汉字均是日常生活中常用的字,无生僻字,且符合汉语言语音均衡原则。评估语料通俗易懂,贴近生活,能充分体现言语韵律的节奏、重音和语调三个维度。具体语料如下。

> **超市篇**
> 　　今天老邓逛超市,到达后惊呆了,竟然赶上店庆,全场五折,太便宜了。他走到果蔬区,把香菜、茭白、茴香、姜、香蕉等都买完后,又去了别的地方转转,给儿子添置不少东西,双手快拿不住了。
> 　　付费后,打电话给老张,问:
> 　　"你孙子过生日要买什么?"
> 　　"我想买**玩具**。"
> 　　"**快**来超市吧,这些玩具**打折**呢!"

二、评估方法

要求患者朗读上述评估材料"超市篇",言语治疗师根据患者言语表现进行 5 级评分:5 级(无损伤)、4 级(轻度损伤)、3 级(中度损伤)、2 级(重度损伤)、1 级(完全损伤),然后将结果填写入《言语韵律功能评估量表》中,具体见表 7 - 1 - 1。

表 7 - 1 - 1　言语韵律功能评估量表

维度	序号		言语感知特征	韵律特征描述	级别
节奏	1	语速	整体语速过快	整体说话语速比一般同龄人快	
	2		整体语速过慢	整体说话语速比一般同龄人慢	
	3		整体语速越来越快	整体话语由开始到结束的速度越来越快	
	4		说话语速变化过大	说话语速忽快忽慢,很不规则	
	5		部分片段语速过快	连续语音中某一片段语速过快	
	6		部分片段语速过慢	连续语音中某一片段语速过慢	

续　表

维度	序号		言语感知特征	韵律特征描述	级别
节奏	7	停顿时长	停顿过长	词间或音节间有过长的无声停顿	
	8		停顿不当	话语有突然不当的无声停顿	
	9		言语短而急促	词语中常带有停顿,词语短促	
	10	音节时长	短语过短	短语很短(可能是因为要换气的缘故),说话者的声音听起来好像已经没气了,可能会在一个短语的末尾发出喘息声	
	11		音节拖拉	音节拉长时间,拖拉不干脆	
重音	12	位置上	重音位置不恰当	在该有重音的位置上没有重音,不该有重音的位置却有重音	
	13	程度上	重音减少	缺少适当的重音或强调模式	
	14		重音过度且无对比	在不需重音时却出现重音,例如:(1)单音节词和(2)无重音音节的多音节词	
语调	15	位置上	疑问句句尾上扬	在疑问句句尾没有表现出明显的语调上扬	
	16		陈述句句尾下倾	在陈述句句尾没有语调下降	
	17	程度上	疑问句语气不足	没有明显的疑问的语气	
	18		陈述句整体语调偏高	说话时语调比同龄人听感上更尖细	
	19		陈述句整体语调偏低	说话时语调比同龄人听感上更低沉	
	20		陈述句整体语调变化单一	说话时语调的变化范围小,音高变化幅度小	
	21		陈述句整体语调变化过度	说话时语调变化范围大,忽高忽低,很不规则	
整体	22	整体	整体言语韵律怪异	整体上言语韵律表达怪异,不自然	

（一）评分指南

1. 语料中"<u>今天老邓逛超市,到达后惊呆了,竟然赶上店庆,全场五折,太便宜了。</u>他走到果蔬区,把香菜、茭白、茴香、姜、香蕉等都买完后"可监控节奏;

对应量表序号:5 连续语音中某一片段语速过快;6 连续语音中某一片段语速过慢;7 词间或音节间有过长的无声停顿;8 话语有突然不当的无声停顿;9 词语中常带有停顿,词语短促;11 音节拉长时间,拖拉不干脆。

2. 语料中"我想买<u>玩具</u>。""快来超市吧,这些<u>玩具打折</u>呢!"可监控重音;

对应量表序号:12 在该有重音的位置上没有重音,不该有重音的位置却有重音;13 缺少适当的重音或强调模式;14 在不需重音时却出现重音。

3. 语料中"<u>你孙子过生日要买什么?</u>"可监控语调;

对应量表序号:15 在疑问句句尾没有表现出明显的语调上扬。

（二）评分细则

1. 节奏

（1）语速

① 整体语速过快

评级：5 和正常年龄相符，没有语速过快；

4 仔细听，才能察觉到语速过快，非专业人士可能不觉得存在问题；

3 非专业人士能察觉到语速过快，但不影响他人与其沟通；

2 语速明显过快，明显影响其与人的沟通，但专业人士/家属仍可尝试沟通，非专业人士与其沟通困难；

1 语速过快到无法听懂在说什么，专业人士/家属也很难与其有效沟通。

② 整体语速过慢

评级：5 和正常年龄相符，没有语速过慢；

4 仔细听，才能感知到语速稍慢；

3 感知语速过慢，但仍能控制发音；

2 明显感知语速过慢，影响其整体表达；

1 语速过慢到无法听懂在说什么。

③ 整体语速越来越快

评级：5 和正常年龄相符，说话语速从开始到结束没有越来越快；

4 仔细听，才能感知到说话语速越来越快；

3 感知到语速越来越快，但整体仍能听懂在说什么；

2 明显感知到了语速越来越快，说话开始还能听懂在说什么，但随着加速度，至少 1/2 语料听不懂在说什么；

1 整体语速加速度导致 2/3 以上语料听不懂。

④ 说话语速变化过大

评级：5 和正常年龄相符，整体语速均匀；

4 仔细听，能感知到说话的语速忽快忽慢；

3 说话语速忽快忽慢，但整体仍能听懂在说什么；

2 说话语速忽快忽慢，很不规则，1/2 语料听不懂在说什么；

1 全部说话语速忽快忽慢，完全听不懂在说什么。

⑤ 部分片段语速过快

评级：5 和正常年龄相符，片段语速均匀；

4 仔细听，偶尔能感知到片段语速过快；

3 连续语音中有一些片段语速过快；

2 连续语音中明显有片段语速过快；

1 连续语音中片段语速过快。

⑥ 部分片段语速过慢

评级：5 和正常年龄相符，片段语速均匀；

4 仔细听，能感知到 1 个片段语速过慢；

3 连续语音中至少 2 个片段语速过慢；

2 连续语音中至少 3 个片段语速过慢；

　　　　1 连续语音中至少 4 个片段语速过慢。

（2）停顿时长

① 停顿过长

评级：5 和正常年龄相符,词间或音节间停顿时长无异常；

　　　　4 仔细聆听,才能感知到词间或音节间有稍长的停顿时长；

　　　　3 能感知到词间或音节间有长的无声停顿,但知道说话还在继续；

　　　　2 明显感知到词间或音节间有过长的无声停顿,无法确定说话是否终止；

　　　　1 因词间或音节间有过长的无声停顿以为说话终止。

② 停顿不当

评级：5 和正常年龄相符,话语没有不当的无声停顿；

　　　　4 仔细聆听,才能感知到话语有突然不当的无声停顿；

　　　　3 能感知到话语有突然不当的无声停顿,但知道说话还在继续；

　　　　2 明显感知到话语有突然不当的无声停顿,无法确定说话是否终止；

　　　　1 因话语有突然不当的无声停顿以为说话终止。

③ 言语短而急促

评级：5 和正常年龄相符,词语中无停顿；

　　　　4 仔细聆听,才能偶尔感知到词语中带有停顿,词语短促；

　　　　3 整体说话中有一些能感知到词语中带有停顿,词语短促；

　　　　2 整体说话中明显感知到词语中带有停顿,词语短促；

　　　　1 整体说话中词语中带有停顿,词语短促几乎无处不在。

（3）音节时长

① 短语过短

评级：5 和正常年龄相符,说短语的时长无异常；

　　　　4 仔细聆听,才能偶尔感知短语的时长稍短；

　　　　3 有些时候能够感知到说话者的短语很短；

　　　　2 能明显能感知到说话者短语很短（可能是因为要换气的缘故）,声音听起来好像他已经没气了；他可能会在一个短语的末尾发出喘息声；

　　　　1 短语极短,以为话语结束。

② 音节拖拉

评级：5 和正常年龄相符,音节不拖拉；

　　　　4 仔细聆听,偶尔才能感知到音节拉长时长；

　　　　3 能够感知到有一些音节拉长时间；

　　　　2 能明显感知到音节拉长时间,拖拉不干脆；

　　　　1 音节时长过分拉长,不能听懂说话者在说什么。

2. 重音

（1）位置上

重音位置不恰当

评级：5 和正常年龄相符,重音位置恰当；

　　　　4 仔细聆听,偶尔才能感知到该有重音的位置上没有重音,不该有重音的位置却有重音；

　　　　3 在整体说话中,有一些地方能感知到该有重音的位置上没有重音,不该有重音的位置却有重音；

　　　　2 在整体说话中,能明显地感知到在该有重音的位置上没有重音,不该有重音的位置却有重音；

　　1 重音位置完全混乱,不能听懂说话者在说什么。

（2）程度上

① 重音减少

评级：5 和正常年龄相符,重音出现适当；

　　　　4 仔细听,才能感知到缺少适当的重音；

　　　　3 在整体说话中,有一些地方能感知到缺少适当的重音；

　　　　2 在整体说话中,能明显地感知到缺少适当的重音；

　　　　1 完全没有重音。

② 重音过度且无对比

评级：5 和正常年龄相符,重音出现适当；

　　　　4 仔细听,才能感知到在不需重音时却出现重音；

　　　　3 在整体说话中,有一些地方能感知到在不需重音时却出现重音；

　　　　2 在整体说话中,能明显地感知到在不需重音时却出现重音；

　　　　1 整体说话都是重音。

3. 语调

（1）位置上

① 疑问句句尾上扬

评级：5 和正常年龄相符,疑问句在句尾有表现出明显的上扬；

　　　　4 疑问句在句尾表现出上扬；

　　　　3 仔细听,疑问句在句尾有表现出上扬；

　　　　2 疑问句在句尾没表现出上扬,但也没有下降；

　　　　1 疑问句在句尾非但没有上扬,反而有下降。

② 陈述句句尾下降

评级：5 和正常年龄相符,陈述句在句尾表现出明显的下降；

　　　　4 陈述句在句尾表现出下降；

　　　　3 仔细听,陈述句在句尾表现出下降；

　　　　2 陈述句在句尾没有表现出下降,但也没有上扬；

　　　　1 陈述句在句尾非但没有下降,反而有上扬。

（2）程度上

① 疑问句语气不足

评级：5 和正常年龄相符,有明显的疑问的语气；

　　　　4 疑问句能听出疑问的语气；

　　　　3 仔细听,能听出疑问句的语气；

　　　　2 听不出来疑问句；

　　　　1 完全听不出来疑问句,反而听成其他句式。

② 陈述句整体语调偏高

评级：5 和正常年龄相符,说话时语调适中；

　　　　4 仔细听,能听出语调比同龄人听感上略有尖细；

　　　　3 能听出语调比同龄人听感上有些尖细；

　　　　2 能听出语调比同龄人听感上更尖细；

　　　　1 说话时语调尖细到无法接受。

③ 陈述句整体语调偏低

评级：5 和正常年龄相符，说话时语调适中；

　　4 仔细听，能听出语调比同龄人听感上略有低沉；

　　3 能听出语调比同龄人听感上有些低沉；

　　2 能听出语调比同龄人听感上更低沉；

　　1 说话时语调低沉到无法接受。

④ 陈述句整体语调变化单一

评级：5 和正常年龄相符，说话时语调的变化范围适中；

　　4 仔细听，才能听出说话时语调的变化范围小；

　　3 能听出有些陈述句调的变化范围小；

　　2 能够明显地听出陈述句调的变化范围小；

　　1 说话时语调没有变化，音高一直平平的。

⑤ 陈述句整体语调变化过度

评级：5 和正常年龄相符，说话时语调的变化范围；

　　4 仔细听，才能听出说话时语调的变化范围大；

　　3 能听出有些陈述句调的变化范围大；

　　2 能够明显地听出陈述句调的变化范围大，忽高忽低；

　　1 说话时语调忽高忽低，极为不规则。

4. 整体

整体言语韵律怪异

评级：5 和正常年龄相符，整体上言语韵律表达自然、流畅；

　　4 仔细听，偶尔才能听出言语韵律不自然；

　　3 在整体说话中，言语韵律有一些不自然；

　　2 在整体说话中，明显听出言语韵律不自然；

　　1 在整体说话中，言语韵律表达怪异、不自然，以至于听不懂说话者在说什么。

第三节　ICF 言语韵律功能客观评估

　　ICF 言语韵律功能客观评估主要基于 ICF 言语韵律功能相关核心类目，具体包括 b3300 言语流利、b3301 言语节律、b3302 语速与 b3303 语调，进行流利性、语速、节律和语调功能客观评估，主要通过两种形式来进行：一种是采用口腔轮替运动功能的评估形式来评估连续音节产生的流利性和语速功能，另一种则是采用看图说话的形式来评估连续语音的流利性、语速、节律和语调功能。

一、口腔轮替运动功能评估

　　口腔轮替运动功能评估是采用无意义音节连续重复（/pɑ/、/tɑ/、/kɑ/）、切换（/pɑtɑ/、/pɑkɑ/、/kɑtɑ/）、轮替（/pɑtɑkɑ/）等口腔轮替功能评估的形式，来评估连续音节产生的流利性和语速功能。言语流利性一般理解为说话时的"自然、从容、流畅"状态，有广义与狭义概念之分：广义上是言语运动的表现，主要体现口部肌群运动的协调水平（参见第六篇第三节相关内容）；而狭义上是言语行为的表现，主要强调连续语音的言语流利性和语速。

　　在本篇中我们更多指的是狭义言语流利性的功能，通常评估狭义言语流利性和语速的指标，主要是时间性指标，例如音节时长、言语速率等。

（一）测量参数

通过分析无意义音节连续重复、切换或轮替的浊音时长、音节时长、停顿时长和言语速率，可以反映产生流利的连续音节能力。

1. 浊音时长

浊音时长是指无意义音节连续重复、切换或轮替的样本中浊音段的总时长。神经性言语障碍患者在连续重复、切换或轮替发音时可能会出现声、韵母省略或韵母延长等现象，汉语普通话中声母大部分为清音，而韵母均为浊音，因此测量浊音时长是很有必要的。以无意义音节/pa/的连续重复为例，如图7-1-1所示，每个音节的浊音段主要集中于/a/的部分，能量相对集中，也就是语谱图中每个音节颜色显示较深的部分，将每个音节浊音段时长相加得到浊音时长。

2. 音节时长

音节时长是指连续发无意义音节时产生一个无意义音节所花费的平均时间，如图7-1-1所示，连续重复发6个无意义音节/pa/所花费的时间为4秒，计算产生每个音节所花费的平均时间即为音节时长。

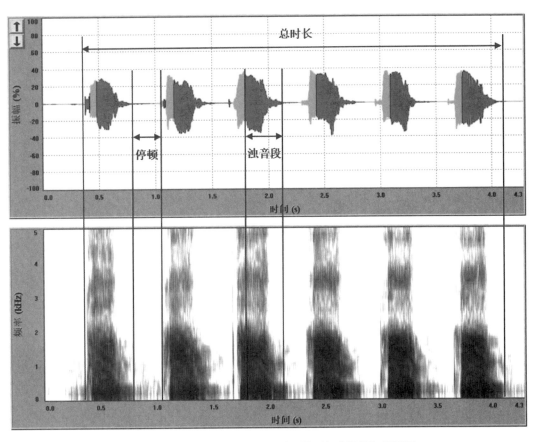

图 7-1-1 无意义音节/pa/连续重复声波图与语谱图

（言语障碍测量仪，ICFDrSpeech®，上海慧敏医疗器械有限公司授权使用）

3. 停顿时长

停顿时长是指连续产生无意义音节发音的无声间隔（即停顿）的平均时间，如图7-1-1所示，共出现5次无声间隔（即停顿），将所有停顿的时间相加后再除以停顿次数得到停顿的平均时间，即为停顿时长。若患者连续无意义音节产生的浊音时长、音节时长或停顿时长低于或高于同龄者的参考值，说明患者存在产生连续音节的流利性问题。

4. 言语速率

通过分析无意义音节连续重复、切换或轮替的言语速率和浊音速率，可以反映连续音节产生的语速功能。

言语速率是指连续产生无意义音节的单位时间内(包括停顿在内)所产生的无意义音节的音节总数。如图7-1-1所示,连续发音的总时长内所发音节数为6个,计算单位时间内所发音节数得到言语速率。

而浊音速率是指无意义音节连续重复、切换或轮替的样本中浊音段总时长的单位时间内所产生的无意义音节数。如图7-1-1所示,将每个音节浊音段时长相加得到浊音时长,所发音节数为6个,计算浊音时长单位时间内所产生的音节数即为浊音速率。若患者连续无意义音节产生的言语速率或浊音速率低于或高于同龄者,说明患者产生连续音节的语速存在异常。

数字资源 7-1-2

上述参数测量后可填写记录到《口腔轮替运动的流利性和语速测量表》中,具体记录示例见表7-1-2,其原表可见数字资源7-1-2。

表7-1-2 口腔轮替运动的流利性和语速测量表

日期	测试形式	测试音节	音节数(个)	总时长(毫秒)	停顿次数(次)	总停顿时长(毫秒)	浊音时长(毫秒)	音节时长(毫秒)	停顿时长(毫秒)	浊音速率(个/秒)	言语速率(个/秒)
	重复	/pɑ/	12	4 000	11	1 100	2 840	330	110	4.23	3
9.3	切换	/pata/									
	轮替	/pataka/									

注: (1) 音节时长=总时长/音节数;停顿时长=总停顿时长/停顿次数
    (2) 浊音时长=所有音节浊音段的总时长
    (3) 浊音速率=音节数/浊音时长(毫秒)×1000;言语速率=音节数/总时长(毫秒)×1000

(二) 评估方法与临床意义

1. 评估方法

首先深吸气,然后尽可能快地一口气连续发出测试音节(重复:/pɑ/、/ta/、/ka/;切换:/pata/、/paka/、/kata/;轮替:/pataka/,根据患者能力从中选择合适的测试音节),要求音调与响度适中,各个音节必须完整,共录制两次。

2. 分析步骤

(1) 选择完成较好的一次,截取4秒包括完整音节的音频进行分析;

(2) 为避免声波图中伪迹或电干扰,结合声波图和语谱图确定每个音节浊音段(语谱图中能量较为集中段)的起始点与每个音节之间停顿(即声波图上振幅为0且语谱图中没有能量的无声间隔)的起始点,截取每个音节浊音段的时长、每个停顿的停顿时长和持续发音的总时长并记录(图7-1-2),且记录音节数和停顿次数;

(3) 分别将每个音节浊音段的时长和每个停顿的停顿时长相加,计算所有音节浊音段的总时长和总停顿时长;

(4) 根据公式进一步计算得到:音节时长、停顿时长、浊音速率和言语速率(音节时长=总时长/音节数,停顿时长=总停顿时长/停顿次数,浊音速率=音节数/浊音时长,言语速率=音节数/总时长)。

3. 临床意义

(1) 通过上述评估,可得到口腔轮替运动(无意义音节连续重复:/pɑ/、/ta/、/ka/;切换:/pata/、/paka/、/kata/;轮替:/pataka/)的浊音时长、音节时长、停顿时长三个反映流利性的测量指标。

① 如果浊音时长未达到无损伤程度(高于无损伤程度的上限值或低于无损伤程度的下限值),则表示患者进行音节连续重复、切换或轮替发音时出现了韵母延长或声、韵母省略等不流利现象,存在一定程度连续音节产生的流利性问题;

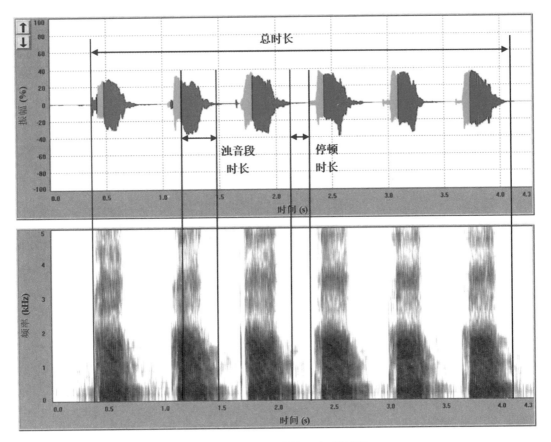

图 7-1-2 口腔轮替运动时长截取

（言语障碍测量仪，ICFDrSpeech®，上海慧敏医疗器械有限公司授权使用）

② 如果音节时长未达到无损伤程度（高于无损伤程度的上限值或低于无损伤程度的下限值），表明患者进行音节连续重复、切换或轮替发音时存在发音拖延或缩短等不流利现象，存在一定程度连续音节产生的流利性问题；

③ 如果停顿时长未达到无损伤程度（高于无损伤程度的上限值或低于无损伤程度的下限值），说明患者进行音节连续重复、切换或轮替发音时音节之间的无声间隔（即停顿）存在延长或缩短等不流利现象，存在一定程度连续音节产生的流利性问题。

（2）通过上述评估，可得到口腔轮替运动（无意义音节连续重复：/pa/、/ta/、/ka/；切换：/pata/、/paka/、/kata/；轮替：/pataka/）的浊音速率和言语速率两个反映语速的测量指标。

① 如果测得的浊音速率高于无损伤程度的上限值，说明患者进行音节连续重复、切换或轮替发音时出现了声、韵母省略等现象，从而导致连续音节产生语速过快的问题；如果测得的浊音速率低于无损伤程度的下限值，说明患者进行音节连续重复、切换或轮替发音时出现了韵母延长等现象，从而导致连续音节产生语速过慢的问题；

② 如果测得的言语速率高于无损伤程度的上限值，说明患者进行音节连续重复、切换或轮替发音时出现了发音缩短和无声间隔（即停顿）缩短等现象，从而导致连续音节产生语速过快的问题；如果测得的言语速率低于无损伤程度的下限值，说明患者进行音节连续重复、切换或轮替发音时出现了发音拖延和无声间隔（即停顿）延长等现象，从而导致连续音节产生语速过慢的问题。

二、连续语音能力评估

采用看图说话的语言测试形式引导患者自主言语，以此评估患者的连续语音能力，看图说话场景图片《做家务》如图 7-1-3。

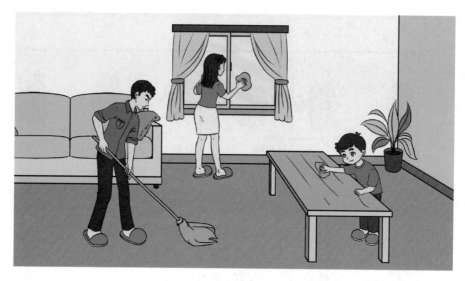

图7-1-3　看图说话场景图片《做家务》

（一）测量参数

1. 连续语音流利性和语速功能评估

采用时间性指标来评估连续语音的流利性和语速功能。通过分析患者自主言语状态下的音节时长和停顿时长,可以得出产生流利的连续语音的能力。

音节时长是指自主言语样本(句子)中产生一个音节所花费的平均时间。以"图片里有爸爸、妈妈和宝宝"这一自主产生的句子为例,如图7-1-4所示,本句话共11个音节,将这句话的总时长除以音节数得到平均音节时长。

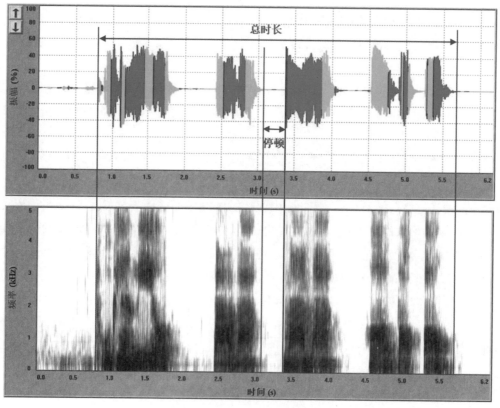

图7-1-4　句子"图片里有爸爸、妈妈和宝宝"声波图与语谱图

（言语障碍测量仪,ICFDrSpeech®,上海慧敏医疗器械有限公司授权使用）

停顿时长是指自主言语样本(句子)中的发音无声间隔即停顿的平均时间。如图 7-1-4 所示,共出现 3 次停顿,将所有停顿时间相加后再除以停顿次数得到停顿时长的结果。若患者自主言语时的音节时长或停顿时长低于或高于同龄者的水平,说明患者产生连续语音时存在流利性问题。

通过分析患者自主言语的言语速率和构音速率可以得出连续语音产生的语速功能。

言语速率是指产生自主言语样本(句子)的单位时间内(包括停顿在内)所产生的音节总数。以"图片里有爸爸、妈妈和宝宝"这一自主产生的句子为例,如图 7-1-4 所示,说句子的总时长内所发音节数为 11 个,计算单位时间内所发音节数得到言语速率。

而构音速率指用于产生自主言语样本(句子)中所有音节总时长的单位时间内(除停顿以外的)所产生的音节数。如图 7-1-4 所示,将句子的总时长减去所有停顿的时长得到所有音节总时长(即构音时长),计算构音时长单位时间内所发音节数得到构音速率。若患者自主言语的言语速率或构音速率低于或高于同龄者的水平,说明患者连续语音产生的语速功能存在异常。

上述参数测量后可填写记录到《连续语音的流利性和语速测量表》中,具体记录示例可见表 7-1-3,其原表可见数字资源 7-1-3。

数字资源
7-1-3

表 7-1-3 连续语音的流利性和语速测量表

日期	句子序号	音节数(个)	总时长(毫秒)	停顿次数(次)	总停顿时长(毫秒)	构音时长(毫秒)	音节时长(毫秒)	停顿时长(毫秒)	构音速率(个/秒)	言语速率(个/秒)
	1	14	7 820	4	2 620	5 200	560	660	2.69	1.79
	2	15	7 910	6	2 850	5 060	530	480	2.96	1.90
	3	13	7 970	8	3 170	4 800	610	400	2.71	1.63
9.3		音节数(个)	总时长(毫秒)	停顿次数(次)	总停顿时长(毫秒)	构音时长(毫秒)	音节时长(毫秒)	停顿时长(毫秒)	构音速率(个/秒)	言语速率(个/秒)
	平均	14	7 900	6	2 880	5 020	570	510	2.79	1.77

注:(1) 音节时长＝总时长/音节数;停顿时长＝总停顿时长/停顿次数
    (2) 构音时长＝总时长－总停顿时长
    (3) 构音速率＝音节数/构音时长×1 000;言语速率＝音节数/总时长×1 000
    (4) 最后计算 3 句话的平均值

2. 连续语音节律功能评估

自主言语时,节律主要反映为连续语音中的节奏和重音模式,可通过测量患者自主言语时的幅度标准差、重音音节总时长和重音出现率来评估患者连续语音的节律功能。

幅度标准差是指产生自主言语样本连续语音幅度的偏差值,可以反映连续语音的响度变化能力,如图 7-1-5 所示。若患者幅度标准差低于同龄者的参考值,则说明患者可能缺乏言语节律的响度变化;若测试者幅度标准差高于同龄者的参考值,则说明患者言语节律的响度变化过大。

重音是一个心理感知量,是听起来比周围音节凸显的音,在句子或词语中气流相对较强。重音音节总时长是指自主言语样本(句子)中出现重音音节的总时长。

重音出现率是指自主言语样本(句子)中出现重音音节的频率,即为重音音节数与言语样本(句子)的总音节数之比,主要基于听感,同时结合声波图与语谱图判断有哪些重音音节(图 7-1-6),得到重音音节的总时

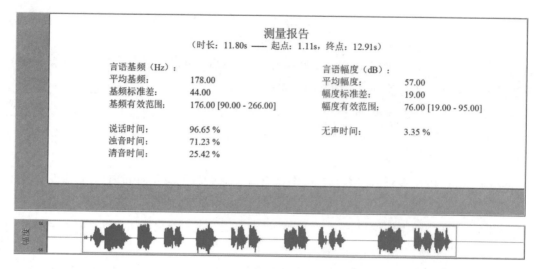

图7-1-5　句子"图片里有爸爸、妈妈和宝宝，爸爸在拖地，妈妈在擦玻璃"的基频和强度特征分析

（言语障碍测量仪，ICFDrSpeech®，上海慧敏医疗器械有限公司授权使用）

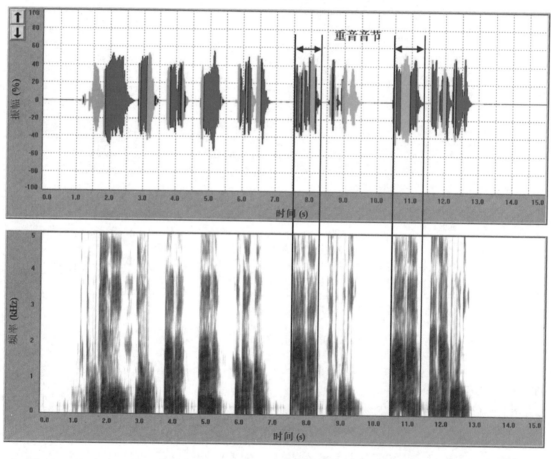

图7-1-6　句子"图片里有爸爸、妈妈和宝宝，爸爸在拖地，妈妈在擦玻璃"的声波图和语谱图

（言语障碍测量仪，ICFDrSpeech®，上海慧敏医疗器械有限公司授权使用）

长、重音音节数和重音出现率。若患者重音音节总时长或重音出现率低于同龄者的参考值，说明患者可能存在重音缺乏的问题；若患者重音音节总时长或重音出现率高于同龄者的参考值，说明测试者可能存在重音过度的问题。

上述参数测量后可填写记录到《连续语音的节律测量表》中，具体记录示例可见表7-1-4。

表 7-1-4 连续语音的节律测量表

日期	幅度(分贝)	幅度标准差 (分贝)	幅度动态范围 (分贝)	重音音节总时长 (毫秒)	重音音节数 (个)	总音节数 (个)	重音出现率 (%)
9.29	49	5	35	1 000	7	42	16.7

注:(1)重音出现率(%)=重音音节数/总音节数
　　(2)重音音节总时长=所有重音音节时长之和

3. 连续语音语调功能评估

自主言语时,语调主要表现为连续语音音调模式的调节功能,可通过测量患者自主言语时的言语基频标准差、言语基频动态范围和基频突变出现率来评估患者连续语音的语调功能。

言语基频标准差是指产生自主言语样本时连续语流基频的偏差值,言语基频动态范围是指产生自主言语样本时连续语流基频的变化范围,这两者均反映了音调的高低起伏变化,体现了语调的变化模式,如图 7-1-5 所示。若患者言语基频标准差或言语基频动态范围低于或高于同龄者,说明患者可能存在语调单一或变化过大的问题。

基频突变是指产生言语样本时连续语流的基频突然发生急剧的变化,主要以听感为主结合声波图与语谱图,来确定发生基频突变的音节数。基频突变出现率是指自主言语样本(句子)中出现基频突变的频率,即为基频突变的音节数与言语样本(句子)总音节数之比。若患者基频突变出现率高于同龄者,说明患者可能存在语调控制能力异常,语调变化过大的问题。

上述参数测量后可填写记录到《连续语音的语调测量表》中,具体记录示例可见表 7-1-5。

表 7-1-5 连续语音的语调测量表示例

日期	言语基频 (赫兹)	言语基频标准差 (赫兹)	言语基频动态范围 (赫兹)	基频突变音节数 (个)	总音节数 (个)	基频突变出现率 (%)
9.3	233	23	101	0	42	0

注:基频突变出现率(%)=基频突变音节数/总音节数

(二)评估方法及临床意义

1. 评估方法

看图说话:呈现"做家务"的场景图片(图 7-1-3),引导患者从"图片上有哪些东西?哪些人?这些人在做什么"等方面描述图片内容。

2. 分析步骤

(1)流利性和语速指标分析

① 选取患者连续的完整的三句话,分别剪切出这三句话的音频,并对每句话进行分析;

② 为避免声波图中伪迹或电干扰,结合声波图和语谱图确定某句话的起始点,截取某句话的持续总时长并记录(图 7-1-8),且记录音节数;

③ 根据听感并结合声波图和语谱图确定某句话中每个停顿(即声波图上振幅为 0 且语谱图中没有能量的无声间隔)的起始点,截取每个停顿的停顿时长并记录(图 7-1-8),且记录停顿次数;

④ 将每个停顿的停顿时长相加计算某句话的总停顿时长,将总时长减去总停顿时长得到某句话的构音时长;

⑤ 根据公式进一步计算得到某句话的音节时长、停顿时长、构音速率和言语速率(音节时长=总时长/音节数;停顿时长=总停顿时长/停顿次数;构音速率=音节数/构音时长;言语速率=音节数/总时长);

⑥ 得到三句话的音节时长、停顿时长、构音速率和言语速率后进行求平均,得到最后的均值。

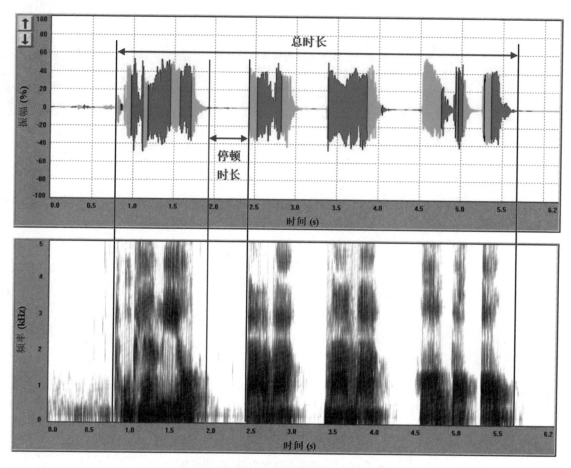

图 7-1-8 连续语音停顿时长截取

（言语障碍测量仪，ICFDrSpeech®，上海慧敏医疗器械有限公司授权使用）

（2）节律和语调指标分析

① 选取患者连续完整的三句话，并对这三句话进行分析；

② 基于听感结合声波图和语谱图确定出现重音的音节并确定这些音节的起始点，截取这三句话中每个重音音节的时长并记录（图7-1-9），还要记录重音音节数和总音节数；将每个重音音节的时长相加计算重音音节总时长，根据公式进一步计算得到重音出现率（重音出现率（%）=重音音节数/总音节数）；

③ 基于听感结合声波图和语谱图确定基频突变音节，记录基频突变音节数并计算基频突变出现率（基频突变出现率（%）=基频突变音节数/总音节数）；

④ 对三句话声波的基频和强度特征进行分析（图7-1-10），得到言语基频、言语基频标准差、言语基频动态范围、平均强度、强度标准差、强度动态范围。

3. 临床意义

（1）通过连续语音流利性和语速功能评估，可得到连续语音的音节时长、停顿时长两个反映流利性的测量指标。

① 如果患者的音节时长未达到无损伤程度（高于无损伤程度的上限值或低于无损伤程度的下限值），表明患者在连续语音时存在发音拖延或缩短等不流利现象，存在一定程度的连续语音流利性问题；

② 如果患者的停顿时长未达到无损伤程度（高于无损伤程度的上限值或低于无损伤程度的下限值），说明患者连续语音时无声间隔（即停顿）存在延长或缩短等不流利现象，存在一定程度的连续语音流利性问题。

（2）通过连续语音流利性和语速功能评估，还可得到连续语音的构音速率、言语速率两个反映语速的测量指标。

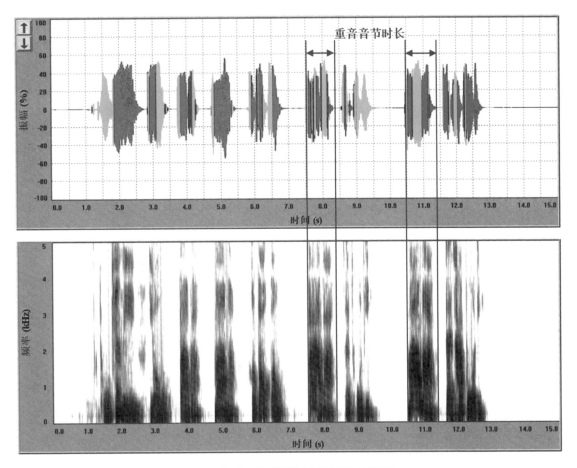

图 7-1-9 连续语音重音音节时长截取

（言语障碍测量仪，ICFDrSpeech®，上海慧敏医疗器械有限公司授权使用）

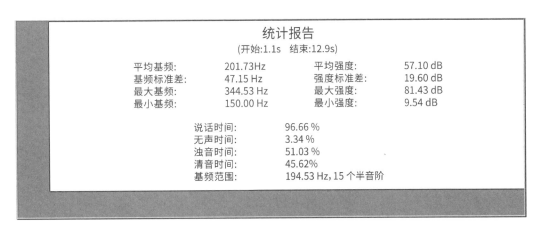

图 7-1-10 连续语音基频和强度特征分析

（言语障碍测量仪，ICFDrSpeech®，上海慧敏医疗器械有限公司授权使用）

① 如果测得的构音速率高于无损伤程度的上限值，说明患者连续语音时出现了发音缩短现象，从而导致连续语音语速过快的问题；如果测得的构音速率低于无损伤程度的下限值，说明患者连续语音时出现了发音拖延现象，从而导致连续语音语速过慢的问题；

② 如果测得的言语速率高于无损伤程度的上限值，说明患者连续语音时出现了发音缩短和/或无声间隔（即停顿）缩短等现象，从而导致连续语音语速过快的问题；如果测得的言语速率低于无损伤程度的下限值，说明患者连续语音时出现了发音拖延和/或无声间隔（即停顿）延长等现象，从而导致连续语音语速过慢的问题。

（3）通过连续语音节律功能评估，可得到连续语音的幅度标准差、重音音节总时长和重音音节出现率三个反映节律的测量指标。

① 如果患者的幅度标准差低于无损伤程度的下限值,说明患者言语节律的响度变化单一;如果患者幅度标准差高于无损伤程度的上限值,说明患者言语节律的响度变化过大;

② 如果患者重音音节总时长或重音出现率低于无损伤程度的下限值,说明患者可能存在重音缺乏的问题;若患者重音音节总时长或重音出现率高于无损伤程度的上限值,说明患者可能存在重音过度的问题。

(4) 通过连续语音语调功能评估,可得到言语基频标准差、言语基频动态范围和基频突变出现率三个反映语调的测量指标。

① 如果患者言语基频标准差或言语基频动态范围低于无损伤程度的下限值,说明患者存在语调单一的问题;如果患者言语基频标准差或言语基频动态范围高于无损伤程度的上限值,说明患者存在语调变化过大的问题;

② 如果患者基频突变出现率高于无损伤程度的上限值,说明患者可能存在语调控制能力缺乏的问题。

三、ICF 言语韵律功能评估

通过对患者的言语韵律功能进行全面而细致的客观评估后,将精准评估结果按照 ICF 限定值的转换形式进行转换,以此来描述 ICF 中与言语韵律功能相关的类目(如 b3300 言语流利)的损伤程度,帮助言语治疗师、特教老师和家长全面了解患者的言语韵律功能情况,为后续的言语韵律治疗提供训练起点。

通过言语韵律功能客观评估得到口腔轮替运动浊音时长、音节时长、停顿时长、言语速率、浊音速率和连续语音音节时长、停顿时长、言语速率、构音速率等流利性和语速的指标,幅度标准差、重音音节时长、重音出现率等节律指标以及言语基频标准差、言语基频动态范围、基频突变出现率等语调指标。将上述指标进行 ICF 转换,可以得到损伤程度及其问题描述。

以 45 岁脑卒中女性患者谭×× 为例,将其言语韵律功能的客观评估结果进行 ICF 转换,并填到对应的 ICF 言语韵律功能评估表中(表 7-1-6)。

表 7-1-6　ICF 言语韵律功能评估表示例

身体功能即人体系统的生理功能损伤程度				无损伤	轻度损伤	中度损伤	重度损伤	完全损伤	未特指	不适用
				0	1	2	3	4	8	9
b3300	言语流利	口腔轮替运动功能	浊音时长			☒				
			音节时长			☒				
			停顿时长				☒			
		连续语音能力	音节时长				☒			
			停顿时长				☒			
产生流利、无中断的连续言语功能。 包括:言语平滑连接的功能;如口吃,迅吃,不流利,有声音、词语(音节)或部分词语(音节)的重复,不规则的言语中断等障碍。										
信息来源:　☒ 病史　　问卷调查　　临床检查　　☒ 医技检查										
问题描述: 　　1. /pɑ/ 的浊音时长为 2 840 毫秒↑,无意义音节连续重复发音时存在韵母延长的流利性问题,控制无意义音节连续产生的浊音时长的能力中度损伤。										

2. /pɑ/的音节时长为 330 毫秒↑,无意义音节连续重复发音时存在发音拖延的流利性问题,控制无意义音节连续产生的音节时长的能力中度损伤。

3. /pɑ/的停顿时长为 110 毫秒↑,无意义音节连续重复发音时存在停顿延长的流利性问题,控制无意义音节连续产生的停顿时长的能力重度损伤。

4. 连续语音的音节时长为 570 毫秒↑,连续语音时存在发音拖延的流利性问题,控制连续语音产生的音节时长的能力重度损伤。

5. 连续语音的停顿时长为 510 毫秒↑,连续语音时存在停顿延长的流利性问题,控制连续语音产生的停顿时长的能力重度损伤。

			0	1	2	3	4	8	9
b3301	言语节律	幅度标准差				☒			
		重音音节总时长			☒				
		重音出现率	☒						

言语中的节奏和重音模式及其模式调节功能。
包含:如言语节律定型、重复等障碍。

信息来源:☒ 病史　　问卷调查　　临床检查　　☒ 医技检查

问题描述:
1. 幅度标准差为 5 分贝↓,言语节律的响度变化单一,响度变化的控制能力重度损伤。
2. 重音音节总时长 1 000 毫秒↓,重音缺乏,重音音节时长的控制能力中度损伤。
3. 重音出现率 16.7%,言语节律的重音变化无损伤。

				0	1	2	3	4	8	9
b3302	语速	口腔轮替运动功能	浊音速率		☒					
			言语速率		☒					
		连续语音能力	构音速率			☒				
			言语速率			☒				

言语产生速率的功能。
包括:如迟语症和急语症。

信息来源:☒ 病史　　问卷调查　　临床检查　　☒ 医技检查

问题描述:
1. /pɑ/的浊音速率为 4.2 个/秒↓,无意义音节连续重复发音时韵母延长导致语速过慢,浊音速率的控制能力轻度损伤。

2. /pɑ/的言语速率为 3.0 个/秒↓,无意义音节连续重复发音时发音拖延或停顿延长导致语速过慢,言语速率的控制能力轻度损伤。

3. 连续语音的构音速率为 2.8 个/秒↓,连续语音时发音拖延导致语速过慢,构音速率的控制能力中度损伤。

4. 连续语音的言语速率为 1.8 个/秒↓,连续语音时发音拖延和/或停顿延长,言语速率的控制能力中度损伤。

			0	1	2	3	4	8	9
b3303	语调	言语基频标准差		☒					
		言语基频动态范围			☒				
		基频突变出现率	☒						

续　表

言语中音调模式的调节功能。

包括：言语韵律，语调，言语旋律；如言语平调、音调突变等障碍。

信息来源：☒ 病史　　　问卷调查　　　临床检查　　　☒ 医技检查

问题描述：

1. 言语基频标准差为 23 赫兹 ↓，语调单一，连续语音语调变化的控制能力轻度损伤。
2. 言语基频动态范围为 101 赫兹 ↓，语调单一，连续语音语调变化范围的控制能力中度损伤。
3. 基频突变出现率为 0%，连续语音语调控制能力无损伤。

第二章
言语韵律障碍康复治疗

本章目标	阅读完本章之后,你将: 1. 掌握言语流利性与语速异常的康复治疗方法与技术; 2. 熟悉言语流利性与语速异常的康复治疗实时监控; 3. 掌握语调与节奏异常的康复治疗方法与技术; 4. 熟悉语调与节奏异常的康复治疗实时监控; 5. 了解 ICF 言语韵律评估与康复治疗流程与典型案例。

语速过慢或过快、语调单一等言语韵律异常通常会影响患者的言语可懂度,进而影响患者的日常沟通交流,需进行针对性的康复治疗。言语韵律障碍的康复治疗主要针对异常的语速、节律和语调进行,可采用传统方法并结合现代化技术开展实时反馈治疗。在具体开展言语韵律治疗的过程中进行实时监控是极其必要的,可以即时反映康复治疗效果,并为日常的家庭康复和后续治疗的开展提供重要参考。本章将主要介绍语速治疗以及语调、节奏治疗技术相关内容。

第一节　言语流利性与语速异常的康复治疗

对于连续语音流利性和语速异常的治疗,首先应选用与患者已掌握的构音声母音位相关的词语和句子语料结合语音重复、语音切换、语音轮替方法进行韵律训练,后续可逐渐扩展使用日常生活情景下的句子来开展训练。

语音重复是词语或句子中多次出现同一个目标声母,可训练患者连续、清晰地说出同一个目标声母的能力;语音切换指词语或句子中的目标声母音位对至少出现一次,可训练患者的连续语音切换能力;语音轮替即在句子中进行同一发音部位、不同发音方式声母(如唇声母 b/p/m/f)或同一发音方式、不同发音部位声母(如鼻音 m/n)间的轮替,可提升患者对易混淆声母音位的轮替发音能力。例如,与双唇音(含唇齿音)声母音位相关的训练语料:语音重复以声母/b/为例,词语"爸爸、伯伯、背包",句子"爸爸抱宝宝";语音切换以/b-m/音位对为例,词语"木棒、面包、伯母、笔帽",句子"表妹喜欢斑马、伯母在表妹旁边";语音轮替以/b-m-p-f/为例,句子"爸爸买泡芙、妈妈在泡方便面"。

首先选用与已掌握的构音声母音位相关的语音重复、语音切换和语音轮替的语料来进行训练,目的是要对前期构音训练内容加以巩固,在确保患者的构音清晰度获得提升的同时,进一步改善患者的韵律问题,从而提高患者的言语可懂度,为患者的日常沟通交流奠定基础。

一、治疗方法与技术

针对患者的语速问题,可借助唱音法、逐字增加句长法、重读治疗法、韵律语调治疗、吸气停顿、语速控制等治疗方法来进行。

唱音法是通过让患者连续地发长音、短音或者长音和短音交替发音，一方面促进患者构音器官的协调运动，另一方面提高患者言语时灵活控制气流的能力，提高患者对言语的维持和对停顿的控制能力，为改善语速奠定基础。逐字增加句长法指通过让患者一口气连贯地跟读或朗读词句，并循序渐进地增加句长，来增强患者的言语呼吸支持能力，同时借助改变发音的音节时长和停顿时长来改善患者言语缓慢或急促的问题。重读治疗法是结合不同的节奏型来说短语或句子，可以使呼吸、发声、构音器官得到放松并相互协调，从而改善语速缓慢或急促的问题。韵律语调治疗是一种有旋律的音乐治疗方法，通过吟唱多音节词、短语和句子并结合节拍，解决言语语音流利性问题。吸气停顿是将句子中的成分组合成符合语法的小单位，利用自然停顿吸气的技巧，保持较自然的韵律节奏，如训练语料"今天早上，[吸气]我去店里买东西"。语速控制则是使用节拍器、节拍板，通过声音提示或视觉提示来改善患者的语速问题。另外，针对言语流利性障碍的患者（如口吃）还可以借助听觉延迟反馈装置来进行训练。

唱音法、逐字增加句长法、重读治疗法和韵律语调治疗均可借助现代化技术形成实时唱音法、实时逐字增加句长法、实时重读治疗法和实时韵律语调治疗，进行言语实时反馈训练。

采用实时唱音法进行训练时可采用言语障碍测量仪的声波界面进行声时实时反馈（图7-2-1），语料选用元音和/pa/、/ta/、/ka/等音节，发长音时要求患者声波的维持时间尽可能长，发短音时则要求患者以一定的节奏交替发短音，要注意控制声波的维持时间和间歇时间，可与节拍器结合进行语速控制训练。采用实时逐字增加句长法进行训练时可采用言语语言综合训练仪进行言语视听反馈训练（图7-2-2），首先由言语治疗师进行示范，再由患者进行模仿匹配训练，也可与节拍器结合进行语速控制。言语治疗师应该根据患者的能力情况来进行示范：针对语速过慢的患者，示范音频的音节时长和停顿时长应根据患者能力相应减少；针对语速急促的患者，示范音频的音节时长和停顿时长应根据患者能力相应增加。实时重读治疗法可借助言语重读干预仪进行言语视听反馈训练（图7-2-3），同样先由言语治疗师示范后再由患者进行模仿匹配训练。对于语速过慢的患者一般从慢板开始训练，逐渐过渡到行板；而对于语速过快的患者可首先由快板开始训练，再到行板，最后过渡到慢板。实时韵律语调治疗则可借助言语语言综合训练仪的基频界面，进行声时实时反馈训练（图7-2-4），首先由言语治疗师吟唱录制样板音频，再由患者进行模仿匹配，言语治疗师打拍子或与节拍器结合进行语速控制，同样应根据患者的语速情况来决定示范音频的语速。

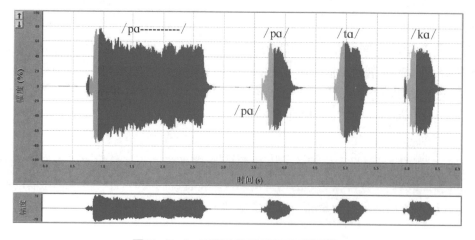

图7-2-1 唱音法的声时实时反馈训练

（言语障碍测量仪，ICFDrSpeech®，上海慧敏医疗器械有限公司授权使用）

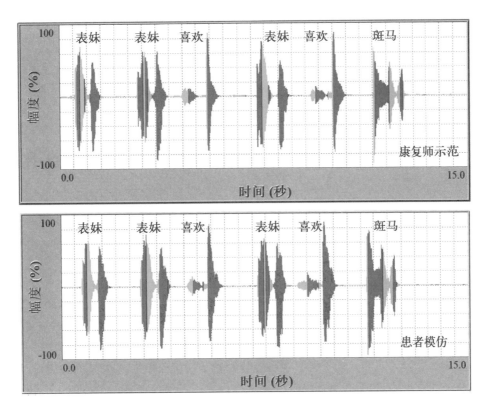

图 7-2-2 逐字增加句长法的言语视听反馈训练

（言语语言综合训练仪，ICFDrSpeech®，上海慧敏医疗器械有限公司授权使用）

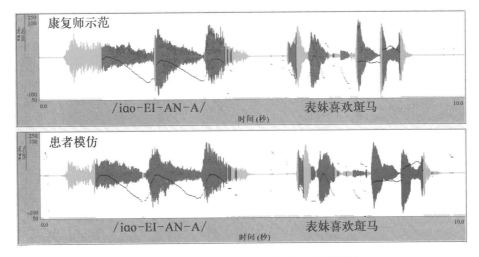

图 7-2-3 重读治疗法的言语视听反馈训练

（言语重读干预仪，ICFDrSpeech®，上海慧敏医疗器械有限公司授权使用）

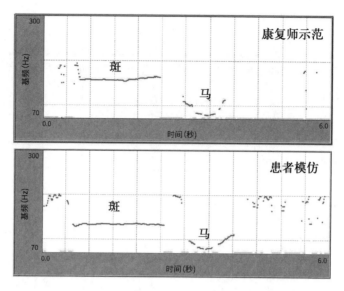

图 7-2-4 韵律语调治疗的声时实时反馈训练

（言语语言综合训练仪，ICFDrSpeech®，上海慧敏医疗器械有限公司授权使用）

二、言语流利性语速异常的康复治疗实时监控

言语治疗师应根据患者的实际训练情况来填写实时监控表。首先填写此次训练的语料，然后勾选训练过程中所采用的训练方法和技术，最后对本次训练效果进行描述。言语治疗师在训练前后可直接借助言语障碍测量仪测得患者训练语料的音节时长、停顿时长、停顿次数、言语速率或构音速率作为训练效果的实时监控，并填写《语速治疗的实时监控表》。另外，对训练效果的描述还可根据患者情况和训练安排，仅进行训练前后或训练后完成情况的描述。该实时监控表可作为训练效果的证明，并为家属实施家庭康复提供指导，还可为下次训练方案制定提供依据。表 7-2-1 为某患者某次语速训练前后的实时监控。

表 7-2-1 语速治疗的实时监控表示例

时间	训 练 类 型	内 容		训练前描述（如需）	训 练 效 果
9.10	口腔轮替运动功能 浊音时长 音节时长 停顿时长 浊音速率 言语速率 连续语音能力 音节时长 停顿时长 构音速率 言语速率 语速异常（语速过快、语速过慢） 言语流利性异常	语料	☑ 语音轮替：表妹喜欢斑马	音节时长： 610 毫秒 停顿时长： 580 毫秒 停顿次数： 4 次 言语速率： 1.01 个/秒 构音速率： 1.64 个/秒	音节时长： 550 毫秒 停顿时长： 430 毫秒 停顿次数： 3 次 言语速率： 1.31 个/秒 构音速率： 1.82 个/秒
		方法	➤ 传统治疗： ☑ 唱音法 ☑ 逐字增加句长法 ➤ 实时反馈治疗： ☑ 声时实时反馈训练 ☑ 言语视听反馈训练		

第二节　语调与节奏异常的康复治疗

对于语调和节奏的康复训练,与语速治疗相同,可首先选用与患者已掌握的构音声母音位相关的语音重复、语音切换和语音轮替的词语和句子进行韵律训练,后续再逐渐扩展使用日常生活情景下的句子来开展训练。

一、治疗方法与技术

针对患者的语调和节律问题,可借助音调梯度训练法、响度梯度训练法、重读治疗法、韵律语调法、语调练习和关键字重音对比等传统治疗方法来进行。

音调梯度训练法是通过阶梯式音调上升和下降的训练帮助患者增加言语时音调控制的能力,从而解决语调异常的问题。响度梯度训练法是通过阶梯式响度训练提高和降低患者响度来增强患者控制响度的能力,从而解决重音异常的问题。重读治疗法一方面可以改善语速缓慢或急促的问题,另一方面可以缓解重音异常的问题。韵律语调治疗是一种音乐治疗方法,可以解决言语语音流利性的问题,同样也可以改善语调异常的问题。语调练习可用线条来表明句子中的语调变化,紧接在字下方的线条表示平直的语调,离字下方较远的线条表示音调要下降,字上方的线条表示音调要上升。关键字重音对比是指治疗师先提问题,患者回答时将重音落在关键字上,如"这个人在打篮球么?——不,这个人在踢足球"。语调练习和关键字重音对比一般在经过上述方法训练后,患者语调和节奏能力有所改善时进行,另外针对帕金森病患者(运动不及型言语障碍)可以采用励-协夫曼治疗法(Lee Silverman voice treatment,LSVT)来进行训练。

音调梯度训练法、响度梯度训练法、重读治疗法和韵律语调法可借助现代化技术,形成实时音调梯度训练法、实时响度梯度训练法、实时重读治疗法和实时韵律语调法,进行实时反馈训练。采用实时音调梯度训练法和实时响度梯度训练法进行训练时,可采用言语语言综合训练仪的基频和强度界面进行音调实时反馈和响度实时反馈,如图7-2-5和图7-2-6所示。根据患者能力确定提高或降低的阶梯,首先由言语治疗师录制样板音频,再由患者进行模仿匹配训练。实时重读治疗法的实时反馈训练具体可见前一节的阐述,如图7-2-3所示,但需注意采用重读治疗法进行语调和节奏治疗的实时反馈训练时,需要着重寻找词语和句子的发音

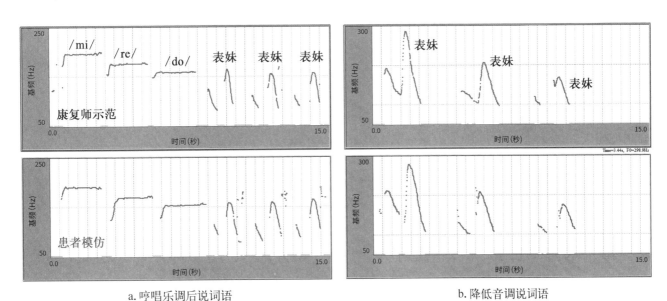

a.哼唱乐调后说词语　　　　　　　　　b.降低音调说词语

图7-2-5　音调梯度训练法的音调实时反馈训练

(言语语言综合训练仪,ICFDrSpeech®,上海慧敏医疗器械有限公司授权使用)

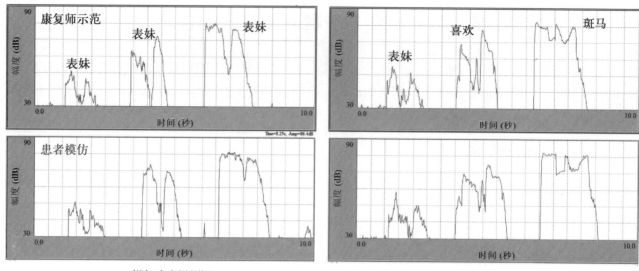

a. 增加响度说词语　　　　　　　　　　　　　b. 增加响度说句子

图 7-2-6　响度梯度训练法的响度实时反馈训练

（言语语言综合训练仪，ICFDrSpeech®，上海慧敏医疗器械有限公司授权使用）

支架,注意重音的诱导。实时韵律语调法的音调实时反馈训练过程与前一节的声时实时反馈训练类似,如图7-2-4所示,但患者模仿匹配时除了注意进行声时的匹配外,也要进行音调的匹配。

二、语调与节奏异常的康复治疗实时监控

言语治疗师同样根据每次实际训练情况来填写实时监控表。首先应填写训练语料并勾选训练过程中所采用的训练方法和技术。而对于治疗效果的描述,言语治疗师一方面可直接借助言语障碍测量仪测得训练前后患者训练语料的言语基频标准差、言语基频动态范围、基频突变出现率、幅度(强度)标准差、重音音节总时长或重音音节出现率来进行实时监控,并填入《语调和节奏康复训练实时监控表》,另一方面还可根据患者情况和训练安排,仅进行训练前后或训练后完成情况的描述。表7-2-2为某患者某次语调训练前后的实时监控。

表 7-2-2　语调和节奏康复训练实时监控表示例

时 间	训 练 类 型	内　　容		训练前描述(如需)	训 练 效 果
10.5	幅度标准差 重音音节总时长 重音出现率 言语基频标准差 言语基频动态范围 基频突变出现率	语料	☑ 语音轮替:表妹喜欢斑马	言语基频标准差: 20 赫兹 言语基频范围: 119 赫兹 幅度标准差: 6 分贝	言语基频标准差: 31 赫兹 言语基频范围: 128 赫兹 幅度标准差: 9 分贝
	言语节律异常(响度变化过大、重音过度、重音缺乏) 语调异常(语调单一、语调变化过大)	方法	➤ 传统治疗: ☑ 音调梯度训练法 ☑ 响度梯度训练法 ➤ 实时反馈治疗: ☑ 音调实时反馈训练 ☑ 响度实时反馈训练		

第三节　ICF 言语韵律障碍康复治疗案例

数字资源
7-2-1

本章节主要采用案例分析的形式具体讲解言语韵律治疗的过程,分别以帕金森病致运动不及型言语障碍和小脑病变后运动失调型言语障碍患者为例,详细阐述言语韵律治疗的过程,具体包括患者基本信息的填写、ICF 言语韵律功能评估结果的获得、ICF 言语韵律治疗计划的制定、言语韵律治疗过程及实时监控、短期目标监控和疗效评价。ICF 言语韵律功能评估表见数字资源 7 - 2 - 1。

一、帕金森病后运动不及型言语韵律障碍治疗案例

本节以某帕金森病致运动不及型言语障碍患者的言语韵律治疗为例,具体阐述 ICF 框架下言语韵律治疗的实施过程。

（一）患者基本信息

通过询问家属疾病史、家族史、康复史以及查阅该患者的相关诊断、手术或药物治疗等材料,来收集患者的基本信息,与患者进行简单会话,初步得到患者的能力情况,如表 7 - 2 - 3 所示。

表 7 - 2 - 3　患者基本信息

上海市××康复医院

患者基本信息

姓名＊　宋××　　　　出生日期＊　1959.5.16　　　性别＊　☑ 男　□ 女

检查者　何老师　　　评估日期＊　2018.11.12　　编号＊　A01

类型:□ 器质性嗓音疾病　　　　□ 功能性嗓音障碍　　　□ 神经性嗓音障碍　
　　　□ 失语症　　　　　　☑ 神经性言语障碍（构音障碍）　运动不及型
　　　□ 言语失用症　　　　□ 智力障碍　　　　　□ 脑瘫
　　　□ 听力障碍　　　　　□ 自闭症　　　　　　□ 其他

主要交流方式:☑ 口语　□ 图片　□ 肢体动作　□ 基本无交流

听力状况:☑ 正常　□ 异常　听力设备:□ 人工耳蜗　□ 助听器　补偿效果

进食状况:无明显异常。

言语、语言、认知状况:　言语方面:响度低、声音粗糙,语调单一,语速较快;声母构音不准,构音动作幅度小;语言和认知方面:基本正常。

口部触觉感知与运动状况:无明显异常。

（二）ICF 言语韵律功能评估

1. 言语韵律功能客观评估

按照本篇第一章所述对该患者进行言语韵律功能客观评估,其评估结果如表 7 - 2 - 4、表 7 - 2 - 5、表 7 - 2 - 6 和表 7 - 2 - 7 所示。

表 7 - 2 - 4　口腔轮替运动流利性和语速测量表

日期	测试形式	测试音节	音节数（个）	总时长（毫秒）	停顿次数（次）	总停顿时长（毫秒）	浊音时长（毫秒）	音节时长（毫秒）	停顿时长（毫秒）	浊音速率（个/秒）	言语速率（个/秒）
11.12	重复	/pa/	22	4 000	20	1 140	2 180	182	57	10.09	5.50
	切换	/pata/									
	轮替	/pataka/									

注:1. 音节时长＝总时长/音节数;停顿时长＝总停顿时长/停顿次数
　　2. 浊音时长＝所有音节浊音段的总时长
　　3. 浊音速率＝音节数/浊音时长×1000;言语速率＝音节数/总时长×1000

表 7-2-5　连续语音流利性和语速测量表

日期	句子序号	音节数（个）	总时长（毫秒）	停顿次数（次）	总停顿时长（毫秒）	构音时长（毫秒）	音节时长（毫秒）	停顿时长（毫秒）	构音速率（个/秒）	言语速率（个/秒）
	1	15	1 995	3	495	1 500	133	165	10.00	7.52
	2	16	2 192	3	513	1 679	137	171	9.53	7.30
	3	13	1 833	3	489	1 344	141	163	9.67	7.10

日期		音节数（个）	总时长（毫秒）	停顿次数（次）	总停顿时长（毫秒）	构音时长（毫秒）	音节时长（毫秒）	停顿时长（毫秒）	构音速率（个/秒）	言语速率（个/秒）
11.12	平均	15	2 007	3	499	1 508	137	166	9.73	7.31

注：1. 音节时长＝总时长/音节数；停顿时长＝总停顿时长/停顿次数
　　2. 构音时长＝总时长－总停顿时长
　　3. 构音速率＝音节数/构音时长×1 000；言语速率＝音节数/总时长×1 000
　　4. 最后计算三句话的平均值

表 7-2-6　连续语音节律测量表

日期	幅度（分贝）	幅度标准差（分贝）	幅度动态范围（分贝）	重音音节总时长（毫秒）	重音音节数（个）	总音节数（个）	重音出现率（%）
11.12	40	10.7	23	1 322	8	44	18.19

注：1. 重音出现率（%）＝重音音节数/总音节数
　　2. 重音音节总时长＝所有重音音节时长之和

表 7-2-7　连续语音语调测量表

日期	言语基频（赫兹）	言语基频标准差（赫兹）	言语基频动态范围（赫兹）	基频突变音节数（个）	总音节数（个）	基频突变出现率（%）
11.12	119	19.2	78.7	0	44	0

注：基频突变出现率（%）＝基频突变音节数/总音节数

2. ICF 言语韵律功能评估

将上述言语韵律功能评估结果导入 ICF 转换器，进行功能损伤程度的转换（b3300 言语流利、b3301 言语节律、b3302 语速和 b3303 语调的转换），并对评估结果进行具体的描述和分析，如表 7-2-8 所示。

表 7-2-8　ICF 言语韵律功能评估表

身体功能即人体系统的生理功能损伤程度			无损伤	轻度损伤	中度损伤	重度损伤	完全损伤	未特指	不适用
			0	1	2	3	4	8	9
b3300 言语流利	口腔轮替运动功能	浊音时长		☒					
		音节时长	☒						
		停顿时长		☒					

| b3300 | 言语流利 | 连续语音能力 | 音节时长 | | | ⊠ | | | | |
| | | | 停顿时长 | | | ⊠ | | | | |

	0	1	2	3	4	8	9

产生流利、无中断的连续言语功能。
包括：言语平滑连接的功能；如口吃，迅吃，不流利，有声音、词语（音节）或部分词语（音节）的重复，不规则的言语中断等障碍。

信息来源：⊠ 病史　　问卷调查　　临床检查　　⊠ 医技检查

问题描述：
　　1. /pɑ/ 的浊音时长为 2 180 毫秒↑，无意义音节连续重复发音时存在韵母延长的流利性问题，控制无意义音节连续产生的浊音时长的能力轻度损伤。
　　2. /pɑ/ 的音节时长为 181 毫秒，控制无意义音节连续产生的音节时长的能力无损伤。
　　3. /pɑ/ 的停顿时长为 57 毫秒↓，无意义音节连续重复发音时存在停顿缩短的流利性问题，控制无意义音节连续产生的停顿时长的能力轻度损伤。
　　4. 连续语音的音节时长为 137 毫秒↓，连续语音时存在发音缩短的流利性问题，控制连续语音产生的音节时长的能力中度损伤。
　　5. 连续语音的停顿时长为 166 毫秒↓，连续语音时存在停顿缩短的流利性问题，控制连续语音产生的停顿时长的能力中度损伤。

	0	1	2	3	4	8	9

b3301	言语节律	幅度标准差	⊠						
		重音音节总时长	⊠						
		重音出现率	⊠						

言语中的节奏和重音模式及其模式调节功能。
包含：如言语节律定型、重复等障碍。

信息来源：⊠ 病史　　问卷调查　　临床检查　　⊠ 医技检查

问题描述：
　　1. 幅度标准差为 10.70 分贝，响度变化的控制能力无损伤。
　　2. 重音音节总时长 1 322 毫秒，重音音节时长的控制能力无损伤。
　　3. 重音出现率 18.2%，言语节律的重音变化无损伤。

	0	1	2	3	4	8	9

b3302	语速	口腔轮替运动功能	浊音速率	⊠						
			言语速率	⊠						
		连续语音能力	构音速率				⊠			
			言语速率				⊠			

言语产生速率的功能。
包括：如迟语症和急语症。

信息来源：⊠ 病史　　问卷调查　　临床检查　　⊠ 医技检查

问题描述：
　　1. /pɑ/ 的浊音速率为 10.1 个/秒，无意义音节连续重复的浊音速率的控制能力无损伤。

2. /pɑ/ 的言语速率为 5.5 个/秒,无意义音节连续重复的言语速率的控制能力无损伤。

3. 连续语音的构音速率为 9.7 个/秒↑,连续语音时发音缩短导致语速过快,构音速率的控制能力重度损伤。

4. 连续语音的言速率率为 7.3 个/秒↑,连续语音时发音和/或停顿缩短,言语速率的控制能力重度损伤。

			0	1	2	3	4	8	9
b3303	语调	言语基频标准差		⊠					
		言语基频动态范围			⊠				
		基频突变出现率	⊠						

言语中音调模式的调节功能。
包括:言语韵律,语调,言语旋律;如言语平调、音调突变等障碍。

信息来源: ⊠ 病史　　　问卷调查　　　临床检查　　　⊠ 医技检查

问题描述:
1. 言语基频标准差为 19.2 赫兹↓,语调单一,连续语音语调变化的控制能力轻度损伤。
2. 言语基频动态范围为 78.7 赫兹↓,语调单一,连续语音语调变化范围的控制能力中度损伤。
3. 基频突变出现率为 0%,连续语音语调控制能力无损伤。

(三) ICF 言语韵律功能治疗计划

根据 ICF 评估结果,针对患者的 ICF 言语韵律功能(b3300 言语流利、b3301 言语节律、b3302 语速和 b3303 语调)制定治疗计划。

1. 选择训练内容和方法

在流利性和语速方面,患者对无意义音节连续产生的流利性和语速的控制能力相对较好,仅停顿时长和浊音时长存在一定程度的损伤,因此应首先针对口腔轮替运动功能测量的这两个参数开展治疗,并选择适应于患者的训练内容和方法,比如训练内容选择声韵组合和语音重复的语料,训练方法选择实时唱音法;患者对连续语音流利性和语速的控制能力相对较差,应作为本阶段训练的重点,根据患者的接受能力、喜好和训练需求选择适合的训练内容和方法,如训练内容选择语音切换和语音轮替的语料,训练方法选择实时逐字增加句长法、实时重读治疗法和语速控制。在节律和语调方面,患者主要对于语调的控制能力存在损伤,可重点开展语调治疗,可与上述连续语音流利性和语速治疗同步进行,根据患者的接受能力、喜好和训练需求选择适合的训练内容和方法,如训练内容选择语音切换和语音轮替的语料,训练方法选择实时音调梯度训练法和实时重读治疗法。

2. 确定实施人员和治疗目标

根据患者的接受能力和训练安排确定治疗计划的实施人员和治疗目标,具体如表 7-2-9 所示。

表 7-2-9　ICF 言语韵律功能治疗计划表

治　疗　任　务			治　疗　方　法	康复医师	护士	言语治疗师	特教教师	初始值	目标值	最终值
b3300 言语流利	口腔轮替运动	浊音时长	☑ 口腔轮替运动 ☑ 声韵组合,如/pɑ-tɑ-kɑ/			√		1	0	0
		停顿时长	☑ 语音重复 ☑ 唱音法			√		1	0	0

续 表

治疗任务			治疗方法	康复医师	护士	言语治疗师	特教教师	初始值	目标值	最终值
b3300 言语流利	连续语音能力	音节时长	☑ 语音切换 ☑ 语音轮替 ☑ 逐字增加句长法 ☑ 重读治疗法 （慢板、行板、快板）			√		2	0	0
		停顿时长				√		2	0	0
b3302 语速	连续语音能力	言语速率	☑ 语音切换 ☑ 语音轮替 ☑ 逐字增加句长法 ☑ 重读治疗法 （慢板、行板、快板） ☑ 语速控制（节拍器）			√		3	0	1
		构音速率				√		3	0	1
b3303 语调	言语基频标准差		☑ 语音切换 ☑ 语音轮替 ☑ 音调梯度训练法 ☑ 重读治疗法 （慢板、行板、快板）			√		1	0	0
	言语基频动态范围					√		2	0	0

（四）言语韵律功能康复治疗与实时监控

本阶段治疗计划持续 2 个月,每周根据患者能力情况、家庭情况以及科室安排来确定个别化康复次数(每周 3—5 次),每次训练以 35—50 分钟为宜。下面主要以该患者的一次言语流利性和语速异常治疗为例进行详细讲解。

1. 治疗设备及辅具

言语重读干预仪、言语语言综合训练仪、节拍器。

2. 治疗过程

本次训练主要选择患者已掌握的双唇音、唇齿音/b、m、p、f/相关的语音切换的语料作为训练语料,即"爸爸买泡芙""妈妈在泡方便面"。

(1)前测(3—5 分钟)

让患者朗读上述训练语料"妈妈在泡方便面"并录音,对患者的音频进行剪辑和分析,获得该患者连续语音的音节时长、停顿时长、构音速率和言语速率,结果见表 7 - 2 - 10。

(2)实时逐字增加句长法(15—20 分钟)

首先进行逐字增加句长的跟读训练,由言语治疗师采用相对患者语速的较慢语速(如患者语速的 80%)来朗读,再由患者跟读,根据患者能力和训练进展逐渐增加句长,如"泡芙——买泡芙——爸爸买泡芙"。在上述训练过程中,可借助言语语言综合训练仪进行视听反馈训练(图 7 - 2 - 7),言语治疗师朗读时录制示范音频,录制示范音频时应根据患者能力来延长音节时长和停顿时长,患者跟读时进行视听模仿匹配训练,言语治疗师注意引导患者延长发音的音节时长和停顿时长来放慢语速。患者能够完成上述训练后,由患者自主地放慢语速进行逐字增加句长的朗读训练,言语治疗师通过配合节拍器来帮助患者进行语速控制。

(3)实时重读治疗法(10—15 分钟)

寻找词语和句子的发音支架,并辅以行板节奏一的节拍特点来进行训练,以诱导出连贯自然的句子,如"/ɑ-A-AO-U/——爸爸买泡芙"。可借助言语重读干预仪来进行视听反馈训练(图 7 - 2 - 8),由言语治疗师进

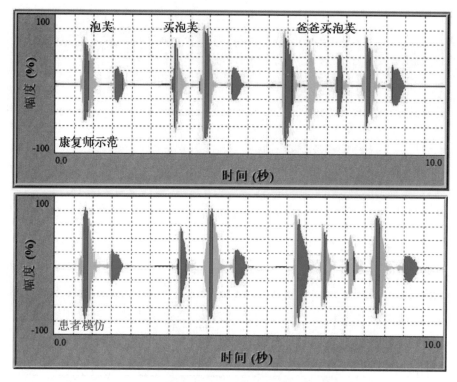

图 7-2-7 实时逐字增加句长法的视听反馈训练

（言语语言综合训练仪，ICFDrSpeech®，上海慧敏医疗器械有限公司授权使用）

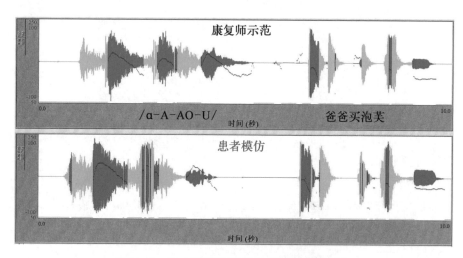

图 7-2-8 实时重读治疗法的视听反馈训练

（言语重读干预仪，ICFDrSpeech®，上海慧敏医疗器械有限公司授权使用）

行示范，再由患者进行模仿匹配训练。患者能够完成上述训练后，可脱离行板节奏一的诱导，由患者自主说句子，言语治疗师同样可采用节拍器来配合患者进行语速控制。

（4）后测（3—5 分钟）

后测语料、方式和结果记录与前测相同，结果见表 7-2-10。

3. 实时监控

按照本次训练的实施情况勾选和填写言语流利性和语速异常治疗的实时监控表（表 7-2-10）。此表一方面证明了本次训练的即时有效性，另一方面可呈现给家属，为家庭康复提供指导和参考，还可以作为下次训练方案制定的依据。

表 7-2-10 语速治疗的实时监控表

时间	训练类型	内容		训练前描述(如需)	训练效果
11.20	口腔轮替运动功能 浊音时长 音节时长 停顿时长 浊音速率 言语速率	语料	☑ 语音轮替:爸爸买泡芙<u>妈妈在泡方便面</u>	音节时长: 141 毫秒 停顿时长: 163 毫秒 言语速率: 7.09 个/秒 构音速率: 8.50 个/秒	音节时长: 150 毫秒 停顿时长: 177 毫秒 言语速率: 6.66 个/秒 构音速率: 8.02 个/秒
	连续语音能力 音节时长 停顿时长 构音速率 言语速率 语速异常(语速过快、语速过慢) 言语流利性异常	方法	➤ 传统治疗: ☑ 逐字增加句长法 ☑ 重读治疗法-行板 ☑ 语速控制(节拍器) ➤ 实时反馈治疗: ☑ 声时实时反馈训练 ☑ 言语视听反馈训练		

(五) ICF言语韵律功能康复短期目标监控

治疗计划实施过程中,根据患者能力每隔两周进行一次短期目标监控。按照治疗计划训练两周后,再次对该患者进行言语韵律功能客观评估,并进行 ICF 限定值转换,以开展短期目标监控,主要监控首次评估中存在损伤的测量指标。首先进行口腔轮替运动功能测量,得到浊音时长和停顿时长的短期目标监控结果,如表7-2-11 和表 7-2-12 所示,与目标值进行比较,可监控目标的完成情况,经过两周训练,停顿时长已达到训练目标,损伤程度由 1 级轻度损伤降到 0 级无损伤,而浊音时长尚未达到训练目标,但有一定的改善,后续可继续按照治疗计划开展训练。然后进行连续语音能力测量,得到音节时长、停顿时长、构音速率和言语速率等流利性和语速指标的短期目标监控结果,结果如表 7-2-13、表 7-2-14、表 7-2-15 和表 7-2-16 所示,显示音节时长、停顿时长、构音速率和言语速率均尚未达到训练目标,但各指标结果均有所改善,尤其是言语速率的损伤程度由 3 级重度损伤降为 2 级中度损伤,得到显著改善,可继续按照治疗计划进行训练;通过连续语音能力测量,还可得到言语基频标准差和言语基频动态范围等语调指标的结果(表 7-2-17),发现言语基频标准差和言语基频动态范围均未达到训练目标,但两个指标结果均有一定的提高,可继续开展治疗计划。

表 7-2-11 口腔轮替运动-浊音时长的短期目标监控表

日 期	测试音节	浊音时长(毫秒)	损 伤 程 度	
11.12	/pɑ/	2 180	初始值	1
			目标值	0
11.26	/pɑ/	2 134	最终值	1

表 7-2-12 口腔轮替运动-停顿时长的短期目标监控表

日 期	测试音节	停顿次数(次)	总停顿时长(毫秒)	停顿时长(毫秒)	损伤程度	
11.12	/pɑ/	20	1 140	57	初始值	1
					目标值	0
11.26	/pɑ/	21	1 428	68	最终值	0

表 7-2-13   连续语音-音节时长的短期目标监控表

日 期	音节数(个)	总时长(毫秒)	音节时长(毫秒)	损 伤 程 度	
11.12	15	2 007	137	初始值	2
				目标值	0
11.26	15	2 370	157	最终值	2

表 7-2-14   连续语音-停顿时长的短期目标监控表

日 期	停顿次数(次)	总停顿时长(毫秒)	停顿时长(毫秒)	损 伤 程 度	
11.12	3	499	166	初始值	2
				目标值	0
11.26	4	769	192	最终值	2

表 7-2-15   连续语音-构音速率短期目标监控表

日 期	音节数(个)	构音时长(毫秒)	构音速率(个/秒)	损 伤 程 度	
11.12	15	1 508	9.73	初始值	3
				目标值	0
11.26	15	1 601	9.35	最终值	3

表 7-2-16   连续语音-言语速率短期目标监控表

日 期	音节数(个)	总时长(毫秒)	言语速率(个/秒)	损 伤 程 度	
11.12	15	2 007	7.31	初始值	3
				目标值	0
11.26	15	2 370	6.55	最终值	2

表 7-2-17   连续语音-言语基频标准差和基频动态范围短期目标监控表

日 期	言语基频(赫兹)	言语基频标准差(赫兹)	损伤程度		言语基频动态范围(赫兹)	损伤程度	
11.12	119	19.2	初始值	1	78.7	初始值	2
			目标值	0		目标值	0
11.26	117	22.5	最终值	1	97.3	最终值	2

(六) ICF 言语韵律功能康复疗效评价

实施本阶段治疗计划的过程中,根据患者能力和训练安排,在阶段中期和末期再次进行 ICF 言语韵律功能评估,对治疗效果进行评价,如表 7-2-18 所示。

表 7 - 2 - 18　ICF 言语韵律功能康复疗效评价表

ICF 类目组合			初期评估 ICF 限定值 问题 0	1	2	3	4	目标值	中期评估(康复 4 周) 干预	问题 0	1	2	3	4	目标达成	末期评估(康复 8 周) 干预	问题 0	1	2	3	4	目标达成
b3300 言语流利	口腔轮替运动	浊音时长						0	√	√					√	√						√
		停顿时长						0	√						√	√						√
	连续语音	音节时长						0	√						×	√						√
		停顿时长						0	√						×	√						√
b3302 语速	连续语音	构音速率						0	√						×	√						×
		言语速率						0	√						×	√						×
b3303 语调		言语基频标准差						0	√						√	√						√
		言语基频动态范围						0	√						×	√						√

二、小脑病变后运动失调型言语韵律障碍治疗案例

本节以某小脑病变后运动失调型言语障碍患者的言语韵律治疗为例,具体阐述 ICF 框架下言语韵律治疗的实施过程。

(一)患者基本信息

通过询问家属疾病史、家族史、康复史以及查阅该患者的相关诊断、手术或药物治疗等材料,来收集患者的基本信息,与患者进行简单会话,初步得到患者的能力情况,如表 7 - 2 - 19 所示。

表 7 - 2 - 19　患者基本信息

上海市××康复医院

患者基本信息
姓名 *　　丁××　　　出生日期 *　　1968.7.20　　　性别 *　☑ 男　□ 女
检查者　　张老师　　　评估日期 *　　2018.10.8　　编号 *　　A02
类型：□ 器质性嗓音疾病　　　□ 功能性嗓音障碍　　　□ 神经性嗓音障碍
　　　□ 失语症　　　☑ 神经性言语障碍(构音障碍)　　运动失调型
　　　□ 言语失用症　　□ 智力障碍　　　□ 脑瘫
　　　□ 听力障碍　　　□ 自闭症　　　□ 其他
主要交流方式：☑ 口语　□ 图片　□ 肢体动作　□ 基本无交流
听力状况：☑ 正常　□ 异常　听力设备：□ 人工耳蜗　□ 助听器　补偿效果
进食状况：无明显异常。
言语、语言、认知状况：言语方面：音调高、声音粗糙,语调单一,语速缓慢;声韵母构音不准;语言和认知方面：基本正常。
口部触觉感知与运动状况：无明显异常。

（二）ICF 言语韵律功能评估

1. 言语韵律功能客观评估

按照本篇第一章所述对该患者进行言语韵律功能客观评估，评估结果如表 7 - 2 - 20、表 7 - 2 - 21、表 7 - 2 - 22 和表 7 - 2 - 23 所示。

表 7 - 2 - 20　口腔轮替运动流利性和语速测量表

日期	测试形式	测试音节	音节数（个）	总时长（毫秒）	停顿次数（次）	总停顿时长（毫秒）	浊音时长（毫秒）	音节时长（毫秒）	停顿时长（毫秒）	浊音速率（个/秒）	言语速率（个/秒）
	重复	/ ta/	16	4 000	15	915	2 050	250	61	7.80	4.00
10.8	切换	/ pata/									
	轮替	/ pataka/									

注：1. 音节时长 = 总时长 / 音节数；停顿时长 = 总停顿时长 / 停顿次数
　　2. 浊音时长 = 所有音节浊音段的总时长
　　3. 浊音速率 = 音节数 / 浊音时长 × 1 000；言语速率 = 音节数 / 总时长 × 1 000

表 7 - 2 - 21　连续语音流利性和语速测量表

日期	句子序号	音节数（个）	总时长（毫秒）	停顿次数（次）	总停顿时长（毫秒）	构音时长（毫秒）	音节时长（毫秒）	停顿时长（毫秒）	构音速率（个/秒）	言语速率（个/秒）
	1	12	5 340	3	1 180	4 160	445	393	2.88	2.25
	2	14	6 300	4	1 540	4 760	450	385	2.94	2.22
	3	10	4 380	3	1 130	3 250	438	377	3.08	2.28

日期		音节数（个）	总时长（毫秒）	停顿次数（次）	总停顿时长（毫秒）	构音时长（毫秒）	音节时长（毫秒）	停顿时长（毫秒）	构音速率（个/秒）	言语速率（个/秒）
10.8	平均	12	5 340	3	1 283	4 057	444	385	2.97	2.25

注：1. 音节时长 = 总时长 / 音节数；停顿时长 = 总停顿时长 / 停顿次数
　　2. 构音时长 = 总时长 - 总停顿时长
　　3. 构音速率 = 音节数 / 构音时长 × 1 000；言语速率 = 音节数 / 总时长 × 1 000
　　4. 最后计算三句话的平均值

表 7 - 2 - 22　连续语音节律测量表

日期	幅度（分贝）	幅度标准差（分贝）	幅度动态范围（分贝）	重音音节总时长（毫秒）	重音音节数（个）	总音节数（个）	重音出现率（%）
10.8	55	6.79	15	2 560	9	36	25.00

注：1. 重音出现率（%）= 重音音节数 / 总音节数
　　2. 重音音节总时长 = 所有重音音节时长之和

表 7 - 2 - 23　连续语音语调测量表

日期	言语基频（赫兹）	言语基频标准差（赫兹）	言语基频动态范围（赫兹）	基频突变音节数（个）	总音节数（个）	基频突变出现率（%）
10.8	166	17.6	69.3	0	36	0

注：基频突变出现率(%)＝基频突变音节数/总音节数

2. ICF 言语韵律功能评估

将上述言语韵律功能评估结果导入 ICF 转换器进行功能损伤程度的转换（b3300 言语流利、b3301 言语节律、b3302 语速和 b3303 语调的转换），并对评估结果进行具体的描述和分析，如表 7 - 2 - 24 所示。

表 7 - 2 - 24　ICF 言语韵律功能评估表

身体功能即人体系统的生理功能损伤程度				无损伤	轻度损伤	中度损伤	重度损伤	完全损伤	未特指	不适用
				0	1	2	3	4	8	9
b3300	言语流利	口腔轮替运动功能	浊音时长	☒						
			音节时长	☒						
			停顿时长	☒						
		连续语音能力	音节时长			☒				
			停顿时长			☒				

产生流利、无中断的连续言语功能。
包括：言语平滑连接的功能；如口吃，迅吃，不流利，有声音、词语（音节）或部分词语（音节）的重复，不规则的言语中断等障碍。

信息来源：☒ 病史　　问卷调查　　临床检查　　☒ 医技检查

问题描述：
　　1. /ta/ 的浊音时长为 2 050 毫秒，控制无意义音节连续产生的浊音时长的能力无损伤。
　　2. /ta/ 的音节时长为 250 毫秒，控制无意义音节连续产生的音节时长的能力无损伤。
　　3. /ta/ 的停顿时长为 61 毫秒，控制无意义音节连续产生的停顿时长的能力无损伤。
　　4. 连续语音的音节时长为 444 毫秒↑，连续语音时存在发音拖延的流利性问题，控制连续语音产生的音节时长的能力中度损伤。
　　5. 连续语音的停顿时长为 385 毫秒↑，连续语音时存在停顿延长的流利性问题，控制连续语音产生的停顿时长的能力中度损伤。

			0	1	2	3	4	8	9
b3301	言语节律	幅度标准差			☒				
		重音音节总时长				☒			
		重音出现率	☒						

言语中的节奏和重音模式及其模式调节功能。
包含：如言语节律定型、重复等障碍。

信息来源：☒ 病史　　问卷调查　　临床检查　　☒ 医技检查

问题描述：

1. 幅度标准差为 6.79 分贝↓，言语节律的响度变化单一，响度变化的控制能力中度损伤。
2. 重音音节总时长 2 560 毫秒↑，重音过度，重音音节时长的控制能力重度损伤。
3. 重音出现率 25.0%，言语节律的重音变化无损伤。

			0	1	2	3	4	8	9
b3302	语速	口腔轮替运动功能 浊音速率	☒						
		口腔轮替运动功能 言语速率	☒						
		连续语音能力 构音速率		☒					
		连续语音能力 言语速率		☒					

言语产生速率的功能。
包括：如迟语症和急语症。

信息来源：☒ 病史　　问卷调查　　临床检查　☒ 医技检查

问题描述：

1. /tɑ/ 的浊音速率为 7.8 个/秒，无意义音节连续重复的浊音速率的控制能力无损伤。
2. /tɑ/ 的言语速率为 4.0 个/秒，无意义音节连续重复的言语速率的控制能力无损伤。
3. 连续语音的构音速率为 3.0 个/秒↓，连续语音时发音拖延导致语速过慢，构音速率的控制能力轻度损伤。
4. 连续语音的言语速率为 2.3 个/秒↓，连续语音时发音拖延和/或停顿拖延，言语速率的控制能力轻度损伤。

			0	1	2	3	4	8	9
b3303	语调	言语基频标准差			☒				
		言语基频动态范围				☒			
		基频突变出现率	☒						

言语中音调模式的调节功能。
包括：言语韵律，语调，言语旋律；如言语平调、音调突变等障碍。

信息来源：☒ 病史　　问卷调查　　临床检查　☒ 医技检查

问题描述：

1. 言语基频标准差为 17.6 赫兹↓，语调单一，连续语音语调变化的控制能力中度损伤。
2. 言语基频动态范围为 69.3 赫兹↓，语调单一，连续语音语调变化范围的控制能力重度损伤。
3. 基频突变出现率为 0%，连续语音语调控制能力无损伤。

（三）ICF 言语韵律功能治疗计划

在此主要描述如何针对患者的言语韵律功能（b3300 言语流利、b3301 言语节律、b3302 语速和 b3303 语调）制订治疗计划。

1. 选择训练内容和方法

在流利性和语速方面，患者对无意义音节连续产生的流利性和语速的控制能力较好，对连续语音流利性和语速的控制能力相对较差，语速治疗应以连续语音训练为主，根据患者的接受能力、喜好和训练需求选择适合的训练内容和方法，比如训练内容选择语音切换和语音轮替的语料，训练方法选择逐字增加句长法和重读治疗法。在节律和语调方面，患者均存在中度及以上损伤，应重点开展语调和节奏治疗，可与上述连续语音流利性和语速治疗同步进行,根据患者的接受能力、喜好和训练需求选择适合的训练内容和方法,比如训练内容选择语音切换和语音轮替的语料,训练方法选择音调梯度训练法、响度梯度训练法和重读治疗法。

2. 确定实施人员和治疗目标

根据患者的接受能力和训练安排确定治疗计划的实施人员和治疗目标,具体如表7-2-25所示。

表7-2-25　ICF言语韵律治疗计划表

治疗任务			治疗方法	康复医师	护士	言语治疗师	特教教师	初始值	目标值	最终值
b3300言语流利	连续语音能力	音节时长	☑ 语音切换 ☑ 语音轮替 ☑ 逐字增加句长法 ☑ 重读治疗法 (慢板、行板、快板)			√		2	0	0
		停顿时长				√		2	0	0
b3301言语节律	强度标准差		☑ 语音切换 ☑ 语音轮替 ☑ 响度梯度训练法 ☑ 重读治疗法 (慢板、行板、快板)			√		2	0	0
	重音音节总时长					√		3	0	0
b3302语速	连续语音能力	言语速率	☑ 语音切换 ☑ 语音轮替 ☑ 逐字增加句长法 ☑ 重读治疗法 (慢板、行板、快板)			√		1	0	0
		构音速率				√		1	0	0
b3303语调	言语基频标准差		☑ 语音切换 ☑ 语音轮替 ☑ 音调梯度训练法 ☑ 重读治疗法 (慢板、行板、快板)			√		2	0	0
	言语基频动态范围					√		3	0	0

(四) 言语韵律功能康复治疗与实时监控

本阶段治疗计划持续2个月,每周根据患者能力情况、家庭情况以及科室安排来确定个别化康复次数(每周3—5次),每次训练以35—50分钟为宜。下面主要以该患者的一次语调和节奏治疗为例,来进行详细讲解。

1. 治疗设备及辅具

言语语言综合训练仪、电子琴等。

2. 治疗过程

本次训练主要选择患者已掌握的塞音/b、d、g/和/p、t、k/相关的语音切换的语料作为训练语料,即"姑姑穿着白大褂""小兔在平台看卡通片"。

(1)前测(3—5分钟)

让患者朗读上述训练语料"小兔在平台看卡通片"并录音,对患者的音频进行剪辑和分析,获得该患者幅度标准差、言语基频标准差和言语基频动态范围,结果见表7-2-26。

(2)实时响度梯度训练法(15—20分钟)

首先由言语治疗师分别提高响度和降低响度说句子,同时借助言语语言综合训练仪帮助患者进行响度感知训练,使得患者认识到响度的大小。然后进行增加响度训练,根据患者能力选择增加两阶,可先增加响度说词语,再逐步过渡到句子,可借助言语语言综合训练仪的幅度模块进行实时反馈训练(图7-2-9),由言语治疗师先录制样板音频并保存样板曲线。接着进行降低响度训练,根据患者能力选择降低两阶,可先降低响度说词语,再逐步过渡到句子,同样可借助言语语言综合训练仪进行实时反馈训练(图7-2-10)。最后进行响度变化控制训练,先进行词语训练,再进行句子训练,说词语或句子的同时逐级增加或降低响度(先增加后降低或先降低后增加),可借助言语语言综合训练仪进行实时反馈训练(图7-2-11)。

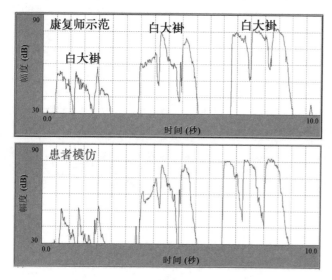

图7-2-9　增加响度的实时反馈训练　　　　**图7-2-10　降低响度的实时反馈训练**

(言语语言综合训练仪,ICFDrSpeech®,上海慧敏医疗器械有限公司授权使用)

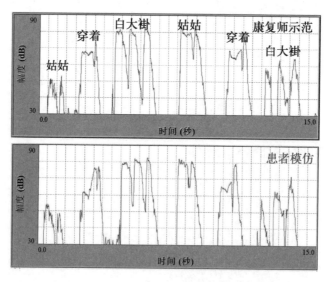

图7-2-11　响度变化控制的实时反馈训练

(言语语言综合训练仪,ICFDrSpeech®,上海慧敏医疗器械有限公司授权使用)

(3) 实时音调梯度训练法(10—15分钟)

首先由言语治疗师分别降低音调和提高音调说句子,并借助言语语言综合训练仪帮助患者进行音调感知训练,使得患者认识到音调的高低。由于患者存在音调过高的问题,因此主要进行降低音调训练,根据患者能力选择降低两阶。接下来可先进行哼唱乐调训练,当患者能够哼唱降调的音阶后,训练患者维持在低音调说词语,再逐步过渡到维持低音调说句子,主要借助言语语言综合训练仪进行实时反馈训练(图7-2-12),由言语治疗师先录制样板音频并保存样板曲线,再让患者根据样板曲线进行模仿匹配训练。接着进行降低音调训练,先逐级降低音调,训练患者以各级音调水平说词语(图 7-2-13a),然后训练说句子的同时逐级降低音调(图 7-2-13b),可借助言语语言综合训练仪进行实时反馈。

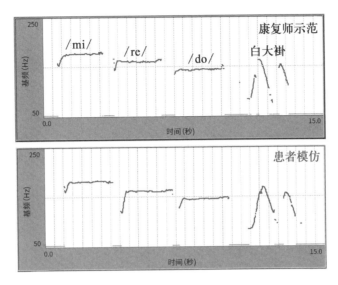

图 7-2-12 哼唱乐调后说词语的实时反馈训练

(言语语言综合训练仪,ICFDrSpeech®,上海慧敏医疗器械有限公司授权使用)

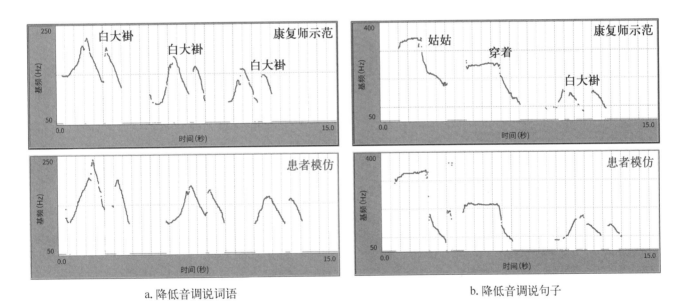

a. 降低音调说词语   b. 降低音调说句子

图 7-2-13 降低音调的实时反馈训练

(言语语言综合训练仪,ICFDrSpeech®,上海慧敏医疗器械有限公司授权使用)

(4)后测(3—5分钟)

后测语料、方式和结果记录与前测相同,结果见表 7-2-26。

3. 实时监控

按照本次训练的实施勾选和填写语调和节奏治疗的实时监控表(表 7-2-26)。此表一方面证明了本次训练的即时有效性,另一方面可呈现给家属,为家庭康复提供指导和参考,还可以作为下次训练方案制定的依据。

表 7 - 2 - 26　语调和节奏康复训练实时监控表

时 间	训 练 类 型	内　　容		训练前描述（如需）	训 练 效 果
10.11	幅度标准差 重音音节总时长 重音出现率 言语基频标准差 言语基频动态范围 基频突变出现率	语料	☑ 语音轮替：姑姑穿着白大褂、小兔在平台看卡通片	言语基频 标准差 18.1 赫兹 言语基频范围 70.5 赫兹 幅度标准差 6.98 分贝	言语基频 标准差 20.3 赫兹 言语基频范围 73.6 赫兹 幅度标准差 8.10 分贝
	言语节律异常（响度变化过大、重音过度、重音缺乏） 语调异常（语调单一、语调变化过大）	方法	➤ 传统治疗： ☑ 音调梯度训练法 ☑ 响度梯度训练法 ➤ 实时反馈治疗： ☑ 音调实时反馈训练 ☑ 响度实时反馈训练		

（五）ICF 言语韵律功能康复短期目标监控

治疗计划实施过程中，根据患者能力每隔两周进行一次短期目标监控。按照治疗计划训练两周后，再次对该患者进行言语韵律功能客观评估，并进行 ICF 限定值转换，以开展短期目标监控，主要监控首次评估中存在损伤的测量指标。首次评估中口腔轮替运动功能测量相关指标均为正常，故主要进行连续语音能力测量。首先，分析音节时长、停顿时长、构音速率和言语速率等流利性和语速指标的短期目标监控结果，如表 7 - 2 - 27、表 7 - 2 - 28、表 7 - 2 - 29 和表 7 - 2 - 30 所示，与目标值进行比较，发现音节时长、停顿时长、构音速率和言语速率均尚未达到训练目标，但各指标结果均有所改善，尤其是音节时长和停顿时长的损伤程度均由中度损伤降为轻度损伤，控制连续语音音节时长和停顿时长的能力得到显著提高，可继续按照治疗计划进行训练。接着，分析幅度标准差、重音音节总时长等言语节律指标的短期目标监控结果（表 7 - 2 - 31 和表 7 - 2 - 32），结果显示两者均未达到训练目标，但经过两周训练，幅度标准差有一定的增加且重音音节总时长也有所减少，即响度变化的控制能力有所提高，重音过度问题也有所改善，后续训练可继续按照治疗计划实施。最后，分析言语基频标准差和言语基频动态范围等语调指标的短期目标监控结果（表 7 - 2 - 33），发现两者均未达到训练目标，但言语基频标准差的损伤程度由中度损伤降为轻度损伤，言语基频动态范围的损伤程度由重度损伤降为中度损伤，能力得到显著改善，后续可继续按照治疗计划开展训练。

表 7 - 2 - 27　连续语音-音节时长短期目标监控表

日　期	音节数（个）	总时长（毫秒）	音节时长（毫秒）	损 伤 程 度	
10.8	12	5 340	444	初始值	2
				目标值	0
10.22	13	5 630	432	最终值	1

表 7 - 2 - 28　连续语音-停顿时长短期目标监控表

日　期	停顿次数（次）	总停顿时长（毫秒）	停顿时长（毫秒）	损 伤 程 度	
10.8	3	1 283	385	初始值	2
				目标值	0
10.22	3	1 099	362	最终值	1

表7-2-29 连续语音-构音速率的短期目标监控表

日 期	音节数(个)	构音时长(毫秒)	构音速率(个/秒)	损 伤 程 度	
10.8	12	4 057	2.97	初始值	1
				目标值	0
10.22	13	4 531	2.93	最终值	1

表7-2-30 连续语音-言语速率的短期目标监控表

日 期	音节数(个)	总时长(毫秒)	言语速率(个/秒)	损 伤 程 度	
10.8	12	5 340	2.25	初始值	1
				目标值	0
10.22	13	5 630	2.31	最终值	1

表7-2-31 连续语音-幅度标准差的短期目标监控表

日 期	幅度(分贝)	幅度标准差(分贝)	幅度动态范围(分贝)	损 伤 程 度	
10.8	55	6.79	15	初始值	2
				目标值	0
10.22	57	7.93	21	最终值	2

表7-2-32 连续语音-重音音节总时长的短期目标监控表

日 期	重音音节总时长(毫秒)	损伤程度		重音音节数(个)	总音节数(个)	重音出现率(%)	损伤程度	
10.8	2 560	初始值	3				初始值	
		目标值	0				目标值	
10.22	2 010	最终值	3				最终值	

表7-2-33 连续语音-言语基频标准差和基频动态范围的短期目标监控表

日期	言语基频(赫兹)	言语基频标准差(赫兹)	损伤程度		言语基频动态范围(赫兹)	损伤程度	
10.8	166	17.6	初始值	2	69.3	初始值	3
			目标值	0		目标值	0
10.22	157	18.8	最终值	1	78.4	最终值	2

（六）ICF言语韵律功能康复疗效评价

在实施本阶段治疗计划的过程中，根据患者能力和训练安排，在阶段中期和末期再次进行 ICF 言语韵律功能评估,对治疗效果进行评价(如表7-2-34所示)。

表7-2-34　ICF言语韵律功能康复疗效评价表

ICF类目组合			初期评估 ICF限定值 问题					目标值	中期评估(康复4周)	ICF限定值 问题					目标达成	末期评估(康复8周)	ICF限定值 问题					目标达成
			0	1	2	3	4		干预	0	1	2	3	4		干预	0	1	2	3	4	
b3300 言语流利	连续语音	音节时长						0	√						×	√						√
		停顿时长						0	√						√	√						√
b3301 言语节律		强度标准差						0	√						×	√						√
		重音音节总时长						0	√						×	√						√
b3302 语速	连续语音	构音速率						0	√						×	√						√
		言语速率						0	√						√	√						√
b3303 语调		言语基频标准差						0	√						×	√						√
		言语基频动态范围						0	√						×	√						√

第八篇　言语与嗓音智能康复

第一章
嗓音障碍的喉内窥镜测量

本章目标

阅读完本章之后,你将:

1. 熟悉喉部疾病的检查方法;

2. 了解喉内窥镜的计算机图像处理系统;

3. 掌握喉内窥镜诊察的嗓音测量指标;

4. 掌握喉内窥镜诊察仪的嗓音测量应用;

5. 了解喉内窥镜检查的临床典型病列。

在 19 世纪中叶以前,观察声带活动一直是件神秘的事情。直到 1854 年,曼钮尔·加西亚(Manuel Garcia)使用一套复杂的镜子,在太阳光下首次成功地观察到了声带,这就是喉学科的开始。1939 年,吉恩·塔尔诺(Jean Tarneaud)写了第一本有关于声带振动的书。而后的保罗·摩尔(Paul Moore)和汉斯·冯·雷登(Hans von Leden)是对声带进行摄像的先驱。20 世纪 70 年代早期,日本的佐藤(Sato)等发明了纤维喉镜的检查。20 世纪 80 年代早期,古尔德(Gould)等人对喉功能和嗓音的基础及其相关课题进行了大力的推广。1998 年,黄昭鸣设计的内窥镜计算机图像处理系统,不仅能很方便地进行内窥镜、声学和电声门图的定量检测,还可帮助喉科医生和嗓音病理医师对喉部疾病作出正确的诊断以及监控治疗的全过程。另外,还可以记录患者的个人信息,如姓名、住址、病因、就诊次数、测试结果等。该系统从内窥镜(硬管或软管)、摄像机或录像机中获取图像。在电脑上观察声带振动的动相和静相,研究振动的生理,有助于临床声带粘连、浸润性病变及声带麻痹的诊断,对喉显微手术具有一定的指导作用,帮助医生及时诊断和治疗各种声带疾患,能更好地研究喉的发声功能和呼吸功能。

第一节　喉部疾病检查方法

目前,喉部疾病的检查和诊断的方法较多。有些损伤性的方法,例如显微喉镜,已不再用于检查,大多用于手术。当需要切除早期或晚期的恶性病变时,这些侵入性手段还是行之有效的。

检查喉部功能的方法多种多样,每一种都能加深我们对喉功能、病理嗓音和发声机制的了解。在过去的二十多年中,喉科领域增加了一些新的检查方法,如望远喉镜、纤维喉镜、动态喉镜、电声门图和声学检查法。如图 8-1-1 所示为动态喉镜、电声门图和声学同步观察。

一、间接喉镜

间接喉镜检查是最常用的喉部检查法,是将间接喉镜置于口咽部,通过镜中的影像来观察喉部,代替曼钮尔·加西亚在 1854 年所使用的太阳光。检查时,受检者必须将舌前伸,提高音调并发/i/音,使会厌上举,可清楚地观察到整个喉部。这种检查能够看清喉的黏膜色泽以及声带更多的情况,但不能获得有关发声状态的一些信息。

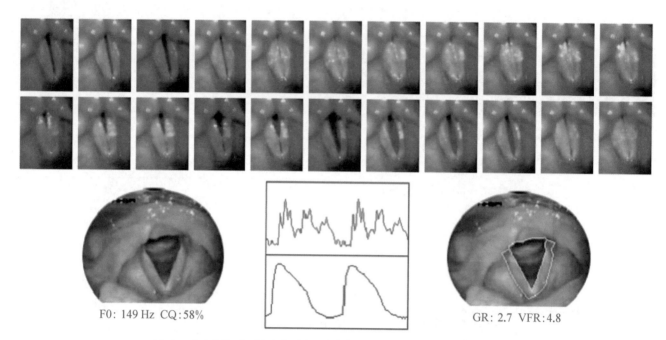

F0: 149 Hz CQ:58%   GR: 2.7 VFR:4.8

（上方：动态喉镜；左下方和右下方：喉内窥镜；中下方：声学和电声门图信号）

图 8-1-1 使用内窥镜和电声门图检查发声前和发声时的声带状况

（喉内窥镜诊察仪，ICFDrSpeech®，上海慧敏医疗器械有限公司授权使用）

二、望远喉镜和纤维喉镜

望远喉镜检查可以对喉部病理作出较为准确的评估，它可以通过调节焦距（从零到无穷大）来获得一个广角的和清晰的图像。许多望远喉镜都有一个固定的焦距，通过一只缩放镜来调节。检查方法与间接喉镜的检查相似。如图 8-1-2 所示，在受检者呼吸或发/i/音的同时，通过一根硬管来观察声带。它的主要优点是能够放大真声带和假声带的图像，可以诊断出十分微小的损伤，如静脉曲张、软结节、轻微水肿等。

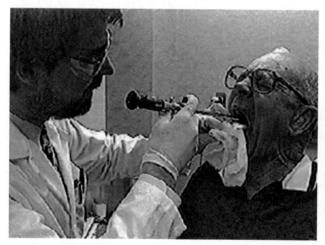

图 8-1-2 硬管内窥镜

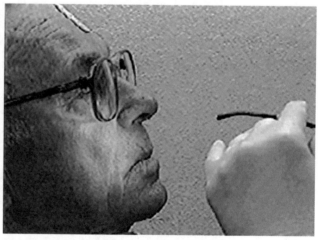

图 8-1-3 软管内窥镜

如图 8-1-3 所示，纤维喉镜是利用一束软性光学纤维，把光送达喉部的同时，也把图像送达眼睛或是摄影机。这种喉镜的外径为 2.7 毫米到 4.2 毫米。自 1990 年以来图像分辨率有了很大提高，使用纤维镜检查可以不需要麻醉。根据鼻中隔的大小来选择不同的纤维喉镜，引入右鼻孔或左鼻孔，沿鼻底经鼻咽部，进入软腭上方，沿着舌和会厌缓慢伸至咽喉和声门处。纤维喉镜通常是垂直放置，其顶端可以调节，便于观察到整个喉部。在受检者呼吸时，可以把它慢慢移近声带，甚至进入声门区以达到更佳的视觉效果。有了电视纤维镜后，咽喉部的观察更加方便。纤维喉镜的检查适用于间接喉镜检查不良反应者，如恶心反射、舌背上拱或会厌上抬差等，这些情况一般多见于小孩。电视纤维镜能够将检查结果全部录下来，它的优点是：当患者在检查时，能够正常地说话或唱歌，甚至能够吹口哨或吹奏管乐器。但纤维喉镜也有两个缺点：一是在图像边缘有一个镜面失真；二是由于包裹纤维束的结构呈蜂窝状，在使用缩放镜时会降低图像的清晰度。

三、动态喉镜

动态喉镜用于喉科领域已超过一个世纪，最初由奥特尔（Oertel）于 1878 年在慕尼黑发明，从一个旋转的带孔圆盘里发出周期性的光，观察声带的振动。1898 年，马斯科尔德（Muschold）在柏林通过动态喉镜获得第一张喉部照片。另有许多人为动态喉镜的实际应用作出了突出的贡献，如西曼（Seeman，1921）、塔尔诺（Tarneaud，1939）。

动态喉镜主要是利用了视觉的残留现象，根据塔尔博特（Talbot）的理论，一束光到达视网膜后产生的图像会保持约 0.2 秒，如果有一系列的时间间隔小于 0.2 秒的图像，就会给人一种连续的动态画面的感觉，因此就可以看到本来不能被人眼识别的声带振动。当动态光的频率与声带振动的频率一致时，声带看上去就好像是静止的，如果动态光的频率与声带振动的频率略有不同时，声带振动就会被分解成一段一段，整个振动周期就会像放"慢动作"那样被看到。动态喉镜检查比望远喉镜更精确，操作步骤如下：

① 将一只特别麦克风放到患者颈部（甲状软骨处）；

② 产生一个基本频率，使动态喉镜的灯打开；

③ 把望远喉镜引入嘴内，或把纤维喉镜鼻子引入，用一只足部踏板来控制光源的开启；

④ 要求患者用不同的音调发/i/音，每次至少持续 2 秒。

动态喉镜是喉科学和嗓音医学必不可少的工具，在临床上用以检查声带的早期病变：软结节、血管病理性损伤、早期癌变等，还能检查声带振动的对称性、规律性、周期性、振幅和黏膜波的活动情况，如早期癌变的黏膜波呈现冲浪板的形状。

第二节　喉内窥镜的计算机图像处理系统

内窥镜诊察仪（ScopeView），具有实时录像和图像分析功能，是专为耳鼻喉科医师和嗓音病理医师设计的内窥镜图像处理系统。内窥镜诊察仪可以帮助医师存储、分析、处理和打印喉部图像。在计算机系统中，可以通过纤维喉镜、硬性内窥镜、显微镜、电视录像机或摄像机来摄取图像。内窥镜诊察仪最主要的特点是，这套系统不需要任何额外的数字信号处理硬件，能在任何安装有视频捕捉卡和 16 位声卡的个人电脑上使用。

计算机多媒体技术和内窥镜结合的这项新技术，已经在喉部疾病的诊断和治疗中得到应用，使喉科医生和嗓音病理医师能够更好地合作。内窥镜计算机图像处理系统中包括一个光源（或频闪光源）、电声门图、麦克风和临床软件，一只内窥镜（纤维喉镜或硬管喉镜）连接到一个内窥镜摄像头上，如图 8-1-4 所示。喉镜图像，电声门图和声学信号也可在电脑屏幕上同时显示。

向患者说明检查目的后，仔细地将电声门图的电极放置于其甲状软骨翼板的两侧（靠近声带的位置）。要求患者尽可能以舒适的音调和响度发持续的元音/i/或/æ/。在光源（或频闪光源）下录取喉部图像，同时也获取声学和电声门图的信号。重复进行，直至录到令人满意的结果为止，要求图像稳定，至少要有四个连续的声带振动周期，并有相应的电声门波以用于临床定量分析。检测后马上就能获得大量的具有临床价值的客观信息，通过数字式图像分析技术获得喉部图像信息，通过数字式信号处理技术获得声学和电声门图信息。

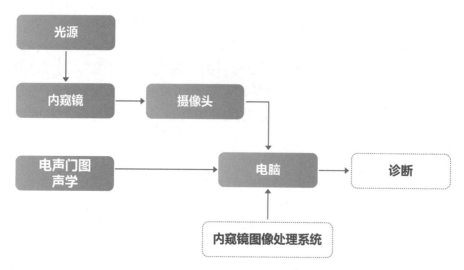

图 8-1-4　内窥镜计算机图像处理系统的框图

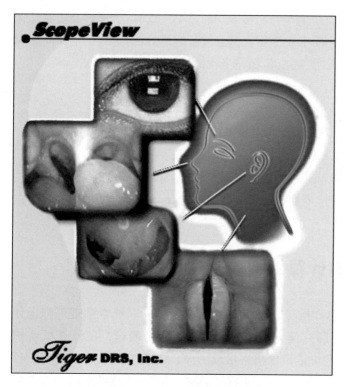

图 8-1-5　内窥镜诊察仪的应用领域

内窥镜诊察仪不仅有着方便的用户界面,而且功能非常强大,包括如图像增强、双屏比较、滚动显示、快速打印、客观分析以及在放像的同时显示声音和电声门图信号等;还有图像编辑、多帧显示和报告功能,可使用户删除不需要的东西,打印所需的内容;图像可以方便地输送到录像机、光盘刻录机、大容量驱动器或其他驱动器上,同时能从视频图像上得到以像素为单位的声门面积;相比之下,改变图像亮度和对比度只是极小一部分功能,另外还有缩放和剪切功能,可获得所需的图像。

总的来说,内窥镜诊察仪并不仅仅局限于耳鼻喉科领域,对任何图像都能进行分析处理(如图 8-1-5 所示),因此,内窥镜诊察仪是一套功能广泛的工具。这种技术是全新的,并可应用于其他领域。计算机内窥镜诊察仪的特点包括:单帧或多帧图象实时显示;同屏比较;数据存储,快速打印;快速编辑,数字图像存储;提高图像清晰度;定量分析(声带长宽比、声门面积、声门高宽比)等。

一、多帧图象显示

多帧图象显示是指从计算机屏幕上能得到一组色彩鲜明的图像。并且可以在录像同时,录取声音和电声门图的信号(如图 8-1-6 所示);同样,也能在多帧模式下播放视频图像,同时显示多幅图像(如图 8-1-7 所示),这样就可以模拟一个完整的声门开闭周期,研究声门的对称性。此外,还可以把计算机图像转存到录像机上用于教学或其他目的。

二、同屏比较

同屏比较指在同一屏幕上显示两个视频图像,可以对同一患者的手术前后进行比较,也可以对两个不同的患者进行比较(如图 8-1-8 所示)。

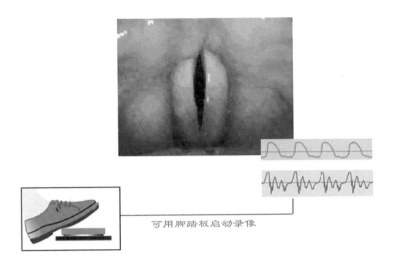

图 8-1-6 实时视频录像并实时显示声波及电声门图

（喉内窥镜诊察仪，ICFDrSpeech®，上海慧敏医疗器械有限公司授权使用）

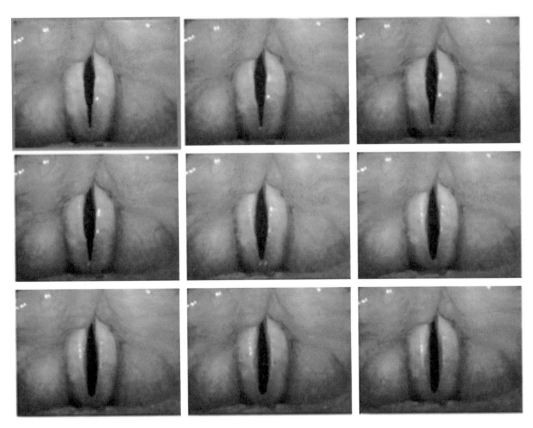

图 8-1-7 多帧图像播放

（喉内窥镜诊察仪，ICFDrSpeech®，上海慧敏医疗器械有限公司授权使用）

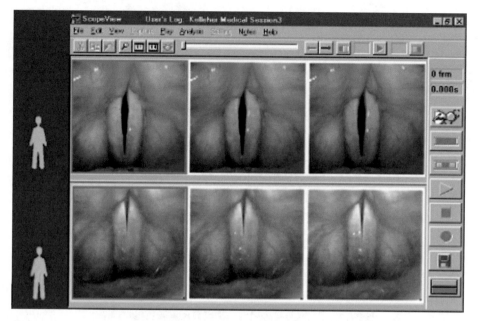

图 8-1-8　同屏比较功能

(喉内窥镜诊察仪，ICFDrSpeech®，上海慧敏医疗器械有限公司授权使用)

三、快速编辑与图像存储

录取喉部的图像后，可保存为数字式图像，然后到视频窗口中进行播放、编辑和查看。编辑功能中最重要的特征是剪切，可以选择需要的图像来观察或存储(如图 8-1-9 所示)。与录像机相比，这些操作更加方便快捷。

四、提高图像清晰度

内窥镜诊察仪具有强大的计算机图像处理功能。例如，改变亮度对比度，缩放效果，图像增强、锐化、平滑，图像补偿，去噪，颜色反转，建立标尺和光影效果等。这些功能可以提高图像的质量，使图像更清晰。

五、数据存储与快速打印

内窥镜诊察仪提供了强大的患者档案管理系统(如图 8-1-10 所示)，可以快速保存和查找患者信息。它还可以进行多种的打印选择，打印的质量取决于图像质量、打印机种类、打印机的设定和所用打印纸。如果需要一个快速的报告，就可选择低分辨率打印；如果为了说明病情，就可选择高分辨率打印。

六、定量分析

内窥镜诊察仪中有两个客观分析：声带的吸气相分析与声带的振动相分析。在吸气相，可以得到双侧声带的长宽比和声门的高宽比(如图 8-1-11 所示)；在振动相，声门面积用一种对比明显的颜色填满(如图 8-1-12 所示)，只需要通过鼠标选择即可。

对图 8-1-12 所示的喉镜图像进行全面分析后，可以获得四个振动周期的声门面积变化情况(如图 8-1-13 所示)，从而更加细致地了解声带的振动。从图 8-1-14 得到的大量分析数据可用于临床的诊断和手术疗效的评估，如开放商等。在临床应用中，喉科医生可以通过对喉镜图像的观察作出初步判断，而定量的分析又为此提供了客观的依据，因为声带的振动与基频、强度、接触率、开放商等参数均有关。例如，声带张力增加，基频就提高；声带质量增加，基频就下降；而开放商提供了声带打开状态的定量信息。根据声带振动若干周期内的声门面积的改变，获得一些定量数据，如开放商、振幅、上升率与下降率，这些分析数据是录像机不可能做到的。定量数据主要包括如下信息。

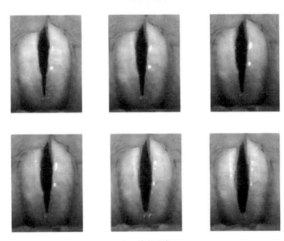

a. 剪切前

b. 剪切后

图 8‑1‑9　快速编辑与图像存储

（喉内窥镜诊察仪，ICFDrSpeech®，上海慧敏医疗器械有限公司授权使用）

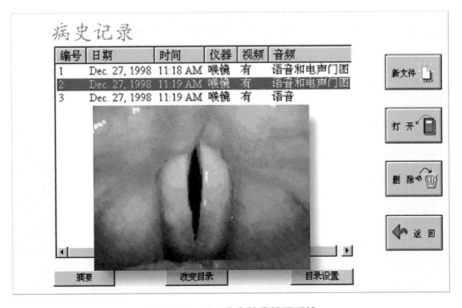

图 8‑1‑10　患者档案管理系统

（喉内窥镜诊察仪，ICFDrSpeech®，上海慧敏医疗器械有限公司授权使用）

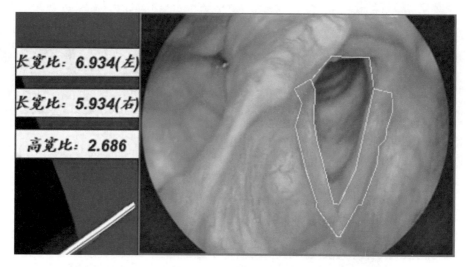

图 8‑1‑11 声门面积测量，并提供吸气时声带长度和宽度之比

（喉内窥镜诊察仪，ICFDrSpeech®，上海慧敏医疗器械有限公司授权使用）

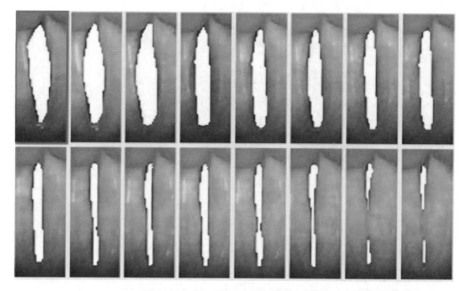

图 8‑1‑12 声门面积测量，并提供声带振动时声门面积随时间的变化情况

（喉内窥镜诊察仪，ICFDrSpeech®，上海慧敏医疗器械有限公司授权使用）

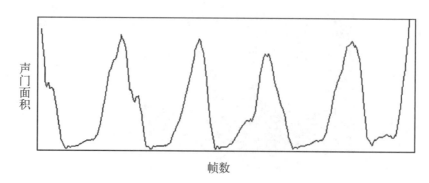

图 8‑1‑13 声门面积随时间的变化曲线

```
开放率  =            24%
速度率  =            2.000
速度指数 =            0.333
振幅   =            0.191
上升斜率 =            0.618
下降斜率 =            0.451
注释：长度、宽度、高度、面积都以像素为单位

   帧      长度      宽度        面积       长宽比
平均值   28.26     5.72      116.870      4.65
最大值   68.00    13.00      482.000     11.25
最小值    1.00     1.00        1.000      1.00
```

图 8-1-14 定量分析数据描述

1. **开放商**（Open quotient）

反映声带振动周期中声门开放的时间。

2. **速度商**（Speed quotient）

反映声门渐开相与渐闭相的时间比。

3. **速度指数**（Speed index）

反映声带振动周期中渐开相与渐闭相的对称度。

4. **振幅**（Amplitude）

反映声带振动时的最大幅度。

5. **上升斜率**（Up rate）

反映渐开相声门面积的变化率，即渐开相斜率。

6. **下降斜率**（Down rate）

反映渐闭相声门面积的变化率，即渐闭相斜率。

7. **长度**

声带的长度。

8. **宽度**

声带的宽度。

9. **面积**

声门区的面积。

10. **长宽比**

长度与宽度的比值。

第三节 喉内窥镜诊察仪的嗓音测量指标

通过内窥镜观察到声带振动的方式后，接下来就要进行判断和解释。振动方式主要与以下几个因素有关：频率和周期，水平和垂直运动，以及其他一些特征。对内窥镜/动态喉镜图像进行评估有一个标准，下面将讲述各种参数的指导意义及其之间的联系。

一、言语基频

言语基频是指每秒钟声带振动的次数，以赫兹为单位。众所周知，声带振动的方式会随着基频的变化而改变，医生必须将可能影响基频的因素加以充分考虑。以下就是有关基频的一些规律（不适合所有病例）。

第一,声带组织的劲度增加,基频提高。

第二,当环甲肌的运动增强时,声带组织拉紧,造成基频提高,这是生理学上的表现。因声带或声带沟的创伤造成的基频提高,则是病理学上的表现。

第三,声带的振动部分越短,基频越高。

第四,在生理上,基频因人而异,通常儿童比成人高,女性比男性高。喉蹼患者因振动部分变短,造成了基频提高,这是病理学上的表现。

第五,声带质量增加,基频减小。

第六,声带息肉或雷氏水肿会使基频减小。

二、周期性

周期性是指声带连续循环振动的规律性。如果每次振动的振幅和时间都一致,就称振动有"周期性";如果其中之一或两者都不一致,就称振动"无周期性"。在患者发声时,振动有无周期性可以从动态喉镜上频率校准器的节拍得到,一个周期是从开始打节拍(表示慢动作)到停止打节拍(表示停止动作)。当打击频率停止时,声带的周期性振动表现为一幅静态图像,无周期性振动表现为声带仍在运动。可以从三个方面来观察结果。

1. 规则(周期性)

打击停止时图像是静止的。

2. 不规则(无周期性)

声带的连续振动表现为不规则,在打击停止时没有观察到声带的运动。

3. 不协调

振动方式表现为有时规则,有时不规则。

要使振动器保持周期性的运动,就必须给振动器(如声带)加以持续稳定力(如肺压)。以下情况可能会打破平衡,从而产生无周期性或不规则的运动。

1. 不对称

单侧喉返神经麻痹,单侧息肉或单侧癌肿变都会导致声带明显的不均衡。

2. 同型干预

较小囊肿或较小癌变都会产生声带同型干预。

3. 弛缓

严重的喉返神经麻痹或水肿性病变会产生声带非正常的松弛或易变的组织。

4. 不规则的肌肉痉挛

痉挛性发音困难或其他神经肌肉的疾病会导致患者无法保持喉肌持续性的紧张。

5. 受力不均

神经肌肉的疾病或肺部的疾病会使肺部作用于声带的力不均匀。

三、振幅的水平位移

振幅是指声带在振动时偏移平衡位置的最大位移,振幅的水平位移按四个等级进行评估。

1. 零

不能观察到声带的水平位移。

2. 小

声带的水平位移小于正常。

3.正常

声带的水平位移在正常范围内。

4.大

声带的水平位移大于正常。

两侧声带的振幅应该加以比较,并以"右＞左""右＝左""右＜左"来描述。"正常范围"表示在"习惯音调和习惯响度"时的振幅范围。绝对振幅瞬时发生在声带的两侧,相对成人来说可能较大。通常,水平位移大约是声带可见部分的三分之一宽度(见图 8 - 1 - 15)。目前对振幅的评估还是比较主观的,客观量化尚需要更多的技术支持。以下生理和病理方面多种因素都会影响振幅。

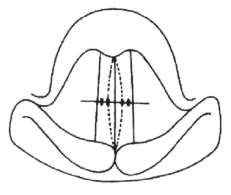

正常波:指波动性传播声的1/3宽度。

图 8 - 1 - 15 声带振幅的改变
(中线表示不可见运动)

1.振动部分越短,振幅越小

由于生理原因引起的振动部分长度不同,例如,儿童声带短于成人,女性声带短于男性。由于病理原因引起的振动部分变短,例如喉蹼。

2.声带越是紧张,振幅越小

生理原因,例如高频发声,尤其是假声。病理原因,例如癌、乳头状瘤、疤痕、声带沟、硬性小结和硬性息肉等。

3.声带质量越大,振幅越小

病理原因,例如癌、乳头状瘤、息肉与水肿等。

4.使振幅变小的赘生物

例如,癌、乳头状瘤、息肉、声带对侧囊肿等。

5.声门下压越大,振幅越大

例如,响亮发声。

6.声门闭合越紧,振幅越小

例如,痉挛性发声障碍和运动亢进性发声。

四、声门的闭合性

声门的闭合性是指当声带闭合到最大程度时的评估结果。

1.完全

在每个振动周期,声门都完全关闭。

2.不完全

在每个振动周期,声门从不关闭。

3.不协调

声带振动时,声门时而完全关闭,时而关闭不全。

当声门完全关闭时,关闭相长度可以描述为"很长""长""相当长""短"或"很短"。当声门的关闭不完全时,则应描述声门最大关闭时的形状(见图 8 - 1 - 16)。如下原因可以导致声门的不完全关闭。

1.内收损伤

内收损伤可以由周期性的喉部神经麻痹或环杓关节强硬或脱位引起。

2.边缘不齐

结节、息肉、囊肿、乳头状瘤或癌症都会引起边缘不齐。

3.声带间障碍

由异物、喉蹼或肉芽肿引起。

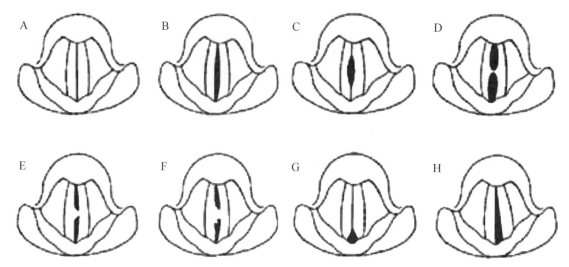

(A) 完全关闭　(B) 整体的梭形缝　(C) 在中间的梭形缝　(D) 沙漏状缝　(E) 单面椭圆块状缝　(F) 不规则缝　(G) 背状缝　(H) 完全不关闭

图 8-1-16　声门关闭的典型图

4. 边缘僵硬

如果边缘僵硬就不会产生黏膜波和伯努利效应,原因可能是疤痕或声带沟。

5. 环甲关节活动过度

当环甲关节的活动强于内收肌时(如发假声),声门的关闭就会不完全。

五、双侧运动对称性

对称性是指在声带振动时,两侧声带运动的一致程度。声门打开、关闭时间的对称性和振动位移量的对称性可以用两种方法来描述(图 8-1-17)。当表现都一致时就称为对称运动,反之称为不对称运动。如果声带运动不对称时,就描述为"右边幅度大于左边"或"右声带的偏移落后于左声带"。

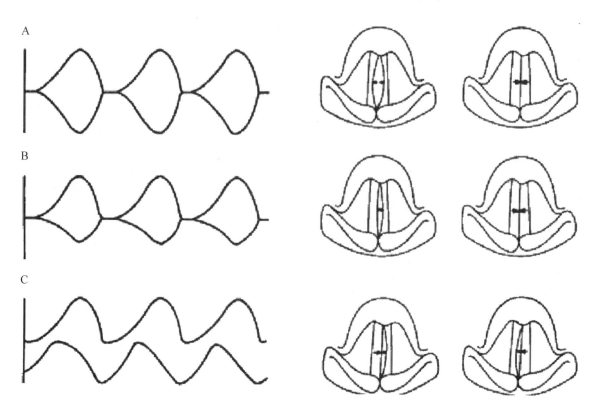

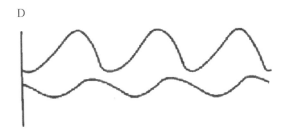
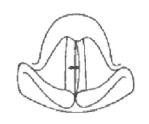
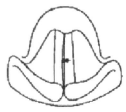

每幅波形的上部代表了左声带的运动,底部则代表了右声带的运动。

(A)振幅和相位对称 (B)振幅不对称(右声带小于左声带) (C)相位不对称,振幅对称 (D)振幅和相位都不对称

图 8-1-17 声门波形描述了振动的对称和不对称性

声带的任何物理变化,例如位置、形状、大小、张力、弹性、声带的黏性都会引起声带运动的不对称。喉科医生一旦发现声带运动有不对称性,就应该推测到物理特性有所改变,即使两侧声带看上去非常相似。声带任何单侧的损伤都会引起物理特性的改变,双侧声带运动的不协调可能与神经性或功能性疾病有关。

六、黏膜波

在声带的垂直方向上移行的黏膜波是振动的重要特征。黏膜波并不是固定的,但在振动时很容易被辨别出来。以下按四方面来描述黏膜波。

1.消失
不存在可见移行波。

2.小
存在移行波,但小于正常范围。

3.正常
在正常范围内有清晰可见的移行黏膜波。

4.大
移行波特别显著。

另外,在振动时黏膜波的相对位移应该在两侧声带之间比较。用"右>左""右=左"或"右<左"来表示观察结果。

正常黏膜波:

- 在声门开放最大时,可观察声带上下缘的黏膜波的波动;
- 在声带的上层表面,可观察声带上下缘的移行波;
- 正常发声时,至少有可见的 1/2 声带宽度能观察到黏膜波的传播。

"正常范围"表示说话是用"习惯音调和习惯响度",在声带打开最大时可以清楚地观察到声带下缘,也可以看见黏膜波在声带上下缘的表面横向移动。移行波的移动程度是多种多样的,但它在正常发声时,至少要移行半个声带,这可以作为评估黏膜波的标准。由于有相对厚而柔软的黏膜,儿童的黏膜波较为显著。现在对于黏膜波的评价还是比较主观,要实现量化分析同样尚需时日。对于黏膜波特征描述有以下几条原则。

1.黏膜越紧张,黏膜波越不明显
发假声或在干燥的空气中发声,黏膜波不明显,这是生理方面的表现。伤痕、癌、乳头状瘤、囊肿、纤维化结节、硬性息肉和上皮增生等,这些都是病理方面的表现。当声带麻痹时,由于制约环状软骨运动的发声肌肉

活动弛缓,导致黏膜僵硬,使得黏膜波减小。当声带水肿时,黏膜具有异常的韧性,因此黏膜波增大。

2.黏膜部分僵硬

当黏膜部分僵硬时,黏膜波会在僵硬处停止移动。典型例子有声带沟、局部疤痕、较小囊肿、较小癌或局部上皮增生等。

3.声门下压越大,黏膜波越明显

例如发出很高的声音。

4.声门关闭得紧或松

声门关闭得太紧或太松都会使黏膜波减小,如功能亢进性发声和功能低下性发声等。

第四节　喉内窥镜诊察仪的噪音测量应用

内窥镜计算机图像处理系统所提供的喉镜图像、声学和电声门图信号,对临床的意义是使喉部疾病的诊断和治疗前后的比较有了更为可靠的依据。该系统在临床中可常用于对各种症状进行评估,并由此得出诊断意见,当喉部疾病被确诊以后,接下来就要制定治疗方案。在研究喉的功能和噪音特征时,近来多采用最新的数字图像分析技术来进行客观的检测。我们在研究中就采用了三种客观检测法:内窥镜、声学和电声门图测试。从中获得的信息有助于喉科医生和噪音病理医师对喉部疾病作出正确诊断,并且跟踪治疗的全过程。该系统还能打印出分析结果和彩色图像,以备患者今后留用。

一、需要考虑的事项

1.如何处理可能的声带麻痹

(1)患者提高音调时会有什么情况发生?

(2)黏膜波是否减小了?

(3)患者在提高响度时,是否声嘶力竭?

(4)杓状软骨是否脱臼或固定?

(5)振动是否不对称?

2.如何处理可能的声带结节

(1)损伤处是否柔软?

(2)关闭相是否显得很长?

(3)开始发声时,有无功能亢进现象?或声带组织有无机械性损伤?

(4)振幅是否有过分的表现?

(5)是否去除声带肿物?

(6)在声带振动的表面是否有坚硬物?

因此,医生必须充分考虑病理与外在表现形式的关系,得出正确的诊断和最佳的治疗方案。

二、视觉反馈

内窥镜的记录不但在诊断上有很大的作用,而且还有利于在改变运动方式上开展的治疗活动。视觉反馈对于喉部功能亢进和运动障碍病例特别有用。对于生理检查最重要的是把视频监视器放在医师和患者都能看见的地方。看见喉部后,就可开始治疗。首先,可以把有关喉的结构显示给患者看。然后,给患者的解释尽可能简单,并告诉患者如何改正自己的行为,重新改变通常的做法来达到正确的行为。例如,一个患者关闭相较长会引起机械损伤,应该先从发一个轻音/h/开始,同时就可让他看到减小的关闭相。对于有异常声带运动的患者需要让他们认识到如何控制声门的打开,视觉反馈的图像对于发声时有明显声门裂缝的患者是很有用的。需要注意,使用这种技术的医师,应该尽可能快地减小反馈的影响以避免患者过多地依靠视频图像,而应该把重点放在发展对肌肉运动和本体感应的反馈上。

三、解释数据

对于其他过程来说,解释数据需要更多的技巧,需要集成化的知识,包括疾病、解剖学、生理学、发声和其他对系统功能认识的基础知识。通常通过 20 小时的观察训练,对于对称性、关闭相、声带振动的幅度、黏膜波和关闭模式,这些现象都可以达到 90% 的一致或者更高。对于接近完全一致的水平,则需要更多的训练。要达到这些水平,必须观察许多不同的内窥镜记录,包括不同年龄的正常男性或女性和不同病理条件引起的表面与内部的不同。

四、时间

目前医学检查的真实情况在于检查的时间和保持记录,如果不能得到合理的管理,我们就会对内窥镜评估报告有所疏忽。分配给内窥镜检查的时间必须足够长,以便于可以得到精确适当的患者喉部和嗓音记录。但是考虑到费用和不方便之处,检查的时间也不能过长。完成一个治疗过程所需的时间依靠许多因素:患者的解剖学结构、患者听从指导的能力、诊断医师的能力、病理学指导方案。对于一个相同元音的评估程序,整个记录程序大约需 3—10 分钟。对于其他需要治疗评估或观察喉部动力学的项目,这就需要更多的时间。记录结束后,再把所记录的内容检查一遍并评定等级,然后放入病历。评定等级的手续、参数和表格在这个报告中都会涉及,大约需 10 分钟来完成这一步骤。

五、临床应用价值的探讨

为了评价频闪喉镜计算机图像处理系统在诊断喉部疾病时所起的作用,我们对 100 例喉病患者进行了定量的频闪喉镜检查和声学、电声门图的同步测试。频闪喉镜计算机图像处理系统提供给喉科医生大量具有诊断价值的信息,如基频、开放商、接触率、声门噪声、声带振动时的声门面积变化等。我们的研究进一步表明,频闪喉镜计算机图像处理系统所提供的分析数据在临床诊断上具有重要的意义,声带的非对称性振动往往提示需要手术治疗,而非保守治疗,对黏膜波的观察更为药物治疗或手术治疗提供了依据。声学和电声门图测试在常规的临床检查中,是对内窥镜检查的实质性补充,特别能够捕捉间接喉镜检查时易遗漏的声带下缘或前联合的病变。

(一)方法

计算机多媒体技术和内窥镜结合的这项新技术,已经在喉部疾病的诊断和治疗中得到应用,使喉科医生和嗓音病理医师能更好地合作。

1. 仪器

频闪喉镜计算机图像处理系统包括一个频闪光源(Bruel & Kjaer, model 4914),电声门图(FJ Electronics, modelEG80)和临床软件内窥镜诊察仪(ICFDrSpeech®, ScopeView),一只内窥镜(纤维喉镜 Olympus ENF-P2 或硬管喉镜 Machida LYCS30)连接到一个内窥镜摄像头(Medical Dynamics 5410)上。

2. 步骤

100 例患者分别患有功能性或器质性的喉部疾病。患者舒适地坐在检查椅上,喉科医生先对每个患者都作出一个初步的诊断和治疗意见,留下简要的记录。然后对每个患者都使用频闪喉镜计算机图像处理系统检查,同时也有电声门图和声学测试。向患者说明检查目的后,仔细地将电声门图的电极放置于其甲状软骨翼板的两侧(靠近声带的位置),要求患者尽可能以舒适的音调和响度发持续的元音/i/或/æ/。在频闪光源下录取喉部图像,同时也获取声学和电声门图的信号。重复进行,直至录到令人满意的结果为止,要求图像稳定,至少有四个连续的声带振动周期,并有相应的电声门波以用于临床定量分析。检测后立即能获得大量的具有临床价值的客观信息,通过数字式图像分析技术获得喉部图像信息,通过数字式信号处理技术获得声学和电声门图信息。

(二)结果

频闪喉镜计算机图像处理系统共检查 100 病例,其中声带麻痹 8 例、声带小节 12 例、声带囊肿 7 例、声带息肉 9 例、喉癌 27 例、喉外伤 7 例、喉乳头状瘤 4 例、声带沟 3 例、喉炎 14 例、神经性发声障碍 9 例。系统不仅获得了每个患者的基频、接触率、开放商、噪声能量等参数,还可以细致观察声带的振幅、黏膜波以及振动的对称性和闭合相位。最后,这些检测结果使喉科医生改变了对原先 14 个病例的诊断意见。该系统还有助于鉴别声带的差异。

经过频闪喉镜计算机图像处理系统检查后,每个患者都有一份完整的临床报告。通过研究我们发现:频闪喉镜、声学和电声门图这些客观检测方法,显著地提高了患者的确诊率。例如,有 8 个患者最初治疗方案是嗓音训练和药物治疗,检查后改为手术治疗;另有 6 个患者原先建议手术,检查后得以避免。这 14 个患者最初和最终的诊断结果都记录于表 8-1-1。从表中可以看到,在用这套系统检查之前,有相当数量的声带沟被漏诊或被误诊为声带息肉,有乳头状瘤或囊肿被误诊为声带小节,甚至还有一例早期喉癌被漏诊,当然也有黏膜增厚被误诊为喉癌,共有 6 个患者避免了无谓的手术。频闪喉镜计算机图像处理系统对黏膜波的观察更加清楚,有利于诊断声带有无病理变化。

表 8-1-1 用频闪喉镜计算机图像处理系统检查的前后比较

例数	性别	手术	最初诊断	最终诊断	频闪喉镜计算机图像处理系统的检查项目
1	男	是	嘶哑,无病变	声带沟	基频,开放商,噪声,振幅,对称性,黏膜波
2	女	是	嘶哑,无病变	喉癌	基频,开放商,噪声,对称性,闭合,黏膜波
3	女	是	声带息肉	声带沟	基频,开放商,接触率,振幅,对称性,黏膜波
4	女	是	声带小节	乳头状瘤	基频,开放商,接触率,闭合,对称性
5	男	是	声带小节	囊肿	基频,开放商,接触率,振幅,对称性,黏膜波
6	女	是	声带小节	乳头状瘤	基频,开放商,接触率,对称性,闭合,黏膜波
7	男	是	嘶哑,无病变	声带沟	基频,开放商,噪声,振幅,对称性,黏膜波
8	女	是	声带息肉	囊肿	基频,开放商,接触率,振幅,对称性,黏膜波
9	女	否	声带息肉	声带小节	基频,开放商,接触率,振幅,对称性,黏膜波
10	女	否	单侧息肉	声带小节	基频,开放商,接触率,振幅,对称性,黏膜波
11	男	否	复发息肉	外伤性疤痕	基频,开放商,接触率,振幅,对称性,黏膜波
12	女	否	喉癌	炎性疤痕	基频,开放商,噪声,对称性,相位,黏膜波
13	女	否	喉癌	炎性疤痕	基频,开放商,接触率,振幅,对称性,黏膜波
14	男	否	复发癌	黏膜增厚	基频,开放商,接触率,对称性,黏膜波

我们还发现：通过频闪喉镜计算机图像处理系统获得的分析数据，对单侧喉返神经麻痹的诊断特别精确。例如，100个患者中有8个单侧喉返神经麻痹患者，分析数据见表8-1-2。在这些患者中，两侧声带的长宽比差异很大，开放商较大，声门噪声亦偏高，基频低而基频微扰较大。此结果为诊断这类疾病带来了特异性，还可以通过喉镜图像来观察声带的闭合、对称性、周期性、黏膜波、振幅和相位。声带的非对称性振动往往提示需要手术治疗，而非保守治疗；对黏膜波的观察更为药物治疗或手术治疗提供了依据。

表8-1-2　单侧喉返神经麻痹患者的数据分析

单侧声带麻痹	长宽比（左）	长宽比（右）	高宽比	开放商(%)	基频微扰(%)	噪声能量（分贝）	基频（赫兹）
患者1(男,32岁)	6.64	9.91	12.3	52.1	1.83	−5.2	112
患者2(男,24岁)	1.42	3.31	10.6	62.4	0.71	−0.9	105
患者3(男,55岁)	3.22	5.44	7.7	57.5	2.63	−9.5	102
患者4(男,47岁)	6.01	7.88	8.5	61.9	0.52	−8.3	98
患者5(男,37岁)	3.55	5.66	11.2	47.8	1.2	−7.5	107
患者6(男,21岁)	6.44	2.11	9.9	77.5	2.7	−6.2	150
患者7(男,44岁)	4.82	2.37	6.7	63.9	0.9	−4.3	180
患者8(男,57岁)	3.77	1.25	8.9	75.6	1.7	−7.2	159

（三）讨论

频闪喉镜计算机图像处理系统所提供的喉镜图像、声学和电声门图信号，对于临床的意义在于：使喉部疾病的诊断和治疗前后的比较有了更为可靠的依据。该系统在临床中常用于对各种症状进行评估，并由此得出诊断意见，当喉部疾病被确诊以后，有助于制定治疗方案。在研究喉的功能和嗓音特征时，近来多采用最新的数字式图像分析技术来进行客观的检测。我们在这次研究中就采用了三种客观检测法：频闪喉镜、声学和电声门图测试。从中获得的信息有助于喉科医生和嗓音病理医师对喉部疾病作出正确诊断，并且跟踪治疗的全过程。该系统还能打印出分析结果和彩色图像，以备患者今后留用。

由于喉的功能具有多维性，因此喉科医生和嗓音病理医师也需要有多维的客观检测方法，为诊断喉部疾病或跟踪治疗过程提供大量的、综合的信息。频闪喉镜计算机图像处理系统所包括的频闪喉镜、电声门图和声学检测就是典型的多维检测方法。但在将此项技术应用于临床之前，必须要了解喉部功能和嗓音质量的评估与客观信息之间存在着何种联系。下面是对这三种客观检测法的临床意义的讨论和结论。

频闪喉镜能用来观察声带复杂的振动过程，通过它甚至可以作出病因的诊断，并判断病变的范围与深度。随着数字式图像分析技术在临床的深入应用，频闪喉镜不仅可以存储和打印喉镜图像，还可以对其进行分析，使喉科医生能够获得更多、更有价值的信息，有利于正确的诊断。从表8-1-1可见，经纠正的高误诊率证明，仅靠常规的检查方法是不够的，将频闪喉镜应用于临床很有必要。而且，这套系统加强了患者的参与性。

电声门图主要是测试声带接触时的喉部运动情况，通过电声门图信号还能获得许多有用的参数。例如，接触率反映了声带的闭合程度；接触幂反映了声带振动的对称性；接触率微扰和接触幂微扰反映了声带振动的规律性。一般来说,接触率主要是反映声带水平方向上的开闭,无论男女,随着发声频率的提高,声带被拉长,双侧声带接触面积减小,闭合度降低,接触率值下降;接触幂在一定的程度上体现了声带开闭运动在垂直面上的相位差,该参数对声带麻痹非常敏感;如果声带的关闭和开放有规律,微扰量就低,即接触率微扰和接触幂微扰的值较小,而病理嗓音大都有较高的接触率微扰和接触幂微扰值。

声学测试主要是对发声功能和嗓音质量进行评估。病理嗓音常常夹杂着过量的噪声成分,由声门关闭不全或声带的各种损伤引起。而我们早已知道,气息声程度与嗓音信号中的噪声成分密切相关。在功能过强的发声障碍中,基频偏高,并且高频区域存在着噪声成分。因此一般来说,病理嗓音有着较高的噪声能量、基频微扰和振幅微扰值。经临床实践证明,基频微扰主要反映粗糙声的程度,振幅微扰主要反映嘶哑声程度,噪声能量主要反映气息声程度,而嘶哑声是气息声和粗糙声的组合。

由于喉的功能和嗓音具有多维性,因此仅用一种测试手段是不足以全面反映病理嗓音的,采用多种测试手段的多维分析在描述病理嗓音方面将更为准确。我们的临床研究表明,频闪喉镜计算机图像处理系统是一套很有价值的诊断工具。声学和电声门图测试在常规的临床检查中,是对内窥镜检查的实质性补充。

第五节　喉内窥镜检查的临床典型病例

本节提供了一些声带振动的病例。图8-1-18显示双侧硬性小结;图8-1-19是双叶血管性息肉;图8-1-20显示息肉;图8-1-21显示扁平溃疡性肉芽肿;图8-1-22显示微静脉曲张、血管瘤;图8-1-23显示雷氏水肿3期;图8-1-24显示慢性喉炎、霉菌;图8-1-25显示喉蹼;图8-1-26显示声带沟。

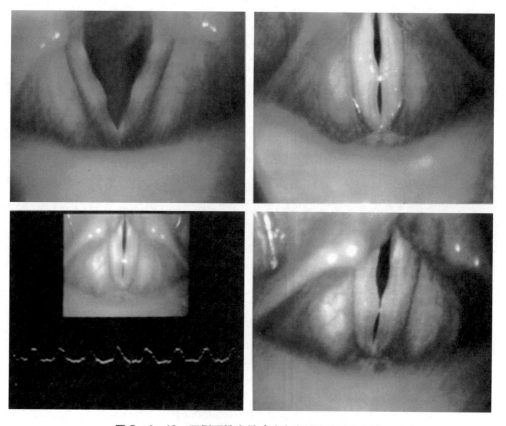

图8-1-18　双侧硬性小结(动态喉镜和电声门图)

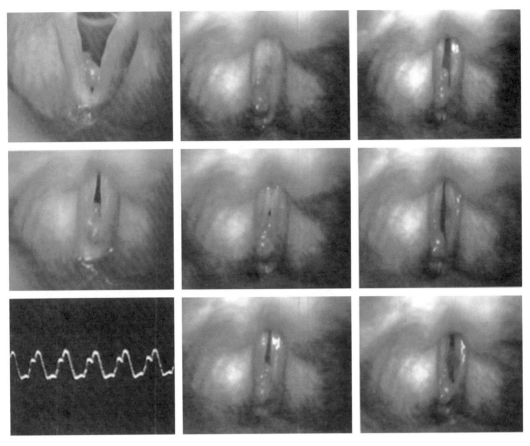

图 8‑1‑19　双叶血管性息肉（动态喉镜和电声门图）

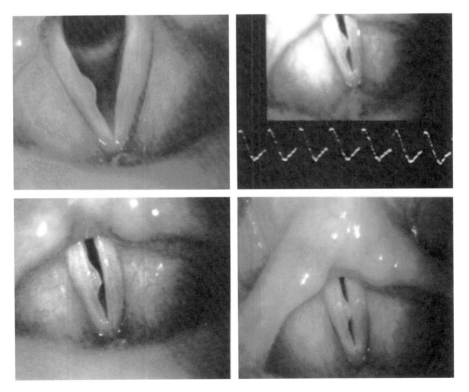

图 8‑1‑20　息肉（动态喉镜和电声门图）

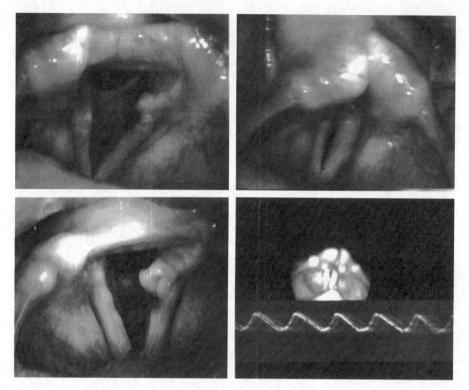

图 8-1-21　扁平溃疡性肉芽肿（动态喉镜和电声门图）

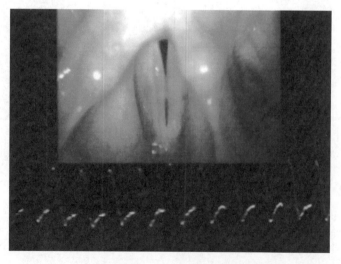

图 8-1-22　微静脉曲张、血管瘤（动态喉镜和电声门图）

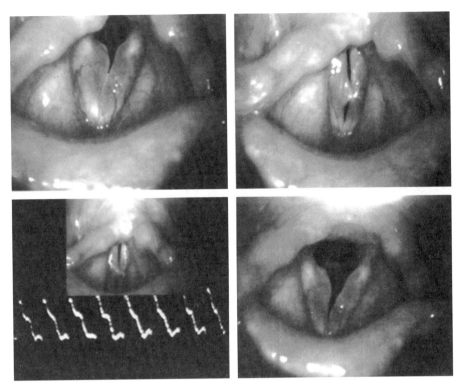

图 8‑1‑23 雷氏水肿 3 期（动态喉镜和电声门图）

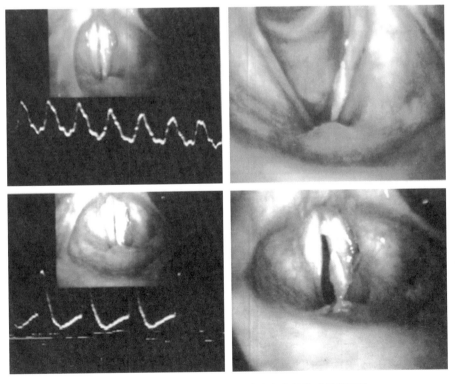

图 8‑1‑24 慢性喉炎、霉菌（动态喉镜和电声门图）

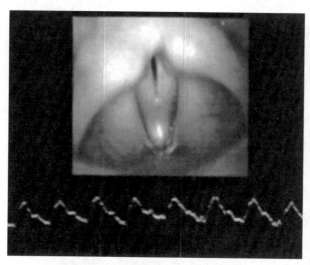

图 8-1-25　喉蹼（动态喉镜和电声门图）

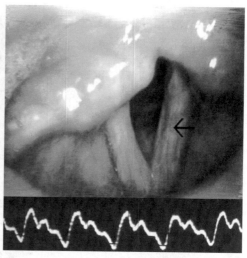

图 8-1-26　声带沟（动态喉镜和电声门图）

第二章

嗓音障碍智能康复

本章目标	阅读完本章之后，你将： 1. 掌握 ICF 嗓音综合检查工具流程与内容； 2. 熟悉常见嗓音疾病的病因； 3. 掌握常见嗓音疾病的临床表现； 4. 掌握嗓音疾病的传统治疗方法； 5. 掌握嗓音疾病的智能康复嗓音 ICF - RFT 疗法及应用。

　　康复强调对于功能障碍群体进行整体水平的功能康复。功能障碍群体康复是一个系统科学的过程，在具体实施过程中应遵循"综合康复"的基本观点。现阶段，科技发展日新月异，康复领域也逐渐将"综合康复"进一步转化为"智能康复"，即遵循科学系统的方法和逻辑，采用现代化评估和康复手段，对患者进行智能化的康复。

　　嗓音障碍(Voice disorders)是指嗓音音质、音调、响度等方面出现与同年龄、性别、文化背景和地域的人不同或不恰当的表现，导致人体发声器官的结构和形态、发声功能及发出的声音出现异常状态。嗓音障碍的病因包括器质性、功能性、神经(源)性、心因性等。很多群体都有可能出现不同程度的嗓音障碍，如疾病后并发的嗓音障碍(常见于康复科、神经内科与耳鼻喉科等科室的患者)、身体结构异常导致的器质性嗓音障碍(常见于耳鼻喉科的患者)、用嗓不当导致的功能性嗓音障碍(常见于职业用嗓者，如教师、销售人员、直播人员、主持人等)。其中，以疾病后并发的嗓音障碍为例，脑卒中是全球范围内患病率、致残率和死亡率非常高的疾病，这些人群中约有将近 50% 可能会出现言语障碍，其中包括嗓音障碍，对患者的日常沟通造成不利影响。因此，对于嗓音障碍人群开展及时的评估与康复是极为必要的。

　　嗓音障碍的智能化康复依托传统训练方法与现代化技术相结合，让患者在训练的同时接收到视觉、听觉等多通道的实时反馈，从而帮助患者更好地适应训练内容，以及随时调整自身的训练状态，由此衍生的智能化康复疗法主要为嗓音 ICF - RFT 疗法。嗓音 ICF - RFT 疗法包括呼吸、发声、共鸣三个模块的内容，为患者进行较为全面的嗓音功能康复。本篇章将以言语语言障碍中常见的嗓音障碍为切入点，探讨嗓音障碍人群在嗓音 ICF - RFT 疗法的中智能康复应用。

第一节　ICF 嗓音综合检查

　　一般来讲，每类功能障碍的表现繁多复杂，如需完整评估患者的功能水平，耗费的时间太长，因此在标准评估之前，开展综合检查来筛查患者的大致功能受损状态，则尤为重要。嗓音疾病后言语障碍的综合检查，则是根据临床中患者常见的嗓音表现及科研中特定的声学指标，快速、综合地判断患者的嗓音功能，由综合检查结果再分流至嗓音康复的子模块,提高嗓音功能康复效率。

一、嗓音疾病的综合检查工具

嗓音障碍的综合检查采用现代化康复云 ICF 平台(http://www.kangfuyun.com)进行检查。康复云 ICF 平台的作用在于,言语治疗师、康复机构及康复科室可以对该机构下所有患者的档案进行整理,并具备综合检查、精准评估、ICF 转换、生成康复作业、疗效评价等功能,为患者建立完整的康复档案,有助于言语治疗师对患者情况的整体把握和调整。嗓音障碍的综合检查推荐使用 ICF 嗓音功能综合检查(汉语普通话 ICFDrSpeech®,华东师大黄昭鸣版)进行筛查,从 ICF 损伤等级的角度,判断患者可能存在的受损功能,为后续快速进行功能诊断和提供针对性的康复治疗内容。ICF 嗓音功能综合检查表见数字资源 8-2-1。

数字资源
8-2-1

二、嗓音疾病的综合检查流程

进行嗓音障碍综合检查之前,言语治疗师首先要进行患者基本信息的收集,包括年龄、性别、相关病史及治疗状况、是否接受过康复治疗及治疗情况、有无其他疾病史、主要言语嗓音的症状等。

(一)填写基本信息

表 8-2-1　患者基本信息

单位名称

患者基本信息

姓名 *　　黄××　　　　出生日期 *　　1989.1.17　　　　性别:□ 男　☑ 女
检查者　　张××　　　　首评日期 *　　2021.4.13　　　编号 *　　022
类型:☑ 器质性嗓音疾病　　　□ 功能性嗓音障碍　　　□ 神经性嗓音障碍
　　　□ 失语症　　　　　　　□ 神经性言语障碍(构音障碍)
　　　□ 言语失用症　　　　　□ 智力障碍　　　　　　□ 脑瘫
　　　□ 听力障碍　　　　　　□ 自闭症　　　　　　　□ 其他
主要交流方式:☑ 口语　□ 图片　□ 肢体动作　□ 基本无交流
听力状况:☑ 正常 □ 异常　听力设备:□ 人工耳蜗　□ 助听器　补偿效果
进食状况:未见明显异常。
言语、语言、认知、心理状况:1. 呼吸支持能力较差,重度损伤;呼吸与发声协调能力较差,重度损伤;音调偏低,中度损伤;声门闭合异常,接触率微扰、声门噪声均完全损伤;声带振动规律性异常,基频微扰中度损伤、幅度微扰中度损伤。2. 认知能力尚可。
口部触觉感知与运动状况:未见明显异常。
意见和建议:1. ICF 损伤程度统计值:平均值 2.5,标准差 1.2。2. 建议进行成人言语嗓音标准版评估,采用言语嗓音 ICF-RFT 疗法训练。

(二)ICF 嗓音功能综合检查内容

ICF 嗓音功能综合检查以嗓音功能的子模块"呼吸、发声、共鸣"为切入点,每个子模块选择其临床中常见的嗓音异常所代表的参数以及科学研究中子模块较为敏感的参数进行筛查,并按照 ICF 功能分类对嗓音功能的分类"呼吸、发声、共鸣"的参数,涵盖"b3100 嗓音产生"和"b3101 嗓音音质"两个编码,从而判断患者在标准常模下的损伤程度。

1. 嗓音产生测量项目

最长声时(MPT)是指深吸气后,持续发元音/a/(或其他)的最长时间,单位是秒(s)。它主要反映言语呼吸支持能力,是衡量言语呼吸能力的最佳指标之一。高于正常同龄同性别者数值或在正常范围内,表示言语呼吸支持能力良好;低于正常同龄同性别者数值,表示言语呼吸支持能力不良。最大数数能力(MCA)是指深吸气后,持续、旋转地发 1 或 5 的最长时间,单位是秒(s)。它主要反映呼气和发声之间的协调性、言语呼吸控制能力,是衡量呼吸和发声协调能力的最佳指标之一。高于正常同龄同性别者数值或在正常范围内,表示呼吸和发声协调能力良好;低于正常同龄同性别者数值,表示呼吸和发声协调能力不良。最长声时和最大数数能力的综合检查如表 8-2-2 及图 8-2-1 所示。

表 8-2-2　嗓音产生中的测量项目

日　期	最长声时	最长声时状况(偏小、正常)	实际年龄	是否腹式呼吸
4.13	8.6	偏小	32	是
日　期	最大数数能力	最大数数能力状况(偏小、正常)	实际年龄	呼吸和发声是否协调
4.13	4.3	偏小	32	否

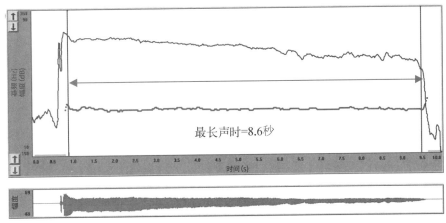

a. 最长声时测量

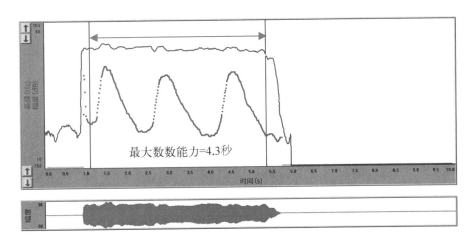

b. 最大数数能力测量

图 8-2-1　最长声时与最大数数能力测量

(言语障碍测量仪,ICFDrSpeech®,上海慧敏医疗器械有限公司授权使用)

言语基频(F₀)是指言语时声带振动的频率,单位是赫兹(Hz)。它主要反映言语时习惯基频或习惯音调水平与否正常,是衡量言语发声能力的最佳指标之一。一般来说,正常男性的言语基频在 130 赫兹左右,正常女性的基频在 230 赫兹左右,正常儿童的基频在 330 赫兹左右。在正常范围内,表示言语时声带振动频率的支持能力良好;高于正常同龄同性别者数值的上限值,表示存在音调过高的问题;低于正常同龄同性别者数值的下限值,表示存在音调过低的问题。言语基频的综合检查如表 8-2-3 及图 8-2-2 所示。

表 8-2-3　嗓音产生中的言语基频测量项目

日　期	言语基频	言语基频状况(↓、正常、↑)	实际年龄	是否音调正常
4. 13	192	↓	32	否

测量报告

(时长: 4.43s——起点: 0.94s, 终点: 5.38s)

言语基频(Hz):		言语幅度(dB):	
平均基频:	192.00	平均幅度:	65.00
基频标准差:	18.00	幅度标准差:	14.00
基频有效范围:	72.00 [156.00-228.00]	幅度有效范围:	56.00 [37.00 - 93.00]
说话时间:	100.00%	无声时间:	0.00%
浊音时间:	52.63%		
清音时间:	47.37%		

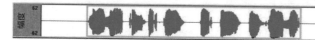

图 8-2-2　嗓音产生中言语基频测量

(言语障碍测量仪, ICFDrSpeech®, 上海慧敏医疗器械有限公司授权使用)

　　声带接触率(CQ)是指声带振动过程中(持续元音/ɑ/或其他)声门的接触程度,单位是%。它主要反映双侧声带的闭合程度,体现声带水平面上的开、闭过程。一般来说,正常值介于 50%—70% 之间。在正常范围内,表示以稳定的嗓音进行发声时声带闭合能力良好;高于正常数值,表示存在声门闭合过度,可能存在硬起音;低于正常数值,表示存在声门闭合不全,结合声门噪声正常数值可判断气息声的严重程度。无论男女,随着频率的增加,声带的拉长,双侧声带接触面积减小,闭合度降低,声带接触率下降。声带接触率还可以描述声能的有效率,当声带接触时,声能通过嘴唇传给听者。当声带分开时,声能的一部分通过下声门传到肺部,这一部分能量被吸收而没有传给听者。就声带振动的某一周期而言,增加声带接触时间,将提高声能传输的有效率。

　　声带接触率微扰(CQP)是指相邻周期间声带接触率的变化,单位是%。它主要反映声带振动的规律性。一般来说,正常值小于 3%。声带接触率和声带接触率微扰的综合检查如表 8-2-4 及图 8-2-3 所示。

表 8-2-4　嗓音产生中的电声门图测量项目

日　期	声带接触率	声带接触率微扰	是否挤压喉咙	是否声带振动失调
4. 13	52.97%	18.99%	正常	否

2. 嗓音音质测量项目

　　基频微扰(Jitter)是指以稳定的嗓音进行发声时声波频率的变化率,用于度量一个周期与它相邻的前几个周期,或者后几个周期的基频差异量,单位是%。它主要反映粗糙声程度,其次是嘶哑声程度,是衡量与振动源相关的嗓音质量的最佳指标之一。一般来说,正常值小于 0.5%。

　　声门噪声(NNE)是指嗓音产生过程中由于声门闭合不全导致漏气的扰动噪声能量,单位是分贝(dB)。

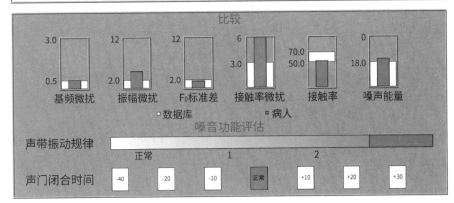

图 8-2-3 嗓音产生中电声门图测量

（嗓音功能测量仪，ICFDrSpeech®，上海慧敏医疗器械有限公司授权使用）

它主要反映气息声程度，其次反映嘶哑声程度，也是衡量与振动源相关的嗓音质量的最佳指标之一。一般来说，正常值小于−10分贝。

幅度微扰（Shimmer）是指以稳定的嗓音进行发声时声波振幅的变化率，用于度量一个周期与其相邻的前几个周期或者后几个周期的幅度差异量，单位是％。它主要反映嘶哑声程度。一般来说，正常值小于3％。声波幅度可通过测量声波的峰-峰值来获得。基频微扰、声门噪声和幅度微扰的综合检查如表8-2-5及图8-2-4所示。

表 8-2-5 嗓音音质中测量项目

日 期	基频微扰	幅度微扰	声门噪声	是否嗓音漏气
4.13	0.21	1.62	−4.00	是

噪音数据

（开始：1.3s 结束：1.9s）

习惯基频 (Hz)	238.25	噪声能量 (dB)	-4.00	最长声时 (秒)	0.00
基频微扰 (%)	0.21	谐噪比 (dB)	23.76	s/z 比	0.00
振幅微扰 (%)	1.62	信噪比 (dB)	22.63	比率 (%)	40.00
基频震颤 (Hz)	1.92	振幅震颤 (Hz)	1.68		
平均基频 (Hz)	238.08				
F0标准差 (Hz)	1.42				
最大基频 (Hz)	242.31				
最小基频 (Hz)	234.57				

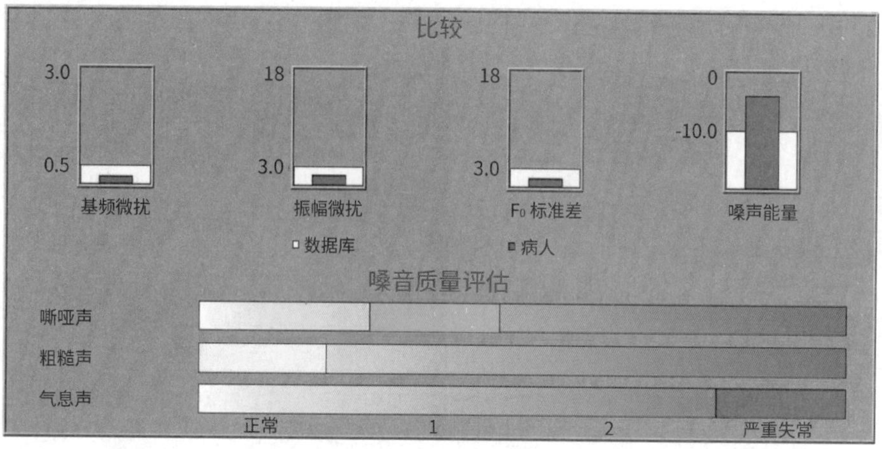

图 8-2-4　嗓音音质声学测量

（嗓音功能测量仪，ICFDrSpeech®，上海慧敏医疗器械有限公司授权使用）

（三）ICF 嗓音功能综合检查结果分析

ICF 嗓音功能综合检查主要是对患者的言语嗓音功能进行筛查，帮助言语治疗师迅速了解患者的损伤方面及程度，为后续的精准评估和治疗提供起点。如表 8-2-6 所示为某位患者的嗓音功能经过 ICF 转换后的综合检查结果。

表 8-2-6　ICF 嗓音功能综合检查

身体功能即人体系统的生理功能损伤程度			无损伤	轻度损伤	中度损伤	重度损伤	完全损伤	未特指	不适用
			0	1	2	3	4	8	9
b3100	嗓音产生	最长声时				☒			
		最大数数能力				☒			
		言语基频			☒				
		声带接触率	☒						
		接触率微扰					☒		
b3101	嗓音音质	基频微扰（粗糙声）			☒				
		声门噪声（气息声）					☒		
		幅度微扰（嘶哑声）			☒				

检查结果：☑ 建议进行言语嗓音功能专项评估　□ 无明显功能损伤

嗓音障碍综合检查结束后应对患者的功能状态进行分析，并判断患者后续的精准评估和治疗内容。如上表 8-2-6 所示，该患者在呼吸支持能力、呼吸与发声协调能力方面存在不良的情况，应进行呼吸能力的精准评估和康复训练；在发声方面存在音调偏高的情况，需进行发声功能的精准评估和音调降低训练；在音质方面存在粗糙声、气息声和嘶哑声的异常，需进行音质方面的精准评估和声门闭合能力规律性的训练。

经过快速的综合检查，言语治疗师可初步判定患者是否存在言语嗓音问题，接下来通过对呼吸、发声、共鸣这三大功能中的参数进行精准评估，即客观测量与定量评估，获得客观的数据和 ICF 精准评估结果，便于言语治疗师明确详细情况,为后续制订言语嗓音治疗计划提供依据。

第二节　器质性嗓音障碍智能康复

器质性嗓音障碍是指由于发声器官的器质性病变导致的嗓音问题,原因包括发声器官的先天性异常、声带增生性病变、喉部肿瘤、喉部的炎性病变及声带的其他病变,如喉软骨软化症、声带小结、声带息肉、声带囊肿、声带瘢痕、喉白斑、声带任克氏水肿、喉部乳头状瘤、声带萎缩等。本节将就常见的声带增生性病变和喉部肿瘤导致的嗓音障碍等展开智能康复。

一、声带增生性病变

声带增生性病变是声音嘶哑最常见的原因,多见于声带小结、声带息肉、声带囊肿、声带任克氏水肿等疾病。

（一）声带小结

声带因为长期受压而导致的局部生长,双侧呈对称性,一般位于声带的前、中三分之一,早期的小结有弹性,声带仍可闭合,呈红色、粉红色;但时间久了有纤维化(蛋白纤维聚集),较硬,可影响声带闭合,呈白色。最常见原因为错误用嗓导致的嗓音问题,临床主要表现为声音沙哑。声带小结的感知特性主要表现为嗓音沙哑、有气息声,伴有颈部肿胀或痛楚,喉部有异物感。嗓音的沙哑度和气息度与小结的大小、硬度有关。

（二）声带息肉

声带息肉指声带上的良性生长物,比小结更柔软。常见带有血管,底部可以为宽的或窄的,一般位于前沿以后约 3 毫米,常为单边的(79%),若为双边(21%),多数较小、不对称。临床主要表现为嗓音沙哑,一般由于用嗓不当造成,也可由其他原因引起,如空气污染、感染、过敏、内分泌问题等。声带息肉可分为水肿性和出血性,其中水肿性比较软,呈透明状。声带息肉的感知特性主要表现为嗓音沙哑、粗糙,带有气息声,患者喉部有异物感。

（三）声带增生性病变的康复手段

嗓音训练是目前治疗声带增生性病变的首选方法。一般给予放松训练、腹式呼吸训练、半阻塞通气训练、哼鸣训练、音量控制训练,以及嗓音卫生宣教。嗓音卫生宣教一般包括以下方面。第一,预防。如避免在嘈杂的环境里持续用声;坚持每天用淡盐水或漱口液漱口,预防咽喉部炎症;避免在上呼吸道感染期间或熬夜疲劳的情况下过度用声;避免在月经期大声且持续用声。第二,纠正不良的生活习惯。如避免饮用浓茶,避免刺激性食物和睡前饱食等。第三,纠正不良的发声习惯。避免经常清嗓子、大喊大叫、经常用不恰当的音调长时间说话等此类嗓音滥用和误用的行为。第四,声带保湿。嘱患者经常饮水,最好采用"少量多次"的方法,同时给予蒸汽雾化。第五,预防咽喉反流性疾病。避免在睡前 2～3 小时吃东西,避免酸性、辛辣、油腻、高脂、油炸或者高糖等食物,避免柠檬水、碳酸饮料、酒精、咖啡因类饮品。

二、喉部肿瘤

外科治疗是目前喉部肿瘤治疗的主要手段之一。其中,喉全切除术在临床中的应用较为广泛。喉全切除后患者失去振动器官,且呼吸由经颈部气管造瘘口,鼻腔和口腔无气体通过,丧失发音功能,因此对于无喉者言语康复的关键是重建振动器官,并通过使气体能够进入下咽,引起下咽黏膜振动,形成口腔的构音,从而形成言语。常用的方法包括:采用外源性振动源重建,主要包括人工喉;采用内源性振动源重建,包括气管食管语和食管语等。在上述方法的实施之下,再在嗓音训练的辅助下帮助患者更好地发声。

三、智能康复的实施

器质性嗓音障碍的智能康复包括呼吸、发声、共鸣三方面,其中优先训练患者的呼吸能力,其次改善其发声和共鸣能力。呼吸训练中,帮助患者从生理腹式呼吸过渡到言语腹式呼吸的拟声法、嗓音 ICF‐RFT 疗法等均可以采用智能化康复来实施。

拟声法是指在建立生理腹式呼吸的基础之上,模拟简单有趣的声音,当患者初步掌握了拟声法的概念后,言语治疗师可将拟声法与声时实时反馈训练相结合。如图 8‐2‐5 所示,当患者模仿猫发出/miao——miao——/的声音时,产生声波图像。不同长度的发声产生不同长度的声波,如果发声是间断的,产生的声波图像也是间断的;如果发声是连续的,产生的声波也是连续的。

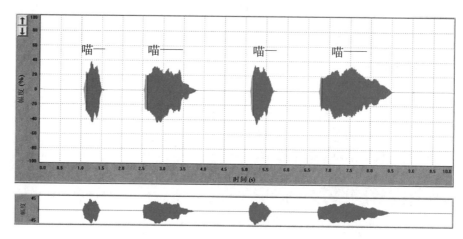

图 8‐2‐5　嗓音 ICF‐RFT 疗法中拟声法的智能化康复

(言语障碍测量仪,ICFDrSpeech®,上海慧敏医疗器械有限公司授权使用)

吟唱法是指用类似唱歌的形式,流畅连贯地说话,使音调响度变化较小,声带振动舒适规律,从而改善音质,主要适用于嗓音音质异常。当患者掌握吟唱法的要领时,可结合实时视听反馈设备进行基频模式下的吟唱法训练,如图 8‐2‐6 所示,用吟唱法发一个双音节词如"蛤蟆",用单一的音调连贯发音,并延长后一个字的韵母部分。一口气重复发尽可能多的音,如"蛤蟆—蛤蟆—蛤蟆—蛤蟆—蛤蟆……"。观察基频曲线,维持基频曲线的稳定,基频上下起伏幅度在一个相对较小的范围内,帮助患者稳定声带振动的规律,改善音质。

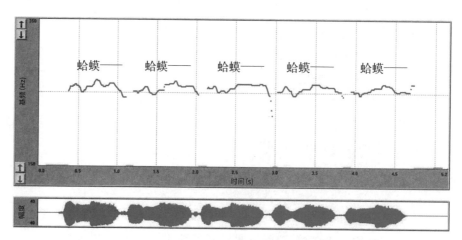

图 8‐2‐6　嗓音 ICF‐RFT 疗法中吟唱法的智能化康复

(言语障碍测量仪,ICFDrSpeech®,上海慧敏医疗器械有限公司授权使用)

部分器质性嗓音障碍的患者易出现共鸣异常的问题,因此还需选择共鸣训练改善发音能力。后位音法通过发一些发音部位靠后的音来体会发音时舌位靠后的感觉,帮助减少发音时舌位靠前的现象,从而达到治疗前位聚焦的目的。可以结合实时视听反馈设备进行共振峰线性预测谱模式下的后位音法训练,如图 8‐2‐7 所示,当患者发含声母/k、g/+ 韵母/u、ou、e/构成的单音节词,如"哭"时,若患者存在前位聚焦,舌位靠前,观察共振峰曲线, /u/的第二共振峰频会在线性预测谱中靠后的部分出现(如图 a),正常情况下/u/的第二共振峰频率所处位置在线性预测谱靠前的部分,大约 600—700 赫兹处(如图 b);然后让患者观察共振峰实时反馈的曲线逐渐调整舌位,将舌向后运动进行发音,整个过程中,舌位越靠后, /u/的第二共振峰频率所处位置越靠前。帮助患者通过共振峰实时反馈训练调整发后位音时的舌位,体会舌位靠后的感觉,改善前位聚焦的问题。

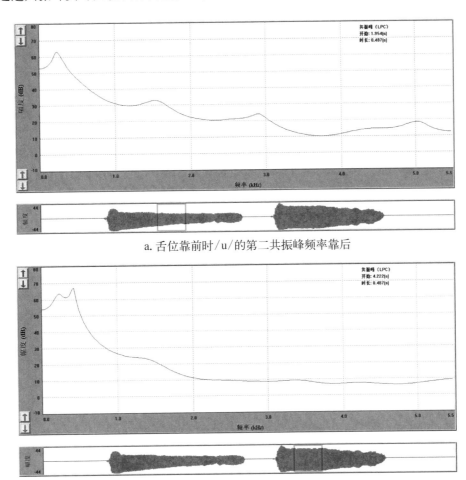

a. 舌位靠前时/u/的第二共振峰频率靠后

b. 舌位靠后时/u/的第二共振峰频率靠前

图 8‑2‑7　嗓音 ICF‑RFT 疗法中后位音法的智能化康复

(言语障碍测量仪, ICFDrSpeech®, 上海慧敏医疗器械有限公司授权使用)

第三节　神经源性嗓音障碍智能康复

神经源性嗓音障碍通常指由神经性疾病导致的嗓音问题,如因呼吸、发声、共鸣和构音系统相关肌群的肌肉控制和神经支配受损,或由于任何外周或中枢神经系统的损伤或疾病而导致的嗓音障碍。与神经源性嗓音障碍相关的医学诊断包括:声带麻痹、喉肌张力障碍、特发性震颤、帕金森病、亨廷顿病、重症肌无力、多发性硬化症、肌萎缩侧索硬化症、进行性核上麻痹、多系统萎缩和获得性脑损伤(脑外伤)等。本节将就声带麻痹、痉挛性嗓音障碍以及脑损伤后的神经源性嗓音障碍讲解智能康复。

一、声带麻痹

声带麻痹是临床上较常见的神经源性嗓音障碍,按损伤部位分为中枢性和周围性声带麻痹。中枢性声带麻痹由皮层病变引起;周围性声带麻痹是指病变主要发生在喉返神经或迷走神经离开颈静脉孔,以至分出喉返神经之前的任何部位。声带麻痹临床诊断较困难,其中以周围性多见。按其症状表现,周围性声带麻痹又可分为单侧不完全麻痹、单侧完全性麻痹、双侧不完全性麻痹、双侧完全性麻痹和双侧声带内收性麻痹。

一般而言,单侧声带麻痹可采用病因治疗,营养神经、改善微循环、激素等药物治疗,嗓音训练治疗,改善嗓音的手术治疗(声门旁脂肪注射、声带筋膜填充术、甲状软骨Ⅰ型成形术、杓状软骨内收术、喉神经移植再支配)等手段。双侧声带麻痹可采用改善呼吸困难的手术治疗(气管切开、开大声门的阶梯手术),肉毒素注射缓解呼吸困难(适用于肌电图检查预估神经可恢复者),喉神经移植再支配等手段。

二、痉挛性嗓音障碍

痉挛性嗓音障碍是喉内局部肌张力障碍引起的发声困难,是一种罕见的、发病机制不清的神经障碍类疾病,可分为内收型、外展型和混合型。病史较长,内收型出现嗓音发紧、中断、震颤、破音、言语韵律及流畅性改变等症状,发浊辅音时症状严重;外展型发声响度不够,出现瞬间无声或气息声等症状,发清辅音时症状相对较重。在耳语声、笑声和咳嗽声时嗓音表现正常。一般通过肉毒素注射、手术治疗以及嗓音训练来治疗痉挛性嗓音障碍,其中嗓音训练的内容包括起音训练、呼吸支持能力训练、稳定发声训练、语速控制训练等。

三、脑损伤后的神经源性嗓音障碍

脑损伤,是指出生后由于外伤或非创伤性损伤造成的脑损伤,包括创伤性颅脑损伤(Traumatic brain injury,TBI)、脑血管意外(Cerebral vascular accident,CVA)等,患者可能出现由中枢神经系统受损引起的不同程度的运动、言语、认知和情绪等方面的后遗症。当创伤性颅脑损伤和脑血管意外导致上运动神经元受损时,其嗓音障碍多见呼气动作减弱、呼吸与发声不协调、发音缓慢、嗓音紧张、说话时句长较短、响度低下、过度鼻音等。当脑干或下运动神经元损伤时,最终共同通路受损,其反射性、自发性和随意性运动皆有可能受损,导致呼吸控制力弱、发声功能低下、气息音质、音量降低、声门漏气、明显的吸气声、音调响度单一、粗糙声、句长过短等异常表现。小脑受损可能累及呼吸发声系统肌肉运动协调异常、响度变化过大、夸张的呼吸动作、粗糙声、嗓音震颤等。脑损伤后的嗓音障碍表现往往是与其病灶相关的,因其生理损伤的性质和严重程度不同,需要基于对呼吸、发声、共鸣等子系统的明确理解及精准的评估后,才能制定针对性的治疗方案。

四、智能康复的实施

神经源性嗓音障碍的智能康复包括呼吸、发声、共鸣三方面,其中优先训练患者的呼吸能力,其次改善其发声和共鸣能力。呼吸训练中,帮助患者从生理腹式呼吸过渡到言语腹式呼吸的数数法、嗓音ICF-RFT疗法等均可以采用智能化康复来实施。

数数法是指通过有节奏地移动步伐来控制呼吸,并在呼气的同时数数,主要适用于呼吸方式异常,也适用于呼吸与发声不协调。当患者可以进行数数时,撤去步伐的提示,结合实时视听反馈设备进行声波模式下的数数法训练,如图8-2-8所示,当患者发"1"时,产生第一段声波图像,紧接着发"2"时产生第二段声波图像。数数越多,声波段的数量也随之增加。

声带放松训练是通过打嘟的形式,让患者体会发声过程中声带的放松,进而放松整个发声器官甚至颈部肌群,主要适用于发声障碍。当患者掌握声带放松训练的要领时,可结合实时视听反馈设备进行基频模式下的声带放松训练,如图8-2-9所示,当患者进行平调慢速旋转打嘟时,观察基频曲线的高低起伏,帮助患者控制自己的音调起伏变化和打嘟的速度。发音过程中保持基频曲线的连贯,一口气进行打嘟,尽量不间断。

部分神经源性嗓音障碍患者由于长期卧床而导致舌位后缩,因此需要采用前位音法进行训练。前位音法指通过让患者发一些发音部位靠前的音来体会发音时舌位靠前的感觉,帮助其减少发音时舌位靠后的现象,从而达到治疗后位聚焦的目的。可以结合实时视听反馈设备进行共振峰线性预测谱模式下的前位音法训练,如图8-2-10所示,当患者发含声母/p、b、t/+韵母/i/构成的单音节词,如"踢"时,若患者存在后位聚

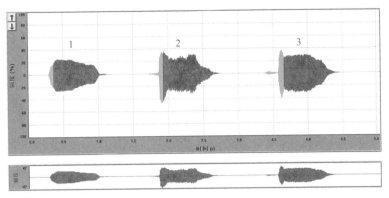

图 8‑2‑8　嗓音 ICF‑RFT 疗法中数数法的智能化康复

（言语障碍测量仪，ICFDrSpeech®，上海慧敏医疗器械有限公司授权使用）

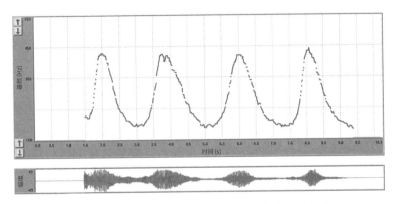

图 8‑2‑9　嗓音 ICF‑RFT 疗法中声带放松训练的智能化康复

（言语障碍测量仪，ICFDrSpeech®，上海慧敏医疗器械有限公司授权使用）

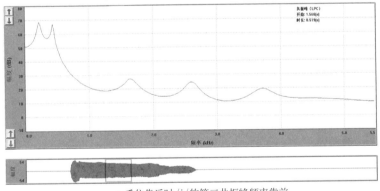

a. 舌位靠后时 /i/ 的第二共振峰频率靠前

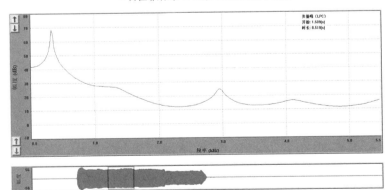

b. 舌位靠前时 /i/ 的第二共振峰频率靠后

图 8‑2‑10　嗓音 ICF‑RFT 疗法中前位音法的智能化康复示例

（言语障碍测量仪，ICFDrSpeech®，上海慧敏医疗器械有限公司授权使用）

焦,舌位靠后,观察共振峰曲线,/i/的第二共振峰频会在线性预测谱中靠前的部分出现(如图8-2-10a),正常情况下/i/的第二共振峰频率所处位置在线性预测谱靠后的部分,大约2 000—3 000赫兹处(如图8-2-10b);然后让患者观察共振峰实时反馈的曲线逐渐调整舌位,将舌向前运动进行发音,整个过程中,舌位越靠前,/i/的第二共振峰频率所处位置越靠后。帮助患者通过共振峰实时反馈训练调整自己发前位音时的舌位,体会舌位靠前的感觉,改善后位聚焦的问题。

第四节　功能性嗓音障碍智能康复

功能性嗓音障碍是指因错误用嗓或用嗓不当而导致的嗓音问题。错误用嗓或用嗓不当是指可导致声带损伤,形成暂时或永久的伤害的一些行为,比如大声喊叫、频繁清嗓、习惯性咳嗽等。功能性嗓音障碍包括肌紧张性发声障碍、心因性嗓音障碍、男声女调、嗓音老化等多种类型。不同类型的嗓音障碍病因不一样,需要针对性的治疗方法。本节将就肌紧张性发声障碍、男声女调等几种类型介绍其智能康复手段。

一、肌紧张性发声障碍

肌紧张性发声障碍是儿童和成人中最常见的一种功能性嗓音问题。主要是由不适当使用喉头附近肌肉导致,临床表现为声音沙哑、粗糙,声带紧张、有力,长时间说话嗓音音质会很差,休息过后较好,喉咙有疼痛感。主要成因可能为上呼吸道感染、吸二手烟及用嗓失当等。喉部没有器质性病变,可由嗓音康复治疗使症状得到改善。

可采用腹式呼吸训练,获得足够的、稳定、可控的声门下气流的动力支持,解除发声时颈、肩、喉外肌肉紧张并提高发声效率。为了缓解肌紧张障碍程度,可采用喉部、颈部的按摩治疗,进一步舒缓颈部肌肉紧张。还可采用咀嚼哼鸣练习,在呼吸训练的基础上,采用此方法可以降低喉内肌的张力、恢复喉内肌群的平衡关系。

二、青春期发声障碍

青春期发声障碍指青春期发育过后仍然保存发育前的嗓音,一般出现在男孩中,发病的主要原因可能为情绪不稳、第二性征发育迟缓、心理因素等,通常称之为"男声女调"。青春期发声障碍表现为不正常的高音调、嗓音可能沙哑、气息度高、不能高喊、嗓音疲劳等特征。

一般可采用以下方法:① 强化腹式呼吸,加强腹肌力量,加强呼吸对于发声的支持;② 放松喉内肌,缓解环甲肌的张力;③ 降低喉头,缓解喉外肌的紧张;④ 降低患者的讲话响度;⑤ 协调呼吸与起音,避免硬起音的出现;⑥ 增加胸腔共鸣,使嗓音更具有男性的低沉、浑厚的音质特点。

三、智能康复的实施

功能性嗓音障碍的智能康复包括呼吸、发声、共鸣三方面,针对患者的主要问题选择合适的方法进行智能康复训练。在呼吸训练中,帮助患者从生理腹式呼吸过渡到言语腹式呼吸的拟声法、嗓音ICF-RFT疗法等均可以采用智能化康复来实施。

针对于肌紧张性嗓音障碍的人群,可选择缓慢平稳呼气法放松声带肌群,同时改善其呼吸支持能力。缓慢平稳呼气法指让患者深吸气后,缓慢平稳持续地发音,来提高患者言语时对呼气的控制能力,从而为患者的言语提供稳定持久的呼吸支持。可结合实时视听反馈设备进行声波模式下的缓慢平稳呼气法训练,如图8-2-11所示,当患者发"孵"音时,产生第一段声波图像,延长声母部分(绿色声波段),紧接着发"喝"音时产生第二段声波图像。发音时缓慢平稳呼出气流的时间越久,声波的长度越长。

男声女调的患者可采用唱音法进行训练,在一个给定的音调水平进行平稳、连续地发长音、短音或者发长

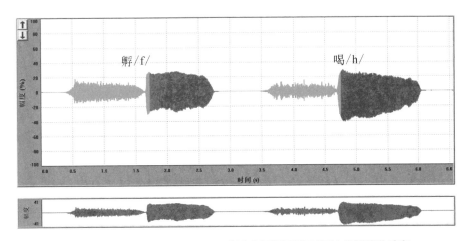

图 8‑2‑11　嗓音 ICF‑RFT 疗法中缓慢平稳呼气法的智能化康复

（言语障碍测量仪，ICFDrSpeech®，上海慧敏医疗器械有限公司授权使用）

音和短音交替发音，改善其音调水平，同时提高其言语时灵活控制气流的能力，从而轻松地发音。可结合实时视听反馈设备进行声波模式下的唱音法训练，如图 8‑2‑12 所示，当患者一口气发长短交替的音/ya———/、/ya———/、/ya/、/ya/时，观察声波图像，维持声波图像的稳定，并进行正确的起音。发音过程中不可换气、漏气，保持声波前后连贯。

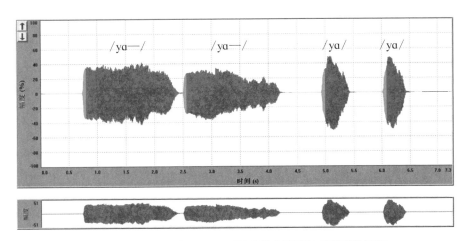

图 8‑2‑12　嗓音 ICF‑RFT 疗法中唱音法的智能化康复

（言语障碍测量仪，ICFDrSpeech®，上海慧敏医疗器械有限公司授权使用）

　　对于音调过高的男声女调人群而言，可选择音调梯度训练法中的降调训练，帮助降低其习惯音调。音调梯度训练法是指通过阶梯式音调上升或下降的训练，使患者建立正常音调，并增加言语时音调控制的能力。可结合音调实时反馈训练进行无意义音（元音）的音调梯度法训练，用唱歌的形式将韵母/a、o、e/配上某种音调以降调的形式唱出，并在最后的那个音调说出韵母，让患者观察发声同时随之变化的基频曲线或游戏动画，让患者能够体会音调的下降，在唱歌结束时，用最后的那个音调说出韵母，如图 8‑2‑13。

　　此外，对于共鸣异常的人群而言，可以采用口腔共鸣法进行训练。口腔共鸣法指在咽腔打开、放松，同时舌放松的状态下，舌尖抵住下切牙发/ha/音；在咽腔缩紧，舌收缩成束状，下颌张开度减小的状态下，发/hu/音；或者发一些包含不同舌位变化的词语和短句，帮助患者体会口腔共鸣的感觉，从而建立有效的口腔共鸣，提高口腔共鸣能力。可以结合实时视听反馈设备进行基频模式下的口腔共鸣法训练，如图 8‑2‑14 所示，当患者模仿风声，用升调来发高元音/u/，以体会韵母共鸣和音调的变化，观察基频曲线，感受音调下降时的口腔共鸣；然后可以练习发高元音/i、u、ü/，以感受腭咽闭合较好的情况下较强的口腔共鸣，帮助患者进行口腔共鸣的感知。

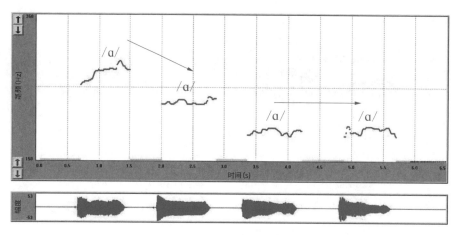

图 8-2-13 嗓音 ICF-RFT 疗法中音调梯度训练法（降调）的智能化康复

（言语障碍测量仪，ICFDrSpeech®，上海慧敏医疗器械有限公司授权使用）

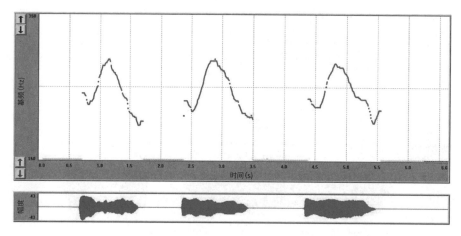

图 8-2-14 嗓音 ICF-RFT 疗法中口腔共鸣法的智能化康复

（言语障碍测量仪，ICFDrSpeech®，上海慧敏医疗器械有限公司授权使用）

第三章

运动性言语障碍智能康复

本章目标	阅读完本章之后,你将: 1. 掌握运动性言语障碍 Frenchay - ICF 综合检查工具、流程与内容; 2. 熟悉运动性言语障碍的常见病因; 3. 掌握运动性言语障碍常见类型的临床表现; 4. 掌握运动性言语障碍的传统治疗方法; 5. 掌握运动性言语障碍的智能康复内容及应用。

　　运动性言语障碍在脑损伤及神经受损的群体中发病率较高,如脑损伤、脑外伤、帕金森病、脑瘫等。以目前占据全球范围内致残和致死的主要原因的疾病——脑卒中为例,根据迪万(Dewan,2018)等的推测,全球每年约有 6 900 万人经历了脑损伤。我国约每 10 万人中脑卒中和脑外伤发病人数分别高达 246.8 和 100 个人,这些人群中约有将近 50% 的人群在脑卒中后会出现运动性言语障碍,根据受损部位和范围,患者的临床表现不一,个体间差异较大。因此临床中对运动性言语障碍进行精确的诊断、针对性的评估和康复尤为重要。

　　运动性言语障碍(Motor speech disorders,MSDs)是指在言语过程中计划、编程或执行出现异常而导致言语产生过程中的呼吸、发声、共鸣、构音、韵律出现不同程度异常的障碍总称,包括神经性言语障碍(Dysarthria)和言语失用症(Apraxia)。其中神经性言语障碍又有痉挛型、弛缓型、运动失调型、运动不及型、运动过度型、单侧上运动神经元型、混合型七个类型的划分,每一类型临床表现不一,评估与康复内容也有所侧重点。

　　对于运动性言语障碍的智能康复围绕言语产生的子模块展开。除了第八篇第一章中提到的适用于言语嗓音中呼吸、发声、共鸣功能改善的嗓音 ICF - RFT 疗法之外,致力于改善构音、韵律的构音 ICF - PCT 疗法也同样适用于运动性言语障碍人群。构音 ICF - PCT 疗法是指从对患者影响程度最大的构音角度入手,结合其他言语子系统(如韵律)的训练,并逐渐从"字"阶段下的言语训练过渡至"连续语音"阶段下的言语训练,帮助患者更好地回归日常生活沟通交流。

　　本章将从运动性言语障碍的智能综合检查、神经性言语障碍的智能康复、言语失用症的智能康复展开阐述。

第一节　运动性言语障碍 Frenchay - ICF 综合检查

　　运动性言语障碍人群的受损方面较多,涉及呼吸、发声、共鸣、构音、韵律等多个维度,对应的评估内容繁多,耗费时间长,因此需要首先对运动性言语障碍人群的言语功能进行综合检查,判断患者存在某个或某些方面的障碍,以便后续言语治疗师对其展开针对性的精准评估和康复治疗。

一、运动性言语障碍 Frenchay - ICF 综合检查工具

运动性言语障碍的综合检查采用现代化康复云平台(http：//www.kangfuyun.com)进行检查。云平台的作用在于,言语治疗师、康复机构及康复科室可以对该账号下所有患者的档案进行整理,并具备综合检查、精准评估、ICF 转换、布置康复作业、周期性疗效评价等功能,为患者建立完整的康复档案,有助于言语治疗师对患者情况的整体把握和调整。运动性言语障碍的综合检查则使用"神经性言语障碍 Frenchay - ICF 综合检查(汉语普通话 ICF DrSpeech®,华东师大黄昭鸣改良版)"进行筛查,涉及呼吸、发声、共鸣、构音、韵律、肌力、反射等多个维度,并从 ICF 损伤等级的角度判断患者可能存在的受损方面,方便后续快速的功能诊断和提供针对性的康复治疗内容。运动性言语障碍 Frenchay - ICF 综合检查表见数字资源 8 - 3 - 1。

数字资源
8 - 3 - 1

二、运动性言语障碍 Frenchay - ICF 综合检查流程

(一) 基本信息填写

进行运动性言语障碍综合检查之前,言语治疗师首先要进行患者基本信息的收集,包括年龄、性别、相关病史及治疗状况、是否接受过康复治疗及治疗情况、有无其他疾病史、主要言语嗓音的症状等,如表 8 - 3 - 1 所示。

表 8 - 3 - 1　患者基本信息填写示范

单位名称

患者基本信息

姓名 *　丁××　　出生日期 *　1971.4.29　　性别：□ 男　☑ 女

检查者　尹××　　首评日期 *　2021.4.13　　编号 *　001

类型：□ 失语症　　　　　　☑ 神经性言语障碍(构音障碍)

　　　□ 器质性嗓音疾病　　　□ 功能性嗓音障碍　　□ 神经性嗓音障碍

　　　□ 言语失用症　　　　　□ 智力障碍　　　　　□ 脑瘫

　　　□ 听力障碍　　　　　　□ 自闭症　　　　　　□ 其他

主要交流方式：☑ 口语　□ 图片　□ 肢体动作　□ 基本无交流

听力状况：☑ 正常 □ 异常　听力设备：□ 人工耳蜗　□ 助听器　补偿效果

进食状况：未见明显异常。

言语、语言、认知状况：1. 反射、软腭、唇、舌方面,吞咽、流涎功能存在异常;软腭、唇、舌功能存在异常。2. 呼吸发声、喉的运动方面,呼吸支持不足,重度损伤;呼吸与发声不协调,中度损伤;声门闭合异常：声带接触率、接触率微扰、声门噪声中度及以上损伤。3. 可懂度方面,音位、音位对(读句)、韵律(朗读)、言语可懂度(会话)存在异常;语速偏慢,中度损伤;语调变化偏小,中度损伤。4. 认知方面,认知能力较差。

口部触觉感知与运动状况：下颌上下连续运动功能较差。

意见和建议：1. ICF 损伤程度统计值：平均值 1.1,标准差 0.4。2. 建议进行成人构音标准版评估,采用构音 ICF - PCT 疗法训练。

(二) 综合检查内容

综合检查包括两部分内容,第一部分为主观筛查,即采用"神经性言语障碍 Frenchay 主观检查"量表判断患者反射、呼吸发声、喉的运动、软腭运动、唇的运动、舌的运动和可懂度七个项目的情况;第二部分为客观筛查,采用客观声学参数的测量,以作为患者入院时的综合检查,用于进行神经性言语障碍诊断,并初步筛查出患者在呼吸、发声、共鸣、构音、韵律五个方面存在的障碍问题,并按照 ICF 功能分类对言语功能的分类"呼吸、发声、共鸣、构音、韵律"的参数,涵盖"b3100 嗓音产生"、"b3101 嗓音音质"、"b3302 语速"和"b3303 语调"四个编码,从而判断患者在标准常模下的损伤程度,为后续需要进一步进行的精准评估和治疗提供指导。

1. 神经性言语障碍 Frenchay 主观检查

评分等级选择方法：在对应的等级 a 级、b 级、c 级、d 级或 e 级进行画圈，如某个条目介于两个描述之间，则两者都画一个圆圈。一般建议在上午评测，完成整个评估流程只需 15 分钟～30 分钟，如表 8-3-2 所示。

表 8-3-2 神经性言语障碍 Frenchay 主观检查表

一、反射 让患者、家属或其他有关人员尽可能观察，以判断咳嗽、吞咽是否有困难及困难程度以及是否有流涎情况及程度。	描 述 等 级
1. 咳嗽 提出问题："当你吃饭或喝水时，你咳嗽或呛咳吗?"/ "你清嗓子有困难吗?"	ⓐ 级——没有困难。 b 级——偶有困难，咳、呛或有时食物进入气管，患者主诉进食必须小心。 c 级——患者必须特别小心，每日咳呛 1—2 次，清痰可能有困难。 d 级——吃饭或喝水时经常被呛，或有吸入食物的危险。在进餐时间外呛咳，例如，咽唾液时咳呛。 e 级——没有咳嗽反射，用鼻饲管进食或在吃饭、喝水、咽唾液时连续咳嗽。
2. 吞咽 如有可能，亲眼观察患者喝下约 120 毫升凉水，再吃一块饼干，要求其尽可能快地完成。并询问患者是否吞咽时有困难，记录有关进食的速度及进食种类限制。 注：喝一定量的水，正常时间是 4—15 秒、平均 8 秒。超过 15 秒为异常缓慢。	ⓐ 级——没有异常。 ⓑ 级——吞咽有一些困难，吃饭或喝水缓慢。喝水时停顿比通常次数多。 c 级——进食明显缓慢，避免一些食物或流质饮食。 d 级——患者仅能吞咽经过特殊处理的饮食，例如单一的或绞碎的食物。 e 级——患者不能吞咽，须用鼻饲管或经皮内镜下胃造口 (PEG)管进食。
3. 流涎 询问患者是否有流涎，并在会话期间观察之。	ⓐ 级——没有流涎。 ⓑ 级——嘴角偶有潮湿，患者可能叙述夜间枕头是湿的(应注意这是以前没有的现象，有些正常人在夜间也可有轻微的流涎)，当喝水时轻微流涎。 c 级——当倾身向前或精力不集中时流涎，略能控制。 d 级——在静止状态下流涎非常明显，但不连续。 e 级——持续过度流涎，不能控制。
二、呼吸发声	描 述 等 级
1. 静止状态 根据患者坐时且没有说话时的情况，靠观察作出评价，当评价有困难时，需要向患者提出下列要求：让患者闭嘴深吸气，然后尽可能带有呼吸声地、缓慢地呼出。示范，然后对第二次尝试计分。正常能平稳地呼出而且平均用时超过 5 秒。 注：尽量让患者有声地呼出以监控是否呼出完全，或者言语治疗师将手放置在患者嘴边，感受气体是否呼完。	a 级——没有困难。 ⓑ级——吸气或呼气较浅或不平稳。 c 级——有明显的吸气或呼气中断，或深吸气时有困难。 d 级——吸气或呼气的速度不能控制，可能显出呼吸短促，比 c 更加严重。 e 级——患者不能完成上述动作，不能独立控制。
2. 言语时 同患者谈话并观察其呼吸，问患者在说话时或其他场合下是否有气短。下面的要求常用来辅助评价：让患者尽可能快地一口气从 1 数到 20(10 秒内)，检查者不应注意受检者的发音，只注意完成所需呼吸的次数。正常情况下可以一口气完成，但是对于腭咽闭合不全者很可能被误认为是呼吸控制较差的结果，这时可让患者捏住鼻子来区别。 注：让患者尽可能一口气从 1 数到 20。	a 级——没有异常。 b 级——由于呼吸控制较差，偶尔出现因中断所致的不流利，患者可能申明其偶尔感到必须停下来，做一次外加的呼吸完成这一要求。 ⓒ级——因为呼吸控制不良，患者必须说得很快，声音可能逐渐消失，可能需要 4 次呼吸才能完成这一要求。 d 级——在吸气和呼气时都说话，或呼吸非常表浅只能说几个词，不协调，且有明显的可变性。患者需要 7 次呼吸来完成这一要求。 e 级——由于整个呼吸缺乏控制，患者言语受到严重障碍，可能一次呼吸只能说一个词。

三、喉的运动	描 述 等 级
1. 发声时间和音质 让患者尽可能地说/ɑ/，评估其发声的音质和时长。如果患者的发音持续嘶哑，则评为 e 级。 注：只计算嗓音清晰的时间，排除非声带振动产生的声音（如喉部振动、咽部振动）。	ⓐ级——患者能清晰发/ɑ/ 15 秒。 ⓑ级——患者能清晰发/ɑ/ 10 秒。 c 级——患者能发/ɑ/ 5—9 秒，发声断续嘶哑或中断。 d 级——患者能清晰发/ɑ/ 3—4 秒。 e 级——患者不能清晰地发/ɑ/ 3 秒，嗓音持续紧张/停顿或喉音。
2. 音调（音高） 让患者唱音阶（至少 6 个音符），示范并记录第二次尝试。可以使用音调（音高）的视觉指示，例如：言语基频或电声门图基频显示方式，可以使该项目的评估更具有信度。 注：尽量让患者按乐谱"do re mi fa so la"发音，从低音到高音有音阶的变化。	a 级——无异常。 b 级——好，但是患者显出一些困难，嗓音中断或吃力。 c 级——患者能表现 4 个清楚的音调（音高）变化，不均匀地上升。 ⓓ级——音调（音高）变化极小，但能显出高低音之间的差异。 e 级——音调（音高）无变化。
3. 响度（音量） 让患者从 1 数到 5，逐次增大响度（音量）。以耳语声开始，以非常响亮的声音结束。示范并记录第二次尝试。 注：让患者数 1、2、3、4、5，尽量从低到高有响度的变化，也可以使用强度（响度）的视觉指示。	a 级——患者能用有控制的方式来改变响度（音量）。 b 级——最小困难，偶尔有数字听起来响度（音量）很相似。 ⓒ级——响度有变化，但是有明显的不均匀改变。 d 级——响度（音量）只有轻微的变化，很难控制。 e 级——响度（音量）无变化，或者如果患者的音量过大或过小，即使患者的响度（音量）有轻微的变化，也要评为此级。
4. 言语时 注意患者在会话中是否发音清晰，及其音调（音高）和响度（音量）是否适宜。患者应该使用声带来发声，即不会振动咽部等。	a 级——无异常。 b 级——轻微的嘶哑，或偶尔不恰当地运用音调（音高）或响度（音量），只有训练有素的耳朵能注意到这一轻微的改变。 c 级——发声需要努力和专注力，发声变差且无规律。发声调整、清晰度或响度（音量）变化可能存在问题，但患者偶尔能够控制。 ⓓ级——在大多数情况下，发声是无效且不适当的。使用声带清晰发声或调整响度（音量）以适应环境、用语调表示副语言信息方面有困难。 ⓔ级——声音严重异常，可以明显出现两个或全部下面特征，连续的嘶哑或挤压嗓子，连续不恰当地运用音调（音高）和响度（音量）。发声对于一般沟通目的是无效的。

四、软腭运动	描 述 等 级
1. 返流 观察并询问患者食物或饮料是否会从鼻腔里出来。	ⓐ级——没有困难。 b 级——偶尔困难，患者主诉在上个月有一两次咳嗽时偶然出现。 c 级——中度困难，患者诉述说一周内发生几次。 d 级——每次进餐时，至少有一次。 e 级——患者进食流质或食物时，接连发生困难。
2. 抬高 患者仰头发/ɑ/ 5 次，观察患者的软腭运动是否充分上抬下降。（可用手电及压舌板辅助） 注意：在每个/ɑ/之间有一个充分的停顿，为的是使软腭有时间下降，若软腭在两次发声之间没有下降，则让患者在两次发声之间通过鼻子吸气。向患者示范此任务，并观察患者第二次尝试时的软腭运动。 注：若患者舌位太高，可借以压舌板下压辅助完成。	a 级——软腭运动充分保持对称性和平稳性。 ⓑ级——轻微的不对称，但是运动能完成。 ⓒ级——无法在所有的发音中都抬起软腭，或存在严重不对称。 d 级——软腭仅有一些最小限度的运动。 e 级——软腭无抬高或无内收。

续　表

四、软腭运动	描　述　等　级
3. 言语时 让患者说"妹(mei)""配(pei)""内(nei)""贝(bei)",仔细听在会话中是否出现鼻亢、鼻漏气或鼻音功能低下。 注:临床工作者可将自己的手指放在患者的鼻梁上感觉振动、或在患者鼻子下使用镜子观察雾气或进行鼻流量测量,这可以使评估更具有信度。	a级——共鸣正常,没有鼻漏气音。 ⓑ级——轻微的鼻音过重和不平稳的鼻共鸣或偶然有轻微鼻漏气音。 c级——中度的鼻音过重或缺乏鼻共鸣,有一些鼻漏气音。 d级——中到重度的鼻音或缺乏鼻共鸣,或明显的鼻漏气音。 e级——言语完全被严重的鼻音或鼻漏气音所掩盖。

五、唇的运动	描　述　等　级
1. 静止状态 当患者不说话时,观察唇的位置。 注:进行此项检查时,不需要告知患者在进行唇的观察,以免患者刻意保持唇的状态。	a级——没有异常。 ⓑ级——唇轻微下垂或不对称,只有经验丰富的检查者才能观察到。 ⓒ级——唇下垂,但是患者偶尔试图复位,位置可变。 d级——唇不对称或变形是显而易见的。 e级——严重不对称,或两侧严重病变,位置几乎不变化。
2. 唇角外展 要求患者做一个夸张的笑脸。示范并鼓励患者唇角尽量夸张地去尝试,观察患者双唇抬高和侧向的运动。	a级——没有异常。 b级——轻微不对称,经验丰富的检查者才能观察到。 ⓒ级——严重变形,只有一侧唇角抬高。 d级——患者试图做这一动作,但是外展和抬高两项均在最小范围。 e级——患者不能在任何一侧抬高唇角,没有唇的外展。
3. 闭唇鼓腮 让患者按要求完成下面的一项或两项动作,以帮助确定闭唇鼓腮时能达到的程度。 任务一:让患者用气鼓起面颊并坚持15秒,示范并记录患者所用的秒数,注意是否有气从唇边漏出。若有鼻漏气,言语治疗师应该用拇食指捏住患者的鼻子。 任务二:让患者清脆地发出/p/音10次,并鼓励患者夸张发这一爆破音,记下所用的秒数并观察发/p/音后闭唇的一致性。 注:患者用气鼓起面颊并坚持15秒,鼻腔可以呼吸。	ⓐ级——唇闭合良好,能保持唇闭合15秒或用均匀的唇闭合来重复发出/p/音。 ⓑ级——偶尔漏气,或在爆破音的每次发音中唇闭合不一致。 c级——患者能保持唇闭合7—10秒,听得到唇闭合,但听起来弱。 d级——唇闭合很差,唇的一部分闭合丧失,患者能尝试闭合,但不能坚持,听不到发音。 e级——患者不能保持任何唇闭合,看不见唇闭合动作也听不到患者发音。
4. 交替动作 以在10秒内重复发/u/、/i/10次的速度来示范,让患者夸张动作并试着模仿示范的速度(每秒做一次),但不要和言语治疗师同时做动作。患者可以不发出声音。记下所用秒数,可不必要求患者发出声音。 注:需要强调患者在发/u/时,嘴巴是圆圆的;发/i/时,嘴角外展。	a级——患者能在10秒内有节奏地交替做这两个动作,显示出很好的唇收拢和外展。 ⓑ级——患者能在15秒内交替做这两个动作,在唇收拢及外展时,可能出现有节奏的颤抖或动作变形。 c级——患者试图做这两个动作,似是很费力,一个动作可能在正常范围内。但是另一个动作严重变形。 d级——可辨别出唇形变化,或一个唇形的形成需做3次努力。 e级——患者不可能做任何动作。
5. 言语时 观察会话时唇的动作(运动),重点注意唇在所有发音时的形状。可以跟读以下句子来辅助评估:"马平给潘明买了袋菠萝面包。"	a级——唇动作(运动)在正常范围内。 b级——唇动作(运动)有些无力或颤抖,偶有漏音。 ⓒ级——唇动作(运动)较差,听起来呈现微弱的声音或爆破音,嘴唇形状有许多遗漏。 d级——患者有一些唇动作(运动),但听不到发音。 e级——没有观察到两唇的动作(运动),或双唇音的产生。

续　表

六、舌的运动	描　述　等　级
1. 静止状态 让患者张开嘴,在静止状态下观察舌 1 分钟,在嘴张开后,舌可能不会立即完全静止;因此,要经过一段时间才能观察到"静止状态"。如果患者保持张嘴有困难,可用压舌板放在其牙齿两边的边缘。 注:在此检查时,不要告知患者在观察舌的状态,以免患者刻意保持舌的状态。	a 级——无异常。 ⓑ级——舌显出偶尔的不随意运动,或最低限度的偏离。 c 级——舌明显偏向一边,或不随意运动明显。 d 级——舌的一侧明显皱缩,或整体成束状。 e 级——舌显出严重的不正常,即舌体小,有沟痕、皱缩或过度肥大。
2. 伸出 让患者完全伸出舌,并收回 5 次,嘴巴应处于半闭合位置。以 4 秒内完成 5 次完整动作的速度示范。记下所用的秒数。 注:让患者尽力达到完全伸出的状态,再开始计算 5 次完整动作所需的时间。	ⓐ级——舌在正常范围的平稳活动。 ⓑ级——活动慢(4—6 秒),其余正常。 c 级——伸舌不规则,或伴随面部怪相,伴有明显的震颤或在 6—8 秒完成。 d 级——患者只能把舌伸出唇,或运动不超过 2 次,完成时间超过 8 秒。 e 级——患者不能做这一动作,舌不能伸出唇。
3. 抬高 让患者把舌伸出指向鼻,然后向下伸向下颌,连续 5 次。在做这一动作时鼓励保持张嘴,以 6 秒内运转 5 次的速度示范。记录测试时间。运动范围比速度更重要,因此鼓励患者尽可能地伸展舌。 注:让患者尽力达到舌的向上和向下的运动,再进行计时。	a 级——无异常。 ⓑ级——活动好,但速度慢(8 秒内)。 c 级——两方面都能运动,但吃力或不完全。 d 级——只能向单一方向运动,或运动迟钝。 e 级——患者不能完成这一活动,舌不能抬高或下降。
4. 两侧运动 让患者伸舌,从一边到另一边运动 5 次,在 4 秒内示范这一要求,记录所用的秒数。运动范围比速度更重要,因此鼓励患者尽可能地伸展舌。 注:让患者尽力达到舌的向左和向右的运动,再进行计时。	a 级——无异常。 b 级——活动好,但慢,需要 5—6 秒完成。 c 级——能向两侧运动,但吃力或不完全,可在 7—8 秒内完成。 ⓓ级——只能向一侧运动或不能保持,9—10 秒完成。 e 级——患者不能做任何运动,或要超过 10 秒才可能完成。
5. 交替动作 让患者以尽可能快的速度说 /ka/、/ta/,共 10 次,以 5 秒内说 10 次 /ka/、/ta/ 的速度来示范,记录完成所需的秒数。 注:让患者能够清晰地发 /ka/、/ta/,然后再进行任务。	a 级——无困难。 b 级——有一些困难,轻微的不协调,稍慢,完成要求需要 5—7 秒。 ⓒ级——其中一个构音清晰,但另一个音不清晰,需 10 秒才能完成。 d 级——舌在位置上有变化,能识别出不同声音。 e 级——舌没有位置的改变。
6. 言语时 观察并判断在会话中舌的运动。或者跟读下面的句子来辅助判断:"陶凯他哥的蛋糕太大了。"	a 级——无异常。 b 级——舌运动轻微不准确,偶尔发错音。 ⓒ级——整体构音位置点正确,但由于缓慢的交替运动使言语吃力,个别辅音省略。 d 级——严重的变形运动,发音固定在同一位置上,舌的运动能力严重改变,元音歪曲,且辅音频繁遗漏。 e 级——舌没有明显的运动。

七、可懂度	描　述　等　级
1. 音位(读词): (1) 包　猫　刀　河 (2) 抛　套　高　铐　闹 (3) 飞　鸡　七　吸 (4) 鹿　紫　四　肉 (5) 粗　猪　出　书 注:一个词写在一张卡片上。	a 级——10 个词均正确,构音清晰。 ⓑ级——10 个词均正确,但是言语治疗师必须特别仔细听,并猜测所听到的词。 c 级——7—9 个词说得正确。 d 级——5 个词说得正确。 e 级——至多 2 个词说得正确。

续　表

七、可懂度	描　述　等　级
方法：以上是五个阶段的卡片，**在每个阶段中任选两张卡片**，共选出 10 张卡片。让患者进行朗读或者跟读的方式，为了保证分析结果的准确性，要求患者每个字发音 3 遍，每个音的发音时间以及音与音之间的间隔时间均约 1 秒，通过听觉感知来判断患者构音的准确性。	➢ 进一步建议：若该筛查项目得分不是 a 时，可采用《汉语构音功能评估表》进行进一步的评估。
2. **音位对（读句）**： C1 鞭炮爆了。　　　　大厅有地毯。 顾客戴了钢盔。 C2 琴键上有请柬。　　橙汁在茶桌上。 册子在脆枣旁。 C3 男孩在烤火。　　　伯父没有白发。 C4 夹心糖就在积雪上。　手上有折扇。 C5 赠送比萨。　　　　大娘那有豆奶。 C6 货物在河岸上。　　表妹喜欢斑马。 C7 葡萄在蟠桃旁。　　扑克在瓶口旁。 土块在坦克旁。 C8 被单上有斑点。　　表哥在吃冰棍。 蛋糕在大鼓上。 C9 猪仔在架子上。　　用陈醋炒菜。 上司吃寿司。 C10 李宁喝牛奶。　　　两人看落日。 以上是 C1—C10 组卡片，**每 10 组卡片中任选一句**，共 10 句，让患者进行朗读或者跟读的方式，通过听觉感知来判断患者句子构音的准确性。	a 级——10 个句子均正确，且句子的构音清晰。 b 级——10 个句子均正确，但言语治疗师必须特别仔细听，并猜测所听到的词。 ⓒ级——7—9 个句子说得正确，且 7—9 个句子的构音清晰。 ⓓ级——5 个句子说得正确，且 5 个句子的构音清晰。 e 级——至多 2 个句子说得正确。 ➢ 进一步建议：若该筛查项目得分不是 a 时，可采用《汉语构音功能评估表》进行进一步的评估。
3. **韵律（朗读）** "你孙子过生日要买什么？" "我想买**玩具**。" "**快**来超市吧，这些玩具**打折**呢！" 让患者朗读以上内容。	a 级——无异常。 ⓑ级——韵律轻度异常，重音、语调、节奏仅有一方面损伤，但都能听懂。 ⓒ级——韵律中度异常，重音、语调、节奏有两方面损伤，其中能听明白一半。 ⓓ级——韵律重度异常，重音、语调、节奏三方面都损伤，偶尔能听懂。 e 级——韵律极重度异常，完全不能理解。 ➢ 该筛查项目对应 ICF 言语嗓音、构音语音功能评估中部分参数测量： 主要录音材料（朗读）： 你孙子过生日要买什么？ 我想买**玩具**。 **快**来超市吧，这些玩具**打折**呢！ 主要录音材料说明： 重音（**玩具**　**快**　**打折**） 嗓音产生（b3100）：言语基频 语速（b3302）：连续语音能力言语速率 语调（b3300）：言语基频标准差 ➢ 进一步建议：若该筛查项目得分不是 a 时，若该筛查项目得分不是 a 时，可采用《言语韵律功能评估量表》（华东师范大学尹敏敏编制）。

续　表

七、可懂度	描　述　等　级
4. 言语可懂度(会话) (1) 你叫什么名字? (2) 你今年多大了? (3) 你最喜欢吃什么水果? (4) 你休闲娱乐喜欢做什么? (5) 你家住在哪里? (6) 你家里都有谁? (7) 你以前是做什么工作的? 以上是 7 组问句,随机从中选择 5 组问句。鼓励患者进行会话,大约持续 5 分钟。	ⓐ级——无异常。 ⓑ级——言语异常,但可理解,偶尔需患者重复。 ⓒ级——言语严重障碍,其中能听明白一半,患者经常重复。 ⓓ级——偶尔能听懂。 ⓔ级——完全听不懂患者的语言。 ➤ 进一步建议:若该筛查项目得分不是 ⓐ 时,可采用《言语可懂度评估量表》(华东师范大学孙梓琴编制)进行进一步的评估。

2. ICF 言语功能客观检查

ICF 言语功能客观检查则是选择一些声学参数来辅助支撑主观筛查的结果,如呼吸支持能力、呼吸与发声协调能力、构音清晰度、语速控制和语调控制能力等。

嗓音产生中的呼吸功能测试由最长声时和最大数数能力两个参数获得。最长声时是指深吸气后,持续发元音 /ɑ/(或其他)的最长时间,单位是秒(s),它主要反映言语呼吸支持能力;最大数数能力是指深吸气后,持续地发 1 或 5 的最长时间,单位是秒(s),它主要反映呼气和发声之间的协调性、言语呼吸控制能力。最长声时和最大数数能力的综合检查如表 8-3-3 及图 8-3-1 所示。

表 8-3-3　嗓音产生中呼吸功能测量项目

日　期	最长声时	最长声时状况(偏小、正常)	实际年龄	是否腹式呼吸
2021.4.13	6.9秒	偏小	50	腹式

日　期	最大数数能力	最大数数能力状况(偏小、正常)	实际年龄	呼吸和发声是否协调
2021.4.13	4.8秒	偏小	50	不协调

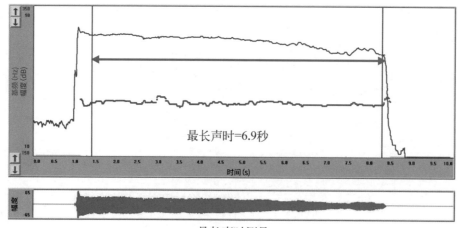

a. 最长声时测量

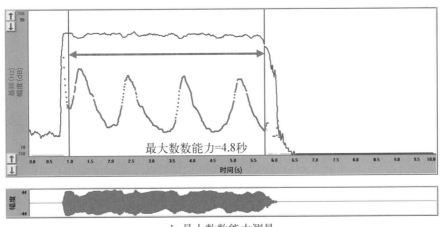

b. 最大数数能力测量

图 8-3-1 嗓音产生中最长声时与最大数数能力测量截图示例

(言语障碍测量仪,ICFDrSpeech®,上海慧敏医疗器械有限公司授权使用)

　　言语基频主要反映言语时习惯基频或习惯音调水平,是衡量言语发声功能的最佳指标之一。测试时要求患者朗读语音均衡式材料"超市篇"的段落,共 4 句,最终计算其言语基频平均值得到言语基频的综合检查的结果。此外,该语料也可用于 b3302 语速和 b3303 语调能力的测试,同样计算 4 句话的各参数平均值,最终得到语速和语调的综合检查结果。语速能力选择言语速率作为综合检查的指标,其计算公式为言语速率=音节个数/发音时长。语调能力选择言语基频标准差作为综合检查的指标,言语基频标准差是指言语基频波动或离散的程度,可反映患者在句子阶段每句话的语调变化能力。言语基频、言语基频标准差、言语速率的综合检查如表 8-3-4 及图 8-3-2 所示。

表 8-3-4 言语基频、言语基频标准差、言语速率测量项目

日　期	言语基频	言语基频状况(↓、正常、↑)	实际年龄	是否音调正常
2021.4.13	250 赫兹	正常	50	是
	言语基频标准差		连续语音能力言语速率	
	26 赫兹		1.8 个/秒	

　　朗读材料"超市篇"内容:你孙子过生日要买什么?

　　　　　我想买**玩具**。

　　　　快来超市吧,这些玩具**打折**呢!

　　基频微扰是指以稳定的嗓音进行发声时声波频率的变化率,单位是%,主要反映粗糙声程度,其次是嘶哑声程度,一般来说,正常值小于 0.5%。声门噪声是指嗓音产生过程中由于声门闭合不全导致漏气的扰动噪声能量,单位是分贝,主要反映气息声程度,其次反映嘶哑声程度,一般来说,正常值小于-10 分贝。幅度微扰是指以稳定的嗓音进行发声时声波振幅的变化率,单位是%,主要反映嘶哑声程度,一般来说,正常值小于 3%。

　　声带接触率是指声带振动过程中(持续元音/æ/或其他)声门的接触程度,单位是%,主要反映双侧声带的闭合程度,体现声带水平面上的开、闭过程。一般来说,正常值介于 50%~70% 之间。声带接触率微扰是指相邻周期间声带接触率的变化,单位是%,主要反映声带振动的规律性。一般来说,正常值小于 3%。基频微扰、声门噪声、幅度微扰、声带接触率和声带接触率微扰的综合检查如表 8-3-5 及图 8-3-3 所示。

测量报告
(时长:14.38s——起点:0.73s, 终点:15.10s)

言语基频(Hz):		言语幅度(dB):	
平均基频:	250.00	平均幅度:	58.00
基频标准差:	26.00	幅度标准差:	18.00
基频有效范围:	104.00 [198.00-302.00]	幅度有效范围:	72.00 [22.00 -94.00]
说话时间:	100.00%	无声时间:	0.00%
浊音时间:	48.91%		
清音时间:	51.09%		

图 8-3-2　言语基频、言语基频标准差、言语速率测量

(言语障碍测量仪,ICFDrSpeech®,上海慧敏医疗器械有限公司授权使用)

表 8-3-5　嗓音音质声学测量及电声门图测量项目

日　期	基 频 微 扰	幅 度 微 扰	声 门 噪 声	是否嗓音漏气
2021.4.13	0.26%	2.04%	- 13.11 分贝	否
	声带接触率	声带接触率微扰	是否挤压喉咙	是否声带振动失调
	70.99%	4.27%	是	是

噪音数据
(开始:1.2s　结束:1.6s)

习惯基频(Hz)	239.46	噪声能量(dB)	-0.73	最长声时(秒)	0.00
基频微扰(%)	0.73	谐噪比(dB)	16.53	s/z比	0.00
振幅微扰(%)	2.49	信噪比(dB)	15.46	比率(%)	36.00
基频震颤(Hz)	10.91	振幅震颤(Hz)	10.91		
平均基频(Hz)	240.05				
Fo标准差(Hz)	2.92				
最大基频(Hz)	245.00				
最小基频(Hz)	233.33				

a. 嗓音音质声学测量

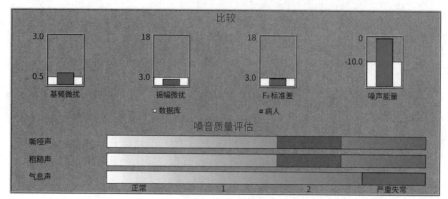

b. 嗓音音质声学测量

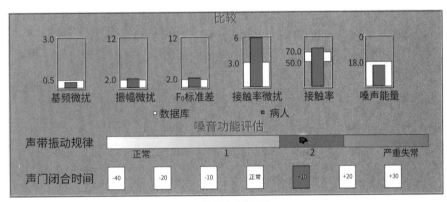

电声门图数据

（开始：1.3s　结束：1.7s）

习惯基频(Hz)	245.12	噪声能量(dB)	-20.46	接触率(%)	78.19
基频微扰(%)	0.36	谐噪比(dB)	23.38	接触幂	-0.15
振幅微扰(%)	2.28	信噪比(dB)	22.23	开放率(%)	57.63
基频震颤(Hz)	5.69	振幅震颤(Hz)	3.76	闭合率(%)	42.28
				接触率微扰(%)	5.94
平均基频(Hz)	244.63			接触幂微扰(%)	76.74
Fo标准差(Hz)	2.41				
最大基频(Hz)	249.15				
最小基频(Hz)	239.67				

c. 电声门图测量

d. 电声门图测量

图 8-3-3　嗓音音质声学测量及电声门图测量

（言语障碍测量仪，ICFDrSpeech®，上海慧敏医疗器械有限公司授权使用）

（三）综合检查结果分析

运动性言语障碍的综合检查主要是对患者的言语功能敏感参数的筛查，帮助言语治疗师迅速了解患者的损伤方面及程度，为后续的精准评估和治疗提供起点。如表 8-3-6 所示为某位患者的言语功能经过 ICF 转换后的综合检查结果。

表 8-3-6　神经性言语障碍 Frenchay-ICF 综合检查

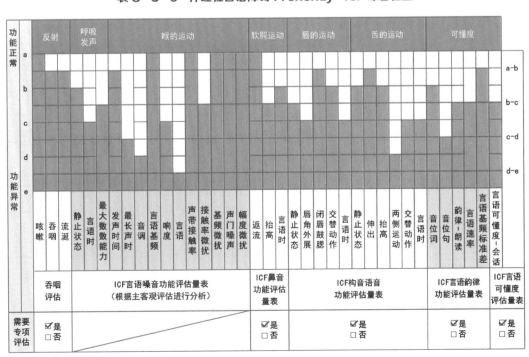

　　运动性言语障碍综合检查结束后应对患者的功能状态进行分析,并判断患者后续的精准评估和治疗内容。如表8-3-6所示,该患者在软腭、唇、舌方面存在运动功能的异常,尤其舌运动更为明显,后续要注重口部运动功能的评估与治疗;在呼吸发声方面存在呼吸支持不足、呼吸与发声不协调以及响度的异常,后续要注重呼吸功能以及响度控制的评估与训练;此外,患者存在构音清晰度降低、语速偏慢、语调单一的异常表现,后续要对患者的构音清晰度和语速语调进行评估和治疗。以上异常均会降低患者的言语可懂度,最终造成患者言语沟通效率低下。

　　经过快速的综合检查,言语治疗师可初步判定患者是否存在言语异常,接下来通过对呼吸、发声、共鸣、构音、韵律这五大功能中的参数进行精准评估,即客观测量与定量评估,获得客观的数据和ICF精准评估结果,便于言语治疗师明确详细情况,为后续制订康复治疗计划提供依据。

第二节　神经性言语障碍智能康复

　　神经性言语障碍是一组神经源性言语障碍的统称,表现在神经损伤导致的言语产生涉及的呼吸、发声、共鸣、构音和韵律方面所需要的力量、速度、范围/幅度、稳定性或准确性方面的异常。神经性言语障碍在获得性损伤疾病中较为常见,如脑卒中后患者中有将近40%的患者会并发神经性言语障碍,因此对神经性言语障碍的康复尤为重要。神经性言语障碍的七大分型中,单侧上运动神经元型与痉挛型表现类似,但症状稍轻;混合型即包含六种其他分型的两种或以上的临床表现,因此本节将就神经性言语障碍的痉挛型、弛缓型、运动失调型、运动不及型、运动过度型,分别展开智能化康复的介绍。

一、痉挛型言语障碍的智能康复

(一) 痉挛型言语障碍的概述

　　痉挛型言语障碍是双侧上运动神经元的锥体系和锥体外系均损害,而导致的一种特征明显的运动性言语障碍。锥体系损害导致精细运动功能障碍;锥体外系的损伤则影响它们在运动控制中的主要抑制作用,病变往往引起过度的阳性体征,如肌张力增高、痉挛和高兴奋性反射。痉挛型言语障碍的特征受肌肉无力和痉挛综合影响,体现在言语运动速度减慢、运动范围缩小和肌力减弱等方面。退行性疾病、血管疾病和创伤性疾病是其主要病因。

(二) 痉挛型言语障碍的临床表现

　　呼吸方面,痉挛型言语障碍患者异常的呼吸运动可能会导致吸气与呼气动作减弱,呼吸方式不协调,以及肺活量的减少,以至于说话时语句的长度较短、响度低下。

　　发声方面,痉挛型言语障碍患者易出现音质粗糙、紧张音质、低音调等异常表现,一般认为喉部肌肉张力增高会使音调降低。

　　共鸣方面,痉挛型言语障碍患者言语时常有鼻音过重的现象,这是由于这类患者软腭的运动速度缓慢甚至软腭痉挛而无法运动,出现腭咽闭合不全的情况所致。

　　构音方面,痉挛型言语障碍患者构音器官的运动范围明显减小,虽然舌的外观看起来并没有明显萎缩,但舌的运动速度较缓慢,舌肌无力并且舌运动范围变小。产生言语运动时,患者在说复杂的声母时会出现歪曲或替代甚至遗漏现象,韵母也出现歪曲现象。

　　韵律方面,在连续语音或自发性谈话中出现音调单一、响度单一现象,言语时句子长度变短、重音减少等也是痉挛型言语障碍患者的一个韵律特点。

(三) 痉挛型言语障碍的智能康复

1. 呼吸功能的智能康复

　　由于喉部异常的肌张力,患者也常表现出呼吸动作减弱、肺活量减少、呼吸模式不协调等。因此在对痉挛型患者治疗时,不仅出于对呼吸功能的调整,也为后续的言语功能改善奠定基础,通常先对其进行呼吸放松训练,以及相应的呼吸功能的训练,以改善患者的呼吸方式、呼吸支持不足以及呼吸与发声不协调等问题。

以逐字增加句长法为例,要求患者一口气连贯地朗读词句,并循序渐进地增加句长,来增强患者的言语呼吸支持能力,提高其呼吸与发声的协调性。训练步骤为让患者跟读句子:言语治疗师朗读,患者跟读,朗读时要一口气朗读一个句子,语速和句子长度根据患者的能力进行调节,可采用慢速跟读、快速跟读以及快慢交替跟读等,如图8-3-4所示。

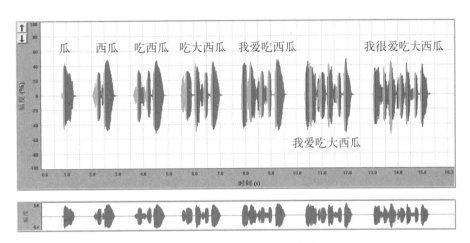

图8-3-4 逐字增加句长法的智能康复

(言语障碍测量仪,ICFDrSpeech®,上海慧敏医疗器械有限公司授权使用)

2. 发声功能的智能康复

在发声部分,痉挛型言语障碍患者可以先做全身性的放松练习,再做头颈部的放松训练,之后进行元音发声练习。可采用张嘴法,通过视觉提示等方式让患者张嘴发无意义音、单音节、双音节词等,如元音/ɑ、o、e/的发音训练,帮助患者培养张嘴发音的习惯,增加发音时嘴的张开度,从而协调发声器官和构音器官之间的运动,为其获得更好的音质奠定基础。患者在发音的过程中观察实时反馈得到的声波图像,感知发音时张嘴程度不同的图像变化,让患者区分发不同位置的音的张嘴幅度不同,如图8-3-5所示。

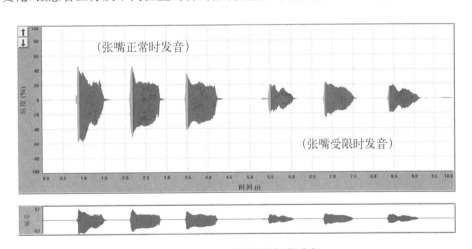

图8-3-5 张嘴法的智能康复

(言语障碍测量仪,ICFDrSpeech®,上海慧敏医疗器械有限公司授权使用)

3. 共鸣功能的智能康复

部分痉挛型言语障碍患者有鼻音过重的情形,可通过增大张嘴的程度来增加口腔的共鸣程度,以减少鼻腔共鸣。使用内视镜增加视觉反馈,由视觉反馈增加腭咽闭合程度。也可使用鼻音计,患者佩戴后通过视觉反馈,尝试降低鼻音指数,减少鼻腔声学能量的输出。可采用共鸣放松训练,患者通过完成一些夸张的动作或发一些特定的音,使共鸣肌群进行紧张与松弛的交替运动,从而促进共鸣肌群之间的协调与平衡,为形成良好的共鸣奠定基础,包括口腔放松训练和鼻腔放松训练两个部分。口腔放松训练主要通过颌部、唇部、舌部的运动,放松口面部肌群,为建立有效的口腔共鸣奠定基础。患者可以想象口中有一大块口香糖,尽可能大幅度地进行咀嚼以此完成下颌和唇部的放松训练;或者用舌头绕牙齿外表面进行洗刷动作来完成舌部放松训练。鼻腔放松训练主要通过交替发鼻音与非鼻音,使软腭进行松弛与紧张的交替运动,为建立有效的鼻腔共鸣奠定基础。例如/bi-M-BI-M/、/di-N-DI-N/、/du-N-DU-N/、/gu-(NG)-GU-(NG)/等(重读部分用大写表示),如图8-3-6所示。

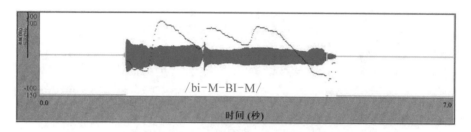

图 8-3-6 鼻腔放松训练的智能康复

(言语障碍测量仪,ICFDrSpeech®,上海慧敏医疗器械有限公司授权使用)

4. 构音能力的智能康复

在构音方面,一般性的强化训练可能会增加口面部肌肉的力量,但这些动作有时候并不适合痉挛型言语障碍患者,反而会增加肌肉的紧张度,增加肌肉痉挛程度。对痉挛型言语障碍患者而言,更多的是需要放松他们的肌肉,构音练习时使用一些缓和的方式,运用最少的紧张度来进行发音练习。

除此以外,可采用构音 ICF-PCT 疗法,在习得音位的基础之上用语音的最小单位为训练介质,专门针对精细语音进行训练,提高患者言语康复的精准度,为其连续语音打下基础,因此可以说是一种高级的基础训练。从声母音位对比图(图 8-3-7 所示)中我们可以看到每一个声母都有对应的发音方式和发音部位,并且

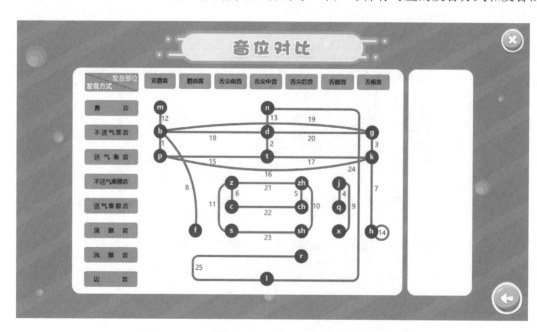

图 8-3-7 构音 ICF-PCT 疗法的智能康复逻辑

(构音障碍测量与康复训练仪,ICFDrSpeech®,上海慧敏医疗器械有限公司授权使用)

同一个发音部位也可对应不同的发音方式,因此患者经常会将相似的声母音位相混淆,这时就要进行音位对比训练。

通过构音 ICF - PCT 疗法在词语和句子训练中进行应用,让患者模仿复述由一组最小声母音位对(如 /t-d/ 音位对)组成的词语和句子从而提高言语清晰度,向自发地说出连续语音过渡,如图 8-3-8 所示。

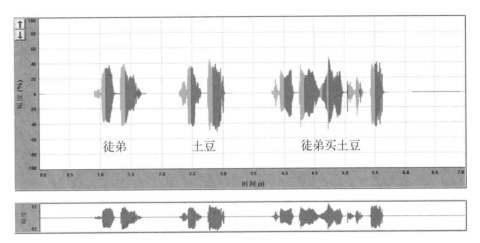

图 8-3-8 构音 ICF - PCT 疗法在词语和句子中的应用

(言语障碍测量仪,ICFDrSpeech®,上海慧敏医疗器械有限公司授权使用)

5. 韵律能力的智能康复

对于痉挛型言语障碍患者而言,重音模式的异常是其重要言语特征,例如,若患者只能发句首的重音而无法发句尾的重音,使用重音对比训练可以帮助患者减轻以上症状。

可采用提问的方式完成训练。通常是言语治疗师先问问题,患者回答时要将重音落在要回答的词语上。例如,言语治疗师给患者看一张白色的小猫图片,然后言语治疗师询问患者"贝贝是什么颜色的小猫?"患者回答"贝贝是白色的小猫"。注意,患者要将重音落在"白色"两字上。答句的长度要根据患者的功能情况而定,通常是 5—9 字不等。也可采用跟读的方式完成训练,可以由言语治疗师示范患者跟读练习不同重音的相同句子。例如,一组训练材料可以是"**贝贝**是白色的小猫""贝贝是**白色**的小猫""贝贝是白色的**小猫**",三个句子的重音分别是"贝贝""白色""小猫",如图 8-3-9 所示。最后随着治疗进程的过渡,言语治疗师可让患者对着一张图片说出描述性的句子,反过来让言语治疗师听出患者的重音所在,以此巩固前面的重读训练,并可以由此检查训练效果。

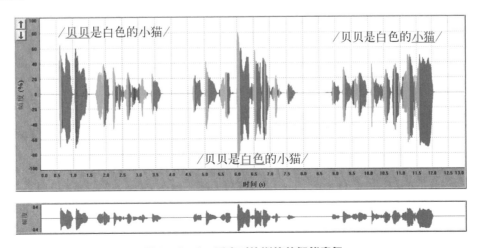

图 8-3-9 重音对比训练的智能康复

(言语障碍测量仪,ICFDrSpeech®,上海慧敏医疗器械有限公司授权使用)

二、弛缓型言语障碍的智能康复

（一）弛缓型言语障碍的概述

弛缓型言语障碍是由多个颅神经或脊神经损伤所引起的一种运动性言语障碍，从达利(Darley)等人给出的弛缓型言语障碍的定义可知，大多强调其至少具备两项特定的言语特征：首先，弛缓型言语障碍是由颅神经或脊神经中的下运动神经元受损引起的，这表明此类型的言语障碍是由周围神经系统受损所致；其次，弛缓型言语障碍患者在言语或呼吸系统的肌肉组织呈现无力的状态，这种肌无力状态进而导致此类型言语障碍呈现异常的言语特征，具体可表现在呼吸、发声、共鸣或构音等言语产生系统等方面。

任何损害运动单元传导过程的因素均可能导致弛缓型言语障碍，包括遗传因素、脱髓鞘病变、感染或炎症、退行性病变、代谢性疾病、肿瘤、脑外伤及脑血管疾病等。

（二）弛缓型言语障碍的临床表现

呼吸方面，呼吸变弱、呼吸支持不足现象是弛缓型言语障碍的主要表现之一。上述任何一种情况都会导致患者声门下压不足，影响言语的产生。声门下气流量不足时，弛缓型言语障碍患者呈现响度低下和句长短的言语异常现象。

发声方面，弛缓型言语障碍常见发声功能低下(Phonatory incompetence)，主要指发声时声带闭合不全。通常迷走神经下的喉返神经支配受损容易造成此现象，可使声带的内收肌与外展肌出现无力或麻痹的现象。如果主要影响到内收肌，则声带无法完全闭合，使得患者言语时伴随气息声；如果主要影响到外展肌，则在吸气时声带就无法完全外展，而当外展不充分时，吸气时会听见喘鸣音。

共鸣方面，鼻音过重是诊断弛缓型言语障碍的一项重要指标。该类型言语障碍还会出现其他共鸣相关异常，包括因腭咽闭合不全所导致的鼻漏气，口腔内压减少造成的口压型辅音变弱及说话时气流从鼻腔漏失，而导致句长过短等。

构音方面，弛缓型言语障碍患者构音错误的严重程度有很大差异，轻者只有轻微的歪曲现象，重者的言语让人完全无法理解。面神经与舌下神经的受损是造成这些声母歪曲的常见原因。双侧面神经受损会严重影响双唇音与唇齿音的产生，同时也会影响需要通过圆唇来发出的声母和韵母。若双侧舌下神经受损，患者在发翘舌音(尤其是需要舌尖上抬的音)时容易出现遗漏现象。舌下神经受损后可能会影响到舌尖前、中、后音的产生，如/z/、/d/、/zh/音。

韵律方面，弛缓型言语障碍患者可能因为喉部肌力减弱，而无法完成正常的音调和响度变化，导致音调单一和响度单一的韵律特征。

（三）弛缓型言语障碍的智能康复

1. 呼吸功能的智能康复

弛缓型言语障碍患者由于呼吸功能减弱，因此常常表现出呼吸与发声不协调的状况，为改善其呼吸与发声不协调的情况，在呼吸训练的基础上，主要可以借助唱音法、嗖音法等多种方法对其进行改善训练。例如，唱音法通过让患者连续地发长音、短音或者发长音和短音交替发音，如图 8-3-10 所示，来提高患者言语呼吸支持能力，促进患者呼吸与发声的协调，提高其言语时灵活控制气流的能力，从而轻松地发音，主要适用于呼吸与发声不协调，也适用于呼吸支持不足。

2. 发声功能的智能康复

音调单一是弛缓型言语障碍患者常出现的症状之一，利用乐调匹配法可以很好地对其进行训练调整。乐调匹配法是指根据患者现有的音调水平，选择乐器的不同音阶，对其进行音调的模仿匹配训练，以逐步建立正常的音调，提高其音调控制能力。根据患者对应的基频参考标准确定目标音调，并根据当前患者的言语基频确定本次训练使用的音阶，音阶数目的多少根据患者的能力决定。乐调的上升或下降应根据患者障碍的类型

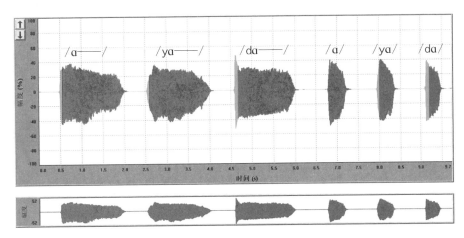

图 8-3-10　唱音法的智能康复

（言语障碍测量仪，ICFDrSpeech®，上海慧敏医疗器械有限公司授权使用）

确定，若患者音调过低，则应采用升调进行训练。进一步可在哼唱乐调后发单元音、数数以及说词语等，如图8-3-11所示。

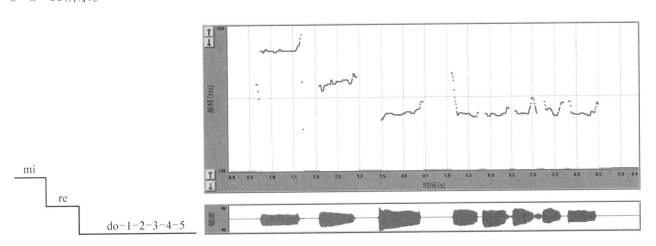

图 8-3-11　乐调匹配法（降低音调）的智能康复

（言语障碍测量仪，ICFDrSpeech®，上海慧敏医疗器械有限公司授权使用）

3. 共鸣功能的智能康复

对于弛缓型言语障碍患者而言，最主要的共鸣障碍是鼻音功能亢进，鼻音功能亢进的干预方法主要有口腔共鸣法。口腔共鸣法指在发声或说话时咽腔打开放松，同时舌放松，鼓励嘴巴张大时的发音，甚至下颌可以过度张开以帮助患者体会口腔共鸣的感觉，从而建立有效的口腔共鸣，提高口腔共鸣功能。在进行共鸣训练时可作简单的吹气或吸气运动或鼓腮训练，以促进腭咽闭合运动。详见"痉挛型言语障碍的智能康复"部分相关内容。

4. 构音功能的智能康复

构音治疗包括构音运动治疗和构音训练。构音运动治疗是在口部运动治疗的基础上，促进已经建立的口部运动准确地应用于构音，进一步强化下颌、唇、舌的各种构音运动模式，促进口部运动与构音运动的统一，为准确的构音奠定良好基础。构音训练是在口部运动治疗和构音运动治疗的基础上，进一步聚焦在形成有意义语音的训练，其目的就是让患者掌握韵母音位和声母音位的正确构音。针对弛缓型言语障碍患者辅音发音不清楚的情况，治疗应包括音位诱导、音位习得（获得）、音位对比三个主要环节。

音位诱导训练是声母构音语音训练中最为重要的一个阶段，主要目的是帮助患者诱导出本被遗漏、替代或者歪曲的目标声母音位,是个从无到有的过程。

音位习得(获得)训练在音位诱导训练的基础上,通过大量的练习材料巩固发音,将诱导出的音位进行类化,使患者不仅仅能发出目标音位的呼读音或者一至两个含有该目标音位的单音节,而且能够发出更多有意义的声韵组合,使目标音位位于任意位置时,患者都能够正确地发出。

音位对比训练是将容易混淆的一对声母提取出来进行专门的、巩固的训练,用来进一步强化新习得的声母音位。最典型的音位对比训练,即是构音 ICF‐PCT 疗法核心内容,该方法以"音位对比"为训练手段,用语音的最小单位为训练介质,专门针对精细语音进行训练。例如,对/t‐d/这一对容易混淆的音位对进行训练,通过让患者进行听辨、朗读目标音等多种方法提高其声母音位对比能力,如图 8‐3‐12 所示。

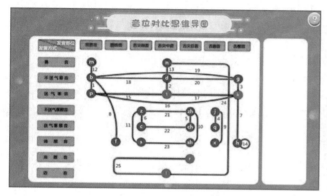
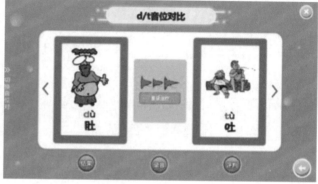

a. 构音ICF‐PCT疗法思维导图　　　　　　　　b. /d‐t/音位对比词语

图 8‐3‐12　ICF‐PCT 疗法的智能康复

(构音障碍测量与康复训练仪,ICFDrSpeech®,上海慧敏医疗器械有限公司授权使用)

5. 韵律功能的智能康复

弛缓型言语障碍患者常见的韵律问题有语速慢、音调单一,可采用结构化语音 ICF‐SDDK 疗法对其进行干预。当完成某一音位的构音治疗时,对已习得音位相关的语音重复、切换、轮替的语料进行语调节奏和语速训练,对已习得的音位加以巩固,在确保患者的构音清晰度的同时进一步改善患者的言语流利和节律问题,从而提高患者的言语可懂度。主要包括以下几个内容。

(1)语音重复

训练患者连续、清晰地说出每句话中多次出现同一个目标声母的能力,如/h/音,使用语音重复+音节时长的训练语料为"荷花在河里",如图 8‐3‐13 所示。

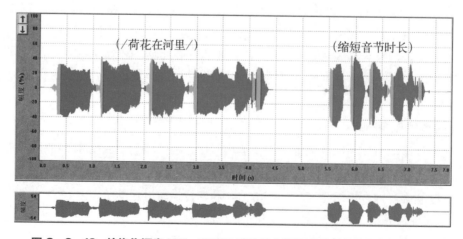

图 8‐3‐13　结构化语音 ICF‐SDDK 疗法结合缩短音节时长的智能康复训练

(言语障碍测量仪,ICFDrSpeech®,上海慧敏医疗器械有限公司授权使用)

（2）语音切换

每句话中的目标声母音位对至少出现一次，训练患者的连续语音切换能力，如/b/音，使用语音切换＋音调训练的训练语料为"鞭炮爆了"，如图 8－3－14 所示。

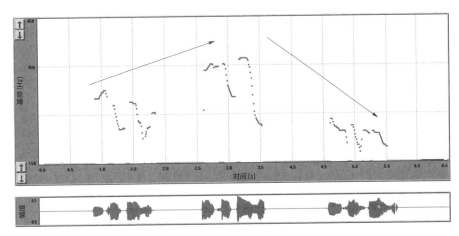

图 8‑3‑14　结构化语音 ICF‑SDDK 疗法结合音调变化的智能康复训练

（言语障碍测量仪，ICFDrSpeech®，上海慧敏医疗器械有限公司授权使用）

（3）语音轮替

提升患者在同一发音部位、不同发音方式声母（如唇声母 b/p/m/f）或同一发音方式、不同发音部位声母（如鼻音 m/n）间轮替发音的能力，如/b-m-p-f/音，使用语音轮替＋停顿起音的训练语料为"爸爸买屏风"，如图 8－3－15 所示。

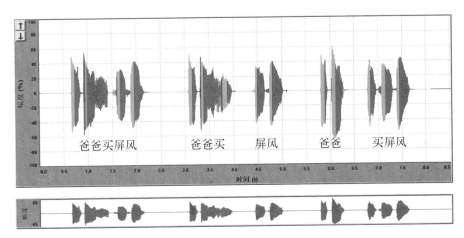

图 8‑3‑15　结构化语音 ICF‑SDDK 疗法结合减少停顿起音的智能康复训练

（言语障碍测量仪，ICFDrSpeech®，上海慧敏医疗器械有限公司授权使用）

（4）康复训练

对以上语音重复、切换、轮替的语料进行停顿起音、音节时长、音调变化和响度变化的训练。

三、运动失调型言语障碍的智能康复

（一）运动失调型言语障碍的概述

运动失调型言语障碍是一种与小脑感知控制回路损伤相关的神经性言语障碍，是运动性言语障碍中的一种常见类型。主要是由于小脑及连接小脑和中枢神经系统其他部分之间的神经回路出现异常，导致神经肌肉动作的执行出现异常，主要反映为运动控制方面的异常和感知觉异常。在临床诊断时将病变位置定位到小脑或小脑控制回路上,这一定位有助于进行神经系统疾病和神经性言语障碍诊断,对运动失调型言语障碍的鉴别诊断也有一定的帮助。

一般而言,任何损害小脑或小脑控制回路的病变都有可能引起运动失调型言语障碍,包括退行性、脱髓鞘性、血管性、肿瘤性、炎性或感染性、内分泌性、结构性、创伤性、免疫介导性、毒性或代谢性疾病。但是运动失调型言语障碍的具体病因尚不清楚,其中由退行性、血管性和脱髓鞘性疾病所致的运动失调型言语障碍较为常见。

(二)运动失调型言语障碍的临床表现

呼吸方面,运动失调型言语障碍的患者由于小脑损伤导致与呼吸调节有关的肌肉的协调性异常,从而影响言语过程中呼吸功能的稳定发挥。当这种协调性出现异常时,可能表现为夸张的呼吸动作或者相互拮抗的呼吸动作。

发声方面,运动失调型言语障碍的患者较少出现发声系统的障碍,若出现发声障碍则通常表现为粗糙声,还可能表现出嗓音震颤(Voice tremor),主要由小脑损伤引起,同样与肌肉运动异常有关,但出现的几率比粗糙声小。

共鸣方面,运动失调型言语障碍患者可见鼻音功能亢进(Hypernasality)的现象,但概率较其他类型较小。

构音方面,构音障碍是运动失调型言语障碍患者的主要言语问题。小脑的损伤致使患者不能精确地控制构音运动的时相、强度、范围、方向等,从而常表现为辅音构音不准确(Imprecise consonants)和元音歪曲(Distorted vowels),即汉语普通话中的声母构音不准确、韵母歪曲,导致患者说话含糊不清。构音是相关言语肌肉相互协作的复杂过程,当出现异常时常表现出构音运动分解(Decomposition of movement)现象。

韵律方面,一般表现为语调变化单一、不恰当的重音过多、响度变化单一、音节延长、不恰当的停顿、语速缓慢等。不恰当的重音过多是该类障碍患者的特征性表现之一,即在非重音部分时说重音,这种异常状况在听感上容易造成一字一顿的感觉,从而影响言语可懂度。

(三)运动失调型言语障碍的智能康复

1. 呼吸功能的智能康复

呼吸方面,可加强生理腹式呼吸的训练,以增加肺活量,并以腹式呼吸结合发声的训练方法进行训练,增加发声时的呼吸支持。另外,还可采用缓慢平稳呼气法和快速用力呼气法提高呼吸支持能力。以快速用力呼气法为例,让患者深吸气后,快速用力地发送气塞音的本音/单音节词;可在发音的同时进行声时实时反馈训练,观察发声同时声波图像的变化,帮助患者控制呼出气流,提高患者言语时呼吸支持能力。选择送气塞音进行快速用力呼气法的训练可选择进行无意义音/p/、/t/、/k/的快速用力发音;单音节词如"爬、兔、渴",发音同时快速用力地将气流呼出,如图8-3-16所示。

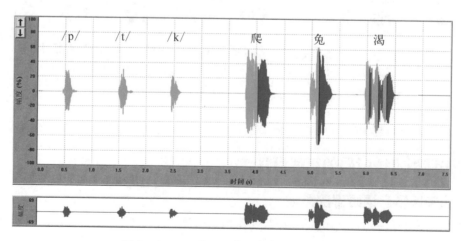

图 8-3-16 快速用力呼气法的智能康复

(言语障碍测量仪,ICFDrSpeech®,上海慧敏医疗器械有限公司授权使用)

2. 发声功能的智能康复

发声方面,使用延长元音发声的方法进行训练,并控制发声时的音调和响度。例如,控制发声时音调和响度处于一个较平稳的状态,同时加强发声时的呼吸调节。也可进行转调或增加响度变化的训练,改善音调和响度变化单一的异常问题。音调梯度训练法是通过让患者结合语料以升调/降调的方式发声,借助基频曲线的实时反馈引导患者观察发声时基频曲线的升降变化,帮助患者感知发声时的音调状态,帮助患者在升调或降调过程中稳定发声,以达到正常的音调范围,提高控制音调变化的能力。如以"脸盆"为语料进行降调训练,如图 8-3-17 所示。响度梯度训练法是通过让患者以阶梯式响度训练提高或降低响度,或进行响度变化的训练,可借助实时反馈训练,与手势动作相结合,来帮助患者体会响度的大小,帮助患者在增大或减小响度的过程中稳定发声,使响度达到正常范围,提高响度控制能力。如以"熊猫"为语料进行增加响度的训练,如图 8-3-18 所示。

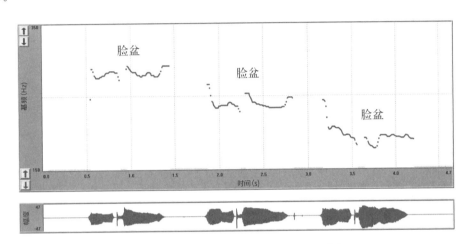

图 8-3-17　音调梯度训练法的智能康复

(言语障碍测量仪,ICFDrSpeech[®],上海慧敏医疗器械有限公司授权使用)

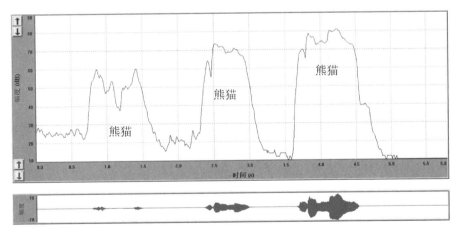

图 8-3-18　响度梯度训练法的智能康复

(言语障碍测量仪,ICFDrSpeech[®],上海慧敏医疗器械有限公司授权使用)

3. 共鸣功能的智能康复

共鸣方面,加强鼻音与非鼻音之间转换时的软腭运动灵活性,减少鼻音功能亢进。由于失调型言语障碍的共鸣症状较轻,此处不过多赘述,具体内容见"痉挛型言语障碍的智能康复"部分相关内容。

4. 构音功能的智能康复

构音功能训练本质是不断重新获得已受损音位的训练,因此需要大量的重复和强化。在此过程中,通过大量的练习材料巩固发音,将诱导出的音位进行类化,使患者能够发出含有目标音位的更多有意义的声韵组合和词语。传统治疗主要通过模仿复述进行,另外还可以借助现代化技术进行实时反馈治疗,增强训练的趣味性和有效性。

在初步获得某一含有目标音位的目标词语后可结合语音支持训练进行实时反馈治疗,一方面进一步巩固词语的获得,另一方面训练患者的语音支持能力,从而提高患者连续语音、语速和语调的控制能力。语音支持训练主要包括停顿起音、音节时长以及音调、响度变化训练,以增强患者对呼吸和发声的控制能力,可根据患者的能力或训练目标选择性地进行某一项或某几项语音支持训练。例如,如果患者语调存在问题或训练目标是强化患者的语调控制能力,则可选择音调、响度变化训练。

(1)停顿起音训练

若患者存在停顿起音问题,如发声紧张、说话一字一顿、停顿增多或过长等,或语速精准评估中连续语音言语速率存在损伤,则可结合停顿起音训练。首先,提高患者呼吸与发声的协调能力,调整呼吸运动动作和呼吸节奏,使患者的呼吸和发声器官放松,注意发声和停顿自然。然后,使用正在习得的音节词来进行停顿起音训练。要求患者分别以习惯吸气后发音与缓慢吸气(深吸气)后发音,如图8-3-19所示。

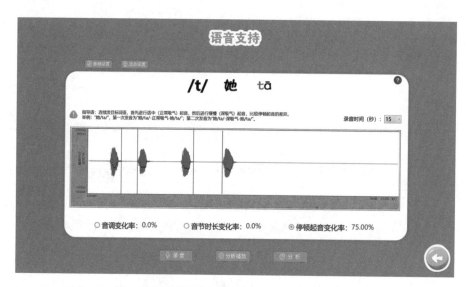

图8-3-19 音位获得结合语音支持训练停顿起音训练的智能康复

(构音障碍测量与康复训练仪,ICFDrSpeech®,上海慧敏医疗器械有限公司授权使用)

(2)音节时长训练

若患者呼吸控制能力较弱,如说话时长短,或语速精准评估中连续语音言语速率存在损伤,则可结合音节时长训练。首先,通过缓慢平稳呼气法提高呼吸支持能力,让患者缓慢平稳发无意义音节/ɑ/、/i/、/u/,再过渡到发单音节词训练,如图8-3-20所示。

(3)音调变化训练

若患者存在音调问题,如音调过高或过低,或语调精准评估中言语基频标准差存在损伤,则可结合音调变化训练。首先,患者通过打嘟法进行声带放松训练,先平调慢速向前打嘟,再降调慢速打嘟,为降低音调的训练形成良好基础(若患者是音调正常或过低,则升调;若患者是音调过高,则降调)。其次,通过乐调匹配法进行降低音调训练,降到目标音调时以目标音调多次重复发含有目标声母的单音节词,要求尽可能地稳定在目标音调上。最后,通过音调梯度变化训练提高对音调变化的控制能力,如图8-3-21所示。

5. 韵律功能的智能康复

运动失调型言语障碍患者的言语特征是缓慢与不规律的言语速率,因此速率的控制对患者来说非常重要。由于语速过快,患者在说话时的构音器官来不及到达目标位置,无法发正确的音,造成构音清晰度下降;而听者也没有足够的时间处理他们所听到的讯息,造成言语可懂度下降。在训练时,通常只要做到减慢说话

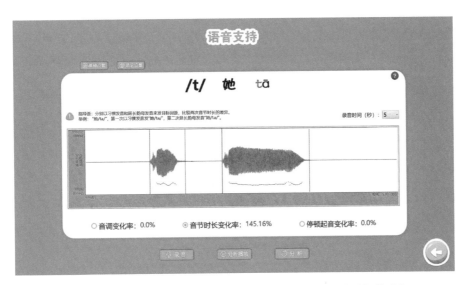

图 8-3-20　音位获得结合语音支持训练音节时长训练的智能康复

（构音障碍测量与康复训练仪，ICFDrSpeech®，上海慧敏医疗器械有限公司授权使用）

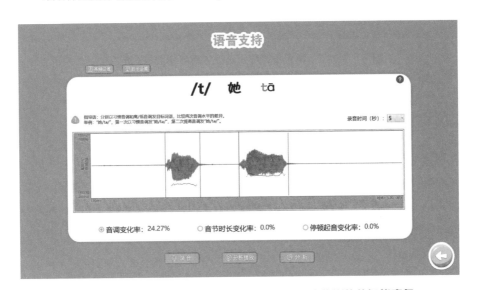

图 8-3-21　音位获得结合语音支持训练音调变化训练的智能康复

（构音障碍测量与康复训练仪，ICFDrSpeech®，上海慧敏医疗器械有限公司授权使用）

速率即可达到显而易见的效果。

（1）节拍器法

可使用节拍器的不同节拍帮助患者恢复正常语速。在治疗前，言语治疗师可根据患者的情况，在节拍器上设置一个恰当的速率，然后让患者朗诵或朗读一些熟悉的句子或段落。患者应该跟随着节拍器，每打一次节拍患者就说出一个音节。即使念出来的音节听起来像是自动化读音也不要去纠正，因为本训练的目的在于让患者建立对着适当语速说话的感觉。通过足够的练习后，患者即可无需借助节拍器的提示进行慢速说话。

（2）手指/手掌轻拍

若没有节拍器，言语治疗师可使用手指/手掌轻拍的方式来取代节拍器的功能。同样，言语治疗师手指/手掌轻拍的速度要根据患者的功能情况进行调整，每轻拍一次，患者即跟随着言语治疗师来朗读一段熟悉的句子，一旦建立起固定的节奏，言语治疗师则撤除手指/手掌轻拍，让患者自行朗读。对于功能较好的患者，可以在一开始让患者和言语治疗师同步打拍子，患者来进行朗读，随后言语治疗师不再轻拍，由患者自己打节拍并使用该速度朗读句子。

（3）语速提示法

通过以设定的速度改变文字颜色的视觉提示并结合声波实时反馈，来改善患者语速异常的问题。训练时根据患者能力设置目标语速，要求患者随着文字颜色的改变来朗读句子，并进行声波实时反馈，如图8-3-22所示。

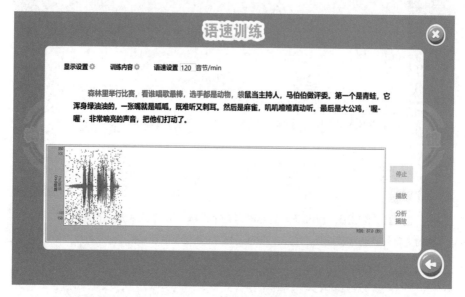

图8-3-22　使用语速提示法改善患者语速的智能康复

（构音障碍测量与康复训练仪，ICFDrSpeech®，上海慧敏医疗器械有限公司授权使用）

四、运动不及型言语障碍的智能康复

（一）运动不及型言语障碍的概述

运动不及型言语障碍是一种与基底节控制回路相关的运动性言语障碍，基底神经节控制回路功能障碍对运动的影响可通过两种方式表现：一种是活动减少或运动不足，另一种是不随意运动过多或运动亢进。因此，基底节控制回路受损所导致的肌肉僵硬、肌肉力量减弱、运动范围减小、运动迟缓，有时会出现静止性震颤等运动异常，进行运动时，在范围、幅度、灵活性和速度方面有所限制。

通常来讲，任何干扰基底节控制回路功能的疾病，都会导致运动不及型言语障碍，这些疾病包括退行性、血管性、外伤性、感染性、炎性、肿瘤性和毒性代谢性疾病。其中，运动不及型言语障碍最常见的疾病类型为帕金森病。

（二）运动不及型言语障碍的临床表现

呼吸方面，运动不及型言语障碍患者可能因胸部肌肉僵硬导致呼吸功能异常，从而降低肺活量，以及不正常的呼吸运动方式可能造成患者无法连续说话、呈片段式的言语、语速加快。

发声方面，运动不及型言语障碍患者最易受到影响，且障碍表现常比构音方面更为严重。患者多表现为响度低下、低音调且音调变化范围减小，但部分患者也会出现高音调的情况。此外，患者的肌肉僵硬影响声带振动和其他发声相关肌群的运动，致使声带运动异常，常出现声带闭合不全的症状，导致粗糙声、气息声等发声功能异常。

共鸣方面，该类言语障碍患者较少出现共鸣障碍或程度较轻。

构音方面，构音动作含糊不清、声母发音不准确是运动不及型言语障碍的常见障碍表现。患者存在舌部肌肉僵硬、颤抖、运动幅度小，下颌运动幅度小、构音动作不精确的情况，这些都可能导致患者说话含糊不清。患者的构音动作幅度小会造成声母发音不准确，常见的声母错误类型为方式错误，最常见于塞音、擦音和塞擦音。

韵律方面，运动不及型言语障碍患者通常说话语句短促、缺乏语调变化、缺乏重音变化，没有抑扬顿挫和响度大小的变化,因此听起来缺少感情变化,带有机械感。患者通常发音不流畅,包括音节和单词重复、音节时长延长、不恰当的沉默和过多的停顿。此外,患者由于肌肉僵硬,动作常表现为不及状,即上一个动作未做到位就进行下一个动作;与步态表现为"小碎步"类似,患者在言语状态下也表现出启动困难,启动后动作越来越快,无法随意停止。

（三）运动不及型言语障碍的智能康复

1. 呼吸功能的智能康复

患者呼吸控制能力较弱,如说话时长短,则可结合音节时长训练。可采用言语障碍测量仪声波界面,让患者进行习惯发音和延长发音的音节时长实时视听反馈训练,以提高呼吸控制的能力,以/p/的单音节词音位获得"爬"为例,如图 8-3-23 所示。

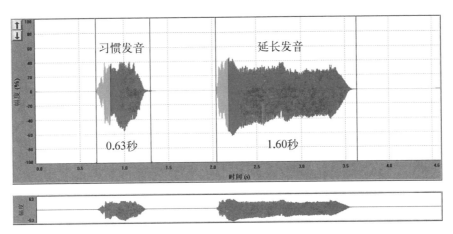

图 8-3-23　呼吸控制与音节时长训练结合的智能康复

（言语障碍测量仪,ICFDrSpeech®,上海慧敏医疗器械有限公司授权使用）

2. 发声功能的智能康复

运动不及型言语障碍患者存在肌肉僵硬的问题,这种肌肉僵硬也涉及发声功能相关的肌群,从而影响发声功能,可通过发声放松训练对肌肉进行放松。可采用张嘴法,通过视觉提示等方式让患者张嘴发无意义音、单音节、双音节词等,如元音/a、o、e/的发音训练。该方法能够帮助患者培养张嘴发音的习惯,增加发音时嘴巴的张开度,从而协调发声器官和构音器官之间的运动,为获得更好的音质奠定基础。在发音的过程中观察实时反馈得到的声波图像,感知发音时张嘴程度不同的图像变化,让患者区分不同位置的音张嘴幅度不同,如图 8-3-24 所示。

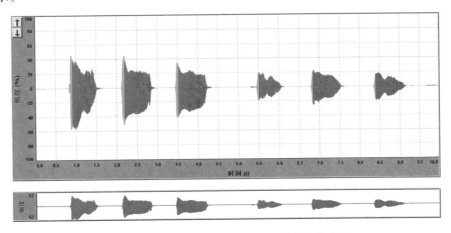

图 8-3-24　张嘴法结合视听反馈的智能康复

（言语障碍测量仪,ICFDrSpeech®,上海慧敏医疗器械有限公司授权使用）

3. 共鸣功能的智能康复

运动不及型言语障碍患者较少见共鸣系统方面的障碍,少数可见鼻音过重。具体内容见"痉挛型言语障碍的智能康复"部分相关内容。

4. 构音功能的智能康复

上述几个类型中已介绍构音训练的主要内容,除此之外,可在训练音位模仿复述基础之上,与语音自反馈训练相结合,达到智能康复的目的。在训练过程中可以将患者的发音录制下来并播放给患者听,利用听觉反馈来强化患者声母的获得,并通过图片的形式给予患者视觉反馈,此方法称为语音自反馈法。语音自反馈训练也可以提高韵律功能,改善患者的语速和语调,并可进一步进行音位的获得巩固。在语音自反馈训练过程中,录制患者的原始发音,然后根据患者情况选择进行变速或变调训练。若患者无法很好地控制自己的呼吸,语速存在问题时,可进行变速训练,提高患者控制发音时长的能力。若患者无法很好地控制音调,语调异常时,可进行变调训练,提高患者的音调控制能力,如图8-3-25所示。

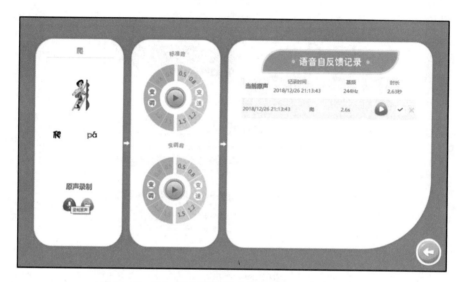

图 8-3-25　模仿复述结合语音自反馈的智能康复

(构音障碍测量与康复训练仪,ICFDrSpeech®,上海慧敏医疗器械有限公司授权使用)

5. 韵律功能的智能康复

运动不及型言语障碍患者的韵律功能训练方法主要为重读治疗法。重读治疗法能够帮助患者建立正确的平静呼吸方式、促进相关呼吸肌群与发声肌群功能之间的协调,促进平静呼吸到言语呼吸的过渡,巩固正确的言语呼吸方式;促进声带的放松和黏膜波的运动;避免因声门闭合过紧而导致硬性声门撞击式的起音方式,训练声门逐步平稳闭合,减少硬起音;加强呼吸、发声和构音之间的协调关系,增加呼吸肌群、发声肌群和构音肌群的灵活性。

(1)重读治疗法——能量法

能量法即寻找能量集中的位置,强调从声、韵母到音节、词语和句子的过渡,加强发声诱导。声学能量主要集中在韵母上,因此解决主要能量的发声问题是一个首要问题。重读发声的模式能够解决硬起音和呼吸不流畅的问题,习惯发声停顿的使用。以"狗(gou):[ou-OU-ou],吸气,狗"为例,如图8-3-26所示。

(2)重读治疗法——支架法

支架法即寻找词语和句子的发声支架,用于从声、韵母到音节、词语和句子的过渡。以"一只绿色的乌龟(yi zhi lü se de wu gui)/i-I-i/—/i/、/ü-Ü-ü/—/lü se/、/u-U-UEI-UEI/—/wu gui/、/i-I-U-WEI/—/yi zhi wu gui/"为例,如图8-3-27所示。

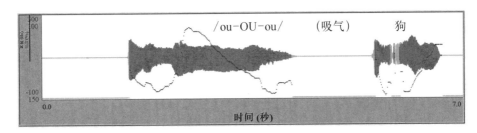

图 8-3-26 重读治疗法——能量法的智能康复

(言语重读干预仪,ICFDrSpeech®,上海慧敏医疗器械有限公司授权使用)

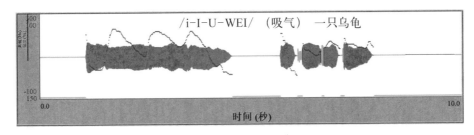

图 8-3-27 重读治疗法——支架法的智能康复

(言语重读干预仪,ICFDrSpeech®,上海慧敏医疗器械有限公司授权使用)

五、运动过度型言语障碍的智能康复

(一) 运动过度型言语障碍的概述

运动过度型言语障碍是一群可由知觉性区辨的运动性言语障碍,它通常与基底神经节控制回路的病变有关。基底节控制回路受损导致患者产生许多不同的非随意性运动,从双唇、双手或声带处的细小动作,到涉及身体许多部位的大动作。非随意性动作过多等障碍表现会影响患者的言语功能,从而形成运动过度型言语障碍。舞蹈症(Chorea)、肌阵挛(Myoclonus)、抽搐(Tics)、肌张力不全(Dystonia)以及震颤(Tremor)等患者常表现出运动过度型言语障碍。

(二) 运动过度型言语障碍的临床表现

呼吸方面,患者动作可能出现突然的、强迫的、不自主的吸气或呼气,这些突发性的呼吸动作是由于胸腔或横膈膜处的非随意性运动所导致。发声时的非随意性呼气动作,会因声门下压突然升高,而使患者出现响度变化过大,产生一些干扰音、言词暂停、片语及句长过短等异常现象。

发声方面,患者发声时声带肌张力异常增高时,可能会出现刺耳、紧缩音质、音调单一、响度变化过大和声音停顿。舞蹈样动作也会影响到发声的状态,体现在粗糙声、响度变化过大、紧压音质、声音骤停等症状上。此外,还可能会存在言语声震颤现象,在韵母延长期间尤为明显。

共鸣方面,运动过度型言语障碍患者较少出现或偶有鼻音过重。

构音方面,声母发音不准确、韵母歪曲、音节时长延长是运动过度型言语障碍的常见表现。当运动过度型言语障碍患者说话时发生非随意性的咽部肌肉收缩,就可能会改变声道的形状,进而使其当下所发出的声母不准确及韵母歪曲。

韵律方面,音节和音节之间的间距延长以及言语速率的不规则变化是运动过度型言语障碍患者出现常见的韵律障碍。由于运动过度型言语障碍患者的动作在时间点安排上的不可预测性,加上患者试图以其他动作去代偿这些非随意性动作的出现,从而造成韵律障碍。此外,其他韵律障碍还包括不适当的沉默以及音调变化单一。

（三）运动过度型言语障碍的智能康复

1. 呼吸功能的智能康复

最长声时训练是指深吸一口气后尽可能长的声音持续发音。在虚弱的患者呼气时，更深的吸气可以利用肺的弹性反冲力。可以使用专业的语音反馈设备来提供结果反馈，练习要求为以稳定的速度呼气几秒钟，有时伴有声门摩擦，最终伴有发声，这可能有助于促进呼吸控制。这种活动的目标是稳定的发声 5 秒钟，然后在一次呼气中产生几个音节，如图 8-3-28 所示。

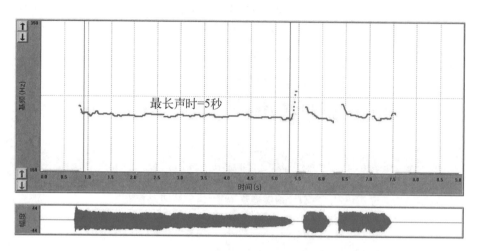

图 8-3-28 最长声时训练结合视听反馈的智能康复

（言语障碍测量仪，ICFDrSpeech®，上海慧敏医疗器械有限公司授权使用）

2. 发声功能的智能康复

在训练发声功能时，若患者出现粗糙声，应多使用喉肌放松训练、哈欠—叹息法等，避免声带出现过度闭合状态；若患者出现气息声，可使用抗阻式运动、憋气发声、发硬起音等方法进行训练，避免声带过度呈现开放状态，促进声带闭合。发声放松训练是通过颈部运动或者声带打嘟的方法，使患者的发声器官及相关肌群得到放松，为获得自然舒适的嗓音奠定基础。发声放松训练主要包括"颈部放松训练"和"声带放松训练"两部分，"颈部放松训练"是通过颈部肌群紧张和松弛的交替运动，使患者的颈部肌群（即喉外肌群）得到放松；"声带放松训练"是通过打嘟的形式，让患者体会发声过程中声带的放松，进而放松整个发声器官甚至颈部肌群，主要适用于发声障碍。声带放松训练可与专业的语音反馈设备结合进行，如图 8-3-29 所示。

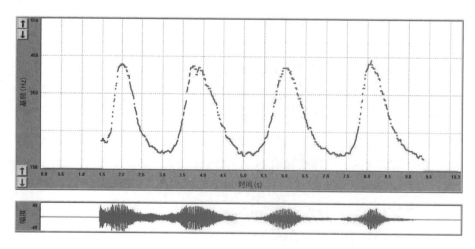

图 8-3-29 声带放松训练结合视听反馈的智能康复

（言语障碍测量仪，ICFDrSpeech®，上海慧敏医疗器械有限公司授权使用）

3. 共鸣功能的智能康复

运动过度型言语障碍患者较少见共鸣系统方面的障碍,少数可见鼻音过重。具体内容见"痉挛型言语障碍的智能康复"部分相关内容。

4. 构音功能的智能康复

构音音位训练主要包括声母音位构音异常的矫治和韵母音位构音异常的矫治。由于韵母音位的发音较为简单,发音时声道基本不会受到阻碍,仅涉及下颌、唇、舌不同位置的摆放及转换;声母音位的发音较为复杂,需要两个不同部位形成不同程度的阻塞或约束,即患者首先必须明确是哪两个部位形成阻塞或约束;其次必须能理解、掌控这两个部位如何通过特定的运动,形成特定程度的阻塞或约束,因此必须对患者进行系统有序的引导和训练。

声母音位构音异常的矫治,核心在于"音位诱导→音位获得→音位对比",每个训练阶段均有其对应的训练关键点,在音位诱导训练阶段要注重与口部运动训练相结合,帮助患者快速找到该音位的正确发音部位;在音位获得阶段要注重多次的模仿复述,帮助患者掌握该音位相关的多个音节词,促进患者快速过渡至连续语音的训练;在音位对比阶段要注重与构音 ICF - PCT 疗法相结合,利用易混淆音位组成的字、词、句,帮助患者快速提高构音清晰度。

5. 韵律功能的智能康复

运动不及型言语障碍患者在韵律功能方面,可采用逐字增加句长法,首先进行逐字增加句长的跟读训练,由言语治疗师采用相对患者语速的较慢语速来朗读,再由患者跟读,根据患者能力和训练进展逐渐增加句长,如"泡芙——买泡芙——爸爸买泡芙"。在上述训练过程中,言语治疗师朗读时录制示范音频,录制示范音频时应根据患者能力来延长音节时长和停顿时长,患者跟读时进行视听模仿匹配训练,注意引导患者延长发音的音节时长和停顿时长来放慢语速。患者能够完成上述训练后,由患者自主地放慢语速进行逐字增加句长的朗读训练,言语治疗师通过配合节拍器来帮助患者进行语速控制。

接着,使用重读治疗法,寻找词语和句子的发音支架,并辅以行板节奏一的节拍特点来进行训练,以诱导出连贯自然的句子,如"/ɑ-A-AO-U/——爸爸买泡芙"。由言语治疗师进行示范,再由患者进行模仿匹配训练。患者能够完成上述训练后,可脱离行板节奏一的诱导,由患者自主说句子,同样可采用节拍器来配合患者进行语速控制,如图 8 - 3 - 30 所示。

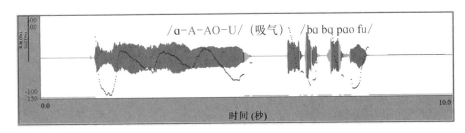

图 8‑3‑30　重读治疗法结合视听反馈的智能康复

(言语重读干预仪,ICFDrSpeech®,上海慧敏医疗器械有限公司授权使用)

第三节　言语失用症智能康复

本节将介绍一种不同于神经性言语障碍的运动性言语障碍——言语失用症。与神经性言语障碍不同,言语失用症在神经肌肉的运动执行方面没有明显异常,而是由于言语运动计划和编程功能受损而导致的言语障碍。言语失用症的发病率与几种主要的神经性言语障碍相近,占所有神经性言语障碍的 8.5%,占运动性言语障碍的 7.9%。下面,我们将对言语失用症概述、言语特征、智能康复手段等方面进行系统阐述。

一、言语失用症的概述

言语失用症(Apraxia of Speech,AOS)是一种在音素随意产出时,控制构音器官的运动指令在选择和排序能力上产生了缺陷。由于大部分言语活动都属于随意性运动,因而言语失用症会对患者的口语沟通能力产生严重影响。具体而言,言语失用症是由大脑言语运动计划阶段受损引起的,是指患者在无运动或感觉障碍时,计划做出有目的或精细的言语动作时表现无能为力的状况,有时虽然不能在全身动作的配合下正确地使用一部分肢体去做已形成习惯的动作,但在不经意的情况下却能自发地完成此类动作的一类病症。这类患者知道他们想说的话,大脑却无法正常协调地控制发出语音的有关肌肉,因此常常呈现表现不一的言语异常。

言语运动编程区域的损伤可能会导致言语失用症,一般也认为言语失用症是由左脑半球的外侧裂周区受损所致。虽然左侧的外侧裂周区损伤是最常见的病灶位置,但却不是唯一的位置,脑岛以及基底核的受损也与言语失用症有关。通常,会引起言语失用症的疾病主要包括脑卒中、退化性疾病、创伤及肿瘤等。

二、言语失用症的临床表现

呼吸方面,部分言语失用症患者可能无法按要求进行随意性的深呼吸,患者在尝试进行深呼吸时,会出现迟疑、费力的动作。

发声方面,轻或中度言语失用症患者较少表现出发声功能异常,而当其出现发声困难时,通常与构音问题合并发生。部分重度言语失用症患者可能无法完成诸如延长韵母发声之类的简单发声活动,这是由于患者言语运动的排序能力受损以致随意性和自发性的发声难以成功。

共鸣方面,鼻音功能亢进或鼻音功能低下很少会是言语失用症患者的明显问题。执行一般的软腭运动模式时通常会维持在正常范围之内,并不表现出共鸣问题。

构音方面,构音障碍是言语失用症患者最常见的问题,患者的构音错误多以替代、歪曲、遗漏和重复为特征。所有构音错误中最常见的是发音部位错误,其次是发音方式的错误,再次是声调错误,最后是口/鼻音辨别的错误。

韵律方面,言语失用症患者通常表现为语速缓慢、重音不明显、异常停顿、音调及响度变化异常等。

三、言语失用症的智能康复

(一)呼吸功能的智能康复

针对言语时的随意性呼吸障碍,可对患者进行呼吸发声协调性的训练。传统的方法有唱音法、啭音法、气息式发音法、甩臂后推法等。如果是一名尝试发音时费力、迟疑并伴有硬起音的言语失用症患者,言语治疗师可使用啭音法来改善其呼吸与发声协调能力,提高其言语时声带的控制能力。当患者掌握啭音法的要领时,可结合实时视听反馈设备进行基频模式下的实时啭音法训练,如图8-3-31所示,当患者用音调和响度连续变化的音发啭音/i/时,观察基频曲线的高低起伏,帮助患者控制自己的音调起伏变化。患者发音过程中应保持基频曲线的连贯,一口气发啭音,尽量不间断。

(二)发声功能的智能康复

言语失用症患者很少表现出发声障碍,若患者伴随有发声障碍,可参考本章第二节中神经性言语障碍患者的发声功能智能康复部分相关内容。

(三)共鸣功能的智能康复

言语失用症患者较少出现共鸣系统方面的障碍,少数可见鼻音过重。具体内容见本章第二节中痉挛型言语障碍的智能康复部分相关内容。

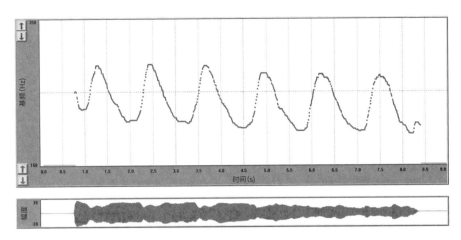

图 8‑3‑31 哝音法结合音调实时反馈的智能康复

（言语障碍测量仪，ICFDrSpeech®，上海慧敏医疗器械有限公司授权使用）

（四）构音能力的智能康复

构音障碍是言语失用症患者最常见的问题，可通过示范构音器官的位置、姿势及重复方式，在改善构音动作的时间和位置上加强。构音 ICF‑PCT 疗法以"音位对比"为训练手段，是专门针对精细语音的发音训练方法。言语失用症患者的构音错误包括发音部位、发音方式、声调的错误等，使用构音 ICF‑PCT 疗法可以提高患者构音精细度，帮助其过渡到连续语音。构音 ICF‑PCT 疗法的具体操作内容及训练步骤详见本章第二节中神经性言语障碍的智能康复。

（五）韵律能力的智能康复

若言语失用症主要是构音时间点上出错的结果，通过控制患者言语的速率和节奏，可修复自然的构音动作形态。相关治疗方法包括使用节拍器调节口语产出的速率，以及利用电脑设定所期望的速率呈现刺激。语速和节奏法包括言语速度的控制或利用外部节奏提示言语失用症患者的言语产出。这样的节奏控制可为运动计划或编程以及知觉反馈加工提供更充足的时间。治疗过程中可设定节拍器的速率来训练患者的言语产出速率，这种训练方法是对简单的重复练习的一个补充。

韵律语调治疗（Melodic intonation therapy，MIT）是一种典型的语速和节奏训练法。它通过慢速、旋律化的言语发声，并配合左手打节拍，从而促进听觉与动作配合以及感觉运动反馈。通常旋律由未受损的右脑半球处理，通过唱出歌曲中的字词可使右脑半球以某种方式协助受损的左半球脑。韵律语调治疗将节奏和旋律结合，在言语失用症和失语症的训练语料中，初期强调节奏和旋律，后期再将患者旋律部分转化为自然的语音。韵律语调治疗包含三个阶段，言语的长度和任务难度逐级增加，在所有阶段的训练中，每个音节都与左手敲击的节奏相对应。具体内容如下。

1. 初级阶段

语料通常是由 2—3 个词组成的短语或句子，包括五个步骤：

（1）言语治疗师向患者哼唱要学习的内容，患者用左手打节拍；

（2）患者和言语治疗师同时哼唱，并用左手打节拍；

（3）患者和言语治疗师开始时一起哼唱并打节拍，言语治疗师在中间停止，患者独立完成后半段；

（4）立即复述哼唱：言语治疗师哼唱 2 遍之后，患者立即复述哼唱 2 遍并打节拍；

（5）回答问题：言语治疗师针对所学内容向患者提问，如"你刚刚说什么"，让患者尝试说出目标词。

2. 中级阶段

语料是由 4—6 个词组成的短语或句子，共四个步骤，即初级阶段的步骤（1）（2）（4）（5），不同的是患者的复述哼唱需在言语治疗师哼唱 1 遍后延迟几秒后进行，即延迟复述。

3. 高级阶段

语料是由 6—9 个词组成的短语或句子,包含五个步骤:

(1) 延迟复述:言语治疗师先单独哼唱一遍,患者几秒后复述;

(2) 引入诵唱(接近正常说话的音调,夸张地表现节奏和重音):言语治疗师通过诵唱的方式引入学习内容,并向患者强调,要用正常语调说出而不是唱出所学内容;

(3) 患者和言语治疗师一起诵唱,但言语治疗师逐渐退出,由患者单独诵唱;

(4) 延迟口语复述:言语治疗师先诵唱一遍,几秒后患者以同样的方式复述;

(5) 回答问题:言语治疗师提问 6 秒后,患者以正常音调回答问题。

第四章

失语症言语语言障碍智能康复

本章目标	阅读完本章之后,你将: 1. 掌握失语症 ICF 言语语言综合检查工具、流程与内容; 2. 熟悉失语症的常见病因; 3. 熟悉失语症言语语言障碍的临床表现; 4. 掌握失语症言语语言障碍的常见治疗方法; 5. 掌握失语症言语语言障碍的智能康复方法及应用。

  失语症是由于脑部器质性损伤所导致的一种继发性语言障碍,患者原先习得语言功能,由于脑部病变而出现损伤,使得出现沟通障碍,无法正常使用语言符号传递沟通信息和接受他人的语言信息,对患者正常的工作和生活造成不利影响。临床实践中,诸多脑血管病变、脑肿瘤、脑外伤等脑部病变累及大脑相关语言中枢均可导致失语症。

  据美国国立卫生研究院(National Institutes of Health,NIH)统计,全世界每年约有 8 万人患失语症。流行病学研究表明,每年新增 200 万脑卒中患者中约有 21%—38% 伴有失语症。国内有报道显示,约有 50—70% 的脑卒中后患者遗留有瘫痪、失语等严重障碍,其中 21%—38% 的患者患有失语症,主要表现为各种语言功能的障碍。

  近年来,不断有研究表明,脑卒中后的失语症并不是独立存在的,很多失语症患者除了有语言功能的异常,还存在言语异常,即伴随了运动性言语障碍。如米切尔(Mitchell,2021)对 88 974 名脑卒中患者进行了分析,发现其中单独存在神经性言语障碍的患者占 24%,单独存在失语症的患者占 12%,同时存在失语症和神经性言语障碍的患者占 28%,即 40% 并发失语症的患者中有高达 70% 的患者同时存在失语症和神经性言语障碍,并且结果表明这些人群中有高达 69% 的患者损伤程度严重。因此对于失语症的评估与治疗,除了要注重语言能力的改善之外,也要强调言语功能改善的重要性。

  失语症会造成患者在语音、语义、语法、语用等语言要素中出现损伤,并导致其在言语产生中出现构音障碍、言语不流畅等问题。我国普遍采用的是本森(Benson,1979)失语症分类法,主要依据失语症语言交流中的各功能关系,参照临床特点及病灶(解剖)部位进行分类,包括:① 外侧裂周失语综合征:布洛卡失语症/运动性失语(Broca aphasia,BA)、韦尼克失语症/感觉性失语(Wernicke aphasia,WA)、传导性失语(Conduction aphasia);② 分水岭区失语综合征:经皮质运动性失语症(Transcortical motor aphasia,TMA)、经皮质感觉性失语症(Transcortical sensory aphasia,TCSA)、经皮质混合性失语症(Mixed transcortical aphasia,MTA);③ 命名性失语(Anomic aphasia,AA);④ 完全性失语症(Global aphasia,GA);⑤ 皮质下失语:丘脑性失语症(Thalamus aphasia,TA)、基底节性失语症(Basal ganglia aphasia,BGA);⑥ 纯词聋;⑦ 纯词哑;⑧ 失读症;⑨ 失写症。由于患者的个体差异比较大,因此临床中根据症状的不同,突出语言评估的重点,并且在评估的过程中,需要判断患者是否存在运动性言语障碍,因此也需要对患者的言语功能进行评估。

由于多数失语症患者同时存在言语和语言异常,因此失语症的智能康复可使用语言 ICF‑SLI 疗法,在语言训练的基础上合理地加入言语训练的内容,帮助提高患者的言语语言综合能力,改善患者的日常沟通效率。本章将就失语症的综合检查及其言语语言综合的智能康复展开阐述。

第一节　失语症 ICF 言语语言综合检查

失语症是反映语言产生和语言接受的听、说、读、写等方面出现异常的一组语言障碍的总称,语言产生和语言理解方面的障碍是失语症的主要症状表现。失语症的治疗主要围绕其在语言理解与语言表达等方面的症状展开,但是多数失语症患者会伴随运动性言语障碍和言语失用症,在言语产生的呼吸、发声、共鸣、构音和韵律方面的运动的力量、速度、范围/幅度、稳定性或准确性出现异常,因此需要对失语症的言语语言能力均做完整的评估。此外,由于不同病因和大脑损伤部位造成失语症的表现不同,在失语症评估过程中,评估个体言语语言能力损伤程度耗费时间长,评估项目繁杂。因此,需要首先对脑损伤后失语症患者进行综合检查,判断患者的损伤方面,再进一步分流至损伤方面的精准评估和康复治疗,提高临床工作中的评估和康复效率。

一、失语症 ICF 言语语言综合检查工具

失语症言语语言障碍的综合检查采用现代化康复云 ICF 平台(http://www. kangfuyun. com)进行检查。失语症言语语言障碍的综合检查则使用《失语症 ICF 言语语言综合检查》(汉语普通话 ICFDrSpeech®,华东师大黄昭鸣版)进行筛查,从 ICF 损伤等级的角度判断患者可能存在的受损方面,方便后续快速的功能诊断和提供针对性的康复治疗内容。失语症 ICF 言语语言综合检查表见数字资源 8‑4‑1。

数字资源
8‑4‑1

二、失语症 ICF 言语语言综合检查流程

(一)基本信息填写

进行失语症综合检查之前,言语治疗师首先要进行患者基本信息的收集,包括年龄、性别、相关病史及治疗状况、是否接受过康复治疗及治疗情况、有无其他疾病史、主要言语嗓音的症状等,如表 8‑4‑1 所示。

表 8‑4‑1　患者基本信息

单位名称

患者基本信息

姓名 *　　丁×× 　　出生日期 *　 1971.4.29 　　性别:□ 男　☑ 女
检查者　　张×× 　　首评日期 *　 2021.4.11 　　编号 *　　001
类型:☑ 失语症　 经皮质运动型 　　　□ 神经性言语障碍(构音障碍)　
　　　□ 器质性嗓音疾病　　　□ 功能性嗓音障碍　　　□ 神经性嗓音障碍
　　　□ 言语失用症　　　□ 智力障碍　　　□ 脑瘫
　　　□ 听力障碍　　　□ 自闭症　　　□ 其他
主要交流方式:☑ 口语　　□ 图片　　□ 肢体动作　　□ 基本无交流
听力状况:☑ 正常　□ 异常　听力设备:□ 人工耳蜗　□ 助听器　补偿效果
进食状况: 未见明显异常。
言语、语言、认知状况:1. 反射、软腭、唇、舌方面,吞咽功能存在异常;软腭、唇、舌功能存在异常。2. 呼吸发声、喉的运动方面,呼吸支持不足,重度损伤;呼吸与发声不协调,中度损伤;响度异常;声门闭合规律性异常,声带接触率微扰中度损伤。3. 语言功能方面,口语理解存在重度损伤;词语命名存在中度损伤;词语复述存在轻度损伤;双音节词基频存在中度损伤。4. 可懂度方面,音位、音位对(读句)、韵律(朗读)、言语可懂度(会话)存在异常;语速偏慢,中度损伤;语调变化率过大,中度损伤。5. 认知方面,认知能力较差。
□部触觉感知与运动状况:□部触觉感知觉未见明显异常。
意见与建议:1. ICF 损伤程度统计值:平均值 1.3,标准差 1.1。2. 建议进行成人语言标准版评估,采用语言 ICF‑SLI 疗法训练。

（二）综合检查内容

综合检查包括两部分内容,第一部分为主观筛查,即采用"神经性言语障碍 Frenchay 主观检查"量表判断患者反射、呼吸发声、喉的运动、软腭运动、唇的运动、舌的运动和可懂度七个项目的情况;第二部分为客观筛查,采用客观声学参数的测量,以作为患者入院时的综合检查,用于进行神经性言语障碍诊断,并初步筛查出患者在呼吸、发声、共鸣、构音、韵律五个方面存在的障碍问题,并按照 ICF 功能分类将言语功能的分类"呼吸、发声、共鸣、构音、韵律"的参数,涵盖"b3100 嗓音产生""b3101 嗓音音质""b3302 语速"和"b3303 语调"四个编码,并且加入语言功能,从口语理解(听觉理解)、口语表达(词语命名、词语复述、双音节词时长、双音节词基频)两个角度判断脑损伤后失语症患者的语言功能,并将其涵盖 ICF 对语言功能的分类编码"b16700 口语理解""b16710 口语表达"中,从而判断患者在标准常模下的损伤程度,为后续需要进一步进行的精准评估和治疗提供指导。

1. 神经性言语障碍 Frenchay 主观检查

评分等级选择方法:在对应的等级 a 级、b 级、c 级、d 级或 e 级进行画圈,如某个条目介于两个描述之间,则两者都画一个圆圈。一般建议在上午评测,完成整个评估流程只需 15 分钟到 30 分钟。此部分内容与本篇第三章中对运动性言语障碍的 Frenchay 主观检查内容一致,故不再赘述。

2. ICF 言语功能客观检查

ICF 言语功能客观检查是选择一些声学参数来辅助支撑主观检查的结果,如呼吸支持能力、呼吸与发声协调能力、构音清晰度、语速控制和语调控制能力等。这部分与本篇第三章中对 ICF 言语功能客观检查的内容一致,此处不再赘述。区别在于,脑损伤后失语症言语语言综合检查增加了对语言功能的筛查,包括口语理解和口语表达两个方面,每个方面都有相应的评估内容支撑其功能。

第一,口语理解能力评估,采用听觉理解能力评估完成,从"听回答、听选择、执行口头指令"三个方面筛查,通过询问患者相应的问题,言语治疗师判分,从而得知口语理解方面的损伤情况,如表 8-4-2 所示。

表 8-4-2　口语理解能力评估

听回答

	口语回答		非口语回答		得分
	是	不是	是	不是	
你叫王芳,是吗?		√			3/3
你今年 28 岁,是吗?		√			3/3
你现在在医院,是吗?		√			0/3
今年是 2000 年,是吗?		√			3/3
夏天很热,是吗?		√			3/3

听选择

测试内容	得分		得分
铅笔	1/1	牙刷	0/1
脚	0/1	香烟	0/1
手表	1/1	刀	0/1

续　表

测试内容	得分		得分
剪刀	1/1	杯子	1/1
线	0/1	电视机	0/1

执行口头指令

测试内容	得分
指一指门	2/3
看一看天花板	2/3
指一指窗户,再拍一拍书桌	0/6
跺一跺脚,然后摇一摇头	0/6
把手放在自己的头上,闭上眼睛,然后点点头	3/9
一手握拳、回头看一下后方,然后咳嗽一下	3/9

	听回答	听选择	执行口头指令	总　分
得分	12/15	4/10	10/36	26/61
正确率	80%	40%	27.7%	42.6%

　　第二,词语命名能力评估,通过"视觉刺激"和"听觉刺激"两个通道,让患者说出看到的图片所对应的物体名称或说出听到问题所对应的回答,评估患者对于词语命名能力的损伤情况,如表8-4-3所示。

表8-4-3　词语命名能力评估的填写示例

视觉刺激		听觉刺激	
测试内容	得分	测试内容	得分
手	2/2	生病的时候一般会去哪里看病?	2/2
床	2/2	用什么梳头发?	2/2
头发	0/2	下雨天用什么挡雨?	0/2
电池	1/2	口渴的时候喝什么?	1/2
自行车	1/2	如果触犯了法律,会被送去哪儿?	0/2

	视觉刺激	听觉刺激	总　分
得分	6/10	5/10	11/20
正确率	60%	50%	55%

　　第三,词语复述能力评估,通过单字词、双字词、三字词和四字词,让患者复述词语,评估患者对复述能力的损伤情况,如表8-4-4所示。

表 8‑4‑4　词语复述能力评估的填写示例

序　号	测 试 内 容	得　分	序　号	测 试 内 容	得　分
1	爸	2/2	5	玻璃杯	2/2
2	猫	1/2	6	卫生间	1/2
3	毛衣	1/2	7	欣欣向荣	0/2
4	汽车	2/2	8	锦上添花	1/2

	单字词	双字词	三字词	四字词	总　分
得分	3/4	3/4	3/4	1/4	10/16
正确率	75%	75%	75%	25%	62.5%

　　第四,言语语言综合能力评估,从双音节词时长和双音节词基频两个角度,评估患者在说语言词汇时的时长和基频控制能力,从而判断患者言语语言综合能力的损伤情况。例如,患者发双音节词语"跳舞"的时长为0.78秒、基频为246赫兹,如表8‑4‑5及图8‑4‑1所示。

表 8‑4‑5　言语语言综合能力评估的填写示例

序　号	双音节词语	时长(秒)	基频(赫兹)
1	跳舞	0.78	246
2	熊猫	0.96	210
双音节词平均时长、平均基频:		0.87	228

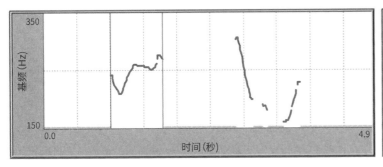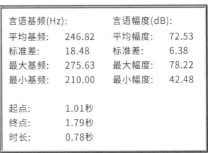

图 8‑4‑1　言语语言综合能力评估

(言语语言综合训练仪,ICFDrSpeech®,上海慧敏医疗器械有限公司授权使用)

(三)综合检查结果分析

　　失语症 ICF 言语语言综合检查主要是对患者的言语语言功能进行筛查,帮助言语治疗师迅速了解患者的损伤方面及程度,为后续的精准评估和治疗提供起点。如表8‑4‑6所示为某位患者的言语功能经过 ICF 转换后的综合检查结果。

　　ICF 言语语言综合检查结束后对患者的功能状态进行分析,并判断患者后续的精准评估和治疗内容。如表8‑4‑6所示,该患者在软腭、唇、舌方面存在运动功能的异常,尤其舌运动更为明显,后续要注重口部运动功能的评估与治疗;在呼吸发声方面存在呼吸支持不足、呼吸与发声不协调,以及响度的异常,后续要注重呼吸能力以及响度控制的评估与训练;此外,患者存在构音清晰度降低、语速偏慢、语调单一的异常表现,后续要对患者的构音清晰度和语速语调进行评估和治疗。以上异常均会降低患者的言语可懂度,最终造成患者言语沟通效率低下。此外，患者的语言损伤严重，尤其在口语理解方面，其次命名能力存在重度损伤，词语复述存在轻度损伤；双音节词基频存在中度损伤。根据其损伤的功能和程度，结合患者的损伤脑区，即可大致判断出患者的失语症损伤类型。

表 8-4-6　失语病 ICF 言语语言综合检查结果

功能正常 / 功能异常	反射	呼吸发声	喉的运动	语言功能（理解・表达）	软腭运动	唇的运动	舌的运动	可懂度
a（0）								
b（1）								
c（2）								
d（3）								
e（4）								

参数：咳嗽、吞咽、流涎、静止状态、言语时、最大数能力、发音时间、最长声时、言语基频、音调、响度、言语时、声带接触率、接触率微扰、基频微扰、声门噪声、幅度微扰、听觉理解、词语命名、词语复述、双音节词时长、双音节词基频、返流、抬高、静止状态、言语时、唇角外展、闭唇鼓腮、交替运动、言语时、静止状态、伸出、抬高、两侧运动、交替运动、言语时、音位-读词、音位对-读句、朗读、言语速率、言语基频标准差、会话

评估项目	吞咽治疗	ICF言语嗓音功能评估（根据主客观评估进行分析）	ICF失语症功能评估	鼻音功能评估	ICF构音功能评估	ICF韵律功能评估	言语可懂度评估
需要专项评估	☑是 □否	☑是 □否	☑是（ICF≠0）□否（不需要语言治疗）	☑是 □否	☑是 □否	☑是 □否	☑是 □否

　　经过快速综合检查，言语治疗师可初步判定患者是否存在言语嗓音问题，接下来通过对呼吸、发声、共鸣这三大功能中的参数进行精准评估，即客观测量与定量评估，获得客观的数据和 ICF 精准评估结果，便于言语治疗师明确详细情况，为后续制订言语嗓音治疗计划提供依据。

　　按照障碍的临床表现分类，失语症可分为运动性失语症、经皮质运动性失语症、经皮质混合性失语症、完全性失语症、感觉性失语症、经皮质感觉性失语症、命名性失语症和传导性失语症等八大典型性失语症，以及丘脑性失语症和基底节性失语症两类非典型性失语症。

　　失语症言语语言障碍康复治疗根据患者语言功能的损伤情况可以分为口语理解训练、书面语理解训练、口语表达训练和书面语表达训练四个部分。具体训练项目包括：认识训练、绘本治疗、判断训练、选择训练、执行指令训练、图文匹配训练、图形核证训练、选词填空训练、命名训练、复述训练、言语重读治疗、音节时长训练、停顿起音训练、音调变化训练、口腔轮替运动训练、塞音构音训练、认字训练、朗读训练、组字训练、即时抄写训练、延迟抄写训练、听写训练和书写视听联想训练。前文提及，失语症患者除了语言障碍之外，多数在口语表达的过程中也会伴随言语障碍，因此在智能康复过程中提供言语语言综合训练的形式，同步改善患者的语言和言语功能，将会达到事半功倍的效果，此方法即为语言 ICF-SLI 疗法。

第二节　失语症口语理解能力的智能康复

一、认识训练

　　认识训练根据训练难度分为基本认识与综合认识两种训练形式。认识训练通过高强度的重复听觉和视觉刺激，从基本词语认识到综合深入认识物品的各个方面，帮助患者恢复损伤的语言内容。

基本认识训练强调听觉刺激(语音)和视觉刺激(文字、图片)相结合。基本认识为患者呈现一个词语以及相应的图片,同时播放语音,如"牙刷"(图8-4-2a)。把视觉刺激和听觉刺激相结合,再结合有关词语的听觉提示刺激,比如认识牙刷时用刷牙的"刷刷"声进行提示,通过帮助患者重新建立语音和语义联系。综合认识训练强调通过听觉刺激、视觉刺激对功能、特征、分类、匹配进行认识。综合认识为患者呈现描述物品功能、特征或属性的句子和使用某种物品的场景、动作,同时播放语音,如"牙刷是生活用品",同时呈现视觉刺激和听觉刺激,从物品的类别、特征及功能等方面帮助患者认识物品,如图8-4-2b所示。

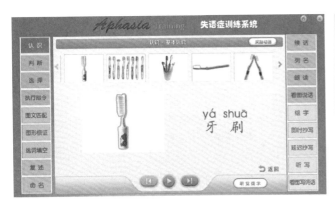 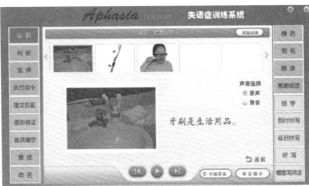

a. 基本认识　　　　　　　　　　　　b. 综合认识

图8-4-2　认识训练

(语言认知评估训练与沟通仪,ICFDrSpeech®,上海慧敏医疗器械有限公司授权使用)

二、绘本治疗

选择适合患者的目标词语,为患者呈现目标训练词语的动态绘本过程,通过不断变换色彩的视觉图像,同时搭配呈现相应的文字和语音信息,进行听觉理解的绘本治疗。重复循环绘本过程,通过听觉刺激建立患者语音和语义的联系,恢复患者的语言理解能力,如图8-4-3所示。

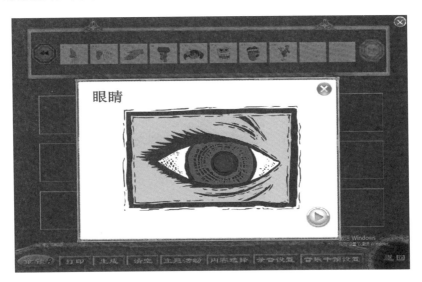

图8-4-3　绘本治疗

(辅助沟通训练仪,ICFDrSpeech®,上海慧敏医疗器械有限公司授权使用)

三、判断训练

判断训练根据训练难度分为基本判断和综合判断。基本判断训练强调通过听觉语音刺激,判断图片与听觉信息是否相符。基本判断由言语治疗师呈现一张图片,或者在屏幕中央呈现一个视觉图像,同时播放问题,如"这是牙刷,是吗?",患者听问题,将听觉语音线索与看到的图像之间做出辨别,回答"是"或者"不是"(图8-4-4);在训练中可以通过将问题用文字形式呈现给患者进行提示,患者通过听到的信息与图片进行核证,恢复语音和语义的联系。综合判断训练强调采用听觉刺激,通过功能、特征、分类、匹配进行判断。综合判断训练只为患者呈现关于物品的相应特点和功能的问题,如:"牙刷是用来刷牙的吗?",患者听问题后,回答"是"或者"不是",综合判断物品的功能和属性。患者通过对物品的功能和属性进行判断,恢复、强化语音和语义的联系。若患者存在困难,训练可以通过呈现问题的文字,或者呈现视觉图像的形式进行提示。

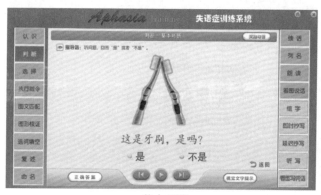
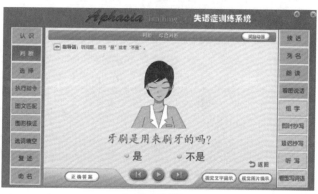

a.基本判断　　　　　　　　　　b.综合判断

图8-4-4　判断训练

(语言认知评估训练与沟通仪,ICFDrSpeech®,上海慧敏医疗器械有限公司授权使用)

四、选择训练

　　选择训练强调通过听觉刺激选择图片。根据听觉语言信息,如"请找出牙刷",选择相应的图片内容(图8-4-5),训练可接受视觉文字作为提示,即将文字符号"牙刷"呈现给患者,去除听觉理解的阻滞,促进患者产生语言反应。单条件选择训练要求患者从单一维度进行选择,如"请找出牙刷",单一条件为牙刷;双条件选择训练则要求患者从两个维度理解指导语,并进行选择,如"请找出红色的牙刷",双条件分别为红色和牙刷。若患者存在困难,可以借助视觉文字辅助。

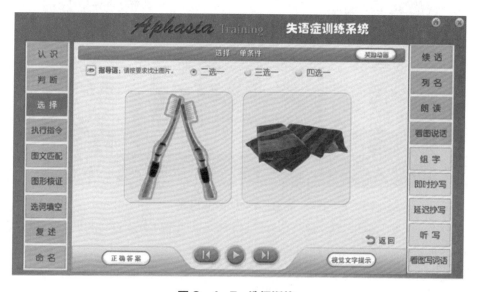

图8-4-5　选择训练

(语言认知评估训练与沟通仪,ICFDrSpeech®,上海慧敏医疗器械有限公司授权使用)

五、听觉语音反馈训练

听觉语音反馈训练是现代化的实时反馈治疗技术。使用辅助沟通训练仪进行选择训练,当患者点击正确图片后,辅助沟通训练仪实时播放相应的语音,为患者提供实时听觉语音反馈,当患者点击错误图片时,言语治疗师也可以引导患者点击正确图片,用辅助沟通训练仪语音反馈强化患者对语音信息的理解,恢复语音和语义的联系,如图8-4-6所示。

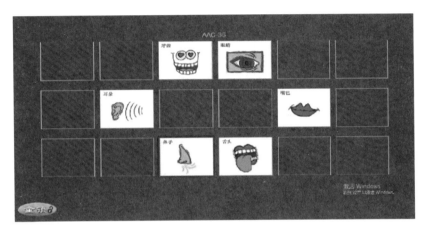

图8-4-6　听觉语音反馈训练

(辅助沟通训练仪,ICFDrSpeech®,上海慧敏医疗器械有限公司授权使用)

六、执行指令训练

执行指令训练强调通过听觉刺激引导患者做出相应动作。执行指令训练先给患者呈现听觉语言刺激,要求患者接收语音信息后解码语音信息,理解动作指令后完成相应的动作,动作指令选择基本日常生活活动,如"模仿刷牙的动作"。训练难度从一个动作向两个动作、三个动作逐渐增加,多动作指令之间的转换符合日常活动习惯(图8-4-7)。若患者执行困难,可借助能体现目标动作的视觉图片辅助。

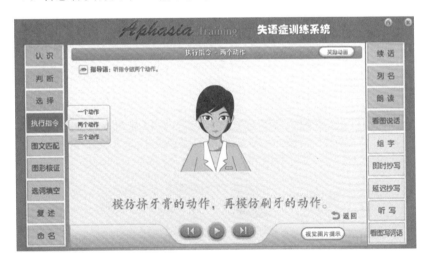

图8-4-7　执行指令训练

(语言认知评估训练与沟通仪,ICFDrSpeech®,上海慧敏医疗器械有限公司授权使用)

七、图文匹配训练

图文匹配训练形式包括文图匹配、图文匹配和连线三种。文图匹配是呈现一个文字刺激,要求患者理解文字的语义后,在不同的图片中选择与文字相匹配的图片。文图匹配强调借助文字符号刺激进行图片选择,刺激患者对语义的感知,增强文字和语义的联系,如图8-4-8a所示。图文匹配是呈现一个图片刺激,要求患者在不同的文字中选择与图片相匹配的词语,匹配训练难度可以从二选一到三选一、四选一逐渐增加。图文匹配强调借助目标词语的图片,刺激患者对语义的感知,然后结合文字符号,恢复文字和语义的联系,如图8-4-8b所示。连线训练是同时呈现多个文字刺激和图片刺激,要求将对应的文字和图片连线。连线训练强调综合文字刺激和图片刺激,通过组合训练目标词语的视觉图像与文字,恢复患者文字和语义的联系,如图8-4-8c所示。

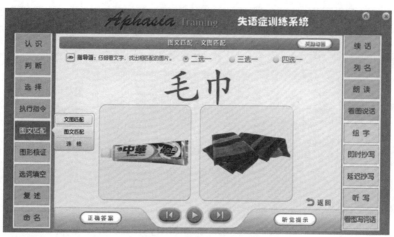

a. 二选一文图匹配训练

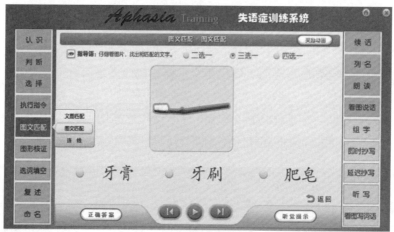

b. 三选一图文匹配训练

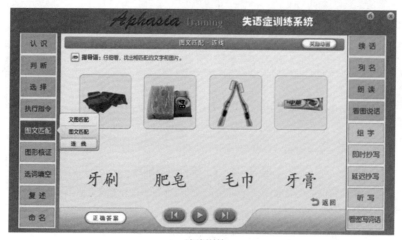

c. 连线训练

图8-4-8 图文匹配训练

(语言认知评估训练与沟通仪,ICFDrSpeech®,上海慧敏医疗器械有限公司授权使用)

八、图形核证训练

图形核证训练将文字符号与图片组合为一组语言刺激呈现给患者,要求患者判断文字符号代表的语义与图片内容是否相符,并选出文字符号和图片内容匹配的一组(图8-4-9)。通过直观具体视觉图像刺激患者对文字符号的理解能力。

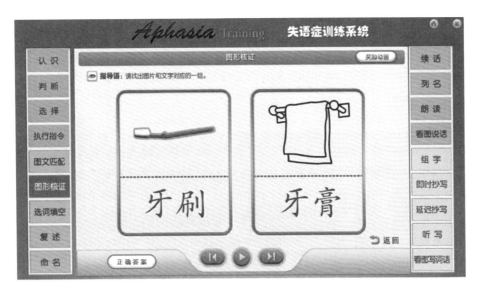

图8-4-9　图形核证训练

(语言认知评估训练与沟通仪,ICFDrSpeech®,上海慧敏医疗器械有限公司授权使用)

九、选词填空训练

选词填空训练形式为呈现一句不完整的句子,空缺的部分为训练目标词,要求患者在给出的词语中选择正确的词语,将句子补充完整,并使句意正确(图8-4-10)。选词填空强调在连续语句中刺激患者对文字的感知,恢复患者文字与语义的联系,训练难度可以从二选一到三选一、四选一逐渐增加。

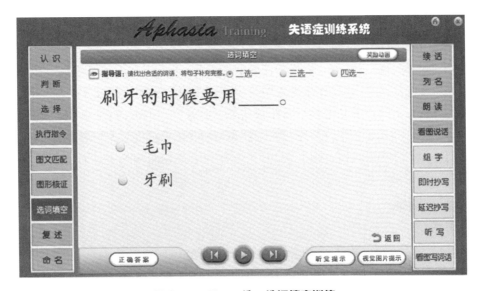

图8-4-10　二选一选词填空训练

(语言认知评估训练与沟通仪,ICFDrSpeech®,上海慧敏医疗器械有限公司授权使用)

第三节　失语症口语表达能力的智能康复

一、失语症口语表达言语语言综合疗法

言语语言综合疗法，即语言 ICF－SLI 疗法，是指在训练过程中将言语训练与语言训练结合起来，在理解和表达某一类词语的同时，使用目标训练语料进行言语状态的变化训练，同步改善失语症患者的言语语言障碍。根据患者的言语表现，言语语言综合疗法包括四个方面：停顿起音训练、音节时长训练、音调变化训练和响度变化训练，在此过程中结合词语复述、句子复述、词语命名、句子命名等训练形式，并采用现代化视听反馈技术，多通道刺激患者的感官，诱导更好的发音和语言表达。

（一）停顿起音训练

1. 停顿起音训练

停顿起音训练是言语语言综合治疗方法之一。可结合词语复述训练完成，患者在进行一次词语复述发声后，平静吸气，短暂停顿后再次复述发声；或者在进行一次词语复述发声后，深吸气，延长停顿后再次复述发声，训练患者在不同停顿状态下起音发声的能力。在词语复述训练的同时结合停顿起音，提高患者对停顿和起音的控制能力，增加口语表达的流利性强化训练效果。通过波形帮助患者感知声音的出现，提供停顿起音训练的实时反馈，并监控患者不同停顿状态下的停顿时长差异，以"牙刷"为例，记录患者正常停顿和延长停顿时间，例如，第三和第四"牙刷"之间的停顿时间为 1.24 秒，如图 8-4-11 所示。

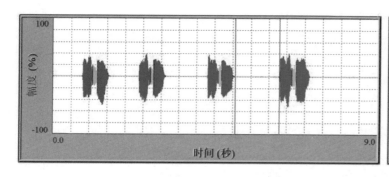
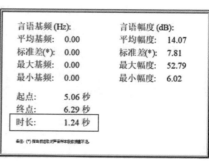

图 8-4-11　停顿起音训练进行词语复述的智能康复

（言语语言综合训练仪，ICFDrSpeech®，上海慧敏医疗器械有限公司授权使用）

2. 结合吟唱法和停顿起音进行词语复述训练

在词语复述训练同时结合语调的高低变化和停顿起音变化，患者用吟唱语调进行一次词语复述发声后，平静吸气，短暂停顿后再次复述发声；或者在患者用吟唱语调进行一次词语复述发声后，深吸气，延长停顿后再次复述发声，训练患者在不同音调变化和不同停顿状态下起音发声的能力，提高患者对停顿起音和音调变化的控制能力。如图 8-4-12，言语治疗师用"高—低"类型的吟唱语调在正常停顿起音和延长停顿后起音的状态下，示范目标词"牙刷"，让患者进行模仿，例如，正常停顿的停顿时间为 0.8 秒、延长停顿的停顿时间为 1.9 秒。

（二）音节时长训练

1. 音节时长训练

音节时长训练是言语语言综合治疗方法之一。音节时长训练结合词语复述训练，提高患者对不同音节时长变化的控制能力，增强患者连续语音的流利性。如词语复述训练时，通过长音、短音以及长短交替的三种发声形式，提高患者对不同的音节时长的控制能力。训练时让患者用长音、短音或长短音交替的形式复述目标词语。以"毛巾"为例，如图 8-4-13 所示，患者用短音复述"毛巾"后，用长音再次复述目标词"毛巾"。训练时

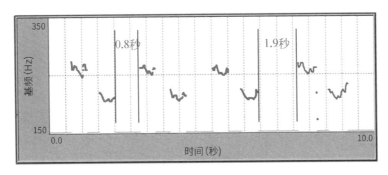

图 8-4-12　停顿起音训练结合韵律语调治疗的智能康复

（言语语言综合训练仪，ICFDrSpeech®，上海慧敏医疗器械有限公司授权使用）

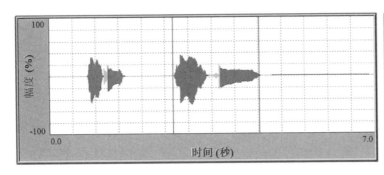

图 8-4-13　音节时长训练进行词语复述的智能康复

（言语语言综合训练仪，ICFDrSpeech®，上海慧敏医疗器械有限公司授权使用）

进行音节时长的实时反馈训练，并测量正常发声和延长发声的时长，例如，延长发声的时间为 1.86 秒。

2. 最长声时训练

此外，在音节时长训练中，可通过变式同样达到改善患者发音时长的目的，如最长声时训练。通过训练患者一次性尽可能长地发声，提高患者在言语时的控制能力，是针对句子时长异常、停顿异常的有效训练方法。训练时，通过声波测量为患者提供训练的实时反馈，言语治疗师也可以选择患者发声的时段进行训练监控，例如，最长声时为 4.74 秒，将最长声时数值输入 ICF 转换器可知患者最长声时的损伤程度，如图 8-4-14 所示。

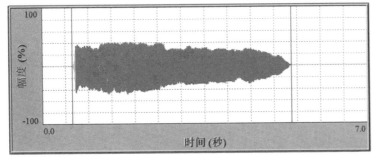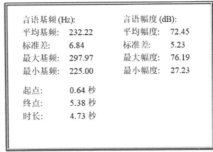

图 8-4-14　结合最长声时进行音节时长训练的智能康复

（言语语言综合训练仪，ICFDrSpeech®，上海慧敏医疗器械有限公司授权使用）

3. 逐字增加句长训练

逐字增加句长法是音节时长训练的变式之一，指通过让患者一口气连贯地复述词句，并循序渐进地增加句长。训练时结合词语复述训练和句子复述训练，恢复患者复述功能的同时，增强患者的言语呼吸支持能力和音节时长可控制能力，提高患者连续语音中呼吸与发声的协调性。如图 8-4-15 所示，患者复述"牙刷—用牙刷—牙刷刷牙—用牙刷刷牙"。

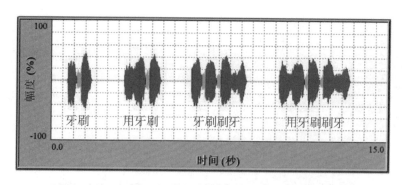

图 8-4-15　结合逐字增加句长进行音节时长训练的智能康复

（言语语言综合训练仪，ICFDrSpeech®，上海慧敏医疗器械有限公司授权使用）

4. 结合吟唱法和音节时长训练进行词语复述训练

结合语调的变化和音节时长的变化，进行词语复述的强化训练，增强患者对音调变化和音节时长变化的控制能力，刺激患者对目标词语的感知，提高患者连续语音的韵律和流利性，恢复自然的口语表达功能。如图8-4-16所示，以"脸盆"为例，将"低—高"音调模式的吟唱语调和长短音交替的唱音方式相结合，复述目标词语，患者先用"低—高"吟唱语调和短音复述词语"脸盆"，然后用"低—高"吟唱语调发长音"脸—盆—"，最后再用短音吟唱调复述词语。

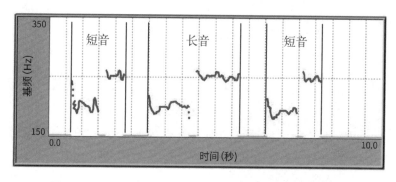

图 8-4-16　音节时长训练结合韵律语调治疗的智能康复

（言语语言综合训练仪，ICFDrSpeech®，上海慧敏医疗器械有限公司授权使用）

（三）音调变化训练

音调变化训练是言语语言综合治疗方法之一，指通过音调上升或下降的训练，使患者建立正常音调，并增加言语时音调控制的能力。在音调变化训练中，通过音调上升或下降，复述目标词语或句子，强化复述训练的效果。如图8-4-17所示，患者用音调由低到高、阶梯式上升的方式复述词语"毛巾"，言语治疗师用逐渐升高的音调模式朗读词语作为示范，患者进行模仿的最低音调为210赫兹，最高音调为273赫兹。

进行句子复述训练时，可以结合音调变化，通过音调变化刺激患者口语表达，提高患者连续语音的韵律和流利性，恢复自然的口语表达功能。如图8-4-18所示，言语治疗师用音调逐渐升高然后逐渐降低的方式，示范句子"我用牙刷刷牙"，由患者进行模仿匹配。

（四）响度变化训练

响度变化训练是言语语言综合治疗方法之一，指通过响度增加或减小的训练，增加言语时响度控制的能力，主要适用于言语韵律异常。结合响度变化训练进行词语复述训练，通过上升或下降复述目标词语，能够刺激患者对目标词语的感知，强化词语复述的训练效果，恢复患者自然的口语表达。如图8-4-19所示，患者用响度由低到高再由高到低、阶梯式上升后下降的方式复述词语"脸盆"。

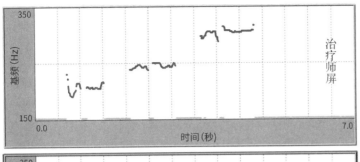

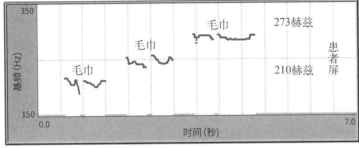

图 8‑4‑17 音调变化训练进行词语复述的言语语言综合智能康复

（言语语言综合训练仪，ICFDrSpeech®，上海慧敏医疗器械有限公司授权使用）

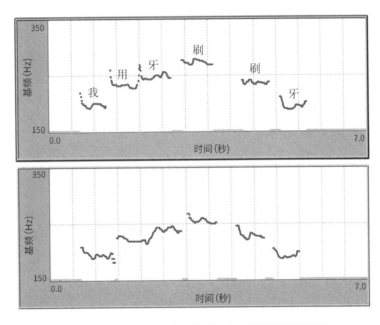

图 8‑4‑18 音调变化训练进行句子复述的智能康复

（言语语言综合训练仪，ICFDrSpeech®，上海慧敏医疗器械有限公司授权使用）

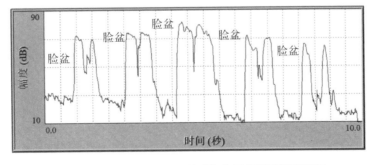

图 8‑4‑19 响度变化训练进行句子复述的智能康复

（言语语言综合训练仪，ICFDrSpeech®，上海慧敏医疗器械有限公司授权使用）

二、失语症口语表达的其他疗法

（一）言语重读治疗

言语重读治疗法将节奏训练、呼吸训练、发声训练、构音训练和连续语音的韵律训练相结合，改善患者的发声功能、构音功能和连续语音的表达功能。言语重读治疗法主要包括慢板节奏训练、行板节奏训练和快板节奏训练三个部分，强调发声时呼吸与发声的协调、发声时节奏快慢和音调高低的变化，以促进语言表达能力的恢复，可以用于以下场景。

1. 词语复述

根据口语表达功能情况选择合适的重读节奏，先由言语治疗师示范后，再由患者进行模仿匹配训练（可与节拍器结合进行语速控制），患者掌握重读节奏后，言语治疗师示范在重读节奏后用正常语调表达目标词，让患者进行模仿匹配。对于语速过慢的患者一般从慢板开始训练，逐渐过渡到行板；而对于语速过快的患者可先由快板开始训练，再到行板，最后过渡到慢板。如图 8-4-20 为患者示范不同节奏的重读训练。言语治疗师用行板节奏一示范训练目标词语的韵母，如"/ɑ—I—I—I/，阿姨"，患者模仿行板节奏发声。

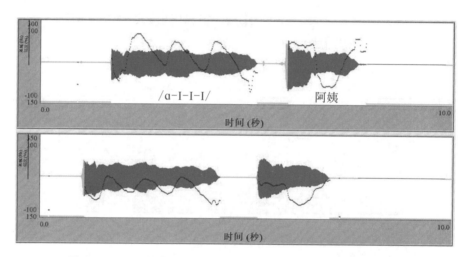

图 8-4-20　结合行板节奏一进行词语复述训练的智能康复示例

（重读治疗干预仪，ICFDrSpeech®，上海慧敏医疗器械有限公司授权使用）

2. 词语命名

言语重读治疗用于词语命名训练能够强化训练效果。言语重读治疗强调用重读节奏表达训练目标词的声韵母组合，逐渐过渡到用正常语调表达目标词。如图 8-4-21，以"/shɑ/沙"为例，言语治疗师用慢板节奏二示范目标词的声韵母"/sh—A—ɑ，shɑ/"，让患者进行模仿表达，同时提供患者词语命名的实时反馈，强化命名训练。言语重读训练强调让患者用重读节奏表达，训练目标词的声韵母，逐渐过渡到用正常语调表达目标词，同时提供患者发声的实时反馈。通过重读节奏和音调变化提高患者连续语音的韵律功能，刺激患者对目标词的感知，恢复流畅自然的口语表达。

（二）韵律语调治疗

韵律语调治疗用音乐的节奏和音调的高低变化促进语言表达能力的恢复，可以用于词语复述、词语命名、句子复述、口语描述训练。韵律语调治疗的特征是使用吟唱模式把言语中的正常语调加以夸张化，将言语模式转变成只有两个音调的、旋律的吟唱模式，同时结合患者左手的肢体动作。通过旋律吟唱和手打节奏两大要素，调动刺激患者与左侧语言区相对应的右侧脑区，并通过结构化的、循序渐进的方式，逐渐从吟唱的发声方式过渡到正常的发声方式，使得患者能够连贯流畅地说出词语、词组和句子，恢复自然言语韵律，提高口语交流能力，促进语言功能障碍患者口语表达能力的康复。

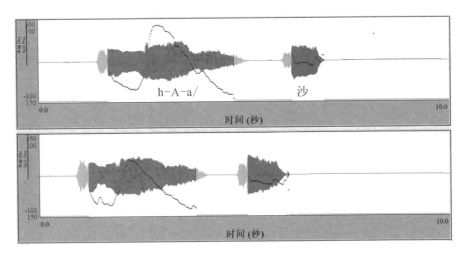

图 8-4-21　结合慢板节奏二进行词语命名训练的智能康复

（重读治疗干预仪，ICFDrSpeech®，上海慧敏医疗器械有限公司授权使用）

韵律语调治疗前两个阶段用于词语复述、词语命名训练。第一阶段，首先言语治疗师参照与目标项相关的图片或者训练情境提示，哼唱目标项的旋律。哼唱之后，依照自然的音调、重音使用高音调/低音调吟唱这个目标词。患者模仿言语治疗师一起齐唱目标词，进行词语复述，如图 8-4-22a，患者用吟唱语调复述目标词"西红柿"。齐唱之后，进行即刻复述训练，言语治疗师唱目标词且打节拍，立刻让患者重复唱，并且辅以打节拍。在即刻复述训练之后进行词语命名训练，即最后一步提问，在患者复述词语后进行提问，"你说什么？"第二阶段，从齐唱开始训练，依照自然的音调、重音使用高音调/低音调唱这个目标词。患者模仿言语治疗师一起齐唱目标词，进行词语复述。齐唱之后，进行延迟复述训练，言语治疗师唱目标词且打节拍，延迟 6 秒让患者重复唱，并且辅以打拍子。在延迟复述训练之后进行词语命名训练，即最后一步提问，在患者复述词语之后，等待 6 秒钟再进行提问，"你说什么？"

韵律语调治疗同样可用于词组复述训练，如图 8-4-22b，患者用吟唱语调复述目标词"吃西红柿"。

韵律语调治疗第三个阶段用于句子复述、口语描述训练。第一步，延迟重复：结合具体图片或训练情境，言语治疗师唱目标句且打节拍。延迟 6 秒后，让患者重复唱目标句。例如，患者用吟唱语调复述句子"我用毛

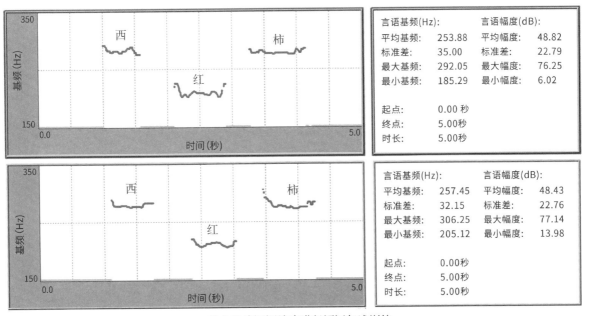

a. 结合韵律语调治疗进行词语复述训练

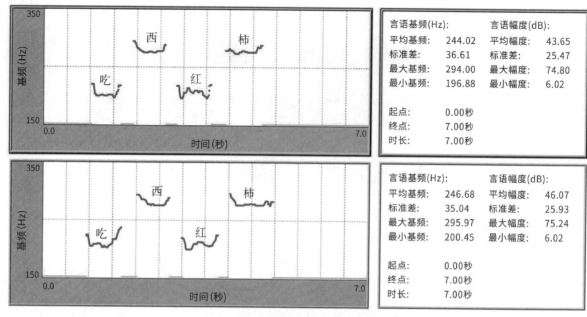

b. 结合韵律语调治疗进行词组复述训练

图 8-4-22　韵律语调治疗结合复述训练的智能康复示例

（言语语言综合训练仪，ICFDrSpeech®，上海慧敏医疗器械有限公司授权使用）

巾洗脸"。第二步，延迟后用口语复述：在吟唱句子复述后，过渡到正常语调的句子复述训练，言语治疗师用正常的语调呈现刺激项，等待 6 秒后，让患者用正常的语调重复刺激项。第三步，对问题回应：在句子复述后进行口语描述训练，言语治疗师针对训练目标句的图片或情境，用正常的语调提问适合的问题，患者用正常口语进行描述。

第九篇 儿童综合康复

第一章

脑瘫儿童言语智能康复

本章目标	阅读完本章之后,你将:
	1. 了解脑瘫儿童的分类及其言语障碍成因;
	2. 掌握痉挛型脑瘫儿童言语障碍的临床特征;
	3. 熟悉脑瘫儿童游戏式实时重读治疗法的理论依据;
	4. 掌握脑瘫儿童游戏式实时重读治疗法的主要内容与实施流程;
	5. 熟悉脑瘫儿童游戏式实时重读治疗法的智能康复案例。

由于持续存在的非进行性脑损伤影响了言语呼吸、发声、构音等言语运动相关的发音肌群,大多数脑性瘫痪儿童在言语运动时相应器官无法完成准确运动或运动过程不协调,导致其存在言语障碍。然而,目前国内针对脑瘫儿童的言语治疗仍处于发展阶段,脑瘫儿童言语障碍的针对性干预策略的相关论述有待完善。因此,本章将简单介绍脑瘫儿童言语障碍表现,重点论述脑瘫儿童亚型中最典型代表——痉挛型脑瘫儿童的言语障碍特征,并系统提出针对脑瘫儿童言语障碍的智能康复方法——游戏式实时重读治疗法(Game real-time accent method,gameRAM),此方法对解决脑瘫儿童言语障碍的实际问题,尤其是针对言语呼吸、发声与构音、连续语音功能障碍方面,在内容、方法与实效上都具有重要的理论意义与临床应用价值。

第一节　概　　述

脑性瘫痪(Cerebral palsy,CP)是指持续存在的中枢性运动障碍、姿势异常发育障碍与活动受限的症候群,临床中主要由于先天性大脑异常发育或后天获得性脑损伤等非进行性异常问题所致。我国脑瘫儿童发病率约为 2‰—3.5‰,其主要外显行为表现为肢体运动障碍,但常伴有感知觉、认知、言语语言和行为障碍,也存在癫痫及继发性肌肉、骨骼异常问题。本节将系统阐述脑瘫儿童言语障碍特征,特别是痉挛型脑瘫儿童言语障碍的临床特征,同时提出针对解决痉挛型脑瘫儿童言语障碍的游戏式实时重读治疗法。

一、脑瘫儿童

脑瘫儿童的言语障碍严重影响与他人沟通交流时的言语清晰度与言语可懂度。巴克斯(Bax,2006)等在一项关于脑瘫儿童磁共振成像的研究报告中表明,脑瘫是一种先天性中枢运动障碍,同时约 60% 的脑瘫儿童伴有沟通障碍,其常见的并发障碍是言语语言障碍,因此脑瘫也属于神经性言语障碍的典型群体,言语清晰度与言语可懂度异常极大程度地影响了该群体在日常生活、学习中与他人的正常沟通互动。

在临床实践中,我国脑瘫儿童类型较多,主要临床分型为痉挛型四肢瘫、痉挛型双瘫、痉挛型偏瘫、不随意运动型、共济失调型、混合型等六种常见类型,根据脑损伤典型区域和损伤程度的不同,不同分型的言语障碍临床表现也会有所差异。其中,痉挛型脑瘫儿童最为典型,以双侧上运动神经元的锥体系和锥体外系均受损为主,包括皮质运动区损伤、过度的阳性体征,如肌张力增高、痉挛和高兴奋性反射等是其显著外显特征。据国外部分研究表明,约70%—80%的痉挛型脑瘫儿童在口语表达过程中通常会表现出构音不清、语速缓慢且费力、连续语音中停顿不当、语音拖沓等言语语言障碍问题;另外,痉挛型脑瘫儿童占脑瘫儿童总数75%左右,占该群体的绝大多数,是脑瘫儿童的最典型代表,临床研究价值极大,因此本章也聚焦于介绍痉挛型脑瘫儿童言语障碍的相关临床康复问题。

二、脑瘫儿童言语障碍与游戏式实时重读治疗法

(一) 脑瘫儿童言语障碍

痉挛型脑瘫儿童的言语障碍通常是痉挛型神经性言语障碍,其主要是由双侧上运动神经元的锥体系和锥体外系均损害而导致的一种特征明显的运动性言语障碍。由于肌肉出现痉挛或无力的问题,导致其言语产出易产生呼吸发声功能障碍、嗓音音质异常、共鸣功能异常与语调异常等。具体来看,痉挛型脑瘫儿童言语障碍特征表现在言语呼吸、发声、共鸣、构音、韵律等多个功能系统。

在言语呼吸方面,痉挛型脑瘫儿童的问题并不像其他类型患者明显,关于上运动神经元受损时如何影响到言语呼吸系统尚有许多不明之处。但许多学者在其研究中也提出,痉挛型脑瘫可能存在异常的呼吸运动,而这种异常运动可能会导致吸气与呼气动作减弱、呼吸方式不协调以及肺活量减少,导致说话时语句的长度较短、响度低下。然而达利(Darley,1969)等人的研究也表明,在痉挛型脑瘫儿童中,声带过度闭合更容易导致发声与韵律方面的异常问题,而非呼吸功能异常的障碍;并且由于声带的肌张力过高,患者很可能需要张大嘴巴来进行呼吸,但此研究结论无法证明是患者单纯的言语呼吸功能异常。因此,在患有言语障碍的痉挛型脑瘫儿童中,若出现呼吸异常的外在表征,也可能会被更明显的喉部功能问题所掩蔽而不易被言语治疗师所察知。

在言语发声方面,达利(Darley,1969)等人研究发现,对于患有言语障碍的痉挛型脑瘫儿童而言,音质粗糙是其最为常见的言语特征。音质紧张也常见于痉挛型脑瘫儿童言语障碍患者中,它在听感知上不同于言语粗糙声,粗糙嗓音中出现的是气息摩擦声,而音质紧张是由于声门下气流经由一段狭窄且紧缩的喉部挤压而出。达利(Darley,1969)等人研究也发现,音质紧张是最易区别出患有言语障碍的痉挛型脑瘫儿童的言语特征之一,与其他类型的言语障碍表现相比,这种音质障碍表现在痉挛型脑瘫儿童患者中更为明显。然而,音质紧张不是痉挛型脑瘫儿童的绝对诊断标准,约有2/3的患者会表现出这种言语听觉表征。低音调是痉挛型脑瘫儿童言语发声障碍的另一个特征,一般认为喉部肌肉张力增高会使音调降低,因此低音调也常出现在患有言语障碍的痉挛型脑瘫儿童中。与音质紧张类似,低音调在患有言语障碍的痉挛型脑瘫儿童中也比在其他类型的脑瘫儿童表现得更为明显。但从临床角度来看,由于其他类型的脑瘫儿童也会表现出低音调现象,因此低音调不足以成为一个痉挛型脑瘫儿童言语发声障碍的诊断性标志。

在言语共鸣方面,痉挛型脑瘫儿童言语时会出现鼻音过重的现象,这是由于此类患者软腭的运动速度缓慢甚至软腭痉挛而无法运动,出现腭咽闭合不全的情况所致。但与弛缓型言语障碍患者相比,痉挛型脑瘫儿童鼻音过重的程度较为轻微,且鼻漏气的情形也较为少见。

在构音音系方面,痉挛型脑瘫儿童通常构音器官的运动范围明显减小,舌的运动速度较缓慢,舌肌无力且舌运动范围变小。进行口部运动功能评估时,痉挛型脑瘫儿童可能无法将舌伸出至口外,舌无法进行交替伸缩或左右交替运动。产生言语运动时,痉挛型脑瘫儿童在表达复杂的声母时会出现歪曲、替代甚至遗漏的现象,韵母也易出现歪曲现象,此类现象多数是由于舌肌无力且运动幅度受限导致;此外,由于肌力减弱,患者在发双唇音时无法闭合双唇而发出唇塞音;下颌的运动也可能出现异常,表现出下颌打开过度或闭合速度缓慢的情况;在异常语音声学特征方面,痉挛型脑瘫儿童通常出现词语表达持续时间过长、音节持续时间拖长、音

素延长、从一个音素到另一个音素的过渡缓慢等异常问题。

在韵律方面,痉挛型脑瘫儿童存在许多韵律异常的障碍问题。研究表明,在连续语音或自发性谈话的语言任务中,痉挛型脑瘫儿童易出现音调单一的现象,此问题也是该类患者最为显著的特征之一,主要是由于整体喉部肌肉紧张所致。当喉部肌肉呈现出痉挛型紧张现象时,其收缩与放松能力将较差,无法进行音调变化从而导致音调单一的问题。例如,环甲肌在喉部的收缩与放松动作能够在说话时借由拉紧声带来升高或降低音调,当此肌肉痉挛导致收缩不力时,音调的变化程度也会受到限制,由此出现音调单一的韵律特征。

研究表明,痉挛型脑瘫儿童韵律异常特征的第二个显著问题表现为响度单一,即言语时响度变化的能力降低。与音调单一类似,响度单一也是由于喉部肌肉张力增加所致。正常的响度变化是靠改变声带的紧张度来完成的,通过改变声带的紧张程度,喉部可以精确地调节声门下方气流通过声门处的气流量;当声带调节紧张程度的能力变弱时,响度变化能力也会由此降低。

痉挛型脑瘫儿童第三个韵律异常特征表现为言语时句子长度短,研究表明这一问题特征在进行自发性言语任务时表现最为明显。达利(Darley,1969)等人研究表明,喉部异常紧张会使得句长变短。另外,在口语表达时频繁的吸气动作也会影响正常的韵律,所以句长变短的现象也被视为痉挛型脑瘫儿童韵律方面的典型障碍表现。

据研究发现,重音减少也是痉挛型脑瘫儿童的一个韵律异常障碍特征,但是目前对重音模式的研究有限。对痉挛型脑瘫儿童而言,发短语首词的重音更为困难,而对于短语末尾最后一个词的重音,患者会增加言语基频和强度,但是其发音能力会仍然表现出明显受限。

综上所述,从生理学和语音声学研究表明,痉挛型脑瘫儿童在言语功能的各个层面都可能存在不同程度、不同类型的异常,言语沟通的持续性障碍问题,势必对其学习、生活及社会适应能力造成严重影响,需要提出解决痉挛型脑瘫儿童言语障碍的针对性治疗方法,提高痉挛型脑瘫儿童的言语可懂度。

(二) 游戏式实时重读治疗法

重读治疗法(Accent method,AM)是言语康复临床实践中常用的言语嗓音与构音语音障碍的系统性干预方法,广泛应用于言语障碍患者的康复训练活动中。作为一种整体性综合言语治疗方法,其训练过程主要涵盖言语呼吸训练、放松训练、嗓音训练以及由言语嗓音向连续语音转化等多个干预模块,通过循序渐进的训练过程,帮助言语障碍个体获得言语呼吸系统、发声系统、构音系统与身体运动之间的协调运动。尤其适用于言语嗓音、构音、韵律异常的矫治,旨在通过建立正确的重读方式改善患者言语呼吸、发声、构音、连续语音能力,最终整体解决个体言语功能障碍。

国内学者黄昭鸣根据汉语普通话特点对重读治疗法进行改编与创新,形成改良重读治疗法。该方法在原有的基础上,增加了针对口部运动障碍的口部运动重读,针对行板节奏训练的躯体和手臂协调运动,以及针对构音障碍的构音慢板节奏与行板节奏重读治疗,包括汉语普通话中的单韵母、复韵母、鼻韵母和声母重读训练,同时形成了语音重读治疗能量法与支架法,并将其应用于特殊儿童言语障碍的矫治,可显著提高患者的言语清晰度与言语流利性。

近年来,在脑瘫儿童言语康复临床研究过程中,黄昭鸣团队又基于改良重读治疗法的特点与训练模式,利用现代数字信号处理技术在言语障碍重读治疗法中的应用优势,实现游戏化的实时视觉、听觉训练形式,特提出针对解决痉挛型脑瘫儿童言语障碍的游戏式实时重读治疗法,此方法从个体运动学习与感觉反馈能力出发,利用现代化数字信号处理技术,呈现个体视觉与听觉双通道刺激的言语游戏运动轨迹实时反馈线索,帮助个体实时直观的感知和协调自身的呼吸、发声运动,使得个体能够实时感知自身的言语状态,从而更好地完成言语重读训练活动,通过改善患者言语呼吸、发声功能,同步提升构音与连续语音能力,故此方法又称为"游戏式呼吸发声运动疗法"。该方法的突出特点在于视听反馈的实时性,可使得个体能够在训练时凭借言语游戏运动轨迹同步察觉自身的言语行为,有助于及时准确地调整自身的异常言语行为。

游戏式实时重读治疗法主要强调五个核心训练要点:第一,基于改良重读治疗法内容,重视身体姿势的调整、呼吸放松训练,建立正确的言语腹式呼吸方式,言语时提供充足的腹式呼吸支持;第二,基于痉挛型脑瘫儿童神经生理特征,主要选择慢板节奏与行板节奏训练两种类型作为主要干预节奏型,从简单的节奏向复杂的节奏变化;第三,重读治疗节奏训练的语料遵循由易到难的选取原则,从简单韵母向句子的连续语音逐渐过渡;第四,配合言语训练节奏型的身体姿势、躯体动作和手臂联合运动;第五,强调利用视觉刺激、听觉刺激双通道刺激形式,开展实时言语游戏联动反馈模式,借助于个体实时言语游戏运动轨迹,帮助个体感知和调整身体运动、发声和言语运动状态。

节奏训练是重读治疗不同训练板块之间的共同要素,构音语音重读治疗中韵母重读治疗主要以慢板节奏二和行板节奏一为主。因此,游戏式实时重读治疗法也主要选择慢板节奏二与行板节奏一作为主要训练方法,并在实时言语游戏治疗活动中将节奏训练、呼吸训练、发声训练、构音训练与连续语音训练相结合,系统改善患者的言语呼吸功能、发声功能、构音功能和连续语音的口语表达能力。

第二节　脑瘫儿童游戏式实时重读治疗法

本节基于痉挛型脑瘫儿童的言语障碍特征,同时结合以往的研究成果与现代化言语康复技术,为痉挛型脑瘫儿童制定了具有针对性、系统性的游戏式实时重读治疗法,从理论依据、主要内容、实施流程等方面逐一阐述,旨在改善痉挛型脑瘫儿童言语障碍问题,为临床应用提供参考。

一、理论依据

痉挛型脑瘫儿童言语障碍是双侧上运动神经元的椎体系和锥体外系均受损而导致的一种特征明显的运动性言语障碍,椎体系损伤会导致精细运动控制功能存在障碍,椎体外系损伤则会引起过度的阳性体征(肌张力增高、痉挛和兴奋性反射等),导致个体在言语呼吸方面,存在吸气与呼气动作减弱、呼吸方式不协调以及肺活量减少等问题;在发声方面,由于喉部肌肉痉挛而产生声带过度紧绷,存在声带振动时双侧声带伴有过度闭合等问题;在共鸣方面,部分患者存在软腭运动速度缓慢甚至软腭痉挛而无法运动的问题,偶尔出现腭咽闭合不全,鼻音重的异常现象;在构音方面,导致存在构音器官的运动范围明显减小,舌运动速度缓慢,下颌打开过度且闭合速度缓慢等问题;在韵律方面,由于整体喉部肌肉紧张导致易出现语调单一、重音减少、语速缓慢、异常停顿、言语时句子长度短等异常特征。

而言语产出是一个具有前后连续性的过程,涉及呼吸系统、发声系统、共鸣系统、构音系统和韵律系统等,需要各言语系统的相互配合、紧密联系的协调活动,其中任何一个环节产生障碍,正常的言语活动将难以形成。因此,在制定痉挛型脑瘫儿童言语障碍治疗方法时,需要从针对痉挛型脑瘫儿童呼吸系统、发声系统、共鸣系统、构音系统与韵律系统导致的言语障碍问题出发,制定出一种具有能够将呼吸、发声、构音肢体运动紧密结合的协调性、系统性干预方法,全面改善由于言语各子系统的运动不协调导致的异常问题,增强言语呼吸、发声、构音相关肌群的弹性与灵活性。

高效的言语呼吸与发声功能建立在良好的腹式呼吸基础上,而重读治疗法作为一种协调所有呼吸和发声肌群运动的治疗方法,其强调相关肌群有节律性的运动与控制能力,重点培养正确的腹式呼吸方式与规律性的节奏运动,训练言语发声过程中的正确呼气模式,以获得言语发声时良好的呼吸支持能力,达到言语时能够自主控制言语呼吸、发声、构音、语速、停顿、重音、语调等言语线索。

在开展重读治疗活动中,有规律的节奏型配合个体身体与手臂运动是极其重要的训练环节。学者让修(Osamu,2003)等研究显示,重读节奏与个体动作训练相结合,有益于协调神经系统中运动过程的重新组合与运行,通过重复性、高频率的训练活动,可以帮助个体建立节律性的行为活动。重读治疗法的训练过程重点在改善个体不当的发声状态,塑造科学的呼吸与发声模式。鉴于多数痉挛型脑瘫儿童存在肢体障碍与低龄儿童心理发育特点,采用个体头部、手臂的运动为主,同时重点通过视觉刺激与听觉刺激相结合的实时游戏化联动反馈模式,来引导个体建立正确的言语呼吸与发声模式,最终形成游戏式实时重读治疗法。

针对痉挛型脑瘫儿童的肢体障碍与言语障碍特征,在应用游戏式实时重读治疗法过程中,需要以运动学习、神经可塑性理论为指导思想,同时结合国内学者黄昭鸣设计的重读治疗系统提供的视觉与听觉刺激实时反馈技术,强调言语运动感觉反馈过程,以游戏化的形式实时呈现言语行为反馈特征。游戏式实时重读治疗法具体操作步骤制定依据为:首先,言语治疗师通过言语基础游戏训练活动放松患者呼吸与发声相关肌群,为开展后续训练活动奠定生理基础;其次,言语康复师通过腹式呼吸的针对性训练,改善患者的言语呼吸能力,确保充足的呼吸支持;最后,通过游戏式实时重读治疗节奏中的慢板和行板节奏练习活动来增加呼吸与发声的协调性,逐步从韵母的练习拓展到单音节、词语、短语和句子中,提升患者的对于不同节奏型的控制能力,改善患者的构音功能与连续语音能力。

二、主要内容

基于痉挛型脑瘫儿童的言语障碍问题,同时结合游戏式实时重读治疗法的理论依据,制定该方法的主要内容。游戏式实时重读治疗法的训练内容主要包括基础训练与针对性训练两大模块,其中基础训练主要进行手法放松、辅具支持与实时声带放松训练,针对性训练主要进行腹式呼吸训练、实时视听反馈慢板节奏训练与行板节奏训练,具体训练内容要点如下。

(一) 基础训练

1. 手法放松与辅具支持

由上文可知,痉挛型脑瘫儿童显著特点为全身整体肌张力偏高,多数可能存在肢体障碍,无法独立完成喉部发声肌群的放松活动,喉部肌群长期处于异常紧张的状况,因此在训练初期需要对其进行常规性的喉部按摩放松练习,喉部按摩法具体穴位图如图 4 - 4 - 82 所示。

另外,多数痉挛型脑瘫儿童显著特点是躯体肌张力高,上肢背伸、内收、内旋,躯干前屈,下肢内收、内旋、交叉。据特里萨(Teresa,2010)等学者对痉挛型脑瘫儿童言语功能的研究表明,确保正确的身体姿势与头部位置可以改善儿童言语呼吸能力。因此,在训练过程中,可选择借助训练椅辅具支持,确保儿童躯体上半身处于直立位,背部靠住训练椅背,双腿自然落地正放,形成良好的训练坐姿。

2. 实时声带放松训练

实时声带放松训练是借助于现代游戏化的视听实时反馈技术,通过打嘟的活动,感受发声时声带的放松状态,最终达到放松喉部发声肌群的目标;同时,借助于言语游戏运动轨迹监控实时言语活动。实时声带放松训练由 6 小节组成,具体内容如下。

(1) 实时平调向前打嘟

训练开始前,将训练设备言语矫治仪调至"小蜜蜂""小飞熊""热气球"等言语感知游戏训练界面,具体如图 9 - 1 - 1 所示。儿童面对训练设备页面,全身自然放松,上身直立,轻微闭合唇部,吸气完成后,再自然呼气使声带快速振动产生喉源音,带动双唇自然振动,向前自然、平调持续性发"嘟"音,此时训练页面中的小花将会被小蜜蜂实时采集,并实时留下言语声时直线飞行轨迹。

(2) 实时平调慢速旋转打嘟

训练开始前,将训练设备言语矫治仪调至"小天使""奇妙海""划船"等言语音调游戏训练界面,具体如图 9 - 1 - 2 所示。儿童面对训练设备页面,保持上身稳定,自然闭合双唇,深吸气,气流由肺部发出,双唇振动且带动声带振动,持续慢速发"嘟———"音。与此同时,头部向左或右做慢速旋转,并且要连贯持续,此时训练页面中的小星星将会被小天使实时收集,并实时留下言语声时飞行轨迹。

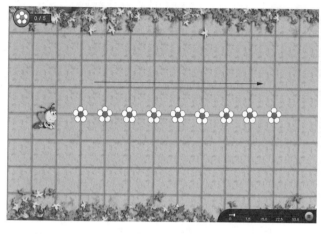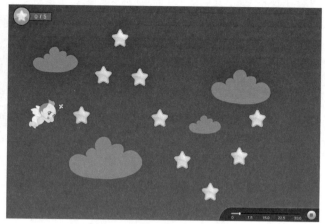

图 9-1-1　"小蜜蜂"言语感知游戏实时反馈训练　　　图 9-1-2　"小天使"言语音调实时反馈训练

（言语矫治仪，ICFDrSpeech®，上海慧敏医疗器械有限公司授权使用）

（3）实时升调慢速打嘟

训练开始前，将训练设备言语矫治仪调至"飞车""袋鼠""弹钢琴"等言语感知游戏训练界面。儿童面对训练设备页面，全身自然放松，上身直立，轻微闭合唇部，吸气完成后，再自然呼气使声带快速振动产生喉源音，带动双唇自然振动，持续性发"嘟"音；同时，头部向左前上方或向右前上方做弧状慢速上升运动。

（4）实时升调旋转打嘟

训练开始前，将训练设备言语矫治仪调至"火箭""飞机""欢乐秋千"等言语感知游戏训练界面。儿童面对训练设备页面，全身自然放松，上身直立，轻微闭合唇部，吸气完成后，再自然呼气使声带快速振动产生喉源音，带动双唇自然振动，持续性发"嘟"音；同时，头部向左前上方或向右前上方做旋转上升运动。

（5）实时降调慢速打嘟

训练开始前，将训练设备言语矫治仪调至"跳跳蛙""撞球""茶壶"等言语音调游戏训练界面。儿童面对训练设备页面，全身自然放松，上身直立，轻微闭合唇部，吸气完成后，再自然呼气使声带快速振动产生喉源音，带动双唇自然振动，持续性发"嘟"音；同时，头部向左前下方或向右前下方做慢速下降运动。

（6）实时降调旋转打嘟

训练开始前，将训练设备言语矫治仪调至"宇宙飞船""飞碟""飞艇"等言语音调游戏训练界面。儿童面对训练设备页面，全身自然放松，上身直立，轻微闭合唇部，吸气完成后，再自然呼气使声带快速振动产生喉源音，带动双唇自然振动，持续性发"嘟"音；同时，头部向左前下方或向右前下方做弧状下降运动。

（二）针对性训练

1. 腹式呼吸训练

充足的呼吸支持是个体顺利开展游戏式实时重读治疗的基础活动。痉挛型脑瘫儿童由于自身生理障碍特点，开始讲话前会浪费了大量的气体，导致言语呼吸支持不足。该方法主要采用腹式呼吸训练提高生理肺活量与呼吸支持能力，腹式呼吸训练是借助于不同的体位让个体感受非言语呼吸状态下呼气与吸气的过程，有利于个体形成正确的生理腹式呼吸方式。腹式呼吸训练具体有不同体位练习，考虑到痉挛型脑瘫儿童的肢体障碍，主要选择仰位、侧位与坐位三种训练形式共 6 个步骤进行，具体训练内容如下。

（1）仰位训练

① 闭目静心

患者仰躺在治疗床上，双臂自然地平放于身体两侧，全身放松，闭目。言语治疗师注意观察患者呼吸方式，如图 3-4-7 所示。

② 腹部感觉

言语治疗师指导患者将一只手放在腹部,观察患者的呼吸情况,感觉这只手随着呼吸而上下起伏,保持该姿势数分钟,如图 3 - 4 - 8 所示。

③ 胸腹同感

言语治疗师指导患者将一只手放在腹部,另一只手放在胸部,感受放在腹部的手随着呼吸上下运动,如图 3 - 4 - 9 所示。

④ 口腹同感

言语治疗师指导患者将手背放在口前,收紧双唇发/p/音,放在口前的手能感觉口腔中气流喷出。同时放在腹部的手随着腹部凹下去。此时,腹肌应该主动参与呼气运动,如图 3 - 4 - 10 所示。

（2）侧位训练

言语治疗师引导患者在治疗床上处于侧卧位状态,使其一侧手置于腹部,感受呼吸时腹部在起伏运动,如图 3 - 4 - 11 所示。

（3）坐位训练

患者自然放松坐于训练椅上,言语治疗师引导患者一侧手臂置于腹部,感受呼吸时腹部起伏状况,如图 3 - 4 - 12 所示。

2. 实时视听反馈慢板节奏训练

良好的呼吸与发声协调性是发出清晰、流畅连续语音的先决条件,慢板节奏训练的目的是促进相关呼吸肌群与发声肌群功能之间的协调,促进平静呼吸到言语呼吸的过渡。慢板节奏训练类似于"散步",强调通过缓慢的吸气紧接着缓慢的呼气来进行,且吸气与呼气之间没有停顿。慢板节奏训练采用慢拍,为四分之三拍华尔兹节奏,每个小节有三拍,一次完整的慢板节奏训练应持续 6 秒钟,其中 3 秒钟为吸气,3 秒钟为发音,分为慢板节奏一、慢板节奏二和慢板节奏三共三个训练方法。为了便于痉挛型脑瘫儿童模仿跟读,保证训练活动的顺利开展,推荐选择慢板节奏训练中最重要的训练方法——慢板节奏二。

在传统的慢板节奏训练模式的基础上,引入现代化的言语游戏式实时视听反馈技术,将其与传统的慢板节奏训练模式相结合,形成实时视听反馈慢板节奏训练方法,其强调在慢板节奏训练时,借助于现代化的视觉刺激与听觉刺激相结合训练工具,具体包括言语重读干预仪、构音语音障碍测量与康复训练仪与言语矫治仪、康复学习机(ICFDrSpeech®,上海慧敏医疗器械有限公司授权使用),形成实时联动的游戏化训练视听反馈模式,可在实时视听反馈慢板节奏训练时调动儿童的训练积极性,提升训练效果。

实时视听反馈慢板节奏训练的材料选取遵循由易到难的原则,强调从韵母、单音节、词语到短语的训练逻辑,训练过程循序渐进。这里以 3—6 岁痉挛型脑瘫儿童为例,基于 3—6 岁普通儿童日常口语交流的前 50 个高频词,利用德尔菲法,选取该年龄段最常见、使用频率最高的前 20 个单音节词作为基础训练材料;拆分 20 个单音节词的韵母,形成 21 个韵母作为前端韵母训练材料;同时,基于 20 个单音节词的内部同音同字或同音异字组合的原则,形成了 12 个词语、12 个短语作为后端词语与短语的训练材料,训练内容由浅入深、紧密联系。具体内容如图 9 - 1 - 3 所示。

实时视听反馈慢板节奏二训练的具体步骤要点如下:

（1）训练前:在训练工具康复学习机或言语重读干预仪中选择训练材料,在言语矫治仪中选择视听实时反馈游戏,患者与言语治疗师并行而坐,面对两种训练工具;

（2）言语治疗师点击康复学习机或言语重读干预仪中的慢板节奏二训练材料,让患者有意识"聆听",熟悉慢板节奏型与训练材料;

（3）言语治疗师再次点击康复学习机或言语重读干预仪中的相同的慢板节奏二训练材料,让患者有意识聆听并"模仿跟读",实时跟读的音频输入至言语矫治仪游戏训练界面,形成慢板节奏训练联动视听反馈语音链,实时呈现该语音材料的慢板节奏二训练言语轨迹;

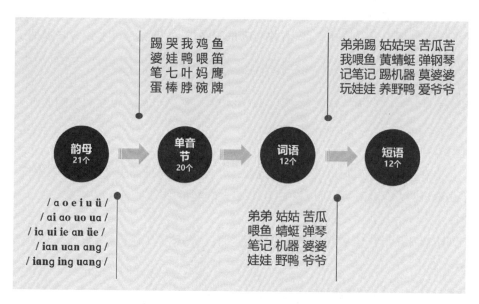

图 9-1-3 实时视听反馈慢板节奏二训练材料

（4）训练后：基于慢板节奏二训练轨迹，及时反馈训练结果，根据实际情况调整训练内容。训练步骤如图 9-1-4 所示。

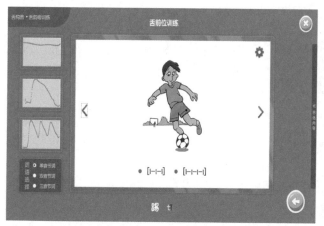

a. 康复学习机准备页面

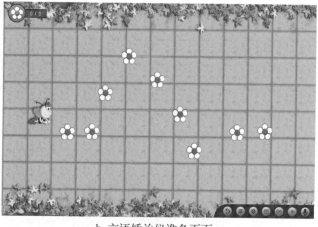

b. 言语矫治仪准备页面

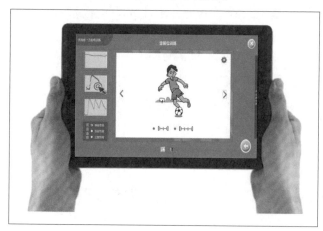

c. 点击康复学习机慢板节奏二训练材料

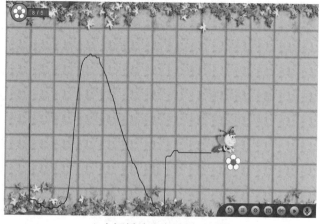

d. 言语矫治仪实时视听反馈

图 9-1-4 实时视听反馈重读治疗慢板节奏二训练步骤

（康复学习机与言语矫治仪，ICFDrSpeech®，上海慧敏医疗器械有限公司授权使用）

3. 实时视听反馈行板节奏训练

行板节奏训练的目的是增加呼吸肌群、发声肌群和构音肌群运动的灵活性,促进呼吸、发声和构音之间的协调性,从而建立正确的言语呼吸方式,该训练的行板节奏类似于"走路"。

进行行板节奏的训练时,要求正常起音、声音响亮。行板节奏训练采用的是进行曲节奏,每小节 4 拍,对于成年人最自然的节律是每分钟 70 拍左右,最初用于基本训练。当患者掌握了技巧后,节律可以适当增加。行板节奏训练分为行板节奏一、行板节奏二、行板节奏三与行板节奏四共 4 个训练方法。为了便于痉挛型脑瘫儿童模仿跟读,保证训练活动的训练开展,优先选择行板节奏训练中最重要的训练方法——行板节奏一。

与前文实时视听反馈慢板节奏类似,引入现代化的言语游戏式实时视听反馈技术,将其与传统的行板节奏训练模式相结合,形成实时视听反馈行板节奏训练方法,其强调在行板节奏训练时,借助于现代化的视觉刺激与听觉刺激相结合的训练工具(同实时视听反馈慢板节奏训练工具),形成实时联动的游戏化训练视听反馈模式,也可在实时视听反馈行板节奏训练时调动患者的训练积极性,提升训练效果。

实时视听反馈行板节奏训练的材料选取基本与慢板节奏训练一致,但行板节奏一训练更加强调患者的掌握连续语音能力,因此在开展视听反馈行板节奏训练使患者掌握韵母、单音节、词语与短语后,需要进一步开展句子训练。具体内容如图 9-1-5 所示。

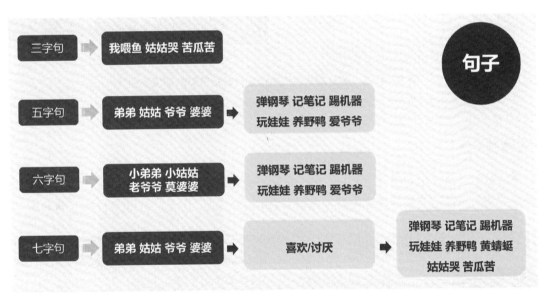

图 9-1-5 实时视听反馈行板节奏一句子训练材料

实时视听反馈行板节奏一训练的具体步骤要点如下:

(1)训练前:在训练工具康复学习机或言语重读干预仪中选择训练材料,在言语矫治仪中选择视听实时反馈游戏,患者与言语治疗师并行而坐,面对两种训练工具;

(2)言语治疗师点击康复学习机或言语重读干预仪中的行板节奏一训练材料,让患者有意识"聆听",熟悉行板节奏型与训练材料;

(3)言语治疗师再次点击康复学习机或言语重读干预仪中的相同的行板节奏一训练材料,让患者有意识聆听并模仿跟读,实时跟读的音频输入至言语碍矫治仪游戏训练界面,形成行板节奏一训练联动视听反馈语音链,实时呈现该语音材料的行板节奏一训练轨迹;

(4)训练后:基于行板节奏一训练轨迹,及时反馈训练结果,根据实际情况调整训练内容。训练步骤如图 9-1-6 所示。

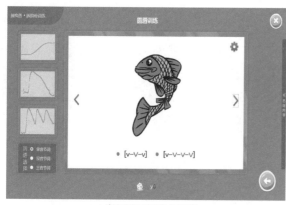

a. 康复学习机准备页面

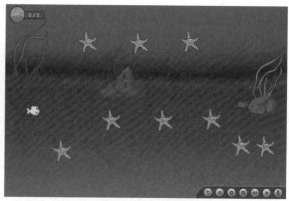

b. 言语矫治仪准备页面

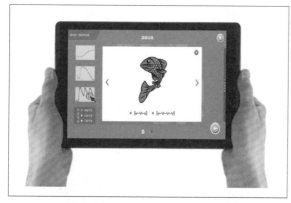

c. 点击康复学习机行板节奏一训练材料

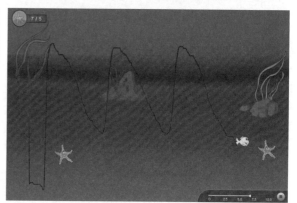

b. 言语矫治仪实时视听反馈

图 9 - 1 - 6　实时视听反馈重读治疗行板节奏一训练步骤

（康复学习机与言语矫治仪，ICFDrSpeech®，上海慧敏医疗器械有限公司授权使用）

三、实施流程

依据痉挛型脑瘫儿童言语呼吸、发声、构音语音障碍特征与游戏式实时重读治疗方案的具体内容，我们据此制定了游戏式实时重读治疗法的训练内容实施框架，如图 9 - 1 - 7 所示。该框架包括基础训练与针对性训

模块	目的	方法	内容	训练次数	组织形式
基础训练	抑制异常姿势	手法放松 辅具支持	头颈和躯干 控制与放松	第1-10次	个别化训练 30分钟/次 共10次
	放松训练	实时声带放松	实时打嘟训练	第1-10次	
针对性训练	提高呼吸 支持能力	腹式呼吸训练	仰位、侧位、 坐位	第1-10 次	
	提高呼吸与发声 协调性能力	实时视听反馈 慢板节奏二训练	韵母、单音节	第1-2次	
		实时视听反馈 行板节奏一训练		第3-4次	
		实时视听反馈 慢板节奏二训练	词语、短语	第5-6次	
		实时视听反馈 行板节奏一训练		第7-8次	
		实时视听反馈 行板节奏一训练	句子	第9-10次	

图 9 - 1 - 7　游戏式实时重读治疗法的训练内容实施框架

练两大模块,涵盖手法放松与辅具支持、实时声带放松、腹式呼吸训练、实时视听反馈慢板节奏二训练、实时视听反馈行板节奏一训练等训练内容。依据儿童的心理特征及临床经验,在保证儿童注意力稳定性的基础上,将对痉挛型脑瘫儿童采取个别化训练组织形式,每名患者单次训练30分钟,共训练10次。

基于游戏式实时重读治疗法的训练内容实施框架,下面将详细呈现出10次训练的实施流程,具体见表9-1-1。

表 9-1-1　游戏式实时重读治疗法的训练内容实施流程（10 次）

训练次数	训 练 方 法	训练时长	训 练 内 容
第 1 次	手法放松、辅具支持	4 分钟	头颈和躯干控制与放松
	实时声带放松训练	4 分钟	实时打嘟训练
	腹式呼吸训练	4 分钟	仰位、侧位、坐位训练
	实时视听反馈慢板节奏二训练	18 分钟	韵母
第 2 次	手法放松、辅具支持	4 分钟	头颈和躯干控制与放松
	实时声带放松训练	4 分钟	实时打嘟训练
	腹式呼吸训练	4 分钟	仰位、侧位、坐位训练
	实时视听反馈慢板节奏二训练	18 分钟	单音节
第 3 次	手法放松、辅具支持	4 分钟	头颈和躯干控制与放松
	实时声带放松训练	4 分钟	实时打嘟训练
	腹式呼吸训练	4 分钟	仰位、侧位、坐位训练
	实时视听反馈行板节奏一训练	18 分钟	韵母
第 4 次	手法放松、辅具支持	4 分钟	头颈和躯干控制与放松
	实时声带放松训练	4 分钟	实时打嘟训练
	腹式呼吸训练	4 分钟	仰位、侧位、坐位训练
	实时视听反馈行板节奏一训练	18 分钟	单音节
第 5 次	手法放松、辅具支持	4 分钟	头颈和躯干控制与放松
	实时声带放松训练	4 分钟	实时打嘟训练
	腹式呼吸训练	4 分钟	仰位、侧位、坐位训练
	实时视听反馈慢板节奏二训练	18 分钟	词语
第 6 次	手法放松、辅具支持	4 分钟	头颈和躯干控制与放松
	实时声带放松训练	4 分钟	实时打嘟训练
	腹式呼吸训练	4 分钟	仰位、侧位、坐位训练
	实时视听反馈慢板节奏二训练	18 分钟	短语

续　表

训练次数	训练方法	训练时长	训练内容
第 7 次	手法放松、辅具支持	4 分钟	头颈和躯干控制与放松
	实时声带放松训练	4 分钟	实时打嘟训练
	腹式呼吸训练	4 分钟	仰位、侧位、坐位训练
	实时视听反馈行板节奏—训练	18 分钟	词语
第 8 次	手法放松、辅具支持	4 分钟	头颈和躯干控制与放松
	实时声带放松训练	4 分钟	实时打嘟训练
	腹式呼吸训练	4 分钟	仰位、侧位、坐位训练
	实时视听反馈行板节奏—训练	18 分钟	短语
第 9—10 次	手法放松、辅具支持	4 分钟	头颈和躯干控制与放松
	实时声带放松训练	4 分钟	实时打嘟训练
	腹式呼吸训练	4 分钟	仰位、侧位、坐位训练
	实时视听反馈行板节奏—训练	18 分钟	句子

第三节　脑瘫儿童言语智能康复案例

本节以一名痉挛型脑瘫患者的游戏式实时重读治疗法为例,具体阐述 ICF 框架下言语呼吸、发声、构音、韵律障碍患者的康复实施过程。

一、患者基本信息

患者张×,男,6 岁,临床诊断为痉挛型脑瘫儿童。通过询问家长家族史、病史、康复史和查阅相关诊断材料收集患者的基本信息,并与患者进行简单会话初步获得患者的能力情况,经临床初步检查可知,该患者言语呼吸、发声、构音、韵律功能存在异常,语言和认知功能无异常,患者的具体情况如表 9-1-2 所示。

表 9-1-2　患者基本信息表

上海市××儿童康复中心

患者基本信息

姓名*　　　张　×　　　　出生日期*　　2015.9.15　　　性别　☑ 男　□ 女
检查者　　　丁老师　　　　评估日期*　　2021.12.25　　　编号*　　　C01
类型:□ 智障　　　　□ 听障　　　☑ 脑瘫　　　□ 自闭症　　　□ 发育迟缓　　　　　　　　
　　　□ 失语症　　　　　　　□ 神经性言语障碍(构音障碍)　　　　　　　　　　　
　　　□ 言语失用症　　　　□ 其他　　　　　　
主要交流方式:☑ 口语　□ 图片　□ 肢体动作　□ 基本无交流
听力状况:☑ 正常 □ 异常　听力设备:□ 人工耳蜗　□ 助听器　补偿效果　　　　　　　
进食状况:偏好软食。
言语、语言、认知、情绪状况:言语呼吸、发声功能方面,最长声时 5.1 秒,呼吸支持能力较差,中度损伤;最大数数能力 4.4 秒,呼吸与发声协调能力较差,中度损伤;言语基频 248 赫兹,音调偏低,重度损伤。构音语音功能方面,声母音位习得个数为 13 个,中度损伤;声母音位对比数量为 16 对,中度损伤;构音清晰度为 65.79%,轻度损伤;连续语音能力的言语速率为 1.6 个/秒,中度损伤;言语基频标准差 23.7 赫兹,语调变化偏小,轻度损伤。
口部触觉感知与运动状况:口部感觉 100%,无损伤;下颌运动 100%,无损伤;唇运动 94%,轻度损伤;舌运动 83%,轻度损伤。

二、ICF 言语功能评估

（一）言语功能精准评估结果

1. 言语呼吸、发声功能精准评估

按照本书前文第三、四篇所介绍的言语呼吸、发声功能精准评估方法对该患者的最长声时、最大数数能力、言语基频进行精准评估，具体精准评估结果如表 9-1-3 所示。

表 9-1-3　言语呼吸、发声功能精准评估表

1. 呼吸功能精准评估

日期	第 1 次测最长声时	第 2 次测最长声时	最长声时取较大值	最长声时状况偏小、正常	最长声时最小要求	相对年龄	实际年龄	是否腹式呼吸
12.25	3.4 秒	5.1 秒	5.1 秒	偏小	6.2 秒	5 岁	6 岁	否
日期	第 1 次测最大数数能力	第 2 次测最大数数能力	最大数数能力取较大值	最大数数能力状况偏小、正常	最大数数能力最小要求	相对年龄	实际年龄	呼吸和发声是否协调
12.25	2.6 秒	4.4 秒	4.4 秒	偏小	5.7 秒	5 岁	6 岁	否

2. 发声功能精准评估

日期	言语基频	言语基频状况↓、正常、↑	言语基频标准差	言语基频标准差状况偏小、正常、偏大	相对年龄	实际年龄	是否音调正常
12.25	248 赫兹	↓	23.72 赫兹	偏小	4 岁	6 岁	否

2. 构音韵律功能精准评估

按照本书前文第六篇所介绍的构音韵律功能精准评估方法对该患者的构音功能、语速、语调功能进行精准评估，得到以下评估结果：声母音位习得 13 个，声母音位对比习得 16 对，构音清晰度为 65.79%；口部感觉功能得分为 100.00%，下颌运动功能得分为 100.00%，唇运动功能得分为 94.00%，舌运动功能得分为 83.00%；连续语音言语速率为 1.6 个/秒；言语基频标准差为 23.7 赫兹。

（二）ICF 言语呼吸、发声、构音韵律功能评估

ICF 框架下的言语功能评估主要是对患者的言语功能进行全面而细致的评估，帮助言语治疗师全面了解患者的言语功能情况，确定患者言语障碍的类型及程度，为后续的康复治疗提供训练起点。将上述所得言语呼吸、发声、构音韵律功能精准评估结果导入 ICF 转换器进行功能损伤程度的转换，并对评估结果进行具体的描述和分析，如表 9-1-4 所示。

表 9-1-4　ICF 言语呼吸、发声、构音韵律功能评估表

身体功能即人体系统的生理功能损伤程度			无损伤	轻度损伤	中度损伤	重度损伤	完全损伤	未特指	不适用
			0	1	2	3	4	8	9
b3100	嗓音产生	最长声时			☒				
		最大数数能力			☒				
		言语基频				☒			

通过喉及其周围肌肉与呼吸系统配合产生声音的功能。

包括：发声功能、音调、响度功能；失声、震颤、发声困难。

信息来源：☒ 病史　　□ 问卷调查　　□ 临床检查　　☒ 医技检查

问题描述：

　　1. 持续稳定的发声时间为5.1秒↓,相对年龄5岁,呼吸支持能力、呼吸与发声协调能力存在中度损伤。

训练建议：

　　(1) 实时反馈治疗,选择如声时实时反馈训练、起音实时反馈训练等治疗方法；(2) 传统治疗,选择如呼吸放松训练、发声放松训练、数数法、嗯哼法、快速用力呼气法、缓慢平稳呼气法、逐字增加句长法等治疗方法；(3) 言语嗓音 ICF-RFT 疗法,将实时反馈治疗与传统疗法结合,如通过声时实时视听反馈训练,进行数数法、逐字增加句长法等治疗方法的训练。具体参见言语矫治仪的最长声时训练板块、起音训练板块和言语障碍测量仪。

　　2. 持续、旋转地发1或5的最长时间为4.4秒↓,相对年龄5岁,呼吸与发声协调能力、言语呼吸控制能力存在中度损伤。

训练建议：

　　(1) 实时反馈治疗,选择如声时实时反馈训练、音调实时反馈训练、词语拓展实时反馈训练等治疗方法；(2) 传统治疗,选择如呼吸放松训练、发声放松训练、唱音法、啭音法等治疗方法；(3) 言语嗓音 ICF-RFT 疗法,将实时反馈治疗与传统疗法结合,如通过声时实时视听反馈训练,进行唱音法、啭音法等治疗方法的训练。具体参见言语矫治仪的最长声时训练板块、音调训练板块、词语拓展板块和言语障碍测量仪。

　　3. 声带振动频率为248赫兹↓,音调及音调控制能力存在重度损伤。

训练建议：

　　(1) 实时反馈治疗,选择如音调实时反馈(控制)训练、词语拓展实时反馈训练等治疗方法；(2) 传统治疗,选择如发声放松训练、乐调匹配法、音调梯度法训练(升调)、吟唱法等治疗方法；(3) 言语嗓音 ICF-RFT 疗法,将实时反馈治疗与传统疗法结合,如通过情绪唤醒、发声诱导,进行发声放松训练、哈欠—叹息法等治疗方法的训练。具体参见言语矫治仪的感知音调板块和言语障碍测量仪。

			0	1	2	3	4	8	9
b320	**构音功能**	声母音位习得			☒				
		声母音位对比			☒				
		构音清晰度		☒					
		口部感觉	☒						
		下颌运动	☒						
		唇运动		☒					
		舌运动		☒					

产生言语声的功能。

包含：构音清晰功能,构音音位习得(获得)功能；痉挛型、运动失调型、弛缓型神经性言语障碍；中枢神经损伤的构音障碍。

不包含：语言心智功能(b167)；嗓音功能(b310)。

信息来源：☒ 病史　　□ 问卷调查　　□ 临床检查　　☒ 医技检查

问题描述：

　　1. 已掌握声母个数13个↓,相对年龄3岁,声母音位习得能力中度损伤。

训练建议：第四阶段未习得的音位进行音位诱导、音位习得。

　　(1) 音位诱导：可借助相关的口部运动治疗方法找到正确的发音部位和发音方式(具体参见构音语音障碍测量与康复训练仪)。(2) 音位习得：选择模仿复述的方法,并结合言语支持训练,选择停顿起音、音节时长与音调变化的实时视听反馈训练(具体参见言语矫治仪)。

　　2. 已掌握声母音位对16对↓,声母音位对比能力中度损伤。

训练建议：进行未习得音位对的构音 ICF-PCT 训练。

　　(1) 音位诱导：可借助相关的口部运动治疗方法找到正确的发音部位和发音方式(具体参见构音语音障碍测量与康复训练仪)。(2) 音位习得：选择模仿复述的方法,并结合语音支持训练,进行停顿起音、音节时长、音调变化或响度变化的实时视听反馈训练(具体参见言语矫治仪)。(3) 听说对比训练：通过"听一听"和"说一说"进行未习得音位对的对比分辨训练。(4) 重读治疗：选择模仿复述的方法,并结合重读治疗中的行板节奏一进行视听

续 表

反馈训练(具体参见构音语音障碍测量与康复训练仪)。(5)语音切换(词语):选择语音切换的词语作为训练语料,采用模仿复述的方式进行实时视听反馈训练(具体参见语音评估与干预训练仪)。(6)语音切换(句子):选择语音切换的句子作为训练语料,采用模仿复述的方式进行实时视听反馈训练(具体参见语音评估与干预训练仪)。

3. 构音清晰度得分为 65.79% ↓,相对年龄 3 岁,构音语音能力轻度损伤。

训练建议:对受损声母音位对进行构音 ICF - PCT 训练,对受损韵母或声调音位对进行音位对比训练。

(1) PCT 训练:根据声母音位对评估的思维导图和音位习得的顺序依次进行音位诱导、音位习得、听说对比、重读治疗、语音切换(词语)和语音切换(句子)训练。(2)韵母及声调对比训练:通过聆听反馈与模仿复述的方法,对受损的韵母或声调对进行视听反馈训练:a. 重读治疗法,训练患者韵母及韵母音位对的习得能力(具体参见言语重读干预仪、构音语音障碍测量与康复训练仪);b. 口部运动辅助治疗,通过构音器官的协调运动训练辅助韵母的准确发音(具体参见构音语音障碍测量与康复训练仪)。

4. 口部感觉功能得分为 100.00%,患者允许言语治疗师轻触目标部位,口部感觉功能无损伤。

5. 下颌运动功能得分为 100.00%,运动正常,并有良好的控制能力,下颌运动功能无损伤。

6. 唇运动功能得分为 94% ↓,相对年龄 5 岁,能完成目标动作,但控制略差,唇运动功能轻度损伤。

训练建议:进行提高唇肌肌力训练和以自主运动为主的唇运动针对性治疗。

(1) 提高唇肌肌力训练:a. 肌张力过高治疗(按摩面部法、减少上唇回缩、减少上唇回缩、减少下唇回缩法等);b. 唇肌张力过低治疗(抵抗法、对捏法、唇部拉伸法等)。(2)唇运动针对性治疗:a. 圆唇运动治疗(吸管进食法、吹泡泡或棉球、拉扣扣法等);b. 展唇运动治疗(杯子进食法、模仿大笑、咧开嘴角发/i/等);c. 唇闭合运动治疗(勺子进食法、唇部按摩、发呣唇音等);d. 唇齿接触运动治疗(夹饼干、舔果酱、发唇齿音等)e.圆展交替治疗(亲吻与微笑、亲吻与皱眉、微笑与噘嘴等)。

7. 舌运动功能得分为 83% ↓,相对年龄 4 岁,能完成目标动作,但控制略差,舌运动功能轻度损伤。

训练建议:进行提高舌肌肌力、促进舌后侧缘稳定训练和以自主运动为主的舌运动针对性治疗。

(1) 提高舌肌肌力训练(推舌法、挤舌法、挤推齿脊法等)。(2)促进舌后侧缘上抬(刷舌后侧缘法、舌后侧缘上推法);(3)舌运动针对性治疗:a. 舌向前运动治疗(舌尖向下伸展、舌尖舔嘴角、舌尖洗牙面等);b. 舌向后运动治疗技术(咀嚼器刺激法、深压舌后部法、发/u/音等);c. 舌前后转换运动治疗(舌前伸后缩交替运动、发/i/、/u/音交替训练等);d. 马蹄形上抬运动治疗(舌与上齿龈吸吮、舌尖发音、压舌板刺激法等);e. 舌根(后部)上抬运动治疗技术(敲击舌中线刺激法、舌后位运动训练、发/k/音等);f. 舌侧缘上抬运动治疗(舌侧缘刺激法、向中线压舌法、向下压舌侧缘等);g. 舌尖上抬与下降运动治疗(舌尖上下运动、舌尖舔物法、舌尖运动训练等);h. 舌前部上抬运动治疗(舌前部拱起、舌前位运动训练等)。

				0	1	2	3	4	8	9
b3302	语速	连续语音能力	言语速率			☒				

言语产生速率的功能。
包括:如迟语症和急语症。

信息来源:☒ 病史	问卷调查	临床检查	☒ 医技检查

问题描述:
连续语音的言语速率为 1.6 个/秒 ↓,连续语音时发音拖延和/或停顿拖延,言语速率的控制能力中度损伤。

进一步描述:
在连续语音时,存在音节时长或停顿时长较长,导致连续语音流利性存在严重问题。

训练建议:
选择结构化语音 ICF - SDDK 疗法,将在连续语音训练过程时可分别将语音重复、切换、轮替训练与缩短音节时长或停顿时长训练相结合,改善言语速率的控制能力。

			0	1	2	3	4	8	9
b3303	语调	言语基频标准差		☒					

言语中音调模式的调节功能。
包括:言语韵律、语调、言语旋律;如言语平调、音调突变等障碍。

信息来源:☒ 病史	问卷调查	临床检查	☒ 医技检查

问题描述:
言语基频标准差为 23.7 赫兹 ↓,语调单一,连续语音语调变化的控制能力轻度损伤。

进一步描述:
在连续语音时,存在言语基频标准差较小,导致连续语音语调变化的控制能力存在问题。

训练建议:
选择结构化语音 ICF - SDDK 疗法,将在连续语音训练过程时可分别将语音重复、切换、轮替训练与提高音调变化训练相结合,改善连续语音语调变化的控制能力。

三、ICF言语功能治疗计划

该患者在言语呼吸、发声、构音韵律等多方面存在不同程度的功能损伤,根据表9-1-4所示患者ICF言语呼吸、发声、构音韵律功能的评估结果,患者存在呼吸支持能力不足、呼吸与发声协调能力不协调、音调偏低、声母音位习得与声母音位对比能力落后、构音清晰度较低、唇舌口部运动能力较弱、语速较慢、语调单一等异常问题。

(一)确定训练目标

在ICF言语呼吸、发声功能方面,患者在最长声时、最大数数能力、言语基频等方面存在功能损伤;在ICF构音韵律功能方面,患者在声母音位习得、声母音位对比、构音清晰度、唇运动、舌运动、连续语音能力言语速率、言语基频标准差存在功能损伤。因此,患者以上异常问题将作为康复治疗的主要干预目标。

(二)选择训练内容和方法

综合患者能力水平和目前需求状况,应将提高患者言语呼吸、发声功能、构音清晰度作为核心训练内容,提高患者语速、语调等韵律能力作为辅助训练内容。因而,建议言语治疗师应采用游戏式实时重读治疗法,将节奏训练、呼吸训练、发声训练、构音训练与连续语音训练相结合,系统改善患者的言语呼吸功能、发声功能、构音功能,同时同步提升连续语音过程中的语速与语调变化能力。

(三)确定实施人员和治疗目标

根据ICF言语呼吸、发声、构音韵律功能评估结果,制订ICF言语功能治疗计划,确定实施治疗计划的人员以及合适的治疗目标,填写治疗计划表,并在一个阶段的治疗后查看患者的最终值是否达到该阶段所设定的目标,该患者的ICF言语呼吸、发声治疗计划见表9-1-5,ICF构音语音治疗计划见表9-1-6。

表9-1-5 ICF言语呼吸、发声治疗计划表

治疗任务		治 疗 方 法	康复医师	护士	言语治疗师	特教教师	初始值	目标值	最终值
言语嗓音功能									
b3100嗓音产生	最长声时	1级或2级	➤ 传统治疗: ☑ 呼吸放松、发声放松训练 (生理腹式呼吸训练:仰位、侧位、坐位训练;手法放松、辅具支持:头颈和躯干控制与放松)			√		2	1	0
	最大数数能力	1级或2级	➤ 传统治疗: ☑ 呼吸放松、发声放松训练 (生理腹式呼吸训练:仰位、侧位、坐位训练;手法放松、辅具支持:头颈和躯干控制与放松)			√		2	1	0
	言语基频	3级或4级	➤ 实时反馈治疗: ☑ 发声放松训练 (实时声带放松训练:实时打嘟训练) ➤ 传统治疗: ☑ 喉部按摩法(放松喉部肌群)			√		3	2	0

表 9-1-6　ICF 构音韵律治疗计划治疗计划表

治疗任务		治疗方法 (构音＋语速＋语调)	康复 医师	护士	言语 治疗师	特教 教师	初始值	目标值	最终值
b320 构音 功能	声母音位 习得	训练音位：__/l、z、s、r/__ ☑ 发音感知 　☑ 发音感知训练 ☑ 发音教育 　☑ 发音部位教育——口部运动训练(唇口部运动训练：促进圆唇运动、促进展唇运动、促进圆展交替运动；舌口部运动训练：促进舌尖上抬与下降运动、促进舌侧缘上抬运动、舌前部上抬运动) ☑ 音位习得 　☑ 单音节词 　☑ 双音节词 　☑ 三音节词			√		2	1	2
	声母音位 对比	训练音位对：__/n/-/l/、/z/-/s/、/r/-/l/__ ☑ 音位对比 　☑ 听一听 　☑ 说一说 ☑ 言语重读治疗 　☑ 实时视听反馈慢板节奏二训练 　☑ 实时视听反馈行板节奏一训练			√		2	1	1
	构音 清晰度	训练音位：__/l、z、s、r/__ ☑ 语音自反馈 　☑ 实时视听反馈慢板节奏二训练 　☑ 实时视听反馈行板节奏一训练 ☑ 构音运动训练 　☑ 下颌韵母训练(上位、下位、半开位、转换) 　☑ 唇韵母训练(圆唇、展唇、转换) 　☑ 舌韵母训练(前鼻韵母、后鼻韵母、转换) ☑ 舌声母训练(舌面上抬、舌尖上抬和下降、舌两侧上抬、舌叶上抬)			√		1	0	0
	唇运动	☑ 圆唇运动障碍 (吸管进食法、吹卷龙) ☑ 展唇运动障碍 (杯子进食法、模仿大笑) ☑ 圆展交替运动障碍 (唇交替运动)			√		1	0	0
	舌运动	☑ 舌侧缘上抬运动障碍 (舌侧边刺激法、刺激上颚法) ☑ 舌尖上抬与下降运动障碍 (舌尖舔物法、舌尖上下运动法) ☑ 舌前部上抬运动障碍 (舌前部拱起、舌前位运动训练法)			√		1	0	0

续 表

治疗任务	治疗方法 （构音＋语速＋语调）	康复 医师	护士	言语 治疗师	特教 教师	初始值	目标值	最终值
b3302 语速	☑ 逐字增加句长法 ☑ 重读治疗法 （实时视听反馈慢板节奏二训练、实时 视听反馈行板节奏一训练）			√		2	1	0
b3303 语调	☑ 重读治疗法 （实时视听反馈慢板节奏二训练、实时 视听反馈行板节奏一训练）			√		1	0	0

四、游戏式实时重读治疗法康复治疗与实时监控

本案例中，根据患者言语呼吸、发声、构音韵律功能的障碍情况，我们选择游戏式实时重读治疗法进行康复治疗，制定了该疗法的训练内容，共训练 10 次，包括基础训练与针对性训练两大模块，涵盖手法放松与辅具支持、实时声带放松、腹式呼吸训练、实时视听反馈慢板节奏二训练、实时视听反馈行板节奏一训练等所有训练内容，具体见前文表 9-1-1 所示的 10 次训练实施流程。本次以游戏式实时重读治疗法中的第 1 次训练为例，详细呈现其康复治疗方法与内容，并对其进行实时监控。

（一）手法放松、辅具支持——头颈和躯干控制与放松（4分钟）

在正式训练前，确保患者正确的身体姿势与头部位置，改善患者言语的呼吸能力。因此，在训练过程中，借助训练椅辅具支持，确保躯体上半身处于直立位，背部靠住训练椅背，双腿自然落地正放，形成良好的训练坐姿。

另外，对患者进行喉部手法按摩放松练习，放松喉部肌群。具体内容为：① 按摩甲状软骨后缘；② 按摩舌骨大角处；③ 点揉人迎穴；④ 点揉水突穴；⑤ 点揉廉泉穴；⑥ 点揉天突穴；⑦ 推拿颈前三侧线；⑧ 拿胸锁乳突肌。

（二）实时声带放松训练——实时打嘟训练（4分钟）

训练开始前，将训练设备言语矫治仪调至"空战""奇妙海""热气球"等实时言语游戏训练界面，具体如图 9-1-1 所示。患者面对训练设备页面，全身自然放松，上身直立，轻微闭合唇部，吸气完成后，再自然呼气使声带快速振动产生喉源音，带动双唇自然振动，持续性发"嘟"音。考虑到患者的障碍情况以及第 1 次康复治疗，本次选择较容易习得的实时平调向前打嘟展开训练，即向前自然、平调持续性发"嘟"音，具体如图 9-1-8 所示，此时训练页面中的金币将会被飞机实时采集，并留下言语声时的直线飞行轨迹。

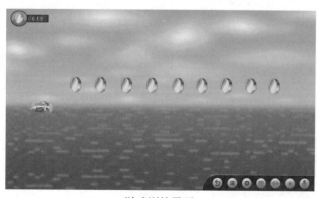

a. 游戏训练界面

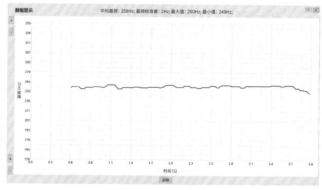

b. 实时反馈界面

图 9-1-8 实时声带放松言语游戏训练

（言语矫治仪，ICFDrSpeech®，上海慧敏医疗器械有限公司授权使用）

（三）腹式呼吸训练——仰位、侧位、坐位训练（4分钟）

充足的呼吸支持是个体顺利开展游戏式实时重读治疗法的基础活动。生理腹式呼吸训练正是通过不同的体位让患者体验非言语状态下呼吸中呼和吸的过程，帮助患者建立正确、自然、舒适的生理腹式呼吸方式，提供充足的呼吸支持能力。腹式呼吸训练具体有不同体位练习，考虑到痉挛型脑瘫儿童的肢体障碍，此训练主要选择仰位、侧位与坐位三种训练形式共6个步骤进行，训练内容包括仰位训练（闭目静心、腹部感觉、胸腹同感、口腹同感）、侧位训练、坐位训练，每一种训练内容的具体训练技巧与方法见前文第三篇第四章生理腹式呼吸训练详细介绍。

（四）实时视听反馈慢板节奏二训练——韵母（18分钟）

实时视听反馈慢板节奏二训练的材料选取遵循由易到难的原则，强调从韵母、单音节、词语到短语的训练逻辑，训练过程循序渐进。此训练内容选择韵母材料，具体包括21个韵母：a、o、e、i、u、ü、ai、ao、uo、ua、ia、ui、ie、an、üe、ian、uan、ang、iang、ing、uang。此韵母实时视听反馈慢板节奏二训练的具体步骤要点如下：

（1）训练前：在训练工具康复学习机中选择21个韵母训练材料，在言语矫治仪中选择视听实时反馈游戏，儿童与治疗师并行而坐，面对两种训练工具；

（2）言语治疗师点击康复学习机中的实时视听反馈慢板节奏二训练的韵母材料，让儿童有意识"聆听"，初步熟悉慢板节奏型与训练材料；

（3）言语治疗师再次点击康复学习机中相同的实时视听反馈慢板节奏二训练的韵母材料，让儿童有意识聆听并模仿跟读，实时跟读的音频输入至言语矫治仪游戏训练界面，形成慢板节奏训练联动视听反馈语音链，实时呈现该韵母语音材料的实时视听反馈慢板节奏二训练言语轨迹；

（4）训练后：基于实时视听反馈慢板节奏二训练轨迹，及时反馈训练结果，根据实际情况调整训练内容。以实时视听反馈慢板节奏二训练的韵母材料/u/为例，训练内容如9-1-9所示，训练场景如图9-1-10所示。

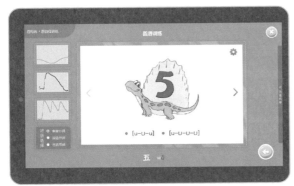

| a.康复学习机准备页面 | b.言语矫治仪准备页面 |

图9-1-9　韵母材料/u/实时视听反馈重读治疗慢板节奏二的训练内容

（康复学习机与言语矫治仪，ICFDrSpeech®，上海慧敏医疗器械有限公司授权使用）

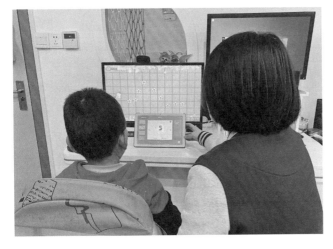

图9-1-10　韵母材料/u/实时视听反馈重读治疗慢板节奏二的训练场景

（五）言语呼吸、发声、构音韵律功能实时监控

言语治疗师根据 ICF 言语呼吸、发声、构音韵律治疗计划对患者实施了游戏式实时重读治疗法第 1 次训练,本次训练结束后需填写言语呼吸、发声治疗、构音韵律功能康复治疗实时监控表,勾选患者该次治疗的训练内容,并于治疗前后分别记录训练前描述及训练结果,便于言语治疗师及时监控训练效果以及根据患者能力的变化情况进行治疗计划及训练内容的实时调整,具体如表 9-1-7 与表 9-1-8 所示。

表 9-1-7 言语呼吸、发声功能康复治疗实时监控表

时间	治疗任务 （15 项）	损伤程度	治疗方法 （针对性治疗）	训练前描述 （如需）	训练结果
12.26	呼吸支持不足的治疗 （最长声时）	1 级或 2 级	➤ 传统治疗： ☑ 呼吸放松、发声放松训练 （生理腹式呼吸训练：仰位、侧位、坐位训练；手法放松、辅具支持：头颈和躯干控制与放松）	最长声时＝5.1秒	最长声时＝5.5秒
12.26	呼吸与发声不协调的治疗 （最大数数能力）	1 级或 2 级	➤ 传统治疗： ☑ 呼吸放松、发声放松训练 （生理腹式呼吸训练：仰位、侧位、坐位训练；手法放松、辅具支持：头颈和躯干控制与放松）	最大数数能力＝4.4秒	最大数数能力＝4.7秒
12.26	低音调/音调变化单一的治疗 （言语基频）	3 级或 4 级	➤ 实时反馈治疗： ☑ 发声放松训练 （实时声带放松训练：实时打嘟训练） ➤ 传统治疗： ☑ 喉部按摩法（放松喉部肌群）	言语基频＝248赫兹	言语基频＝25/赫兹

表 9-1-8 韵母材料/i、u/构音运动功能康复治疗实时监控表

日 期	唇运动 慢板节奏二(/i、u/)			舌运动 慢板节奏二(/i、u/)		
	前测△F₀	后测△F₀	差 异	前测△F₀	后测△F₀	差 异
12.26	52 赫兹	69 赫兹	Y	42.6 赫兹	73.3 赫兹	Y

注：① $\triangle F_0$ 是指基频有效范围；② $\triangle F_0$ 明显变化是指前、后测差异男性至少 5 赫兹、女性至少 10 赫兹、儿童至少 15 赫兹；③ 记录说明：差异 Y,无差异 N。

五、ICF 言语功能康复短期目标监控

患者于 12 月 26 日起,开始接受游戏式实时重读治疗法康复治疗,共进行四周,每周进行一次 ICF 言语功能康复短期目标监控,查看患者 ICF 言语呼吸、发声、构音韵律功能损伤程度的改善情况。经过一个月训练,患者的 ICF 言语呼吸、发声、构音韵律功能有明显提高,具体如表 9-1-9、表 9-1-10 所示。

六、ICF 言语功能康复疗效评价

经过四周的游戏式实时重读治疗法康复治疗,患者言语呼吸、发声、构音韵律功能获得显著改善,具体疗效如表 9-1-11 所示。

表 9‑1‑9 ICF 言语呼吸、发声治疗短期目标监控表

1. 呼吸功能测量项目：**最长声时(MPT)、最大数数能力(MCA)**；
测量工具：DrHRS‑VS 言语障碍测量仪

日期	第 1 次测 MPT	第 2 次测 MPT	MPT 取较大值	MPT 状况偏小、正常	MPT 最小要求	相对年龄	实际年龄	是否腹式呼吸	损伤程度	
12.25	3.4 秒	5.1 秒	5.1 秒	偏小	6.7 秒	5 岁	6 岁	否	初始值	2
									目标值	1
01.02	4.7 秒	5.5 秒	5.5 秒	偏小	6.7 秒	5 岁	6 岁	否		1
01.09	6.3 秒	6.3 秒	6.3 秒	偏小	6.7 秒	5 岁	6 岁	否	最终值	1
01.16	5.9 秒	6.5 秒	6.5 秒	偏小	6.7 秒	5 岁	6 岁	否		1
01.23	6.4 秒	7.1 秒	7.1 秒	正常	6.7 秒	6 岁	6 岁	否		0

日期	第 1 次测 MCA	第 2 次测 MCA	MCA 取较大值	MCA 状况偏小、正常	MCA 最小要求	相对年龄	实际年龄	吸气和呼气协调否	损伤程度	
12.25	2.6 秒	4.4 秒	4.4 秒	偏小	5.7 秒	5 岁	6 岁	否	初始值	2
									目标值	1
01.02	4.8 秒	5.2 秒	5.2 秒	偏小	5.7 秒	5 岁	6 岁	否		1
01.09	5.2 秒	5.9 秒	5.9 秒	正常	5.7 秒	6 岁	6 岁	是	最终值	0
01.16	5.8 秒	6.2 秒	6.2 秒	正常	5.7 秒	6 岁	6 岁	是		0
01.23	6.3 秒	6.5 秒	6.5 秒	正常	5.7 秒	6 岁	6 岁	是		0

2. 发声功能测量项目：**言语基频**；
测量工具：DrHRS‑VS 言语障碍测量仪

日期	言语基频	言语基频状况 ↓、正常、↑	言语基频标准差 F_0SD	言语基频标准差状况 偏小、正常、偏大	相对年龄	实际年龄	是否音调正常	损伤程度	
12.25	248 赫兹	↓	23.7 赫兹	偏小	4 岁	6 岁	否	初始值	3
								目标值	2
01.02	269 赫兹	↓	25.7 赫兹	偏小	4 岁	6 岁	否		2
01.09	284 赫兹	↓	29.5 赫兹	偏小	5 岁	6 岁	否		1
01.16	292 赫兹	↓	35.3 赫兹	偏小	5 岁	6 岁	否	最终值	1
01.23	314 赫兹	正常	42.2 赫兹	正常	6 岁	6 岁	是		0

表 9‑1‑10 ICF 构音语音治疗短期目标监控表

1. 构音功能测量项目：**声母音位习得**；
   测量工具：DrHRS‑APN 构音语音障碍测量与康复训练仪

日期	2021 年 12 月 25 日		2022 年 01 月 02 日		2022 年 01 月 09 日		2022 年 01 月 16 日		2022 年 01 月 23 日	
	习得与否	错误走向	习得与否	错误走向	习得与否	错误走向	习得与否	错误走向	习得与否	错误走向
b	√		√		√		√		√	
m	√		√		√		√		√	
d	√		√		√		√		√	
h	√		√		√		√		√	
p	√		√		√		√		√	
t	√		√		√		√		√	
g	√		√		√		√		√	
k	√		√		√		√		√	
n	√		√		√		√		√	
f	√		√		√		√		√	
j	√		√		√		√		√	
q	√		√		√		√		√	
x	√		√		√		√		√	
l	×	⊖	×	⊖	√		√		√	
z	×	⊗	×	⊗	×	⊗	×	⊗	×	⊗
s	×	⊗	×	⊗	×	⊗	×	⊗	×	⊗
r	×	n	×	n	√		√		√	
c	×	⊗	×	⊗	×	⊗	×	⊗	×	⊗
zh	×	⊖	×	⊖	×	⊖	×	⊖	×	⊖
ch	×	⊗	×	⊗	×	⊗	×	⊗	×	⊗
sh	×	⊖	×	⊖	×	⊖	×	⊖	×	⊖
声母音位习得	13/21	损伤程度 初始值 2 / 目标值 1	13/21	损伤程度 最终值 2	15/21	损伤程度 最终值 2	15/21	损伤程度 最终值 2	15/21	损伤程度 最终值 2

2. 构音功能测量项目：**声母音位对比和构音清晰度**；
   测量工具：DrHRS‑APN 构音语音障碍测量与康复训练仪

日　期	声母音位对比	损伤程度		韵母音位对比	声调音位对比	构音清晰度	损伤程度	
12.25	16/25	初始值	2	6/10	3/3	65.79%	初始值	1
		目标值	1				目标值	0
01.02	16/25		2	6/10	3/3	65.79%		1
01.09	18/25	最终值	1	8/10	3/3	76.32%	最终值	1
01.16	18/25		1	8/10	3/3	76.32%		1
01.23	18/25		1	10/10	3/3	86.11%		0

3. 唇运动功能测量项目：**唇运动**；

测量工具：DrHRS－APN 构音语音障碍测量与康复训练仪

日期	自然状态	流涎	唇面部肌力	展唇运动	圆唇运动	圆展交替运动	唇闭合运动	唇齿接触运动	唇运动功能	损伤程度	
12.25	4/4	4/4	4/4	4/4	3/4	3/4	4/4	4/4	94%	初始值	1
										目标值	0
01.02	4/4	4/4	4/4	4/4	3/4	3/4	4/4	4/4	94%		1
01.09	4/4	4/4	4/4	4/4	4/4	3/4	4/4	4/4	97%	最终值	0
01.16	4/4	4/4	4/4	4/4	4/4	4/4	4/4	4/4	100%		0
01.23	4/4	4/4	4/4	4/4	4/4	4/4	4/4	4/4	100%		0

4. 舌运动功能测量项目：**舌运动**；

测量工具：DrHRS－APN 构音语音障碍测量与康复训练仪

日期	自然状态	舌肌力检查	舌尖前伸	舌尖下舔颌	舌尖上舔唇	舌尖上舔齿龈	舌尖上舔硬腭	舌尖左舔嘴角	舌尖右舔嘴角
12.25	4/4	4/4	4/4	4/4	3/4	2/4	3/4	4/4	4/4
01.02	4/4	4/4	4/4	4/4	4/4	3/4	3/4	4/4	4/4
01.09	4/4	4/4	4/4	4/4	4/4	4/4	3/4	4/4	4/4
01.16	4/4	4/4	4/4	4/4	4/4	4/4	4/4	4/4	4/4
01.23	4/4	4/4	4/4	4/4	4/4	4/4	4/4	4/4	4/4

舌尖左右交替	舌尖前后交替	舌尖上下交替	马蹄形上抬模式	舌两侧缘上抬模式	舌前部上抬模式	舌后部上抬模式	舌运动功能	损伤程度	
3/4	3/4	3/4	4/4	2/4	3/4	4/4	83%	初始值	1
								目标值	0
3/4	3/4	2/4	4/4	2/4	3/4	4/4	86%		1
4/4	4/4	3/4	4/4	3/4	4/4	4/4	95%	最终值	0
4/4	4/4	4/4	4/4	3/4	4/4	4/4	98%		0
4/4	4/4	4/4	4/4	4/4	4/4	4/4	100%		0

5. 语速和语调功能测量项目：**连续语音能力-言语速率；言语基频标准差；**

测量工具：DrHRS－VS 言语障碍测量仪

日　期	音节数 （个）	总时长 （秒）	言语速率 （个/秒）	损伤程度		言语基频	言语基频 标准差	损伤程度	
12.25	10	6.13	1.6	初始值	2	248 赫兹	23.7 赫兹	初始值	1
				目标值	1			目标值	0
01.02	10	5.89	1.7		1	269 赫兹	25.7 赫兹		0
01.09	10	5.40	1.9	最终值	1	284 赫兹	29.5 赫兹	最终值	0
01.16	10	4.76	2.1		1	292 赫兹	35.3 赫兹		0
01.23	10	4.23	2.4		0	296 赫兹	42.2 赫兹		0

表 9-1-11　ICF 言语呼吸、发声、构音语音疗效评价表

ICF 类目组合		初期评估 ICF 限定值 问题					目标值	中期评估（康复 2 周） 干预	ICF 限定值 问题					目标达成	末期评估（康复 4 周） 干预	ICF 限定值 问题					目标达成
		0	1	2	3	4			0	1	2	3	4			0	1	2	3	4	
b3100 嗓音产生	最长声时						1	√						√	√						√
	最大数数能力						1	√						√	√						√
	言语基频						2	√						√	√						√
b320 构音功能	声母音位习得						1	√						×	√						×
	声母音位对比						1	√						√	√						√
	构音清晰度						0	√						×	√						√
	唇运动						0	√						√	√						√
	舌运动						0	√						√	√						√
b3302 语速	连续语音- 言语速率						1	√						√	√						√
b3303 语调	言语基频 标准差						0	√						√	√						√

第二章
腭裂儿童言语智能康复

本章目标	阅读完本章之后，你将： 1. 了解腭裂的分类及病因； 2. 熟悉腭裂的评估方法和治疗方法的关系； 3. 掌握腭裂儿童言语障碍的临床表现； 4. 熟悉腭裂儿童言语障碍评估的流程与内容； 5. 掌握腭裂儿童构音 ICF - PCT 疗法和结构化语音 ICF - SDDK 疗法的主要内容与实施流程； 6. 熟悉腭裂儿童构音 ICF - PCT 疗法和结构化语音 ICF - SDDK 疗法的智能康复案例。

腭裂(Cleft palate)是口腔颌面部最常见的先天性畸形，由于不同程度的腭部骨组织和肌肉等软组织的缺损和畸形，口鼻腔相通，造成患者吮吸、进食及语音等多种功能障碍，严重影响日常生活与学习，甚至影响患者的心理健康。腭裂儿童主要表现为以腭咽闭合不全相关的语音障碍，以共鸣异常、鼻漏气和构音异常为主要特点，部分患者还可能伴随不同类型的嗓音异常。目前腭裂的治疗日趋成熟，研究的热点不再局限于对外科手术的优化与创新，而是将重点更多地投入到患者术后的语音问题。

第一节　概　　述

我国为腭裂的高发国家，腭裂儿童在我国新生儿出生时严重畸形的发生顺位中占据第二位，仅次于神经管畸形的发生率。腭裂严重影响患者面部的美观、吞咽、言语、心理和生活质量，尤其在言语方面，腭裂将导致患者发音器官结构不完整，进而影响正常的言语产生，严重阻碍正常的语言发展。随着我国临床医学的迅速发展，对于腭裂患者的手术治疗也日益成熟，然而外科手术只是唇腭裂治疗的一部分，术后言语语言功能的评定与康复治疗不容忽视，系统、科学的言语康复可以帮助患者术后获得正常的言语语言功能，提高生活质量，促进健康发展。

一、腭裂儿童

腭裂是由胎儿发育过程中，面部结构未正常长合导致。上唇同侧或两侧、部分或完全解开，医学上称为唇裂，俗称"兔唇"，如图 9-2-1。仅硬腭或软腭裂开而唇外表正常，医学上称为腭裂，俗称"狼咽"，如图 9-2-2。唇裂和腭裂可单独发生，也可同时发生，如图 9-2-3。

唇腭裂发病率因人种、性别的不同而有所差异，国外报道的发病率为 1‰ 左右，中国腭裂患病率约为

1.40‰,且逐年攀升。腭裂患者通过外科手术重建了健全的发音解剖结构,为口语的产生提供了物质基础。传统观点认为,只要通过外科手术修复了唇腭部的缺陷,就实现了对腭裂的治疗。其实不然,手术治疗只是唇腭裂患者治疗的一部分,也就是说构音器官结构正常并不等同于言语功能正常。腭裂术后约20%—30%的患者仍存在腭咽闭合功能不全(Velopharyngeal insufficiency,VPI),有研究表明,5%—10%的患者术后仍有腭裂语音,且年龄越大的患者表现得越严重,这表明腭裂语音并不随着腭裂畸形的修复而完全消失。这是由于构音器官虽然从解剖结构上被修复了,但其功能并未改善,长期的不运动,导致构音器官之间运动不协调,加之腭裂患者由于长期错误的发音习惯,已形成了一种稳定的错误发音模式,如有些患者为了发音更清楚,在发音时习惯性抬起舌头等。从而导致发音不清楚,说话怪声怪调,给患者造成不同程度的心理障碍而逐渐远离正常人群,继而产生无法融入社会的严重问题。腭裂患者的语音障碍需要系统的、长期的言语康复训练,才能得到有效的改善。言语治疗师需要了解腭裂患者的发声及声学特征,客观、准确地评估患者存在的语音功能缺陷,才能制定科学的康复治疗计划,对症治疗以取得更好的效果,帮助患者融入社会,提高其生活质量。

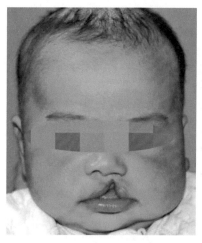 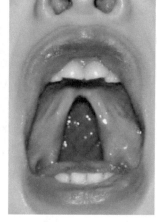 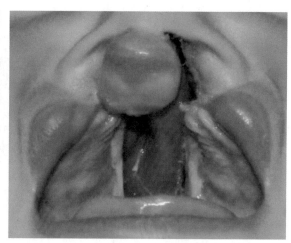

图9-2-1 唇裂　　　　图9-2-2 腭裂　　　　图9-2-3 唇腭裂

（一）腭裂的病因

根据已有研究显示,腭裂的致病因素主要包括以下方面。

1. 遗传因素

先天性腭裂在不同人群中20%的患者有家族史,即在直系或旁系亲属中有类似的畸形发生,因此腭裂发生被认为与遗传有一定关系。

2. 营养因素

研究表明孕期叶酸的补充可以防止先天性唇腭裂的发生,在孕期的前3个月左右补充维生素,新生儿患唇腭裂的风险将会降低。而在孕期服用抗癫痫药物(如苯妥英钠等)会增加唇腭裂发生率,其会干扰叶酸代谢,因此推断与叶酸代谢有关的基因突变也与唇腭裂发生有关。

3. 感染与损伤因素

临床流行病学调查发现,母体在怀孕前发生过子宫及邻近组织损伤,如有人工流产不全或滥用药物堕胎、病毒感染等,均可能影响胚胎的发育而导致畸形产生。

4. 内分泌影响

在妊娠期,孕妇因生理性、精神性或损伤性等原因,体内肾上腺皮质激素分泌增加,有可能诱发先天性畸形。

5. 药物因素

多数药物进入母体后都能通过胎盘进入胚胎。有些药物可能导致畸形的发生,如抗惊厥药物、抗组胺药物、环磷酰胺等均可能导致胎儿的畸形。

6. 物理因素

胎儿发育时期,若孕妇频繁接触微波等辐射性物质,有可能导致唇腭裂的发生。

7. 吸烟、饮酒

据研究报道,母体妊娠早期大量吸烟,包括被动吸烟以及酗酒,胎儿唇腭裂的发生率比无烟酒嗜好的发生率高。

(二)腭裂的分类

腭裂儿童类型较多,根据其异常的结构部位差异主要可分为以下类型。

1. 软腭裂

仅软腭裂开,有时只限于悬雍垂,如图9-2-4a。不分左右,一般不伴有唇裂,临床上以女性多发。

2. 不完全性腭裂

软腭完全裂开伴有部分硬腭裂,有时伴发单侧部分(不完全)唇裂,但牙槽突常完整,本型无左右之分,如图9-2-4b。

3. 单侧完全性腭裂

裂隙自腭垂至切牙孔完全裂开,并斜向外侧直抵牙槽突,与牙槽裂相连;健侧裂隙缘与鼻中隔相连,牙槽突裂有时裂隙消失仅存裂缝,有时裂隙很宽,常伴发同侧唇裂,如图9-2-4c。胚胎发育在第9周时,如果一侧外侧腭突彼此未能相互融合或与内侧腭突均未能相互融合,则可发生双侧完全性腭裂。

4. 双侧完全性腭裂

常与双侧唇裂同时发生,裂隙在前颌骨部分,各向两侧斜裂,直达牙槽突;鼻中隔、前颌突及前唇部分孤立于中央。胚胎发育在第9周时,如两侧外侧腭突彼此未能相互融合或与内侧腭突均未能相互融合,则可发生双侧的完全性腭裂,如图9-2-4d。

此外,还有一种常用的腭裂分类方法,将其分为Ⅰ度、Ⅱ度、Ⅲ度。

Ⅰ度:只是悬雍垂裂;

Ⅱ度:部分腭裂,未至切牙孔。根据裂开部位又分为浅Ⅱ度裂(软腭),深Ⅱ度裂(软腭及硬腭部分);

Ⅲ度:全腭裂开,由悬雍垂至切牙区,包括牙槽突裂,常伴发唇裂。

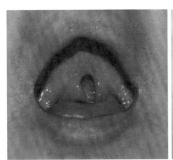 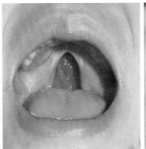 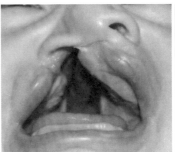 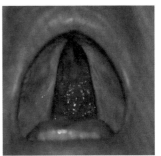

a. 软腭裂　　　　　b. 不完全性腭裂　　　　　c. 单侧完全性腭裂　　　　　d. 双侧完全性腭裂

图9-2-4 腭裂分类

(三)腭裂对语音功能的影响

腭咽闭合不全、代偿性口部运动,以及代偿性嗓音习惯对构音功能和音系能力会产生很大的影响。

1. 腭咽闭合不全对语音功能的影响

腭咽闭合是指在发音过程中软腭与咽后壁协调运动,在发鼻音或非鼻音时软腭后1/3与咽壁形成广泛而紧密的接触,使口鼻完全隔开,以维持语音的共鸣平衡,并在口腔内形成一定的呼吸气流压力。腭裂畸形导致言语时软腭、悬雍垂、咽侧壁、咽后壁相互运动,无法共同关闭鼻咽腔,而导致腭咽闭合不全。腭咽闭合不全,鼻腔则形成一个额外的共鸣腔,从而影响所有浊辅音、摩擦音的语音清晰度,形成鼻音化。同时,发音时口鼻腔不能分隔,无法在口腔内形成足够的气流压力,形成爆破音;摩擦音时发音困难,还可能导致语音变形、辅音遗漏、声门部的替代音与不良语音习惯。腭咽闭合功能不全引起的语音障碍按音色特点与构音方式,分为以下三个亚型。

(1)声门爆破音

声门爆破音被国外学者认为是腭裂语音的代表音。腭咽闭合功能不全通常会存在不同程度的声门爆破音,并至少伴有两种以上异常语音。辅音起音时间消失或过短,这与临床症状完全吻合。其异常语音主要发生在/z/、/c/、/s/、/j/、/q/、/x/、/g/、/k/等辅音,部分患者在发元音/i/时也会出现异常。

(2)咽喉爆破音

腭咽闭合功能差,软腭活动度小,患者在发音过程中通过舌根与咽后壁间的接触来完成整个发音过程,通常以/k/、/g/等音最易检查。

(3)咽喉摩擦音

咽喉摩擦音是腭咽闭合不全患者特有的一种异常语音,其语音清晰度低,发音特点是在发塞音、擦音时舌根与咽喉摩擦而形成的异常语音,临床上以/z/、/c/、/s/、/j/、/q/、/x/等音最易检查。

2. 代偿性口部运动习惯对语音功能的影响

腭裂患者由于口鼻腔相通,发音时无法完全做到口鼻腔分离,也无法在口腔内形成足够的压力,缺损的同时也影响了共鸣腔的形状和发音活动中气流的走向。舌、咽、声门处也会因腭部结构的缺陷及口腔形状的异常而出现各种代偿性发音动作,形成以过高鼻音、鼻漏气和压力性辅音缺失为特征的"腭裂语音"。腭裂相关的结构和功能缺陷既可以影响构音部位,也可影响构音方式,但更多见的是保留正确的发音方式,改变构音位置。例如,患者习惯于用声门塞音替代塞音,用咽擦音替代擦音,也可见构音位置不准确造成的扭曲。

从音系学的角度来看,这些异常构音模式的形成反映了正常的音系系统对错误构音系统的调整,提示音系系统正常,而构音不准确。研究发现,腭咽闭合不全更容易干扰某些发音方式和发音部位的音位,擦音比塞音更容易出错,涉及舌接触的语音比只涉及唇音更容易发生构音异常。

3. 代偿性嗓音习惯对语音功能的影响

除了以上共鸣异常和构音异常的特点,由于错误用嗓方式,部分腭裂患者还可能伴随不同类型的嗓音异常,通常表现为鼻元音、谐波能量衰减过大,2千—4千赫兹之间的频段能量集中率减少等。声音嘶哑和气息声是临床上腭裂和腭咽闭合不全患者常见的嗓音症状。除了不正常的嗓音特征,他们还会出现一些喉部疾病,包括声带小结、声带增厚、水肿、炎症、声门关闭不全和过度收缩等。而腭咽闭合不全患者在腭咽闭合状态改善后,表现出嗓音症状改善和喉部疾病状态改变,提示腭咽闭合与喉部疾病状态之间存在相关关系。

腭裂与喉部疾病之间的关系可能是先天性的,也可能与后天行为有关。更常见的原因是后天代偿性行为造成。声道中的阀门功能彼此关联,某个阀门的损伤或功能异常可能导致另一个阀门的代偿性运动或者异常。腭裂患者腭咽阀门功能异常,为了代偿腭咽闭合不全的影响,患者可能过度使用呼吸效应或者不正常的喉部声带阀门,而这两者都可能导致喉部损伤,造成嗓音症状和喉部疾病。以声门塞音作为代偿性构音时,需要声带强制内收和突然外展,会导致出现声带小结。此外,气息声可能作为一种代偿策略,用于降低或掩盖鼻漏气或高鼻音的声音。

(四) 腭裂儿童言语障碍的临床表现

1. 共鸣异常

共鸣异常主要由口鼻腔的结构异常、喉腔的代偿造成。

（1）鼻音功能亢进

鼻音功能亢进是腭裂患者常见的言语障碍表现之一。腭裂患者腭咽不能完全关闭或者不能持续关闭，言语时口鼻腔在不该相通的时候异常连通，声波能量转移至鼻腔，在鼻腔中形成共鸣，造成过高鼻音的听觉感知。鼻音越重，说明腭咽闭合不全的程度也越严重。

（2）鼻音功能低下

鼻音功能低下是指当鼻腔内共鸣减少或共鸣不足时，产生鼻音低下，此问题在鼻辅音/m/、/n/、/ng/中尤其明显。低鼻音通常由鼻咽气道的解剖性阻塞引起，可能是鼻腔通气道被部分堵塞，也可能是鼻气道开口被部分堵塞。

鼻音不足与鼻音亢进是一组看似对立的共鸣状态，当腭裂儿童有腭咽闭合不全时呈现的是鼻音亢进状态，但是部分咽瓣等咽成形术后儿童，由于腭咽间隙缩窄咽腔结构变化，鼻音不足是其常见的术后并发症。同时，若患者存在上声道的堵塞时，如鼻甲肥大、鼻中隔偏曲、腺样体肥大、扁桃体肥大等问题，也可能产生鼻音不足。

（3）混合性鼻音

当腭咽闭合不全的患者同时存在鼻道或鼻腔内阻力时，且气道阻力改变了鼻辅音的感知特征但又不足以使鼻腔共鸣完全消失，易导致发口辅音时出现鼻音亢进或鼻漏气，而发鼻辅音出现鼻音低下，则称为混合性鼻音。这种情况常见于咽瓣术后并发腭咽闭合不全的儿童，同时存在腭咽闭合不全和鼻咽腔阻塞。部分腺样体肥大的儿童，不规则的腺样体表面可能干扰腭咽封闭，同时妨碍声音进入鼻腔，表现为同时存在鼻音低下和鼻漏气。

（4）喉腔共鸣异常

腭裂患者由于腭咽部组织缺陷，口腔压力降低，为了能够清楚地发音，患者往往会使舌后部后缩上抬，堵住闭合不全的腭咽部，形成压力而发出声音。这种长期错误的发音习惯，会导致发声能量向后下移位，在喉腔产生共鸣。

2. 构音异常

（1）辅音遗漏

遗漏指一个音节中的辅音或元音部分缺失，属于音节结构的简化，可表现在音节的各部分，如辅音遗漏、介音遗漏或复合元音简化等，其中以压力辅音遗漏最常见。腭裂患者由于腭咽部结构的缺陷，口腔气压分流，在发高压力口腔辅音时存在困难，通常会遗漏辅音，只产出剩余的元音，形成遗漏性错误，包括双唇音遗漏、唇齿音遗漏、舌尖音遗漏、舌面音遗漏、舌根音遗漏等。如表9-2-1所示。

表9-2-1 辅音遗漏错误

错 误 类 型	语 音 情 境	说　　明
双唇音遗漏	爸爸/ba ba/—啊啊/a a/	音节结构中前面的双唇音省略 可能省略的双唇音：/b p m/
唇齿音遗漏	芬芳/fen fang/—恩昂/en ang/	音节结构中前面的唇齿音省略 可能省略的唇齿音：/f/
舌尖音遗漏	地铁/di tie/—意野/i ie/	音节结构中前面的舌尖音省略 可能省略的舌尖音：/d t l z c s zh ch sh/
舌面音遗漏	小区/xiao qu/—咬吴/yao u/	音节结构中前面的舌面音省略 可能省略的舌面音：/j q x/
舌根音遗漏	故宫/gu gong/—务翁/u ong/	音节结构中前面的舌根音省略 可能省略的舌根音：/g k h/

（2）辅音替代

替代错误包括发音方式替代和发音部位替代。发音方式替代指用某一种发音方法的辅音替代另一种发音方法的辅音。例如，用塞音代替擦音、用擦音代替塞擦音、鼻音代替塞音等。发音部位替代指用舌部某一构音区域内的辅音代替另一区域内的辅音。例如，用舌前音替代舌后音、舌面音替代舌前音等。辅音替代是腭裂患者最常见的替代性错误，腭裂患者由于发音器官确实或存在严重缺陷，当他们使用正确方式和位置发音时，往往无法产生正确的语音信息，患者会用发音方式或发音部位相近的音替换目标辅音，或者用发育早期的简化语音来替代目标音。常见的发音方式替代和发音部位替代见表9-2-2与9-2-3。

表9-2-2　发音方式替代

错 误 类 型	语 音 情 境	说　　明
塞音替代	飞机/fei ji/—杯机/bei ji/	用塞音替代擦音、塞擦音等
塞擦音替代	叔叔/shu/—猪猪/zhu/	用塞擦音替代擦音、塞音等
擦音替代	鸡/ji/—西/xi/	用擦音替代塞音、塞擦音等
送气音替代	肚/du/—兔/tu/	用送气音替代不送气塞擦音和塞音
不送气音替代	兔子/tu zi/—肚子/du zi/	用不送气音替代擦音和送气音等

表9-2-3　发音部位替代

错 误 类 型	语 音 情 境	说　　明
舌根音替代	冬/dong/—宫/gong/	常见用舌根音替代舌前位的辅音
舌尖音替代	课/ke/—特/te/	常见用舌尖音替代舌根音或舌面音
舌面音替代	挑/tiao/—悄/qiao/	常见用舌面音替代舌尖音
双唇音替代	飞/fei/—杯/bei/	常替代唇齿音或舌尖音、舌面音和舌根音
侧化、腭化	口水声、大舌头声	舌位过前，或者过高，气流从舌两侧流出

（3）代偿性构音

常见的代偿性构音包括喉塞音、咽塞音、齿间音化、后置构音、舌背-腭化构音，以及后鼻擦音等。

喉塞音：喉塞音是儿童利用声门的快速开放或者关闭，声带封闭，声门下压力聚集并突然释放形成，产生的一种以塞音为表现的构音错误。由于它最常替代塞音/b、p、d、t、g、k/的构音，也可以替代所有的压力性辅音，且可与塞音和塞擦音进行协同构音，发喉塞音时可观察到或者触及患者喉部运动。

喉塞音是腭裂患者最常见的代偿性构音方法。腭裂患者在发压力性辅音时，由于口腔气流闭合不全的腭咽口分流至鼻腔，出现鼻漏气和口压力不足，导致患者为了在气流分流之前利用声门或咽部发音，以减轻腭咽闭合不全造成的气压不足。声门塞音常与省略混淆，二者的区别是声门塞音是瞬音，嗓音起始时间短，语谱图上可显示嗓音起始时间为负数。如果是省略，则起始元音流畅平缓发声，时长更长。发声门塞音时可观察到或者触及喉部运动增加，并伴随腭咽闭合不全，而这时的腭咽闭合不全并非患者真实的腭咽运动能力。因此评价患者的腭咽闭合功能时，应该先排除声门塞音的干扰，以获得真实的结果。

咽擦音：腭裂患者常用咽擦音替代擦音，由于腭部的组织结构不全，腭裂患者常习惯用舌根后部靠近咽壁来形成狭窄缝隙，气流摩擦通过时产生声音。常见于替代擦音/s/、/x/和塞擦音/z/、/c/、/j/、/q/等。

齿间音化：是一种前置性构音异常,可观察到腭裂患者发音时舌尖位于上下齿间。腭裂患者由于腭咽部组织不全,靠舌与上下齿成阻来完成发音。

后置构音：是后退的舌与软腭或咽壁之间成阻构音。腭裂患者为了在气流从腭咽闭合不全或者腭瘘口漏出之前,充分利用气流压力来构音,形成的一种代偿策略。

舌背-腭化构音：常见于腭部中份瘘孔、反合和前牙拥挤的腭裂患者,靠舌背与硬腭中部之间成阻形成,来替代舌-齿槽音(/t/、/d/、/n/、/l/)和软腭音(/k/、/g/)。

后鼻擦音：腭裂患者腭咽闭合不全,发音时靠舌体或舌背上抬与鼻咽处形成一条狭窄的缝隙,气流向鼻腔流动时经过狭窄的气道形成摩擦而产生。最常引起咝音的构音障碍,如/s/、/x/、/f/等。

（4）鼻漏气

鼻漏气(Nasal emission)是指发音时气流经鼻腔异常遗漏的现象,提示患者可能存在腭咽闭合不全或者口鼻瘘。鼻漏气是腭裂患者最常见的问题。通常发生在发压力性音节时,口腔内压力升高,同时由于腭咽闭合口不能完全关闭,部分气流从腭咽间隙进入鼻腔排出,形成鼻漏气。发生鼻漏气时,腭裂患者一般还存在相关的特征,例如,鼻部/面部表情扭曲、辅音弱化和发音长度缩短。鼻漏气只影响辅音,尤其是压力敏感性辅音,不影响元音或者半元音。从听觉感知方面可分为不可闻及的鼻漏气和可闻及的鼻漏气。

不可闻及的鼻漏气(Inaudible nasal emission)是腭裂患者由于腭咽闭合不全,在发压力辅音时气流会从单侧或双侧鼻孔漏出的现象,这种气流逸出虽然不能闻及,但可以表现为雾镜上形成的水雾。因此,也称之为"可视"鼻漏气(Visible nasal emission)。

可闻及的鼻漏气(Audible nasal emission)是当气流经由鼻气道呼出时,可以听见空气湍流所产生的噪音,正常人也可以通过用力呼气形成可闻及的鼻漏气。腭裂患者发音时气流挤过狭窄的腭咽闭合不全间隙时形成湍流,产生摩擦音或者鼻腔内空气阻力明显增加,发音时伴随窄缝处分泌物的水泡产生和破裂形成非常湍急的噪音,称为鼻喘流或鼻哨音,这种湍急的气流产生的噪音会影响语音的感知。另外,某些构音障碍容易与鼻漏气混淆而被错误归因于腭咽闭合缺陷,如/s/音侧化,两者虽然都是发音时气流方向改变,但原因不同,治疗方法也不同,应注意区分。

（5）同化构音

同化构音是指在一定的语境里,某个音受邻近音的影响,变成相同的音。同化历程根据构音方法和位置分为唇音同化、齿槽音同化、鼻音同化等,根据构音位置分为前音同化和后音同化。例如,葡萄/pu tao/变成/pu pao/是前音同化,/pu tao/变成/tu tao/是后音同化。腭裂患者由于腭咽部组织缺损,即使经过手术做了组织修补后,患者的腭咽、舌的运动仍是不协调的,构音运动时容易受前后音的影响,出现协同构音的情况。

二、基于 ICF 的腭裂儿童言语康复

腭裂儿童言语康复应以 ICF 康复理念为指导,遵循 ICF 规范化流程来开展,即评估(Assessment)—治疗(Therapy)—监控(Monitor)—评价(Evaluation)。腭裂儿童言语康复需要按照言语产生的过程,首先进行言语共鸣治疗,再针对性地开展构音和呼吸发声治疗,如图9-2-5所示。

（一）填写基本信息

填写基本信息是腭裂言语评估的第一步,通过与家长或者患者本人的交谈,了解患者的病史、治疗经历、喂养情况以及目前的言语语言问题,为全面观察分析患者的语音症状提供背景信息。

口内检查包括所有可能影响发音和共鸣的口腔结构及其功能状态,如唇、牙和牙列、硬腭、软腭口腔面、悬雍垂、扁桃体和舌。如果口内检查发现存在可能造成异常共鸣或语音的结构异常,那么在进行言语智能康复之前要先解决结构问题,否则言语治疗无效。例如,腭瘘造成的鼻漏气,需要通过手术纠正,并不需要言语治疗。而合并有腭咽闭合不全的代偿性构音,则需要腭咽二期手术并配合言语治疗。

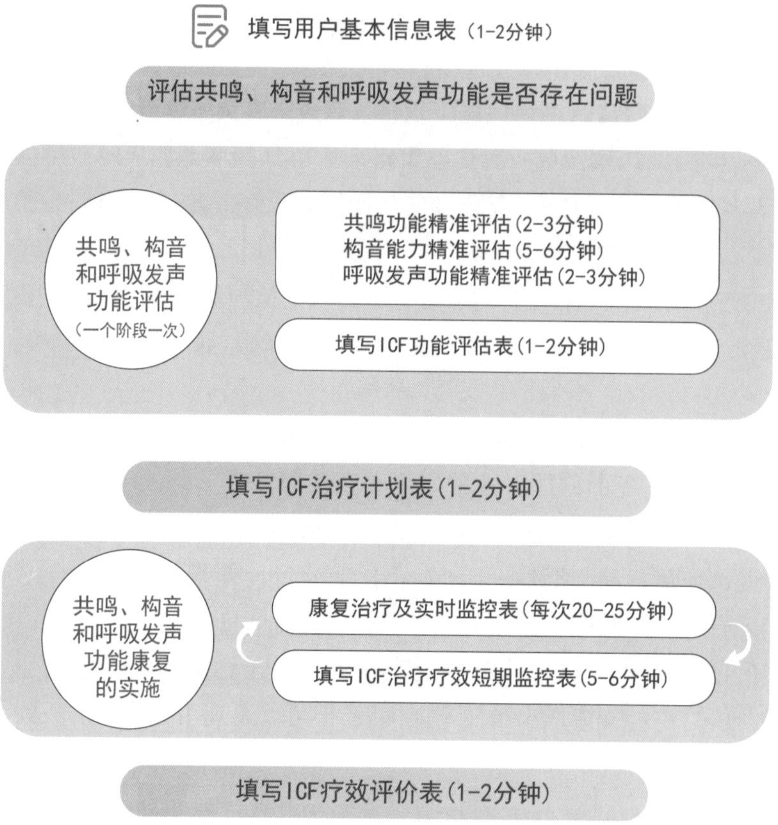

填写用户基本信息表（1-2分钟）

评估共鸣、构音和呼吸发声功能是否存在问题

共鸣、构音和呼吸发声功能评估
（一个阶段一次）

共鸣功能精准评估（2-3分钟）
构音能力精准评估（5-6分钟）
呼吸发声功能精准评估（2-3分钟）

填写ICF功能评估表（1-2分钟）

填写ICF治疗计划表（1-2分钟）

共鸣、构音和呼吸发声功能康复的实施

康复治疗及实时监控表（每次20-25分钟）

填写ICF治疗疗效短期监控表（5-6分钟）

填写ICF疗效评价表（1-2分钟）

图 9-2-5 ICF腭裂儿童言语治疗规范化流程

1. 体位

患者保持正坐位，头稍向后仰，上颌平面约与水平面呈45°夹角。检查者的视线平齐患者口腔的水平，如图9-2-6。如果是婴幼儿，可将患儿处于平卧仰头位，利用反光板检查腭部的形态以及瘢痕情况。

2. 观察口内结构

观察患者的软腭、悬雍垂和咽部的结构和运动，检查是否有腭瘘，以及腭瘘的位置和大小。检查软腭运动时，让患者大声发元音/ɑ/或者将舌向外伸展发/æ/，可以清楚看到软腭上抬的力度和对称性，如图9-2-7所示，检查中如果需使用压舌板，注意将压舌板放置在舌背后四分之三的位置，将舌稳稳地压低。如果压舌板位置太靠前，会引起舌后部堆积抬高，阻挡软腭后方和咽腔；如果压舌板位置太靠后，易引发恶心不适感。

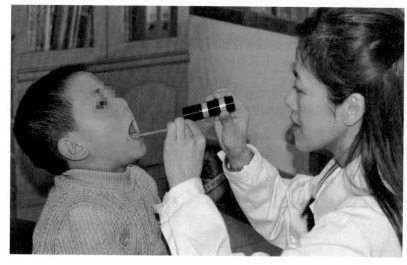

图 9-2-6 检查体位

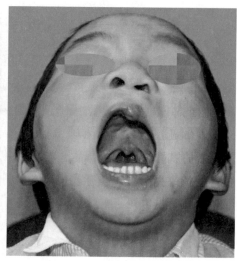

图 9-2-7 检查软腭动度和对称性

3. 腭部触诊

动作要轻柔、缓慢。为了避免咽反射,触诊应该先从上切牙的牙龈开始,沿牙弓缓慢移动到磨牙后区,经过硬腭后缘直到中线。

4. 观察唇

观察唇的形态、对称性和运动协调性,静息和发音时上下唇能否封闭。让患者发夸张的/i/和/u/音,可观察唇和面部运动的对称性和运动范围。部分唇裂患者可能由于瘢痕或发育的原因,造成上唇过短过紧不能闭合,而影响发双唇音/m/、/b/。部分患者由于运动障碍,呈持续张口状并伴流涎,无法控制双唇开闭。

5. 检查牙和牙列

牙的数量、位置和形态以及当上下颌牙处于正中颌位时的咬𬌗关系。唇腭裂患者常见的牙缺失、多余牙、扭转牙、牙列拥挤、前牙反𬌗、Ⅲ类错𬌗、开𬌗、前颌前突,都有可能造成语音扭曲。

6. 观察舌

观察舌的外形、对称性和运动能力,可让患者伸舌、弹舌、旋转、舔唇等动作以判断舌的情况是否正常。

（二）ICF 言语功能评估

主观评估和客观检查是腭裂言语评估的常用方法,其中主观评估是临床诊疗中最重要部分,被公认为言语评估的"金标准",也是最能彰显言语治疗师的专业技能和经验的部分。有经验的言语治疗师,可以借助评估工具对患者的语言、语音发展、构音表现、腭咽闭合功能做出准确的诊断,为后续的治疗方向提供依据。言语治疗师对腭裂术后患者进行言语评估前,应对其展开颅颌面结构检查、口腔肌力检查、舌运动检查、腭部检查、牙列检查,确定评估对象是否有存在或潜在的器官结构问题、感知和神经传导性问题。然后,再进行各项言语功能评估,具体如下。

经过 ICF 儿童言语语言综合检查,通过快速的筛查,言语治疗师可初步判定患者是否存在言语功能异常,接下来通过对共鸣、构音语音、言语嗓音功能进行精准评估,获得言语功能的主客观评估数据。

1. 共鸣功能的评估

主观评估可用元音/i/和/u/,如患者鼻音化,发音时,舌张力增加,口咽腔间隙减少,因此即使有轻微的腭咽闭合不全,/i/和/u/音也会受到影响。部分有严重的代偿性构音或鼻漏气的患者,在自主对话中很难判断共鸣类型,言语治疗师可让患者重复主要由元音和半元音构成的句子,如"阿姨爱丫丫""娃娃喂乌鸦""乐乐喝药了"等。

客观评估可用鼻音障碍测量与训练仪,如图9-2-8所示,客观评估腭咽功能的方法,操作简单、无侵入性,常用来诊断与治疗鼻腔共鸣异常。它通过声音隔离器和定向麦克风分别采集连续发音时口腔和鼻腔输出的声能,由计算机自动计算鼻音分值,计算公式为:鼻腔声能/(鼻腔声能+口腔声能)×100=鼻音分值。鼻音分值的百分比高意味着鼻腔共鸣的量增加,间接反映发音状态下的腭咽闭合程度。该仪器也可用鼻咽内镜检查,鼻咽内镜是一种可随意弯曲、柔软、纤细的内腔镜,如图9-2-9所示,将鼻咽内镜由中鼻道插入鼻腔,在腭

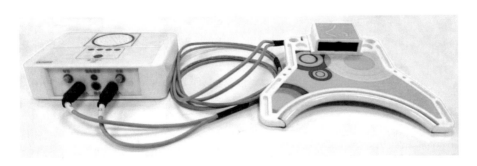

图 9 - 2 - 8　鼻音障碍测量与训练仪

(鼻音障碍测量与训练仪,ICFDrSpeech®,上海慧敏医疗器械有限公司授权使用)

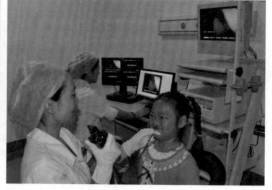

a. 鼻咽内镜　　　　　　　　　　b. 鼻咽内镜检查

图 9-2-9　鼻咽内镜检查

咽口平面上方直视状态下观察整个咽腔的结构,在患者发音的状态下,可以持续观察发音状态下的腭咽闭合形态和程度。鼻咽内镜作为一种侵入性工具,强调患者的配合度,而年龄小的患者可能较难配合。内镜对黏膜有一定的刺激性,易造成患者的不适感和恐惧感。

2. 构音语音功能的评估

构音语音的评估包括构音功能和言语流利性及节律性的评估。构音功能的评估可通过华东师范大学黄昭鸣团队开发的《汉语构音功能评估表》进行,见表 9-2-4,词表包含了普通话中的 21 个声母、13 个韵母和 38 个最小语音对,评估患者的构音清晰功能,可得出患者未习得的音位,条件许可的情况下,建议同步录音录像,以检测评估的准确性,为制定后续治疗计划提供依据。言语治疗师根据患者的发音进行及时记录,并用不同的符号作标记,正确用"√",歪曲用"⊗";遗漏用"⊖";替代则记录实发音,均可用"文字/符号"记录。

表 9-2-4　《汉语构音功能评估表》记录表

序　号	词	目标音	序　号	词	目标音	序　号	词	目标音	序　号	词	目标音
1	包	b	7	闹	n	13	七	q	19	紫	z
	bāo	⊗		nào	√		qī	⊗		zǐ	√
2	抛	p	8	鹿	l	14	吸	x　i	20	粗	c
	pāo	⊗		lù	⊖		xī	⊗　⊗		cū	√
3	猫	m	9	高	g	15	猪	zh	21	四	s
	māo	√		gāo	⊖		zhū	z		sì	⊖
4	飞	f	10	铐	k	16	出	ch	22	杯	b
	fēi	⊗		kào	⊖		chū	c		bēi	⊗
5	刀	d	11	河	h	17	书	sh	23	泡	p
	dāo	⊗		hé	√		shū	t		pào	⊗
6	套	t	12	鸡	j　i	18	肉	r	24	稻	d
	tào	√		jī	⊗　⊗		ròu	⊖		dào	⊗

续　表

序　号	词	目标音	序　号	词	目标音	序　号	词	目标音	序　号	词	目标音
25	菇	g	32	蓝	ɑn	39	鹅	e	46	鼻	i
	gū	⊖		lán	√		é	√		bí	⊗
26	哭	k	33	狼	ɑng	40	一	i	47	蛙	1
	kū	⊖		láng	√		yī	√		wā	⊖
27	壳	k	34	心	in	41	家	iɑ	48	娃	2
	ké	⊗		xīn	⊗		jiā	√		wá	⊖
28	纸	zh	35	星	ing	42	浇	iɑo	49	瓦	3
	zhǐ	z		xīng	⊗		jiāo	⊗		wǎ	⊖
29	室	sh	36	船	uɑn	43	乌	u	50	袜	4
	shì	s		chuán	⊗		wū	√		wà	⊖
30	字	z	37	床	uɑng	44	雨	ü	51	酪	l
	zì	√		chuáng	⊗		yǔ	⊖		lào	⊖
31	刺	c	38	拔	ɑ	45	椅	i	52	入	r
	cì	√		bá	√		yǐ	⊗		rù	⊖

　　言语流利性是影响言语可懂度的一个重要音素,腭裂患者由于腭咽部组织缺陷,常采用错误的构音方式以试图发音准确。长期错误的构音习惯除了影响其言语清晰度外,言语韵律也会受到影响,患者往往表现为说话时拖拉、异常停顿、怪声怪调,缺少抑扬顿挫的节律,不能很好地表情达意,导致社会交流受到很大影响。故对腭裂患者言语流利性及节律性的评估也是言语治疗不可忽略的一部分。言语治疗师可通过主观听感知评估患者的言语是否流畅、节律是否正常,还可采用构音语音障碍测量与康复训练仪进行客观评估,如让患者跟读"妈妈爱宝宝,宝宝爱妈妈",测量患者跟读该语句的音节时长、停顿时长、幅度标准差、重音音节总时长及重音出现率、言语基频标准差、言语基频动态范围等参数。音节时长、停顿时长主要反映患者说话时是否有拖拉、缓慢的现象;幅度标准差、重音音节总时长、重音出现率、言语基频标准差及语基频动态范围主要反映患者言语的节律是否正常。

　　3. 言语嗓音功能的评估

　　对腭裂及颅面畸形的患者,需常规筛查嗓音功能。通过完整地采集病史,言语治疗师判断是否存在滥用嗓音的习惯,例如经常大声喊叫、吼叫等,这些习惯可能会导致声带小结和声音异常,如嘶哑声、音量低、气息声等。其中,呼吸功能的评估主要评估患者的呼吸模式是否正常、呼吸支持是否充分、呼吸与发声是否协调,客观测量参数为最长声时、最大数数能力等。为了判断患者是否存在嗓音异常,言语治疗师除了从主观听感知上评估外,可还采用客观评估,测量参数如基频微扰、幅度微扰、声门噪声能力等。

　　将测得的各项指标的数据输入 ICF 转换器,与对应的参考标准值进行对比,即同年龄、同性别正常人相应指标的参考标准值进行比较,确定该指标是否处于正常范围内,以及得出患者各项功能的损伤程度。

　　通过言语嗓音和构音语音功能精准评估及 ICF 功能评估,便于言语治疗师明确腭裂患者言语嗓音、构音语音能力、口部运动功能和言语韵律功能的详细情况,为后续制定构音语音治疗计划提供依据。为及时调整治疗计划,建议每个阶段均进行一次言语功能精准评估。

（三）ICF 言语治疗计划

言语治疗师在诊断明确腭裂患者言语障碍程度的基础上,制订相应的构音语音、共鸣、嗓音及呼吸治疗计划。每个患者的治疗计划都是根据其言语障碍的程度和原因制订的个别化治疗方案。该治疗计划包括构音语音、共鸣、嗓音等治疗的主要任务、治疗方法、实施计划的人员、治疗前患者的程度、预期目标(中、长期目标)及治疗后患者所达到的功能程度等。

（四）康复治疗

1. 康复治疗

根据言语康复治疗计划,配合传统治疗和实时反馈技术进行康复训练,腭裂患者的言语康复训练主要包括共鸣功能异常、构音语音异常和言语嗓音异常的治疗。鼻音功能亢进是腭裂患者共鸣障碍的主要表现,部分患者由于口、鼻气流感知觉发育异常,也可加重其鼻音功能亢进,这类患者首先要进行口、鼻呼吸分离训练,帮助其建立正确的口、鼻气流感知觉。对于腭咽闭合不全的患者,要进行腭咽闭合功能训练,如屏气、鼓气、吹水泡等。屏气和鼓气能够增加口腔内压力,加强对软腭肌的锻炼,也可为训练双唇音奠定基础。吹水泡训练是在掌握屏气的基础上,利用吹气时屏气,使软腭充分上抬,增强口腔压力后由口吹出,以提高腭咽闭合功能。此外,对于鼻音功能亢进的患者,还可采用口腔共鸣法,如让患者发高元音/i/,以增加软腭上抬的能力。也有学者提出可使用持续性正压治疗(Continuous positive airway pressure,CPAP)的方法来改善患者腭咽闭合不全的问题,这种方法是通过给患者鼻腔持续导入一定气压的气体,同时让患者发元音,如/ɑ/、/i/等,患者在发音时需要上抬软腭以对抗不断提高的气压,以达到提升软腭肌力的目的,从而改善腭咽闭合不全的问题。腭咽闭合功能不佳和不良发音习惯是导致腭裂患者产生构音语音障碍的主要原因,让患者掌握正确的发音部位和发音方式对康复训练的效果至关重要。

构音语音治疗的关键仍是韵母音位、声母音位的习得,通过单音节词、双音节词、三音节词进行训练,每个声母音位同样经过音位诱导、音位习得、音位对比等阶段。音位诱导过程中,在诱发发音部位和发音方式时,要及时做好口部运动训练和构音运动训练。

腭裂患者由于滥用嗓音出现的嗓音音质问题,可采用吟唱法、哼鸣法、咀嚼法等进行康复训练;对于音调异常,可采用音调感知实时反馈训练、音调梯度训练法、乐调匹配法等进行康复训练;对于响度异常,可采用响度感知实时反馈训练、响度梯度训练法等进行康复训练。

2. 实时监控与短期目标监控

康复治疗的目的是在尽可能短的时间内使患者的言语问题得到改善,因此在每次治疗后需对疗效进行实时监控。实时监控是指将在每一次训练后的疗效与治疗前进行比较,目的在于评价训练的即时效果,及时调整与完善训练方案。通过对连续多次训练效果的对比,能直观地掌握患者言语功能的改善情况。

言语治疗师会根据患者的功能情况设定康复目标,一般分为长期目标和短期目标。短期目标则通常在3—5次训练后进行,具体时间视患者功能情况而定,言语嗓音训练是每一周进行一次短期目标监控,而构音语音训练是每月进行一次短期目标监控。短期目标监控的指标与 ICF 言语功能评估的指标一致,对腭裂患者言语功能进行定量评估,通过 ICF 言语功能损伤程度等级转化得到患者的损伤程度。

（五）ICF 疗效评价

疗效评价一般在治疗的中期和末期各进行一次。在治疗前言语治疗师会对患者言语功能进行精准评估,确定患者各项功能的损伤程度与长期目标值,根据 ICF 言语功能制定中期目标,例如基频微扰损伤值由 4 级完全损伤达到 2 级中度损伤。当进行一个阶段的康复后,言语治疗师将对患者进行言语功能精准评估(中期评估),即将中期评估的结果与治疗前进行比较,判断是否达到中期目标,以帮助言语治疗师对治疗计划和训练目标进行调整。而末期评估则是在患者即将结束所有康复训练时进行,评价患者当前言语功能整体的情况,判断是否达到患者及家属所预期的目标。

第二节　腭裂儿童构音 ICF‐PCT 疗法

儿童构音 ICF‐PCT 疗法是治疗腭裂儿童语音障碍的主要方法之一,是以音位对为训练介质,开展递进式音位对比的训练形式,提高患者的构音准确度,为向连续语音过渡打下基础。最小声母音位对是指在发音特征(发音部位、发音方式、声带是否振动等)中只存在唯一差别的两个音位,可组成一对最小的声母音位对,充分聚焦于患者的替代性构音错误并进行训练,主要内容包括音位诱导、音位习得与音位对比训练。

一、方案制定依据

在临床上,唇腭裂术后患者由于不良的发音习惯与可能存在的腭咽闭合不全,会导致构音音系障碍,这主要表现为发音部位和发音方式的异常。这些错误的构音模式是患者在口腔内气压较低的情况下,尝试发出压力性辅音时出现的错误语音,是患者努力尝试发出目标音节的体现,与目标音有较大的相似性。

目前,随着国内腭裂修复术小龄化趋势的发展,致使大部分唇腭裂术后患者处于学龄前阶段,学龄前阶段儿童的听觉识别能力尚处在发育阶段,腭裂患者出现构音音系异常有可能是由于其听觉识别功能不佳。构音音系治疗中,言语治疗师应先保证患者能从听觉上区分目标音和错误音,才能借助言语听觉反馈链,帮助他们进行正确构音。如腭裂患者将/b/发成/p/时,就应该先排除其是否能从听觉上区分两者送气方式的不同。因此,也应将最小音位对比式听觉识别的概念渗透到唇腭裂术后腭咽闭合功能不全构音障碍治疗中,而儿童构音 ICF‐PCT 疗法正是基于最小音位对的听说对比来提高患者对声母音位的构音能力。

二、方案主要内容

儿童构音 ICF‐PCT 疗法训练内容主要是对患者受损音位进行音位诱导、音位习得、音位对比训练,在分析腭裂患者音位对比思维导图后,了解患者音位受损情况,按照受损音位恢复的难易程度安排训练内容。在进行构音训练时,主要进行以下几方面训练。

(一)音位诱导

在本阶段主要是通过促进治疗法或口部运动帮助患者掌握目标音位的发音部位、发音方式和所需的运动模式,进而帮助患者诱导出目标音位。这是构音训练的关键,也是腭裂患者区别于其他儿童训练的主要环节。

1. 发音部位的识别

发音部位的识别是通过听觉、触觉、视觉等方式,主要采用最小音位对的形式,帮助患者区分目标音和代偿性构音的不同发音部位。具体而言,包括喉塞音与塞音的识别、咽塞音与塞音的识别、咽擦音与擦音的识别、舌尖音与舌面音的识别、唇音与舌根音的识别、舌尖音与舌根音的识别、唇音与舌尖音的识别、舌尖后音与舌尖前音的识别和卷舌音与非卷舌音的识别等九个部分。其中,前三部分是对口腔内发音部位和非口腔内发音部位的识别,后六部分是对口腔内常见发音部位间的识别,其中卷舌音是北方方言的特殊现象。腭裂患者最为典型的构音错误是代偿性构音,通常保留发音方式,牺牲发音部位,多采用非典型的发音部位来代偿达到发音所需的压力阈值。如腭裂儿童若在腭部中份有瘘孔、反合和前牙拥挤时,患者会靠舌背与硬腭中部之间成阻形成舌背‐腭化构音,来替代舌‐齿槽音(/t/、/d/、/n/、/l/)和软腭音(/k/、/g/)。腭裂患者为了在气流从腭咽闭合不全或者腭瘘口漏出之前,充分利用气流压力构音来形成后置构音。这个时候言语治疗师就要通过发音教育结合口部运动训练,让患者充分认识到目标音的发音部位。例如,可采用构音语音障碍测量与训练仪对/p/的发音部位的识别训练。通过动态视频让患者理解/p/的发音要点:双唇紧闭,软腭上升,堵塞鼻腔通道,气流冲破双唇的阻碍,声带不振动,气流较强。特别强调需要指出目标音与错误音构音位置的差异,帮助患者识别正确的发音部位。

2. 发音部位的建立

正确发音部位的建立是在正确识别发音部位的基础上,配合相应的构音器官的运动训练,帮助儿童稳定并建立正确的发音部位。按照发音部位的不同,可以将21个声母分为唇音、舌尖音、舌面音和舌根音。其中,前者是与唇有关的,后三者是与舌有关的。从这个角度上讲,声母的构音主要与唇和舌有关,要想获得正确的发音部位,唇和舌的运动必须到位。因此,正确发音部位的建立主要包括唇运动训练和舌运动训练两部分。腭裂患者由于腭咽部组织缺损,口腔内压力不足,往往习惯用喉部挤压发出喉塞音来代替双唇辅音,如/b/、/p/等。以/p/为例,通过对/p/的发音教育,患者认识到目标音的正确发音部位后,言语治疗师要进一步诱导患者自主发音,并能够通过视觉反馈来调整,以建立正确的发音部位。

3. 发音方式的识别

在腭裂患者的构音音系障碍训练中,发音方式的识别主要是以听觉、视觉、触觉的方式来帮助他们区分目标发音方式和错误发音方式的不同。发音方式的识别主要是指对发音部位相同的目标音与错误音之间不同发音方式的识别,包括清浊的识别(主要指擦音)、阻塞方式的识别(包括塞擦音与擦音的识别、塞音与擦音的识别、鼻音与边音的识别、鼻音与擦音的识别,以及擦音与边音的识别)、送气与不送气的识别(主要是针对塞擦音、塞音送气与否的识别)。腭裂患者发音方式异常通常是由于构音器官的缺陷,即使是在腭裂修补术后也存在构音器官的运动协调异常,或者由于低龄患者未理解目标音位的发音特征等原因造成,通过视觉及听觉通道帮助患者更直观地感知目标音位的发音方式。同样可采用构音语音障碍测量与训练仪对目标音进行发音方式的识别。

4. 发音方式的建立

正确识别发音方式后,言语治疗师需要对患者进行正确发音方式的建立,该过程中可以配合相应的触觉和视觉训练方法和工具,帮助患者建立正确的发音方式,正确发音方式的建立主要包括清浊音的训练、阻塞方式的训练和送气与不送气的训练三部分。腭裂患者在认识到目标音的正确发音方式后,需要经过多次自主模仿发音才能建立正确的发音方式,这里就需要言语治疗师进一步的指导和练习,如指导患者反复发目标音的呼读音,或者一至两个含有该目标音的单音节词,并给予患者在感觉、触觉和视觉多维度上的刺激,让患者体验错误发音方式与正确发音方式的差别,理解到目标音位音系背后的组合规则,才能尽快建立正确的发音方式。

在音位诱导阶段,如果参与目标构音的口部器官的运动功能无法达到发音要求,就需要做针对性的口部运动训练,如发双唇音/b、p、m/时,唇闭合模式无法形成,需要帮助腭裂患者习得该运动模式;当患者找到发音位置,也明白发音方式后,如还是无法正确发音,说明患者可能双唇闭合能力或软腭上抬能力不够,造成双唇不能形成一定阻力,或软腭无法堵塞鼻腔通道,需要借助辅助手段进行训练。

(二)音位习得

音位习得是指言语治疗师将诱导出来的目标音延伸到含有目标音的词汇,通过包含目标音位的单音节、双音节、三音节词进行音位习得训练,并可通过改变患者自己声音的语速或音调进行目标音位习得的语音自反馈训练,提高儿童言语可懂度。在音位诱导训练的基础上,音位习得训练需要通过大量的练习材料巩固发音,将已经诱导出的目标音进行类化,使患者发出更多有意义的声韵组合的词语或短语。从发音方式的角度而言,腭裂患者对于鼻音、塞音、擦音、边音、塞擦音的掌握会受到腭咽闭合的影响,所以难度顺序与其他类型的患者有所不同。在上述这些音位中,鼻音(/m、n、ng/)不受腭咽闭合的影响,最易掌握;塞音容易学会,但对腭咽闭合的要求较高;擦音要求口腔放松状态下完成腭咽闭合,其比塞音发音难度更大;边音发音与擦音难度相当;由于需要持续保持腭咽闭合,塞擦音是腭裂患者最难矫治的一组音。音位习得训练,可采用构音语音障碍测量与康复训练仪进行,详细步骤见方案的实施流程。

(三)音位对比

在治疗过程中,患者学会一个新的目标音后,并不会立刻稳定下来,错误的发音仍然会反复。因此,需要进行正确音位与错误音位的对比训练。音位对比训练的目的,一是正确与错误音位的对比训练,帮助腭裂患者改正不良的发音习惯;二是目标音位的相关最小音位对比训练,帮助腭裂患者分清、说清易混淆音位。言语治疗师可以通过听觉、视觉、触觉等刺激将目标音与错误的发音进行对比,能够让患者分辨、识别不同的声音,强化对目标音的特征认识。对于一些代偿性错误和气流错误,在进行对比之前可以让患者认识到"嘴巴的声音"是用来描述口腔的目标音;"喉咙的声音"指咽部的塞音、擦音或者塞擦音;"声带的声音"代指喉塞音;"鼻子的声音"是鼻腔擦音或是其他类型的鼻漏气。这时,言语治疗师开始示范正确与错误的发音。通过对比训练,让患者避免发错误的音,进一步练习发正确的发音。相似的方法可以用来治疗其他错误发音。腭裂患者还会出现一种现象,即患者掌握了目标声母音位的发音方法,能与以前形成的代偿音位分清,但还是经常会与相似的声母音位混淆,这时要进行音位对比训练。首先进行音位对的听觉识别训练,然后是音位对比训练,并结合实时重读治疗法进行视听反馈训练。

三、方案实施流程

儿童构音 ICF－PCT 疗法能有效改善腭裂儿童的构音音系障碍,该疗法的实施内容包括构音功能评估、音位诱导训练、音位习得训练、听说对比训练、音位对比结合重读治疗训练、连续语音中的音位对比训练,具体训练步骤如下。

(一) 构音功能评估

构音功能的评估采用构音语音障碍评估与康复训练仪中的《汉语构音功能评估表》,此表包含了普通话中的 21 个声母、13 个韵母和 38 个最小语音对,可用于评估患者的构音清晰功能,得出音位对比思维导图。分析腭裂患者音位对比思维导图(如图 9－2－10),了解患者 21 个声母、25 对音位对掌握情况。每一个词都有配套的图片,要求患者每个音发三遍。整个音节的发音时间及音节之间的间隔都约为 1 秒。为诱导出自发语音,言语治疗师可以采用提问、提示或模仿的形式,要求患者说出该图片所表达的词。测试完前 21 个词时,可根据患者能力情况选择是否进行后面的测试,若患者前 21 个词的正确数目超过一半,可选择继续测试;若患者前 21 个词的正确数目低于一半,则可选择结束本次测试。在获得患者的语音后,应对其进行主观分析。主观分析法主要是通过言语治疗师的听觉感知来判断患者构音的正误,记录 3 次发音中较为稳定的听觉感知结果。例如,如图 9－2－11 显示,患者已习得音位: /b、m、d、h/;未习得音位: /p、t、g、k、n/、/f、j、q、x/、/l、z、s、r/、/c、zh、ch、sh/;根据普通话儿童音位习得的五个阶段发育规律,首先选择第二阶段/p/及其音位对/p-b/、/p-t/、/p-k/进行训练,由于/t/、/k/音位未习得,故优先训练/p-b/。对于腭裂患者,康复过程强调遵循发育顺序的原则,即遵循正常儿童声母音位习得的顺序。

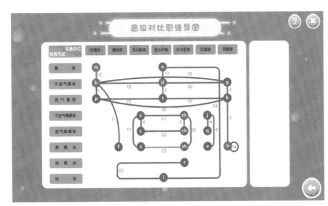

图 9－2－10　音位习得思维导图

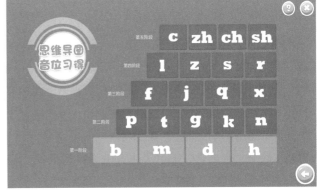

图 9－2－11　儿童音位习得阶段

(构音语音障碍测量与康复训练仪,ICFDrSpeech®,上海慧敏医疗器械有限公司授权使用)

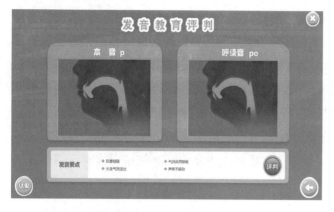

图 9-2-12 发音教育训练

（构音语音障碍测量与康复训练仪，ICFDrSpeech®，
上海慧敏医疗器械有限公司授权使用）

（二）音位诱导

音位诱导以目标音/p/的音位诱导训练为例，包括/p/的发音部位和发音方式的诱导。由于腭裂患者最为典型的构音错误是代偿性构音，通常保留发音方式，牺牲发音部位，可采用构音语音测量与康复训练仪中的发音教育视频描述目标音/p/的发音部位，如图 9-2-12 所示。通过动态视频让患者理解/p/的发音要点：双唇紧闭，软腭上升，堵塞鼻腔通道，气流冲破双唇的阻碍，声带不振动，气流较强。特别强调需要指出目标音与错误音构音位置的差异，帮助患者建立正确的发音位置。同时，通过让患者吹纸条、吹蜡烛等方式，来感知送气音的特点，不断体会送气与不送气的区别，诱导患者自主掌握送气音，及时反馈患者正确送气，并给予鼓励。另外，在进行声母音位诱导训练时，可结合相关的口部运动方法，帮助腭裂患者尽快诱导出目标音位。

（三）音位习得

可采用构音语音障碍测量与康复训练仪进行训练，如图 9-2-13。通过包含目标音位的单音节、双音节、三音节词，并可通过语音支持技术进行语速和语调训练。以目标音/p/的音位习得训练为例，在音位诱导训练的基础上，首先让腭裂患者进行模仿复述，通过大量的练习材料巩固发音，将诱导出的音位进行类化，使患者能够发出含有目标音位的、更多有意义的声韵组合和词语。

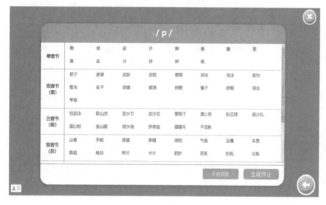

图 9-2-13 /p/的单音节、双音节、三音节词　　　　**图 9-2-14 语速和语调训练**

（构音语音障碍测量与康复训练仪，ICFDrSpeech®，上海慧敏医疗器械有限公司授权使用）

其次模仿复述和言语支持相结合，在患者初步习得某一含有目标音位的目标词语后，可结合言语支持训练进行实时反馈治疗，一方面进一步巩固词语的习得，另一方面训练患者的言语支持能力，从而提高患者连续语音、语速和语调的控制能力，如图 9-2-14。言语支持训练主要包括停顿起音、音节时长和音调、响度变化训练，以增强患者对呼吸和发声的控制能力，可根据患者的能力或训练目标选择性地进行某一项或某几项言语支持训练。例如，如果患者存在语调问题或训练目标是强化患者的语调控制能力，则可选择音调、响度变化训练。对于儿童患者一般可采用言语障碍矫治仪进行言语支持的实时反馈训练，可参见第四篇第四章言语发声障碍的康复治疗。

另外，还可以展开构音语音障碍测量与康复训练仪的语音自反馈训练，一方面进一步进行音位的习得巩固，另一方面可改善患者的语速和语调，具体训练要点：首先进入语音自反馈，录制患者的原始发音，然后根据患者情况选择进行变速或变调训练。为保证腭裂患者能够清楚构音,一般言语治疗师会要求患者放慢语速。若患者无法很好地控制自己的呼吸,当语速存在问题时,可进行变速训练,提高患者控制发音时长的能力。语速过快时,选择 0.5 或 0.8 倍变速(即语速提高到患者原始语速的 0.5 或 0.8 倍),播放变速后的音频让患者模仿,通过自反馈逐渐降低语速。若个别患者出现语速过慢时,则选择 1.2 或 1.5 倍变速(即语速降低到患者原始语速的 1.2 或 1.5),播放变速后的音频让患者模仿,通过自反馈逐渐提高语速。腭裂患者还出现语调变化过大或语调单一的问题,则根据患者情况选择低倍和高倍变调,进行自反馈训练,提高患者的语调变化的控制能力,如图 9-2-15 所示。

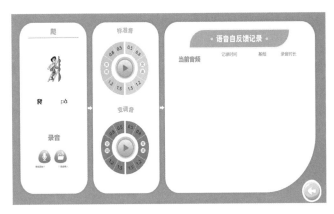

图 9-2-15 语音自反馈训练

(构音语音障碍测量与康复训练仪,ICFDrSpeech®,
上海慧敏医疗器械有限公司授权使用)

(四)听说对比训练

听说对比训练是通过听说对比的方式进行目标音位的专门强化训练,用来进一步巩固新习得的声母音位。以目标音/p-b/的音位听说对比训练为例,言语治疗师可以通过听觉、视觉、触觉等刺激将目标音与错误的发音进行对比,能够让患者分辨、识别不同的声音,强化对目标音的特征认识。采用构音语音障碍测量与康复训练仪,对患者进行听觉对比训练,即言语治疗师播放或使用标准普通话朗读目标音,让患者仔细听,并选择出听到的目标音,由言语治疗师进行正误判断,其次可采用模仿复述的方式进行音位对比,帮助患者区分某一音位对当中两个音位在发音部分和方式等方面的不同并准确构音,如图 9-2-16 和 9-4-17。

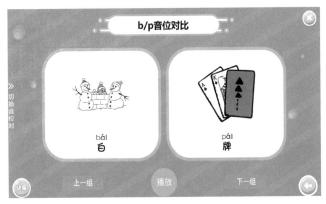

图 9-2-16 听觉对比训练

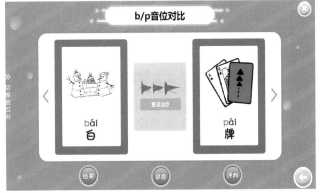

图 9-2-17 言语对比训练

(构音语音障碍测量与康复训练仪,ICFDrSpeech®,上海慧敏医疗器械有限公司授权使用)

(五)音位对比结合重读治疗

音位对比训练结合重读治疗训练的目的是帮助腭裂患者巩固目标音位,为连续语音的流畅性奠定基础。以目标音/p-b/的音位对比结合重读治疗为例,可采用构音语音障碍评估与康复训练仪进行训练,训练内容包括以/p-b/+单韵母的结合、以/p-b/+复韵母(前响韵母、中响韵母、后响韵母)的结合、以/p、b/+鼻韵母(前鼻韵母、后鼻韵母)的结合,分别交替在一个重读音节中,引导患者进行有节奏、有语调重音变化的重读。重读治疗可根据患者功能情况和训练目的,选择慢板、行板或快板节奏。腭裂患者根据其具体的情况,一般言语治疗师会选择行板节奏一。同时可使用现代化设备进行言语视听反馈训练,以便患者能够及时进行调整。如图 9-2-18 所示,为/p-b/结合单韵母/ɑ/组合成/pɑ-BA-PA-BA/行板节奏一的重读声波实时反馈图。如图 9－2－19 所示，为/p-b/结合单韵母/ɑ/组合成/pɑ-BA-PA-BA/的行板节奏一的示意图。

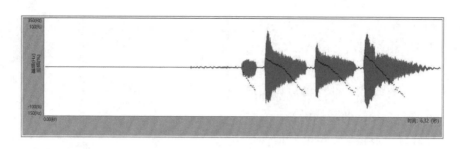

图 9－2－18　/pɑ-BA-PA-BA/的行板节奏一的重读声波实时反馈图

（言语重读干预仪，ICFDrSpeech®，上海慧敏医疗器械有限公司授权使用）

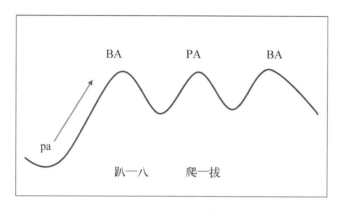

图 9－2－19　/pɑ-BA-PA-BA/的行板节奏一示意图

（六）连续语音中的音位对比训练

连续语音中的音位对比主要目的是提高患者在一句话中目标音的清晰度和句子的流畅性，让患者的交流能够更加接近正常水平，最终参与到社会交流中，提高患者的自信心。以/p-b/在连续语音中的音位对比训练为例，让腭裂患者模仿复述由一组/p-b/组成的词语或句子，如言语治疗师说出词语"跑步"、句子"鞭炮爆了"，患者进行跟读或复述，以进一步巩固/p-b/的音位习得及音位对比能力，帮助患者向自发的连续语音过渡。

第三节　腭裂儿童结构化语音 ICF－SDDK 疗法

腭裂言语治疗是言语治疗中的一个分支，也是唇腭裂语音治疗中极其重要的一部分。在言语治疗师指导下，开展早期语音刺激、学龄前期必要的语音干预和后续系统的言语治疗，是腭裂语音治疗的重要要求。结构化语音 ICF－SDDK 疗法是将已习得的构音音位在语料中进行语音的重复、切换、轮替并结合停顿起音、语速、音调及响度的训练，主要目的是提高患者发出正常清楚、自然的连续语音的能力，主要适用于有语音障碍的患者。

一、方案制定依据

术前腭裂患者由于受到硬腭、软腭以及咽腭等口腔结构缺陷的影响，其口腔的感知觉和运动发育都将落后于正常儿童，更无法像正常儿童一样构音，而被迫采用挤压声门的异常方式进行代偿性构音。即使在腭裂术后，患者的硬腭、软腭以及腭咽等口腔结构缺陷已得到恢复或改善，其腭咽部的功能有所恢复，也仍然无法有效地控制口腔、鼻腔之前的发声通道，还是会使用代偿性构音的方式进行构音。

随着我国唇腭裂修补手术的低龄化趋势,腭裂术后腭咽闭合功能不全患者的年龄普遍较小,多处于学龄前阶段,而学龄前阶段又是儿童语音发展的关键期。

语音是口头语言的物质载体,是由人类发音器官发出的表达一定语言意义的声音,包括音段音位和超音段音位。音段音位是由音素成分构成的音位,包括元音和辅音。在汉语普通话体系下,超音段音位主要包括声调、音调、语调、响度、时长、语速以及音节停顿等特征属性,是口语交流中表情达意的重要形式之一。腭裂患者由于口腔感知觉和运动的发育普遍落后于正常儿童,多数腭裂患者经过言语康复训练后,对单音节词发音掌握较好,然而在连续语音程中,言语清晰度与可懂度仍会降低,因此我们在对腭裂患者进行言语康复训练时,不仅需要关注构音的问题,也需要结合构音和韵律进行训练,这样才有助于患者顺利过渡到正常的语言环境中。结构化语音 ICF - SDDK 疗法是针对已经习得的音段音位,将语音的重复、切换、轮替的音段音位语料结合停顿起音、语速、音调及响度等超音段音位进行训练,即音段音位与超音段音位结合,在巩固构音清晰度的同时,进一步改善连续语音能力,从而提高患者连续语音的言语可懂度,适合应用于临床过程中以腭裂患者语音障碍为代表的儿童。临床上,若患者鼻音功能亢进严重,可先进行腭咽闭合功能的训练,改善患者鼻音功能亢进后,再采用 ICF - SDDK 疗法改善患者在连续语音中的言语可懂度和流畅性;若患者是轻度鼻音亢进,可在进行 ICF - SDDK 疗法训练时,间歇性进行腭咽闭合功能训练,以帮助患者尽快提高言语可懂度和流畅性。

二、方案主要内容

结构化语音 ICF - SDDK 疗法,是指将已习得的构音音位在语料中进行语音重复、切换、轮替并结合停顿起音、语速、音调及响度的训练,其内容主要包括语音重复训练、语音切换训练、语音轮替训练语料结合停顿起音、音节时长、音调及响度变化在词语、词组以及句子中进行训练。

(一)音段音位训练

1. 语音重复

语音重复是指训练患者在连续语音中连续、清晰地口语表达多次出现同一个目标声母的能力。例如句子"爸爸抱宝宝",即为在句子中同一个目标声母/b/的语音重复训练。

2. 语音切换

语音切换是指目标声母音位对在连续语音中至少出现一次,训练患者的连续语音切换能力。例如句子"大厅有地毯",即为在句子中不同目标声母音位对/d-t/的语音切换训练。

3. 语音轮替

语音轮替是指训练患者在同一发音部位、不同发音方式声母或同一发音方式、不同发音部位声母间连续语音轮替发音的能力。例如句子"爸爸买泡芙",即为在句子中同一发音部位、不同发音方式声母/b-p-m-f/的语音轮替训练。

(二)超音段音位训练

口语是靠声音表情达意的,要达到良好效果,在语音感知与产生训练中必须注意语音的音节时长、音调、响度等超音段音位的控制能力。

1. 音节时长

音节时长是指音节口语表达的声音持续时间。对音节时长的训练可结合单音节、双音节和三音节词的长度来实现,一般可使用 250 毫秒、350 毫秒、500 毫秒的声音。腭裂患者、脑瘫患者、听障患者等说话时断断续续、停顿不当、声调问题等,可以通过音节时长训练来改善。

2. 音调

音调是基频的听觉心理感知量,是个体对声音的主观感觉。不同性别和年龄段的群体,其音调都有各自的正常范围。音调感知训练主要提高患者感知声音高低及变化的能力,音调产生训练则主要是训练腭裂患者能够以适合自己性别和年龄段的音调发音。腭裂患者由于腭咽部组织缺陷,通常构音不清楚,导致音调控制能力欠佳,故通过音调训练可改善腭裂儿童语音障碍。

3. 响度

响度指在一定强度的声波作用于人耳后,大脑对该声音强度的主观感受。响度感知与产生的训练内容从人交谈时响度等级的维度,主要可分为耳语声、轻声、交谈声、大声和喊叫声五个层面。腭裂患者由于构音不清楚,通常习惯于通过提高响度来改善言语清晰度。长时间的大声喊叫,会导致声带息肉声带小结等问题。当然,进行响度训练也能规范腭裂儿童科学用嗓。

三、方案实施流程

结构化语音 ICF-SDDK 疗法将通过对目标音在语料中进行重复、切换、轮替,并结合超音段音位进行训练,可使腭裂儿童在自然交流中改善语音障碍。该疗法的训练步骤主要分为两步:步骤一是语音支持训练,步骤二是语音综合训练。一般情况下,腭裂患者由于年龄较小,语音系统本身就还未发展完善,对音系背后的规则认识不够充分,尚处于语音习得的过程。此外,腭裂患者腭咽部组织不全,在说话的过程中大多有构音不清楚、说话拖拉、音调变化较大、停顿时间长等问题,故在对其使用 ICF-SDDK 疗法训练时,可先进行语音支持治疗,待患者能较好掌握这一部分技能后,再进行语音综合治疗。若部分腭裂修补术后的患者,经过一定时期的言语康复训练,有较好的时长、停顿、音节控制能力,则可以直接进入步骤二,进行语音综合训练。

(一) 语音支持训练

语音支持训练,目的是帮助患者感知和产生超音段音位。选择已习得音位相关的单、双、三音节词搭配固定的句式,在句子中进行目标词的音节时长、停顿起音、音调变化和响度变化的语音支持训练。

1. 音节时长训练

音节时长训练的目的是改善患者说话时的语速问题,提高患者说话时的言语流利性能力。可采用言语语言综合训练仪,下面以/b/为例选择目标词语"斑马"对患者进行固定句式"斑马在睡觉"训练,言语治疗师可通过声波图的反馈,判断语音支持训练中音节时长的康复效果,并进行实时监控。上框声波图为言语治疗师发音,下框声波图为患者发音,如图 9-2-20 所示。

(1) 听觉刺激

言语治疗师利用言语语言综合训练仪进行录音"斑马在睡觉",分别为正常语速发音和慢速发音,播放给患者听,对患者进行听觉刺激。

(2) 患者跟读

患者使用言语语言综合训练仪进行训练,跟读正常语速发音和慢速发音的"斑马在睡觉"。

2. 停顿起音训练

停顿起音训练的目的是改善患者说话时的起音问题,提高患者说话时的言语流利性能力。可采用言语语言综合训练仪,同样以/b/为例选择目标词语"斑马"对患者进行固定句式"斑马在睡觉"训练,言语治疗师可通过声波图的反馈,判断语音支持训练中停顿起音的康复效果,并进行实时监控。上框声波图为言语治疗师发音,下框声波图为患者发音,如图 9-2-21 所示。

(1) 听觉刺激

言语治疗师使用言语语言综合训练仪进行录音"斑马在睡觉",分别为正常吸气后发音、深吸气后发音,播放给患者听,对患者进行听觉刺激。

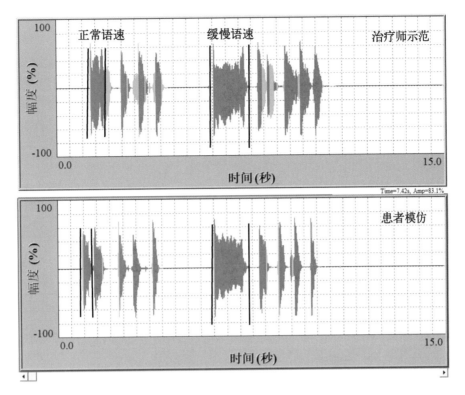

图 9 - 2 - 20　"斑马在睡觉"音节时长训练

（言语语言综合训练仪，ICFDrSpeech®，上海慧敏医疗器械有限公司授权使用）

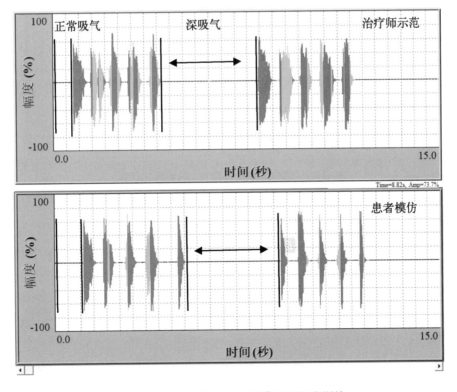

图 9 - 2 - 21　"斑马在睡觉"停顿起音训练

（言语语言综合训练仪，ICFDrSpeech®，上海慧敏医疗器械有限公司授权使用）

（2）患者跟读

借助言语语言综合训练仪，患者进行跟读，同样以正常吸气后发音、深吸气后发音。

3. 音调变化训练

音调变化训练的目的为建立患者的正常音调，改善患者说话时的语调问题及提高言语可懂度。可采用言语语言综合训练仪，同样以/b/为例选择目标词语"斑马"对患者进行固定句式"斑马在睡觉"训练，言语治疗师可通过声波图的反馈，判断语音支持训练中音调变化能力的康复效果，并进行实时监控。上框声波图为言语治疗师发音，下框声波图为患者发音，如图 9-2-22 所示。

（1）听觉刺激

言语治疗师使用言语语言综合训练仪进行录音"斑马在睡觉"，分别为习惯音调发音、变化音调发音，播放给患者听，对患者进行听觉刺激。

（2）患者跟读

借助言语语言综合训练仪，患者进行跟读，同样以习惯音调发音、变化音调发音。

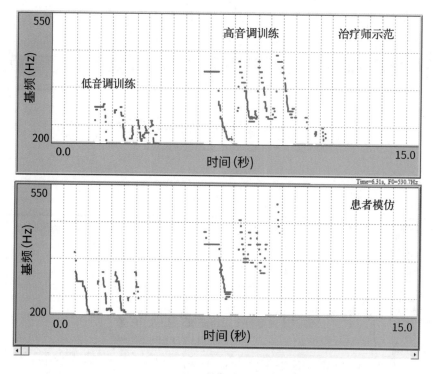

图 9-2-22　"斑马在睡觉"音调变化训练

（言语语言综合训练仪，ICFDrSpeech®，上海慧敏医疗器械有限公司授权使用）

4. 响度变化训练

响度变化训练的目的是建立患者的习惯响度，改善患者说话时的重音问题，提高患者说话时的言语可懂度。可采用言语语言综合训练仪，同样以/b/为例选择目标词语"斑马"对患者进行固定句式"斑马在睡觉"训练，言语治疗师可通过声波图的反馈，判断语音支持训练中响度变化能力的康复疗效，并进行实时监控。上框声波图为言语治疗师发音，下框声波图为患者发音，如图 9-2-23 所示。

（1）听觉刺激

言语治疗师在言语语言综合训练仪上录音"斑马在睡觉"，分别为习惯响度发音、变化响度发音，播放给患者听，对患者进行听觉刺激。

（2）患者跟读

借助言语语言综合训练仪，患者进行跟读，同样以习惯响度发音、变化响度发音。

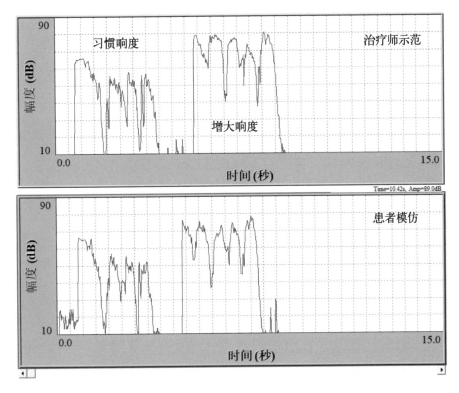

图 9‑2‑23　"斑马在睡觉"响度变化训练

（言语语言综合训练仪，ICFDrSpeech®，上海慧敏医疗器械有限公司授权使用）

（二）语音综合训练

语音综合训练，是将目标声母和目标声母对所构成的含有重复、切换及轮替的语料结合停顿起音、音节时长、音调变化及响度变化的训练，但这一步是基于患者对步骤一中的停顿起音、音节时长、音调变化及响度变化有良好的感知和产生后进行。仍然是以 21 个声母为核心，遵循儿童声母习得五阶段规律。借助构音测量与康复训练仪，获得患者声母音位习得思维导图，得知患者未掌握的音位对，选取目标音位和音位对进行训练。

1. 语音重复结合音节时长训练

语音重复结合音节时长训练，目的是训练患者连续、清晰地说出每句话中多次出现同一个目标声母的能力。以语音重复声母/d/结合音节时长训练，构成句子"低调的督导"为例，采用言语语言综合训练仪进行训练，同样是言语治疗师录制语音样本，患者跟读。如图 9‑2‑24，上框为言语治疗师正常语速发音和缓慢语速发"低调的督导"的实时反馈声波图，下框为腭裂患者模仿跟读实时反馈声波图。

2. 语音切换结合音调训练

语音切换结合音调训练，目的是训练患者目标音位对在连续语音中切换的能力，每句话中的目标声母音位对至少出现一次。以语音切换声母/b-p/结合音调训练，构成句子"鞭炮爆了"为例，采用言语语言综合训练仪进行训练，同样由言语治疗师录制习惯音调、高音调与低音调的语音样本，患者分别跟读。图 9‑2‑25 为腭裂患者习惯音调、高音调与低音调分别发音"鞭炮爆了"的实时反馈声波图，其中红色曲线代表音调高低，蓝色曲线代表响度大小。

3. 语音轮替结合停顿起音训练

语音轮替结合停顿起音训练，目的是提升患者在同一发音部位、不同发音方式声母（如唇声母 b/p/m/f）或同一发音方式、不同发音部位声母（如鼻音 m/n）轮替发音的能力。以语音轮替声母/b/p/m/f/结合停顿起音训练，构成句子"爸爸买屏风"为例，采用言语语言综合训练仪进行训练，同样由言语治疗师录制语音样本，患者跟读。如图 9‑2‑26 所示，上图为言语治疗师实时声波反馈图，下图为腭裂患者实时声波反馈图。

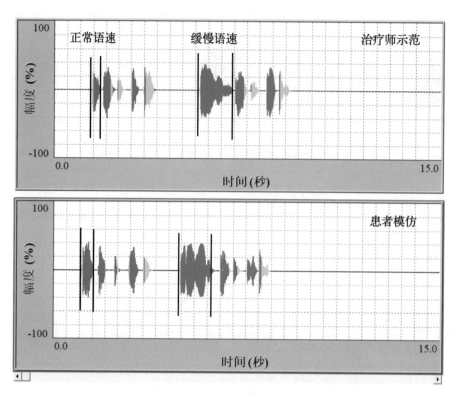

图 9-2-24　"低调的督导"语音重复结合音节时长训练

（言语语言综合训练仪，ICFDrSpeech®，上海慧敏医疗器械有限公司授权使用）

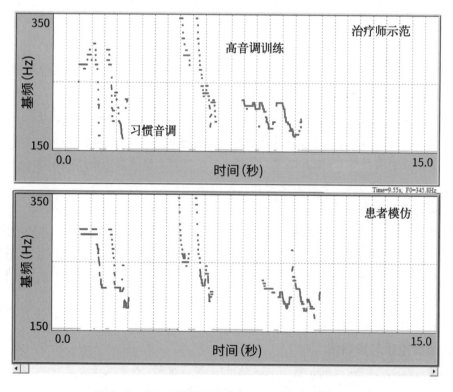

图 9-2-25　"鞭炮爆了"语音切换结合音调训练

（言语语言综合训练仪，ICFDrSpeech®，上海慧敏医疗器械有限公司授权使用）

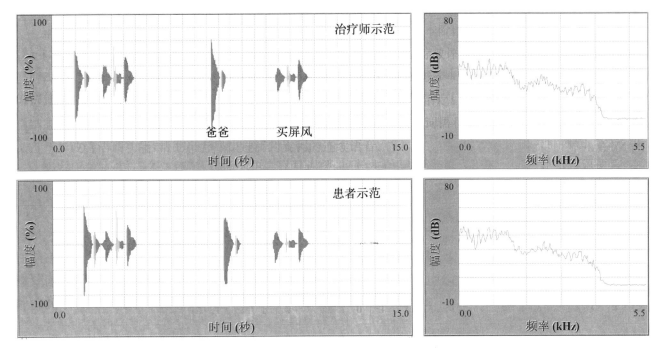

图 9‑2‑26 "爸爸买屏风"语音轮替结合停顿起音训练

（言语语言综合训练仪，ICFDrSpeech®，上海慧敏医疗器械有限公司授权使用）

第四节 腭裂儿童言语智能康复案例

一、腭裂儿童构音 ICF‑PCT 疗法案例

以一名腭裂术后儿童的构音治疗为例，具体阐述 ICF 框架下儿童构音 ICF‑PCT 疗法康复的实施过程。

（一）患者基本信息

患者张××，女，4 岁，临床诊断为腭裂术后。

主诉：口齿不清，说话流畅性异常 2 年，患者于 3 年前行腭裂修复术，近 3 岁时家长发现该患者说话能力晚于同龄儿童，且吐词不清，说话时流畅性差，几乎不能说出一个整句。

患者曾在上海某医院进行了为期 6 个月的言语康复训练，包括共鸣训练、构音训练等。为进一步解决说话口齿不清，流畅性差的问题，遂来医院就诊，主要考虑采用构音 ICF‑PCT 疗法进行治疗。

言语、语言、认知状况：患者目前腹式呼吸，呼吸与发声功能未见异常；构音处于第二阶段，言语清晰度较差，个别单词能说清楚，连续语音流畅性欠佳；共鸣方面，可闻及轻度鼻音亢进；语言上，日常对话的理解与表达尚可；认知上能够理解常见事物；进食状况基本正常，能够较好地自主进食，口部触觉感知良好，具体如表 9‑2‑5 所示。

表 9‑2‑5 患者基本信息表

上海市××儿童康复中心

患者基本信息

| 姓名 * | 张×× | 出生日期 * | 2016‑10‑07 | 性别 * | □ 男 | ☑ 女 |

| 检查者 | 王老师 | 首评日期 * | 2020‑9‑1 | 编号 * | A01 | |

类型： □ 失语症　　　　　　□ 神经性言语障碍(构音障碍)

　　　　□ 器质性嗓音疾病　　□ 功能性嗓音障碍　　□ 神经性嗓音障碍

　　　　□ 言语失用症　　　　□ 智力障碍　　　□ 脑瘫

| □ 听力障碍 _____ | □ 自闭症 _____ | ☑ 其他 　腭裂术后 |

主要交流方式:☑ 口语　□ 图片　□ 肢体动作　□ 基本无交流

听力状况:☑ 正常　□ 异常　听力设备:□ 人工耳蜗　□ 助听器　补偿效果 _____

进食状况:未见明显异常。

言语、语言、认知状况:最长声时＝10.01秒,无损伤;最大数数能力＝11.03秒,无损伤;言语基频＝390赫兹,轻度损伤;基频震颤＝4.2次/秒,无损伤;频段能量集中率＝45％,中度损伤;声带接触率＝68％,无损伤;接触率微扰＝0.4％,无损伤;基频微扰＝0.36％,无损伤;声门噪声为－9.1分贝,无损伤;幅度微扰为2.51％,无损伤;共振峰频率 F_2/i/为3 150赫兹,轻度损伤;共振峰频率 F_2/u/为780赫兹,无损伤。

口部触觉感知与运动状况:口部触觉感知良好。

（二）ICF 构音语音功能

利用构音语音障碍测量与训练仪对患者构音语音功能进行精准评估,得出患者在构音功能方面:声母音位习得7个,声母音位对比习得5个,构音清晰度是32％,口部感觉、下颌运动、唇运动均为100％,舌运动为83％;在言语流利方面:连续语音能力音节时长为310毫秒,连续语音能力停顿时长为350毫秒;在言语节律方面:幅度标准差为30分贝,重音音节总时长为110毫秒,重音出现率为14％;在语速语调方面:连续语音能力言语速率1.6个/秒,连续语音能力构音速率1.3个/秒,言语基频标准差为69赫兹,言语基频动态范围为207赫兹,基频突变出现率7％。

分析上述结果可知:患者在构音能力方面存在异常;言语停顿增加,语速慢,言语流利性存在异常;言语节律性差。将上述结果输入ICF转换器得出患者ICF构音语音功能评估结果,详见表9-2-6所示。

表 9-2-6　ICF 构音语音功能评估表

身体功能即人体系统的生理功能损伤程度			无损伤	轻度损伤	中度损伤	重度损伤	完全损伤	未特指	不适用
			0	1	2	3	4	8	9
b320	构音功能	声母音位习得	□	□	□	☒	□	□	□
		声母音位对比	□	□	□	☒	□	□	□
		构音清晰度	□	□	□	☒	□	□	□
		口部感觉	☒	□	□	□	□	□	□
		下颌运动	☒	□	□	□	□	□	□
		唇运动	☒	□	□	□	□	□	□
		舌运动	□	☒	□	□	□	□	□

产生言语声的功能。

包含:构音清晰功能,构音音位习得(获得)功能;痉挛型、运动失调型、弛缓型神经性言语障碍;中枢神经损伤的构音障碍。

不包含:语言心智功能(b167);嗓音功能(b310)。

信息来源:☒ 病史　□ 问卷调查　☒ 临床检查　□ 医技检查

问题描述:

　1. 已掌握声母个数为7个↓,相对年龄3岁;声母音位习得能力重度损伤。

　2. 已掌握声母音位对个数为5↓,声母音位对比能力重度损伤。

　3. 构音清晰度为32％↓,构音语音能力重度损伤。

　4. 口部感觉得分为100％,允许治疗师轻触目标部位,口部感觉无损伤。

　5. 下颌运动得分为100％,运动正常,并有良好的控制能力,下颌运动无损伤。

续　表

6. 唇运动得分为 100%，运动正常，并有良好的控制能力，唇运动无损伤。

7. 舌运动得分为 83%↓，能完成目标动作，但控制略差，舌运动轻度损伤。

训练建议：

1. 音位诱导：可借助相关的口部运动治疗方法找到正确的发音部位和发音方式(具体参见构音语音障碍测量与康复训练仪)。

2. 音位习得：选择模仿复述的方法，并结合言语支持训练，选择停顿起音、音节时长与音调变化的实时视听反馈训练(具体参见言语矫治仪)。

3. 听说对比训练：通过"听一听"和"说一说"进行未习得音位对的对比分辨训练。

4. 重读治疗：选择模仿复述的方法，并结合重读治疗中的行板节奏一进行视听反馈训练。

5. 语音切换(词语)：选择语音切换的词语作为训练语料，采用模仿复述的方式进行实时视听反馈训练(具体参见语音评估与干预训练仪)。

6. 舌运动针对性治疗：a. 舌向前运动治疗(舌尖向下伸展、舌尖舔嘴角、舌尖洗牙面等)；b. 舌向后运动治疗技术(咀嚼器刺激法、深压舌后部法、发/u/音等)；c. 舌前后转换运动治疗(舌前后缩交替运动、发/i/、/u/音交替训练等)；d. 马蹄形上抬运动治疗(舌与上齿龈吸吮、舌尖发音、压舌板刺激等)；e. 舌根(后部)上抬运动治疗技术(敲击舌中线刺激法、舌后位运动训练、发/k/音等)；f. 舌侧缘上抬运动治疗(舌侧缘刺激法、向中线压舌法、向下压舌侧缘等)；g. 舌尖上抬与下降运动治疗(舌尖上下运动、舌尖舔物法、舌尖运动训练等)；h. 舌前部上抬运动治疗(舌前部拱起、舌前位运动训练等)。

7. 构音 ICF－PCT 训练：根据声母音位对评估的思维导图和音位习得的顺序依次进行音位诱导、音位习得、听说对比、重读治疗、语音切换(词语)和语音切换(句子)训练。

8. 韵母及声调对比训练：通过聆听反馈与模仿复述的方法，对受损的韵母或声调对进行视听反馈训练，a. 重读治疗法，训练患者韵母及韵母音位对的习得能力(具体参见言语重读干预仪、构音语音障碍测量与康复训练仪)；b. 口部运动辅助治疗，通过构音器官的协调运动训练辅助韵母的准确发音。

				0	1	2	3	4	8	9
b3302	语速	连续语音能力	言语速率	☐	☐	☒	☐	☐	☐	☐
			构音速率	☐	☐	☐	☒	☐	☐	☐

言语产生速率的功能。

包括：如迟语症和急语症。

信息来源：☒病史　☐问卷调查　☒临床检查　☐医技检查

问题描述：

1. 连续语音的言速速率为 1.6 个/秒↓，连续语音时发音拖延和/或停顿拖延，言语速率的控制能力中度损伤。

2. 连续语音的构音速率为 1.3 个/秒↓，连续语音时发音拖延导致语速过慢，构音速率的控制能力重度损伤。

训练建议：

语速治疗建议选择结构化语音 ICF－SDDK 疗法，将在连续语音训练过程时可分别语音重复、切换、轮替训练与缩短音节时长或停顿时长训练相结合，改善言语速率的控制能力。

			0	1	2	3	4	8	9
b3303	语调	言语基频标准差	☐	☒	☐	☐	☐	☐	☐
		言语基频动态范围	☐	☐	☒	☐	☐	☐	☐
		基频突变出现率	☐	☒	☐	☐	☐	☐	☐

言语中音调模式的调节功能。

包括：言语韵律，语调，言语旋律；如言语平调、音调突变等障碍。

信息来源：☒病史　☐问卷调查　☒临床检查　☐医技检查

问题描述：

1. 言语基频标准差为 69.0 赫兹↑，语调变化过大，连续语音语调变化的控制能力轻度损伤。

2. 言语基频动态范围为 267.0 赫兹↑，语调变化过大，连续语音语调变化范围的控制能力中度损伤。

3. 连续语流的基频突变出现频率为 7.0%↑，连续语音语调控制能力轻度损伤。

训练建议：

针对语调的训练建议选择结构化语音 ICF－SDDK 疗法，将在连续语音训练过程时可分别语音重复、切换、轮替训练与提高音调变化训练相结合，改善连续语音语调变化的控制能力。

（三）ICF 构音语音治疗计划

根据 ICF 构音语音功能评估结果,进行构音语音治疗计划的制订,填写治疗计划表,制订该阶段的训练目标,并在一个阶段的治疗后评估患者的最终值是否达到该阶段所定的目标,该患者的构音语音治疗计划见表 9-2-7。

表 9-2-7　ICF 构音语音治疗计划表

治 疗 任 务		治疗方法 (构音＋语速＋语调)	康复医师	护士	言语治疗师	特教教师	初始值	目标值	最终值
b320 构音 功能	声母音位习得	训练音位: ＿＿/t/＿＿ ☑ 发音教育 　☑ 发音部位教育——口部运动训练 　（促进舌马蹄形上抬） 　☑ 发音方式教育——发声促进治疗 　（快速用力呼气法） ☑ 音位习得 　☑ 单音节词			√		3	1	1
	声母音位对比	训练音位对: ＿＿/d-t/＿＿ ☑ 音位对比 　☑ 听一听 　☑ 说一说 ☑ 词语训练 　（/d-t/训练语料: 地毯、甜点）			√		3	1	1
	构音清晰度	训练音位: ＿＿/t/＿＿ ☑ 语音支持训练 　☑ 音节时长实时反馈训练 　（延长、缩短、轮替） 　☑ 停顿起音实时反馈训练 　（延长、缩短、轮替）			√		3	1	1
	舌运动	☑ 马蹄形上抬运动障碍 　（舌与上齿吸吮、舌尖发音、压舌板刺激法等）			√		1	0	0
b3302 语速	连续语音能力言语速率	☑ 结构化语音 ICF-SDDK 疗法 　☑ 语音重复 　☑ 语音切换			√		2	0	0
b3303 语调	言语基频标准差	☑ 结构化语音 ICF-SDDK 疗法 　☑ 语音重复 　☑ 语音切换			√		1	0	0

患者在构音能力、语速语调方面均存在异常,可采用构音语音障碍测量与康复训练仪进行音位对比训练、音调、语速的语音自反馈训练等,提高患者对声音的感知能力及发声意识,提高患者构音能力,改善语速语调功能。

（四）儿童构音 ICF-PCT 疗法治疗过程与实时监控

本案例中,患者的构音清晰度中度损伤,音位习得和音位对对比能力均是重度损伤,连续语音的言语速率中度损伤,连续语音语调变化的控制能力轻度损伤。针对患者的问题,首先解决构音不清楚的问题,采用构音

ICF - PCT 疗法进行康复训练。构音 ICF - PCT 疗法是治疗腭裂患者语音障碍的主要方法之一,以音位对为训练介质开展递进式音位对比训练,提高患者的构音准确度,为向连续语音过渡打下基础。其主要包括音位诱导训练、音位习得训练、听说对比训练、音位对比结合重读治疗以及在连续语音中的音位对比训练。

本案例中,根据患者的情况,选择音位诱导训练、舌构音运动训练、音位/t/的音位习得训练作为该患者一次治疗的治疗内容。

1. 音位诱导训练

（1）音位感知

经过评估结果可知,患者构音能力尚处于第二阶段。为让患者感受/t/的各个声学特点,增强其对目标音的感知能力,可选择日常生活中常见的实物或名称读给患者听,如提、他、兔等,可以选择单音节词、双音节词、三音节词等。也可采用构音语音障碍测量与训练仪,进行视听实时反馈,如图 9 - 2 - 27。这个过程不需要患者模仿发音十分准确,目的是让患者感知目标音对应的日常生活实物,进一步类化对目标音的理解。

（2）发音教育

由于在正常说话的过程中,构音器官运动很快,且在口腔内部不易被观察到,可采用构音语音障碍测量与康复训练仪对患者进行/t/的发音教育,让患者理解/t/音的发音部位与发音方式,即齿尖与齿龈相结合,大量气流突然爆破将齿尖与齿龈冲开而发声,且声带不振动,如图 9 - 2 - 28 所示。同时,可使用蜡烛或羽毛等结合快速用力呼吸法,让患者感知/t/的送气特点。

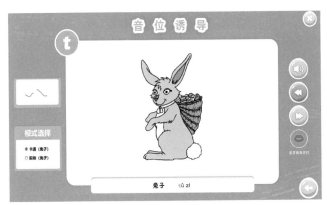

图 9 - 2 - 27　/tu/的音位诱导

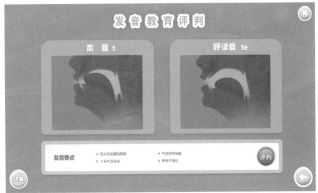

图 9 - 2 - 28　/t/的发音教育

（构音语音障碍测量与康复训练仪,ICFDrSpeech®,上海慧敏医疗器械有限公司授权使用）

2. 舌构音运动训练

经过评估结果得知,该患者舌的运动欠佳,说明舌的控制能力较差。准确的构音需要舌灵活的运动,故舌的前、后、转换运动,舌尖上抬、下抬,舌面上抬、下抬运动等均需要进行有选择性的训练。由于患者声母/t/未习得,故本次训练结合/t/的发音部位需求,先进行舌的马蹄形上抬训练,以帮助患者能够顺利完成/t/的构音。言语治疗师用口部运动训练器进行/t/的音位诱导,将舌前位运动训练器放在患者上齿龈处,让患者用舌尖向上顶在齿龈处的训练器,然后根据构音语音障碍测量与训练仪中舌马蹄形上抬训练法,进行舌的构音运动训练,如图 9 - 2 - 29 所示。

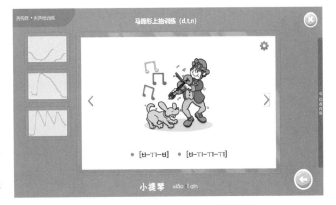

图 9 - 2 - 29　舌的马蹄形上抬训练

（构音语音障碍测量与康复训练仪,ICFDrSpeech®,
上海慧敏医疗器械有限公司授权使用）

3. 音位习得训练

当患者经过音位诱导，掌握了目标音/t/的发音部位和发音方式后，需要通过大量的练习来巩固和类化诱导出的音位。让患者能够发出与目标音有关的声韵组合所形成的单音节词、双音节词或三音节词。同时，在这个阶段，言语治疗师可根据患者情况，适当地调整目标音在词语中的位置，如目标音在词首、目标音在词中、目标音在词尾，可结合语音支持训练进行音调、响度训练，以加强患者对目标音的巩固训练。音位习得训练可以采用构音语音障碍测量与康复训练仪进行训练，如图 9-2-30 与 9-2-31 所示音位/t/在单音节词"她、剃"的视听反馈训练。

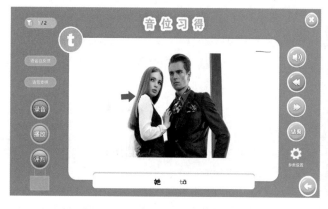

图 9-2-30 /ta/的音位习得

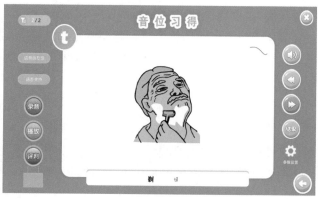

图 9-2-31 /ti/的音位习得

（构音语音障碍测量与康复训练仪，ICFDrSpeech®，上海慧敏医疗器械有限公司授权使用）

4. 康复治疗实时监控

本案例中，根据患者的情况，治疗选择了目标音/t/进行音位诱导与音位习得训练。训练结束后需填写构音语音功能康复治疗及实时监控表，如表 9-2-8 所示，勾选患者该次治疗的训练内容，并于治疗前后分别记录训练前描述及训练结果，实时监控患者目标音的习得情况，便于言语治疗师根据患者能力的变化情况，进行治疗计划及训练内容的调整。该患者经 9 月 1 日治疗一次后，已经习得了/t/的发音，后面的训练可进一步巩固目标音在句子中的应用。

表 9-2-8 声母音位习得实时监控表

用户姓名	张××		训练日期	2020.9.1
训练音位	t			

训练项目(根据训练情况进行勾选)：
☑ 与语音支持(停顿起音训练)结合进行起音实时反馈训练
☑ 与语音支持(音节时长训练)结合进行声时实时反馈训练
☑ 听觉感知训练
☑ 发音教育训练

训练词	目标音	评判结果				音位习得(必填项目)		
		正确	遗漏	歪曲	替代	基频变化率	音节时长变化率	停顿时长变化率
踢	t	√				85%	84%	75%
正确率		100%						

（五）ICF 构音语音功能康复短期目标监控

本案例中,患者于 9 月 1 日起每日进行一次构音语音的康复治疗,每次训练的内容随着患者能力的提高而增加难度。且在每周训练后要进行一次短期目标监控,查看患者构音语音功能改善情况,如表 9-2-9 所示。经 5 次治疗后,患者的音位习得数由就诊时的 7 个,提升到了 8 个,音位对比未见提高,言语基频标准差恢复正常,提示言语治疗师在进行下一期的治疗中继续进行音位对比和言语速率的训练,并可以适度增加治疗内容的难度和广度,提高患者构音清晰度。

表 9-2-9　ICF 构音语音功能康复短期目标监控表

1. 构音功能测量项目:**声母音位习得**;
测量工具:DrHRS-APN,构音语音障碍测量与康复训练仪

日期	2020 年 9 月 1 日		2020 年 9 月 6 日		2020 年 9 月 12 日		2020 年 9 月 18 日		年　月　日	
	习得与否	错误走向	习得与否	错误走向	习得与否	错误走向	习得与否	错误走向	习得与否	错误走向
b	√		√		√		√			
m	√		√		√		√			
d	√		√		√		√			
h	√		√		√		√			
p	√		√		√		√			
t	×	⊗	√		√		√			
g	×	⊗	√		√		√			
k	×	⊗	×	⊗	×	⊗	√			
n	√		√		√		√			
f	×	⊗	×	⊗	√		√			
j	×	⊗	×	⊗	×	⊗	×	⊖		
q	×	⊗	×	⊖	×	⊗	×	⊗		
x	×	⊖	×	⊖	×	⊗	×	⊖		
l	×	⊖	×	⊗	×	⊖	×	⊖		
z	×	⊗	×	⊖	×	⊗	×	⊗		
s	×	⊗	×	⊗	×	⊗	×	⊗		
r	×	n	×	⊗	×	⊗	×	⊗		
c	×	⊗	×	⊗	×	⊖	×	⊖		
zh	×	⊖	×	⊖	×	⊗	×	⊗		
ch	×	⊗	×	⊗	×	⊖	×	⊖		
sh	×	⊖	×	⊖	×	⊖	×	⊖		
声母音位习得	7/21	损伤程度　初始值 3　目标值 1	8/21	损伤程度　最终值 2	9/21	损伤程度　最终值 2	10/21	损伤程度　最终值 1	/21	损伤程度　最终值

2. 构音功能测量项目：**声母音位对比和构音清晰度**；

测量工具：DrHRS－APN 构音语音障碍测量与康复训练仪

日　期	声母音位对比	损伤程度		韵母音位对比	声调音位对比	构音清晰度	损伤程度	
9.1	5/25	初始值	3	6/10	3/3	32%	初始值	3
		目标值	1				目标值	1
9.6	5/25	最终值	3	10/10	3/3	38%	最终值	2
9.12	6/25		3	10/10	3/3	40%		2
9.18	7/25		2	11/10	3/3	50%		1

3. 舌运动功能测量项目：**舌运动**；

测量工具：DrHRS－APN 构音语音障碍测量与康复训练仪

日期	自然状态	舌肌力检查	舌尖前伸	舌尖下舔颌	舌尖上舔唇	舌尖上舔齿龈	舌尖上舔硬腭	舌尖左舔嘴角	舌尖右舔嘴角
9.1	4/4	3/4	4/4	4/4	3/4	2/4	3/4	4/4	4/4
9.6	4/4	4/4	4/4	4/4	4/4	3/4	4/4	4/4	4/4
9.12	4/4	4/4	4/4	4/4	4/4	4/4	4/4	4/4	4/4
9.18	4/4	4/4	4/4	4/4	4/4	4/4	4/4	4/4	4/4

舌尖左右交替	舌尖前后交替	舌尖上下交替	马蹄形上抬模式	舌两侧缘上抬模式	舌前部上抬模式	舌后部上抬模式	舌运动功能	损伤程度	
3/4	3/4	3/4	4/4	2/4	3/4	4/4	83%	初始值	1
								目标值	0
3/4	3/4	4/4	4/4	3/4	3/4	4/4	92%	最终值	0
4/4	3/4	3/4	3/4	3/4	3/4	3/4	95%		0
4/4	4/4	4/4	4/4	4/4	4/4	4/4	100%		0

4. 语速和语调功能测量项目：**连续语音能力-言语速率；言语基频标准差**；

测量工具：DrHRS－APN 构音语音障碍测量与康复训练仪

日　期	音节数（个）	总时长（毫秒）	言语速率（个/秒）	损伤程度		言语基频（赫兹）	言语基频标准差（赫兹）	损伤程度	
9.1	10	568.2	1.6	初始值	2	380	69	初始值	1
				目标值	1			目标值	0
9.6	10	550.5	1.8	最终值	2	370	68	最终值	1
9.12	10	510.8	1.76		1	330.3	36		0
9.18	10	502.6	1.81		1	331.4	33		0

（六）ICF 构音语音功能康复疗效评价

本案例中,患者于 9 月 1 日开始进行为期两周的第一阶段治疗,在本阶段治疗结束后,言语治疗师对患者这一阶段构音语音的治疗进行疗效评价,填写 ICF 构音语音功能康复疗效评价表。如表 9‐2‐10 所示,患者经两周(一阶段)的治疗后,其声母音位习得由重度损伤改善为中度损伤;声母音位对比习得个数也有所增加,舌运动能力明显提高,言语速率改善,言语基频标准差由轻度损伤,经治疗后恢复正常,与本阶段训练前的评估结果相比有了明显的提高,建议下一阶段的治疗中,增加目标音位在词语和句子中的训练,并利用语音自反馈进一步改善语调功能,帮助患者尽快过渡到流利的连续语音。

表 9‐2‐10　ICF 构音语音功能康复疗效评价表

ICF 类目组合		初期评估						目标值	中期评估(康复 2 周)							目标达成	末期评估(康复 4 周)							目标达成
		ICF 限定值							干预	ICF 限定值							干预	ICF 限定值						
		问题								问题								问题						
		0	1	2	3	4				0	1	2	3	4				0	1	2	3	4	
b320 构音功能 功能	声母音位习得							1	√							×	√							√
	声母音位对比							1	√							×	√							×
	构音清晰度							1	√							×	√							√
	舌运动							0	√								√							√
b3302 语速	连续语音 能力-言语速率							1	√							√	√							√
b3303 语调	言语基频标准差							0	√							√	√							√

二、腭裂儿童结构化语音 ICF‐SDDK 疗法案例

以一名腭裂术后儿童的构音语音障碍治疗为例,具体阐述 ICF 框架下结构化语音 ICF‐SDDK 疗法康复的实施过程。

（一）患者基本信息

患者杨××,男,5 岁,临床诊断为腭裂术后。

主诉:言语可懂度低,说话流畅性异常 3 年。患者于 1 岁 3 月时进行了腭裂修复术,术后患者言语清晰度和可懂度差,单音节词构音不清楚,且鼻音亢进。

近两年来,患者曾在上海多家医院进行言语康复训练,包括共鸣训练、构音训练、语言康复等。经过言语康复训练,患者目前鼻音功能亢进得到很大改善,单词量增加,单个词的构音清晰度较好,但在连续语音中的构音清晰度欠佳、代偿性嗓音严重(通常表现为鼻元音),且流畅性差。为进一步提高患者在说长句时的言语可懂度和流畅性,遂来我院就诊,主要考虑采用结构化语音 ICF‐SDDK 疗法进行治疗。

言语、语言、认知状况:患者目前为腹式呼吸,呼吸功能未见异常,发声时伴有粗噪声、气息声、嘶哑声;构音处于第三阶段,单音节词的言语清晰度尚可,连续语音能力欠佳;语言上,日常对话的理解与表达尚可;认知上能够理解常见事物;进食方面无异常,能够较好地自主进食,口部触觉感知良好,具体如表 9‐2‐11 所示。

表 9-2-11　患者基本信息表

上海市××儿童康复中心

患者基本信息

姓名＊　　杨××　　　　出生日期＊　　2014－10－07　　　　性别＊　☑ 男　□ 女

检查者　　张老师　　　　首评日期＊　　2019－11－01　　　　编号＊　　A01

类型：□ 失语症　　　　　　　　□ 神经性言语障碍(构音障碍)

　　　□ 器质性嗓音疾病　　　　□ 功能性嗓音障碍　　　　□ 神经性嗓音障碍

　　　□ 言语失用症　　　　　　□ 智力障碍　　　　　　　□ 脑瘫

　　　□ 听力障碍　　　　　　　□ 自闭症　　　　　　　　☑ 其他　　腭裂术后

主要交流方式：☑ 口语　□ 图片　□ 肢体动作　□ 基本无交流

听力状况：☑ 正常 □ 异常　听力设备：□ 人工耳蜗　□ 助听器　补偿效果

进食状况：未见明显异常。

言语、语言、认知状况：最长声时＝11.01秒,无损伤;最大数数能力＝10.03秒,无损伤;言语基频＝380赫兹,轻度损伤;基频震颤＝5.2次/秒,无损伤;频段能量集中率＝35.3％,中度损伤;声带接触率＝45％,轻度损伤;接触率微扰＝4％,中度损伤;基频微扰为1.56％,中度损伤;声门噪声为－9.1分贝,无损伤;幅度微扰为6.51％,轻度损伤;共振峰频率为3 110赫兹,轻度损伤;共振峰频率 F2/u/ 为785赫兹,无损伤。

口部触觉感知与运动状况：口部触觉感知良好。

（二）ICF 构音语音功能

利用构音语音障碍测量与康复训练仪对患者构音语音功能进行精准评估,得出患者在构音功能方面：声母音位习得12个,声母音位对比习得8个,构音清晰度是43.79％,口部感觉、下颌运动、唇运动均为100％,舌运动为75％;在言语流利方面：连续语音能力音节时长为300毫秒,连续语音能力停顿时长为340毫秒;言语节律方面：幅度标准差为23分贝,重音音节总时长为130毫秒,重音出现率为24％;语速语调方面：连续语音能力言语速率1.78个/秒,连续语音能力构音速率1.5个/秒,言语基频标准差为66赫兹,言语基频动态范围为323赫兹,基频突变出现率8％。

分析上述结果可知：患者在构音能力方面存在异常;言语停顿增加,语速慢,言语流利性存在异常;言语节律性差。将上述结果输入 ICF 转换器得出患者 ICF 构音语音功能评估结果,详见表9-2-12。

表 9-2-12　ICF 构音语音功能评估表

身体功能即人体系统的生理功能损伤程度			无损伤	轻度损伤	中度损伤	重度损伤	完全损伤	未特指	不适用
			0	1	2	3	4	8	9
b320	构音功能	声母音位习得			☒				
		声母音位对比			☒				
		构音清晰度			☒				
		口部感觉	☒						
		下颌运动	☒						
		唇运动	☒						
		舌运动		☒					

续 表

产生言语声的功能。

包含:构音清晰功能,构音音位习得(获得)功能;痉挛型、运动失调型、弛缓型神经性言语障碍;中枢神经损伤的构音障碍。

不包含:语言心智功能(b167);嗓音功能(b310)。

信息来源:☒ 病史　　□ 问卷调查　　□ 临床检查　　☒ 医技检查

问题描述:
1. 已掌握声母个数为 12 个↓,相对年龄 3 岁;声母音位习得能力中度损伤。
2. 已掌握声母音位对个数为 8 对↓,声母音位对比能力中度损伤。
3. 构音清晰度为 43.79%↓,构音语音能力中度损伤。
4. 舌运动得分为 75%↓ 能完成目标动作,但控制略差,舌运动轻度损伤。

进一步描述:
在构音能力方面建议进行如下治疗:
1. 提高舌肌肌力训练(推舌法、挤舌法、挤推齿脊法等)。
2. 促进舌后侧缘上抬(刷舌后侧缘法、舌后侧缘上推法)。
3. 舌运动针对性治疗:a. 舌向前运动治疗(舌尖向下伸展、舌尖舔嘴角、舌尖洗牙面等);b. 舌向后运动治疗技术(咀嚼器刺激法、深压舌后部法、发/u/音等);c. 舌前后转换运动治疗(舌前后缩交替运动、发/i/、/u/音交替训练等);d. 马蹄形上抬运动治疗(舌与上齿龈吸吮、舌尖发音、压舌板刺激法等);e. 舌根(后部)上抬运动治疗技术(敲击舌中线刺激法、舌后位运动训练、发/k/音等);f. 舌侧缘上抬运动治疗(舌侧缘刺激法、向中线压舌法、向下压舌侧缘等);g. 舌尖上抬与下降运动治疗(舌尖上下运动、舌尖舔物法、舌尖运动训练等);h. 舌前部上抬运动治疗(舌前部拱起、舌前位运动训练等)。

				0	1	2	3	4	8	9
b3302	语速	连续语音能力	言语速率			☒				

言语产生速率的功能。

包括:如迟语症和急语症。

信息来源:☒ 病史　　□ 问卷调查　　□ 临床检查　　☒ 医技检查

问题描述:
连续语音的言速速率为 1.78 个/秒↓,连续语音时发音拖延和/或停顿拖延,言语速率的控制能力轻度损伤。

进一步描述:
语速治疗建议选择结构化语音 ICF-SDDK 疗法,将在连续语音训练过程时可分别语音重复、切换、轮替训练与缩短音节时长或停顿时长训练相结合,改善言语速率的控制能力。

			0	1	2	3	4	8	9
b3303	语调	言语基频标准差		☒					

言语中音调模式的调节功能。

包括:言语韵律,语调,言语旋律;如言语平调、音调突变等障碍。

信息来源:☒ 病史　　□ 问卷调查　　□ 临床检查　　☒ 医技检查

问题描述:
言语基频标准差为 66.0 赫兹↑,语调变化过大,连续语音语调变化的控制能力轻度损伤。

进一步描述:
针对语调的训练建议选择结构化语音 ICF-SDDK 疗法,将在连续语音训练过程时可分别语音重复、切换、轮替训练与提高音调变化训练相结合,改善连续语音语调变化的控制能力。

(三) ICF 构音语音治疗计划

根据 ICF 构音语音功能评估结果进行 ICF 框架下的构音语音治疗计划的制订,填写治疗计划表,制订该阶段训练目标值,并在一个阶段的治疗后评估患者的最终值是否达到该阶段所定的目标,该患者的 ICF 构音语音治疗计划见表 9-2-13。

表 9-2-13　ICF 构音语音治疗计划表

治 疗 任 务		治疗方法 (构音＋语速＋语调)	康复 医师	护士	言语 治疗师	特教 教师	初始值	目标值	最终值
b320 构音 功能	声母音位 习得	训练音位：＿＿/q/＿＿ ☑ 发音教育 　☑ 发音部位教育——口部运动训练(促进舌向前运动) 　☑ 发音方式教育——发声促进治疗(快速用力呼气法) ☑ 音位习得 　☑ 单音节词			√		2	1	1
	声母音位 对比	训练音位对：＿/q/、/j/＿ ☑ 音位对比 　☑ 听一听 　☑ 说一说			√		2	0	0
	构音 清晰度	训练音位：＿＿/q/＿＿ ☑ 语音支持训练 　☑ 音调变化实时反馈训练 　(升高、降低、轮替)			√		2	0	0
	舌运动	☑ 舌向前运动障碍 (杯子进食法、模仿大笑等)			√		1	0	0
b3302 语速	连续语音 能力 言语速率	☑ 结构化语音 ICF-SDDK 疗法 　☑ 语音重复 　☑ 语音切换			√		2	1	1
b3303 语调	言语基频 标准差	☑ 重读治疗法 (慢板、行板、快板)			√		1	0	0

　　患者在构音能力、语速语调方面均存在异常,在此阶段可借助言语矫治仪的感知声音游戏发音进行实时视听反馈(声音感知)训练。采用构音语音障碍测量与康复训练仪进行音位对比训练、语音自反馈训练、结构化语音 ICF-SDDK 疗法训练等,提高患者对声音的感知能力、发声意识及构音能力,改善语速语调功能。

（四）结构化语音疗法治疗过程与实时监控

　　本案例中,患者的单个词的构音清晰度较好,但连续语音的清晰度和可懂度较差,言语速率较低,连续语音语调变化的控制能力轻度损伤,针对患者的问题,采用结构化语音疗法改善患者在连续语音中的言语可懂度及言语流畅性问题。结构化语音疗法是对已习得的音位加以巩固,并对所习得音位相关的语音重复、切换、轮替语料进行语速、语调和节奏的训练;通过音段音位和超音段音位的结合训练,在确保构音清晰度的同时进一步改善言语节律问题(b3301),从而提高患者的言语可懂度,改善患者的言语流利性。

　　患者在连续语音的言语速率以及语调变化上存在损伤,采用语音重复结合音节时长的方式训练患者连续语音言语速率能力,采用语音切换结合音调变化的训练患者连续语音语调变化能力。

　　1. 语音重复结合音节时长训练

　　语音重复结合音节时长训练:声母/q/的语音重复和音节时长的训练,选择"气球起飞"作为训练语料,先以正常语速发音,再以缓慢的语速发音。让患者再模仿复述的进行训练,上图为言语治疗师发音,下图为患者模仿跟读发音,如图 9-2-32 所示。

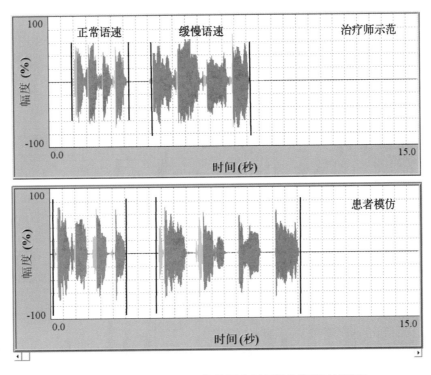

图 9-2-32　"气球起飞"的语音重复结合音节时长训练

（言语语言综合训练仪，ICFDrSpeech®，上海慧敏医疗器械有限公司授权使用）

2. 语音切换结合音调变化训练

声母音位对/j-q/的语音切换和音调变化的训练，选择"接球吧"作为训练语料，分别进行提高音调、降低音调、变化音调的训练，让患者模仿复述的进行训练，上图为言语治疗师发音，下图为患者模仿跟读发音，如图 9-2-33 所示。

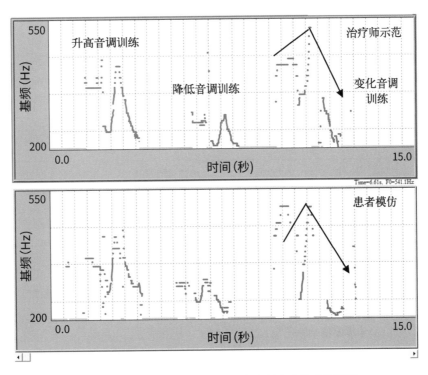

图 9-2-33　"接球吧"的语音切换结合音调变化训练

（言语语言综合训练仪，ICFDrSpeech®，上海慧敏医疗器械有限公司授权使用）

3. 语音轮替结合停顿起音训练

声母音位对/j-q/的语音轮替和停顿起音的训练,选择"佳琪爱骑马"作为训练语料,分别进行不同音节间长/短停顿的停顿起音训练。言语治疗师先以正常语速发音,再以缓慢的语速发音,患者模仿跟读,上图为言语治疗师发音,下图为患者模仿跟读发音,如图9-2-34所示。

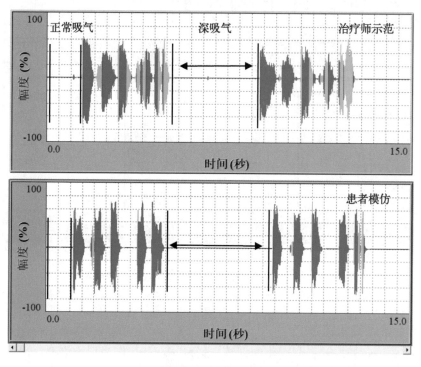

图9-2-34 "佳琪爱骑马"的语音轮替结合停顿起音训练

(言语语言综合训练仪,ICFDrSpeech®,上海慧敏医疗器械有限公司授权使用)

4. 康复治疗实时监控

本案例中,根据患者的情况,每次实施治疗前选择患者该次治疗的训练内容,填写构音语音功能康复治疗及实时监控表,如表9-2-14所示,勾选患者该次治疗的训练内容,并于治疗前后分别记录训练前描述及训练结果,实时监控患者的构音语音能力是否有所提高,便于言语治疗师根据患者能力的进步进行治疗计划及训练内容的调整。该患者经11月1日治疗一次后,其音位习得个数有12个增长到13个,构音能力有所提高。

表9-2-14 声母音位习得实时监控表

用户姓名	杨××			训练日期		2019.9.1	
训练音位	q						

训练项目(根据训练情况进行勾选):
☑ 与语音支持(停顿起音训练)结合进行起音实时反馈训练
☑ 与语音支持(音节时长训练)结合进行声时实时反馈训练

训练词	目标音	评判结果				音位习得(必填项目)		
		正确	遗漏	歪曲	替代	基频变化率	音节时长变化率	停顿时长变化率
气球	q	√				78.5%	82.4%	75%
正确率		100%						

（五）ICF 构音语音功能康复短期目标监控

本案例中，患者于 11 月 1 日起每日进行一次构音语音的康复治疗，每周训练后进行一次短期目标监控，查看患者构音语音功能改善情况，如表 9 - 2 - 15 所示，经 1 周治疗后，患者音位习得个数由 12 个增加到 13 个，由中度损伤改善到轻度损伤；其音位对比习得由 8 对习得到 9 对，实现由中度损伤到轻度损伤的改善；言语速率由中度损伤改善到轻度损伤；基频标准差恢复正常，达到本期治疗计划中所制订的目标值，提示言语治疗师在进行下一期的治疗时可以适度增加治疗内容，提高训练的难度，帮助患者提高在连续语音中的清晰度。

表 9 - 2 - 15　ICF 构音语音功能康复短期目标监控表

1. 构音功能测量项目：**声母音位习得**；
测量工具：DrHRS - APN 构音语音障碍测量与康复训练仪

日期	2019 年 11 月 1 日		2019 年 11 月 6 日		2019 年 11 月 12 日		2019 年 11 月 18 日		年　月　日	
	习得与否	错误走向	习得与否	错误走向	习得与否	错误走向	习得与否	错误走向	习得与否	错误走向
b	√		√		√		√			
m	√		√		√		√			
d	√		√		√		√			
h	√		√		√		√			
p	√		√		√		√			
t	√		√		√		√			
g	√		√		√		√			
k	√		√		√		√			
n	√		√		√		√			
f	√		√		√		√			
j	√		√		√		√			
q	×	x	√		√		√			
x	√		√		√		√			
l	×	⊖	×	⊗	√		√			
z	×	⊗	×	⊗	×	⊗	×	⊗		
s	×	⊗	×	⊗	×	⊗	×	⊗		
r	×	n	×	⊗	×	⊗	×	⊗		
c	×	⊗	×	⊗	×	⊗	×	⊗		
zh	×	⊖	×	⊖	×	⊖	×	⊖		
ch	×	⊗	×	⊗	×	⊗	×	⊗		
sh	×	⊖	×	⊖	×	⊖	×	⊖		

声母音位习得	12/21	损伤程度		13/21	损伤程度		13/21	损伤程度		14/21	损伤程度		/21	损伤程度	
		初始值	2		最终值	1		最终值	1		最终值	1		最终值	
		目标值	1												

2. 构音功能测量项目：声母音位对比和构音清晰度；

测量工具：DrHRS－APN 构音语音障碍测量与康复训练仪

日　期	声母音位对比	损 伤 程 度		韵母音位对比	声调音位对比	构音清晰度	损 伤 程 度	
11.1	8/25	初始值	2	6/10	3/3	43.79%	初始值	2
		目标值	1				目标值	1
11.6	9/25		1	7/10	3/3	44.11%		2
11.12	9/25	最终值	1	8/10	3/3	50.2%	最终值	1
11.18	10/25		1	9/10	4/3	55%		1

3. 舌运动功能测量项目：舌运动；

测量工具：DrHRS－APN 构音语音障碍测量与康复训练仪

日期	自然状态	舌肌力检查	舌尖前伸	舌尖下舔颌	舌尖上舔唇	舌尖上舔齿龈	舌尖上舔硬腭	舌尖左舔嘴角	舌尖右舔嘴角
11.1	4/4	3/4	4/4	4/4	3/4	2/4	3/4	4/4	4/4
11.6	4/4	4/4	4/4	4/4	4/4	3/4	4/4	4/4	4/4
11.12	4/4	4/4	4/4	4/4	4/4	4/4	4/4	4/4	4/4
11.18	4/4	4/4	4/4	4/4	4/4	4/4	4/4	4/4	4/4

舌尖左右交替	舌尖前后交替	舌尖上下交替	马蹄形上抬模式	舌两侧缘上抬模式	舌前部上抬模式	舌后部上抬模式	舌运动功能	损伤程度	
3/4	3/4	3/4	3/4	2/4	3/4	4/4	75%	初始值	1
								目标值	0
3/4	3/4	4/4	3/4	3/4	3/4	4/4	80%		0
4/4	4/4	4/4	3/4	3/4	3/4	4/4	83.5%	最终值	0
4/4	4/4	4/4	3/4	3/4	3/4	4/4	90.7%		0

4. 语速和语调功能测量项目：连续语音能力-言语速率，言语基频标准差；

测量工具：DrHRS－APN 构音语音障碍测量与康复训练仪

日　期	音节数（个）	总时长（毫秒）	言语速率（个/秒）	损伤程度		言语基频（赫兹）	言语基频标准差（赫兹）	损伤程度	
11.1	10	597	1.78	初始值	2	380	66	初始值	1
				目标值	1			目标值	0
11.6	10	530	1.81		1	335	37		0
11.12	10	510	1.85	最终值	1	330	36	最终值	0
11.18	10	470	1.85		1	331	33		0

（六）ICF 构音语音功能康复疗效评价

本案例中，患者于 11 月 1 日开始进行为期三周的第一阶段治疗，在本阶段治疗结束后言语治疗师对患者这一阶段构音语音的治疗进行疗效评价，填写 ICF 构音语音功能康复疗效评价表。如表 9 - 2 - 16 所示，患者经三周（一阶段）的治疗后，其声母音位习得由中度损伤改善为轻度损伤；声母音位对比轻度损伤，舌运动功能无损伤，言语速率轻度损伤，言语基频标准差经治疗后恢复正常。与本阶段训练前的评估结果相比有了明显的提高，建议下一阶段的治疗中增加目标音位在词语和句子中的训练，并利用自语音反馈进一步改善语调功能，帮助患者尽快过渡到连续流利的语音中。

表 9 - 2 - 16　ICF 构音语音功能康复疗效评价表

ICF 类目组合		初期评估 ICF 限定值 问题					目标值	中期评估(康复1周) 干预	ICF 限定值 问题					目标达成	末期评估(康复3周) 干预	ICF 限定值 问题					目标达成
		0	1	2	3	4			0	1	2	3	4			0	1	2	3	4	
b320 构音功能 功能	声母音位习得						1	√						√	√						√
	声母音位对比						1	√						×	√						√
	构音清晰度						0	√						√	√						√
	舌运动						0	√						√	√						√
b3302 语速	连续语音 能力-言语速率						1	√						√	√						√
b3303 语调	言语基频标准差						1	√						√	√						√

第三章

发育性言语语言障碍儿童智能康复

本章目标

阅读完本章之后，你将：

1. 了解儿童发育性言语语言障碍的概念及分类；
2. 熟悉儿童语言康复的主要对象与相关理论；
3. 掌握 ICF 儿童语言康复规范化流程；
4. 掌握儿童语言 ICF‐SLI 疗法；
5. 熟悉儿童语言 ICF‐SLI 疗法的智能康复案例。

言语语言的发展是儿童发育过程中最重要的能力之一，是儿童在学习、生活、社交等方面必不可少的沟通交流手段。而发育性言语或语言障碍是儿童发育期最常见的障碍，其特点是感知（理解）及产生（表达）言语或语言以及在语境中使用言语语言进行交流出现困难，超出了年龄与智力功能水平正常变化的限制，且儿童当前出现的言语和语言问题不能归因于地区、社会或文化、民族语言的差异，也不能完全归因为解剖或神经的异常。儿童发育性言语或语言障碍的病因较为复杂，在诸多个别情况下也是未知的。

第一节 概 述

儿童语言的发生依赖其发音器官、语音听觉系统和语言神经中枢的发育与成熟，任何一项功能的异常均可导致不同程度的言语与语言功能障碍。儿童发育性言语语言障碍根据其特点主要表现在语音、言语流畅性及语言等不同方面，可分为发育性语音障碍、发育性言语流畅障碍、发育性语言障碍等。

发育性语音障碍主要表现为发音、构音或韵律方面的持续性错误。语音困难发生在发育早期，清晰度的降低导致在沟通能力上有显著限制，其发音问题不是主要由大脑神经系统疾病、周围神经系统疾病、或神经肌肉组织疾病（如脑瘫、重症肌无力）、感觉障碍（如感觉神经性耳聋）、结构异常（如腭裂）或其他疾病的影响所导致。

发育性言语流畅障碍主要表现为正常节奏和语速的频繁中断，其特征是声音、音节、单词和短语的重复和延长，同时伴有阻塞和词语的回避或替换；其说话不流畅是持续的，开始发生于发育期，并且说话的流畅度明显低于预期年龄，导致社会交流或个人、家庭、社会、教育、职业及其他重要功能领域的严重障碍。言语不流畅无法更好地用智力发育障碍、神经系统疾病、感觉障碍或结构异常来解释。

发育性语言障碍主要特征是在语言（口语和手语等）的习得、理解、产生或使用方面存在持续的缺陷，这些缺陷出现在发育阶段，通常发生在儿童早期，并导致个体交流能力的显著限制；个体的语言理解、表达、使用能力明显低于其年龄的预期水平,语言缺陷不能用另一种神经发育障碍或感官损伤或神经系统疾病来解释。

　　针对儿童不同的言语语言障碍类型,临床上采用的评定方法、康复治疗技术侧重点也有所不同;面对不同的治疗对象,康复目标也不尽相同,但他们的康复原则是统一的。因此,规范化的康复流程已成为言语语言康复治疗的核心环节。

一、儿童语言治疗的主要对象

　　语言能力训练的主要对象为语言障碍者。美国言语语言听力协会(ASHA,1993)将语言障碍定义为:在理解或使用口语、书面语或其他符号系统时存在障碍。这种障碍可能包括以下三方面中的一项或者多项:① 语言的形式(语音、词法、句法);② 语言的内容(语义);③ 语言的运用(语用)。

　　语言障碍儿童常表现出以下方面的不足:① 语言数量少,学到的语言和理解的语言数量明显不足,这是语言障碍儿童的普遍且主要的特征;② 语法有缺陷,无论是句法结构还是词态等的学习和使用在一般情况下都很困难;③ 社交沟通不足或不当,社交沟通不足常被描述为语用方面的不足,这也是构成语言障碍的重要组成部分,例如无法主动发起沟通以及不恰当地打断别人讲话;④ 非语言沟通技巧缺乏,他们很少使用手势、面部表情等;⑤ 读写技能不足,语言学习障碍在学校常有学业困难,如存在阅读、书写、拼写困难。

　　从广义上讲,智力障碍、听力障碍、自闭症等往往伴有语言障碍。从狭义上讲,语言障碍主要指各方面发展正常,但语言却发展迟缓或出现缺陷的特定型语言障碍,其语言学习困难并非源自智能缺陷、感官缺陷、严重的情绪/行为问题或是明显的神经损伤。实际在语言能力康复训练中,智力落后、听力障碍、孤独症和特定型语言障碍儿童都是语言能力训练的常见对象。

(一) 脑瘫儿童

　　脑瘫群体中超过半数儿童会伴发不同程度的语言障碍。一般来说,脑瘫儿童的运动障碍程度越重,对语言功能的影响也越大。常见语言障碍的临床表现如下:① 语音:语音感知和产生能力差;② 词语:理解和运用词语能力差;③ 句子:语法运用能力滞后,句子结构表现为省略,多为简单句;④ 综合运用:缺乏语言的组织和运用能力。

(二) 智力落后儿童

　　认知能力是影响智障儿童语言能力发展的主要原因,智障儿童语言主要表现如下:① 语音:语音感知和产生能力差;② 词语:词汇量较少,仅围绕在生活中常见事物;③ 句子:以简单句的理解和使用为主(句长短、句式简单);④ 综合运用:语用(如话题开启、话题维持、话题修补)技能差,叙事(如内容简短,结构不完整)能力差。

(三) 听力障碍儿童

　　听觉系统异常是导致听障儿童语言能力低的主要原因,听障儿童语言主要表现如下:① 语音:语音感知和产生能力差;② 词语:词汇量少,理解和表达抽象概念能力差;③ 句子:理解和表达含多个修饰成分句子能力较差,存在语法错误;④ 综合运用:讲述完整事件/故事能力差。

(四) 孤独症儿童

　　感知觉异常和社交沟通障碍是导致孤独症儿童语言能力低的主要原因,孤独症儿童语言主要表现如下:① 语音:语音感知和产生能力差;② 词语:理解和运用词语能力差,存在自创式词语;③ 句子:难以理解成语、隐喻等复杂的词句,句子表达存在语法错误;④ 综合运用:缺乏语言的组织和运用能力,难以发起和维持会话,存在刻板语言。

(五) 特定型语言障碍

　　特定型语言障碍儿童指在正常环境中成长,智力正常、听力正常、无神经损伤和精神疾病,但语言发展迟缓或异常的儿童。他们语言有以下特点:① 词语:理解和运用词语能力差(第一批词产生晚、动词运用率极低);② 句子:句子(句子类型、句子成分)使用存在错误;③ 综合运用:语用(话题开启、话题维持)技能差。

二、儿童语言康复的相关理论

关于语言学习与训练的基本理论,不同的学者对此有不同的回答,近几十年来主要有以下理论。

(一) 先天决定论

20 世纪 50 年代后期,乔姆斯基(N. Chomsky)提出了一种儿童语言习得学说。这个理论对语言学和言语语言病理学都产生了影响。支持先天语言能力决定论的学者认为,决定儿童语言获得的因素不是经验和学习,而是先天遗传的语言能力。他们认为儿童生来具有一种学习语言的内在能力,因为获得语言的基础知识在儿童出生时就早已获得,语言不通过环境刺激、强化或教学来获得。因为儿童在四岁内就能完成对语言的获得,但儿童是不可能在如此短的时间内通过经验学习并进行归纳而掌握语言的基本规则的。人类的神经系统内存在着一个包含语言先天概念的心理结构,即先天的普遍的语法知识,因而不同的种族、不同语言环境的儿童都能按照基本相同的方式和顺序掌握本族语言。

乔姆斯基(1957)认为语法结构是语言的精髓,而语言是人类思想所特有的。新生儿出生时即带有语言习得装置(Language acquisition device,LAD),这种语言习得装置被认为是一种专门的语言处理器,是大脑的一个生理部分。语言习得装置包含两样东西。

(1) 一套包括若干范畴和规则的语言普遍特征。这种语言普通特征是世界上所有的语言共有的,它包括形式上和内容上的语言共性(如区分名词、动词、形容词等)。在中国,就是汉语普通话的词语、词组、句子的形式和内容。

(2) 先天的评价语言信息能力。儿童获得语言,就是运用先天的评价语言信息的能力,为这套普遍的语言范畴和规则赋上各种具体语言的值。儿童的生活环境为暴露在这一环境中的儿童提供了独特的语言规则的信息,之后语言获得机制将语言的普遍规则的独特规则进行整合,这样帮助儿童在相对较短的时间内学习语言。

语言信息能力就是根据独特规则的语言环境处理大脑这个生理部分的能力,整合各个言语(生理要素)和语言规则,包括前语言期发声和沟通、词语理解和认知、词语表达和言语产生等。对于汉语普通话而言,即是前语言期声韵调的整合、核心词语理解和表达的整合、口语表达的生理和声学要素的整合等。

(二) 后天环境论

与先天决定论相对的是后天环境论。支持该观点的学者以巴甫洛夫(I. P. Pavlov)的条件反射和两种信号系统的学说、华生(J. B. Waston)的行为主义学说作为理论基础,后天环境论者否定或轻视了儿童语言发展中先天遗传的作用,将语言看作是一种习惯。行为主义者认为,儿童掌握一门语言是在后天环境中通过学习获得语言习惯,语言习惯的形成是一系列"刺激-反应"(Stimulus-Response,S - R)的结果。以行为主义为理论背景出发的后天环境论者,在语言习得的侧重点上又各有不同,在内部又可以划分为模仿说、强化说和中介说。

持模仿说观点的学者认为,儿童语言的习得是通过对成人语言的模仿。成人的语言是刺激(S),儿童的模仿是反应(R),模仿说可以分为早期的机械模仿和后来的选择性模仿。机械模仿说是较早的行为主义理论,也是合乎一般人观念的理论。它是 1924 年由美国心理学家阿尔伯特(F. Allport)提出的,流行于 20 世纪 20—50 年代。该学说强调儿童学习语言是对成人的简单翻版,儿童在这一过程中完全是机械被动的接受者,忽视了儿童在习得语言过程中的主动性和创造性。1975 年,怀特赫斯特(G. J. Whitehurst)对传统的机械模仿说概念加以改造,提出了选择性模仿说。怀特赫斯特的研究指出,儿童语言的习得并不是对成人语言的机械模仿,而是选择性模仿。但当儿童对于某种语言现象具有一定的理解能力的时候,就会对这种语言现象进行选择性模仿。选择性模仿是对示范者语言结构的模仿,而不是其具体内容的模仿。儿童能模仿成人话语的结构,并在新的情境中用以表达新的内容,或组合成新的结构。怀特赫斯特等人把这种理论表述为"理解、模仿、产生假说"。

强化说是行为主义最有影响的解释儿童的语言习得的理论,盛行 19 世纪四五十年代。它以刺激-反应论和模仿说为基础,强调了"强化"在儿童语言习得中的重要作用,认为儿童语言的学习是通过不断地强化来习得的。强化说的代表人物是美国心理学家斯金纳(B. F. Skinner),他发展了巴甫洛夫条件反射学说和桑代克(E. L. Thorndike)的学说,提出了操作条件反射理论(Operation condition response)。

中介说又被称为传递说,它是在行为主义心理学和结构主义语言学的基础上发展起来的一种语言学习理论,是对早期的刺激-反应论的简单化缺陷而提出的一种改良主张。早期的行为主义的刺激-反应理论反对人类语言活动的任何内部事件,坚持认为语言行为的实际起因依赖于特定情境中所产生的特定语言反应之后的强化刺激。但实际上人类很多的语言行为并没有直接可观察到的外部刺激和强化过程,同时还有许多语言也并没有产生可观察到的外部反应。传递说就是为了弥补行为主义早期的刺激-反应理论不足而提出的一种理论,传递说的主要代表人物有美国心理学家奥斯古德(C. Osgood)、莫勒(O. H. Mowrer)、苏皮斯(P. Suppes)和斯塔茨(A. W. Staats)等。

(三)先天与后天交互作用论

先天决定论和后天环境论的观点都仅强调单方面作用,前者只强调了先天因素而否定或忽视了后天因素,后者只强调后天因素而否定或忽视先天因素,二者都对儿童语言的习得没有给出全面、较满意的解释,因此先天与后天相互作用论在这样的争论中应运而生。相互作用论者以皮亚杰(J. Piaget)的认知说(Cognitive theory)为理论基础,认为儿童语言的习得是先天的能力和客观的经验相互作用的结果。由于他们是用一组认知的程序来解释语言的行为,所以在心理语言学界被人称为"程序派"(Process approach)。而随后的一批研究者的研究更是博采众长,他们都承认语言发展受到先天和后天的多种因素的影响,先天的能力和后天的环境因素是相互作用、相互依赖的。他们在对各种理论进行发展和兼收并蓄的基础上,由于强调重点不同而又表现为不同的倾向。近期兴起的社会互动说、规则学习说和信息加工说也都考虑到了在语言交往中的主体和客体的相互作用,因此也将其归入此类中。

三、儿童语言治疗的目标及原则

在对儿童进行语言治疗前,我们首先必须明确治疗的目的,语言康复主要是指改善、调整、预防不符合期望和不被接受的语言沟通行为,具体可分为以下四点:

(1)帮助儿童习得新的语言沟通知识或技能,改善和消除儿童语言学习存在的潜在问题,使儿童成为一个正常的语言学习者,从而不再需要进一步的训练;

(2)使用与维持已习得的语言或沟通知识与技能;

(3)增强非语言、副语言、元语言技能等对语言能力的补充和配合,以此来改善儿童的语言障碍;

(4)最大限度地降低语言障碍对儿童生活的影响。

为更好地实现儿童语言治疗目标,在康复过程中还应遵循如下原则。

(一)早发现、早干预原则

0—6 岁是儿童语言发展的关键期,也是语言障碍儿童康复的关键期,对于特殊儿童进行有效的早期语言康复教育将获得事半功倍的效果。依据生物学用进废退学的理论,进行早期语言康复教育能刺激并促进儿童大脑语言中枢的成熟,为大脑潜能的后续开发提供物质基础,而大脑语言中枢的成熟,又能促进儿童语言能力的发展。因此,主要照料者应给予儿童充分的语言刺激,注意观察儿童的语言表现,如发现明显低于同龄儿童,应咨询儿童保健医生或语言康复专家。此外,在定期检查中,也应及时咨询医生,确定儿童是否存在该类问题。对于已经在学校就读的儿童,教师应及时观察并转介给专业的语言康复机构。尤其警惕"贵人语迟"的说法,以免错过语言康复的最佳时机。

（二）多通道强化康复原则

多通道是指多数儿童能从听觉、视觉、触觉中获益，在语言康复时应充分调用这些感觉通道，搭建立体的语言形象，有利于儿童对该内容形成充分的认识，建立语言与形象的稳定联系。在给每个通道刺激时，应遵循强化原则。例如，给儿童讲词语"猫"时，最好能让儿童看到猫，听到猫的叫声，摸摸猫的感觉。在看时，除了给儿童看真实的猫，也要给其呈现系列的图片，让儿童充分暴露在与猫相关的语言环境中，此时也可借助计算机辅助进行语言康复，提升语言康复效果。

（三）多组织形式结合原则

由于语言是一种社会交际的工具，语言最终的目标是最大限度地提升儿童与社会进行沟通的能力。因此，在设定康复目标时就需要考虑儿童沟通的对象及内容，这涉及训练组织形式。常用的组织形式为"1＋X＋Y"："1"为集体康复，即在班级团体中进行康复训练；"X"为个别化康复，既可以是一对一，也可以是小组康复；"Y"是家庭和社区康复。康复过程中，应根据儿童语言掌握情况选择合适的组织形式。在集体康复中发现问题，在个别化康复中集中解决问题，在家庭和社区康复中巩固已习得内容并进行适当拓展。其中特别注意的是，在语言康复中，父母是最重要的参与者，应指导家长学习语言康复方法，并将方法融入到儿童的日常沟通交流。

（四）小步子、多反复原则

语言障碍者学习语言速度慢、容易遗忘，且语言学习内容繁杂。为更好地提高效率、巩固成果，在语言康复中应注意小步子和多反复原则。小步子原则强调分阶段设定目标，并对目标予以明确规定和表述。每一个目标还可分解成小的目标，完成每个小目标都及时给予强化。设定每个小目标的内容都是儿童能够轻松掌握的，儿童的学习积极性就会很高，另外获得表扬的机会也会增加。多反复是指应在不同场景、不同对象、合适的时间间隔中不断地尝试应用，以达到巩固的目的。

（五）全语言康复教学原则

全语言康复教学主张语言历程应该回归到真实世界中，透过儿童在日常生活中实际使用语言的机会，要求儿童主动提问、聆听对方的回答、对回答内容的响应等，从听说读写中全方位学习语言。因此，在特殊儿童语言康复教育中，应尽量创设反复运用语言的情景与环境，将儿童已有的生活经验与学习内容结合起来，将语言学习与生活情景结合起来。例如：尽量以儿童日常生活中经常出现且必须掌握的内容为学习材料，鼓励并要求儿童在生活情景中反复运用，将初始习得的语言逐渐迁移到其他情景中去。父母等家人是陪伴3岁前儿童时间最多的人，在3岁后的语言康复与学习中同样不可或缺，应积极调动儿童身边所有人与儿童进行语言沟通。注意，观看电视虽然对儿童有语言输入，但由于缺乏互动，且降低儿童与成人交流的机会，因此在实践中应把握好看电视等屏幕暴露活动的时间。

（六）最近发展区原则

最近发展区理论是由苏联教育家维果斯基提出的一种儿童教育发展观。他认为"最近发展区"界定在"儿童现有的独立解决问题的水平"和"通过成人或更有经验的同伴的帮助而能达到的潜在的发展水平"之间的区域。儿童语言康复内容的选择应着眼于儿童的最近发展区，为儿童提供略带有难度的内容，调动儿童的积极性，发挥其潜能，使其能够在现有基础上有所超越，达到下一个发展区。

四、ICF 儿童语言康复规范化流程

精准的儿童康复，始于评定，止于评定。通过评定，制订康复治疗计划、指导训练，结合疗效评价，形成康复治疗的核心脉络，即规范化的流程。

儿童言语语言康复主要流程包含个人信息的收集、言语语言能力的评估、康复训练方案的制订以及康复训练的实施和疗效评价等。儿童发育性言语或语言障碍病因复杂，且表现出的特征多样化，因此需进行专业

的筛查、评估和临床检查，做出诊断，给予科学规范的康复实施计划，并对整个治疗过程进行实时疗效的监控，针对治疗方案做出动态调整。在 ICF 框架下对儿童言语语言功能进行评估及指导康复治疗，是通过对儿童发育性言语或语言障碍的各类主要特征进行相关指标的测量，例如测量嗓音功能、构音功能、言语的流利和节律功能、口语理解、口语表达等，从而进行功能损伤程度的判定，进一步导出精准康复计划，整个过程客观、可测量化、标准化。

根据 ICF 康复流程，康复治疗是一个完整的过程，包含以下四个步骤：ICF 功能评估，主要包括精准评估、ICF 儿童言语语言功能评估，目的是精准评估患者的言语语言状况并确定 ICF 言语语言功能损伤等级；制订 ICF 治疗计划，主要包括基 ICF 的言语语言功能评估，经由言语治疗师组织相关人员讨论，根据患者的语言情况及其当前主要需求制订具有针对性的 ICF 治疗计划；康复训练与监控，由言语治疗师根据制订的治疗计划对患者进行精准康复，并监控目标完成情况及实时康复效果；ICF 疗效评价，经过阶段性的康复训练（1 个月或 3 个月）之后，由言语治疗师为患者或学生进行阶段性评估，以明确康复目标是否达到，从而对前期训练效果进行评价，并及时调整康复计划。

儿童语言功能治疗是一个完整的系统过程，必须按照规范化的操作流程进行评估（Assessment，A）—治疗（Therapy，T）—监控（Monitor，M）—评价（Evaluation，E）这样一个循环过程来完成。儿童语言功能治疗是一个连续的过程，基于 ICF 的儿童语言功能评估与治疗主要包括以下步骤：基本信息收集、ICF 儿童语言功能评估、康复治疗及监控、ICF 疗效评价（见图 9-3-1）。

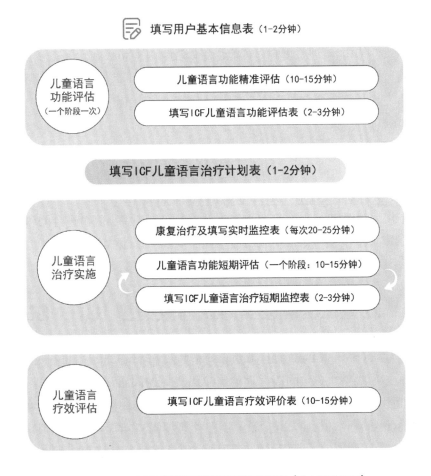

图 9-3-1　ICF 儿童语言康复规范化流程（A+T+M+E）

（一）基本信息收集

个人信息的完整与详尽是进行有效语言康复的重要前提。由于患者存在不同程度的沟通障碍，因此，家长、言语治疗师或主要看护者是儿童个人信息的主要来源。个人信息主要包括：年龄、性别、发育史、疾病史、智力情况、个性心理特征、主要临床表现、语言康复训练史等。在个人信息采集过程中，要特别关注语言发展过程的信息、家庭沟通模式，并确认家长对儿童康复的期望。通过对这些信息的了解与初步分析，可以大致判断儿童语言障碍的原因、目前的发展水平以及心理行为特点等，为进一步实施有针对性的测量评估和康复计划奠定基础。

（二）ICF 儿童语言功能评估

经过基本信息收集，言语治疗师可初步判定患者是否存在语言问题，接下来对儿童进行语言能力的标准化量表评估。借助相关的儿童语言评估设备或量表可以明确儿童语言障碍类型和 ICF 损伤程度等级，尤其是判断其语言发展的优势和劣势，以便为后续的语言治疗提供依据。具体的评估内容参照本章第三节中"ICF 儿童语言功能评估"部分内容。

（三）康复治疗及监控

言语治疗师在明确患者语言障碍程度的基础上，制定系统且有针对性的语言治疗计划，该治疗计划包括语言治疗的主要任务、治疗方法、治疗前患者的程度、预期目标（短、中、长期目标）、治疗后患者所达到的程度以及实施计划的人员等。实施临床康复训练时，需要根据患者的实际情况，将多种治疗方法及康复手段进行有机结合，以便在有效时间内让患者得到最有针对性的治疗，获得最佳的康复效果。常用的治疗方式包括集体教学与个别化训练。在集体教学中，要依据儿童平均语言水平制订康复计划，选择康复内容，实施分层教学。由于儿童个体差异较大，应通过个别化方式对儿童语言能力进行针对性的康复训练。在实施个别化康复训练中，要依据儿童在集体教学中的主要问题以及测量评估结果，制订个别化康复训练计划，确定适合其语言发展水平的训练目标以及训练内容，训练内容尽可能与集体教学内容相联系。

效果监控包括实时监控与 ICF 短期目标监控。实时监控即每次训练通过训练前描述与训练效果的对比，能更为客观地掌握患者一次训练对语言能力的改善情况；ICF 短期目标监控是言语治疗师根据患者的短期目标进行判定，以适时地调整目标与计划。

（四）ICF 疗效评价

ICF 疗效评价是指在训练的初期、中期、后期分别进行康复疗效的评价，目的在于对训练情况做出整体评价。如有条件限制，中期疗效评价可省略。初期疗效评价是指患者刚入院时进行的评价，可直接使用第一次对患者的精准评估结果作为初期疗效评价。末期疗效评价是指患者即将出院时进行的评价，评估方法与精准评估方法一致，作为患者的出院指导，并为患者后续的治疗提供依据。通过对比整个康复治疗进程的治疗效果，判断其是否达成长期目标，评价患者当前语言能力整体的情况，是否达到患者及其家属所预期的目标。

第二节　发育性言语语言障碍儿童语言 ICF‑SLI 疗法

儿童言语语言综合疗法（Speech-Language Integrated Therapy in Child Language，简称儿童语言 ICF‑SLI 疗法）适用于因各种障碍类型所导致的语言理解与口语表达的问题，包括脑瘫、智力落后、听障、孤独症、语言发育迟缓等，尤其适用于语言发育迟缓儿童。儿童语言 ICF‑SLI 疗法是基于乔姆斯基（N. Chomsky）提出的儿童语言习得学说，根据汉语的语言环境，整合言语（生理要素）和语言（汉语规则），强调将语言训练和言语训练紧密结合，共同促进沟通交流能力的发展，言语治疗师具体可通过核心词语发声诱导疗法来对儿童进行言语语言综合康复训练。

一、定义与内涵

核心词语发声诱导疗法，指针对语言发育迟缓，尤其在语音产生、词汇理解和口语表达方面存在障碍的患者,通过游戏化的视听反馈联动训练形式,将核心词语的语义习得与语音塑造相结合,促进儿童早期言语语言能力发展的核心干预技术。该疗法的特色是将语言训练与言语训练紧密结合,训练词语理解的基础上强调语音的产出功能。从词汇层面上看,该疗法有助于扩充儿童词语数量,丰富词汇种类,提高对词汇的理解和表达能力。从语音层面上看,该疗法通过让儿童模仿不同的语音(时长、停顿、音调与响度),最终为语言综合运用能力的发展服务。

该疗法的训练核心目标是口语表达运用,达到能理解、能表达、能说清,最终实现灵活的沟通交流,具体包含核心词语、语速语调、沟通交流三个方面的核心训练内容。

(一)核心词语

要求患者能够理解核心词语,并在此基础上进行表达。以核心词语"狗"为例,儿童先理解名词"狗"的概念(指认),然后在看到狗的模型或者图片时发出"狗"的语音(命名)。但此阶段患者训练的目标并非言语清晰度,而是语音与实物之间的匹配关系。该部分对患者生活中常用也是最先掌握的高频词汇进行整理归纳,选用124个核心名词和50个核心动词作为第一批训练的基础词汇。针对124个核心名词,按照类别将其分为动物类、人体部位类、衣物类、常用物品类、食品类、室内物品类、室外物品类、玩具类、器皿类、交通工具类、人物及地点类共11个主题类别,每个类别约10个主题词汇,引导患者以类别为单位进行"词汇包"的学习;针对50个核心动词,将其分为10组,每组5个动词,每组动词设定一个情境进行学习。为了达到良好的词汇训练效果,要求在训练前根据患者的语言水平制定训练脚本和辅助材料,即针对每个训练目标词汇设定训练引导语并准备相应的训练材料,如实物、模型、图卡等。

1. 较低语言水平训练脚本示例(示范目标词——狗)

言语治疗师:狗(展示"狗"的模型或图片并进行手势指示)

言语治疗师:汪汪汪!是狗!摸一摸狗!(引导患者感知体验)

言语治疗师:这是什么?狗!狗!(可自问自答,诱导患者模仿学习)

言语治疗师:指一指狗吧!(辅助患者完成指向动作,逐步撤除辅助)

言语治疗师:你指对啦!这是狗!(用夸张的语速、语调,寻求和儿童的互动)

2. 较高语言水平训练脚本示例(示范目标词——狗)

言语治疗师:这是狗,它会"汪汪"叫,汪!汪!汪!

言语治疗师:汪汪汪!谁来啦?

言语治疗师:哇,是小狗!小狗"汪汪"叫!

言语治疗师:狗的鼻子黑黑的,嘴巴长长的。

言语治疗师:这里有好多小动物,你来指一指,狗在哪里?

言语治疗师:对啦!真棒!多可爱的小狗!(用夸张的语速、语调,寻求和儿童的互动)

词汇训练分为四个梯度:词语认识、词语探索、词语沟通、词语认知,训练目的与框架见图9-3-2。

词语认识阶段为患者展示词汇对应的实物、图片,引导儿童对词语进行初级识别,建立音义匹配,以达到对号入座,即听指令指认词语图片的目标。

词语探索阶段在词语认识的基础上,逐渐增加干扰项,引导患者在多张图片中快速选出目标词对应的图片,达到快速区辨的能力。

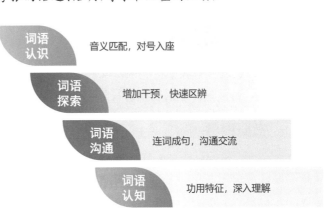

词语认识　　音义匹配,对号入座

词语探索　　增加干预,快速区辨

词语沟通　　连词成句,沟通交流

词语认知　　功用特征,深入理解

图9-3-2　词汇训练框架

词语沟通阶段引导儿童把习得的目标词语运用到词组、简单句式中,尝试理解简单的动宾结构、主谓宾连成的单句等。

词语认知阶段通过归类、学习物品功能等方式深入理解所学词汇,同时加入一些特征类形容词,如大小、多少、颜色、形状等,进一步加深患者对词语的理解。

(二) 语速语调

要求患者口语表达目标词语具有较好的语调、语速变化能力,即言语治疗师在听感上、测评中均未发现时长和音调问题。这部分的内容主要针对目标词汇进行言语训练,包括停顿起音、音节时长、音调训练、响度训练四个方面的内容,尤其侧重时长和音调两方面,如图9-3-3。

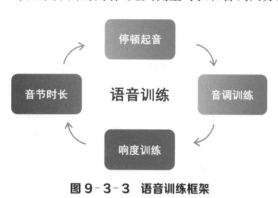

图9-3-3 语音训练框架

停顿是指说话时语音上的间歇,常见问题是异常停顿;起音是指声带不振动到稳定振动前的过程,常见异常起音问题包含硬起音和软起音。停顿起音训练帮助患者建立正确的发声基础,促进呼吸与发声的协调,主要采用示范、提示、实时反馈游戏等方法进行训练;音节时长训练主要用于语速过快或过慢的情况,引导患者运用适当的语速进行表达,主要通过手势提示结合实时反馈游戏进行训练;音调和响度的训练适用于音调异常和响度异常的患者,帮助患者建立舒适的音高和响度,在保证听感舒适的基础上避免不正确的发声对声带和喉的损伤,主要采用手势提示结合实时反馈游戏进行训练。

通过充分的表达练习和强化,引导患者轻松地、清楚地把所理解的词语表达出来,为沟通交流中的灵活运用奠定基础。

(三) 沟通交流

要求患者在生活场景的沟通交流中体现较好的运用能力,这是儿童语言ICF-SLI疗法的最终目标,训练整体结构如图9-3-4。儿童语言ICF-SLI疗法主要在训练两个方面的内容:词汇理解和词语表达(语音产出)。词汇理解方面,扩充词汇数量,丰富词汇种类,提高对词汇的理解能力;词语表达(语音产出)方面,通过引导患者仿说不同特征的语音(时长、停顿、音调、响度),形成良好的语音控制能力、口语表达能力。这两个方面的训练归根结底是为言语语言综合运用能力的发展服务,因此,沟通交流训练显得尤为重要。可选用情境创设法、角色扮演游戏、假装游戏等方式,让患者将所学词汇在沟通情境中运用,达到沟通交流的目的。

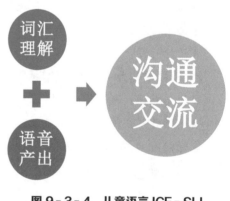

图9-3-4 儿童语言ICF-SLI疗法训练结构

二、康复工具支持

在临床康复过程中应用核心词语发声诱导疗法,建议言语治疗师结合现代化的言语语言康复设备,如图9-3-5所示,通常主要包括早期语言障碍评估与干预仪、言语矫治仪、康复学习机对患者进行康复训练。

三、主要内容

核心词语发声诱导疗法的治疗框架,如图9-3-6所示,该治疗主要包括词汇和语音两部分。在词汇上,主要是进行词语认识、词语探索、词语沟通和词语认知训练,该训练可通过早期语言障碍评估与干预仪和康复学习机早期语言模块进行;在语音上,主要是进行音节时长、停顿起音、音调变化和响度变化训练,该训练可通过言语矫治仪和康复学习机进行。训练前言语治疗师应根据患者的语言水平设计训练脚本,以提升康复训练效果。

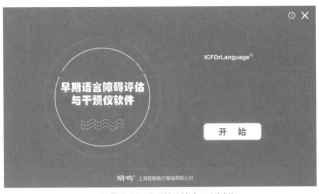
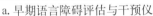

a. 早期语言障碍评估与干预仪

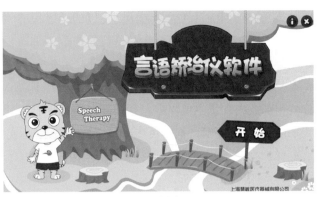

b. 言语矫治仪

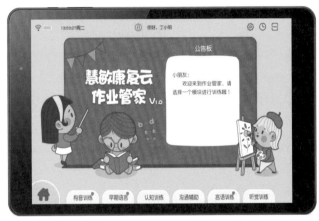

c. 康复学习机

图 9-3-5 核心词语发声诱导疗法的言语语言康复工具支持

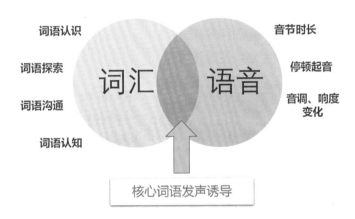

图 9-3-6 核心词语发声诱导疗法的治疗框架

四、实施流程

儿童语言 ICF-SLI 疗法训练流程包含基础准备、核心训练、拓展作业三部曲。

（一）基础准备

在该阶段,言语治疗师主要引导患者进行放松训练,具体包括情绪诱导、热身运动、放松训练(如颈部放松训练、声带放松训练-打嘟法等),训练时长约 10 分钟。

情绪诱导训练主要针对情绪状态不稳定或具有情绪行为问题,不能适应训练室环境的患者,可通过情绪诱导音乐、动感视频、玩具来进行情绪调节,使患者能够安坐、注视,为核心训练做准备。

热身运动训练意在使患者达到良好的训练状态,激活患者大脑,使其进入兴奋状态,能够集中且稳定地保持注意力。该部分训练适合无法进行发声放松训练的低龄段患者,可灵活选用简单热身操,比如配合音乐引导儿童甩臂、拍手、蹦跳等。

发声放松训练旨在为核心训练部分的言语训练做准备,具体包括颈部放松训练和声带放松训练两个部分。颈部放松训练主要内容包括颈部向前/后运动、颈部向左/右运动、颈部旋转运动;声带放松主要通过打嘟法来进行训练,打嘟的同时可配合颈部的左右运动,打嘟的方式应依据患者的障碍表现灵活使用,如听障儿童常表现为高音调,则强调降调打嘟,语速慢的患者可练习快速打嘟。

1. 打嘟训练方法

（1）平调打嘟

平调向前打嘟、平调快速旋转打嘟、平调慢速旋转打嘟、平调快慢结合旋转打嘟;

（2）升调打嘟

升调快速打嘟、升调慢速打嘟、声调旋转打嘟;

（3）降调打嘟

降调快速打嘟、降调慢速打嘟、降调旋转打嘟。

2. 打嘟训练模式

平调 3 秒、停顿 1 秒、平调 3 秒

平调 3 秒、停顿 1 秒、高调 3 秒

平调 3 秒、停顿 1 秒、低调 3 秒

平调 2 秒、停顿 1 秒、平调 4 秒

（二）核心训练

核心训练部分强调语言训练和言语训练结合,主要运用早期语言障碍评估与干预仪(核心词语训练)和言语矫治仪(语速语调训练)进行联动训练。在词汇训练方面,依次为词语认识、词语探索、词语沟通、词语认知;在语音产出方面,强调时长、节奏、音调、响度等要素的训练。

在具体训练操作过程中,核心训练部分具体操作流程如图 9-3-7。

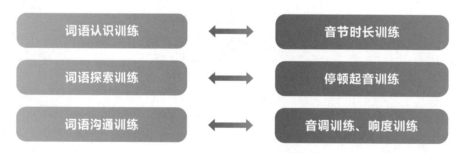

图 9-3-7　核心训练部分具体操作流程

1. 词语认识与音节时长训练

针对患者未习得的核心词语,首先进行词语认识训练,以达到音义匹配、初级指认的目的,在进行词语认识训练后立即进行音节时长训练,引导患者用适当的语速表达词语。词语认识训练主要运用早期语言障碍评估与干预仪,训练难度根据患者能力水平逐步增加:

（1）启蒙阶段:有学习过程,无干扰项;

（2）初级训练:有学习过程,1 个干扰项,有提示;

（3）中级训练:有学习过程,1 个干扰项,无提示;

（4）高级训练:无学习过程,1 个干扰项,无提示。

训练界面和训练实时监控参看图9-3-8和9-3-9,同时言语治疗师也可以结合实物或者图卡(由易到难,从实物图至线条图)来进行辅助训练,进一步巩固患者对词语的认识。

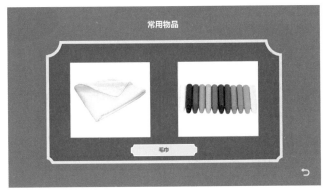

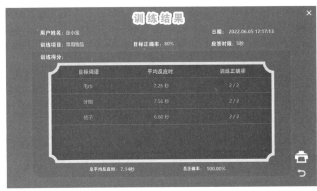

图9-3-8 词语认识-训练界面　　　　　　　　　**图9-3-9 词语认识-实时监控**

(早期语言障碍评估与干预仪,ICFDrSpeech®,上海慧敏医疗器械有限公司授权使用)

音节时长训练主要运用言语矫治仪,针对语速过慢的患者,言语治疗师进行语速适中(单字0.6秒)的示范,例如,对准麦克风表达"毛巾",正确表达后出现"小老虎"的奖励图片。然后引导患者模仿言语治疗师的适中语速说出毛巾,召唤"小老虎"。针对语速过快的患者,言语治疗师要先进行语速较慢(单字1.2秒)的示范并引导患者模仿,当患者在练习中能够降低语速时,再进行正常语速的训练。训练过程中注意观察物品移动的速度,速度快则应该提示患者降低语速,速度过慢提示患者提高语速。训练界面和训练实时监控见图9-3-10和9-3-11。

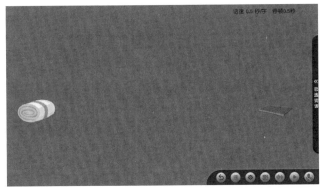

图9-3-10 音节时长-训练界面　　　　　　　　　**图9-3-11 音节时长-实时监控**

(言语矫治仪,ICFDrSpeech®,上海慧敏医疗器械有限公司授权使用)

训练前言语治疗师应根据儿童的语言水平制定适当的训练脚本,设想与患者互动的方式和引导语。以名词"毛巾"为例,训练脚本示例如下:

言语治疗师:宝贝,看! 毛巾!(结合手势指向与夸张表情)

言语治疗师:摸一摸,毛巾软软的。

言语治疗师:用毛巾擦擦脸吧! 真舒服!

言语治疗师:看! 这是毛巾的图片。宝宝,指一指毛巾。

言语治疗师:指对啦! 你太棒啦!

言语治疗师:我们现在来说一说"毛巾",让"毛巾"滚动过来,毛巾～

言语治疗师:看,毛巾动啦! 你来说一说"毛·巾",好吗?

言语治疗师：对啦！那我们这次说快一点，让"毛巾"快速滚动过来吧！

言语治疗师：你真厉害！耶！

值得注意，在词语认识与音节时长训练过程中，推荐结合言语呼吸障碍促进治疗法——实时逐字增加句长法，其训练形式与操作步骤见本书第三篇第四章详细内容。

2. 词语探索与停顿起音训练

在词语认识的基础上，提升训练难度，引导患者在情境图片中快速定位目标词所在位置，达到快速区辨的目标；同时，在能够用适当的音节时长表达词语后，引导患者用不同的音调表达词语，以期在沟通交流中展现出良好的语调，强化患者的词语理解与表达能力。

词语探索训练选用早期语言障碍评估与干预仪，根据患者的情况合理选择训练难度，训练界面和训练实时监控见图9-3-12与图9-3-13。

（1）搜寻名词：寻找并点击相关名词物品；

（2）搜寻与描述：寻找目标词，选中后会有该名词的描述语；

（3）辨别名词：听指令指图片；

（4）辨别描述：根据描述内容来指认图片。

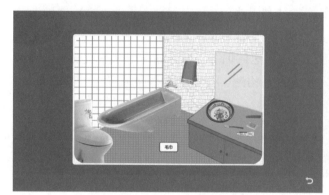

图9-3-12 词语探索-训练界面

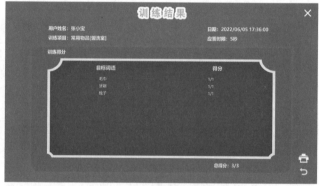

图9-3-13 词语探索-训练实时监控

（早期语言障碍评估与干预仪，ICFDrSpeech®，上海慧敏医疗器械有限公司授权使用）

停顿起音训练可纠正非正常发音方式，如硬起音和软起音，帮助患者建立正常的起音方式。对于硬起音或软起音的患者，治疗师可先进行缓慢起音的训练，再进行适中起音训练，训练前先用正确的起音方式向患者示范，然后引导患者模仿正确的起音方式引出游戏奖励出现，操作界面见图9-3-14与图9-3-15。停顿的训练旨在帮助患者建立正确的停顿方式、停顿间隔，引导患者舒适、清楚地进行表达。

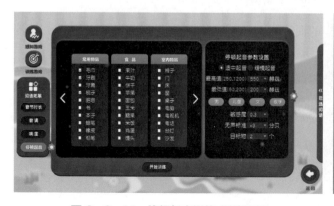

图9-3-14 停顿起音训练-训练设置

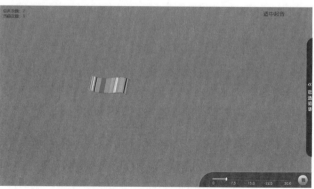

图9-3-15 停顿起音训练-训练界面

（言语矫治仪，ICFDrSpeech®，上海慧敏医疗器械有限公司授权使用）

3. 词语沟通与音调训练、响度训练

经过前两个部分的训练,患者已形成对目标词语理解与表达的基本能力。本阶段对其进行词语沟通和音调、响度训练,引导患者将所学词汇运用到简单句沟通中,同时通过音调、响度训练引导患者在适当的时长的基础上清晰表达,要求在表达过程中声音洪亮、清晰。

词语沟通部分的训练借助早期语言障碍评估与干预仪,训练由易到难分为四种类型:图片匹配、词语识别、词语种类、相互交流。言语治疗师可运用示范模仿法、提示促进法帮助患者进行词语沟通,训练界面和训练实时监控见图 9-3-16 与图 9-3-17。

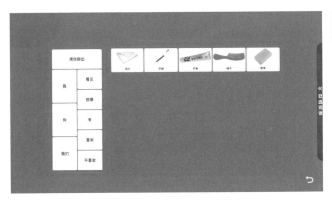

图 9-3-16　词语沟通-训练界面

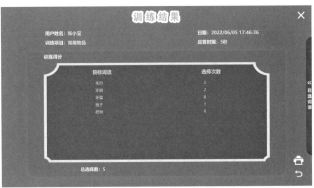

图 9-3-17　词语沟通-训练实时监控

（早期语言障碍评估与干预仪,ICFDrSpeech®,上海慧敏医疗器械有限公司授权使用）

音调的训练主要使用言语矫治仪中的实时声控视觉反馈游戏进行,训练前根据患者的情况设置目标音调。若患者音调高,则训练应先设置较高音调目标,逐步过渡至低音调,训练界面和训练实时监控见图 9-3-18 与图 9-3-19,同时可以结合音调感知训练、音调梯度训练法、乐调匹配法进行辅助训练。

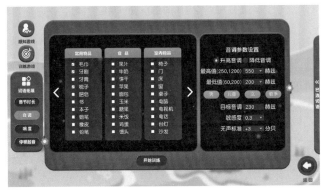
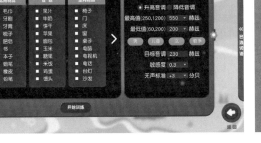

图 9-3-18　音调训练-训练设置

图 9-3-19　音调训练-训练界面

（言语矫治仪,ICFDrSpeech®,上海慧敏医疗器械有限公司授权使用）

响度训练部分使用言语矫治仪,训练前根据患者的基础水平设置适宜的响度目标值,循序渐进,引导患者达到目标响度,具体操作见图 9-3-20 与图 9-3-21。

值得注意,在词语沟通与音调训练、响度训练过程中,推荐结合言语发声障碍促进治疗法——实时响度梯度训练、音调梯度训练、实时乐调匹配法,其训练形式与操作步骤见本书第四篇第四章详细内容。

4. 词语认知与词语拓展性训练

本阶段是词语理解和表达的高级阶段,旨在使儿童最大限度地理解词汇,包括词汇的类别、功能、特征等。同时,综合运用音节时长、停顿起音、音调、响度等言语要素旨在使儿童在表达词语时把握良好的语速、语调、节奏、重音,进一步提升综合沟通交流能力。

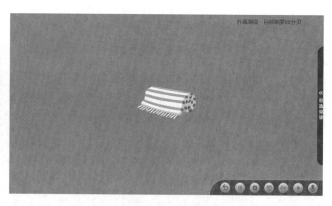

| 图 9‑3‑20　响度训练‑训练设置 | 图 9‑3‑21　响度训练‑训练界面 |

（言语矫治仪，ICFDrSpeech®，上海慧敏医疗器械有限公司授权使用）

　　词语认知训练借助早期语言障碍评估与干预仪，引导儿童进行词汇功能、特征、分类、匹配的训练。言语治疗师应根据患者的语言水平预先制定训练脚本，根据训练脚本进行对应内容的训练，具体操作见图 9‑3‑22 与图 9‑3‑23。

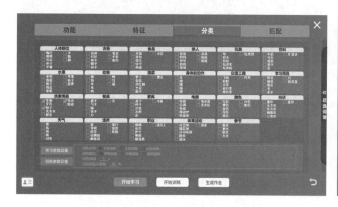

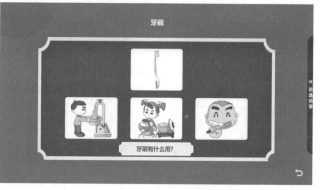

图 9‑3‑22　词语认知‑训练设置　　　　　　　图 9‑3‑23　词语认知‑训练界面

（早期语言障碍评估与干预仪，ICFDrSpeech®，上海慧敏医疗器械有限公司授权使用）

（三）拓展作业

　　拓展作业部分主要针对机构内的训练内容进行居家同步强化训练，以巩固患者的词语理解和语音表达能力。言语治疗师可将当日的主要训练内容推送至康复学习机，由家长对患者进行居家复习训练，图 9‑3‑24 为音调训练的作业训练界面。

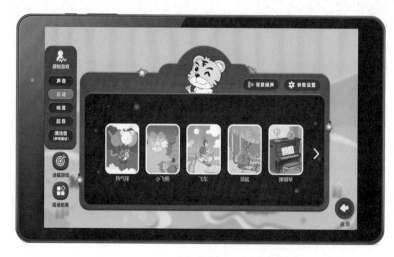

图 9‑3‑24　拓展作业——音调训练

（言语矫治仪，ICFDrSpeech®，上海慧敏医疗器械有限公司授权使用）

第三节　发育性言语语言障碍儿童智能康复案例

本节以语言发育迟缓儿童言语语言综合疗法为例,具体阐述 ICF 框架下语言发育迟缓儿童言语语言康复的实施过程。

一、ICF 儿童言语语言综合检查

患者庄××,男,3 岁,经临床诊断为语言发育迟缓,家长主诉词汇量小、说话少。ICF 儿童言语语言综合检查得出该儿童的主要问题集中在语言方面,包括词语理解能力较差、双音节时长过长、音调偏低。另外,认知方面能够理解颜色、图形、数字、时间、物体的量,但对空间的认知相对较差;进食状况基本正常,能够较好地自主进食;口部触觉感知良好。

通过 ICF 儿童综合检查,全面评估患者各方面临床表现和存在问题,为进一步的康复分流、康复评估、康复训练及疗效监控提供依据。案例患者 ICF 言语语言儿童综合检查结果如表 9-3-1 所示,ICF 儿童言语语言综合检查表见数字资源 9-3-1。

数字资源 9-3-1

表 9-3-1　ICF 儿童综合检查表

上海市××儿童康复中心

患者基本信息

姓名 *　　庄××　　出生日期 *　　2018.07.21　　性别 *　☑ 男　□ 女

检查者　　杜老师　　评估日期 *　　2021.07.21　　编号 *　　C01

类型:□ 智障　　　□ 听障　　　□ 脑瘫　　　□ 自闭症　　　☑ 发育迟缓　语言

　　　□ 失语症　　　　　□ 神经性言语障碍(构音障碍)　　　□ 其他

主要交流方式:☑ 口语　□ 图片　□ 肢体动作　□ 基本无交流

听力状况:☑ 正常 □ 异常　听力设备:□ 人工耳蜗　□ 助听器 补偿效果

进食状况:基本正常,能够较好地自主进食。

言语、语言、认知、情绪状况:1. 言语嗓音方面,音调偏低,轻度损伤;2. 构音方面,语速偏慢,轻度损伤;3. 语言方面,词语理解能力较差,轻度损伤;双音节时长过长,轻度损伤;双音节基频偏低,轻度损伤;4. 认知方面,对空间的认知较差,轻度损伤;5. 情绪方面,情绪较为稳定,无明显异常。

口部触觉感知与运动状况:口部触觉感知与运动状况良好。

意见和建议:1. 损伤程度统计值:平均值 1.9,标准差 0.5;2. 建议进行儿童语言标准版评估,采用儿童语言 ICF-SLI 疗法训练。

身体功能即人体系统的生理功能损伤程度			无损伤	轻度损伤	中度损伤	重度损伤	完全损伤	未特指	不适用
			0	1	2	3	4	8	9

言语嗓音功能评估

b3100	嗓音产生	最长声时	⊠						
		最大数数能力	⊠						
		言语基频		⊠					

儿童构音功能评估

b320	构音功能	声母音位习得		⊠						
b3302	语速	连续语音能力	言语速率		⊠					

			0	1	2	3	4	8	9
b3303	语调	言语基频标准差	⊠						

<table>
<tr><td colspan="10" align="center">儿童语言功能评估</td></tr>
</table>

			0	1	2	3	4	8	9
b16700	口语理解	词语理解		⊠					
b16710	口语表达	双音节词时长		⊠					
		双音节词基频		⊠					

<table>
<tr><td colspan="10" align="center">认知功能评估</td></tr>
</table>

			0	1	2	3	4	8	9
b1561	视觉	颜色	⊠						
		图形	⊠						
		数字	⊠						
		时间	⊠						
		空间		⊠					
		物体的量	⊠						

<table>
<tr><td colspan="10" align="center">情绪功能评估</td></tr>
</table>

			0	1	2	3	4	8	9
b1521	情绪调节	情绪调节	⊠						

损伤程度统计值：平均值 1.9；标准差 0.5。

检查结果：☑ 建议进行专项评估(○言语嗓音 ●语言 ○构音 ○认知 ○情绪功能与社交参与)
　　　　　□ 无明显功能损伤

该患者的 ICF 儿童综合检查结果由言语嗓音功能评估、儿童构音功能评估、儿童语言功能评估、儿童认知功能评估以及儿童情绪功能评估共五个部分组成，以下是各项目的具体评估结果。

（一）言语嗓音功能评估表

言语治疗师通过对患者进行言语嗓音功能评估以掌握患者功能的损伤程度，为制定科学的治疗计划提供依据。

1. 呼吸功能测量项目

通过对患者最长声时、最大数数能力两个参数的测量，以掌握患者功能的损伤程度，为制定科学的治疗计划提供依据。案例患者呼吸功能测量结果如表 9-3-2 所示。

表 9-3-2　言语嗓音功能测量结果

日期	最长声时	最长声时状况(偏小、正常)	相对年龄	实际年龄	是否腹式呼吸
7.21	4.7秒	正常	3	3	否

日期	最大数数能力	最大数数能力状况(偏小、正常)	相对年龄	实际年龄	吸气和呼气是否协调
7.21	4.3秒	正常	3	3	是

2. 发声功能测量项目

通过对患者言语基频、言语基频标准差、连续语音能力言语速率三个参数的测量,以掌握患者功能的损伤程度,为制定科学的治疗计划提供依据。案例患者发声功能测量结果如表9-3-3所示。

表9-3-3 发声功能测量结果

日 期	言语基频	言语基频状况(↓、正常、↑)	相对年龄	实际年龄	是否音调正常
7.21	347 赫兹	↓	≥4	3	否

日 期	言语基频标准差	连续语音能力言语速率
7.21	42 赫兹	1.8个/秒

(二)儿童构音功能评估表

言语治疗师通过对患者进行儿童构音功能评估以掌握患者功能的损伤程度,为制定科学的治疗计划提供依据。

1. 声母音位习得评估分析表

快速评价患者第一、二阶段声母的构音情况。记录说明:正确或"√";歪曲或"⊗";遗漏或"⊖";替代:实发音,均可用"文字/符号"记录。案例患者声母音位习得评估结果如表9-3-4所示。

表9-3-4 声母音位习得评估分析表

年龄					2:7—2:12	3:1—3:6
	词		声母	声母音位习得与否	错误走向	
第一阶段	包	bāo	b	√	延迟发育( )岁	
	猫	māo	m	√	延迟发育( )岁	
	刀	dāo	d	√	延迟发育( )岁	
	河	hé	h	√	延迟发育( )岁	
第二阶段	抛	pāo	p	√		延迟发育( )岁
	套	tào	t	√		延迟发育( )岁
	高	gāo	g	√		延迟发育( )岁
	铐	kào	k	√		延迟发育( )岁
	闹	nào	n	√		延迟发育( )岁
声母音位习得个数				9/(21个)		

2. 音位对比评估记录表

通过最小语音对的比较,得出对比结果。例如,语音对序号1中,/b/和/p/若同时正确,则记1分,若有一个错误则记0分。案例患者音位对比评估结果如表9-3-5所示,音位对比思维导图如图9-3-25所示。

表 9-3-5　音位对比评估记录表

	序　号	最小音位对比	卡片编号	目标音	实发音	对比结果	错误走向提示 如果没有相应选项，则不填
C1	1 双唇音	送气	2 pāo	p	1	1	☐ 送气化：送气音替代不送气音 ☐ 替代送气：不送气音替代送气音
		不送气	1 bāo	b	1		
C5	12 双唇音	塞音	1 bāo	b	1	1	☐ 鼻音化：鼻音替代塞音 ☐ 替代鼻音：塞音替代鼻音
		鼻音	3 māo	m	1		
C8	18 不送气塞音	双唇音	1 bāo	b	1	1	☐ 前进化：舌尖中音前进化 ☐ 退后化：双唇音退后化
		舌尖中音	5 dāo	d	1		
	19 不送气塞音	双唇音	1 bāo	b	1	1	☐ 前进化：舌根音前进化 ☐ 退后化：双唇音退后化
		舌根音	9 gāo	g	1		
	20 不送气塞音	舌尖中音	5 dāo	d	1	1	☐ 前进化：舌根音前进化 ☐ 退后化：舌尖中音退后化
		舌根音	9 gāo	g	1		

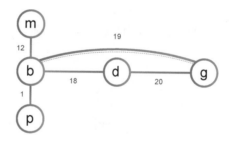

图 9-3-25　音位对比思维导图：5 对

（获得音位：○；获得音位对：—）

3. 口部构音运动评估表

评价患者下颌、唇、舌在自然放松状态下、模仿口部运动状态下的生理运动是否正确，判断运动异常的类型，分析导致运动异常的原因，为治疗提供依据。案例患者口部构音运动评估结果如表 9-3-6 所示。

表 9-3-6　口部构音运动评估表

① 下颌构音运动功能（选填）		② 唇构音运动功能		③ 舌构音运动功能	
		如果 1 已获得	☑ 是 ☐ 不是	如果 18、19、20 已获得	☑ 是 ☐ 不是
		上述音位对已获得时，无需进行对应项目的评估，默认通过； 上述音位对未获得时，则需评估对应项目。			
项　　目	得　分	项　　目	得　分	项　　目	得　分
向下运动	/4	展唇运动	/4	舌尖前后交替	/4
向上运动	/4	圆唇运动	/4	舌尖上下交替	/4

续　表

项　目	得　分	项　目	得　分	项　目	得　分
上下连续运动	/4	圆展交替运动	/4		
		唇闭合运动	/4		
下颌构音得分	/12	唇构音得分	/16	舌构音得分	/8

注意：(1) 仅测试与构音主要相关项目；
　　　(2) 口部构音运动评估跳转条件：
　　　① 通过：下颌、唇、舌与构音主要相关项目要求每个项目评定均在 3 级及以上；
　　　即：下颌构音得分≥9，唇构音得分≥12，舌构音得分≥6。
　　　若音位对 1 已获得，唇构音得分 = 12/16，跳过此项目；否则进行相应项目的评估；
　　　唇构音运动评估项目包括：展唇运动、圆唇运动、圆展唇交替运动和唇闭合运动，共 4 项；
　　　若音位对 18、19、20 已获得，舌构音得分 = 6/8，跳过此项目；否则进行相应项目的评估；
　　　舌构音运动评估项目包括：舌尖前后交替、舌尖上下交替模式，共 2 项。
　　　② 未通过：若下颌、唇、舌与构音主要相关项目中某一项或多项项目评定在 3 级以下。

（三）儿童语言功能评估表

言语治疗师通过对患者进行儿童语言功能评估以掌握患者功能的损伤程度，为制定科学的治疗计划提供依据。

1. 词语理解能力评估

评估儿童的语言理解能力，确定儿童语言能力损伤程度，为后续训练提供依据和建议。评估时，若连续 3 题均回答错误或无反应，可直接结束评估。案例患者词语理解能力评估结果如表 9 - 3 - 7 所示。

表 9 - 3 - 7　词语理解能力评估结果记录表

名　词		名　词		动　词		形　容　词	
测试内容	得　分	测试内容	得　分	测试内容	得　分	测试内容	得　分
火车	1	凉鞋	1	打伞	1	直的	0
爸爸	1	小鸟	1	敲	0	伤心	0
警车	0	瓶子	1	推	0		
冰淇淋	1	公路	0	倒	0		
老人	0	鞭炮	1	跳	1		
空调	1						

	名　词	动　词	形　容　词	总　分
正确率	8/11 = 72.7%	2/5 = 40%	0/2 = 0%	10/18 = 55.6%
实际年龄：	3 岁		相对年龄：	3 岁以下

2. 发声诱导评估

进行发声诱导评估，了解患者发音意识，掌握患者功能的损伤程度，为后续练习发音动作以及口语的产生等作铺垫。测试时，不要求言语清晰度。案例患者发声诱导评估结果如表 9 - 3 - 8 所示。

表9-3-8 发声诱导评估结果记录表

序　号	双音节词语	时长(秒)	基频(赫兹)
1	熊猫	1. 9	322
2	跳舞	1. 7	372
平均时长、平均基频		1.8 秒	347 赫兹

（四）儿童认知功能评估表

言语治疗师通过对患者进行儿童认知功能评估以掌握患者功能的损伤程度，为制定科学的治疗计划提供依据。评估共6项，具体项目的评估顺序：时间、颜色、图形、物体的量、空间、数字；若某项连续3题均回答错误或无反应，则进行下一项评估。案例患者认知功能评估结果如表9-3-9所示。

表9-3-9 启蒙知识的精准评估结果表

颜色认知	计分	图形认知	计分	图形认知	计分	时间认知	计分	空间认知	计分	物体的量	计分
红	1	圆形	1	正五边形	0	奶奶	1	里	1	大	1
蓝	1	半圆形	1	球	1	宝宝	1	上	1	矮	1
黑	1	心形	1	长方体	1	冬天	1	前	0	胖	1
橙	1	正方形	1			6 点	0	旁	0	硬	1
棕	1	梯形	0			3 点半	0	左手	0	厚	0

数字认知

数概念	基数	1	1	5	0	13	0	22	0		
	序数	第1个	0	第8个	0						
运算能力	表象运算	1+2=	0	6-3=	0						
	加减运算	1+1=	0	2+3=	0	7+3=	0	3+9=	0	9+7=	0
		2-1=	0	4-3=	0	8-2=	0	10-7=	0		

启蒙知识精准评估计分
（各项评估得分均乘以2后填入下表）

颜色认知	10	图形认知	12	数字认知	2	时间认知	6	空间认知	4	物体的量	8
发育水平	正常	发育水平	正常	发育水平	正常	发育水平	正常	发育水平	迟缓	发育水平	正常

（五）儿童情绪功能精准评估表

言语治疗师通过对患者进行儿童情绪功能评估以掌握患者功能的损伤程度，为制定科学的治疗计划提供依据。认真阅读下面的每个条目，然后根据儿童过去两个月的实际情况，在相应的条目下勾选。评估共包括2

道题目,依据儿童日常表现勾选最符合该儿童情况的选项。若两道题目的得分均=4,可跳过该分项的标准版评估。若两道题目中任意一道题目的得分≤3,需要进行"ICF 儿童情绪功能与社交参与评估"。案例患者情绪功能评估结果如表9-3-10所示。

表 9-3-10　儿童情绪功能精准评估结果表

项目	题号	题　目	得　分				
			从来不 4	几乎不 3	有时 2	经常 1	总是 0
情绪调节	1	难以控制自己的情绪,兴奋起来或者哭起来就会持续很久	√				
	2	无缘由地情绪波动大,喜怒无常	√				

二、儿童语言功能精准评估

根据患者基本情况,主要损伤部分在于语言功能,言语治疗师对患者进行语言功能精准评估以掌握患者语言功能的损伤程度,为制定科学的治疗计划提供依据。案例患者基本信息如表9-3-11所示。

表 9-3-11　患者基本信息表

上海市××儿童康复中心

患者基本信息
姓名　　庄××　　　出生日期　2018-7-21　　　性别:☑ 男　□ 女
检查者　　杜××　　　评估日期　2021-7-21　　　编号　　C01
类型:□ 智障＿＿＿　□ 听障＿＿＿　□ 脑瘫＿＿＿　□ 自闭症＿＿＿　☑ 发育迟缓　语言＿＿＿
　　　□ 失语症＿＿＿　□ 神经性言语障碍(构音障碍)＿＿＿＿＿＿＿＿
　　　□ 言语失用症＿＿＿　□ 其他＿＿＿＿＿＿＿＿
主要交流方式:☑ 口语　□ 图片　□ 肢体动作　□ 基本无交流
听力状况:☑ 正常　□ 异常　听力设备:□ 人工耳蜗　□ 助听器　补偿效果＿＿＿＿＿＿＿＿
进食状况:基本正常,能够较好的自主进食。
言语、语言、认知、情绪状况:在口语表达方面,对事物进行正确命名的功能存在轻度损伤;双音节基频控制能力存在重度损伤,语言理解能力稍优于表达能力。
口部触觉感知与运动状况:未见明显异常。

(一)言语语言综合评估

言语语言综合能力评估主要考查儿童在有意义语言(双音节词)中对时长和基频的控制能力,反映测试者在言语过程中的自然度。其目的为考查儿童在复述双音节词时,对时长和基频的控制能力,并反映其言语的自然度。案例患者言语语言综合评估结果如表9-3-12所示。

表 9-3-12　言语语言综合评估结果表

序　号	双音节词语	时长(秒)	基频(赫兹)
1	熊猫	1.98	321
2	跳舞	1.95	311

续　表

序　号	双音节词语	时长(秒)	基频(赫兹)
3	眼睛	1.87	298
4	橡皮	1.76	341
平均时长、平均基频		1.89 秒	318 赫兹

结果分析与建议：

双音节词时长：患者的平均时长为 1.89 秒，高于正常范围。

双音节词基频：患者的平均基频为 318 赫兹，低于正常范围。

（二）词语理解能力评估

词语理解能力是指儿童对实词中常见的名词、动词和形容词的理解能力。词语理解能力评估按照儿童的词语习得规律，选取儿童各年龄段出现的具有代表性的名词、动词、形容词等词汇，并配套色彩丰富、贴近生活场景的图片。词语理解能力测验共 35 个题项，考查儿童对词语的理解能力，为判断儿童词语理解能力的发展水平和语言干预起点提供了科学有效的依据。案例患者词语理解能力评估结果如表 9-3-13 所示。

表 9-3-13　词语理解能力精准评估结果表

名　词		动　词		形　容　词	
测试内容	得　分	测试内容	得　分	测试内容	得　分
火车	1	吹	1	快	0
鞋子	1	上楼	0	直的	0
爸爸	1	打伞	1	高	1
警车	0	敲	0	伤心	0
动物	0	推	0	硬	0
冰淇淋	1	拍(皮球)	1		
圆形	0	举	0		
老人	0	倒	0		
彩虹	0	跳	1		
太阳	1	打针	0		
空调	1	擦	1		
冬天	0				
凉鞋	0				
生日	0				
小鸟	0				

续 表

名 词		动 词		形 容 词	
测试内容	得 分	测试内容	得 分	测试内容	得 分
胸	1				
瓶子	1				
公路	0				
鞭炮	0				

	名词	动词	形容词	总分
正确率	8/19＝42.1%	5/11＝45.45%	1/5＝20%	14/35＝40%
实际年龄	3岁		相对年龄	3岁以下

结果分析与建议：

词语理解正确率40%。

1. 名词理解正确率：42.1%。

   已理解的名词有：火车，鞋子，爸爸，冰淇淋，彩虹，空调，太阳，空调，胸，瓶子。

   未理解的名词有：警车，动物，圆形，老人，彩虹，冬天，凉鞋，生日，小鸟，公路，鞭炮。

2. 动词理解正确率：45.45%。

   已理解的动词有：吹，打伞，拍(皮球)，跳，擦。

   未理解的动词有：上楼，敲，推，举，倒，打针。

3. 形容词理解正确率：20.00%。

   已理解的形容词有：高。

   未理解的形容词有：快，直的，伤心，硬。

（三）词语命名能力评估

词语命名是语言发展过程中的一个重要环节，是在一定认知基础上从语言理解到语言表达的重要过渡。词语命名是儿童用语言对看到、听到、闻到或触摸到的东西贴标签的过程。词语命名能力测验共65个题项，要求儿童按照指导语对所提供的图片进行命名，其目的是考查儿童名词、动词、形容词、量词的命名能力。案例患者词语命名能力评估结果如表9-3-14所示。

表9-3-14 词语命名能力精准评估结果表

序号	目 标 词	得分	错误走向分析						
			无反应	新造词	相关描述	不相关描述	上位替代	同位替代	下位替代
1	画画	1							
2	肚子(肚皮、肚脐)	1							
3	玉米	1							
4	企鹅	1							
5	楼梯	1							
6	自行车(脚踏车)	1							

续　表

序号	目 标 词	得分	错误走向分析						
			无反应	新造词	相关描述	不相关描述	上位替代	同位替代	下位替代
7	垃圾箱(垃圾桶)	1							
8	冰箱	1							
9	快	0	▲						
10	薯条	1							
11	彩虹	0	▲						
12	冷	0	▲						
13	礼物(礼物袋)	1							
14	动物园(动物中心)	0	▲						
15	医生	1							
16	摘(摘苹果、采苹果)	0			▲				
17	菠萝	0	▲						
18	撕(撕开、撕烂、撕画)	0	▲						
19	摸(摸头)	1							
20	近	0	▲						
21	雨衣(雨披)	0	▲						
22	打针	1							
23	茄子	0							▲
24	硬(硬的)	0	▲						
25	窗户(窗、窗子)	0			▲				
26	两本书(本)	0				▲			
27	蔬菜	0	▲						
28	奖杯(冠军杯)	0	▲						
29	盛(舀)	0				▲			
30	扣子(纽扣、纽子)	0				▲			
31	矮	0							
32	削	0							
33	烤(烧烤)	0							
34	橙色(橘色、橘黄色)	0							

续 表

序号	目 标 词	得分	错误走向分析						
			无反应	新造词	相关描述	不相关描述	上位替代	同位替代	下位替代
35	吹风机(电吹风)	0							
36	搬	0							
37	堵车	0							
38	舒服	0							
39	消防员(消防员叔叔)	0							
40	衣架(衣服架子)	0							
41	轻(轻的)	0							
42	小偷	0							
43	细(细细的、细的)	0							
44	冬天(冬季)	0							
45	歪(歪的)	0							
46	骆驼	0							
47	中国	0							
48	浴缸(洗澡盆)	0							
49	勇敢	0							
50	洒水车	0							
51	光盘(碟片)	0							
52	迟到(来不及)	0							
53	蜜蜂	0							
54	难	0							
55	读书(念书、学习)	0							
56	帮助	0							
57	教室	0							
58	年轻	0							
59	危险	0							
60	难过(不开心)	0							
61	健康(强壮)	0							
62	食指	0							

续　表

序号	目 标 词	得分	错误走向分析						
			无反应	新造词	相关描述	不相关描述	上位替代	同位替代	下位替代
63	酒杯(玻璃杯、(红)酒杯、高脚杯)	0							
64	批评(骂、生气)	0							
65	扑(跳)	0							

	名 词	动 词	形容词	量 词	总 分
正确率	10/33＝30.3%	3/15＝20%	0/16＝0%	0/1＝0.00%	13/65＝20%
实际年龄:	3 岁		相对年龄:	3 岁以下	

结果分析与建议:

词语命名正确率20%。

1. 名词命名正确率:30.3%。

能正确命名的名词有:肚子(肚皮、肚脐)、玉米、企鹅、楼梯、自行车(脚踏车)、垃圾箱(垃圾桶)、冰箱、薯条、礼物(礼物袋)、医生。

不能正确命名的名词有:彩虹、动物园(动物中心)、菠萝、雨衣(雨披)、窗户(窗、窗子)、蔬菜、奖杯(冠军杯)、扣子(纽扣、纽子)、吹风机(电吹风)、消防员(消防员叔叔)、小偷、骆驼、酒杯(玻璃杯)、(红)酒杯(高脚杯)、茄子、衣架(衣服架子)、冬天(冬季)、中国、浴缸(洗澡盆)、洒水车、光盘(碟片)、蜜蜂、教室、食指。

2. 动词命名正确率:20%。

能正确命名的动词有:画画、摸(摸头)、打针。

不能正确命名的动词有:摘(摘苹果、采苹果)、撕(撕开、撕烂、撕画)、搬、迟到(来不及)、读书(念书、学习)、盛(舀)、削、烤(烧烤)、堵车帮助、批评(骂、生气)、扑(跳)。

3. 形容词命名正确率:0%。

能正确命名的形容词有:无。

不能正确命名的形容词有:冷、近、硬(硬的)、橙色(橘色、橘黄色)、舒服、轻(轻的)、快、矮、细(细细的、细的)、歪(歪的)、勇敢、难、年轻、危险、难过(不开心)、健康。

三、ICF 儿童语言功能评估

根据患者语言精准评估的具体结果进行 ICF 损伤程度值转换,得出儿童词语理解轻度损伤,词语命名轻度损伤,双音节词时长中度损伤,双音节词基频中度损伤,具体描述见表9-3-15。

表 9-3-15　ICF 儿童语言功能评估表

身体功能即人体系统的生理功能损伤程度			无损伤	轻度损伤	中度损伤	重度损伤	完全损伤	未特指	不适用
			0	1	2	3	4	8	9
b16700	口语理解(儿童)	词语理解		☒					
		句子理解							☒
	对口语信息的解码以获得其含义的精神功能。								
	信息来源:☒病史　□ 问卷调查　☒临床检查　□ 医技检查								

续 表

问题描述：
  1. 词语理解得分为 40.00%↓，对词语进行正确理解的心智功能存在轻度损伤。
进一步描述：
  名词理解正确率 42.41%，动词理解正确率 45.45%，形容词理解正确率 20%。
治疗建议：
  词理解正确率未达到 80%，建议进行该类词的认识、探索和沟通训练。
  2. 句子理解："不适用"。

			0	1	2	3	4	8	9
b16710	口语表达（儿童）	词语命名		☒					
		双音节词时长			☒				
		双音节词基频			☒				
		句式仿说							☒

以口语产生有意义的信息所必需的精神功能。

信息来源：☑ 病史　□ 问卷调查　☑ 临床检查　□ 医技检查

问题描述：
  1. 词语命名能力得分为 20.00%↓，对事物进行正确命名的心智功能存在轻度损伤。
进一步描述：
  名词正确率 30.3%，动词正确率 20%，形容词正确率 0，量词理解正确率 0。
治疗建议：
  词表达正确率未达到 80%，建议进行该类词的认识、探索和沟通训练。
  2. 双音节时长为 1.9 秒↑，双音节时长 1.9 秒过长，双音节时长控制能力存在中度损伤。
进一步描述：
  语速过慢
治疗建议：
  双音节时长未达到正常范围，建议结合唱音法进行音节时长的感知和控制训练，同时结合呼吸放松训练进行停顿变化的感知和训练。
  3. 双音节词基频 318 赫兹↓，双音节基频控制能力存在中度损伤。
进一步描述：
  音调过低。
治疗建议：
  双音节词基频未达到正常范围，建议结合音调梯度训练进行音调变化的感知和控制训练，同时结合响度梯度训练进行响度的感知和控制训练。
  4. 句式仿说："不适用。"

四、ICF 儿童语言治疗计划

根据儿童语言精准评估的结果及 ICF 儿童语言功能损伤程度值，制定 ICF 儿童语言治疗计划，填写治疗计划表，确定该阶段的训练目标值，并于一个阶段的治疗后查看患者的最终值是否达到该阶段所定的目标，本案例的具体治疗计划见表 9-3-16。

表 9-3-16 ICF 儿童语言治疗计划表

治疗任务	治疗方法		康复医师	护士	物理治疗师	作业治疗师	言语治疗师	心理工作者	特教教师	初始值	目标值	最终值
b16700 口语理解（儿童）	词语理解	☑ 词语认识 ☑ 词语认知 ● 名词：动物、人体部位、衣物、常用物品、玩具、器皿、交通工具类					√			1	0	0

续 表

治疗任务		治疗方法	康复医师	护士	物理治疗师	作业治疗师	言语治疗师	心理工作者	特教教师	初始值	目标值	最终值
b16710 口语表达 (儿童)	词语命名	☑ 词语探索 ☑ 词语沟通 ● 名词：动物、人体部位、衣物、常用物品、玩具、器皿、交通工具类					√			1	0	0
	双音节词时长	☑ 发声诱导训练 ● 时长延长 ● 时长缩短 ● 时长延长与缩短轮替					√			2	1	0
	双音节词基频	☑ 音调感知训练 ☑ 音调控制训练 ☑ 发声诱导训练 ● 音调升高 ● 音调降低 ● 音调升高与降低轮替					√			2	1	0

五、儿童言语语言综合疗法康复治疗与实时监控

根据该患者的语言损伤情况,需要对患者进行词语理解、词语命名、双音节词时长、双音节词基频的训练。词语理解和词语命名主要采用早期语言障碍评估与干预仪结合训练脚本与辅助材料(实物、模型、图卡等)来进行,双音节词时长、双音节词基频主要采用言语矫治仪结合促进治疗法(音调梯度训练法)来进行训练。由于训练周期较长,内容较多,该部分以名词"毛巾""牙刷"与"梳子"的训练过程为例进行训练示范。

(一) 词语认识与双音节词时长训练及与实时监控

训练目标词：毛巾、牙刷、梳子。

训练准备：早期语言障碍评估与干预仪、言语矫治仪、强化物、辅助材料(如实物、图卡)。

训练内容：词语认识与音节时长联动训练。

训练时长：30 分钟。

实时监控：言语语言康复设备将自动记录并且可以导出患者的反应时长和正确率。

1. 词语认识训练

言语治疗师在早期语言障碍评估与干预仪词汇库中选择需要训练的目标词汇,首先进行第一阶段的词语认识训练,训练界面如图 9-3-26。该阶段意在建立儿童对词语的初级理解与识别,达到音义匹配的目标。言语治疗师可通过展示词汇对应的图片或辅助材料(如实物、模型)引导患者感知体验,同时结合训练脚本引导患者根据指令指认目标词对应的图片,语言康复设备具备实时监控功能,训练过程与正确率可自动记录并保存,如图 9-3-27。

词语认识训练脚本：

言语治疗师：看！这是毛巾,宝宝摸一摸毛巾。(感知体验)

言语治疗师：哇！毛巾软软的,我们可以用毛巾擦脸(示范擦脸动作),宝宝也来擦擦脸吧!

言语治疗师：真棒！你来指一指屏幕上的毛巾吧!

言语治疗师：你指对啦！这是毛巾,黄色的毛巾!

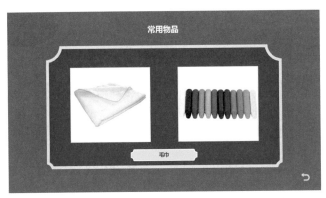

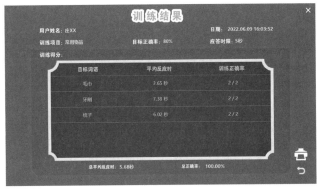

图9-3-26　词语认识训练界面　　　　　**图9-3-27　词语认识训练实时监控**

（早期语言障碍评估与干预仪，ICFDrSpeech®，上海慧敏医疗器械有限公司授权使用）

2. 双音节词时长训练

评估结果显示，该患者的双音节词音节时长过长，需要缩短音节时长，提升语速。该部分的训练与词语认识紧密结合，旨在让儿童用正常的音节时长表述词语：毛巾、牙刷、梳子，主要运用言语矫治仪进行音节时长训练，训练前言语治疗师根据患儿的语言水平制定训练脚本，并设定正常语速0.6秒/字，根据环境噪声大小调整无声标准，训练过程及效果如图9-3-28与图9-3-29所示。

双音节词时长训练脚本：

言语治疗师：宝贝，看！这里有一支牙刷，宝宝来说一说"牙刷"！

言语治疗师：宝宝说得真好听！我们这次说得快一点儿，跟着老师的拍手动作，老师拍一下手，我们就说一个字，好不好呀？

言语治疗师：太棒啦！现在我们来玩游戏，宝宝说出"牙刷"，屏幕上的牙刷就会跑到牙齿那边，你来试一试吧！

言语治疗师：哇，牙刷跑过去啦！耶！宝宝太棒啦！（击掌）

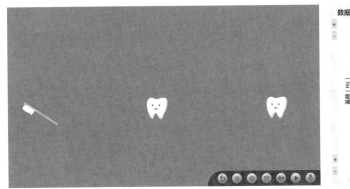

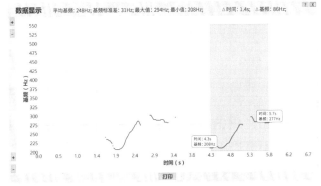

图9-3-28　音节时长训练界面　　　　　**图9-3-29　音节时长训练实时监控**

（言语矫治仪，ICFDrSpeech®，上海慧敏医疗器械有限公司授权使用）

（二）词语探索与停顿起音训练

1. 词语探索训练

言语治疗师在早期语言障碍评估与干预仪词汇库中选择需要训练的目标词汇，让患者在第一阶段对目标词初级识别的基础上，进行第二阶段的词语探索训练，以达到对词语的快速区辨能力，如图9-3-30，该阶段意在引导儿童在一个场景图片中定位目标物，在多重干扰中快速选出目标词对应图片。言语治疗师可运用示范模仿法、提示促进法帮助儿童理解该部分的训练要求,同时结合训练脚本引导患者根据指令快速指出目标词对应的图片。关于训练过程与正确率,语言康复设备可自动记录并保存,如图9-3-31,若条件允许,言语治疗师可以在该阶段的训练过程中尝试引导患者命名目标词汇。

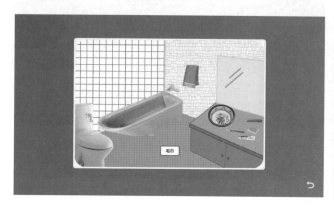

图9-3-30　词语探索训练界面

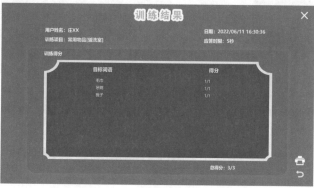

图9-3-31　词语探索训练实时监控

（早期语言障碍评估与干预仪,ICFDrSpeech®,上海慧敏医疗器械有限公司授权使用）

2. 停顿起音训练

在词语探索训练的基础上,言语治疗师可以结合停顿起音训练,旨在帮助儿童建立正确的停顿方式与停顿间隔,引导儿童舒适、清楚地进行表达。训练界面见图9-3-32与图9-3-33。

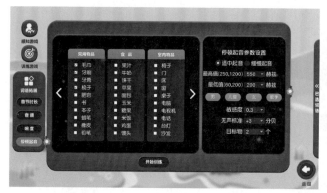

图9-3-32　停顿起音训练-训练设置

图9-3-33　停顿起音训练-训练界面

（言语矫治仪,ICFDrSpeech®,上海慧敏医疗器械有限公司授权使用）

（三）词语沟通与音调训练、响度训练

1. 词语沟通训练

该阶段进一步提升训练难度,引导患者把习得的目标词运用到"主语＋谓语＋宾语"结构的简单句中,训练要求患者能够理解简单句指令如"我想要毛巾",以达到用句子沟通的初级目标,训练界面如图9-3-34。该阶段言语治疗师运用示范模仿法、提示促进法帮助患者进行词语沟通,训练由易到难分为四种类型:图片匹配、词语识别、名词种类、相互交流。训练过程与正确率可自动记录并保存,沟通交流训练模式及其训练结果实时监控示例如图9-3-35所示。

2. 音调、响度训练

评估结果显示,该患者的双音节词基频过低,应进行音调感知训练和提升音调训练。训练旨在引导患者用该年龄段正常的音调水平进行表达,训练主要借助言语矫治仪和音调梯度训练法进行音调感知和提升音调训练。训练前言语治疗师针对患者的语言水平设定训练脚本。

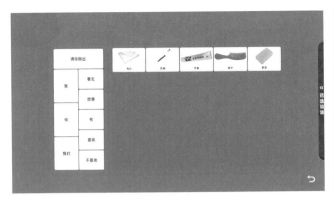
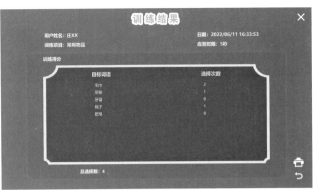

图9-3-34　词语沟通训练界面　　　图9-3-35　词语沟通训练实时监控

（早期语言障碍评估与干预仪，ICFDrSpeech®，上海慧敏医疗器械有限公司授权使用）

双音节词基频训练脚本：

言语治疗师：宝贝，看！这里有个楼梯图，左边是上楼，右边是下楼，现在老师要用声音表示上楼梯和下楼
　　　　梯，宝宝听一听，老师是在上楼，还是下楼？（辅以手势和动作）

言语治疗师：宝贝太棒啦！现在你用/a/音来说，老师来猜一猜是上楼还是下楼，好吗？

言语治疗师：哇！好厉害哦！现在我们来玩游戏，要用上楼梯高高地说"毛巾"这个词，然后毛巾就会飞上
　　　　去，快来试试吧！

言语治疗师：耶！游戏成功啦！宝宝太棒啦！（击掌）

（1）音调梯度训练法

借助音调阶梯，在进行音调感知训练的基础上，引导患者模仿逐渐升高或降低音调，先由单元音开始练习，逐渐过渡到单音节，再到双音节词。针对该患者音调过低的问题，重点训练患者进行提升音调的训练，训练梯度示意图见图9-3-36与图9-30-37。

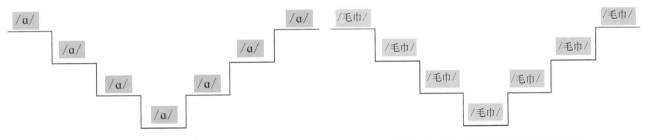

图9-3-36　单元音音调感知训练　　　图9-3-37　双音节词音调感知训练

（2）响度梯度训练法

借助响度阶梯，在进行响度感知训练的基础上，引导患者模仿逐渐增加或降低响度，先由单元音开始练习，逐渐过渡到单音节，再到双音节词。针对该患者响度过低的问题，重点训练患者进行增加响度的训练，训练梯度示意图如图9-3-38与图9-3-39所示。

（3）提高音调、增加响度训练

借助言语康复设备言语矫治仪词语拓展部分的游戏材料，选中目标词汇"毛巾"，在进行音调感知训练的基础上，由易到难设定目标音调，引导患者提升音调，如图9-3-40与图9-3-41，当患者成功模仿升高音调的发声后，可以查看患者发声时的基频数据。

借助言语康复设备言语矫治仪词语拓展部分的游戏材料，选中目标词汇"毛巾"，在进行响度感知训练的基础上，由易到难设定目标响度，引导患者增加响度，如图9-3-42与图9-3-43。当患者成功发出达到目标响度的音后，可以查看患者发声时的响度数据。

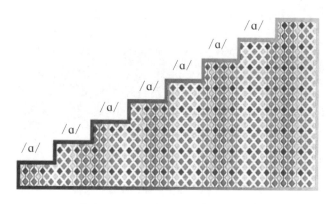

图 9-3-38　单元音响度感知训练

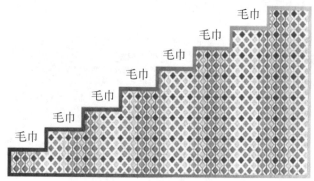

图 9-3-39　双音节词响度感知训练

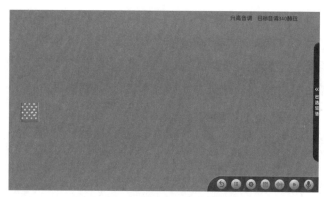

图 9-3-40　提高音调训练

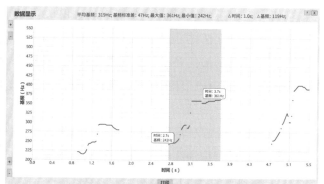

图 9-3-41　提高音调训练实时监控

（言语矫治仪，ICFDrSpeech®，上海慧敏医疗器械有限公司授权使用）

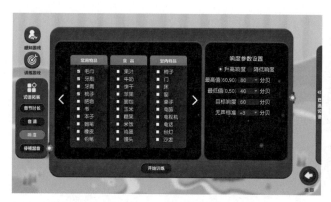

图 9-3-42　增加响度训练-训练设置

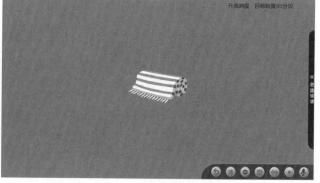

图 9-3-43　增加响度训练

（言语矫治仪，ICFDrSpeech®，上海慧敏医疗器械有限公司授权使用）

（四）词语认知与词语拓展性训练

　　该阶段通过归类、了解功能、特征等方式拓展对目标词的理解和认识，达到深入理解目标词，从而能够运用目标词，训练界面如图 9-3-44。此阶段言语治疗师应制定含有目标词功能、特征有关的训练脚本，拓展对词汇的理解深度，达到词语认知的目的，训练记录可自动记录并保存，图 9-3-45 为了解功能训练部分的内容和实时监控示例。

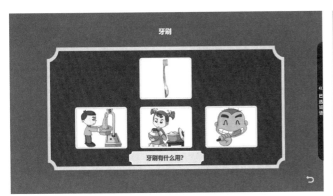

图 9‑3‑44 词语认知训练界面

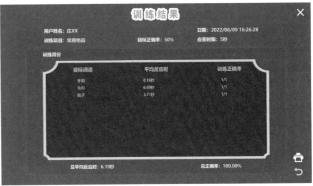

图 9‑3‑45 词语认知训练实时监控

（早期语言障碍评估与干预仪，ICFDrSpeech®，上海慧敏医疗器械有限公司授权使用）

六、ICF 儿童语言功能康复短期目标监控

本案例中，患者于 7 月 21 日起每周进行 3 次词语理解、命名及双音节词时长、基频的康复治疗，每 3 次训练后进行一次短期目标监控，查看患者损伤程度的改善情况。词语理解与命名训练主要采用语言康复设备早期语言障碍评估与干预仪进行，按照词语理解、词语探索、词语沟通、词语认知的训练顺序循序渐进；双音节词时长和双音节词基频主要采用言语康复设备言语矫治仪进行，主要选用训练游戏中的音节时长、音调模块来进行训练，音节时长训练同时采用手势动作辅助，音调训练同时采用音调梯度训练法辅助。

如表 9‑3‑17 所示，经两周治疗后，庄××的双音节词时长由 1.9 秒降低至 1.1 秒，其双音节词时长损伤程度从初始值 2 改善至 0；双音节词基频由 318 赫兹提升至 369 赫兹，其双音节词基频损伤程度从初始值 2 转变为 0，完成本期治疗计划中既定目标值，提示言语治疗师在进行下一期的治疗中可以适度增加治疗内容，提高训练的难度，巩固患者的双音节词时长与基频。

表 9‑3‑17 ICF 儿童语言功能康复短期目标监控表

口语表达功能测量项目：双音节词时长、双音节词基频；测量工具：DrHRS‑LMB1 早期语言障碍评估与干预仪				损 伤 程 度	
日 期	双音节词时长	双音节词基频		双音节词时长	双音节词基频
7.21	1.9 秒	318 赫兹	初始值	2	2
			目标值	1	1
7.28	1.2 秒	346 赫兹	最终值	1	1
8.05	1.1 秒	369 赫兹		0	0

如表 9‑3‑18 所示，经过词语理解和词语命名训练后，该患者的词语理解正确率由 40% 提升至 56% 秒，损伤程度值由初始值 1 降为 0；词语命名正确率由 20% 提升至 33%，损伤程度从初始值 1 改善至 0，达到本期治疗计划中所制定的目标值，提示言语治疗师在进行下一期的治疗中可以适度增加治疗内容，提高训练的难度，巩固患者的双音节时长与基频。

表 9‑3‑18　ICF 儿童语言功能康复短期目标监控表

1. 口语理解功能测量项目：**词语理解**；
测量工具：DrHRS‑LMB1 早期语言障碍评估与干预仪

日　期	名　词	动　词	形 容 词	总　分	损 伤 程 度	
7.21	42%	45%	20%	40%	初始值	1
					目标值	0
7.28	51%	31%	25%	43%	最终值	0
8.05	64%	42%	35%	56%		0

2. 口语表达功能测量项目：**词语命名**；
测量工具：DrHRS‑LMB1 早期语言障碍评估与干预仪

日　期	名　词	动　词	形 容 词	量　词	总　分	损 伤 程 度	
7.21	30%	20%	0%	0%	20%	初始值	1
						目标值	0
7.28	49%	20%	12%	30%	25%	最终值	0
8.05	56%	33%	16%	24%	33%		0

七、ICF 儿童语言功能康复疗效评价

本案例中，患者于 7 月 21 日起进行为期两周的第一阶段治疗。在本阶段治疗结束后，言语治疗师对患者这一阶段语言功能的治疗进行疗效评价，填写 ICF 言语嗓音疗效评价表。如表 9‑3‑19 所示，患者经第一阶段的治疗后，其词语理解、命名，双音节词时长、基频损伤程度值都达到了目标，与本阶段训练前的评估结果相比有了明显的提高，建议在下一阶段治疗中语言训练结合逐字增加句长法、重读治疗法等方法，进一步帮助患者巩固词语理解和表达能力。

表 9‑3‑19　ICF 儿童语言功能康复疗效评价

ICF 类目组合		初期评估					目标值	中期评估(康复 1 周)						目标达成	末期评估(康复 2 周)						目标达成
		ICF 限定值						干预	ICF 限定值						干预	ICF 限定值					
		问题								问题							问题				
		0	1	2	3	4			0	1	2	3	4			0	1	2	3	4	
b16700 口语理解	词语理解						0	√						√	√						√
b16710 口语表达	词语命名						0	√						√	√						√
	双音节词时长						1	√						√	√						√
	双音节词基频						1	√						√	√						√

第四章

孤独症儿童前语言智能康复

本章目标	阅读完本章之后,你将: 1. 了解孤独症的定义、核心症状与干预方法; 2. 熟悉 ICF 孤独症谱系儿童前语言期沟通性发声治疗规范化流程; 3. 掌握孤独症谱系儿童前语言期 ICF‐ESL 疗法的依据与内容; 4. 熟悉孤独症谱系儿童前语言期 ICF‐ESL 疗法智能康复案例。

孤独症谱系障碍儿童的口语发展及沟通问题突出,研究表明约 50% 的孤独症谱系障碍儿童无法获得功能性语言,一些研究者认为至少三分之一的孤独症谱系障碍儿童没有任何口语。有一部分孤独症谱系障碍儿童虽然发音器官未受到损伤,可正常叫喊、哭泣或发出怪声,但他们无法发出口语,最简单的功能性词语也不会,即长期处于前语言期,具体表现为无法使用口语进行有功能的沟通交流。在一些孤独症谱系障碍儿童身上,表现为口语的退化,它指的是儿童在成长的早期过程中曾经出现过简单的言语声,但后来这些言语声却逐渐消失了。口语退化的孤独症谱系障碍儿童,通常会在一岁半至三岁时出现简单的语言或一直重复某个单音,但在成长过程中却不知不觉慢慢地消失了。

若孤独症谱系障碍儿童在十岁后仍无口语出现,那么其日后出现口语的概率极低,可能终身保持缄默。换言之,约一半的孤独症谱系障碍儿童可能终生无法获得功能性语言,而获得功能性语言的孤独症谱系障碍儿童在临床上也表现出异常的语言特征。因此,对处于前语言期的孤独症儿童积极开展前语言期沟通性发声干预,能够有效修正儿童的发展轨迹,促进孤独症儿童的口语萌发。

第一节　概　　述

本节为孤独症谱系儿童前语言期沟通性发声的智能康复内容概述,将简单介绍孤独症谱系障碍定义、核心症状表现以及孤独症谱系障碍儿童的主要干预方法等内容。

一、孤独症谱系障碍定义

孤独症谱系障碍(Autism spectrum disorder,ASD;简称孤独症)是一种神经发育障碍,典型特征是社交障碍、狭隘兴趣与刻板行为。症状始于婴幼儿时期,影响伴随终身,成因尚无定论,且暂无特效药物治疗。目前,孤独症的发病率在全球范围内不断攀升。美国疾病控制与预防中心在 2014 年发布的最新的统计数据显示,每 68 个儿童就有 1 个孤独症谱系障碍儿童。但随后的美国国立卫生研究院统计的调查报告中显示,3—17 岁的孤独症谱系障碍儿童的发生率达到了 1/45。尽管数据报告结果不一致,但可以确定孤独症的患病率呈现持续上升的趋势。这可能是由于诊断概念和标准的变化,也由于现代医学的进步,对于孤独症的临床表现认识的持续深入,扩大了孤独症的纳入范围,以及诊断年龄范围的变化等。

2013年5月发布的《精神疾病诊断和统计手册》第五版采用孤独症谱系障碍而取消了孤独症的各亚型,同时将诊断标准由三个合并为两个:社交沟通和社会交往缺陷,局限的、重复的行为、兴趣或活动。即使大量的语言变异是孤独症的特征,但非典型语言发展(曾被认为与孤独症的诊断有关)仍被移除诊断标准,列入伴随症状的范畴中。新的诊断标准在核心特征的描述和组织上做出了更新,强调孤独症的维度性质,依据孤独症谱系障碍的具体表现,依次分为需要支持(一级)、需要大量支持(二级)、需要极大支持(三级)。

二、孤独症谱系障碍核心症状

孤独症谱系障碍儿童的临床特征主要分为核心症状与伴随症状两类,其中核心症状包括:社会交往和沟通障碍、兴趣范围狭窄与重复刻板行为;伴随症状主要有:智力水平异常、情绪行为问题、肠胃紊乱、癫痫以及睡眠问题等。

(一) 社会交往和沟通障碍

孤独症谱系障碍儿童表现出异常的社交行为模式,大多体现在社会性应答缺陷,对照料者的呼名或指令充耳不闻,很少与照料者有亲密的眼神交流,无亲昵的社交行为,大多表现出回避型或矛盾性的依恋类型。虽然孤独症谱系障碍儿童也会表现出一些类社交行为,如用手拉、推或领着照料者去获得他们想要的东西,但这些行为缺乏典型的社会因素,更多是将照料者作为达到目的的工具。共同注意普遍缺乏,很少主动分享自己感兴趣的东西,无法表现出移情或理解他人的情感,他们既没有这样的兴趣,也不会理解他人的需要,即使有兴趣也缺乏进行恰当社交会话的技巧。

无论孤独症谱系障碍儿童的语言发展程度如何,他们最为根本的原因是缺乏沟通意向,或缺乏为实现某些社会性目的而进行沟通的意愿。大约50%的孤独症谱系障碍儿童无法发展功能性语言,不包括无意义发音、重复刻板的语言、鹦鹉学舌式的语言等;部分孤独症谱系障碍儿童的语言能力较好,无法根据情境的变化使用"你""我""他"等人称代词,缺乏交流的互动性和情感性,难以维持话轮。部分在非言语沟通方面也存在一定的缺陷,不会使用指点行为引发他人的注意,不会使用身体姿势进行沟通。

(二) 兴趣范围狭窄和重复刻板行为

孤独症谱系障碍儿童一般表现出狭隘的兴趣,这种狭隘性不仅表现在对玩具、物品或活动的偏爱上,而且还体现在对偏爱物品超乎寻常的依恋或专注度上。部分孤独症谱系障碍儿童的行为多表现出强迫性、仪式性、重复性和刻板性,具体体现:身体动作的重复刻板性,如拍手、晃动身体、挥动手臂、手部和手指的动作等;语言方面,重复发无意义的语音,重复询问相同的问题,重复表达相同的广告词等;对物品施加的强迫性、重复刻板性行为,如按照某种方式排列物品,来回拨弄开关、开拉门;部分孤独症谱系障碍儿童坚持同一性,如坚持每天走相同的路线,坚持在固定的时间观看固定的节目,对日常生活某个细小的变化有强烈的反应。

除了上述行为外,自我刺激行为在孤独症谱系障碍儿童身上也特别普遍,主要指重复性的身体运动或对某个物体的重复动作,如转笔、撞击头部等。有些自我刺激行为的功能是为了提供感官刺激,这与孤独症谱系障碍儿童的感知觉异常有关。他们对感官刺激反应过度或反应过低,或对环境中的某些感官刺激有不寻常的兴趣,如在视觉上,害怕与人目光接触,过分留意窗帘、灯、手电筒及其光线的转移;在听觉上,对别人说的话充耳不闻,喜欢自己制造声音(拍桌子、晃椅子),对耳语或其他声音过度敏感;在触觉上,对痛觉、寒冷、烫凉等表现为过分敏感或迟钝,咬手指;在嗅觉上,特别注意物体的气味,不断去嗅东西,吃饭时候先闻、后舔、最后吞吃;在动觉(前庭本庭)上,喜欢无意义走动,转手或不停地拍手。

同一孤独症谱系障碍儿童的某个固定兴趣或重复刻板行为可能维持相当长的一段时间,也可能随着年龄的增大而发生变化。

三、孤独症谱系障碍儿童的干预

2015 年,美国国家孤独症中心指出,针对 0—22 岁的孤独症谱系人群,有效的循证实践干预方法包括：行为干预(Behavioral intervention)、认知行为干预(Cognitive behavioral intervention package)、儿童综合行为疗法(Comprehensive behavioral treatment for young children)、语言训练(Language training production)、示范法(Modeling)、自然情境教学法(Natural teaching strategies)、家长培训(Parent training)、同伴训练法(Peer training package)、核心反应训练(Pivotal response training)、时间表法(Schedules)、脚本法(Scripting)、自我管理法(Self-management)、社会技能训练(Social skills package)、以故事为基础的干预(Story-based intervention)。而针对 22 岁以上的孤独症谱系障碍人群,只有行为干预(Behavioral intervention)被认为是唯一成熟有效的方法。

综合以上报告可知,当前孤独症谱系障碍儿童的干预方法主要分为三大类：

(1) 以行为分析为基础的干预方法,主要以应用行为分析为基础发展而来,如核心反应训练、早期丹佛模式等;

(2) 以视觉优势为基础的干预方法,如图片交换沟通系统、视频示范等;

(3) 以计算机等高新技术为基础的干预方法,如计算机辅助等。

四、ICF 孤独症儿童前语言期沟通性发声治疗规范化流程

孤独症谱系儿童前语言期沟通性发声干预应以 ICF 标准为指导,遵循 ICF 应用的康复循环流程来开展,即评估(Assessment,A)—治疗(Therapy,T)—监控(Monitor,M)—评价(Evaluation,E),评估通常采用儿童孤独症 CARS - ICF 综合检查(简称 CARS - ICF 综合检查)工具开展。

(一) 儿童孤独症 CARS - ICF 综合检查

综合检查是医生或临床工作人员对疑似孤独症的儿童进行的各方面能力的检查。综合检查不仅可以全面评估出儿童各方面的表现和存在的问题,而且能够为进一步的康复训练及疗效监控提供依据。儿童孤独症 CARS - ICF 综合检查由两个部分组成,包括儿童孤独症评定量表(Child-hood Autism Rating Scale,CARS)主观检查表和 ICF 儿童言语语言认知功能客观检查表两个部分,后者由华东师范大学黄昭鸣教授团队提出。儿童孤独症 CARS - ICF 综合检查表见数字资源 9 - 4 - 1。

数字资源
9-4-1

儿童孤独症评定量表(CARS-2)是目前使用最广的孤独症测试评定量表之一,适用于 2 岁以上儿童,信度、效度较好,其不仅能区分孤独症和弱智,而且还能判断孤独症的轻重程度,故有较大的实用性。量表中每个题目有 1—4 等级。1 分表示"与年龄相当";2 分表示"轻度异常";3 分表示"中度异常";4 分表示"严重异常"。除 4 个等级外,如果儿童的行为表现处于两个等级之间时,可使用 1.5、2.5、3.5 表示。例如,某一行为介于轻度至中度异常之间,应记为 2.5 分。因此,每个项目实际有 7 个评定等级。在确定异常程度时,评定者要考虑的不仅有儿童的实际年龄,而且还要考虑该行为的特异性、频率、强度和持续时间,某一儿童在这些维度上与正常儿童的差异程度越大,其行为越异常,得分将越高。如果儿童年龄在 2—12 岁,得分在 15—29.5 分之间为非孤独症;得分在 30—36.5 分之间为轻-中度孤独症;得分在 37—60 分之间为重度孤独症。如果儿童年龄在 13 岁及以上,得分在 15—27.5 分之间为非孤独症;得分在 28—34.5 分之间为轻-中度孤独症;得分在 35—60 分之间为重度孤独症。

ICF 儿童言语语言认知客观检查是黄昭鸣教授及其研究团队基于 ICF 理论开发的针对儿童言语、语言、认知等方面能力的客观检查工具,即通过纸质版评估表格或登录线上"康复云 ICF 平台"对儿童言语、语言、认知等方面进行评估,然后将儿童的言语、语言、认知等板块的定量测量及评估结果进行标准化等级转换,确定患者的言语、语言、认知功能损伤程度,并提供相关功能损伤的具体情况。在进行检查时,医生或言语治疗师首先要充分收集与儿童相关的资料,诸如心理测验或教室活动等场合下的观察,父母的报告以及有关的儿童

病史记录、家长评定量表等，在此基础上利用儿童孤独症评定量表对儿童的行为表现进行主观检查，通过主观检查初步判断儿童是否为孤独症及孤独症的严重程度，然后再进行 ICF 儿童言语语言认知功能客观检查，得到儿童言语语言认知各方面的功能表现及损伤程度，最后汇总主观检查和客观检查的结果得到儿童综合检查的结果，综合检查报告中颜色填充的部分越大，说明整体上儿童能力的损伤程度越严重。如图 9‑4‑1 所示。

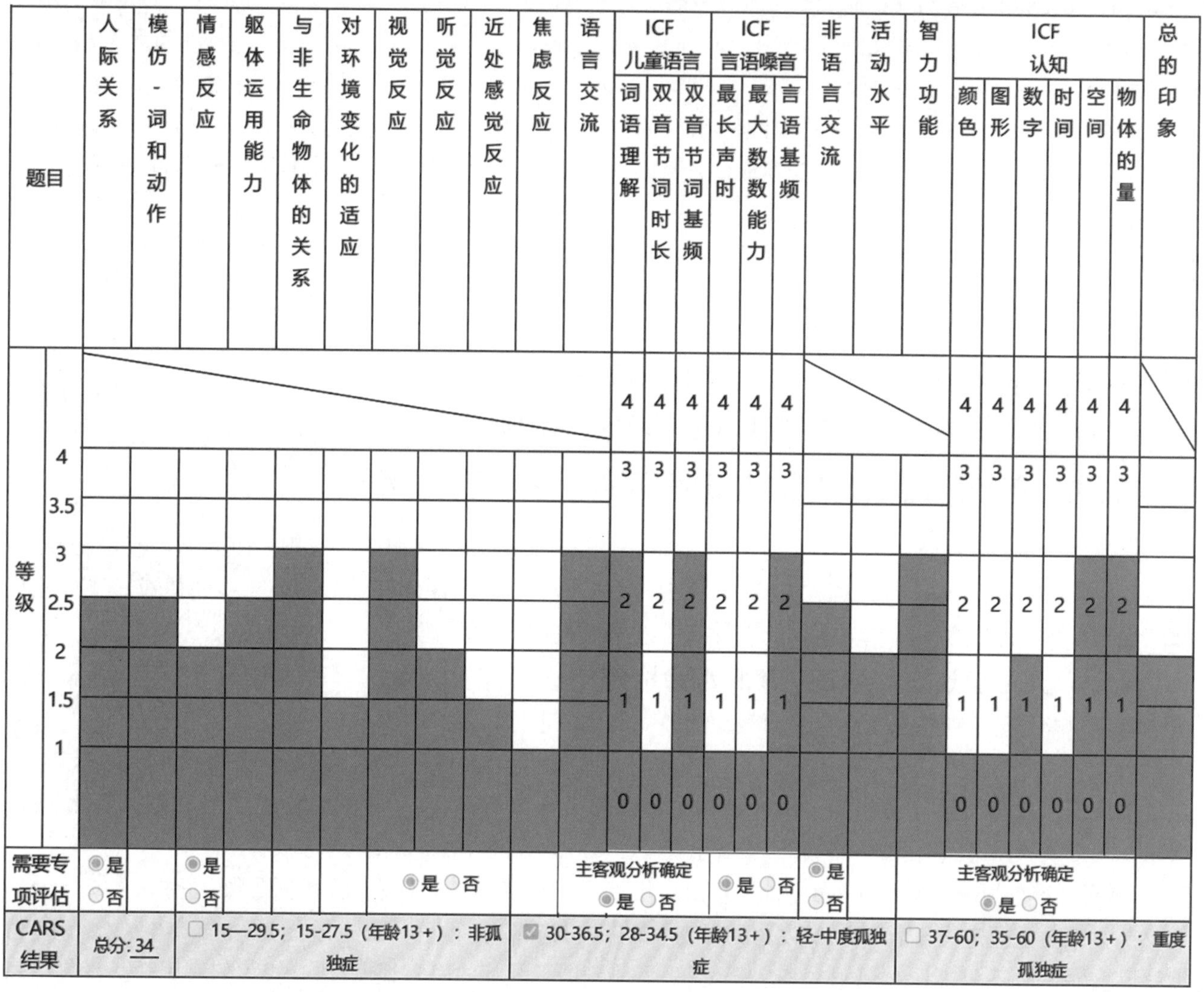

图 9‑4‑1　儿童孤独症 CARS‑ICF 综合检查报告

同时根据综合检查报告来判断儿童是否需要进行人际关系、情感反应、知觉功能、语言交流等方面的专项评估，具体要求如下：

（1）当 CARS 量表第 1 道题"人际关系"的得分＞1 时，建议采用《ICF 儿童社交参与精准评估表（标准版）》进行进一步的精准评估、ICF 评估功能；

（2）当 CARS 量表第 3 道题"情感反应"的得分＞1 时，建议采用《ICF 儿童情绪功能精准评估表（标准版）》进行进一步的精准评估、ICF 评估功能；

（3）当 CARS 量表第 7、8、9 道题中有一道题的得分＞1 时，建议采用《ICF 儿童认识功能精准评估表（标准版）》进行进一步的精准评估、ICF 评估功能；

（4）当 CARS 量表第 11 道题"语言交流"得分＞1，且 ICF 早期语言的任何一项≠0 时，建议采用《ICF 儿童语言功能精准评估表（标准版）》进行进一步的精准评估、ICF 功能评估；

（5）当 ICF 言语嗓音功能中的任何一项得分＞0 时，建议采用《ICF 儿童言语嗓音功能评估表（标准版）》进行进一步的精准评估、ICF 功能评估；

（6）当 CARS 量表第 12 道题"非语言交流"得分＞1 时，建议采用《ICF 儿童前语言沟通参与精准评估表（标准版）》进行进一步的精准评估、ICF 功能评估；

（7）当 CARS 量表中第 14 道题"智力能力"得分＞1，且 ICF 认知功能中的任何一项得分＞0 时，建议采用《ICF 儿童认知功能精准评估表（标准版）》进行进一步的精准评估、ICF 功能评估。

（二）孤独症谱系障碍儿童前语言期沟通性发声评估

沟通性发声的评估属于儿童早期沟通发展评估的一部分，特别是属于前语言期沟通技能评估的一部分。目前学界的主流观点是，由于儿童在发展的早期阶段，行为表征具有高度不稳定性，因此儿童早期沟通发展评估应该包含来自于标准化测试、沟通行为活动评估、家长报告以及由临床康复工作者主导的语言样本分析（沟通性发声观测指标）的信息。

以学龄前语言量表第 5 版（Preschool language scale，PLS-5）为例，该量表属于标准化语言测试量表，是对从出生到 7 岁 11 个月大的儿童听觉理解和表达性沟通进行标准化测试的常模工具。该量表提供了标准分数、百分位等级、等值年龄和成长量表分数，旨在追踪随着时间变化，儿童的沟通发展情况。学龄前语言量表第 5 版侧重于测量典型发育儿童的沟通发展，可提供对儿童前语言期沟通技能的测评，测试内容包括儿童对声音和指令的反应、功能性和象征性游戏、发声和手势的使用以及出于行为规范和社交目的的沟通表现等。

此外，还可以通过沟通行为活动评估对孤独症谱系障碍儿童前语言期沟通性发声进行测试。该评估主要通过收集父母（或儿童的主要照料者）或研究者与儿童互动的沟通行为样本，经样本分析，将评估对象与同龄儿童进行比较，从而得出评估对象的发展信息。沟通行为活动评估的典型评估内容为沟通及象征性量表（Communication and symbolic behavior scales，CSBS）的行为样本评估部分。在沟通及象征性量表的行为样本评估部分，评估者可以在面对面的自然互动活动中观察儿童的沟通行为表现，这种活动评估形式让主试可以直接观察到孤独症儿童的沟通表现及惯用沟通模式。

第三种评估方式是父母报告。该类型评估的典型工具是芬森（Fenson）等人开发的麦克亚瑟-贝茨沟通发育量表（MacArthur-Bates communicative development inventories），该量表是一个父母量表，主要通过父母填写观察资料。量表经过了严格的标准化程序并具备良好的信效度，父母可以提供儿童语言或口语沟通能力的准确发展资料，父母报告的信息可以用于儿童语言发展的系统化评估。

第四种评估方式是语音样本分析。语音样本分析是对典型发育儿童和表达性口语发育迟缓儿童的前语言期沟通性发声进行评估的常用方法。众多学者研究表明，语音样本分析能够针对儿童的发声样本，为临床康复工作者提供关于儿童早期口语沟通能力发展情况的代表性信息。该类型评估方式以儿童发声的 SAEVD-R 分级评估为典型代表。

作为儿童早期沟通发展评估的一部分，沟通性发声的评估在标准化测试、沟通性行为活动评估、语音样本分析、父母问卷及照料者报告中，均有所涉及，但并不属于沟通性发声评估的特定评估工具及评估方法。国内学者庾晓萌、黄昭鸣博士立足于汉语文化背景的孤独症儿童早期干预的临床需求，参考儿童口语沟通能力发展的相关理论，2021 年开发了适用于孤独症儿童前语言期沟通性发声的相关评估工具和方法，编制了《儿童前语言期沟通与发声发育父母问卷》，并实证筛选出孤独症儿童前语言期沟通性发声观测指标，可用于孤独症谱系障碍儿童前语言期沟通性发声的精准评估。孤独症儿童前语言期沟通性发声评估表见数字资源 9-4-2。

数字资源
9-4-2

（三）ICF 言语治疗计划

言语治疗师在明确前语言期孤独症谱系障碍儿童沟通障碍程度的基础上，制订相应的 ICF 言语治疗计划。每个儿童的治疗计划都是根据其沟通障碍的程度和原因制订，该治疗计划包括发声发育及沟通意识的相关治疗任务、治疗方法、实施计划的人员、治疗前患者的程度、预期目标（短、中、长期目标）及治疗后患者所达到的功能程度等。

（四）康复治疗

孤独症谱系儿童前语言期沟通性发声干预主要采用"前语言期沟通性发声诱导疗法"，该疗法是国内学者庾晓萌、黄昭鸣博士基于汉语文化背景开发的，是一种促进言语发育迟缓的学龄前孤独症儿童实现从无言语到有言语转变的言语沟通核心干预技术。

（五）ICF 疗效评价

ICF 疗效评价一般在治疗的中期和末期各进行一次，在治疗前言语治疗师会对患者言语功能进行精准评估，确定患者各项功能的损伤程度与长期目标值，根据 ICF 损伤程度制定中期目标。当进行一个阶段的康复治疗后，言语治疗师将对患者进行言语功能精准评估（中期评估），即将中期评估的结果与治疗前进行比较，判断是否达到中期目标，以帮助言语治疗师对治疗计划和训练目标进行调整。而末期评估则是在患者即将结束所有康复训练时进行的，评价患者当前言语功能整体的情况，判断是否达到患者及其家属所预期的目标。

第二节　孤独症儿童前语言期沟通性发声 ICF‐ESL 疗法

前语言期沟通性发声诱导疗法是治疗孤独症儿童前语言期言语发育迟缓障碍的主要方法之一。该疗法是基于 ICF 言语康复理念，以儿童前语言情绪沟通发声治疗（Early emotion-speech-language therapy in child language，简称 ICF‐ESL）为核心，针对前语言期孤独症儿童，干预的首要目标是激发儿童更多的沟通性发声，并在沟通情境中塑造儿童沟通性发声的不同语用功能与功效，让儿童体会到发声的沟通功能；其次，对儿童的发声进行分化训练，促进发声的成熟度提高，让儿童能够发出越来越趋近完整音节形式的、类似言语的发声，并最终说出形式完整且具有特定意义的真词（First words），实现沟通性发声向口语词汇的转化。

该疗法适用对象为处于前语言期的孤独症学龄前儿童，该类儿童虽然在生理年龄上应达到口语发展期，但由于各方面障碍，导致言语（口语）发育迟缓，依旧处于前语言期沟通阶段。其主要表现在不同时期内可能具备初步的感知声音和发声意识（如口型）能力，在沟通时可能仅具有初步的共同注意力，有意识聆听、模仿等能力，也有可能显著缺乏沟通动机。

一、制定依据

孤独症儿童前语言期沟通性发声疗法的理论基础主要有三点。

第一，孤独症儿童由于受到核心障碍的影响，参与社交沟通、维持社交沟通的能力均出现障碍。这种障碍体现在沟通性发声中，表现为发声的沟通性降低。因此，在孤独症儿童前语言期沟通性发声干预中，首要目标应该是增加带有沟通动机的发声。结合对典型发育儿童的发展规律进行分析，儿童在初期产生发声时，最早发出的是指向自我导向性的、用于表达情绪与需求的神经反射式发声，之后才发展出指向他人的、社会性导向性的、用于沟通的发声。因此，干预目标的第一要素即情绪-动机。

第二，在孤独症儿童前语言期沟通性发声干预中，一个关键要素是增加孤独症儿童前语言期的发声与言语的相似程度，以充分触发社会反馈。因此，干预目标的第二要素即言语发声。

第三，孤独症儿童前语言期沟通性发声干预的最终目标是促进儿童的口语沟通能力发展。随着孤独症儿童前语言期发声与言语相似程度的增加，以及儿童采用这种类言语式发声进行沟通的频率增加，干预要实现的最终目标是让儿童通过固定的发声形式实现固定的沟通功能，以产生稳定的沟通符号。因此，沟通性发声干预的最终要素为功能性语言。

二、主要内容

孤独症儿童前语言期沟通性发声疗法包括前语言期沟通行为训练和发声诱导训练两个阶段：第一阶段对儿童产生言语沟通之前的核心沟通技能进行塑造与强化，包含情绪诱导；第二阶段通过视听实时反馈训练技术进行诱导发声，并通过停顿起音、音调和响度变化、清浊音变化训练，促进简单发声向复杂发声分化；通过交互仿说训练，最终形成功能性的语音。

从操作层面而言，孤独症儿童前语言期沟通性发声干预模式，可分为四个干预步骤。

（一）情绪唤醒感知觉训练

对于孤独症儿童前语言期沟通性发声干预，起始点在于调节、激发儿童的情绪，在积极的情绪状态下，引发儿童的神经反射式发声（如大声地笑），开启发声沟通的第一步。这一阶段的发声虽尚不属于人际交互意图的发声，但此类神经反射式的声音是儿童发声发展的第一步，充分重视情绪调节，可激发前语言期孤独症儿童的社交沟通动机。

（二）要求技能训练

要求技能是儿童沟通发展中不可或缺的部分，引导儿童学会提出要求是让其学会沟通的一项基本技能前提，要求的基础是让个体需求得到满足。

要求技能训练重点是对动机的控制，学界普遍观点指出：要求总是由动机引发，再由儿童得到所想要的物品、活动、信息等结束，必须是儿童先有动机才会去要求某样物品。如果个体缺乏要求的技能而无法让他人了解自己的需求，则很有可能发生问题行为，因此要求技能的塑造也有助于预防和缓解问题行为的发生。

（三）发声分化训练

对发声的精细控制障碍是前语言期孤独症儿童的常见障碍表现，在该类儿童群体中还存在着高发的言语失用等相关共患病。在第一阶段中，我们通过两个步骤重点提高了儿童的社交沟通动机和功能性的沟通行为，因此第二阶段的重点是促进发声分化。

对孤独症儿童来说，习得口语的关键是均衡地提升两方面能力，然后才可能发展出具有交流功能的口语语言（言语）：首先，要提高发声控制与口腔肌肉运动协调能力，促进发声分化，增加发音的多样化，提升辅音发声个数；其次，要提高其社交沟通动机与功能性的沟通行为；最终，通过发声分化训练提高发声控制与口腔肌肉运动协调能力，促进语前发声向语音转化。

（四）交互仿说训练

交互仿说训练指的是在支架式语言情境下，引导儿童对前一训练步骤中已习得类似词语的发声进行仿说训练，促进类似词语的发声演变成第一批真词。同时，激发发声表达的人际互动性，丰富和拓展发声的内容，赋予发声的语义，降低刻板语言（回声式语言）的出现频率。

语言支架的运用可以有效地帮助儿童感受发声的社交沟通功能，避免单一仿说练习带来的词语功能性缺失。充分重视赋予初期词汇多样化的语用功能，赋予类似词语的发声象征性语义，让儿童最初习得的词语就具备交流的功能和明确的语义，形成真词。仿说练习可以充分帮助儿童巩固初期习得的语音，在大量练习中形成肌肉记忆，提高儿童词语发音的清晰度。

第三节　孤独症儿童前语言期沟通性发声智能康复案例

以孤独症儿童的前语言治疗为例，具体阐述 ICF 框架下前语言期沟通性发声 ICF - ESL 疗法的实施过程。

一、患者基本信息

患者刘××,男,4 岁,临床诊断为孤独症,同时共患认知发育迟缓。

该患者无口语,1 岁左右开始出现咿呀声,但一直未发展出口语,近 2 岁半时家长发现该患儿说话能力严重晚于同龄儿童,且缺乏目光交流,无法说出一个清晰的词语,仅用拉、抓等方式表达需求,无点头、摇头等社交性动作。

该患者曾在湖南省某医院进行了 1 年的综合康复训练,包括感觉统合训练、认知康复训练、言语康复训练等。为进一步解决无口语、无沟通意识的问题,遂来我中心就诊,主要考虑采用前语言期沟通性发声诱导疗法进行治疗。

言语、语言、认知状况:患者呼吸与发声功能未见异常,构音功能未测得;语言上,仅表现出有限的理解能力,无口语表达能力;进食状况基本正常,能够较好地自主进食,口部触觉感知良好,具体如表 9 - 4 - 1 所示。

表 9 - 4 - 1　患者基本信息表

上海市××儿童康复中心

患者基本信息

姓名 *　　刘××	出生日期 *　　2016 - 7 - 20	性别 *　☑ 男　□ 女
检查者　　王老师	首评日期 *　　2020 - 9 - 1	编号 *　　A01

类型:　□ 失语症 _____　□ 神经性言语障碍(构音障碍) _____

　　　　□ 器质性嗓音疾病 _____　□ 功能性嗓音障碍 _____　□ 神经性嗓音障碍 _____

　　　　□ 言语失用症 _____　□ 智力障碍 _____　□ 脑瘫 _____

　　　　□ 听力障碍 _____　☑ 自闭症 _____　□ 其他 _____

主要交流方式:□ 口语　□ 图片　□ 肢体动作　☑ 基本无交流

听力状况:☑ 正常 □ 异常　听力设备:□ 人工耳蜗　□ 助听器　补偿效果 _____

进食状况:未见明显异常。

言语、语言、认知状况:最长声时 = 0.03 秒,重度损伤;词语理解 1 分,重度损伤;其余能力未测得。

口部触觉感知与运动状况:口部触觉感知良好。

二、儿童孤独症评定

采用儿童孤独症评定量表(CARS - 2)对患儿孤独症诊断情况进行主观检查,儿童孤独症评定量表中每个题目中有 1～4 等级,1 分表示"与年龄相当";2 分表示"轻度异常";3 分表示"中度异常";4 分表示"严重异常"。用儿童孤独症评定量表评估时,医生或评估人员按照表 9 - 4 - 2 的内容,依据儿童的行为表现勾选相应的得分,如果儿童的行为表现介于两个等级之间,也可以用 1.5 分、2.5 分、3.5 分表示,并在得分一栏填写每道题目的最终得分。例如,儿童在"人际关系"这道题目上的得分介于 1 和 2 之间,可记为 1.5 分。最后,将CARS 主观检查的所有结果汇总到儿童孤独症 CARS - ICF 综合检查报告。

表 9 - 4 - 2　儿童孤独症评定量表(CARS - 2)主观检查表

序号	评估内容	表　　现		得分
1	人际关系	与年龄相符的害羞、自卫及表示不同意。	1	2
		缺乏一些眼光接触,不愿意,回避,过分害羞,对检查者反应有轻度缺陷。	2	
		回避人,要使劲打扰他才能得到反应。	3	
		强烈地回避,儿童对检查者很少反应,只有检查者强烈地干扰,才能产生反应。	4	

序号	评估内容	表　　现		得分
2	模仿（词和动作）	与年龄相符的模仿。	1	3
		大部分时间都模仿,有时激动,有时延缓。	2	
		在检查者极大的要求下有时模仿。	3	
		很少用语言或运动模仿他人。	4	
3	情感反应	与年龄、情境相适应的情感反应——愉快不愉快,以及兴趣,通过面部表情姿势的变化来表达。	1	3
		对不同的情感刺激有些缺乏相应的反应,情感可能受限或过分。	2	
		不适当的情感的示意,反应相当受限或过分,或往往与刺激无关。	3	
		极刻板的情感反应,对检查者坚持改变的情境很少产生适当的反应。	4	
4	躯体运用能力	与年龄相适应的躯体运用和意识。	1	2
		躯体运用方面有点特殊——某些刻板运动,笨拙,缺乏协调性。	2	
		有中度特殊的手指或身体姿势功能失调的征象,摇动旋转,手指摆动,脚尖走。	3	
		如上述所描述的征象严重而广泛地发生。	4	
5	与非生命物体的关系	适合年龄的兴趣运用和探索。	1	3
		轻度的对东西缺乏或不适当地使用物体,像婴儿一样咬东西,猛敲东西,或者迷恋于物体发出的吱吱叫声或不停地开灯、关灯。	2	
		对多数物体缺乏兴趣或表现有些特别,如重复转动某件物体,反复用手指尖捏起东西,旋转轮子,或对某部分着迷。	3	
		严重的对物体的不适当的兴趣,使用和探究,如上边发生的情况频繁发生,很难使儿童分心。	4	
6	对环境变化的适应	对改变产生与年龄相适应的反应。	1	3
		对环境改变产生某些反应,倾向维持某一物体活动或坚持相同的反应形式。	2	
		对环境改变出现烦躁、沮丧的征象,当干扰他时很难被吸引过来。	3	
		对改变产生严重的反应,假如坚持把环境的变化强加给他,儿童可能逃跑。	4	
7	视觉反应	适合年龄的视觉反应,与其他感觉系统是整合方式。	1	2
		有时必须提醒儿童去注意物体,有时全神贯注于"镜象",有的回避眼光接触,有的凝视空间,有的着迷于灯光。	2	
		经常要提醒他们正在干什么,喜欢观看光亮的物体,即使强迫他,也只有很少的眼光接触,盯着看人,或凝视空间。	3	
		对物体和人的广泛严重的视觉回避,着迷于使用"余光"。	4	

序号	评估内容	表 现		得分
8	听觉反应	适合年龄的听觉反应。	1	2
		对听觉刺激或某些特殊声音缺乏一些反应,反应可能延迟,有时必须重复声音刺激,有时对大的声音敏感,或对此声音分心。	2	
		对听觉不构成反应,或必须重复数次刺激才产生反应,或对某些声音敏感(如很容易受惊,捂上耳朵等)。	3	
		对声音全面回避,对声音类型不加注意或极度敏感。	4	
9	近处感觉反应	对疼痛产生适当强度的反应,正常触觉和嗅觉。	1	3
		对疼痛或轻度触碰,气味、味道等有点缺乏适当的反应,有时出现一些婴儿吸吮物体的表现。	2	
		对疼痛或意外伤害缺乏反应,比较集中于触觉、嗅觉、味觉。	3	
		过度地集中于触觉的探究感觉而不是功能的作用(吸吮、舔或磨擦),完全忽视疼痛或过分地作出反应。	4	
10	焦虑反应	对情境产生与年龄相适应的反应,并且反应无延长。	1	3
		轻度焦虑反应。	2	
		中度焦虑反应。	3	
		严重的焦虑反应,可能儿童在会见的一段时间内不能坐下,或很害怕,或退缩等。	4	
11	语言交流	适合年龄的语言。	1	4
		语言迟钝,多数语言有意义,但有一点模仿语言。	2	
		缺乏语言或有意义的语言与不适当的语言相混淆(模仿言语或莫名其妙的话)。	3	
		严重的不正常言语,实质上缺乏可理解的语言或运用特殊的离奇的语言。	4	
12	非语言交流	与年龄相符的非语言性交流。	1	2
		非语言交流迟钝,交往仅为简单的或含糊的反应,如指出或去取他想要的东西。	2	
		缺乏非语言交往,儿童不会利用或对非语言的交往作出反应。	3	
		特别古怪的和不可理解的非语言的交往。	4	
13	活动水平	正常活动水平——不多动亦不少动。	1	3
		轻度不安静或有轻度活动缓慢,但一般可控制。	2	
		活动相当多,并且控制其活动量有困难,或者相当不活动或运动缓慢,检查者很频繁地控制或以极大努力才能得到反应。	3	
		极不正常的活动水平,要么是不停,要么是冷淡的,很难得到儿童对任何事件的反应,差不多不断地需要大人控制。	4	

续　表

序号	评估内容	表　现		得分
14	智力能力	正常智力功能——无迟钝的证据。	1	3
		轻度智力低下——技能低下表现在各个领域。	2	
		中度智力低下——某些技能明显迟钝，其他的接近年龄水平。	3	
		智力功能严重障碍——某些技能表现迟钝，另外一些在年龄水平以上或不寻常。	4	
15	总的印象	不是孤独症。	1	4
		轻微的或轻度孤独症。	2	
		孤独症的中度征象。	3	
		非常多的孤独症征象。	4	

依据儿童孤独症评定量表，通过主观检查初步判断儿童是否具有孤独症及孤独症的严重程度。测试结果显示，如果儿童年龄在 2—12 岁：得分在 15—29.5 分之间为非孤独症，得分在 30—36.5 分之间为轻-中度孤独症，得分在 37—60 分之间为重度孤独症。由结果可知，该儿童得分为 42 分，为重度孤独症。接下来，进行儿童 ICF 言语语言认知功能客观检查得到儿童言语语言认知各方面的功能表现及损伤程度。

三、ICF 言语语言认知功能评估

经过 ICF 言语语言认知功能客观检查，该儿童仅在最长声时及词语理解项目中诱导出儿童评估反馈。测出的相关成绩显示，该儿童的最长声时及词语理解能力均为重度损伤，其余测试项目不适用于该儿童，该儿童的障碍情况较为突出，缺乏沟通意识和沟通行为，无法配合言语治疗师完成相关测试，评估结果如表 9 - 4 - 3 所示。因此，需进一步对该儿童的前语言期沟通与发声发育情况进行测试。

表 9 - 4 - 3　ICF 言语语言认知功能客观检查表

身体功能即人体系统的生理功能损伤程度			无损伤	轻度损伤	中度损伤	重度损伤	完全损伤	未特指	不适用
			0	1	2	3	4	8	9
儿童言语嗓音功能评估									
b3100	嗓音产生	最长声时				☒			
		最大数数能力							☒
		言语基频							☒
儿童语言功能评估									
b16700	口语理解	词语理解				☒			
b16710	口语表达	双音节词时长							☒
		双音节词基频							☒

儿童认知功能评估

b1561	视觉	颜色					☒
		图形					☒
		数字					☒
		时间					☒
		空间					☒
		物体的量					☒

四、儿童前语言期沟通与发声发育父母问卷测试

采用学者庾晓萌、黄昭鸣编制的《儿童前语言期沟通与发声发育父母问卷》对该儿童进行测试,经测试可知,该问卷具有良好的信效度,可适用于小龄儿童或前语言期的孤独症儿童的临床干预评估,为评估儿童的沟通性发声的有效、可用的评估工具,可为处于前语言期的孤独症儿童沟通与发声发育评价提供相对发展月龄等信息。依据评估结果,该儿童当前的沟通与发育得分为60分,相当于7个月月龄儿童的沟通与发声发育能力水平。同时,评估结果显示,发声发育得分高于沟通功能得分,显示出沟通功能更为突出的缺陷,因而在干预时应着重提高儿童的沟通功能。

五、儿童前语言期沟通性发声诱导治疗

在沟通功能干预中,一方面,目标是让孤独症儿童习得对发声和初期习得的词汇语音的沟通性应用,提升沟通能力,使儿童实现从前语言沟通性发声到功能性的言语沟通的转变;另一方面,在沟通形式上,目标是通过塑造儿童的沟通功能、提高发声技能,通过逐级提高儿童的发声控制能力,促使儿童的发声从初级的元音表达到辅音元音的结合,再到孤独症儿童说出单词,最后进行多词语组合。

参考家长问卷结果,对孤独症儿童前语言期沟通性发声诱导干预模式的干预目标进行设置。通过分析父母问卷的相关内容,在沟通功能发育部分,10个题目分别针对10种沟通功能所设置;在发声发育部分,11个题目反映出11个发声的相对等级,用于交叉锁定康复目标。以本案例为例,父母勾选的选项为"动作或眼神"的选项,即代表儿童开始掌握此种沟通功能,可针对性地提升表达的机会和表达形式,不对发声的形式设置目标。鼓励儿童的所有发声行为,例如,1.3题考查的是"要求物品"题项,若父母勾选的选项为"动作或眼神"的选项,则不对发声设置目标音,而是鼓励儿童的任意发音,并且充分提供具有吸引力的强化物,以增加儿童提出要求的次数。依据本案例评估结果,儿童父母在绝大多数沟通功能发育题目部分选择的选项为"动作或眼神",说明该儿童的干预中应注重对发声的鼓励和提升儿童的沟通动机和沟通意识。

因此,训练重点放在干预的第一阶段,对核心沟通技能进行塑造与强化,通过情绪唤醒感知觉训练与要求技能训练,提升儿童沟通动机与沟通意识。

（一）情绪唤醒感知觉训练

首先,开展情绪唤醒感知觉训练,采用可视音乐干预仪对患者的情绪状态进行调节。通过脑电波诱导技术,即物理学"频率跟随反应",将听觉脉冲诱导和视觉脉冲诱导,通过数字信号处理导入大脑。听觉脉冲诱导是镶嵌有期望脑电波的听觉刺激(左右声道音乐形成的频率),视觉脉冲诱导是镶嵌有期望脑电波的视觉刺激

（立体深度变化形成的频率）。通过多重刺激诱导大脑进入意识状态，跟随频率反应，进行情绪诱导与调节。

　　干预时，应根据儿童情绪状态选择并确定音乐时长与性质（正性、中性和负性音乐）；处方选取遵循同质性原则，即言语治疗师需根据康复对象当前的情绪状态制定出合理的干预方案。根据同质性原则，选择适合康复对象使用的干预曲目。由于该患者呈现较为显著的外倾性倾向，因此，选择正性音乐开展干预。具体干预记录如下。

　　本次对儿童进行了视听统合训练中的情绪诱导训练，患者视觉注意力能够集中 10 秒左右，观看比较认真，情绪得到缓和，能够安坐并配合完成观看，儿童无发声意识，模仿发声尚不能完成。建议继续加强情绪诱导训练，训练时可适当强化视线追踪图片指认的训练和强化发音意识。采用《儿童情绪行为干预记录表》记录儿童进行可视音乐干预时的情绪行为表现，情况记录如表 9-4-4 所示。儿童情绪行为干预记录表见数字资源 9-4-3。

数字资源
9-4-3

表 9-4-4　儿童情绪行为干预记录表

训练日期：12.25	情绪表现：☑ 外倾型　□ 内倾型　□ 其他：

训练方案：可视音乐
　　☑ 童趣篇　□ 频谱篇　□ 动漫篇；

行为类别	行为表现及其发生频率	备　　注
问题行为	□ 1.感知觉明显异常反应，比如对声音、光线过度迟钝或过度敏感 ☑ 2.对老师的指令不回应或回应慢 □ 3.注意力从视频上移开 ☑ 4.视线跟随不能完成（10 秒 1 次） ☑ 5.手脚动来动去或坐不住（4 分钟 2 次） □ 6.站起来，随意走动 □ 7.自我伤害，比如抠手、咬手指、打头、撞墙等 □ 8.破坏物品，如摔东西、踢门、撕书等 □ 9.用不恰当的方式表达情绪或引起注意，如不高兴时砸东西、大喊大叫 □ 10.重复行为，如不停开门或关门 □ 11.情绪紧张或不安 □ 12.情绪低落，无精打采，神经兴奋性低 □ 13.鹦鹉学舌，自言自语 □ 14.抗拒行为 其他：	问题行为影响程度的描述：离开座位一次，安坐意识不稳定。 行为出现的情景：播放的画面患儿不感兴趣。
良好行为	一、情绪调节 □ 1.内倾型：恰当的情绪表达，比如看到喜欢的内容鼓掌 　　曲目：性质（**必填**）：□ 正性 □ 中性 □ 负性（分钟） 　　□ 左屏效果；□ 右屏效果；画面内容 　　表达情绪：表达方式 ☑ 2.外倾型：情绪逐渐稳定，比如上课时能够安坐下来 　　曲目：快乐小站，性质（**必填**）：☑ 正性 □ 中性 □ 负性（55 秒） 　　□ 左屏效果：原始画面；□ 右屏效果：原始画面；画面内容：猫头鹰 　　表达情绪：不吵闹，表达方式：安坐； 二、视注意 ☑ 1.稳定视注意时长（最长时长：30 秒） 　　曲目：天真烂漫，性质（**必填**）：□ 正性 ☑ 中性 □ 负性（34 秒） 　　□ 左屏效果：原始画面；□ 右屏效果：灰度；画面内容：积木 □ 2.视注意-触摸行为（次，触摸：） 　　曲目：，性质（**必填**）：□ 正性 □ 中性 □ 负性（分钟） 　　□ 左屏效果；□ 右屏效果；画面内容

续　表

行为类别	行为表现及其发生频率	备　注
良好行为	□ 3. 视注意-模仿发声行为(次,发声：) 　　曲目：,性质(**必填**)：□ 正性 □ 中性 □ 负性(分钟) 　　□ 左屏效果;□ 右屏效果;画面内容 □ 4. 视注意-主动发声行为(次,发声：) 　　曲目：,性质(**必填**)：□ 正性 □ 中性 □ 负性 　　□ 左屏效果;□ 右屏效果;画面内容 **三、听注意** ☑ 1. 稳定听注意时长(最长时长：30秒) 　　曲目：快乐小站,性质(**必填**)：☑ 正性 □ 中性 □ 负性(55秒) 　　□ 左屏效果：原始画面;□ 右屏效果：原始画面;画面内容：猫头鹰 □ 2. 听注意-触摸行为(次,触摸：) 　　曲目：,性质(**必填**)：□ 正性 □ 中性 □ 负性(分钟) 　　□ 左屏效果;□ 右屏效果;画面内容 □ 3. 听注意-模仿发声行为(次,发声：) 　　曲目：,性质(**必填**)：□ 正性 □ 中性 □ 负性(分钟) 　　□ 左屏效果;□ 右屏效果;画面内容 □ 4. 听注意-主动发声行为(次,发声：) 　　曲目：,性质(**必填**)：□ 正性 □ 中性 □ 负性(分钟) 　　□ 左屏效果;□ 右屏效果;画面内容 **四、共同注意** □ 1. 发起式共同注意(次) 　　曲目：,性质(**必填**)：□ 正性 □ 中性 □ 负性(分钟) 　　□ 左屏效果;□ 右屏效果;画面内容 ☑ 2. 回应式共同注意(5 次) 　　曲目：流光溢彩,性质(**必填**)：□ 正性 ☑ 中性 □ 负性(1 分钟 28 秒) 　　□ 左屏效果：原始画面;□ 右屏效果：原始画面;画面内容：彩色 □ 3. 其他	
总体描述	**一、问题行为：** □ 无问题行为 ☑ 显著改善 □ 少量改善 □ 无改善 其他 **二、良好行为：** ☑ 显著增加 □ 少量增加 □ 无变化 □ 无良好行为 其他 **三、其他：** (1) 言语状况：无反应 (2) 语言状况：自主发无意义的音 (3) 认知状况：无反应 (4) 情绪行为状况：情绪稳定	

（二）要求技能训练

前一训练内容结束后,接下来开展要求技能训练。要求技能训练的目标是,针对不同发声基础的儿童,通过辅助沟通工具或直接进行口语要求技能训练,让儿童习得要求技能,提高沟通自发性,为主动沟通做准备。

要求技能干预的核心是促进儿童的沟通意识,主动发起沟通、提出要求,降低问题行为。干预的目标包括：① 增加儿童的功能性沟通行为和社会交往;② 提升发声的频率与功能性;③ 降低问题行为。开展训练之前应先进行强化物的评估,训练中灵活采用强化物辅助训练。

在该案例中,该患者具备初步的沟通意识,因而可以直接开展口语要求技能训练,训练步骤与训练内容如表9-4-5所示。

表9-4-5　要求技能训练步骤与训练内容

训　练　步　骤	训　练　内　容
增强物评估	依患者的喜爱程度筛选出增强物
一、建立关系	无条件固定时距给予增强物
二、提高自发性	提高沟通及沟通本的自发性(增加距离、制造沟通动机)
三、刺激配对	当儿童寻求帮助,给予儿童增强物的时候刺激配对语音
四、刺激区辩	引入一个对比增强物
五、问题回答	回答"你想要哪个""这个?" 区分"要××"与"不要××"
六、延伸训练	

六、ICF疗效评价

本案例中,患者共开展为期4个月的第一阶段治疗,在本阶段治疗结束后言语治疗师对患者这一阶段治疗进行疗效评价,患者经第一阶段的治疗后,其沟通意识得到显著提升,在《儿童前语言期沟通与发声发育父母问卷》的测试结果中,其得分获得显著提升。与本阶段训练前的评估结果相比有了明显的提高,建议下一阶段的治疗中增加发声分化的训练,帮助患者尽快过渡到单词句阶段。

同时,建议在完成第一阶段与第二阶段的治疗后,患者再次进行儿童孤独症评定量表(CARS-2)与ICF言语语言认知功能的相关评定,以评价患者的孤独症倾向状态变化情况以及言语语言认知功能的发展情况。

第十篇

听觉障碍儿童康复教育

第一章
听觉康复理论与模式

本章目标	阅读完本章之后,你将:
	1. 掌握听觉康复 HSL 理论的基本结构、实质与内涵;
	2. 掌握听觉康复 1＋X＋Y 模式的基本结构与内容;
	3. 熟悉听觉功能评估的基本内容;
	4. 熟悉听觉功能康复训练的基本内容。

2004 年,以华东师范大学黄昭鸣教授为首席专家的教育部哲学社会科学研究重大课题攻关项目《人工耳蜗术后汉语言康复教育的机理和方法研究》,对人工耳蜗术后儿童的康复教育进行了系统的研究。基于本课题的系统研究,构建了听觉障碍儿童康复教育的理论框架,创建了汉语言环境下听障儿童康复教育的系统方法,研制与开发了一系列用于听障儿童康复教育的工具。将科学的康复教育理念、方法与现代多媒体技术合理有机地结合起来,极大地提高了听障儿童康复教育的效果,对我国乃至全世界以汉语为母语的听障儿童康复教育的发展具有重大理论价值和实践意义。

听觉康复的 HSL 理论是听障儿童康复教育领域的重要理论创新,其实质与内涵体现了听障儿童康复教育发展的客观规律。但是,如何以 HSL 理论为依据,具体指导人工耳蜗术后儿童的康复教育实践呢? 在回顾与总结所取得的经验与成果的基础上,黄昭鸣教授提出了以 HSL 理论为基础的 1＋X＋Y 听障儿童康复教育的操作模式。以下将分别对听觉康复的 HSL 理论与 1＋X＋Y 模式的基本内容进行论述。

第一节　听觉康复 HSL 理论

多年来,在对国内外大量相关文献进行分析,以及对国内听障儿童康复教育现状进行调查实践的基础上,华东师范大学黄昭鸣教授提出了听障儿童康复教育的 HSL 理论。其中,H(Hearing)代表听觉康复,S(Speech)代表言语矫治,L(Language)代表语言教育。以下将分别对 HSL 理论的基本结构、实质与内涵进行论述。

HSL 理论充分反映并结合了现代言语语言病理学、康复听力学以及教育康复学研究的最新成果,其主要内容可表述为:听障儿童康复教育理论体系由听觉康复(H)、言语矫治(S)和语言教育(L)三大板块构成。听觉康复以听力重建为基础,促进听障儿童听觉功能的恢复与发展,重点在于解决听障儿童"听得明白"的问题;言语矫治是听觉康复和语言教育的中间环节,促进听障儿童言语功能的发展,其重点是解决听障儿童"说得清楚"的问题;语言教育是在前两者的基础上,通过语言学习和有针对性的认知训练,促进听障儿童整体语言能力和认知水平的发展。听觉康复和言语矫治是个别化的,语言教育是集体化的,这三部分相互联系,相互制约,构成了一个有序、完整的听障儿童康复教育系统。HSL 理论包括听觉康复、言语矫治和语言教育三大板块,在三大板块内又包含许多具体的内容。如图 10－1－1 所示。

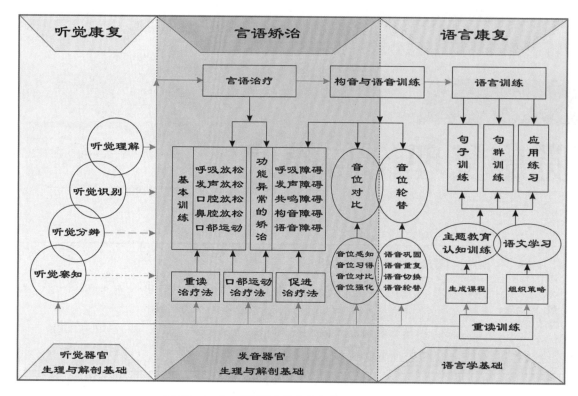

图 10‑1‑1 听觉障碍儿童康复教育的 HSL 理论

一、HSL 理论的基本结构

(一) 听觉康复

听觉康复(H)是听障儿童康复教育的第一阶段。随着科技的进步,医学诊断与干预为听障儿童康复提供了重要的基础,听觉康复就是在这一基础上训练听障儿童各项听觉功能,为言语矫治与语言教育作铺垫,保证听觉康复效果的关键是早诊断、早训练。听觉功能的康复从下向上分为四个阶段,即听觉察知、听觉分辨、听觉识别、听觉理解,如图 10‑1‑1 所示。这四个阶段既是听觉康复的内容,也是听觉康复的目标。听觉康复的主要手段是充分利用现代化听觉康复设备,在对听障儿童的听觉功能进行定量评估的基础上制订个别化康复计划,进行系统、科学的康复训练。

(二) 言语矫治

言语矫治(S)是 HSL 的中间环节,具有承上启下的重要作用。听障儿童在听力重建后,仍会存在不同程度的言语功能障碍,需要对其进行言语矫治。言语矫治强调整体生理功能的恢复,它通过发音训练,使听障儿童呼吸、发声、共鸣系统协调统一,使他们能够自然舒适地发音与准确地构音,从而促进听障儿童语音清晰度的提升,为其学说话奠定基础。言语矫治主要由三大部分所组成,即言语治疗、构音训练和语音训练。第一,言语治疗分为言语基本训练与言语功能异常的治疗。其中,言语基本训练的主要内容有呼吸放松训练、发声放松训练、共鸣放松训练、口部运动训练;而言语功能异常的矫治的主要内容有呼吸障碍的治疗、发声障碍的治疗、共鸣障碍的治疗、构音障碍的治疗、韵律障碍的治疗。言语治疗的方法有重读治疗、促进治疗、口部运动治疗等。第二,构音训练强调音位对比,其主要内容有音位感知、音位习得、音位对比和音位强化。第三,语音训练强调音位轮替,其主要内容有语音巩固、语音重复、语音切换和语音轮替。

构音训练与语音训练是言语矫治与语言教育的纽带,它以建立舒适、清晰、流利的发音为目标,在训练时要求构音器官运动在时间上必须同步、在位置上必须精确。言语矫治的主要手段是利用现代化的视听结合技术,对听障儿童进行定量评估、实时反馈,按计划对其进行言语治疗与训练,使其逐步形成正常的听觉言语反射链。

（三）语言教育

语言教育(L)是康复教育的主要内容，也是听觉与言语康复成果得以巩固与发展的重要手段。听障儿童语言教育的主要内容包括句子训练、句群训练与应用练习三个方面，其主要形式有主题教育、认知训练与语文学习。其中，主题教育包括"我的家庭""我的学校"等18个主题，而生成课程是一种灵活机动的听觉、言语、语言训练形式。语文学习包括低年级、中年级、高年级语文教学，而组织策略的训练是语文学习的有效方法。

听障儿童的语言教育既有与健听儿童共性的一面，也有其特殊性的一面。从共性来看，听障儿童与健听儿童应有共同的康复教育及教学目标。但是，对于听障儿童来说，共性的康复教育目标需要通过相应的阶段目标与特殊的途径才能逐步达到。听障儿童语言教育的重点是：强化口语，学词学句，学段学篇，说写并举，读写并举。教学内容应尽量结合儿童生活的实际与经验；教学安排应小步递进、稳步发展；教学手段应立足现代先进技术，传承优秀传统经验，切实提高听障儿童的语言能力与认知水平，促进其社会性发展。

二、HSL 理论的实质与内涵

（一）医学康复与教育康复内在的相互关系

要达到听障儿童快速有效地康复目标，必须克服多方阻力。其中，从听障儿童自身的角度来看，存在三大阻力：一是由于听神经系统的损害，导致大脑皮层听觉中枢发育迟缓，产生听觉障碍；二是由于听说系统不能建立正常的反射链，导致言语呼吸、发声、共鸣、构音与语音功能的退化，产生发音障碍；三是由于前两个原因，导致大脑皮层语言中枢发育迟缓，造成语言学习困难、认知发展滞后。

HSL 理论则是基于上述三大阻力而提出的，该理论涉及听障儿童的康复内容与康复手段。康复内容是听觉康复、言语矫治和语言教育。康复手段又可分为医学康复与教育康复两个方面，医学康复针对的主要内容是听觉康复和言语矫治，教育康复则针对的主要内容是语言教育。在此，我们借用物理学中的杠杆原理来说明医学康复与教育康复在听障儿童康复中的相互联系。

如图 10-1-2 所示，我们把听障儿童康复作为撬动对象（阻力），把听障儿童的听力补偿或听力重建作为杠杆，以教育康复作为动力。那么，什么才是此杠杆系统的最佳支点呢？这涉及两个问题，一是以什么做支撑物，二是支点的位置。对于第一个问题，我们认为支点是医学康复，它包括听觉康复与言语矫治；对于第二个问题，杠杆原理已经告诉我们：在相同的条件下，支点越接近阻力点，撬动就越省力。如果将杠杆下方的横轴看成时间轴，那就是说，听障儿童在听力补偿或听力重建后，应尽早地进行医学康复。

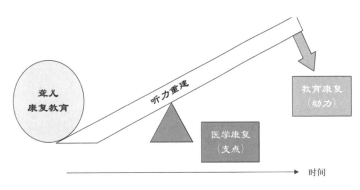

图 10-1-2 医学康复与教育康复的关系

我们再以类比的方法，分析听障儿童康复目标（阻力）、杠杆、支点及动力的实质及其相互关系。不难得知，听觉康复是针对第一个阻力的；言语矫治则用来减轻或消除第二个阻力。两者构成了医学康复的主体，其目的在于为后续的语言教育创造条件，即克服第三个阻力。而教育康复是上述杠杆系统的动力，其实质就是将经过听力补偿或听力重建的听障儿童作为特殊的教育对象，运用特殊与普通的教育教学手段，促进听障儿童语言能力以及其他能力的发展，使他们尽早地回归主流社会。

上述杠杆原理给出了三条重要提示：第一，听障儿童康复教育中，要充分意识到听觉康复、言语矫治（医学康复）的基础性与重要性，否则，教育康复会事倍功半，其效果自然得不到充分体现；第二，听障儿童在听力补偿或听力重建的基础上,应尽早地进行听觉康复和言语矫治;第三,在听障儿童康复教育工作中,应该摆正医学康复与教育康复的位置,充分认识两者的依存关系,坚定地走"医教结合"的康复教育之路。

（二）医学康复与教育康复实施的比例关系

听障儿童康复期大体可分为康复初期、康复中期和康复后期三个阶段。在不同的阶段,由于康复的目标与手段各有重点与特点,医学康复与教育康复所占的时间比重是不同的。

在听障儿童康复教育过程中,医学康复与教育康复实施时间的比例是随着听障儿童年龄以及康复进程的变化而变化的。对某一个体来说,如图 10-1-3 所示:在康复初期(一般为 0—18 个月,又称康复"关键期"),医学康复所占的比重达 70%—80%,教育康复所占的比重为 20%—30%。随着康复进程的发展,教育康复所占的比重逐渐增大,医学康复所占的比重逐渐减少。由此可见,"医教结合"理念在实施上具有动态化的特点。

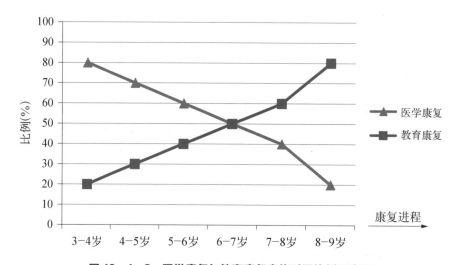

图 10-1-3 医学康复与教育康复实施时间比例示意图

多年来,构建"言之有理,操之有物,行之有效"的听障儿童康复教育体系一直是我们追求的目标。"言之有理"要求构建一个科学的、系统的听障儿童康复教育的理论体系,该体系需要符合康复医学、教育康复的基本原理,吸收相关学科理论与实践的最新研究成果,顺应当前国际康复教育发展的总趋势;"操之有物"要求创设一个能充分体现上述理论实质与内涵的实际操作模式,包括具体的步骤、内容、方法与手段;"行之有效"就是要在实践中不断检验与完善该体系,使其在康复过程中切实发挥"缩短康复进程、提高康复效果、促进全面发展"的重大作用。

第二节 听觉康复 1+X+Y 模式

在回顾与总结所取得的经验与成果的基础上,华东师范大学黄昭鸣教授提出了以 HSL 理论为基础的 1+X+Y 听障儿童康复教育的操作模式(以下简称 1+X+Y 模式)。其中,1 表示集体康复教育,X 表示个别化康复,Y 表示家庭康复。以下分别对 1+X+Y 模式的基本结构等内容进行论述。

一、1+X+Y 康复教育模式的基本结构

1+X+Y 模式由三部分组成,即集体康复教育(1)、个别化康复(X)和家庭康复(Y),如图 10-1-4 所示。其中,集体康复教育指向的主要内容是 HSL 三大板块理论中的语言教育,个别化康复指向的是听觉康复和言语矫

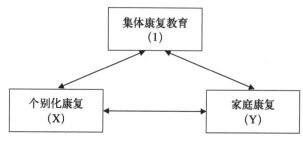

图 10-1-4 1+X+Y 康复教育模式

治,而家庭康复的内容则是与集体康复教育与个别化康复的内容相衔接的。

二、集体康复教育

集体康复教育(1)是指在康复机构中,由康复教师在课堂或区角之中,对听障儿童进行有目地、有组织、有计划的康复教育过程,它主要有主题教育、康复活动、生成课程三种形式。

主题教育是集体康复教育的基本形式。它的教学内容由若干个教学单元组成,每一单元有一个教学主题,各单元的内容由简至繁,由易到难,循序渐进地进行实施。通过主题教育活动,可以强化听障儿童的口语、扩大词汇和句子量、提高语言的应用能力。

康复活动是集体康复教育的重要形式,包括区角活动、生活活动、运动活动,它是一种有组织、有计划的游戏教学活动。区角包括语言角、认知角、操作角与音乐角,区角活动是主题教育的拓展与补充,其中也渗透了听觉康复与言语矫治的内容。生活及运动活动主要是对听障儿童的起居饮食进行训练,帮助听障儿童养成良好的行为习惯,同时在实际生活中培养听障儿童的社会交往能力。

生成课程是集体康复教育的辅助形式。生成课程的目标是指创设一种能够让听障儿童自主、自由学习的课程,寻求一种能适应听障儿童康复的最佳方式,把现行的以视觉、听觉为主的学习活动拓展为以探究、体验为主的自主式学习活动,并且要强调生成的指向性,特别是有意识地指向听觉功能、言语技能以及认知能力的生成。

三、个别化康复

个别化康复(X)是指在康复机构中,由言语治疗师利用现代化听觉康复、言语治疗和认知治疗设备,对听障儿童的听觉功能、言语技能和认知能力进行系统评估,并结合其在集体康复教育、家庭康复中的有关问题,制订相应的听觉康复、言语治疗和认知治疗的计划,对其进行个别化的、有针对性的康复训练的过程。其中,听觉康复包括听觉察知、听觉分辨、听觉识别、听觉理解四个方面;言语矫治包括呼吸、发声、共鸣、构音和韵律五个方面;认知能力评估包括对学前和学龄两个年龄段听障儿童的评估,学龄前评估包括图形推理、数字推理、异类鉴别、情境认知、记忆策略五部分,学龄期评估和训练包括动作系列、空间次序、逻辑类比、人物辨认、图形推理等五部分。个别化康复立足于听障儿童听觉、言语、认知的发展情况,制定具有个性化的康复内容与康复方法。

四、家庭康复

家庭康复(Y)作为1+X+Y模式的有机组成部分,指家长在教师和言语治疗师的指导下实施康复教育的过程。家庭康复的内容与机构康复的内容是一致的,它们都涉及听觉康复、言语矫治、语言教育三大方面。同步式家长培训模式是家庭与机构互动的有效形式。该培训模式,在理念上将机构康复与家庭康复紧密结合,在目标上重视听障儿童家长康复的知识、态度、技能同步提高,在操作上将集中培训、个别培训及网络培训三者进行了有机整合。家庭康复是机构康复的拓展与补充,在听障儿童康复教育中必将发挥越来越重要的作用。

总之,1+X+Y康复教育模式是一个复杂的系统,它包含着各种关系。综合起来,在众多关系中,需要处理好集体康复教育与个别化康复的关系、机构康复与家庭康复的关系,以及将1+X+Y模式中诸要素有机地整合。

第三节　听觉康复框架

听觉康复包含听觉功能评估和听觉功能康复训练两大部分。听觉功能是指通过后天学习获得的感知声音的能力,尤其是感知言语声的能力。听觉功能的发展主要经过听觉察知、听觉分辨、听觉识别和听觉理解四个连续的过程,遵循听觉功能发展的顺序,相应进行听觉训练会才会起到最佳效果。听障儿童应该在听觉功能评估的基础上,根据评估结果,制定相应的个别化训练方案,对其进行有针对性的听觉功能康复训练,最终达到不仅"听得清楚"、还能"听得明白"的目标。

一、听觉功能评估

听觉功能的发展主要经过听觉察知、听觉分辨、听觉识别和听觉理解四个连续的过程。多数听觉障碍患者需要经过特别设定的听觉功能康复训练,才能达到听觉理解阶段。在制定听觉功能康复训练方案前,首先必须明确患者听觉功能发展的现有水平,这需要通过听觉功能评估来实现。听觉功能评估为确定听觉功能康复训练的起点、监控听觉功能康复训练的进程、预期听觉功能康复训练的效果、提高听觉功能康复训练的质量提供了保障。

(一) 听觉功能评估的定义

听觉功能评估是指对患者的听觉察知、听觉分辨、听觉识别和听觉理解功能进行的评估,其目的在于考察患者听力重建效果,从而为制定合理的听觉功能康复训练方案提供参考。

(二) 听觉功能评估的框架

听觉功能评估以听觉言语功能发展的四个阶段为主体框架来实施,如图 10 - 1 - 5 所示。其中,听觉察知能力评估主要是考察患者判断声音有和没有的能力,听觉分辨能力评估主要是考察患者判断声音相同和不同的能力,听觉识别能力评估主要是考察患者把握声音主要特性的能力,听觉理解能力评估主要是考察患者将音和义结合的能力。从听觉察知到听觉理解,评估的难度逐渐提升。

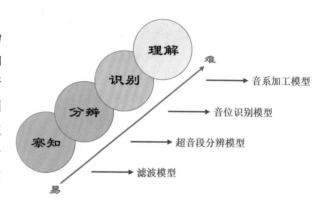

图 10 - 1 - 5　听觉言语功能发展的四个阶段

1. 听觉察知能力评估(滤波模型)

听觉察知能力评估的目的在于考察患者有意识地判断声音有和没有的能力,该阶段是听力与听觉的连接点。当患者能够对有声和无声作出准确反应时,说明其已具备基本的听觉察知能力。听觉察知能力主要经过三个阶段:无意注意、有意注意和有意后注意。由于有意后注意较难评估,一般主要考察前两个阶段,主要评估框架如图 10 - 1 - 6 所示。

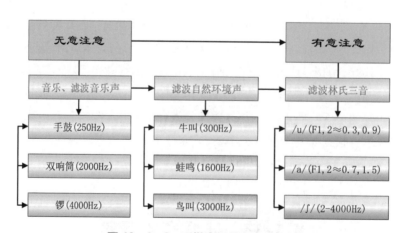

图 10 - 1 - 6　听觉察知能力评估框架

无意注意是指事先没有目的也不需要任何意志努力的注意,是聆听意识形成的前期阶段。该阶段的目标是让患者无意识地形成对声音的关注,主要是在患者无法主动配合的情况下,由言语治疗师在患者不经意的状态下给声,并观察此时患者的反应。

有意注意是指有预定目的、需要一定意志努力的注意,该阶段的目标是让患者有意识地形成对声音的关注,在患者理解听到声音举手或放积木的情况下言语治疗师给声。评估材料主要有两类,一是滤波复合音;二是滤波林氏三音,包括/u/、/ɑ/、/sh/三个音。

2. 听觉分辨能力评估(超音段分辨模型)

听觉分辨能力评估的目的在于考察患者分辨声音相同与不同的能力,该阶段是大脑真正认识声音的开始,必须注意:这里所指的声音不是真正的言语声,而是经过人工耳蜗产生或助听器放大处理过的合成言语声或者准合成言语声。这个阶段主要包括无意义音节的分辨和有意义音节的分辨两部分,评估框架如图10-1-7所示。

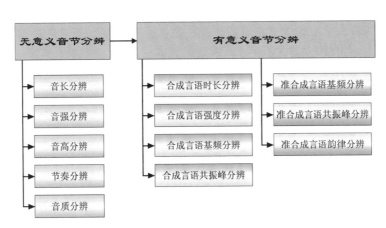

图 10-1-7　听觉分辨能力评估框架

(1) 无意义音节分辨

在分辨声音时,首先应分辨差异较大的无意义音节(音乐声)。音乐声是通过音乐合成器产生的,它是周期信号频率和强度检测的基础,应该作为听觉分辨的唤醒点。

音长(时长)特性包括两个含义,即长短和断续,长短分辨的训练主要用于言语声的开始与结束,断续分辨的训练主要用于言语声的停顿,这是合理断句的基础;音强(强度)分辨即大小的分辨,可以为奠定语调的初步感知服务,还可以为韵母和声母的分辨服务;音高(频率)是言语基频分辨的重要组成部分,是声调、语调和韵律分辨的基础。在这三个特性中,音长分辨是最容易的线索,其次是强度分辨,最难的是频率分辨,尤其是对高频音的分辨。在评估中,时长的差异为1—2秒,强度的差异在15分贝,频率的差异为1—5个音阶。节奏(快慢)是时长、强度、频率的组合,对语调的感知具有重要作用。

(2) 有意义音节分辨

其次,应分辨差异较小的有意义音节(合成言语声),人工耳蜗言语处理策略直接影响人工耳蜗植入者对接收到的言语信号的感知效果。

在时长分辨方面,时间差异越大,难度越低。因此,可先安排三音节/单音节,再安排双音节/单音节,最后安排三音节/双音节。强度分辨对重音的分辨非常重要,需分辨声音的强弱即可,强度差可相差15分贝;音调分辨主要包括不同语调(高兴和不高兴)的分辨和声调分辨;节奏分辨主要包括不同停顿方式的分辨。

(3) 有意义音节分辨

最后,分辨差异最小的有意义音节(准合成言语声)。听障儿童语音训练的关键在于听觉语音反射链的形成,其核心目标是分辨语音的相同与不同,让大脑学会比较语音的异同,包括语音声的长短、断续、大小、频率、快慢、语音质量等因素的分辨训练等。对于使用人工耳蜗的儿童,应特别强调超音段条件下的听觉语音声的分辨训练及模拟。

3. 听觉识别能力评估(音位识别模型)

听觉识别能力评估的目的在于考察患者把握音段音位多种特性的能力,从而将声音识别出来。听觉识别评估主要包括语音均衡式识别和最小音位对比式识别两个部分,如图10-1-8所示。语音均衡是指词表中语音出现的概率与日常生活中出现的概率相一致,语音均衡评估主要使用中国听力语言康复研究中心孙喜斌教授研发的《聋儿听觉言语评估词表》中的韵母识别和声母识别进行,最小音位对比识别是根据汉语语音中仅有一个维度差异的原则编制的音位对比听觉识别材料,两者都分别包括韵母识别和声母识别两部分。研究表明,元音(汉语中的韵母)的声学能量比辅音(汉语中的声母)高6分贝左右,且元音的发音时间比多数辅音长。因而,韵母比声母更容易识别,时间短、振幅低、噪声大的特点使得辅音较难识别。因此,评估时先评估韵母识别,再评估声母识别。

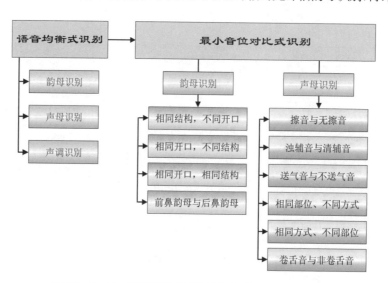

图10-1-8　听觉识别功能评估框架（音位识别模型）

4. 听觉理解能力评估(音系加工模型)

听觉理解能力评估是考察患者将音和义结合的能力,以明确患者是否真正懂得声音的意义。听觉理解能力评估主要包括单条件、双条件和三条件词语三方面内容,如图10-1-9所示。

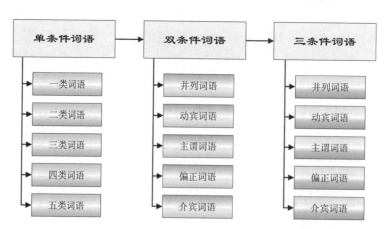

图10-1-9　听觉理解评估框架图（音系加工模型）

单条件词语是指只要把握其中一个词的含义即能理解的词语。例如,"眼睛、鼻子、耳朵、嘴巴"四个词语中,如目标词为"眼睛",患者只需要掌握"眼睛"一个词语即可。根据儿童词语习得的顺序从易到难,可分为五类词语,主要为双音节词语。评估材料出现时共有四个词语,其中一个为目标词,三个为干扰项。评估者说目标词一次,让患者迅速找出与目标音相对应的词。

双条件词语是指必须同时掌握两个条件的词语。例如,在理解"绿色的公交车"时,必须既要理解"绿色"

又要理解"公交车"。只有在两个条件都掌握的情况下,才能做出准确的选择。双条件词语根据短语结构的不同,可分为并列词语、动宾词语、主谓词语、偏正词语和介宾词语五类。

三条件词语与双条件词语原理一样,但难度更大,需要同时掌握三个条件才能准确地做出判断。三条件词语理解的形式、结构与双条件词语相同,测试时有一个目标项,三个干扰项。三个干扰项与目标项之间有两个条件是一致的,因此难度较大。

二、听觉功能康复训练

听觉功能康复训练主要以听觉功能发展的四个阶段为主体框架进行,从听觉察知逐渐发展到听觉理解。听觉察知能力训练主要考察和提高患者判断声音有和没有的功能,听觉分辨能力训练主要考察和提高患者判断声音相同和不同的功能,听觉识别能力训练主要考察和提高患者把握声音主要特性的功能,听觉理解能力训练主要考察和提高患者将音和义结合的功能,难度逐渐加深。

(一) 听觉功能康复训练的定义

听觉功能康复训练是指对患者的听觉察知、听觉分辨、听觉识别和听觉理解功能进行训练,其目的在于提高患者听力重建效果或利用残余听力的水平,其主要对象是听力障碍患者,也包括由智力发育迟缓、脑性瘫痪、孤独症、语言发育迟缓等原因所导致的听觉障碍或听处理障碍。听觉障碍的临床表现一般体现在以下四个方面:

1. 听觉察知障碍

听不到声音或听到的声音失真,不愿意聆听声音,很难主动地将注意力集中在声音信号上,多数患者对于高频声不敏感。

2. 听觉分辨障碍

听觉分辨障碍的程度根据助听效果不同而有所差异,助听效果在看话范围的只能分辨较大差异的夸张的超音段音位特征(语调),较适范围的能分辨日常生活中常见语音的超音段音位的差异,如语调、长短、快慢等。

3. 听觉识别障碍

听觉识别障碍的程度同样与助听效果有密切关系。在言语声方面,助听效果在看话范围的只能识别较大差异的声音,助听效果在较适范围的患者,语音均衡式韵母识别和声母识别的最大识别率能达到70%左右,能识别最小音位对比中的大部分韵母和部分声母。

4. 听觉理解障碍

听觉障碍患者听觉理解障碍体现尤为明显,他们无法理解会话或上课时的指令和要求,会话或上课的内容、进度、效率等都受到极大影响。

(二) 听觉功能康复训练的步骤

在实际康复过程中,根据内容和方法的差异,将每个阶段分成初、中、高三个分阶段,如图10-1-10所示。其中初级和中级是比较基础和必备的能力,高级阶段则是需要提升和扩展的能力,涉及的内容比较多,对患者的整体要求比较高。高级阶段的内容可以在初级和中级阶段逐渐渗透,但重点强化必须在初级阶段和中级阶段之后。例如,听觉察知高级阶段可以在察知初级和中级阶段渗透,但重点的强化需要在听觉理解中级阶段内容掌握之后进行。

听觉察知	① 初级	② 中级	⑨ 高级			
听觉分辨		③ 初级	④ 中级	⑩ 高级		
听觉识别			⑤ 初级	⑥ 中级	⑪ 高级	
听觉理解				⑦ 初级	⑧ 中级	⑫ 高级

图 10-1-10　听觉功能康复的步骤

1. 听觉察知能力训练

听觉察知能力训练目的在于考察和提高患者有意识地判断声音有无的能力,该阶段是听力与听觉的连接点。当患者能够对有声和无声作出准确反应时,说明其已具备基本的听觉察知功能。这主要经过三个阶段:无意注意(初级)、有意注意(中级)和有意后注意(高级)。

无意注意是指事先没有目的,也不需要任何意志努力的注意,是聆听意识形成的前期阶段,也是听觉察知初级阶段的训练目标。该阶段希望通过新颖的刺激,让儿童被动地无意识地形成对声音的关注。训练内容方面,以非言语声(音乐声、环境声)和言语声为主。

有意注意是指有预定目的,需要一定意志努力的注意,是听觉察知中级阶段训练目标,该阶段要求儿童有意识地形成对声音的关注,能对声音形成主动的反应,例如患者听到声音时举手或放积木。听觉训练材料以频率为线索展开,主要包含低频、中频、中高频、高频的声音等,各频段都可有三类材料:音乐声、环境声和言语声。

有意后注意是指既能服从于当前活动目的与任务,又能节省意志的努力,该阶段的主要训练目标是让患者自发地对声音做出反应,使聆听达到自动化阶段。有意后注意是听觉察知高级阶段训练的训练目标,主要内容包括听觉注意的稳定性、听觉注意的选择、注意的分配和转移等几个方面。

2. 听觉分辨能力训练

听觉分辨能力训练的目的在于提高患者分辨声音异同的能力,该阶段是大脑真正认识声音的开始。分辨主要从声音的时长、强度、频率三个特性考虑。时长特性中的长短分辨可帮助确定声音的开始与结束,断续的分辨可以为感知连续语音中不同的词和词组服务,是合理断句的基础;强度大小的分辨可以为语调的初步感知服务,还可以为韵母和声母的分辨服务;频率是语音分辨的重要组成部分,任何语音的分辨都离不开对频率的分辨。

在训练内容方面,初级阶段的训练内容主要为差异较大的音节,时长差异在两倍以上,强度的差异超过10—15分贝,音调(基频)的差异在60赫兹以上,主要内容包括乐器声、环境声和言语声。此时乐器主要选择管弦乐器,环境声主要选择拟声词,言语声主要选择时间、强度、频率均比较可控的6个单元音。

中级阶段的主要内容为中等差异的音节。此时差异仍然是从时长、强度和频率方面来考虑,但主要融入在有意义的语音中。

高级阶段的听觉分辨可以采用语音自反馈技术来完成,即通过调整幅度幂、声门谱斜率等相关参数,合成及模拟正常起音的发音来进行识别;通过调整基频、基频标准差等相关参数,合成及模拟正常音调的发音来进行识别。

3. 听觉识别能力训练

听觉识别能力训练的目的在于提高患者把握音段音位的多种特性的能力,从而将声音识别出来。该阶段在前阶段患者能判断两者差异的基础上,进一步要求儿童将这些差异整合起来,成为某个或某一系列特定语音的表征。

在训练内容方面,初级阶段的第一部分为差异较大的三音节词(如:西红柿/自行车)、双音节词(如:苹果/香蕉)和单音节词,此时两个词语的第一个声母应该是不同的;第二部分的主要内容较多,也是听觉训练任务中最重的一块,主要包括语音均衡式听觉识别训练(声母、韵母)。语音均衡是指语音出现的概率与日常生活中出现的概率相一致。

中级阶段的主要内容为最小音位对比式识别训练、数字识别训练、短句识别训练和音位对比式短句识别等。在训练时,语音均衡式词表和最小音位对比式词表均可选择4倍于评估材料的内容进行。数字识别即将数字作为识别材料进行听觉识别训练。由于数字在日常生活中常听、常用,因此可作为重要的识别训练材料。短句识别训练是将常见短句作为材料进行的训练,由于短句是日常交流的基本单位,能否识别短句是进行沟通交流的前提和基础。因此,常见短句也是识别训练的重要内容。音位对比式短句识别是将最小音位对比的词语镶嵌在不同的句子中,例如,宝宝摸肚(dù)玩耍/宝宝摸兔(tù)玩耍等。

高级阶段的听觉识别可以采用语音自反馈技术来完成,即通过调整第一、第二共振峰的峰值、带宽和扰动等相关参数,合成及模拟正常共鸣的发音来进行识别;通过调整下颌角、浊音起始时间等相关参数,合成及模拟正常构音的发音来进行识别。

4. 听觉理解能力训练

听觉理解功能训练是指提高患者将音和义结合的能力,使患者能真正懂得声音的意义。该阶段要求患者在分析并整合声音特性的基础上,能将声音特性与语言、认知等结合起来,理解意义甚至能做出联想和反馈。

听觉理解初级阶段的主要训练内容为单条件词语,即只要把握其中一个词的含义即能做出选择。例如,眼睛、鼻子、耳朵、嘴巴四个词语中,目标词为眼睛,患者只需要掌握眼睛一个词语即可。该阶段主要帮助儿童形成声音的概念,积累词汇量,此时与语言训练紧密结合。词语按照难度级别和抽象程度进行分级,每级词语都包含名词、动词、形容词、介词等。

听觉理解中级阶段的主要训练内容为双条件和三条件词语。双条件词语是指必须同时掌握两个条件的词语。例如,在理解"绿色的公交车"时,必须既要理解"绿色"又要理解"公交车"。只有在两个条件都掌握的情况下,才能做出准确的选择。双条件词语根据短语结构的不同,可分为并列词语、动宾词语、主谓词语、偏正词语和介宾词语五类。三条件词语与双条件词语原理一样,但难度更大,需要同时掌握三个条件才能准确地做出判断。三条件短语理解的形式与双条件短语相同,但可构成的词语较多。

高级阶段的听觉理解要求患者不仅能理解能选择语音表面层次的意思,更要理解语音深层的含义,主要包括短句理解、段落理解和篇章理解,猜谜语、寓言故事等都可用作训练理解言外之意能力的材料。

第二章
听觉察知能力评估与训练

本章目标	阅读完本章之后,你将: 1. 了解听觉察知能力评估的原理与目的; 2. 掌握听觉察知能力评估的工具、流程与结果分析; 3. 掌握听觉察知能力训练的目标与内容; 4. 熟悉现代化技术在听觉察知能力训练中的应用。

听觉察知是听力和听觉的连接点。听觉察知能力的评估和训练主要考查和提高患者判断声音有和没有的功能,根据内容和方法的差异,我们又将其分成初、中、高三个分阶段。本章将详细介绍听觉察知能力评估与训练的相关内容。

第一节　听觉察知能力评估

听觉察知能力是指人们感觉到声音的存在并做出准确反应的能力,是最基本的听觉功能发展水平。听觉察知能力的评估主要是判断患者听力重建或补偿后,判断声音有无的能力。

一、评估原理

听觉察知的评估方法不是单一的,要根据患者的反应能力进行选择。如果患者无主动配合能力,则可使用主频明确的乐器进行评估;如果患者可主动配合,则可选择便携式听力筛查仪进行定量评估。患者的听觉应答方式可以是视觉强化测听中听声转头寻找刺激物,也可以是游戏测听中完成简单的小游戏,或是听到声音做出一些简单的动作。听觉察知能力的评估,需要在一个安静的房间里进行,本底噪声≤45分贝,以便获得真实可靠的评估结果。

二、评估目的

听觉察知评估目的主要有三个:
1. 评估个体听觉察知能力的发展水平;
2. 获得个体在不同频率能察知到的最小声音;
3. 通过听觉功能康复训练前后评估成绩的比较,检验训练方案的有效性。

三、评估工具

（一）测试工具

1. 鼓、双响筒、锣;

2. 精密声级计；

3. 便携式听力筛查仪；

4. 滤波林氏三音；

5. 引导儿童的各种玩具，以及测试中用的玩具，如积木等。

在听觉察知能力评估时，可使用便携式听力筛查仪。该设备操作简便，将测听中的"减10加5"的原则设置在按钮中，且声音种类多样，适合临床使用。

数字资源
10-2-1

（二）记录表

《儿童听觉察知能力评估》记录表1份，见数字资源10-2-1。

《儿童听觉察知能力评估》结果分析表1份，见数字资源10-2-1。

四、评估流程

每次进行听觉察知能力评估之前，要进行一定的准备工作。每周定期使用声级计对便携式听力筛查仪的扬声器进行简单校准。言语治疗师可通过自己的耳朵对声音强度首先做出粗略判断，如怀疑声音强度不准确，则需要使用声级计进行校准。精密的校准也要在安静的环境下进行，室内本底噪声≤45分贝，精密声级计调至线性、滤波或C计权，测试便携式听力筛查仪70分贝的标准音。若声级计显示结果在70±3分贝之间，则不需调整；若超过3分贝，则将便携式听力筛查仪置于校准界面，调整其数值，直到其标准音与声级计显示一致时结束校准，并将数据储存。此外，对儿童患者进行评估的房间要保证安静。

（一）与家长交流

言语治疗师首先要与儿童患者家长进行简单交流，并观察患者的反应，初步估测其听觉察知能力水平，对即将进行的听觉察知能力评估做到心中有数。若患者不能主动配合，则选择第（二）步继续，若患者可主动配合则选择第（三）步继续。

（二）对于不能主动配合的儿童患者

对于不能主动配合的儿童患者，可一边让家长与患者玩，一边在患者不经意时给乐器声（70分贝，用声级计来监控刺激声音的强度和频率），观察患者的反应。患者可能产生的行为变化一般有转头、停止哭闹、停止吮吸、睁眼、眼睛的运动、四肢的运动等。

（三）对于能主动配合的儿童患者

根据患者的实际情况和现有的材料，选择滤波复合音或滤波林氏三音。如果选择滤波复合音，则可使用便携式听力筛查仪，让患者将积木放在耳边，听到声音则把积木放下。如果选择滤波林氏三音，则可使用图10-2-1，

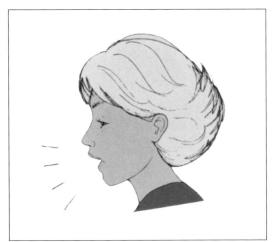
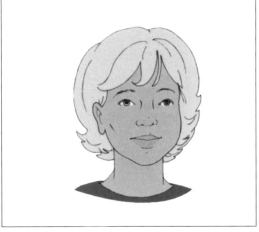

图 10-2-1　听觉察知能力评估

拉着患者的手,告诉患者:"如果老师说话了,则指这(左边)张图;如果老师没说话,则指这(右边)张图。"如果患者学会,则正式开始测试,每个音给声三次,并记录结果。

（四）正式测试

如果患者学会了反应方式,则正式开始测试,依照中频、高频、低频的顺序进行测试。

五、结果分析

如果给声时观察到相应的反应,则计为"1";如果没有,则计为"0"。共测三次,然后将反应结果填入《儿童听觉察知能力评估》记录表中相应的测试结果一栏。

若某频段的测试结果有二次或三次为错误,则应强化该频段的训练,并结合数量评估结果综合考虑。若数量评估结果不在香蕉图或 SS 线内,则首先应调整放大装置的效果。

第二节　听觉察知能力训练

听觉察知能力训练的核心目标是感知声音的有无,有意识地聆听声音。此阶段是从无声到有声的质的飞跃,并为调机作准备。听觉技能的发展都是从听觉察知开始,逐步过渡到听觉理解。因此,在听觉技能发展的初级、中级、高级阶段,听觉察知能力训练所占的比例逐渐减少。

一、听觉察知能力训练的目标与内容

听觉察知能力的发展有一个由易到难、由无意识到自动自发的循序渐进的过程。听觉察知能力训练分成三个阶段:无意注意(初级)、有意注意(中级)和有意后注意(高级)。各个阶段互相关联、互相渗透,每个阶段有各自的特点,三个阶段的目标及主要内容如表 10 - 2 - 1 所示。

表 10 - 2 - 1　听觉察知的训练目标及内容（滤波模型）

训 练 目 标	训练内容	主 要 特 性	举 例 说 明
初级阶段 无意注意(被动)	音乐声	低频	长号、大提琴、单簧管
		中频	长笛、小提琴、圆号
		高频	短号、双簧管
		全频	
	环境声	低频	牛、老虎
		中频	青蛙、猫
		高频	鸟、蜜蜂
		全频	
	言语声	儿歌(经典) 小故事 童谣	《布娃娃》《小毛驴》《泥娃娃》
中级阶段 有意注意(主动) (滤波处理)	音乐声	滤波复合音乐声: 低频(250—750 赫兹) 中频(1 000—2 000 赫兹) 高频(3 000—4 000 赫兹)	长号、大提琴、单簧管 长笛、小提琴、圆号 短号、双簧管

续　表

训练目标	训练内容	主　要　特　性	举　例　说　明
中级阶段 有意注意(主动) (滤波处理)	音乐声	助听效果模拟音乐声: 250—1 000 赫兹 250—2 000 赫兹 250—3 000 赫兹 250—4 000 赫兹	
	环境声	交通工具声: 低频 中频 高频	火车、摩托车 自行车、小汽车、飞机、卡车 警车、救护车
		动物声: 低频 中频 高频	老虎、牛、猪、蚊子 猫、狗、羊、大象、鸭、青蛙、母鸡、鹅 猴子、蜜蜂、老鼠、海豚
	言语声	低频(m、u) 中频(ɑ) 高频(s、sh)	m: m-m-m 牛叫了、m-m 妈妈、m 猫 u: u-u-u 开火车、u-u 姑姑、u 哭 ɑ: ɑ-ɑ-ɑ 牙疼了、ɑ-ɑ 爸爸、ɑ-啊 s: s-s-s 孙悟空、s-s 丝瓜、s 伞 sh: sh-sh-sh 蛇来了、sh-sh 叔叔、sh 手
高级阶段 有意后注意	注意稳定性:无背景噪声中的稳定性;有背景噪声中的稳定性(音乐声、环境声、言语声) 注意选择: 背景噪声中的选择;言语声干扰的选择 注意分配与转移:两个词语;三个词语;四个词语;五个词语		

听觉察知阶段是听觉技能的起始阶段,是从对声音毫无感觉到注意聆听声音。对于重度和极重度听障儿童而言,这是一个从无到有的质的飞跃。察知各种各样的声音,应从无意识察知逐步过渡到对语音的察知。在训练听障儿童对频率感知时,首先应测查他们的助听听阈。从重建效果或补偿好的频段入手,逐渐提高难度。一般来说,对人工耳蜗儿童而言,高频的重建效果比低频的好,而配戴助听器的儿童对低频声音的感知能力好于中频声音,对中频声音的感知能力好于高频声音。因此,前者的训练可先从高频音入手。由于这一阶段的听觉察知能力训练对于听障儿童意义尤为重大,尽可能地采用游戏的方式进行,例如听到声音举手、放玩具或指表示有声和无声的图片等。

（一）无意注意阶段

无意注意是指事先没有目的,也不需要任何意志努力的注意。无意注意的听觉察知能力是聆听意识形成的前期阶段,该阶段的目标是让患者无意识地形成对声音的关注,主要内容包括非言语声(音乐声、环境声)和言语声。无意注意阶段虽然不对患者有特别的要求,但安排内容的先后上,言语治疗师应有安排。

从声音特性角度进行分析,在强度方面应从大到小,最初给声时声音强度应在 70 分贝—90 分贝之间,保证患者能够听到,然后逐渐变小。在频率方面应从频率组合到频率分解,最初应选用周期性强的音乐声(或滤波音乐声),逐渐听基频低、中和高的音乐;然后挑选频段明显的自然环境声(或滤波自然环境声),逐渐听各主频区明显的声音,即聆听低频段(250—750 赫兹)、中频段(1 000—2 000 赫兹)和高频段(3 000—4 000 赫兹)的自然环境声;最后精选言语声(或言语音乐声),包括低频、中频和高频的言语声,让患者对声音形成总体印象。

在长短方面应从长到短,最初给予患者的刺激声都应在 5 秒以上,但也不宜过长,以免引起患者的听觉疲劳。然后再逐渐给 5 秒以下的声音,最短的声音也最好有 2 秒,让患者能够有充分的时间聆听声音。在快慢

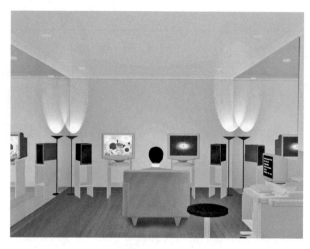

图 10-2-2　无意识听觉察知能力训练示意图

方面应从慢到快,即在开始给声时可以给稍微舒缓一点的节奏,以免刺激过强对患者的心理造成负面影响;应在患者对声音有一定兴趣时,再逐渐加快速度。

此外,无意注意的产生还与患者的状态有关,包括患者的生理状态、需要、情感、过去的经验等,在选择材料时,应根据患者的状态适当调整。当患者刚配戴助听器或人工耳蜗刚开机时,可用视听结合的可视音乐进行诱导,如图 10-2-2 所示。

（二）有意注意阶段

有意注意是指有预定目的,需要一定意志努力的注意。有意注意听觉察知能力训练的主要目标在于让患者对声音有意识地做出对声音的反应:一是在言语治疗师或家长提醒下的注意;二是患者自己用扩展了的外部语言,时刻提醒自己注意要完成一定任务,例如,患者不断自己要"好好听,听到了给妈妈";三是患者用自己压缩了的内部语言,用内部的言语指令来调节和控制自己的行为。例如有的患者虽然身体不适,不愿意听,但仍然不断地在心里告诉自己"我要听,否则妈妈会不高兴的"。

该阶段训练内容是比较明确,主要包括两点:第一,听频率分解的声音,考查患者各主要频段的听阈,在给声时应从大到小。在考查频率时,林氏五音/u、α、i、s、sh/是较简便的,见图 10-2-3,但比较粗糙,可以使用滤波林氏三音(/u/、/α/、/sh/)或滤波复合音(钟声、蛙鸣、鸟叫);第二,听不同长短的声音,考查患者捕捉短时声音的能力,在给声时应从长到短,通常先使用三音节词,再使用双音节词,最后使用单音节词。

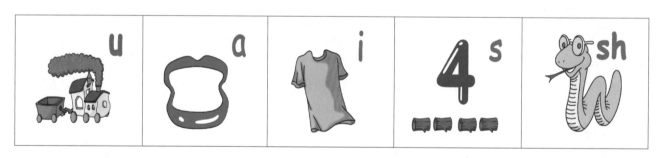

图 10-2-3　林氏五音图示

在有意识听觉察知能力训练阶段可在患者视野之外用代表各频率声音的玩具给声,让听障儿童听到声音举手,或将小木块放进盒子里等。给声时应注意强度不可过高,否则会导致听障儿童忽略小的声音。整个过程中应适当改变强度,偶尔将声音放得很小,注意观察听障儿童是否能察知小声。除对强度和频率的感知外,还应训练听障儿童对短时声音信号捕捉的能力以及听障儿童对声音信号的快速反应能力。当听障儿童听声放物基本正确时,应变换给声速度,调动听障儿童参与的兴趣。

（三）有意后注意阶段

有意后注意是指既能服从于当前活动目的与任务,又能节省意志努力的注意。该阶段的主要训练目标是让患者自发地对声音做出反应,使聆听达到自动化阶段。要达到这一阶段,患者必须对声音的意义有充分的认识,非常喜欢声音,并自然而然地沉浸在这种活动中。

有意后听觉察知能力训练时一般采用双任务进行训练。例如,让听障儿童进行涂色,并在环境中播放音乐,其中随机穿插几句话,在患者画画结束时,让听障儿童回忆听到过什么内容。重度和极重度的无语言能力的听障儿童建立察知技能较为困难,他们无法理解新进入的声音意味着什么。例如,我们希望患者能听到鼓声放积木,但其未必能理解,可能以为看到敲鼓这样一个动作就放一块积木。

二、现代化技术在听觉察知能力训练中的应用

目前,在各大医院、康复机构、特殊学校中应用广泛的听觉评估与康复训练专用仪器设备为上海慧敏医疗器械有限公司生产的听觉评估仪和听觉康复训练仪,具体如图 10-2-4 所示。

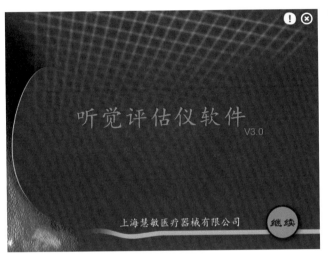
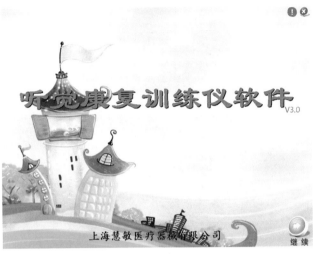

a　　　　　　　　　　　　b

图 10-2-4　听觉评估仪和听觉康复训练仪

(听觉评估仪和听觉康复训练仪,ICFDrHearing®,上海慧敏医疗器械有限公司授权使用)

听觉康复训练仪中,有三个功能模块:基本技能、参考方案和卡通游戏。听觉察知阶段中"基本技能"部分可用于训练无意识的听觉察知能力,"参考方案"部分可用于训练有意识的听觉察知能力。

(一)无意注意阶段

听觉康复训练仪中的听觉察知基本技能主要用于训练无意识的听觉察知能力,为有意识听觉察知能力训练做好铺垫。该阶段内容丰富,包括音乐声、环境声和言语声等,如图 10-2-5 所示,刺激新颖,强度大,易引起听障患者的无意注意。

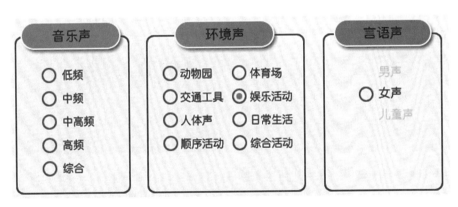

图 10-2-5　听觉察知-基本技能-内容选择

(听觉康复训练仪,ICFDrHearing®,上海慧敏医疗器械有限公司授权使用)

1. 音乐声

图 10-2-6 是听觉康复训练仪中听觉察知阶段基本技能-音乐声刺激部分。图 10-2-6a 是点击前,在界面上有一个红色的音乐盒,在点击之前音乐盒是关着的,图 10-2-6b 是点击时,音乐盒立即打开,里面两个小人儿开始跳舞。有声音时,右下角中举手的儿童自动闪烁;没有声音时,端坐的儿童自动闪烁。这样给患

者形成潜意识的心理暗示：有声时应该举手，没有声音不举手。这与游戏测听过程中要求儿童做出的行为表现相同。表示有声或无声的儿童闪烁完毕后，如果是有声，则会使用视听结合的动画的形式，再次强化听觉察知。播放结束后，回到图 10 - 2 - 6a 所示的状态。

➤ 临床含义：无意注意阶段言语治疗师应有意识地引导安排内容的先后。在频率方面应从频率组合到频率分解，且最初应选用周期性强的声音，音乐声（或滤波音乐声）符合此特点，训练时注意分别听基频低、中和高的音乐，有利于引导患者无意识地形成对声音的关注。

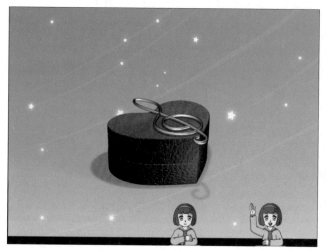
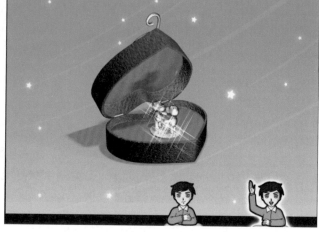

a. 点击前   b. 点击时

图 10 - 2 - 6   基本技能-音乐声

（听觉康复训练仪，ICFDrHearing®，上海慧敏医疗器械有限公司授权使用）

2. 环境声

图 10 - 2 - 7 是听觉康复训练仪中听觉察知阶段基本技能-环境声部分举例。这部分内容丰富，包括了八组材料。操作时，点击界面的右下角按钮，系统播放图片所代表的声音，点击完按钮，系统即播放"哒哒哒哒"的慢跑声，慢跑声播放结束后，系统会播放有"慢跑"两个字的语音。动物园及娱乐活动等材料的操作方式与体育场中"慢跑"相同。

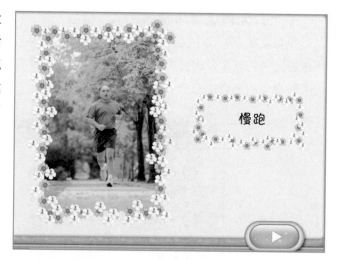

图 10 - 2 - 7   基本技能-环境声

（听觉康复训练仪，ICFDrHearing®，上海慧敏医疗器械有限公司授权使用）

➤ 临床含义：在音乐声之后，应挑选频段明显、逐渐聆听各主频区明显的声音，环境声（或滤波环境声）符合此特点，训练时注意分别聆听低频段（250—750 赫兹）、中频段（1 000—2 000 赫兹）和高频段（3 000—4 000 赫兹）的环境声，有利于引导患者无意识地形成对声音的关注。

3. 言语声

图 10 - 2 - 8 是听觉康复训练仪中听觉察知阶段基本技能-言语声刺激部分内容举例。这里设计了一个游戏"奇怪的梦"。小朋友"当当"在睡觉，他正在做很多奇怪的梦。小熊偷偷地看到了，它看到什么了？点击图 10 - 2 - 8a 中粉红色的梦境就知道了！你会先听到声音，声音结束后，还可看到很奇怪的场景和声音同步出现。如图 10 - 2 - 8b 所示，梦见小老鼠们正在偷吃水果，一边吃，一边说："快吃呀，快吃呀，小猫今天不

在家。"

> ➤ 临床含义:在音乐声与环境声之后,最后应精选言语声(或言语音乐声),包括低频、中频和高频的言语声,让患者对声音形成总体印象。

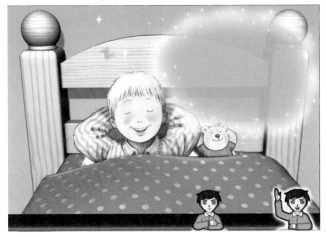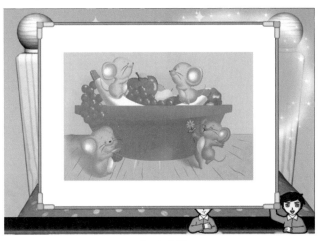

a. 点击时   b. 点击后

图 10 - 2 - 8 基本技能-言语声

(听觉康复训练仪,ICFDrHearing®,上海慧敏医疗器械有限公司授权使用)

(二)有意注意阶段

听觉康复训练仪听觉察知参考方案主要用于训练有意识的听觉察知能力,充分调动儿童主动利用听觉的意识。该阶段以经过滤波处理的环境声、音乐声和言语声为主,训练患者捕捉各频率声音和不同长短声音的技能。

在训练类型上,参考方案主要包括学习和测验两大类,如图 10 - 2 - 9 所示。一般来说,先通过学习熟悉内容,然后再通过测验考察对内容的掌握情况。学习和测验的差别在于学习时系统自动演示选择过程,而测验时需要自行选择。

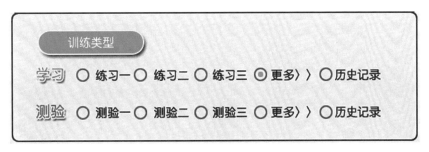

图 10 - 2 - 9 参考方案-训练类型

(听觉康复训练仪,ICFDrHearing®,上海慧敏医疗器械有限公司授权使用)

1. 学习类

下面以三音节词的听觉察知能力训练为例,重点介绍除了运用已经设定好的三个练习之外,如何选择更多的练习内容。首先点击选择"更多"按钮,则进入图 10 - 2 - 10 所示界面。该界面包括:内容选取方式、训练组数选择、语音选择(声母、韵母和声调)、通过率设定。

(1)内容选取方式

在内容选取方式中,有随机和自定义两种方式。随机是指由系统自动挑选符合限定的条件的内容,自定义是指手动选择每一个词语。

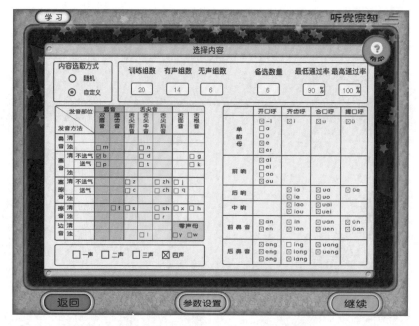

图 10 - 2 - 10　参考方案-三音节词选择

(听觉康复训练仪,ICFDrHearing®,上海慧敏医疗器械有限公司授权使用)

(2)训练组数选择

训练组数选择是指本次练习中包含几组内容,在这里最高设置的组数为 20 组。有声和无声各多少组也可以自己定义,备选数量是指符合限定条件的内容在该系统资源中的数量。本例中选择的是以 b 开头的三音节词,共有 6 个选项,该数值随着内容选择的不同而发生变化。

(3)语音选择

语音选择包括声母、韵母和声调三个部分。当选择一个声母时,不能与之相拼的韵母以及系统中没有该声韵组合的韵母则变灰,无法进行选择。例如本例中选择了以/b/开头的三音节词,系统资源库中仅有/a、o、ei、ao、ing/与之进行声韵组合的词语。声调的变化规律一样,本例中没有以/b/开头、声调是四声的三音节词。选择好内容后,点击继续进行的下一个界面,如图 10 - 2 - 11。

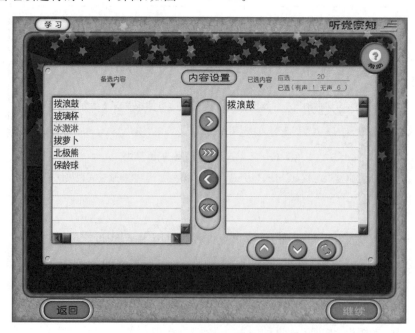

图 10 - 2 - 11　参考方案-三音节词

(听觉康复训练仪,ICFDrHearing®,上海慧敏医疗器械有限公司授权使用)

在内容选择满足之前设定的训练组数时,即可点击继续进入正式学习界面,见图 10-2-12。

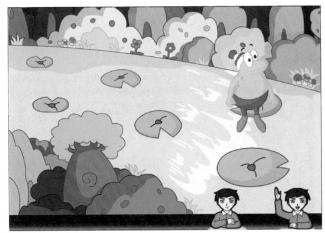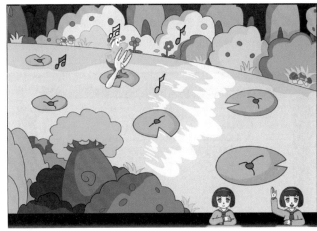

a. 点击前　　　　　　　　　　　　　　　　　b. 点击时

图 10-2-12　参考方案

(听觉康复训练仪,ICFDrHearing®,上海慧敏医疗器械有限公司授权使用)

图 10-2-12a 是一只会说话的青蛙在荷叶间跳。点击青蛙,青蛙停住开始发声,青蛙头上有音符出现,表示正在进行中。播放过程完毕后,会出现一个用于选择有声和无声的小叉子,如图 10-2-12b。当训练类型是学习时,点击界面的任何一处,小叉子都会自动移向正确的答案。有声时,播放的声音还会与图片一起再次播放两遍,以强化对声音的感知。

(4)通过率设定

通过率设定主要与测验有关。

2. 测验类

训练类型为测验时的基本内容与学习主要有四点不同:一是小叉子的控制形式不同,二是通过率设置不同,三是历史记录的呈现形式不同,四是可选择的范围不同。

(1)控制形式

在小叉子的控制方面,在学习中是点击界面任何地方都会往正确的答案走,而在测验中则需要患者自己移动鼠标到正确的答案上。

(2)通过率设置

在通过率设置方面,测验中通过率设置与"最近发展区"原则密切相关,它是指言语治疗师设定期望患者能达到的正确率,最低通过率是指患者最低不应低于该值,低于该值说明该任务对患者难度过高;最高通过率是指患者最高不应高于该值,高于该值说明难度过低。如果在测验中得分低于最低通过率,则康复处方中会出现"降低难度"的建议。如果测验中得分高于最高通过率,则会出现"提高难度"的建议。如果得分在两者之间,则结果会出现"强化训练"的建议。

(3)历史记录

在历史记录方面,学习部分(见图 10-2-13a)仅有学习次数、学习日期、开始时间和结束时间以及学习性质。学习次数是指第几次学习同类性质的内容。学习日期即学习时的日期,开始时间是指从具体什么时间开始,结束时间是指本次练习是什么时候结束。在学习性质中,如果是第一次学习本次内容,则列表中会出现"新学"字样,如果是复习的某一次练习的内容,则列表中会出现复习+复习对象编号,例如图 10-2-13a 所示,第 8 次学习即是对第 7 次学习的复习,因此性质中呈现"复习 7"。还有一种情况是对测验的内容进行学习,此时性质显示的是"学测",再加上测验的序号。

测验部分的历史记录具有正确率、设定标准和动态监控图的功能。正确率是指患者正确地做出判断的正确率,设定标准是指设定的最低通过率和最高通过率。动态监控图可以反映患者的进步情况。在操作上,先选择要比较哪几次测验,然后点击动态监控图即出现图 10-2-13b 所示的内容。图中简单显示了正确率和测验的次数、测验日期,也可点击其中一点查看本次测验的具体情况。

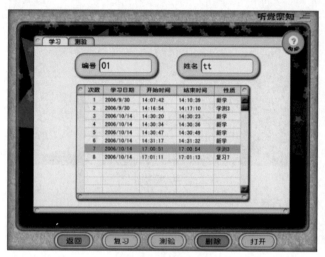

a. 学习部分历史记录

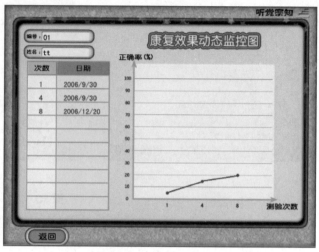

b. 康复效果动态监控图

图 10-2-13 历史记录和动态监控图

(听觉康复训练仪,ICFDrHearing®,上海慧敏医疗器械有限公司授权使用)

(4)选择范围

此外,在可选择范围方面学习的内容是可以通过"更多"按钮进行选择的,一次练习的学习组数在 2—20 组进行(含无声)。而测验的内容是不可以进行选择的,而且每一次新建的测试一般都是 20 项。这主要是考虑到测验是考查患者掌握的情况,如果是由患者或言语治疗师进行选择,则有可能会根据偏好来进行选择,从而不能真正考查患者掌握的情况。如果需要对自行选择内容进行训练,则可通过学习内容的历史记录进入。如图 10-2-13a 所示,选择所需的训练记录,使之变为粉红色,然后点击最下面一栏中的测验,考查患者的掌握情况。

第三章
听觉分辨能力评估与训练

本章目标	阅读完本章之后,你将: 1. 了解听觉分辨能力评估的原理与目的; 2. 掌握听觉分辨能力评估的工具、流程与结果分析; 3. 掌握听觉分辨能力训练的目标与内容; 4. 熟悉现代化技术在听觉分辨能力训练中的应用。

听觉分辨阶段是大脑真正认识声音的开始,主要从声音的时长、停顿起音、音调与响度三个特征进行分辨。时长特性中的长短分辨可帮助确定声音的开始与结束;停顿起音中的断续分辨可以为感知连续语音中不同的词和词组服务,是合理断句的基础;响度大小的分辨可以为语调的初步感知服务,还可以为韵母和声母的分辨服务;音调是语音分辨的重要组成部分,任何语音的分辨都离不开对音调的分辨。本章将详细介绍听觉分辨能力评估与训练的相关内容。

第一节　听觉分辨能力评估

听觉分辨能力评估的目的在于考查患者分辨声音相同与不同的能力。它主要是指超音段分辨能力,即分辨声音的时长、停顿起音、音调与响度这三种特征的能力。

一、评估原理

要能正确感受到声音的含义,首先必须具备区分(分辨)声音的能力,这是大脑真正认识声音的开始。

(一)无意义音节的分辨

在分辨声音时,首先应分辨基本声学特性,可使用无意义音节进行分辨。对听障患者来说,时长是最易分辨的线索,包括分辨长短、断续(连续和间断);其次是分辨强度;最难的是对频率的分辨,尤其是对高频的分辨。快慢是时长、强度、频率的综合,其难度较低。

(二)有意义音节的分辨

掌握基本声学特性的分辨后,应逐渐过渡到有意义音节的分辨,即超音段音位的分辨。其主要内容包括时长、强度和频率。

时长分辨方面,时间差异越大,分辨难度越低。因此,可先安排三音节/单音节,再安排双音节/单音节,最后安排三音节/双音节。

响度与音调分辨方面,重音的分辨非常重要,在这里只需要分辨声音的强弱即可,强度可相差约15分贝。

音调方面,主要包括不同语调(高兴和不高兴)的分辨和声调分辨。

二、评估目的

听觉分辨评估目的主要有三个:

1. 评估个体听觉分辨能力是否正常;

2. 明确听觉分辨的问题所在,为听觉康复计划的制定提供依据;

3. 通过听觉功能训练前后听觉分辨测验成绩的比较,检验训练方案的有效性。

三、评估工具

（一）测试工具

在儿童超音段分辨能力评估时可使用听觉评估仪(ICFDrHearing®,上海慧敏医疗器械有限公司授权使用),该设备操作简便,适合临床使用。

（二）记录表

若无此设备,可使用测试图片进行简单评估(26 张测试图片)。本书附图仅为实际尺寸的1/10 左右。

《儿童超音段分辨能力评估》记录表 1 份,见数字资源 10-3-1;

《儿童超音段分辨能力评估》结果分析表 1 份,见数字资源 10-3-1。

数字资源
10-3-1

四、评估流程

将测试材料架立于儿童前,准备好记录表、笔和秒表。

（一）指导语

1. "小朋友,老师会说两个词,老师说一样的,你就指左边;老师说不一样的,你就指右边,好吗?"对于 3—4 岁及以上的儿童,也可以告诉他:"如果两个声音一样,则指这个(左图表示相同的两个圆圈,如图 10-3-1a 所示);如果两个声音不同,则指这个(右图,一个是圆形,一个是正方形的图形,如图 10-3-1b 所示)。"

2. 如儿童不配合,可用跟读(模仿发音)的形式。在不看口形的情况下正确跟读,也说明儿童能准确地分辨这两个音。

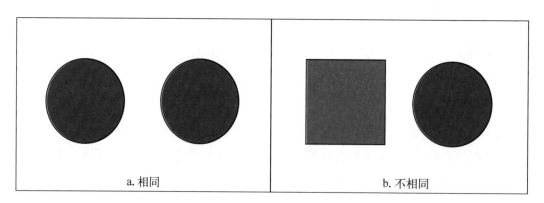

a. 相同   b. 不相同

图 10-3-1 表示相同和不同的图片示例

（二）学习回应方式

例1:/i———/(3 秒)//i—/(1 秒)。

1. 先发两个长长的/i———/(每个音 3 秒,两个音之间间隔 1.5 秒),要求儿童跟读,同时拉着儿童的手,慢慢地沿着左边两个表示长长的图片,并告诉儿童,两个音都是长长的,一样的,指左边的图片。

2. 停顿2秒之后,主试再说一个长/i———/(3秒)和一个短/i—/(1秒),要求被试跟读,并指右边的图片,告诉儿童,一个长,一个短,不一样,指右边的图片。

3. 然后,主试随机说其中的一个音,要求被试指出"一样还是不一样",并记录在《儿童超音段分辨能力测验》记录表中。如正确,则记"1";如错误,则记"0"。被试反应完成后,主试再随机说其中的一个,等待被试回应并记录。如此共做3次。若记录结果为"101",则表示除第二次外,其余两次都正确。该项得分为67%。

如果被试未学会,则使用例2:/u———/(3秒)//u—/(1秒)继续学习。方法同例1。

（三）正式测试

如果儿童学会,则正式开始测试。为避免疲劳效应,在测试中可安排短暂休息。整个测试可分两次完成(具体时间间隔由主试视情况而定),前提是被试儿童的精神状态饱满,注意力集中。

（四）操作说明

由于声学特性不同,因此在使用中用作反馈的图片也不同,具体如下。

1. 无意义音节分辨(《儿童超音段分辨能力评估》记录表)

第1—3题为长短分辨,使用线条表示,声音越长,线条越长。

第4—5题为断续分辨,使用珠子等表示,珠子连续,代表声音连续;珠子间断,表示声音间断。

第6—8题为强弱分辨,声音的强弱用产生的声波大小来表示,声波多而且大,表示声音大,声波少而且小,表示声音小;或者用气球的大小来表示,气球大,表示声音大,气球小,表示声音小。

第9—11题为音调分辨,音调的高低用音符的高低来表示,音符越高,表示音调越高;音符越低,表示音调越低。

2. 有意义音节分辨(《儿童超音段分辨能力评估》记录表)

第12—14题为长短分辨,左边放两张相同的图片(都是第一个词),右边放两张不同的图片(两个不同的词)。

第15—16题为断续分辨,一只猫表示"猫"的声音发一次,持续3秒,两只猫表示"猫"的声音发两次,两次共3秒。

第17题为强弱分辨,采用大猫表示声音大,用小猫表示声音小。

第18—20题为情绪分辨,采用开心脸谱代表开心时说话的语气,不开心的脸谱表示不开心时说话的语气。

第21—26题为声调分辨,其中包含了汉语普通话中常见的四个声调。采用同样的呈现方式,即左边是两幅相同的图片(两个相同的词),右边是两幅不同的图片(两个不同的词)。

五、结果分析

测试完成后,将结果汇总到《儿童超音段分辨能力评估》记录表,分别计算每一大组的总分。计算方法为:听觉分辨得分(%)＝[(3x－n)/3x]×100%。其中,x为测试题数,n为错误次数,即0的个数。

第二节　听觉分辨能力训练

听觉分辨能力的核心目标是分辨声音的相同与不同,让大脑学会比较声音的异同,此阶段是脑真正认识声音的开始。在听觉技能发展的初级、中级、高级阶段,听觉分辨能力训练所占的比例先增大后减小。

一、听觉分辨能力训练的目标与内容

该过程主要分为三个阶段,较大差异的分辨、中等差异的分辨和较小差异的分辨。三个阶段的目标及主要内容如表10-3-1所示。

表 10 - 3 - 1 听觉分辨阶段的主要训练内容（超音段分辨模型）

训练目标	训练内容	主 要 特 性	举 例 说 明
初级阶段 较大差异 （无意义音节）	音质	① 滤波复合音 音乐声：低／高、低／中、中／高 环境声：低／高、低／中、中／高 ② 频段 音乐声：低／高、低／中、中／高 环境声：低／高、低／中、中／高	长号／短号 动物声：牛／鸟 长号／短号 交通工具声：火车／救护车
	时长	① 长短（差异在 1—3 倍左右） ② 断续（差异在 1—3 倍左右） 音乐声：3 秒／1 秒、2 秒／1 秒、3 秒／2 秒 单韵母：3 秒／1 秒、2 秒／1 秒、3 秒／2 秒	ɑ－－－－－－－与 ɑ－ ɑ－－－－－－－与 ɑ－－ɑ－－ɑ－－
	强度	① 强／弱（差异在 15~30 分贝声压级） 音乐声：50 分贝／70 分贝、55 分贝／70 分贝 环境声：动物声、交通工具声 单韵母：50 分贝／70 分贝、55 分贝／70 分贝	乐器 老虎声与老鼠声 ɑ（50 分贝）与 ɑ（70 分贝）
	频率	① 音高 音乐声：乐器（五个音阶） ② 基频 单韵母：男／儿童、男／女、女／儿童	c¹／a¹、c¹／f¹、c¹／d¹ ɑ（130 赫兹）／ɑ（330 赫兹） ɑ（130 赫兹）／ɑ（230 赫兹） ɑ（230 赫兹）／ɑ（330 赫兹）
	节奏	① 音乐声 ② 单韵母 2／4 拍与 3／4 拍 2／4 拍与 4／4 拍 3／4 拍与 4／4 拍	／c¹ c¹ c¹ c¹／与／c¹ c¹ c¹ c¹／ ／ɑɑ ɑɑ／与／ɑ ɑ ɑ ɑ／
	方向	① 左／右 ② 前／后	苹果（左）／苹果（右）
中级阶段 中等差异 （有意义音节）	时长	① 三音节／单音节 ② 双音节／单音节 ③ 三音节／双音节	西红柿／瓜 辣椒／瓜 西红柿／辣椒
	强度	① 三音节／三音节（强度差异在 10 分贝声压级） ② 双音节／双音节（强度差异在 10 分贝声压级） ③ 单音节／单音节（强度差异在 10 分贝声压级） ④ 重音：重音（前）／重音（后）	长颈鹿（60 分贝）／长颈鹿（70 分贝） 大象（60 分贝）／大象（70 分贝） 猫（60 分贝）／猫（70 分贝） 我（**70 分贝**）爱猫（60 分贝）／ 我（60 分贝）爱猫（**70 分贝**）
	频率	① 男声（基频差异在 50 赫兹） ② 女声（基频差异在 50 赫兹） ③ 童声（基频差异在 50 赫兹） ④ 语调（开心／不开心）	猫（100 赫兹）与猫（150 赫兹） 猫（200 赫兹）与猫（250 赫兹） 猫（300 赫兹）与猫（350 赫兹） 你真棒！／不可以！
	节奏	① 单音节：2／4 拍与 3／4 拍 ② 单音节：2／4 拍与 4／4 拍 ③ 单音节：3／4 拍与 4／4 拍	／猫猫 猫猫／与／猫猫 猫猫 猫／ ／猫猫 猫猫／与／猫 猫 猫 猫／ ／猫猫 猫猫 猫／与／猫 猫 猫 猫／
	方向	左右移动	蜜蜂、发电机、脚步、虫子 气泡、机器人、录音机、电脑

续　表

训练目标	训练内容	主　要　特　性	举　例　说　明
中级阶段 中等差异 （有意义音节）	合成言语	① 时长：差异1、0.8、0.6秒 ② 强度：差异9、6、3分贝声压级 ③ 基频偏移：差异50、40、30赫兹 ④ 基频变化：模板（平、上、下调等） 　　　四声调	a（1秒,70分贝）/a（0.8秒,70分贝） a（1秒,70分贝）/a（1秒,64分贝） a（1秒,110赫兹）/a（1秒,140赫兹）
高级阶段 较小差异	时长	① 长短（差异值在50～100毫秒）	a（500毫秒）与a（550毫秒）
	强度	① 强/弱（差异值在3～6分贝声压级）	a（75分贝）与a（72分贝）
	基频	① 不同声调：四声调	八/爸
	节奏	① 重读：不同行板模板	a（行板1）与a（行板2）
	准合成言语声	① 时长：差异在20%～40% ② 强度：差异9、6、3分贝声压级 ③ 基频变化：平调/升调/降调/升降调、四声调	

主要目标：同时抓住声音的多种特性的能力
设计原理：助听器、人工耳蜗的电子学特点，言语信号数字处理特点，汉语言特点
主要内容：时域：时间编码（时长,节奏）；
　　　　　频域：频率编码（基频偏移、基频变化）
主要变化：声音的长短、断续、大小、频率、快慢

（一）较大差异听觉分辨能力训练目标及主要内容

较大差异的听觉分辨训练是指对差异较大的无意义简单音节的分辨。该阶段的主要目标是当两个音的时长、强度、频率（音高/基频）、音质、方向或快慢差异较大时，患者能意识到这两个音是不一样的。

时长特性中长短的分辨可帮助确定声音的开始与结束，时长特性中断续的分辨可以为感知连续语音中不同的词和词组服务，这种技能是合理断句的基础。强度的分辨可以为奠定初步的语调感知服务，还可以为韵母和声母的分辨服务。频率是语音分辨的重要组成部分，任何语音的分辨都离不开对频率的分辨。在这三个特性中，时长是最容易分辨的线索；其次是强度分辨；最难的是对频率的分辨。

训练内容主要选择可操控的音乐声——圆号声（低频）、钢琴声（中频）、小提琴声（中高频），环境声和言语声。在时长方面，可使用乐器和单元音进行训练，在初级目标中差异值应达到3倍左右，即长音给3秒，短音给1秒。一般来说，可使用长时间按琴键或短时间按琴键的方式进行。在强度方面，也可使用乐器和单元音或环境声进行训练，在初级目标中差异的值应达到30—15分贝声压级左右，然后再逐渐缩小差距。一般来说，可采用轻敲乐器和重敲乐器或轻声说和大声说进行，环境声中可选择大声叫的老虎和小声叫的老鼠声进行。在频率方面，主要使用乐器进行训练，在初级目标中能分辨5个音阶的差异即可。一般来讲，分辨高低可采用敲击不同的琴键进行，也可按先后敲击差异为5个音阶左右的琴键。如图10-3-2所示，可在差异为5

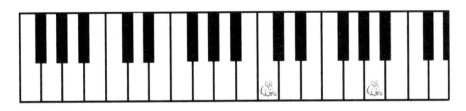

图10-3-2　频率分辨示意图

个音阶的两个键盘上贴上贴纸,告诉患者所要弹的即是这两个键,请患者先看着示范弹两遍后转过头或闭上眼睛听,听完后由患者弹。

此外,分辨声源的方向对听清声音信号也有很重要的意义。由于定向需要双耳的作用,因此,对于单耳植入人工耳蜗的患者来讲,一般不做听觉定向训练。

音质是分辨低、中、高不同的滤波复合音或频段,如音乐声和交通工具声(低/高、低/中、中/高)。

快慢是患者比较容易分辨的内容,主要体现在节奏上。节奏是一种以一定速度的快慢的节拍,主要是运用速度上的快慢和音调上的高低把它们组合到一起,常见的节奏型有 2/4 拍、4/4 拍、3/4 拍。一般来讲分辨快慢主要是采用踩鼓点的方式进行,即听到重音就跨一步。由于这里综合了时长、强度和频率特性,因此比较容易分辨,一般可放在时长之前进行训练或与时长穿插进行训练。

(二) 中等差异听觉分辨能力训练目标及主要内容

中等差异的听觉分辨训练是指对中等差异的有意义音节进行分辨,主要是通过超音段音位的差异分辨有意义音节。超音段音位的分辨主要包含三个主要线索:一是强度,二是时长,三是频率。

在时长方面,首先安排分辨三音节词和单音节词,然后安排双音节/单音节,最后安排三音节/双音节。这是因为三音节时长是单音节词的 3 倍,双音节时长是单音节词的 2 倍,而三音节词与双音节时间差异则比较小。

在强度方面,主要是分辨差 10 分贝声压级左右的声音。例如大声地说"猫"(70 分贝声压级)和小声地说"猫"(60 分贝声压级),让患者分辨大小。

在频率方面,主要分辨基频偏移方面的差异,例如,分辨为 100 赫兹和 150 赫兹的男声。

(三) 较小差异听觉分辨能力训练目标及主要内容

较小差异的听觉分辨训练是指对较小差异的准合成语音(音素层面)进行分辨。这是更高层次的分辨,其前提是如果能分辨更小层次的差异,那么在分辨中等差异时的速度会更快,正确率会更高。准合成语音的分辨主要同样包括三个内容:大小、长短、高低。

在时长方面,主要分辨差 50—100 毫秒的声音。例如,分辨 500 毫秒与 600 毫秒的 a 音;

在强度方面,主要分辨差 3—6 分贝声压级的声音。例如,分辨 60 分贝声压级与 57 分贝声压级的 a 音;

在频率方面,主要包括语调和声调两个方面。患者最初易分辨的是开心和不开心时的语调,例如同样是下雨了,开心地说和不开心地说两者在基频上存在很大差异。声调是汉语言的特征之一,主要的变化也在于基频方面的变化。

总的来说,听觉分辨阶段从分辨较大差异的无意义音节开始,过渡到中等差异的有意义音节,最后达到较小差异的合成语音(音素)的分辨。

二、听觉分辨能力训练的操作

听觉分辨主要是让听障儿童指出两个声音是相同还是不同,是听觉技能发展过程中的关键阶段。不能判断声音的异同,就无法真正认识声音。该阶段在对声音进行初步分析(声谱分析)的基础上进行比较(特征提取与比较),是大脑真正认识声音的开始,如何表示相同和不同对低龄听障儿童来说非常困难。因此,要设计合理的方法,既能调动听障儿童的兴趣,又能使听障儿童区分两种不同的声音。

(一) 较大差异听觉分辨能力训练方法 (无意义音节的分辨)

分辨声音的长短时,可使用图 10-3-3。如让听障儿童感知/a/音的长短,可先教听障儿童尝试发/a/音。发长音时,手指沿着长长的绳子描线,并告诉听障儿童,/a——————/长长的;发短音时,手指沿着短绳子描线,并告诉听障儿童,/a———/短短的。也可直接在一张白纸上,发长音时就画一条长长的线,发短音时画一根短短的线。理解这种方式之后,再发一个长长的音,请听障儿童指出是"长长的"还是"短短的"。还可让

听障儿童画你发的音,若你发长音,则要求他画长线;而如果你发短音,则要求他画短线。对能理解"长"和
"短"含义的听障儿童,可要求他们直接指点表示长和短的图片。

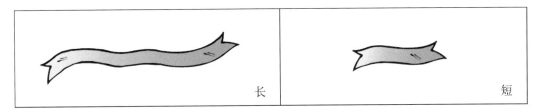

图 10 - 3 - 3　长短分辨示意图

　断续声分辨的训练方法与长短基本一致。给连续声时,画(或指)表示连续的长线;而给间断声时,则画
(或指)间断的线,断续分辨参考图 10 - 3 - 4,大小声分辨参见图 10 - 3 - 5,频率高低可参见图 10 - 3 - 6,操作
方法与长短组基本相同。

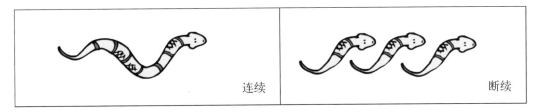

图 10 - 3 - 4　断续分辨示意图

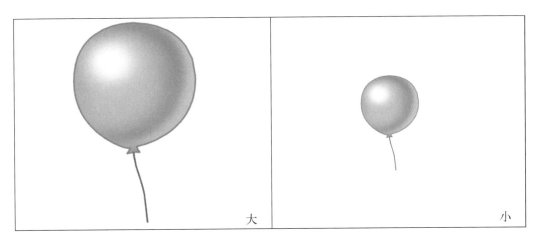

图 10 - 3 - 5　大小分辨示意图

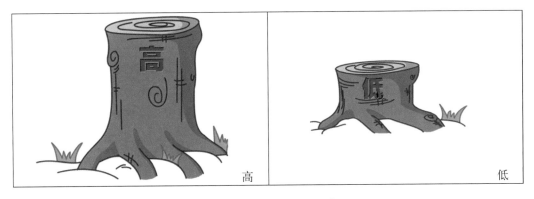

图 10 - 3 - 6　高低分辨示意图

（二）中等差异听觉分辨能力训练方法（有意义音节的分辨）

中等差异的分辨主要是指超音段音位的分辨,例如分辨"拔萝卜"和"鼻"两个词语。判断低龄听障儿童能否分辨声音比较困难,对于2—4岁的听障儿童可以使用建立条件反射的方法进行。如分辨"拔萝卜"和"鼻"时,我们可以先指着"拔萝卜"的卡片或文字连说三遍,再指着"鼻"的卡片或文字连说三遍,以此建立条件反射,最后问"'鼻'在哪里?"听障儿童指出相应的图片,如图10-3-7所示。

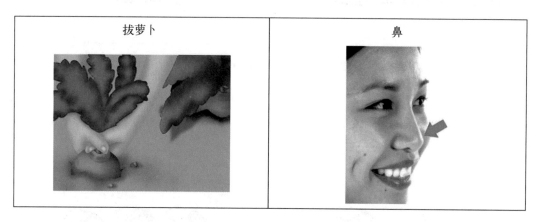

| 拔萝卜 | 鼻 |

图10-3-7　低龄儿童的听觉分辨

对于4岁以上的听障儿童,则可以告诉他:如果两个声音相同,则指表示相同的两个圆圈;如果两个声音不同,则指一个是圆、一个是正方形的图形。有时听障儿童可能会跟读,如果能在不看口形的情况下正确跟读,说明听障儿童能准确地分辨这两个音。

（三）较小差异听觉分辨能力训练方法

较小差异的分辨在操作形式上基本与较大差异及中等差异的操作形式类似,只是材料上有特别的设计和处理。

听觉分辨能力的训练对所有年龄段的听力障碍人群都是必需的,这是人工耳蜗或助听器真正发挥作用的必要保证。由于设备信号处理的不精确性,听障儿童所得到的电信号刺激往往不及真耳分析声音精细,因此这一阶段往往需要花费很时间精力才能通过,要避免听障儿童产生心理挫折感不愿意练习。

听觉分辨能力非常重要,是听觉技能发展中不可跳越的阶段,家长和言语治疗师应高度重视。切不可为了追求康复的速度而快速越过这一阶段,否则会使听障儿童好像很会说,清晰度也还可以,但实际上没有学会听,导致其在小学低年级时"吃老本",而到高年级时因为听不清而影响学习。

三、现代化技术在听觉分辨能力训练中的运用

（一）现代化技术在较大差异听觉分辨能力训练中的运用

图10-3-8是较大差异听觉分辨能力训练列表,主要包括五个重要组成部分:时长分辨(长短、断续)、强度分辨、音调分辨、快慢分辨、方向分辨。

在训练内容方面,每一训练目标都包括两种:非言语声和言语声。非言语声是指音乐声,例如在长短部分包括单簧管、钢琴、喇叭、弦乐器、合唱队等合成声。言语声包括6个单韵母/a、o、e、i、u、ü/,并控制各种条件而发出的声音。例如,在言语声的长短分辨中,控制言语声的差异在3秒与1秒的分辨。

1. 时长分辨

在长短分辨方面,使用游戏"小老鼠吃糖果"进行(见图10-3-9)。一辆装满糖果的火车在奔驰,两只小老鼠紧跟着,希望能吃到糖果(见图10-3-9a)。点击糖果,火车会发出声音。当火车发短音时,糖果飞向有短尺标记的老鼠(见图10-3-9b),小老鼠高兴地捧起糖果吃掉了(见图10-3-9c)。当火车发长音时,则糖

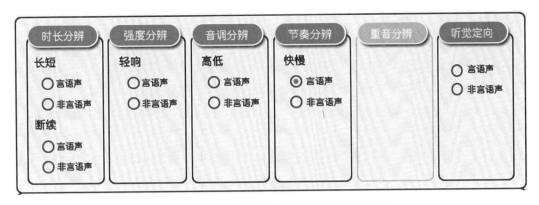

图 10‑3‑8　听觉察知学习和测验的历史记录

（听觉康复训练仪，ICFDrHearing®，上海慧敏医疗器械有限公司授权使用）

果飞向有长尺标记的老鼠。在长短音的比较中共有五组乐器音（单簧管、钢琴、喇叭、弦乐器、合唱队），六组言语声（a、o、e、i、u、ü）。

➤ 临床含义：较大差异的听觉分辨训练主要是对差异较大的无意义简单音节的分辨，时长特性中的长短分辨可帮助确定声音的开始与结束，它是合理断句的基础之一。

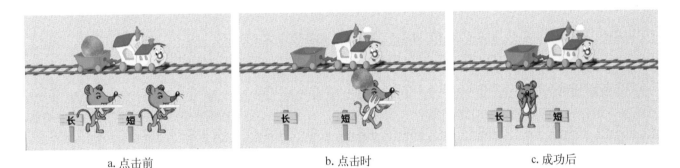

a. 点击前　　　　　　　　　b. 点击时　　　　　　　　　c. 成功后

图 10‑3‑9　听觉分辨‑基本技能‑长短分辨

（听觉康复训练仪，ICFDrHearing®，上海慧敏医疗器械有限公司授权使用）

在断续分辨方面，使用游戏"小鸡快跑"进行（见图 10‑3‑10）。一只狐狸要吃小鸡，鸡妈妈着急地在对岸教小鸡怎么过河（见图 10‑3‑10a）。如果鸡妈妈吹的声音是断续的，选择断续的桥，则小鸡平安地走到对岸（见图 10‑3‑10b）。如果选择错误，则小鸡掉进河里（见图 10‑3‑10c）。在断续音的分辨中，共有五组乐器音（与长短分辨相同）和 6 组言语声（单元音）。

➤ 临床含义：时长特性中的断续分辨可以为感知连续语音中不同的词与词组服务，它也是合理断句的基础之一。

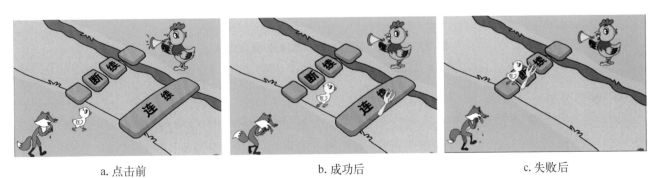

a. 点击前　　　　　　　　　b. 成功后　　　　　　　　　c. 失败后

图 10‑3‑10　听觉分辨‑基本技能‑断续分辨

（听觉康复训练仪，ICFDrHearing®，上海慧敏医疗器械有限公司授权使用）

2. 强度分辨

在强度分辨方面,使用游戏"小鸟玩气球"进行(见图 10 - 3 - 11)。一只大鸟和一只小鸟分别站在两棵树上,树中间的草地上有一只气球不断跳动(见图 10 - 3 - 11a)。用鼠标点击气球,如果气球发出轻音,则叉子飞向小鸟(见图 10 - 3 - 11b)。小鸟则从树枝上飞下来用嘴巴把气球刺破(见图 10 - 3 - 11c)。当气球发出响音时,则叉子飞向大鸟。在轻响音的比较中共有四组乐器音(单簧管、喇叭、弦乐器、合唱队),四组言语声(a、o、u、ü)。

> 临床含义:强度分辨可以为患者感知声音奠定初步的语调感知基础,还可以为韵母和声母的分辨服务。

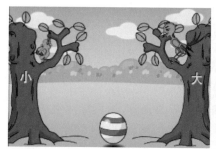 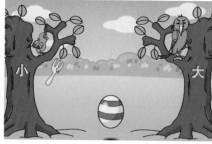 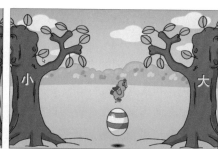

a. 点击前　　　　　　　　　　b. 点击时　　　　　　　　　　c. 成功后

图 10 - 3 - 11　听觉分辨-基本技能-大小分辨

(听觉康复训练仪,ICFDrHearing®,上海慧敏医疗器械有限公司授权使用)

3. 音调分辨

在音调分辨方面,使用游戏"青蛙跳高"进行(见图 10 - 3 - 12)。一只青蛙站在一个高树桩和一个矮树桩中间的树桩上(见图 10 - 3 - 12a)。用鼠标点击青蛙,如果发出的是低音,则叉子飞向低树桩(见图 10 - 3 - 12b)。青蛙跳到低树桩上(见图 10 - 3 - 12c)。当发出的是高音时,叉子飞向高树桩。在高低音的比较中共有四组乐器音(单簧管、喇叭、弦乐器、合唱队),四组言语声(i、o、a、ü)。

> 临床含义:音调分辨是语音分辨的重要组成部分,任何语音的分辨都离不开对频率的分辨。

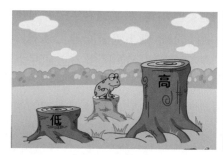 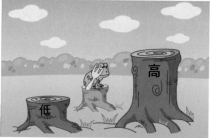 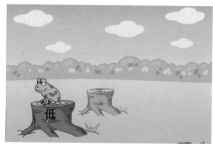

a. 点击前　　　　　　　　　　b. 点击时　　　　　　　　　　c. 成功后

图 10 - 3 - 12　听觉分辨-基本技能-高低分辨

(听觉康复训练仪,ICFDrHearing®,上海慧敏医疗器械有限公司授权使用)

4. 快慢分辨

在快慢分辨方面,使用游戏"龟兔赛跑"进行(见图 10 - 3 - 13)。兔子和乌龟分别代表快和慢,一起站在起跑线后(见图 10 - 3 - 13a)。如果牛教练吹得慢,则叉子飞向乌龟(见图 10 - 3 - 13b),乌龟跑(见图 10 - 3 - 13c)。如果牛教练吹得快,则叉子飞向兔子,兔子跑。在快慢音的比较中共有四组乐器音(单簧管、喇叭、钢琴、合唱队),四组言语声(a、o、u、e)。

> 临床含义:快慢分辨主要体现在节奏上,有利于提升连续语音过程中语音组块的感知能力。

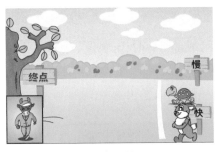
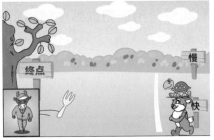
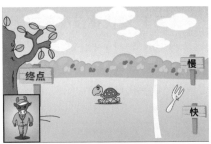

a. 点击前　　　　　　　　　　b. 点击时　　　　　　　　　　c. 成功后

图 10-3-13　听觉分辨-基本技能-快慢分辨

（听觉康复训练仪，ICFDrHearing®，上海慧敏医疗器械有限公司授权使用）

5. 方向分辨

在方向分辨方面，使用游戏"猜猜声音在哪里?"进行（见图 10-3-14）。画面的左右各放一个音箱（见图 10-3-14a）。如果声音来自右边，则叉子飞向右边的音箱（见图 10-3-14b），然后左边音箱消失。反之，则右边的音箱消失（见图 10-3-14c）。在方向的分辨中共有二十组非言语声和二十组言语声。

➤ 临床含义：方向分辨有利于分辨声源的方向，即声源定向，对听清声音信号具有很重要的意义。注意，由于定向需要双耳的作用，因此对于单耳植入人工耳蜗的患者来讲，一般不做听觉定向训练。

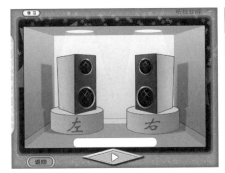
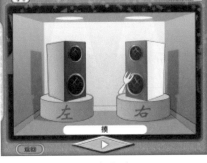
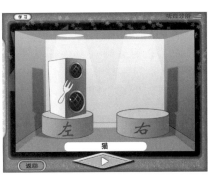

a. 点击前　　　　　　　　　　b. 点击时　　　　　　　　　　c. 成功后

图 10-3-14　听觉分辨-基本技能-方向分辨

（听觉康复训练仪，ICFDrHearing®，上海慧敏医疗器械有限公司授权使用）

在卡通游戏中的左右分辨也是帮助分辨方向的（见图 10-3-15）。点击画面左上角的烧瓶，则左边的音箱会发出"咕咕"声（见图 10-3-15a）。此外，还可以从左往右拖动"烧瓶"，声音也逐渐从左边移动到右边的音箱（见图 10-3-15b）。此外，声音的种类也是可以选择的（见图 10-3-15c）。

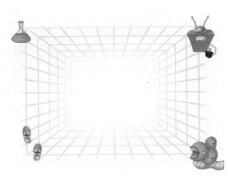

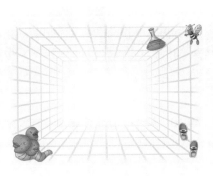
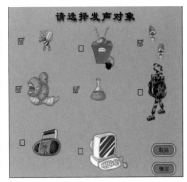

a. 点击前　　　　　　　　　　b. 点击时　　　　　　　　　　c. 成功后

图 10-3-15　听觉分辨-卡通游戏-左右分辨

（听觉康复训练仪，ICFDrHearing®，上海慧敏医疗器械有限公司授权使用）

（二）现代化技术在中等差异听觉分辨能力训练中的运用

图 10-3-16 是中等差异听觉分辨能力训练列表，主要包括四个重要组成部分：时长、强度、音调以及重音分辨。现代化技术在较大差异听觉分辨能力训练是对无意义音节的分辨，而中等差异听觉分辨则是对有意义音节的分辨。

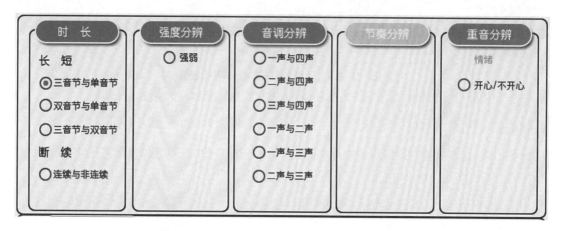

图 10-3-16 听觉分辨学习和测验的历史记录

（听觉康复训练仪，ICFDrHearing®，上海慧敏医疗器械有限公司授权使用）

1. 时长分辨

（1）长短分辨

图 10-3-17 是听觉康复训练仪中听觉分辨阶段参考方案-长短分辨部分举例。这部分包括了三组材料，分别为三音节与单音节、双音节与单音节以及三音节与双音节。操作时，点击界面的下方的按钮，系统播放声音，如图 10-3-17a 简约Ⅰ所示，点击完按钮，系统即播放"婴儿床、鹰"及"婴儿床、婴儿床"的读音，播放结束后，系统会播放有"婴儿床、鹰"的语音。图 10-3-17b 是简约Ⅱ材料，操作方式与简约Ⅰ相同。

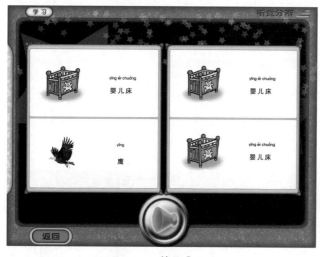

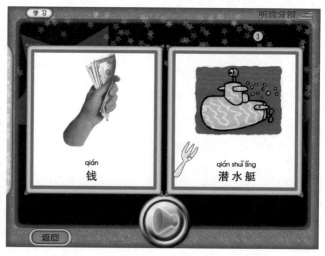

a. 简约Ⅰ   b. 简约Ⅱ

图 10-3-17 听觉分辨-参考方案-长短分辨

（听觉康复训练仪，ICFDrHearing®，上海慧敏医疗器械有限公司授权使用）

（2）断续分辨

图 10-3-18 是听觉康复训练仪中听觉分辨阶段参考方案-长短分辨部分举例。操作时，点击界面的下方的按钮，系统播放声音，如图 10-3-18a 简约Ⅰ所示，点击完按钮，系统即播放"猫猫猫、猫猫猫"及"猫猫猫、

猫"的读音,播放结束后,系统会播放有"猫猫猫、猫猫猫"的语音。图 10 - 3 - 18b 是简约Ⅱ材料,操作方式与简约Ⅰ相同。

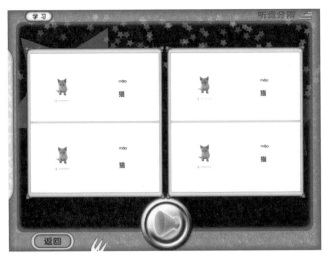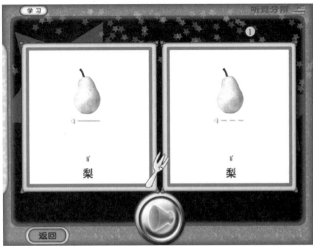

a. 简约Ⅰ　　　　　　　　　　　　　　b. 简约Ⅱ

图 10 - 3 - 18　听觉分辨-参考方案-断续分辨

(听觉康复训练仪,ICFDrHearing®,上海慧敏医疗器械有限公司授权使用)

2. 强度分辨

图 10 - 3 - 19 是听觉康复训练仪中听觉分辨阶段参考方案-强度分辨部分举例。操作时,点击界面的下方的按钮,系统播放声音,如图 10 - 3 - 19a 简约Ⅰ所示,点击完按钮,系统即播放"梨(大)、梨(大)"及"梨(大)、梨(小)"的读音,播放结束后,系统会播放有"梨(大)、梨(大)"的语音。图 10 - 3 - 19b 是简约Ⅱ材料,操作方式与简约Ⅰ相同。

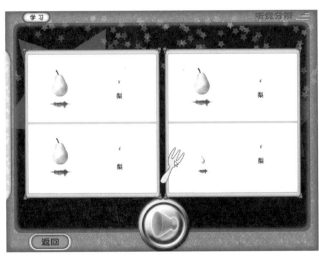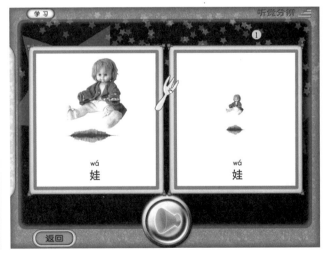

a. 简约Ⅰ　　　　　　　　　　　　　　b. 简约Ⅱ

图 10 - 3 - 19　听觉分辨-参考方案-强度分辨

(听觉康复训练仪,ICFDrHearing®,上海慧敏医疗器械有限公司授权使用)

3. 音调分辨

（1）声调分辨

图 10 - 3 - 20 是听觉康复训练仪中听觉分辨阶段参考方案-声调分辨部分举例。操作时,点击界面的下方的按钮,系统播放声音,如图 10 - 3 - 20a 简约Ⅰ所示,点击完按钮,系统即播放"爸、爸"及"爸、拔"的语音,播放

结束后,系统会播放"爸、爸"的语音。图 10‑3‑20b 是简约 Ⅱ 材料,操作方式与简约 Ⅰ 相同。

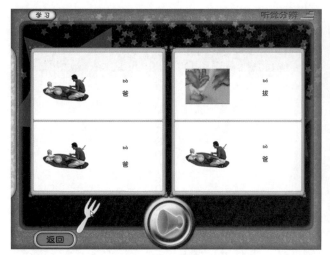

a. 简约 Ⅰ

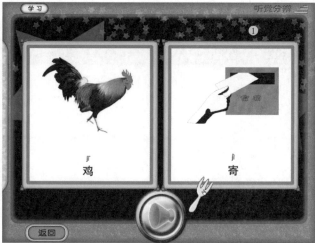

b. 简约 Ⅱ

图 10‑3‑20　听觉分辨‑参考方案‑声调分辨

(听觉康复训练仪,ICFDrHearing®,上海慧敏医疗器械有限公司授权使用)

(2) 语调分辨

图 10‑3‑21 是听觉康复训练仪中听觉分辨阶段参考方案‑声调分辨部分举例。操作时,点击界面的下方的按钮,系统播放声音,如图 10‑3‑21a 简约 Ⅰ 所示,点击完按钮,系统即播放"不可以(不开心)、你真棒(开心)"及"你真棒(开心)、你真棒(开心)"的读音,播放结束后,系统会播放"不可以(不开心)、你真棒(开心)"的语音,图 10‑3‑21b 是简约 Ⅱ 材料,操作方式与简约 Ⅰ 相同。

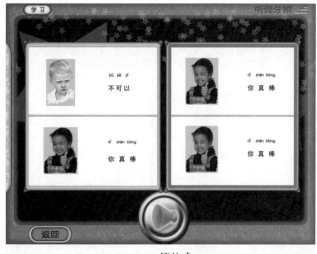

a. 简约 Ⅰ

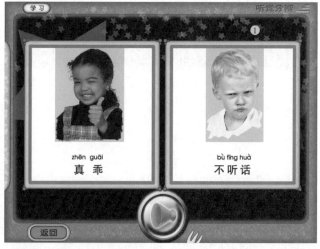

b. 简约 Ⅱ

图 10‑3‑21　听觉分辨‑参考方案‑语调分辨

(听觉康复训练仪,ICFDrHearing®,上海慧敏医疗器械有限公司授权使用)

第四章

听觉识别能力评估与训练

本章目标	阅读完本章之后,你将: 1. 了解语音均衡式识别能力评估的原理与目的; 2. 掌握语音均衡式识别能力评估的工具、流程与结果分析; 3. 了解音位对比式识别能力评估的原理与目的; 4. 掌握音位对比式识别能力评估的工具、流程与结果分析; 5. 掌握分解式听觉识别能力训练的目标与内容; 6. 熟悉听觉识别技能训练的操作; 7. 熟悉现代化技术在听觉识别能力训练中的应用。

听觉识别阶段是儿童在听觉分辨阶段能判断两者差异的基础上,将这些差异整合起来,成为某个或某一系列特定语音的表征。听觉识别能力评估与训练的目的在于考查和提高患者把握音段音位的多种特性的能力,从而将声音识别出来。听觉识别能力评估主要包括语音均衡式识别和音位对比式识别两个部分,两者都包括韵母识别和声母识别两部分。听觉识别能力训练则在评估的基础上进行针对性的听觉识别能力训练。本章将详细介绍听觉识别能力评估与训练的相关内容。

第一节　语音均衡式识别能力评估

儿童语音识别能力评估是根据语音均衡原理编制的一套听觉言语测听词表。多年的临床实践表明,该词表充分考虑到儿童的心理特点和听觉发展规律,是一套科学而实用的词表。该词表配有色彩丰富、贴近生活、通俗易懂的图片,为儿童听觉言语测听的顺利进行提供了保障。

一、评估原理

在听觉言语识别中,主要测试两部分内容,即声母识别和韵母识别。

（一）声母识别

声母是组成音节的重要成分,本测试选用了汉语中的 21 个声母,严格地考虑了语音平衡。声母一般不能单独存在,它总是与韵母结合在一起作为识别材料。

（二）韵母识别

韵母是语音中能量较为集中的部分,每个音节都离不开韵母,一个韵母也可以独立成为音节。通过韵母识别可以评估被试基本的听觉识别能力。

二、评估目的

儿童语音均衡式识别能力评估目的主要有三个：

1. 评估个体语音识别能力是否正常；
2. 明确语音识别的问题所在，为听觉康复计划的制定提供依据；
3. 通过听觉功能训练前后语音识别得分的比较，检验训练方案的有效性。

三、评估工具

（一）测试工具

声母识别部分：25 组 75 张测试图片；

韵母识别部分：25 组 75 张测试图片。

在进行儿童语音均衡式识别能力评估时可使用听觉评估仪进行（ICFDrHearing®，上海慧敏医疗器械有限公司授权使用），该设备操作简便，适合临床使用。若无此设备，可使用测试图片进行简单评估。

（二）记录表

《儿童语音均衡式识别能力评估》记录表与结果分析表 1 份（包括声母、韵母测试），见数字资源 10 - 4 - 1。注意，本书提供的附图约为实际尺寸的 1/10。

四、评估流程

（一）指导语

"小朋友，找一找老师说的是哪个词。"

（二）学习回应方式

例题："鼻—白—拔"。

与被试儿童并排而坐，三张测试图片依次出示，在出示图片的同时发音，图片摆放在儿童面前，然后提醒儿童注意听，随机发音一次，让其进行选择。

练习 2—3 次，如果儿童学会，则正式开始。正式测试的具体步骤和练习相同，为避免疲劳，在测试中可安排短暂休息。前提是被试儿童的精神状态饱满，注意力集中。

五、结果分析

测试词出现的方式有两种，一种是按词表给词，一种是随机给词。按词表给词是指第一组给词表 1 的词，其余 24 组也给词表 1 的词。此时，计分方式为 0/1 计分，正确计"1"，错误计"0"。若随机给词，即每一组都随机给一个，此时计分方式则需计入归一化系数。

将结果汇总到测验记录表中（例如表 10 - 4 - 1 和表 10 - 4 - 2），韵母和声母识别测试的计算方法如下：

（1）测试结果 x：选择正确计"1"，错误记"0"；

（2）测试得分 k·x：为原始得分乘以测试词的归一化系数 k；

（3）最后得分：根据计算公式来定。

$$韵母（声母）识别能力得分 = \frac{实际得分}{测试词应得满分} = \frac{k1 \cdot x1 + k2 \cdot x2 + \cdots + k25 \cdot x25}{k1 + k2 + \cdots + k25} \times 100\%$$

（公式 10.4.1）

注意：1. k1,k2,…,k25 为测试词对应的归一化系数；

2. x1,x2,…,x25 为测试词对应得分，正确记为"1"，错误记为"0"。

表10‑4‑1 声母部分举例

编号	测试内容			序号（正→误）	测试结果 x	k	测试得分 k·x	归一化系数 k		
	词表1	词表2	词表3					1	2	3
1	白 / bái /	柴 / chái /	埋 / mái /	2	1	1	1	1	1	1
2	塔 / tǎ /	打 / dǎ /	马 / mǎ /	3→2	0	1	0	1	1	1
3	猫 / māo /	刀 / dāo /	包 / bāo /	1	1	0.15	0.15	0.15	1	1

表10‑4‑2 韵母部分举例

编号	测试内容			序号（正→误）	测试结果 x	k	测试得分 k·x	归一化系数 k		
	词表1	词表2	词表3					1	2	3
1	鼻 / bí /	白 / bái /	拔 / bá /	1→3	0	0.15	0	0.15	1	1
2	风 / fēng /	方 / fāng /	飞 / fēi /	3	1	0.35	0.35	1	1	0.35
3	摸 / mō /	妈 / mā /	猫 / māo /	2	1	1	1	0.15	1	1

第二节 音位对比式识别能力评估

人耳不仅能接收环境中的各种声音，更重要的是能感知言语信息。声母和韵母是言语信息的重要组成部分，能否听清(识别)声母和韵母对患者是否能理解有声语言至关重要。

一、评估原理

《儿童音位对比识别能力评估》是根据汉语言声母和韵母的声学特征及构音特点编制而成的。本评估将所有仅存在单维度差异的声母音位对作为声母识别材料。由于声母无法独立形成音节，需与韵母和声调组合，所以每一对声母音位对配有相同的韵母和声调。例如，/b/与/p/为两个声母（单维度差异的声母音位对），在发音方式上两者同为塞音，在发音部位上两者同为双唇音。两者最显著的差异为/b/为不送气音，/p/为送气音。在实际测试过程中，可使用"bá(拔)/pá(爬)"来考查/b‑p/声母音位对的识别能力。汉语共21个声母，仅有单维度差异的声母音位对共有23项87对。

同样，本评估将所有仅存在单维度差异的韵母音位对作为韵母识别材料。每一对韵母配以相同的声母和声调。例如，/a/与/i/两个韵母，在结构上两者同为单韵母，但在发音特点上/a/为开口呼，/i/为齐齿呼。在实际测试过程中，可使用"bá(拔)/bí(鼻)"考查/a‑i/音位对的识别能力。汉语共36个韵母，仅有单纬度差异的韵母音位对共有29项92对。

二、评估目的

儿童音位对比式识别能力评估目的主要有三个：

1. 评估个体音位对比识别能力是否正常；

2. 明确音位对比识别的问题所在，为听觉康复计划的制定提供依据；

3. 通过听觉功能训练前后音位对比识别成绩的比较，检验训练方案的有效性。

三、评估工具

（一）测试工具

韵母部分：92 张测试图片；

声母部分：87 张测试图片。

在《儿童音位对比式识别能力评估》时可使用听觉评估仪（ICFDrHearing®，上海慧敏医疗器械有限公司授权使用），该设备操作简便，适合临床使用。若无此设备，可使用测试图片进行简单评估。

（二）记录表

《儿童音位对比式识别能力评估》记录表 1 份（包括声母、韵母测试），见数字资源 10-4-2；

《儿童音位对比式识别能力评估》结果分析表 1 份（包括声母、韵母测试），见数字资源 10-4-2；注意，本书提供的附图仅约为实际尺寸的 1/10。

四、评估流程

将测试材料架立于被试前，准备好记录表、笔和秒表。

（一）指导语

"小朋友，先跟我一起说图片的名字，然后我说哪一个，你就指哪一个，好吗？"

（二）学习回应方式

1. 韵母部分

例 1：马/米

拉着小朋友的手，先指"马"的图片，让儿童一起跟读一遍"马"，再指"米"的图片，让儿童一起跟读一遍"米"。然后，主试随机说其中的一个音节，时间为 1 秒，要求儿童指出，并记录在《儿童音位对比式识别能力评估》记录表中。如正确则记"1"，如错误则记"0"。

儿童反应完成后，再随机说其中的一个，等待回应并记录，如此共做 3 次。若记录结果为 101，则表示除第二次外，其余两次都正确，该语音对得分为 67%。

如果被试未学会，则使用例 2"妈/衣"，继续学习。

2. 声母部分

例 1：猫/狗

拉着小朋友的手，先指"猫"的图片，让儿童一起跟读一遍"猫"，再指"狗"的图片，让儿童一起跟读一遍"狗"。然后，随机说其中的一个音节，要求儿童指出，并记录在《儿童音位对比式识别能力评估》记录表中。如正确，则记"1"；如错误，则记"0"。

儿童反应完成后，再随机说其中的一个，等待回应并记录，如此共做 3 次。若记录结果为 011，则表示除第一次外，其余两次都正确。

如果儿童未学会，则使用例 2"骂/爸"，继续学习。

（三）正式测试

如果儿童学会，则正式开始。为避免疲劳效应，建议每完成 25 对测试项目后让被试休息 5 分钟（具体时间间隔由主试视情况而定）。

五、结果分析

测试完成后，将结果汇总到《儿童音位对比式识别能力评估》记录表中，分别计算每一大组的总分。计算方法如下：音位对比识别得分（%）=（3x−n/3x）×100%（其中 x 为测试题数；n 为错误次数，即 0 的个数）。

计算结果可与儿童音位对比识别能力参考标准相比较,从而得出该患者是否需要进行听觉干预。

对于需要进行听觉干预的患者,可将其错误次数为2次和3次的音位对提取出来,选择4—5对以该音位对为核心的拓展材料进行训练。如表10-4-3所示,某患者需要进行最小音位对比识别的训练,其/b-p/音位对比测试结果为"010",言语治疗师可选择拓展材料中的词语对患者进行训练,并对训练效果进行监控。通过效果监控发现,经过1个记忆周期15天的训练,该患者"拔/爬"通过,不需要继续进行听觉识别训练。而"包/抛"和"布/瀑"仍需要巩固,可转入新一轮训练周期进行训练。对于训练中经过一个周期的训练仍然连续三天中含有两次错误以上,可转入新一轮周期进行训练,并在其他教学及其他活动中有意增加复现次数,延长训练周期(2—4周)达到强化目的。如果训练后仍然出现同样的结果,可暂时放在一边,间隔一个周期后再次进行。

表10-4-3　最小音位对比识别拓展训练、效果监控及建议

序号	开始日期	项目	拓展材料	效果监控(天数)					训练建议
				1	2	4	7	15	
例1	2007/3/3	b/p	拔/爬	001	110	111	111	111	通过
例2	2007/3/3	b/p	包/抛	110	111	111	011	111	巩固
例3	2007/3/3	b/p	鼻/皮	001	100	000	101	010	强化
例4	2007/3/3	b/p	布/瀑	001	011	101	110	111	巩固

﹡注:1. 训练建议:① 通过:若连续3次得分都为"111",可认为该项效果满意,可进行正常训练;
　　　　　　　　② 巩固:若有3次以上得分含有"110(011等只有1次为0)"应进行巩固;
　　　　　　　　③ 强化:若3次或3次以上得分为"001(100、010等含两个或000)"。
　　　2. 效果监控周期:每个周期五次,依据艾宾浩斯遗忘曲线约15天(即训练当天、第二天、第四天、第七天和第十五天)。
　　　3. 上述效果监控数据均伴随教学过程完成。

第三节　听觉识别能力训练

听觉识别技能的核心目标是把握声音的多种特性,从而将声音识别出来。此阶段是听觉独立发挥作用的顶点。在听觉技能发展的初级、中级、高级阶段,听觉识别技能训练所占的比例先增大后减小。

一、分解式听觉识别能力训练的目标与内容

听觉识别能力训练的过程主要分为较大差异识别、中等差异识别和较小差异识别三个阶段。三个阶段的目标及主要内容如表10-4-4所示。在听觉识别阶段,训练内容以音节为主。

表10-4-4　听觉识别阶段的主要训练内容(音位识别模型)

训练目标	训练内容	主 要 特 性	举 例 说 明
初级阶段 较大差异	数字识别	声韵母均不相同	1/5
	短句		弟弟骑木马/于海看书
	三音节		西红柿/自行车

续　表

训练目标	训练内容	主　要　特　性	举 例 说 明
初级阶段 **较大差异**	双音节	声韵母均不相同	蚂蚁/大象
	单音节		鸟/球
	韵母 (语音均衡)	声母和声调相同	皮/排/爬
	声母 (语音均衡)	韵母和声调相同	爸/骂/差
中级阶段 **较小差异**	韵母 (最小音位)	① 相同结构,不同开口 ② 相同开口,不同结构 ③ 相同开口,相同结构 ④ 前鼻音与后鼻音	bá(拔)/bí(鼻) bá(拔)/bái(白) guā(瓜)/guō(锅) lín(林)/líng(铃)
	声母 (最小音位)	① 擦音与无擦音 ② 清辅音与浊辅音 ③ 送气音与不送气音 ④ 相同部位,不同方式 ⑤ 相同方式,不同部位 ⑥ 卷舌音与非卷舌音	hé(河)/é(鹅) mǔ(母)/bǔ(补) pǔ(圃)/bǔ(补) bǔ(补)/gǔ(鼓) bǔ(补)/fǔ(斧) zì(字)/zhì(痣)
高级阶段 **听觉语音**	语音理解 语音表达		

主要目标: 同时抓住声音的多种特性的能力
设计原理: 助听器、人工耳蜗的电子学特点,言语信号数字处理特点,汉语言特点
主要内容: 时域: 时间编码(时长,节奏);
　　　　　　频域: 频率编码(频率分解,频率合成)
主要变化: 声音的长短、声调、韵母、声母

(一) 较大差异听觉识别技能训练目标及主要内容

第一,较大差异听觉识别的目标是能识别韵母和声母都不同的词语,这是较初级的听觉识别。可通过所有音节都不相同的短句、三音节词、双音节、单音节词(含数字识别)进行,如弟弟骑木马/于海看书、西红柿/自行车、蚂蚁/大象、鸟/球等进行,如图 10-4-1 所示。

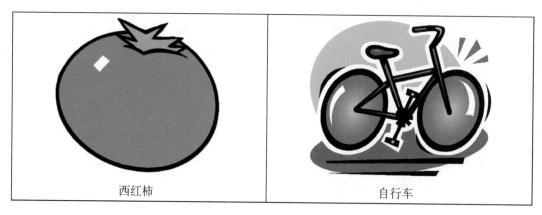

西红柿	自行车

图 10-4-1　较大差异听觉识别训练举例

　　第二,较大差异听觉识别目标又是指能识别语音平衡式的声母和韵母、声调等。语音平衡是指语音出现的概率与日常生活中出现的概率相一致。例如,听觉技能训练,根据汉语语音出现的频率进行,包括韵母识别、声母识别、双音节词声调识别等,如图10-4-2所示。

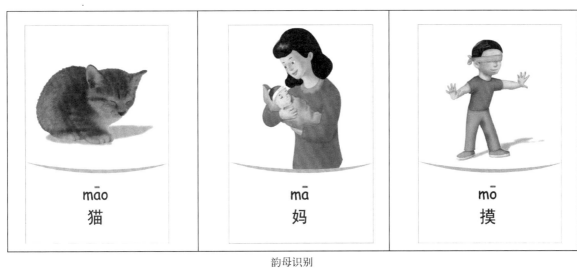

韵母识别

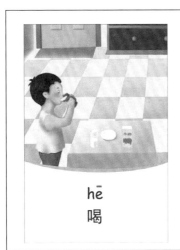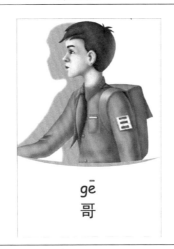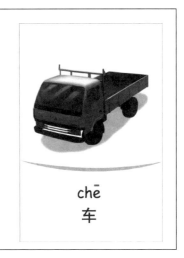

声母识别

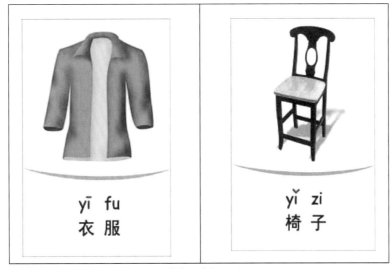

双音节词声调识别

图 10-4-2　较大差异听觉识别训练举例(语音均衡)

较大差异听觉识别技能训练内容(语音均衡),参照中国听力语言康复研究中心孙喜斌教授研发的聋儿听觉言语评估词表中声母和韵母识别相关内容。例如,在听障儿童听觉言语康复评估词表韵母识别中,选用鼻/白/拔三组音进行。那么在训练时,我们可针对性地选择词语,例如选用皮/牌/爬等进行训练,如图 10-4-3 所示。

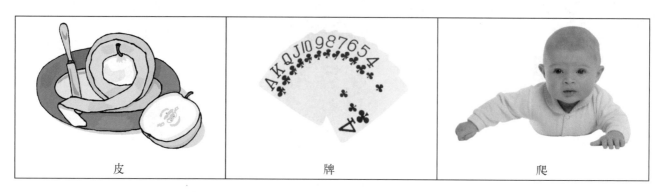

| 皮 | 牌 | 爬 |

图 10-4-3　较大差异听觉识别训练举例(语音均衡)

(二)较小差异听觉识别技能训练目标及主要内容

较小差异的听觉识别能力是指能识别最小音位对比的技能。最小音位对比是根据汉语语音中仅有一个维度差异的原则编制的音位对比式听觉识别材料,主要包括韵母识别和声母识别两个部分。由于韵母和声母数目很多,又可根据声学特征划分成更细的层次进行训练。

在韵母方面,汉语系统中一般从韵母第一个音的开头特点(开口呼、齐齿呼、合口呼、撮口呼)和韵母内部的结构特点(单韵母、复韵母、鼻韵母)两个维度进行分类,因此韵母识别训练的分组安排可以结合这两个维度,划分为 4 组进行。

第 1 组:相同结构、不同开口韵母识别训练。这是指分别将单韵母、复韵母和鼻韵母中的开口呼、齐齿呼、合口呼和撮口呼四者中的两者,放在一组声母和声调相同的单音节词中,让患者识别。如图 10-4-4 所示,评估/a/与/i/的识别,我们可让患者识别两个有意义的单音节词"拔(bá)"和"鼻(bí)"。选择的词应尽量接近生活。

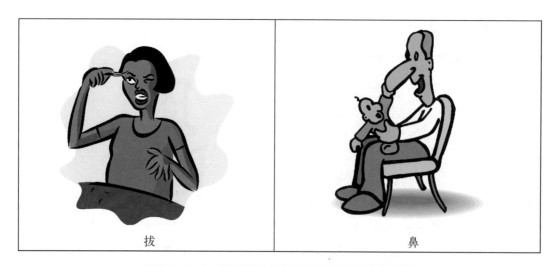

| 拔 | 鼻 |

图 10-4-4　相同结构、不同开口韵母识别训练举例

第 2 组:相同开口、不同结构韵母识别训练。分别将开口呼、齐齿呼、合口呼和撮口呼中的单韵母、复韵母中的前响、后响和中响,以及鼻韵母中的前鼻音两两放在一起进行比较。尤其是在开口呼韵母中,首元音相同的韵母比首元音不同的韵母识别更难,如 a/ai 的识别比 e/ai 难,如图 10-4-5 所示。此外,由于前鼻音和后鼻音的听辨比较困难,对我们很多健听人来说也是一个难点,因此,在本组识别中将前鼻音和后鼻音比较排除在外,单独作为最难的一组进行训练。

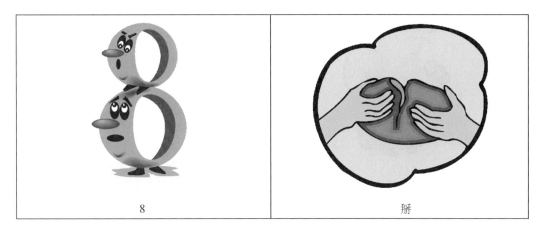

图 10‑4‑5　相同开口、不同结构韵母识别训练举例

第3组:相同结构、相同开口韵母识别训练。主要将韵母分类表格中同一个小方格内的音位进行相互比较,例如,识别 ia/ie 等,如图 10‑4‑6 所示。

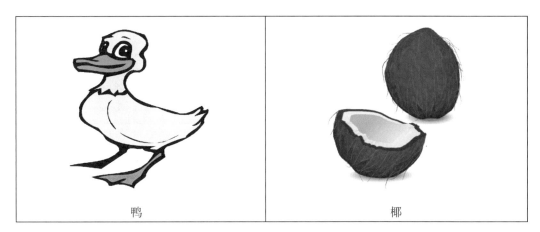

图 10‑4‑6　相同结构、相同开口韵母识别训练举例

第4组:前鼻音与后鼻音韵母识别训练。前鼻音与后鼻音是汉语言的特点之一,也是听觉识别的难点之一,应作为韵母识别评估中最后的选择材料。由于这一内容对于很多健听成人来说都很难,所以在根据评估结果制定方案时,如果经过一周训练后患者仍无法完成,则可先跳过这一内容。

在韵母识别之后,可进行声母的识别,汉语语音可按照发音部位和发音方式两个维度对声母进行分类。声母听辨的分组安排可以结合发音部位和发音方式两个维度,划分为以下 6 组进行。

第1组:擦音与无擦音识别。该组内容是声母有擦音与没有擦音声母之间的比较。在汉语中,主要有/h/和/s/两个音。

第2组:清辅音与浊辅音识别。该组听辨的内容是同一发音部位的浊音和非浊音的比较,这是由于发浊音时声带振动,带有元音的特征,因而比较容易识别,如图 10‑4‑7 所示。汉语拼音方案中共有四个浊音:/m、n、l、r/。

第3组:送气与不送气音识别。由于送气和不送气音的识别主要是依据时间线索,因此比较容易。主要包括塞音和塞擦音内部送气与不送气的比较,如图 10‑4‑8 所示。

第4组:不同方式、相同部位声母识别。该组听辨的内容是唇音、舌尖音、舌面音和舌根音内部,鼻音、塞音、塞擦音、擦音和边音的比较,例如识别 d/s、z/s、zh/sh 等,如图 10‑4‑9 所示。

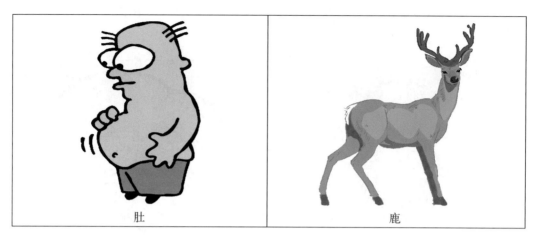

图10‑4‑7 浊辅音与清辅音识别识别训练举例

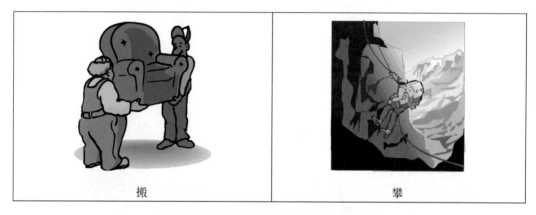

图10‑4‑8 送气与不送气音识别训练举例

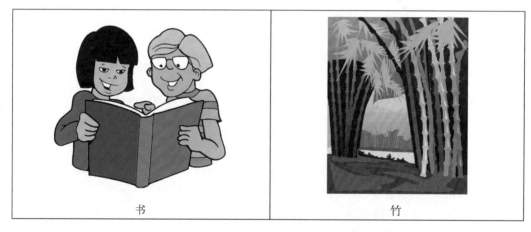

图10‑4‑9 不同方式、相同部位声母识别训练举例

第5组：相同方式、不同部位声母识别。该组听辨的内容是鼻音、塞音、塞擦音和擦音中唇音、舌尖音、舌面音和舌根音四者中的两个音位进行的比较，如可识别 b/d、d/g，但不识别 z/zh、c/ch、s/sh，如图 10‑4‑10 所示，这三对语音的识别又称为平舌音和翘舌音的识别，对比的两组之间发音部位非常接近，即使对于健听人群也有较大的难度。因此，我们将其单独分为一组，作为最难的内容，放在最后进行训练。

第6组：卷舌音与非卷舌音的识别。平舌音与翘舌音是汉语中的特有现象，也是汉语中最难识别的内容，对听障儿童来说尤为困难，例如 z/zh 的识别，如图 10‑4‑11 所示。

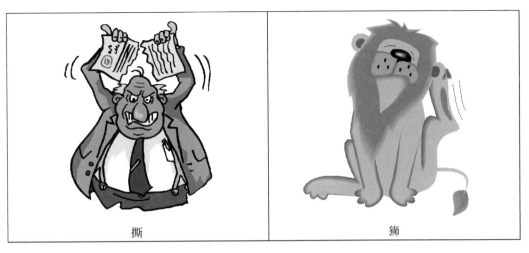

撕　　　　　　　　　　　狮

图 10‑4‑10 相同方式、不同部位声母识别训练举例

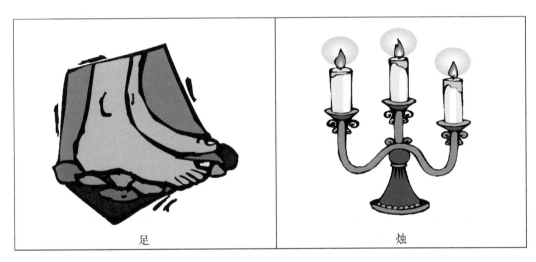

足　　　　　　　　　　　烛

图 10‑4‑11 卷舌音与非卷舌音识别训练举例

（三）听觉语音识别阶段

采用语音自反馈技术来完成。即通过调整第一、第二共振峰的峰值、带宽和扰动等相关参数,合成及模拟正常共鸣的发音来进行识别;通过调整下颌角、浊音起始时间等相关参数,合成及模拟正常构音的发音来进行识别。

总体来说,听觉识别阶段是听觉技能训练中极为重要的一个阶段,这一阶段从识别差异较大的短句和词语开始,过渡到语音均衡式的音节识别,然后达到较小差异的最小音位对比的识别,最后达到听觉语音识别。

二、听觉识别技能训练的操作

听觉识别是听觉技能的关键阶段。它在听觉分辨的分析、比较的基础上,将各种语音特征进行综合,识别为一个具体、完整而独立的音,它为理解语音提供了重要的保证。

听觉识别的操作方式有多种,常见的是听话识图法、听说复述法等,一般以三幅图片为一组进行训练。听话识图是指听到一个音之后,将相应的图片找出来。在操作过程中,先将表示每张图片的音说一遍,然后要求听障儿童指出目标词。这样做的目的,是防止听障儿童将图片的含义理解为其他的音,从而使用排除法将干扰词排除。

听说复述法即发出一个音让听障儿童重复,若能正确重复,则说明听障儿童能正确识别。如果复述错误,需要考虑以下几点:不能正确重复是不是由于听障儿童发音能力较差而发成了其他音。如果是,则需要进一步验证,看听障儿童是否能分辨他所发出的音与我们说的目标音是不同的。也可结合听话识图法进行,让听障儿童指出与目标音相对应的图片。三个阶段的方法基本一致,只是内容方面存在差异。

较大差异听觉识别主要选择差异比较大的短句、三音节词、双音节词图片进行。

中等差异听觉识别(语音均衡)技能训练可参照听障儿童听力语言康复词表进行,一般来说,每组韵母和声母识别的训练可选择 4 组词语围绕这一目标进行训练。例如,下列图 10‐4‐12 是对韵母 i/ɑi/ɑ 语音进行识别训练所选择的材料。

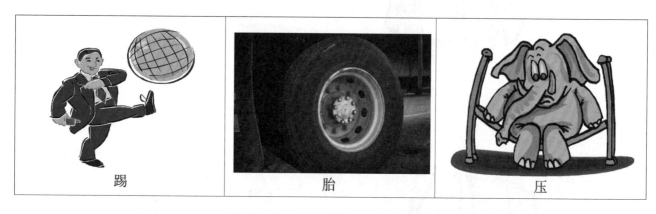

踢　　　　胎　　　　压

图 10‐4‐12　较大差异听觉识别图片

最小音位对比的差异训练的内容可参见分解式听觉识别技能训练较小差异听觉识别技能训练,方法与中等差异的方法一样,如图 10‐4‐13 所示。

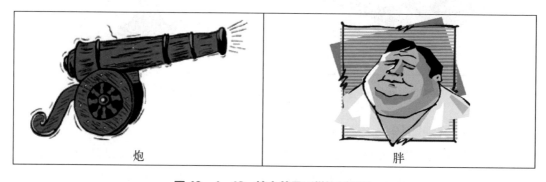

炮　　　　胖

图 10‐4‐13　较小差异听觉识别图片

值得注意的是,最小语音对对于听清差异较小的语音特别有意义。因此,在进行听觉识别的训练时,首先,应抓住一对有代表性意义的词进行强化训练;然后,在基本掌握的基础上再合理拓展。

三、现代化技术在听觉识别技能训练中的运用

(一) 现代化技术在较大差异听觉识别技能训练中的运用

在较大差异识别方面,使用游戏"找妈妈"进行(见图 10‐4‐14)。画面首先出现各种图片并播放对应的声音(见图 10‐4‐14a)。好心大鸟出现,它想帮助小动物找到自己的妈妈(见图 10‐4‐14b)。四个木房子中的动物妈妈依次发出声音,大鸟便将它叼着的口袋放在相应的房子中,动物宝宝便找到了自己的妈妈(见图 10‐4‐14c)。

➤ 临床含义:较大差异听觉识别技能训练主要选择差异比较大的短句、三音节词、双音节词图片进行,提升识别不同词语韵母与声母的初级听觉识别能力以及识别语音平衡式的声母、韵母、声调的能力等。

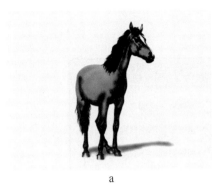
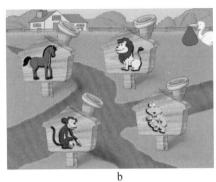
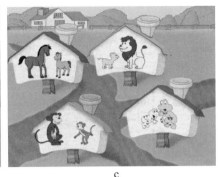

a　　　　　　b　　　　　　c

图 10－4－14　听觉识别-卡通游戏-找妈妈

（听觉康复训练仪，ICFDrHearing®，上海慧敏医疗器械有限公司授权使用）

（二）现代化技术在中等差异听觉识别技能训练中的运用

在中等差异识别方面，可以使用听觉康复训练仪中听觉识别阶段参考方案 3 进行，图 10－4－15 是"丁丁考察记"形式的举例。画面首先出现丁丁走在路上（见图 10－4－15a）。鼠标点击丁丁后，丁丁走到画面的右下角。在望远镜中开始出现图片，同时系统播放相应的语音。每一个图片分别呈现完毕后，变成一种颜色的圆圈飞入画面下方的灰色框中的圆圈内。三张图片全部呈现完毕后，望远镜左侧镜片中出现目标字，同时系统播放声音。从粉、红、黄三个圆圈中选出与目标字匹配的圆圈拖到望远镜右侧。图片张开，系统再次播放声音（见图 10－4－15c）。

➤ 临床含义：中等差异听觉识别技能训练主要选择差异比较小的韵母识别、声母识别图片进行，以此提升患者识别最小音位对比的能力，包括韵母听辨的分组安排可以结合第一个音的开头特点和内部的结构特点两个维度进行分类、声母听辨的分组安排可以结合发音部位和发音方式两个维度，但难度介于较大差异听觉识别技能训练与较小差异听觉识别技能训练之间。

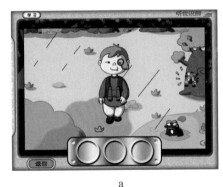
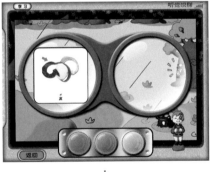
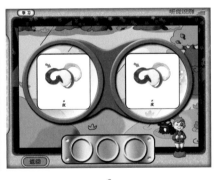

a　　　　　　b　　　　　　c

图 10－4－15　听觉识别-参考方案 3-丁丁考察记

（听觉康复训练仪，ICFDrHearing®，上海慧敏医疗器械有限公司授权使用）

（三）现代化技术在较小差异听觉识别技能训练中的运用

图 10－4－16 是较小差异听觉识别技能训练列表，主要包括三个重要组成部分：声调（声母、韵母相同）识别、韵母（声母、声调相同）识别、声母（韵母、声调相同）识别。

➤ 临床含义：较小差异听觉识别技能训练也主要选择差异比较小的韵母识别、声母识别图片进行，训练目标与中等差异听觉识别技能训练的一致，但难度提升。

图 10－4－17 是听觉康复训练仪中听觉识别阶段参考方案 2-声母识别部分举例。天使在画面中飞动，点击天使，从天使的口袋中飞出两个礼物盒分别落入两个房子中（见图 10－4－17a）。两个依次晃动，点击晃动

的房子后,从门中飞出图片并播放相应的语音(见图 10 - 4 - 17b)。最后两张图片同时出现,系统播放四遍语音(每个语音随机读两次,见图 10 - 4 - 17c)。

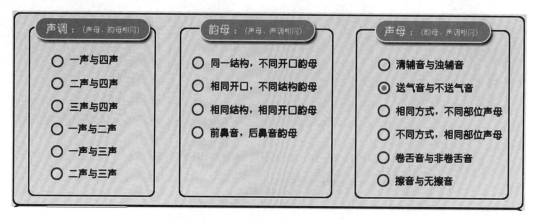

图 10 - 4 - 16　听觉识别参考方案 2 学习和测验的历史记录

(听觉康复训练仪,ICFDrHearing®,上海慧敏医疗器械有限公司授权使用)

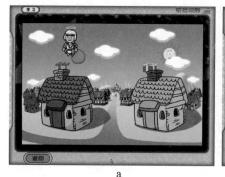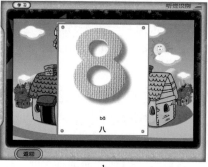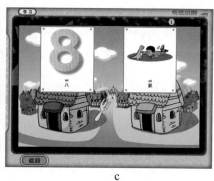

　　　　　a　　　　　　　　　　　　　　　　b　　　　　　　　　　　　　　　　c

图 10 - 4 - 17　听觉识别-参考方案 2-声母识别

(听觉康复训练仪,ICFDrHearing®,上海慧敏医疗器械有限公司授权使用)

第五章
听觉理解能力评估与训练

	阅读完本章之后,你将:
本章目标	1. 了解听觉理解能力评估的原理与目的;
	2. 掌握听觉理解能力评估的工具、流程与结果分析;
	3. 掌握听觉理解能力训练的目标与内容;
	4. 熟悉现代化技术在听觉理解能力训练中的应用。

听觉理解是指能实现音义的结合,形成声音的概念,这是听觉发展的最高阶段。该阶段需要其他感官及认知能力的参与和支持。有了听觉理解能力后,患者便能快速发展互动的口语沟通能力,并借由听觉获取新的信息。听觉理解功能的评估与训练就是考查和提高患者将音和义结合的能力,使患者能真正懂得声音的意义。本章将详细介绍听觉理解能力评估与训练的相关内容。

第一节　听觉理解能力评估

一、评估原理

听觉理解能力评估是根据儿童对汉语言理解的不同水平进行的。它包括单条件词语、双条件词语和三条件词语三个分项测试词表。单条件词语主要为儿童常见的双音节词语,大部分为名词,如水果类、动物类、常见物品类、人物称谓类名词,还有个别形容词和动词。一类至五类词语难度依次递增,每一类8道题,共40道题。双条件词语即儿童常见的并列词组、动宾词组、主谓词组、偏正词组和介宾词组五类词组,每一类8道题,共40道题。三条件词语是复合结构的词组,与双条件词语相对应,每一类8道题,共40道题。

本测验分成三个测试词表,每个词表40道题,共120道题。

二、评估目的

听觉理解能力评估目的主要有三个:

1. 诊断个体听觉理解能力是否正常;
2. 明确听觉理解的问题所在,为听觉康复计划的制定提供依据;
3. 通过听觉功能训练前后的测验成绩比较,检验训练方案的有效性。

三、评估材料

(一)评估工具

120张测试图片。

在进行儿童听觉理解能力评估时可使用听觉评估仪（ICFDrHearing®，上海慧敏医疗器械有限公司授权使用）。该设备操作简便，适合临床使用。若无此设备，可使用测试图片进行简单评估。

（二）记录表

《儿童听觉理解能力评估》记录表1份，见数字资源10-5-1。

《儿童听觉理解能力评估》结果分析表1份，见数字资源10-5-1。

四、评估流程

将测试材料架立于被试前，准备好记录表和笔。

（一）指导语

"小朋友，仔细听，我说哪一个图片的名字，你就指哪一个，好吗？"

（二）学习回应方式

例1：苹果/香蕉/橘子/西瓜

告诉小朋友："仔细听，我说哪一个图片的名字，你就指哪一个，好吗？"然后，儿童说其中的目标词语"香蕉"（1秒），要求儿童指出，并记录在《儿童听觉理解能力评估》中。如正确，则记"1"；如错误，则记"0"。每题只做1次。

儿童反应完成后，如果未学会，则使用例2"红色的苹果/黄色的苹果/红色的梨/黄色的梨"，继续学习。

（三）正式测试

如果儿童学会，则正式开始。为避免疲劳，建议每完成一大项，即40题测试项目后，让儿童休息5分钟（具体时间间隔视情况而定）。

五、结果分析

测试完成后，将结果汇总到《儿童听觉理解能力评估》，分别计算每一大组的总分。最后将各组得分相加为词语理解总得分。

将患者各项得分与同龄儿童的参考标准（见表10-5-1）进行比较，可以判断患者相应的听觉理解能力的水平，从而制定有针对性的干预措施。实际操作中，一般使用百分等级表，如数字资源10-5-1所示。

表10-5-1　3—5岁健听儿童听觉理解参考标准（%）

年龄　　听觉理解能力	单条件均值±标准差	双条件均值±标准差	三条件均值±标准差	总分均值±标准差
3岁	87.50±6.57	70.72±13.81	58.58±14.92	72.27±10.13
4岁	94.50±3.11	87.33±8.61	81.97±11.11	87.94±6.78
5岁	96.08±4.34	88.75±7.45	86.42±8.70	90.42±5.87

如果要具体分析患者的错误走向，还可以计算每一大项中每一类别的得分，并与同龄儿童相应的参考标准（见表10-5-2至表10-5-4）进行比较。及时发现患者的错误走向，并制定详细的干预方案，有利于患者听觉理解能力的提高。实际操作中，一般使用百分等级表，如数字资源10-5-1所示。

表 10 - 5 - 2　3—5 岁健听儿童单条件听觉理解分项参考标准（%）

听觉理解能力 年龄	一类词语 均数±标准差	二类词语 均数±标准差	三类词语 均数±标准差	四类词语 均数±标准差	五类词语 均数±标准差
3 岁	96.67±6.51	90.42±10.73	89.17±11.24	88.75±12.86	72.50±10.01
4 岁	98.33±4.32	97.92±5.76	97.17±3.17	96.25±8.78	80.83±9.70
5 岁	100.00±0.00	99.17±3.17	98.73±6.89	98.33±4.32	85.42±11.41

表 10 - 5 - 3　3—5 岁健听儿童双条件听觉理解分项参考标准（%）

听觉理解能力 年龄	并列词语 均数±标准差	动宾词语 均数±标准差	主谓词语 均数±标准差	偏正词语 均数±标准差	介宾词语 均数±标准差
3 岁	76.25±21.36	66.67±17.47	73.33±20.69	74.11±19.08	63.67±22.39
4 岁	87.92±11.60	87.50±14.68	85.41±14.71	93.33±10.24	82.50±13.77
5 岁	87.98±15.22	91.25±11.90	87.92±10.11	93.44±9.09	85.00±10.59

表 10 - 5 - 4　3—5 岁健听儿童三条件听觉理解分项参考标准（%）

听觉理解能力 年龄	并列词语 均数±标准差	动宾词语 均数±标准差	主谓词语 均数±标准差	偏正词语 均数±标准差	介宾词语 均数±标准差
3 岁	51.25±24.20	58.33±18.67	67.50±14.90	63.75±25.71	52.08±23.92
4 岁	77.26±19.37	75.83±16.72	82.92±12.49	89.58±16.11	84.17±16.72
5 岁	85.00±16.54	80.83±14.21	92.08±9.56	89.75±11.99	85.42±14.34

第二节　听觉理解能力训练

听觉理解能力训练的核心目标是实现音和义的联结，使患者能真正懂得声音的意义。此阶段是听觉技能发展的最高阶段，是听与其他认知能力的整合。在听觉技能的发展过程中，听觉理解能力训练所占的比例逐渐增大。

一、听觉理解能力训练的目标与内容

听觉理解是听觉技能发展的最高阶段，是通过听觉与其他感知能力的有机整合而形成的，它是听障儿童康复最重要的目标之一。由于该阶段需要认知能力的参与，因此需要结合听障儿童的认知水平进行听觉理解阶段的训练。听觉理解能力训练的过程主要分为三个阶段：基本概念理解（初级）、关键条件理解（中级）和言外之意理解（高级）。三个阶段的目标及主要内容如表 10 - 5 - 5 所示。

表 10-5-5　听觉理解的训练目标及内容

训练目标	训练内容		举例说明
初级阶段基本概念理解	常见名词	自己名字常见称谓五官名称	妈妈、阿姨、爷爷、奶奶等 眼睛、耳朵、鼻子、嘴巴等
	常见动词	常见动作	跑、跳、爬、抱等
	形容词	属性概念	长的、短的等
	属性概念	颜色形状	黄色、黄色、蓝色、绿色等 长方形、正方形、圆形、三角形等
	数量概念	数概念量概念	2(两个气球)等 很多、少等
	空间概念	相对方位	在桌子上面、在桌子下面、在桌子旁边等
	时间概念	白昼、季节、钟表	白天、晚上等
中级阶段关键条件理解	双条件	并列结构偏正结构动宾结构主谓结构	眼睛和鼻子、眼睛和嘴巴、耳朵和嘴巴、耳朵和鼻子等 红色的公交车、绿色的公交车、红色的摩托车、绿色的摩托车等 开门、关灯、开灯、关门等 小猫睡觉、小狗睡觉、小猫吃饭、小狗吃饭等
	三条件	并列结构偏正结构动宾结构主谓结构	眼睛、鼻子和耳朵；眼睛、鼻子和嘴巴；眼睛、手指和嘴巴；头发、鼻子和嘴巴等 一个黄色的香蕉；一个黄色的苹果；一个绿色的苹果；两个黄色的苹果等 拍大大的气球；拍小小的皮球；踢大大的皮球；拍大大的皮球等 黄色的小猫睡觉；白色的小狗睡觉；白色的小猫睡觉；白色的小猫吃饭等
高级阶段言外之意理解听觉语言	语言理解语言表达		猜谜语、寓言故事等

（一）基本概念阶段

基本概念理解阶段的主要目标是能理解单条件的词语以及掌握最基本的概念。单条件词语(或单词)的主要内容就是常见名词和动词。常见名词包括自己的姓名、称谓、五官名称等,常见动词包括抱、跑、跳、爬等;最基本的概念包括常见属性概念(形容词)、数量概念、空间概念、时间概念等,同时还必须能按一定的顺序记忆。常见属性概念包括对/不对、好/坏、长/短、颜色的概念等,常见数量概念包括数字和简单的量词等,常见空间概念包括上、下、左、右等,常见时间概念包括白天/晚上、上午/下午等。

（二）关键条件阶段

关键条件理解阶段的主要目标是能理解两、三个条件的词语。词组(或短语)是从词语到句子的过渡,掌握简单的双条件词语和三条件词语是从听觉到语言的过渡。在听觉理解能力训练中,双条件和三条件词语主要包括并列结构、动宾结构、主谓结构、偏正结构和介宾结构。

双条件词语是指必须同时掌握两个条件的词组。例如,在理解"绿色的公交车"时,既要理解"绿色"又要理解"公交车",在康复过程中可采用如图 10-5-1 的形式进行。在该例中,将"绿色的公交车、红色的公交车、绿色的摩托车、红色的摩托车"放在一起时,如果患者不理解绿色,那么他就有可能选择"红色的公交车",如果患者不理解"公交车",那么他就可能选择"绿色的摩托车"。只有在两个条件都掌握的情况下,听障儿童才能做出准确的选择。

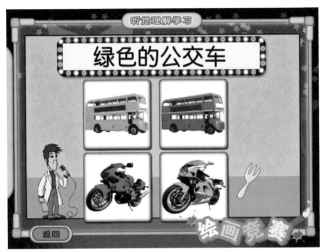
图 10‐5‐1　听觉理解能力‐双条件举例

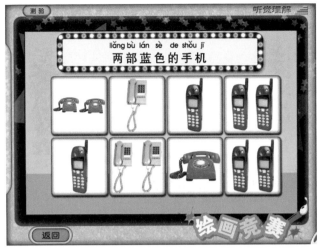
图 10‐5‐2　听觉理解能力‐三条件举例

（听觉康复训练仪，ICFDrHearing®，上海慧敏医疗器械有限公司授权使用）

三条件词语是指必须同时掌握三个条件的词组。三条件词语训练与双条件一样，但难度更大，需要同时掌握三个条件才能准确地做出判断。由于三条件可构成的词组较多，如果完全列举，可形成八个选项（如图 10‐5‐2）。有时为避免选项过多而造成不必要干扰，在康复过程中也可采用如图 10‐5‐3 的形式进行。在该例中，让患者选择"妹妹在屋外看书"。可将表示"妹妹""在屋外"和"看书"的三幅图片连线，也可以拿出来按顺序排成一排。

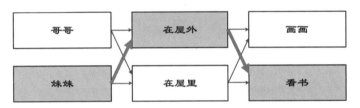
图 10‐5‐3　听觉理解能力‐三条件理解举例

考查听障儿童是否理解词组的一般方式是观察听障儿童能否迅速地将语音和表示语音意义的图片联系起来，也可以就词组的某个部分进行提问。如对于词组"一件黄色的毛衣"，可提问"有几件毛衣？""毛衣是什么颜色的？""这是裤子吗？"如果听障儿童均能做出正确的回答，则表示听障儿童对该词组有了较为深刻的理解。此外，对已经发生过的事情进行口头提问，例如听障儿童就曾经在动物园里发生的事情，如果听障儿童能够迅速而准确地做出回答，或能准确到位地执行 2—3 步的指令，也表明听障儿童的听觉理解达到一定水平。

（三）言外之意理解阶段

言外之意理解阶段的主要目标是不仅能理解所选择语音表面的意思，更是要能理解语音深层的含义，并能通过语言来正确表达。猜谜语、寓言故事等都可用作训练理解言外之意的材料。

二、现代化技术在听觉理解能力中的应用

目前，在各大医院、康复机构、特殊学校中应用得广泛的听觉康复训练专用仪器设备为听觉康复训练仪（ICFDrHearing®，上海慧敏医疗器械有限公司授权使用），其符合"教育部学校教学、康复训练仪器配备标准"的要求。听觉康复训练仪系统中，有三个功能模块：基本技能、参考方案和卡通游戏。"参考方案"中的单条件词语模块，"基本技能"和"卡通游戏"模块可用于训练基本概念的听觉理解能力；"参考方案"中的双、三条件词语模块可用于训练关键条件的听觉理解能力。

（一）基本概念理解阶段

1. 单条件词语模块

该模块分为学习和测验两部分。学习或测验前可进行参数设置，选择"简约型"显示或"绘画竞赛"显示，

以呈现不同的界面形式。选择"简约型"会呈现一个界面(图10-5-4a),而"绘画竞赛"会呈现两个界面(图10-5-4b,10-5-4c,10-5-4d)。学习时系统朗读目标音,儿童选择图片,最后系统会指出正确的答案,同时播音:"这是正确的答案!"测验时系统朗读目标音,儿童选择图片,最后系统会提示"对了"或"错了",但不会给出正确答案。

➤ 临床含义:单条件词语模块训练的主要内容是常见名词(姓名、称谓、五官名称等)和动词(抱、跑、跳、爬等),其主要目标是能够提升听觉理解单条件词语的能力。

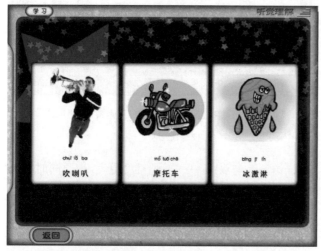

a. 三音节词的单条件听觉理解（3个备选项）

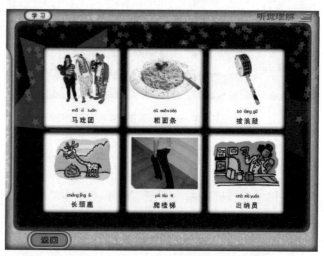

b. 三音节词的单条件听觉理解（6个备选项）

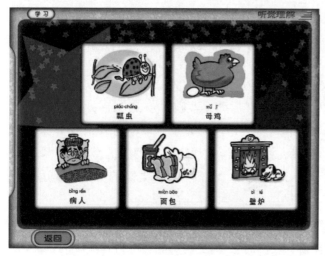

c. 双音节词的单条件听觉理解（5个备选项）

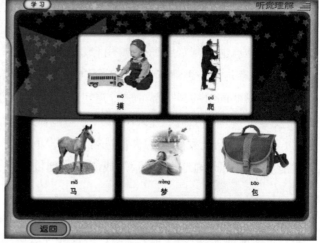

d. 单音节词的单条件听觉理解（5个备选项）

图 10-5-4　单条件听觉理解

(听觉康复训练仪,ICFDrHearing®,上海慧敏医疗器械有限公司授权使用)

2. 基本技能模块

基本技能模块如图10-5-5所示,它包括两个重要组成部分:听觉记忆与排序以及听觉概念理解。

图10-5-6a是听觉记忆与排序中数字排序部分的举例。系统依次播放数字的语音,当前播放的数字变成灰色闪动,最后要求语音的播放顺序将数字拖到相应空白位置。图10-5-6b是听觉记忆与排序中图片排序部分举例,其操作方式与数字排序部分相同。图10-5-6c是听觉记忆与排序中键盘乐器部分举例,系统提示敲击面前的"鸡琴","鸡琴"会发出不同的声音。

➤ 临床含义:听觉记忆与排序的主要目标是提升患者短时听觉记忆能力及理解能力。

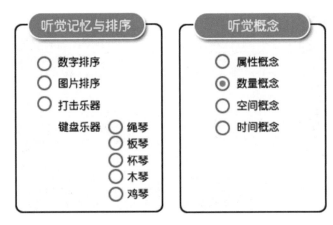

图 10-5-5　基本技能-内容选择

（听觉康复训练仪，ICFDrHearing®，上海慧敏医疗器械有限公司授权使用）

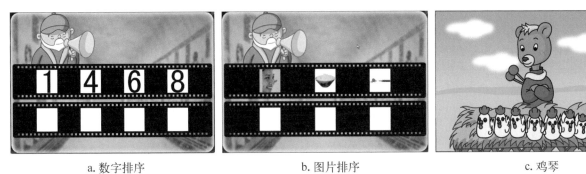

a. 数字排序　　　　　　　　b. 图片排序　　　　　　　　c. 鸡琴

图 10-5-6　基本技能-听觉记忆和排序

（听觉康复训练仪，ICFDrHearing®，上海慧敏医疗器械有限公司授权使用）

图 10-5-7 是听觉概念的内容。该部分内容丰富，包括常见属性概念、数量概念、空间概念、时间概念。点击不同的模块，可以进行不同主题的训练。

➢ 临床含义：听觉概念训练的主要目标是使患者能够掌握最基本的听觉理解概念（属性概念、数量概念、空间概念、时间概念等）的能力。

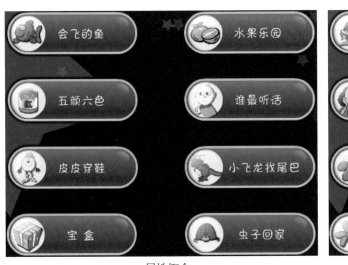

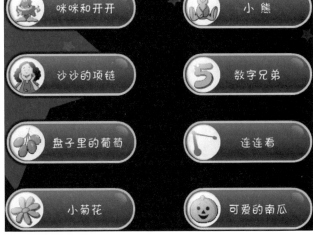

a. 属性概念　　　　　　　　　　　　　　b. 数量概念

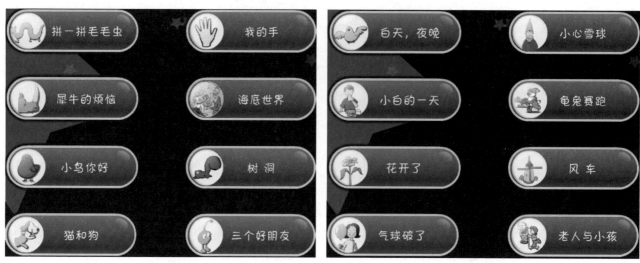

c.空间概念　　　　　　　　　　　　　　　　d.时间概念

图 10-5-7　基本技能-听觉概念

（听觉康复训练仪，ICFDrHearing®，上海慧敏医疗器械有限公司授权使用）

3.卡通游戏模块

图 10-5-8 是卡通游戏模块举例。图 a 是认识数字的游戏举例，系统提示点击和大熊手中气球数量一致的数字。点击成功后，小孩子抓住气球跳到缆车上。图 b 是认识玩具的游戏举例，系统提示按照画面右上角出现的目标玩具选择不同的零件。选择正确后，一个包装好的完整玩具便做成了。选择错误后，所选中的零件变成一堆垃圾掉进图片下面的桶中。图 c 是认识水果的游戏举例，系统提示按照儿童的要求帮助找出需要的水果。点击相应的水果，便有一个机械手将水果抓到儿童推的车上。

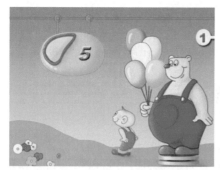 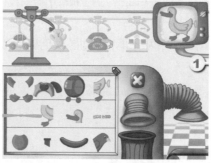 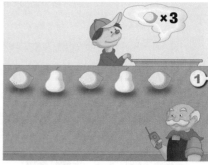

a.认识数字　　　　　　　　　　b.认识玩具　　　　　　　　　　c.认识水果

图 10-5-8　卡通游戏

（二）关键条件理解阶段

1.双条件词语模块

图 10-5-9a 是双条件偏正词组绘画竞赛形式的举例。系统播放语音，四只小老鼠画图，画好后将图片展开，选择与语音对应的图片。图 10-5-9b 是简约形式的举例，需要在四幅图中找出与语音对应的图片。

2.三条件词语模块

类似于双条件词语模块。

（三）听觉语言阶段

听觉语言阶段的听觉理解能力训练通过讲故事的游戏形式进行。图 10-5-10 是游戏大象来救命的举例。文字在讲故事的过程中由黑变蓝，目标属性大、小变为红色。

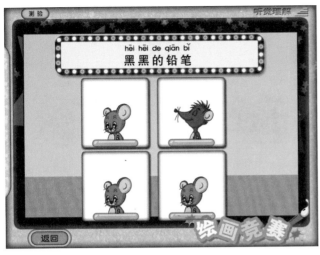

a. 偏正词组-绘画竞赛

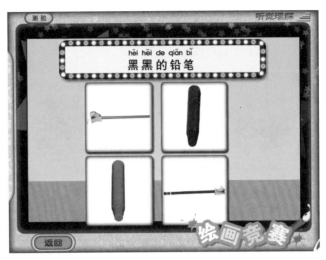

b. 偏正词组-简约

图 10-5-9　双条件词语模块

（听觉康复训练仪，ICFDrHearing®，上海慧敏医疗器械有限公司授权使用）

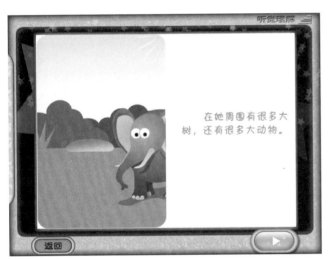

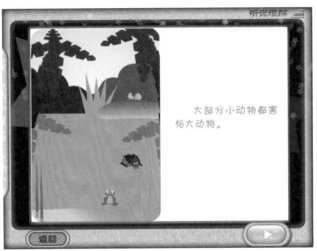

图 10-5-10　卡通游戏-大象来救命(大、小)

（听觉康复训练仪，ICFDrHearing®，上海慧敏医疗器械有限公司授权使用）

第六章
语言康复教育

本章目标	阅读完本章之后,你将: 1. 熟悉语言康复教育的基本形式; 2. 掌握主题教育的目标、内容与实施要求; 3. 熟悉康复活动的基本组成与内容要求; 4. 熟悉生成课程的基本内容及其与主题教育、康复活动的融合。

听障儿童语言康复教育的形式是多样的。我们采用的形式主要有两种:主题教育和康复活动,它们同属于预成课程。考虑到语言教育的灵活性和随机性,我们在主题教育和康复活动这些预成课程之外,还进行了生成课程的研究和探索。生成课程不是一种独立的教育形式,它渗透在主题教育和康复活动的每一个环节。所有这些教育形式各有特点,在功能上也各有侧重,无法互相取代。

如图 10-6-1 所示,语言康复教育的形式有三种:主题教育、康复活动和生成课程。其中,主题教育是语言康复教育的基本形式,康复活动是语言康复教育的重要形式,生成课程是语言康复教育的辅助形式。

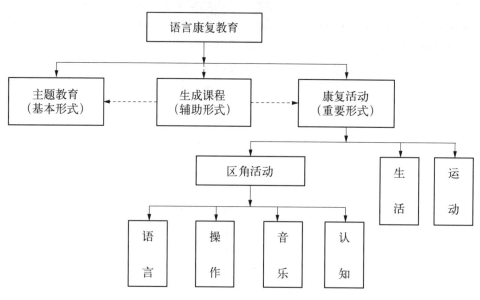

图 10-6-1 语言康复教育形式示意图

主题教育是语言康复教育的基本形式,是系统传授语音、语义、语法等语言知识,培养语言使用能力的课堂教学活动。主题教育的内容包括词语、句子、对话、短文和看图说话。所有的内容涉及听障儿童生活的 18 个方面,我们将之称为"主题"。其中,单元主题 14 个:"我自己""我的家"和"可爱的动物"等;认识主题 4 个:

"形状""颜色""数字"和"动物"。我们将所有的词语、句子、看图说话按由近及远、由易到难的原则分成了六册：启蒙上册、启蒙下册、基础上册、基础下册、提高上册和提高下册。目前，主题教育的所有材料不仅包括文本材料，还包括多媒体软件、用品用具等超文本材料。

康复活动有六种，分别是语言活动、操作活动、音乐活动、认知活动、生活活动和运动活动。习惯上，我们又将语言活动、操作活动、音乐活动和认知活动通称为"区角活动"。

1. 区角活动

区角活动是语言康复教育的重要形式，是在一定目标指导下，有组织、有计划的游戏教学活动。区角活动从功能上分为四种：语言活动、操作活动、音乐活动和认知活动。其中，语言活动以语言知识的活学活用为主要目的。康复教师通过讲故事、角色扮演等互动性较强的语言游戏，使听障儿童在复习和巩固已有语言知识的基础上，掌握更多的词汇和句子，并在实际口语交流过程中增强表达的意识，提高听障儿童对语言的理解和表达能力。操作活动主要以动手操作的方式，通过拼贴组合、玩偶等游戏，锻炼听障儿童的小肌肉群，训练其感觉统合的能力，并在此基础上培养其创造力，激发想象力。音乐活动以音乐为纽带，通过听音乐唱儿歌、听音乐做游戏、听音乐表演节目等方式，使听障儿童养成聆听的习惯，在乐曲中感受音调和节奏，为言语矫治中的重读训练做准备。认知活动以思维训练为主要目的，借助七巧板、创意拼图、儿童算盘等玩具，对听障儿童的注意力、观察力、记忆力、推理能力进行训练，开发听障儿童的智力。

2. 生活活动和运动活动

生活活动和运动活动是重要的康复活动。其中，生活活动主要是对听障儿童的起居饮食进行训练，帮助听障儿童养成良好的行为习惯。同时，在实际生活中培养听障儿童的社会交往能力。运动活动包括体育运动、基本训练和体育游戏，主要目的是进行包括言语肌群在内的相关肌群训练，提高听障儿童的动作协调性，增强听障儿童的身体素质。

3. 生成课程

生成课程是语言康复教育的辅助形式。与其他形式不同，生成课程没有固定的教学时间和教学内容，而是在课程实施过程中，康复教师根据具体的教学情景，结合听障儿童的兴趣和需要，在合理的情况下对教材内容进行适当的调整，以师生互动的方式使听障儿童获得知识和能力。生成课程目标是：创设一种能让听障儿童自主、自由学习的课程；寻求一种能真正适应听障儿童学习的教学方式，把过去以听觉、视觉学习为主的接受式学习改为以探究、体验为主的自主式学习，同时积极探索语言康复教育与个别化康复的结合点。目前，我们的生成课程主要体现在语言康复教育的主题教育、音乐活动、运动活动和生活活动等环节。

第一节　主 题 教 育

主题教育是系统训练听障儿童的语言理解、表达能力的课堂教育活动；康复活动是在一定目标指导下，有组织、有计划的游戏教学活动；生成课程是创设一种能让听障儿童自主、自由学习的课程。

主题教育是集体康复教育的一种基本形式。它以培养听障儿童的基本语言知识和能力为主要任务。主题教育有着自己的子目标和具体教学内容。那么，主题教育的目标究竟有哪些？这些目标借助怎样的内容得以实现？为了实施相关内容，应该采用哪些方法？本节将对这些问题逐一进行阐述。

一、主题教育的目标和内容

主题教育是系统训练听障儿童的语言理解、表达能力的课堂教育活动。主题教育的目标包括：系统培养词句的理解和表达能力；培养主动交流的意识，提高口语交流的能力；促进思维的发展。为了实现这些目标，我们遵循听障儿童语言发展的规律，选择了大量贴近听障儿童生活的词语、句子、对话和短文。这样，通过主题教育,听障儿童能够不断缩小与健听儿童语言水平之间的差距,真正融入主流社会。

（一）主题教育的内容

主题教育的内容主要包括词语、句子、对话、短文和看图说话。这里,词语主要指名词、动词、形容词三类。句子包括陈述句、疑问句、感叹句和祈使句。看图说话主要集中在"日常生活"类,外加"学本领""爱劳动""保护自己""勇敢""想象"等内容。所有的词语、句子和看图说话都围绕儿童生活的18个方面展开,我们称之为主题。主题有单元主题和认识主题之分,其中单元主题14个,认识主题4个,如表10-6-1所示。

表10-6-1　主题及单元内容表

主　题		单　元
单元主题	我自己	我的身体、我会照顾自己、可爱的我、聪明的我、说说我自己
	我的家	我的家人、我家的设备、我的房间、家居生活、我的家
	我的幼稚园	老师和小朋友、幼儿园里真快乐、美丽的教室、可爱的幼儿园
	可爱的动物	农场里的动物、森林里的动物、会飞的动物、水中的动物、昆虫、动物常识
	我们的食物	我们吃的主食、我们吃的菜、我们吃的水果、点心和饮料
	漂亮的衣服	我的衣服、冬天的衣服、夏天的衣服、春秋天的衣服
	美丽的大自然	大自然的声音、奇怪的气象、美丽的春天、炎热的夏天、迷人的秋天、寒冷的冬天
	欢乐的节日	宝宝的生日、六一儿童节、圣诞节、国庆节、春节
	交通	交通工具、交通规则
	儿童乐园	儿童乐园真好玩
	体育活动	体育活动
	好孩子	懂礼貌的孩子、帮助别人
	公共场所	医院、书店、超市
	农场	农具、农作物
认识主题	认识形状	正方形、长方形、三角形、圆形、椭圆形等
	认识色彩	红色的、绿色的、蓝色的、紫色的、黄色的、橙色的等
	认识数字	阿拉伯数字1—12
	认识动物	可爱的动物、野生动物、森林里的动物、水中的动物、会飞的动物、昆虫

内容选择主要遵循整体性和全面性、生活性和趣味性等原则。整体性和全面性是指内容的选择必须从整体考虑,能满足听障儿童语言发展的需要。在"新概念学说话"的主题教育中,所选内容的整体性、全面性主要体现在发展的全面性和范围的广阔性两个方面。课程内容是根据课程目标制定并且为课程目标服务的。主题教育的目标是系统地训练词句的听觉理解和表达能力,培养主动交流的意识和提高口语交流的能力,因此在内容上必须包括词语、句子、看图说话等材料,为听障儿童沟通交流打下基础。考虑到思维对语言发展的促进作用,在选择内容时必须包括思维训练的成分,这一点突出表现在认识主题的设置上。全面性的另一层含义是覆盖面的广阔性,也就是说,内容应包含生活的方方面面,并且照顾到大多数儿童的需要。在选择单元主

题时就遵循了这一原则,从听障儿童实际生活出发,将听障儿童有可能涉及的语言内容归纳为 18 个有代表性的主题。内容的全面性还体现在能够满足不同听障儿童的个别化需要。听障儿童来自不同的家庭,有着不同的语言基础和经验,这就要求在选择内容时尽可能地照顾到全体听障儿童,使所有听障儿童都能获得平等的发展机会。

生活性和趣味性是指内容选择应该来自听障儿童生活,让听障儿童喜欢和感兴趣。对于听障儿童来说,最有效的学习就是他们感兴趣的学习,最有效的学习内容就是他们可以感知的、具体形象的内容。发生在听障儿童生活中的人、事、物,是他们学说话的最佳材料。在这一思想的指导下,我们在选择语言教育的主题、词汇、句子、短文和看图说话素材时,尽可能地贴近听障儿童的生活,以确保听障儿童能够"听得懂、用得着"。以主题的选择为例,我们所选用的主题均为听障儿童非常熟悉和喜欢的内容,如自己、家庭以及动物、食品、自然常识等。听障儿童对这些内容感兴趣,就能够主动学习和使用。在确定主题的范围后,要进一步选择主题所涉及的词语和句子。我们所选词语均为在日常生活沟通、交往中的常用词语,所选句子涵盖了语言年龄 3 岁左右幼儿交往中常用的句式。

(二) 主题教育的编排

将 1 200 个左右词语(包括句子、对话、短文中的新词约 250 个)、大量的句子(包括短文中的新句)以及 26 篇看图说话,按由近及远、由易到难的原则分成了六册: 启蒙上册、启蒙下册、基础上册、基础下册、提高上册和提高下册,见图 10 - 6 - 2。

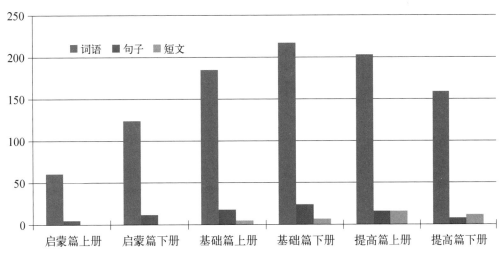

图 10 - 6 - 2 主题教育中词语、句子及短文分布表

1. 词汇

由近及远主要是指词汇。有些词离儿童的生活比较近,儿童经常接触,因而比较容易理解(如常见的名词-小狗、小猫等),我们把它们编到启蒙篇和基础篇中。有些词离儿童的生活比较远,或者比较抽象,儿童很少接触,因而难以理解(如不常见的名词北极熊、海狮、沙漠、气象以及形容词、副词、连词等),我们把它们编到提高篇中。

2. 句子

由易到难主要指句子。句子可分为单句和复句。单句是由词和词组按照一定语法规则构成的,具有一定语调、表达一个完整意思的独立的语法单位。单句可以分为陈述句、感叹句、祈使句和疑问句四种。其中陈述句最容易理解和掌握,我们把它们编到启蒙篇和基础篇上册。感叹句、祈使句和疑问句由于涉及语气,听障儿童难于掌握,所以更多地被编入基础下册和提高篇。复句是由两套或两套以上彼此不做句法成分的结构中心构成的,表示复杂的复述关系的句子。复句可以根据所用和可能用上的连词分为"联合复句"和"偏正复句"两大类,联合复句包括并列关系、递进关系、选择关系、承接关系、解说关系等,偏正复句包括转让关系、因果关系、条件关系、目的关系等。一般只要求听障儿童掌握并列、递进、因果关系的复句,其他更为复杂的句子只在提高篇中有所涉及。

3. 看图说话

在看图说话方面,将每一篇分为 A 级和 B 级两个等级。A 级平均使用四个简单句讲述若干图片,图片之间相对独立,因此难度较小;B 级平均用 6—9 个简单句和简单复句讲述一个完整的故事,图片与图片之间有一定的逻辑关系,字数在 250 个左右(最长的一篇大约 350 个字),因而难度较大。这样对内容所作的安排,都是为了更好地区分出语言材料之间的难度关系,以便根据听障儿童语言发展的不同程度因材施教。

在语言内容的整体分布上,不同程度的听障儿童侧重点不同。考虑到词汇是语言的基础,因此词汇在各册数量上占有绝对优势,尤其集中在启蒙篇和基础篇;句子的学习主要集中在基础篇和提高篇,而短文的学习主要集中在提高篇,这样编排是基于听障儿童"接受能力"的考虑。大量研究表明,语言发展中下程度的听障儿童能够接受词汇一类的语言知识;对语言发展中等程度的听障儿童进行句式强化练习会取得较好的效果;而短文则要等到听障儿童语言水平发展到中高水平才能进行。这些同样符合听障儿童语言发展及教育的规律。

二、主题教育的实施

主题教育的实施一般涉及两方面的内容:实施前的准备和具体实施的过程。教学准备是保证教学顺利、有效进行的第一步,它涉及主体、客体、环境等众多层面。在主题教育中,要求康复教师做到"五备",即备教案、备教具、备教育对象、备合作人员、备教育环境等。在主题教育的实施过程中,强调"三分之一"的时间分配原则,即在每堂课中,复习、新授和巩固练习各占三分之一的时间。

(一) 教育准备

1. 教案

教案制定得是否合理,是提高教学质量的先决条件。教案的制定应该以教学大纲为依据,以教材为蓝本。只有充分考虑听障儿童的发展水平,才能制定符合听障儿童整体水平的教学计划。教案制作的具体过程包括选择符合本班听障儿童整体水平和兴趣的教学主题和单元,制定符合听障儿童整体水平的教学程度,制定恰当的教学目标,确定合适的教学重点和难点,设计科学有效的教学过程,选择适合听障儿童身心发展规律和学习特点的教学方法。

2. 教具

教具是教学内容的实物依托,在教学过程中起着激发听障儿童学习兴趣、加深学习印象和帮助理解学习内容的作用。好的教具应该既美观又实用。教具分两种:传统教具和多媒体教具。传统教具主要包括实物、模型、图片、字卡、句卡、头饰、挂饰等,它在听障儿童语言康复教育中起着不可替代的重要作用。基于现代技术的多媒体教具集声、像、图、文于一体,突破传统教具在时空范围内的局限,将教学内容以视、听两种通道同时作用于听障儿童,这可以极大地提高听障儿童学说话的积极性和主动性,达到延长注意时间,提高康复效果的目的。教师在教学过程中应该交替使用两者,通过优势互补,达到更好的康复效果。

3. 教育对象

对听障儿童具体情况进行正确分析是教学准备的重要环节,在这里有两点需要注意。首先是助听器或人工耳蜗的检查问题。教师在授课过程中常发现,有些平时表现良好的听障儿童,突然变得迟钝或在课堂上注意力不集中,对康复教师的提问没有反应。出现这种情况很可能是由于助听器或人工耳蜗没戴好。这就要求康复教师在上课之前,对听障儿童的助听器和耳蜗佩戴情况进行科学、有效的检查,发现问题及时调整。另外,在课前充分了解听障儿童的性格特点和能力水平,也是至关重要的。例如,对不同水平的听障儿童设置不同程度的问题,对不同性格的听障儿童采取不同的提问顺序,对不同年龄的听障儿童采取不同的奖励方式等。

4. 合作人员

教学合作人员之间保持充分的沟通和交流,也是教学成功的重要条件。在实际教学过程中,课程是由两名康复教师协同完成的。这就要求主课康复教师(又称主课教师)和辅课康复教师(又称辅课教师)在课前做充分的沟通,对课程的目标、内容、程序等问题取得统一的意见。如果临时增加其他康复教师,康复教师应该给予必要的帮助和指导,使其明确本节课的教学目标、教学难度和教学重点。

5. 教育环境

教育环境也是影响教学效果的重要因素。作为康复教师必须在课前仔细研究、认真准备。一般情况下,在不同教学环境和时段中,教学内容和方式应有所不同,例如:新学期开学的第一天、第一周、第一个月和学期末的最后一天、最后一周、最后一个月的教学不同;示范交流课和常态课的教学不同;正常教学环境和有新生插班时的教学不同。此外,在听障儿童康复中,我们要尽可能地将康复教育的内容外显于听障儿童生活的各个角落,使听障儿童生活在康复教师精心设计的"教学"环境中,所有重要的学习内容都能随时得到刺激和强化。如将图片、词卡、句卡贴到墙上,将课堂上使用的教具摆放到玩具柜上或悬挂在墙上,这样听障儿童可以随时随地用它们与其他听障儿童和教师进行对话和交流,复习巩固所学到的东西。

(二)教学过程

主题教育的教学过程由四部分组成,包括预备活动、复习、新授和巩固练习。下面结合表 10 - 6 - 2,对一堂主题教育课各环节进行具体说明。

表 10 - 6 - 2 一堂主题教育课过程示意表

教 学 过 程	实施方法及步骤
预备活动	点名,拍手说儿歌。
复习	1. 用儿歌的形式练习发音:韵母、声母(已学过的)、声音的长短、强弱。 2. 利用多媒体与图片,有计划地、螺旋式地复习学习过的词语、句子。
新授	1. 观察实物及多媒体演示,认识词语并对词语或句子有听说能力。 2. 辅以声母指式,学习词语的读音。 3. 通过对话,理解并回答教师的提问。
巩固练习	1. 进行图片和词卡的配对以及听话、说话练习。 2. 通过游戏进行听、说句子综合练习。 3. 在康复教师引导下看图说话,进行语言能力综合训练。

1. 预备活动

在正式上课之前,首先要调动起听障儿童的积极性,使之尽快融入学习的氛围,为接下来的教学互动作准备。我们可以通过点名、拍手说儿歌等方式,激发听障儿童的学习兴趣。在儿歌方面,既可以选择以前教过的儿歌,也可以自行编制。只要形式简短,内容易懂有趣,朗朗上口就可以。实践经验表明:凡是选取听障儿童理解的、兴趣容易调动的儿歌,课堂的气氛活跃就容易,教学的效果也比较理想。

2. 复习

复习是主题教学活动的重要环节。在康复教学中,我们发现:许多听障儿童之所以词汇贫乏,句式单一,语言发展缓慢,不是学得不认真,而是忘得快。根据艾宾浩斯的遗忘曲线,在不复习的前提下,当天习得的内容到次日仅保留 30% 左右,另外 70% 的内容将被遗忘。对已经学过的内容进行复习,一方面是巩固旧知识,不断提高熟练程度;另一方面是为新知识的学习打下基础。经验证明,主题教学活动中应该有 1/3 的时间用于有计划的、螺旋式的复习,这样才能起到温故而知新的作用,才能提高听障儿童听说词语、句子的熟练程度。

3. 新授

听障儿童必须在已有知识的基础上不断接受新知识,才能够不断扩大词汇量、不断丰富句型,提高自身的口语能力。经验证明,在时间的分配上,新授环节应该占到整个主题教学的 1/3 左右。在具体操作过程中,康复教师可以出示实物或通过多媒体系统使听障儿童对将要学习的内容有一定的感性认识,然后教授词语的读音,使听障儿童尽可能清晰地读出语音。最后,通过和听障儿童的互动,强化实物和声音之间的联系。在此基础上,康复教师可以结合当前的句子,将新授的词语放在句子中运用,并适当拓展句子。对于程度较好的听障儿童,康复教师可以适当提高要求,要求他们说出尽可能多、尽可能长的句子。

4. 巩固练习

在主题教学中,1/3 的时间用于复习,1/3 的时间用于新授,另有 1/3 的时间应该用于巩固练习。巩固练习不仅仅是对刚刚教授内容的复习,更重要的是通过大量灵活的替换练习进行语言运用练习,使学过的词句变成灵活的对话。这也体现了新概念学说话的核心思想:医教有机结合、注重沟通交流、强调口语表达、突出实际运用。具体的做法是通过游戏和看演示说话等大量的师生互动和生生互动进行,使听障儿童加强对语言的理解和运用,巩固已习得的语言,从而达到熟练运用、脱口而出的水平。

第二节　康 复 活 动

作为集体康复教育的重要形式,康复活动是在一定目标指导下,有组织、有计划的游戏教学活动,包括区角活动和运动活动、生活活动。在 1+X+Y 模式中,区角活动一般分为四种:语言活动、操作活动、音乐活动和认知活动。每种活动都有各自的教学子目标,并从不同角度促进听障儿童的发展。四种区角活动的教学子目标见表 10-6-3。

表 10-6-3　区角活动的教学目标

活 动 类 型	教 学 目 标
语言活动	1. 复习巩固主题教育的内容 2. 在已有知识的基础上从沟通交流的角度进行拓展练习 3. 激发听障儿童的学习兴趣 4. 提高主动表达的意识和能力
操作活动	1. 培养动手能力、激发创造力,提高精细运动能力 2. 在游戏中进行响度训练 3. 在游戏中进行呼吸功能训练
音乐活动	1. 养成聆听的习惯 2. 在律动中感受节奏 3. 在乐曲中感受音调
认知活动	1. 在活动提高听障儿童的基本认知能力 2. 在活动中提高听障儿童的感知能力 3. 在游戏中训练听障儿童的推理能力

区角活动作为主题教育的延伸,在设计和实施时必须遵循三方面的原则:首先,区角活动与主题教育的内容相互衔接,在保持与主题一致的基础上,以游戏形式进一步巩固和发展听障儿童的语言能力;其次,区角活动在认知、操作、音乐领域进行必要的延伸和扩展,促进听障儿童的全面发展;第三,区角活动应该有效渗透听

觉功能、言语技能以及认知能力的训练内容,从而达到系统康复的效果。

生活活动、运动活动也是康复活动的重要组成部分,这两者从培养良好行为习惯、增强听障儿童体质出发,共同促进听障儿童全面发展。

一、语言活动

语言活动是一种以游戏形式帮助听障儿童巩固所学语言内容,提高理解和表达能力的康复活动。在六种教育康复活动中,语言活动与主题教育的衔接最为紧密。与主题教育相比较,语言活动更侧重于实际口语交流技能的培养和提高。下面将从语言活动的子目标及具体实施过程两方面进行阐述。

(一) 故事法

故事是深受儿童欢迎的一种语言表现形式,是听障儿童知识的重要来源,是听障儿童获得间接知识的主要途径。听障儿童语言教育中面临的主要问题,是发展听障儿童词句和提高语言连贯性的问题。经过多年的实践探索,我们发现,合适的故事教学法既能吸引儿童兴趣,又能丰富听障儿童的词语和句子,还能促进听障儿童连贯性语言的发展,因而是听障儿童语言康复教育的重要方法和手段。这里所讲的故事教学法是指利用故事进行语言教育的一种方法。这里所讲的故事,不仅指儿童文学作品中适合听障儿童的故事、童话、寓言,也包括我们采用听障儿童生活中的内容,用语言组织起来的生活故事。根据听障儿童语言发展的程度,康复教师在具体实施时可选择以下方式进行。

1. 看图讲故事

看图讲故事是让听障儿童根据图片说一段话或讲一个故事。看图讲故事可以训练听障儿童按照先后顺序有条理地讲述人物、事物和景物的能力,增强语言的连贯性及表述能力。另外,看图讲故事还可以让听障儿童练习对事物进行议论的能力。在选择图片时,应选择情节易懂、画面色彩鲜明、故事主题清楚、人物关系简单的图片。图片可以是一幅,也可以是几幅。如果图片较多的话,康复教师可以先一幅一幅地讲给听障儿童听,等听障儿童理解以后再串起来,由他自己讲述一个完整的故事。

2. 复述故事

复述故事是指在康复教师的示范下,听障儿童重复讲述故事大致情节的方式。这种讲故事的方式,可以培养听障儿童的记忆力和语言理解及表达能力。康复教师在实施时,应该鼓励听障儿童认真聆听老师讲故事,并努力复述故事。对于多数听障儿童,只要求他能把故事的大概意思表达清楚即可。对于能扩展故事内容,进行有意义发挥的听障儿童,康复教师更应给予鼓励和肯定。

3. 你讲错我纠正

你讲错我纠正主要是指康复教师在给听障儿童讲故事时,故意将故事中的部分环节讲错,让听障儿童为其纠正错误的方式。这种方式可以考察听障儿童是否真的理解故事内容。在实践过程中,我们发现,大多数听障儿童对纠正老师的"错误"表现出非常浓厚的兴趣。在集体康复教育中使用该方法尤其迎合听障儿童"争强好胜"的心理,激发听障儿童强烈的自尊心和自信心。

4. 续编故事

续编故事是指在康复教师的示范下,听障儿童对故事情节进行延伸、续编的方式。这种方式可以培养听障儿童自己组织语言的能力和创造思维能力。听障儿童和健听儿童一样喜欢挑战,续编故事比"复述故事"、"你讲错我纠正"的难度更大,更具有挑战性。

康复教师在使用最后两种讲故事形式时,要根据听障儿童的年龄特点和语言水平选择合适的内容,把握时机对听障儿童进行示范和指导,使听障儿童逐步掌握这种方式,不能操之过急。

(二) 游戏法

与语言有关的游戏有很多,较常用的是角色扮演游戏。角色扮演游戏是通过构建一个场景,引导听障儿童模仿场景中的人物并进行自主互动的游戏。在游戏中,听障儿童通过模仿和参与来内化经验、组织日常见闻,在智能发展的同时,促进语言和社会交往能力的提高。设计一个好的角色扮演游戏并非易事,包括主题的选择、场景的设置、角色的分配、游戏进程的提示和引导等内容。为了达到语言训练的目的,角色扮演游戏在设计上要注意两点:首先,主题的设计与语言有关;其次,游戏互动性要强,尤其要强调语言的互动性。

二、操作活动

操作活动是通过一系列手工游戏进行的游戏教学活动。一般的原则是:听障儿童在主题教育中进行了什么内容的教学活动,就用什么内容进行操作活动。操作活动的形式包括绘画、剪纸、折纸、泥塑、拼贴、立体造型、玩偶游戏等。与其他几种类型的区角活动比较,操作活动对听障儿童的动手能力有着更高的要求。如何在操作活动中渗透听觉康复和言语矫治的目标和方法,是以下重点阐述的内容。

(一)拼贴组合游戏

拼贴、组合两个词语都源于法国,前者意指"粘贴"或"固着",即把各种东西粘贴在平面上,后者意指"装配",即把各种物体摆放在一起组合成立体造型成品。所有的儿童都很重视自己在动手制作东西时所带来的成就感,而拼贴组合游戏就为他们提供了很好的机会。在拼贴游戏中,即使每个人使用相同的基本材料,由于技巧、创造力的不同,作品是千差万别的,所以特别能够激发听障儿童的兴趣。任何想得到的东西,几乎都可以作为拼贴组合的材料。哪怕只是一张卡片、一块石头,在听障儿童的手中都有可能变成一件有意思的作品。拼贴组合游戏可分为平面拼贴和立体造型两种。

(二)玩偶游戏

玩偶游戏是一种很好的操作活动。它让我们能在不同的时间,提供不同的材料、不同的玩偶制作方式,供听障儿童自由选择。这类活动体现了区角活动的宗旨:给听障儿童提供既可以游戏又可以学习的机会。

玩偶是人或动物三维空间的表征。它可以是一张脸或是整个躯体,可大可小,可以只需要用手指来表现,也可以需要运用整只手。玩偶不仅是有趣的美工活动,更有助于听障儿童了解自己的身体、建立自我概念及体验空间关系。在活动中康复教师可以很好地利用玩偶游戏的这一特点,使听障儿童既玩得开心,又学得快乐。在玩偶的制作方面,可以结合主题教育的内容设计不同的主题,如"森林里的小动物""我的家人"等。如何将呼吸、响度训练融合到玩偶游戏当中是活动的一大重点,也是活动的难点。

三、音乐活动

音乐是听障儿童与外界沟通的桥梁,也是我们对听障儿童听觉和言语相关技能进行训练的重要手段。通过使用不同音调、不同响度、不同音长、不同音色的声音,能够有效地刺激听障儿童相关的听神经,并在此基础上帮助听障儿童养成聆听的习惯。此外,通过精心设计的音乐游戏,让听障儿童在美妙的乐曲声中感受声音的节奏和音调,从而为其后的言语矫治做好准备。

一般采用音乐游戏的方式进行音乐活动。音乐游戏的形式可谓丰富多彩,常见的有听音乐唱儿歌、听音乐做游戏、听音乐做律动、听音乐表演节目等。康复教师可以根据需要自由选择,不必过分拘泥于某一种形式。由于听障儿童学语言的需要,康复教师在活动的过程中应该尽可能地把音乐活动和主题教育联系起来,使听障儿童在学音乐的过程中复习和巩固主题教育中的词语和句子。

四、认知活动

认知活动主要是指借助一定的益智玩具,通过各种游戏形式,达到训练听障儿童认知,提高听障儿童智力的目的。在听障儿童全面发展过程中,认知能力的提高是极其重要的一环。在认知活动中,尊重听障儿童认知发展规律,用科学的方法对其进行训练是关键。下面在分析认知活动子目标基础上,介绍几种能够开发听障儿童智力的游戏。

（一）拼图游戏

需要准备一个底板和若干拼板,要求听障儿童根据底板上的图案选择拼板,并放在相应的位置。这类游戏主要训练听障儿童的注意力、观察力和动手能力。一般而言,底板上的图案越复杂,拼板的数目越多,游戏的难度就越大。另外,在轮廓板上拼和看着图纸拼的难度不同,后者难度更大。康复教师在实际操作过程中,要注意引导听障儿童说话,在训练认知能力的同时促进听障儿童的语言发展。

（二）分类游戏

分类能力是一种抽象分析能力,它以基本认知能力为基础。在训练的过程中,我们可以将两者结合起来,使用同一种材料,设计出多维度的游戏。

（三）迷宫游戏

迷宫游戏是一种集注意、观察、分析、推理训练为一体的综合游戏活动。迷宫有长有短,有难有易,但都需要听障儿童集中注意力,通过尝试错误的方式,分析出正确路径,进而解决问题。

五、生活活动

听障儿童由于年龄小,很难长时间对课堂语言康复活动保持兴趣,而日常生活中的语言交往不仅有趣,能够吸引听障儿童注意,而且更加真实、自然。因此,我们必须在课堂教学之外,在听障儿童日常生活之中进行语言教育的活动。生活活动的目标是:帮助听障儿童养成良好的行为习惯,培养听障儿童语言表达的兴趣和积极性,不断提高听障儿童的语言能力。由于不受课堂限制,生活活动在时空上具有一定的开放性。作为康复教师,如何利用这一特性,为听障儿童制定和选择符合他们需要的教学目标及方法,是以下重点阐述的内容。

（一）参观活动

参观活动是在真实的场景或模拟的场景中进行语言教学的方法。例如,在帮助听障儿童理解"售货员、售票员、邮递员、医生、公园、动物园"等概念时,可以带他们到商店、邮局、菜场、医院、公园、动物园等地参观。也可模拟以上场景,让听障儿童设身处地去扮演、去实践,同时结合教师讲授,帮助听障儿童理解和表达。这样做的效果比单纯地说或借助简单的卡片要好得多。

（二）交流活动

交流活动是在课堂教学之外,教师在实际生活情景中以对话形式引导听障儿童进行师生之间、生生之间的沟通交流活动。对听障儿童而言,课堂交流的气氛比较紧张,内容较为有限,听障儿童往往不敢、不愿或不能将话题深入地进行下去。为此,我们在生活活动中引入了交流活动,通过精心设计和引导,教师在听障儿童吃饭、穿衣、睡觉过程中就相关话题与其进行互动交流,在轻松愉快的氛围里,打开听障儿童的"话匣子"。这样不仅提高了听障儿童实际运用语言的能力,也为教师提供了进一步了解听障儿童思想,发现他们真实语言水平的好机会。

（三）值日活动

为了训练听障儿童的交往能力,培养听障儿童的责任感和主人翁意识,可以设计一个值日活动。在教师安排下,听障儿童可以轮流充当值日生。值日生的职责是协助教师,并好好表现,为其他小朋友树立榜样,帮助和督促他们完成全天的教学活动。例如,早晨要上主题教育课了,值日生要帮教师摆凳子、擦黑板。课堂上,如果有听障儿童动来动去、嬉笑打闹的话,值日生要前去制止。如果教师提问的话,值日生要积极回答。下课了,值日生要帮助教师擦黑板,把教室里的小纸屑捡入废纸篓。又如在区角活动中,帮教师分发纸张、剪刀等工具;在生活活动中帮助比自己小的听障儿童穿鞋、系扣、擦鼻涕等;课间如厕时组织小朋友们排队、洗手……在实践中发现,通过值日活动,听障儿童遵守纪律的意识有所增强,大多数听障儿童能够在教师提出要求后进行自我约束。另外,在值日生的带动下,听障儿童之间出现了更多的互助行为。这种行为在一定程度上增进了彼此的友谊,并且对听障儿童道德发展、社会交往能力的发展起着重要的促进作用。

六、运动活动

运动活动主要是通过一系列有目的、有计划、有组织的体育游戏活动,达到锻炼听障儿童身体、增强听障儿童体质的目的。与普通体育游戏不同,集体康复教育中的运动活动专门针对听障儿童设计,在一般性锻炼的同时加入了听觉、言语训练的内容。

运动活动一般在早晨进行,从八点到八点半,持续半小时左右。所有的听障儿童和康复教师集中在室外,借助一定的器材,如脚踏车、蹦蹦床、跳跳马等,在音乐声中一起运动和游戏。运动活动主要由三部分组成:有组织的放松韵律操、有组织的体育游戏和自由的体育游戏三类活动。考虑到体育活动的运动量大、刺激性强、比较容易激发听障儿童兴趣的特点,一般安排在基本训练的前面,以消除个别听障儿童对幼儿园的紧张感和不适感,使他们尽快融入集体的氛围中,为接下来的康复活动做准备。运动活动之后是基本训练,基本训练以放松韵律操为主。

(一)体育游戏

体育游戏是听障儿童每天入园进行的第一个集体活动,一般以趣味性强、有一定对抗性的游戏活动为主。

(二)放松韵律操

放松韵律操是根据"言语发声放松训练"中的基本动作配以音乐和舞蹈改编而成。通过这些体操,听障儿童不仅可以在游戏中放松颈、肩、臂等部位,同时还可以放松声带,为其后的主题教育做好准备。

第三节　生 成 课 程

多数老师早在幼儿园时期就有了"生成课程"的概念。例如,我们常说:康复教师要有智慧,要随时关注生活、关注孩子的兴趣,根据孩子的兴趣和生活中突然发生的、有教育意义的事件来调整教学计划。这里面就有生成课程的思想。在"新概念学说话"的集体康复教育中,主题教育和区角活动的内容比较固定,可以视为一种"预成课程"。已有的"预成课程"有效地激发了听障儿童学说话的积极性,从整体上提高了听障儿童康复的效果。

在集体康复教育中,生成课程是唯一没有固定的教学时间、教学地点和教学内容的教育形式。目前,我们的生成课程主要渗透在包括主题教育、区角活动、运动活动和生活活动在内的各个环节。下面介绍几例有关生成课程的具体内容和实施方法。

一、主题教育活动中实施生成课程

在康复活动中,某些问题、内容会引起听障儿童的积极反应。这些问题、内容会激发他们相关经验的联想。我们在主题教育活动中注重生成课程的实施。在主题教学"我是小鱼"中,康复教师正在教听障儿童说儿歌:"我是小鱼,小鱼游游;我是小虫,小虫爬爬……"其中一名听障儿童突然对玩具鱼(教具之一)的尾巴产生了浓厚的兴趣,其他听障儿童被吸引……

按照原来的计划进行下去,还是抓住这个听障儿童学习过程中转瞬即逝的教育机会进行发挥呢?有经验的康复教师会根据听障儿童的兴趣,将儿歌进行改编,生成新的儿歌,如"我是小鱼,小鱼游游;小鱼游游,摇摇尾巴;我是小虫,小虫爬爬;小虫爬爬,没有尾巴……"康复教师还可以在此基础上进行进一步的生成,将这段话变成对听障儿童进行韵律、节奏和重读训练的素材。这一系列做法,既捕捉了听障儿童此时的兴趣,保护了他们的积极性,也使得原有的教学内容得以拓展,在语言发展的同时促进了听障儿童言语技能的提高。

二、音乐活动中实施生成课程

听障儿童与健听儿童一样需要音乐的陪伴。每天进行的音乐活动都会受到听障儿童的欢迎。因而我们要注重在音乐活动中实施生成课程。听障儿童在"张家爷爷的小狗"音乐活动中学习关于"名字"的内容,歌曲的名字是《张家爷爷的小狗》,歌词是这样的:"张家爷爷有只小狗,名字叫小花,名字叫小花,它的名字叫做小花。"

听障儿童掌握了这首歌之后,对这首歌的兴趣有所减退。这时,一位康复教师灵机一动,进行了这样的教学设计:她引导听障儿童将歌曲中的名字部分替换,新编出许多不一样的歌曲,如"幼儿园里有个小孩,名字叫宝宝,名字叫宝宝,他的名字叫做宝宝。"因为听障儿童亲身参与,并将身边的小朋友甚至是自己的名字放到歌曲中由大家一起表演,听障儿童就觉得特别开心。在此基础上,康复教师还融入了"响度和音调的感知"(听觉康复)、"口部运动"(言语矫治)、"××叫什么"(语言教育)等内容,让听障儿童感到趣味盎然。

三、运动活动中实施生成课程

每天早晨约一个小时的户外运动时间里,既有康复教师组织的基本训练操、体育游戏,也有听障儿童自由的体育锻炼活动。这时,要注意在运动活动中实施生成课程。如教学案例:"蛤蟆来了"。有一天,夜里下过雨,有小蛤蟆从周围的草丛中跳到活动场地里来,一下子就把正在玩耍的听障儿童吸引住了。他们骑着小车追赶着……

这时,一位康复教师捕捉到了这个场景。她结合听障儿童已有的语言能力,将"蛤蟆"作为内容进行语言教育。康复教师引导听障儿童观察:"这是什么?"(有的听障儿童会主动提问)"蛤蟆是什么颜色的?""蛤蟆有几条腿(几只眼睛、几张嘴……)?""蛤蟆做什么?""还有什么动物会跳?""你会跳吗?"等。接着,这位康复教师进一步引导听障儿童学说"蛤——蟆,蛤——蟆……",并将声音拉长和夸张,对听障儿童进行哈欠—叹息法和减少硬起音的言语技能训练。这样,听障儿童被吸引住了,兴致极高,不厌其烦地跟着老师一遍一遍地练习。这种利用特定情境巧妙生成的言语矫治,大大激发了听障儿童的兴趣和积极性。

四、生活活动中实施生成课程

通过精心设计,康复教师可以在听障儿童进食过程中渗透大量言语矫治的内容。

1. 咀嚼训练

咀嚼训练是一种发音放松训练,一般在课间或午餐时间进行。经过一个上午的学习,听障儿童的声带开始紧张,具体表现为:说话时牙关紧咬、嘴张得很小、音调开始变得偏低、音质下降。此时,康复教师可利用下课时间,给听障儿童提供饼干、软糖等需要用力咀嚼的食物。听障儿童在咀嚼食物的同时,下颚、喉腔、舌和唇部会自然放松,声带的紧张感下降,音质也随之好转。需要注意的是,咀嚼的同时必须伴随发音,才能使发音器官放松并同时提高发音功能。康复教师可以根据听障儿童语言发展的程度,选择发音的内容,对于程度较差的听障儿童,可以引导他们在咀嚼的同时发一些简单的元音/ɑ、i、u/或者数数(注意听障儿童发音过程中的音调变化)。对于程度较好的听障儿童,可以引导他们发一些以/u/开头的单词和词组,如"娃娃""娃娃笑"等,或者与之对话和交谈。咀嚼训练的最大优点是操作简便,康复教师可以根据需要随时进行。

2. 舌部训练

舌和唇部是重要的构音器官。对舌和唇部进行刺激和训练,提高其运动的灵活性和协调性,可以有效地改善发音质量。与个别化康复中的口腔训练不同,生活中的口腔训练采用游戏形式,结合儿童喜欢的食物进行,从而使整个训练变得生动活泼、妙趣横生。我们的口腔训练一般在课间进行,使用的"工具"是棒棒糖、水果、口哨糖、果冻等,具体操作为:康复教师将棒棒糖发给听障儿童,让其自由吮吸一分钟。完全放松后,康复教师可以提议玩"请你学我这样做"的游戏。随后,康复教师开始示范,用棒棒糖对舌部进行刺激和强化训练。具体的刺激动作包括:向上刺激舌尖(将棒棒糖置于舌尖下方,向上拍打舌尖);从前向后刺激舌尖(将棒棒糖置于舌尖上面,向后下方移动,直到舌的中部,移动的同时舌尖向上运动);刺激舌的两侧(将棒棒糖置于舌中部一侧,缓慢向前移动,再换另一侧)等。强化动作包括:舌尖向上抬(用棒棒糖将舌尖向下压,同时舌尖向上顶);舌左右倾斜(将棒棒糖放在舌右侧用力向左推,同时舌向右顶);舌尖侧推(用棒棒糖抵住舌尖一侧,用舌尖反推棒棒糖,使舌尖倾斜);舌部下压(将棒棒糖放在舌底部,当用舌下压棒棒糖时,将糖向上推)等。考虑到强化动作的难度较大,实施时应该与刺激动作结合起来,例如一个刺激动作完成后加入一个强化动作,或者两个刺激动作完成后加入一个强化动作,实际比例由康复教师根据情况自行选择。

3. 唇部训练

唇部训练所使用的食物比较普遍,例如西红柿等汁液较多的水果、果冻、口哨糖、薄饼干等。训练的关键在于食物的使用方法。只有对食物进行科学合理的利用,才能让其发挥言语治疗的作用。西红柿、果冻是训练听障儿童口唇部吮吸功能的有效工具;口哨糖是训练唇部灵活性的有效工具;而薄饼干是训练唇部力量和灵活性的有效工具。

附 录

专业名词中英文对照

言语	Speech	嗓音	Voice
语言	Language	声音	Sound
沟通	Communication	言语感知	Speech perception
言语产生	Speech production	言语呼吸	Speech respiration
言语发声	Speech phonation	言语共鸣	Speech resonance
言语构音	Speech articulation	言语韵律	Speech prosody
言语清晰度	Speech clarity	言语可懂度	Speech intelligibility
言语-语言病理学	Speech-Language Pathology，SLP	言语康复学	Speech rehabilitation
言语治疗学	Speech therapy	言语治疗师	Speech therapist
言语障碍	Speech disorders	言语呼吸障碍	Speech respiration disorders
言语发声障碍	Speech phonation disorders	言语共鸣障碍	Speech resonance disorders
嗓音障碍	Voice disorders	吞咽	Swallow
言语构音障碍	Speech articulation disorders	言语韵律障碍	Speech prosody disorders/ Dysprosody
吞咽障碍	Swallowing disorders/ dysphagia	言语学水平	Speech level
生理学水平	Physiological level	声学水平	Acoustic level
言语信号	Speech signal	语音编码	Phonetic code
语音解码	Phonetic decode	波得曼分区	Brodmann's areas
布罗卡言语区	Broca's area	运动性言语障碍	Motor speech disorders，MSDs
言语的流利性和节律功能	Fluency and rhythm of speech functions	器质性言语障碍	Organic speech disorder
神经性言语障碍	Dysarthria，DYS	美国言语语言听力协会	American Speech-Language-Hearing Association，ASHA
评估-治疗-监控-评价	Assessment（A）-Therapy（T）-Monitor(M)-Evaluation(E)，ATME	语言学	Linguistics

元语言	Meta language	非语言	Non-verbal language
副语言	Para language	语用	Pragmatics
语言发育迟缓	Language development delay	特定型语言障碍	Specific language impairment
发育性语言障碍	Developmental language disorder	社交语用沟通障碍	Social pragmatic communication disorder
《国际功能、残疾和健康分类》	International Classification of Functioning, Disability and Health; ICF	《国际疾病分类》	International Classification of Diseases, ICD
言语声学信号	Speech acoustics	上运动神经元	Upper motor neuron
下运动神经元	Lower motor neuron	大脑皮层	Cerebral cortex
中央沟	Central sulcus	小脑	Cerebellum
小脑脚	Cerebellar peduncles	中脑	Midbrain
丘脑	Thalamus	白质	White matter
灰质	Gray matter	皮质延髓束	Corticobulbar tract
皮质脊髓束	Corticospinal tract	传入神经元	Afferent neurons
传出神经元	Efferent neurons	边缘系统	Limbic system
双侧性	Bilateral	延髓	Medulla oblongata
运动神经元	Motor neuron	运动神经元病	Motor neuron disease
壳核	Putamen	间脑	Diencephalon
尾核	Caudate	纹状体	Striatum
顶叶	Parietal lobe	枕叶	Occipital lobe
树突	Dendrites	轴突	Axon
下丘脑	Hypothalamus	上脚	Superior peduncle
下脚	Inferior peduncle	星形细胞	Astrocytes
周围神经系统	Peripheral nervous system	咽神经丛	Pharyngeal plexus
脑干	Brainstem	脑回	Gyrus
脑神经	Cranial nerves	脑神经核	Cranial nerve nuclei
脑桥	Pons	海马	Hippocampus
基底神经节	Basal ganglia	控制回路	The control circuits
椎体外系统	Extrapyramidal systerm	最后共同通路	The final common pathway
间接激活通路	The indirect activation pathway	直接激活通路	The direct activation pathway
运动系统	Motor system	感觉刺激	Sensory stimulation

续　表

感觉神经元	Sensory neurons	额叶	Temporal lobe
颞叶	Frontal lobe	中间神经元	Interneurons
多巴胺	Dopamine	乙酰胆碱	Acetycholine
内囊	Internal capsule	杏仁核	Amygdala
中枢神经系统	Central nervous system	工作记忆	Working memory
内隐记忆	Implicit memory	长期记忆	Long-term memory
外显记忆	Explicit memory	陈述性记忆	Declarative memory
情节记忆	Episodic memory	短期记忆	Short-term memory
程序记忆	Procedural memory	分散注意力	Divided attention
大脑缺氧	Cerebral anoxia	正常压力性脑积水	Normal pressure hydrocephalus
丘脑性失语症	Thalamus Aphasia	皮质下失语	Subcortical aphasia
传导性失语	Conduction aphasia	深度阅读障碍	Deep dyslexia
执行功能缺陷	Executive function deficits	血栓	Thrombus
肌张力障碍	Dystonic disorders	肌萎缩侧索硬化症	Amyotrophic lateral sclerosis
多发性硬化	Multiple sclerosis	多系统萎缩症	Multiple system atrophy
进行性肌萎缩	Progressive muscular atrophy	侧脑室	Lateral ventricle
进行性球麻痹	Progressive bulbar palsy	进行性假性球麻痹	Progressive pseudobulbar palsy
运动障碍性脑瘫	Dyskinetic cerebral palsy	亨廷顿氏病	Huntington's disease
缺血半暗带	Ischemic penumbra	阻塞性脑积水	Obstructive hydrocephalus
脑出血	Intracerebral haemorrhage	脑缺血	Cerebral ischaemia
脑卒中/脑血管病	Stroke/Cerebrovascular diseases	脑积水	Hydrocephalus
脑梗塞	Infarct or infarction	脑震荡	Concussion
硬膜下血肿	Subdural hematoma	蛛网膜下腔出血	Subarachnoid haemorrhage
神经可塑性	Neuroplasticity	吸气时喘鸣	Inhalatory stridor
呼吸通路	Respiratory pathways	最长声时	Maximum phonation time, MPT
最大数数能力	Maximum counting ability, MCA	嗓音起始时间	Voice onset time, VOT
起音	Voicing onset	起音幅度	Voice onset amplitude
频谱倾斜频率或起音频率	Voice onset frequency	软起音	Soft glottal attack
硬起音	Hard glottal attack	腹式呼吸	Abdominal respiration
胸式呼吸	Thoracic respiration	胸-腹式呼吸	Thoracic-abdominal respiration

喉	Larynx	喉腔	Laryngeal cavity
甲状软骨	Thyroid cartilage	会厌软骨	Epiglottis
构状软骨	Arytenoid cartilages	环状软骨	Cricoid cartilage
环甲关节	Cricothyroid joint	环构关节	Cricoarytenoid joint
外展	Abduction	内收	Adduction
甲构肌	Thyroarytenoid muscles	环甲肌	Crico thyroid muscles
环构侧肌	Lateral cricoarytenoid muscles	环构后肌	Posterior cricoarytenoid muscles
迷走神经	Vagus nerve	喉上神经	Superior laryngeal nerve
喉内神经	Internal laryngeal nerve	喉外神经	External laryngeal nerve
喉返神经	Recurrent laryngeal nerve	贝努利效应	Bernoulli effect
声门	Glotttis	声门下区	Infraglottal
声门下压	Subglottal air pressure	声门上区	Supraglottal
声门区	Glottal	声门裂	Fissure of glottis
声道	Vocal tract	声带	Vocal folds
声学分析	Acoustic analysis	频谱图	Spectrum
快速傅利叶转换	Fast fourier transform, FFT	线性预测谱	Linear prediction coding, LPC
黏膜波	Mucosal wave	电声门图	Electroglottograph, EGG
基频	Fundamental frequency, F_0	平均言语基频	Mean speaking fundamental frequency, MSFF
幅度商	Amplitude quotient, AQ	开商	Open quotient, OQ
速度商	Speed quotient, SQ	基频震颤	F_0 Tremor
幅度震颤	Amplitude tremor	接触率	Contact quotient, CQ
接触幂	Contact index, CI	速度幂	Speed index, SI
基频范围	F_0 range	平均强度	Mean intensity
强度范围	Intensity range	基频微扰	Voice fundamental frequency perturbation, Jitter
幅度微扰	Voice amplitude perturbation, Shimmer	声带接触率微扰	Contact quotient pertubation, CQP
噪声能量	Normalized noise energy, NNE	嗓音震颤	Voice tremor
信噪比	Signal to noise ratio, SNR	谐噪比	Harmonic to noise ratio, HNR
声带接触幂微扰	Contact index pertubation, CIP	响度	Loudness

续　表

音调	Tone	响度平仄	Monoloudness
复声	Diplophonia	气息音质	Breathy voice quality
失声	Aphonia	功能性失声	Functional aphonia
功能性发声困难	Functional dysphonia	外伤性喉炎	Traumatic laryngitis
发声功能低下	Phonatory incompetence	发声中断/声门外展肌痉挛	Phonation breaks/Abductor spams
声门颤动	Glottal shock	声带小结	Nodules
声带沟	Sulcus Vocalis	声带息肉	Polyps
声带麻痹	Vocal fold paralysis	声带增厚	Fold thickening
青春期发声后遗症/假声发声	Puberphonia/Falsetto	先天性喉蹼	Congenital laryngeal web
喉癌	Laryngocarcinoma	变声期	Pubertal changes
音调突变	Pitch breaks	室性发声	Ventricular phonation
粗糙音质	Harsh vocal quality	痉挛性发声困难	Spastic dysphonia
喉切除术	Laryngectomy	喉塞音	Glottal stop
喉蹼	Laryngeal web	嘶哑声	Hoarse
粗糙声	Rough	气息声	Breathy
器质性嗓音障碍	Organic voice disorder	口腔	Oral cavity
鼻腔	Nasal cavity	咽腔	Pharyngeal cavity
共鸣腔	Resonance cavity	下颌	Mandible/Jaw
牙齿	Teeth	舌	Tongue
软腭	Soft palate	硬腭	Hard palate
唇	Lip	咽	Pharynx
鼻咽	Nasopharynx	舌骨	Hyoid bone
鼻道	Nasal tract	共振峰	Formant
语谱图	Spectrogram	音域图	Voice range profile
元音空间面积	Vowel space area, VSA	角元音空间	Corner vowel space, CVS
声学元音空间	Acoustic vowel space, AVS	共振峰频率微扰	Formant frequency fluctuation, FFF
鼻流量	Nasal flow rate	鼻口共鸣比	Nose and oral resonance ratio
鼻音过重	Hypernasality	鼻漏气	Nasal emission
构音功能	Articulation functions	构音器官	Articulators

续　表

音系学	Phonology	音系意识	Phonology awareness
音系障碍	Phonological disorders	构音音系障碍	Articulation and phonology disorders
音声	Speech sound	音位	Phoneme
功能性构音障碍	Functional articulation disorders, FAD	声母或辅音	Consonant
韵母或元音	Vowel	音系历程	Phonological process
音段音位	Segmental phoneme	超音段音位	Suprasegmental phoneme
音素意识	Awareness of phonemes	音节意识	Awareness of syllables
头韵意识	Awareness of alliteration	声调意识	Awareness of tone
尾韵意识	Awareness of rhyme	音节结构历程	Syllable structure process
省略历程	Deletion process	同化历程	Assimilation process
替代历程	Substitution process	声母歪曲	Consonant distortion
声母替代	Consonant substitution	声母遗漏	Consonant omission
音丛省略	Cluster deletion	辅音弱化	Weak consonants
声调	Pitch	语法缺失	Agrammatism
音位结构规则	Phonotactics	言语速率	Speech rate
构音速率	Articulation rate	口腔轮替运动速率	Diadochokinesis rate, DR
平均停顿时长	Average length of pause, ALP	平均音节时长	Mean duration of syllable, MDS
口部运动治疗法	Oral motor therapy	构音音位对比疗法	Phonemic contrast therapy, ICF–PCT
语音切换轮替疗法或结构化语音疗法	Switch-diadochokinesia, ICF–SDDK	语音学/语音	Phonetics
语音系统	Phonetic system	语音障碍或音声障碍	Phonetic disorders or Speech sound disorders, SSD
言语流畅性	Speech fluency	言语流畅障碍	Speech fluency disorders
言语不流畅	Speech disfluency	口吃	Stuttering
迅吃	Cluttering	口吃严重度	Stuttering severity
语调	Intonation	重音	Stress
节奏	Rhythm	音长	Length
音高	Pitch	音强	Tone
音高平仄	Monopitch	语篇连贯	Discourse cohesion
器质性语音障碍	Organic speech sound disorders	功能性语音障碍	Functional speech sound disorders

韵律语调治疗	Melodic intonation therapy, MIT	神经性口吃	Neurogenic stuttering
失语症	Aphasia	完全性失语症	Global aphasia
命名性失语	Anomic aphasia	经皮质运动性失语症	Transcortical motor aphasia
经皮质混合性失语症	Mixed transcortical aphasia	经皮质感觉性失语症	Transcortical sensory aphasia
基底节性失语症	Basal ganglia aphasia	韦尼克失语症/感觉性失语	Wernicke aphasia
布罗卡失语症/运动性失语	Broca aphasia	失能	Disability
失智症	Frontotemporal dementia	言语失用症	Apraxia of speech
意念运动性失用症	Ideomotor apraxia	帕金森病	Parkinson disease
弛缓型神经性言语障碍	Flaccid dysarthria	运动不及型神经性言语障碍	Hypokinetic dysarthria
运动失调型神经性言语障碍	Ataxic dysarthria	运动过度型神经性言语障碍	Hyperkinetic dysarthria
单侧上运动神经元型神经性言语障碍	Unilateral upper motor neuron dysarthria	痉挛型神经性言语障碍	Spastic dysarthria
继发性语言障碍	Language disorder associated with other disorders	混合型神经性言语障碍	Mixed dysarthria
言语嗓音实时促进治疗法	Real-time facilitating voice therapy, ICF – RFT	脑性瘫痪	Cerebral palsy
痉挛性脑瘫	Spastic cerebral palsy	共济失调性脑瘫	Ataxic cerebral palsy
实时重读治疗法	Real-time accent method, RAM	游戏式实时重读治疗法	Game real-time accent method, gameRAM
唇裂	Cleft lip	腭裂	Cleft palate
软腭裂	Cleft soft palate	硬腭裂	Cleft hard palate
悬雍垂裂	Cleft uvula	牙槽裂	Alveolus
先天性腭咽闭合功能不全	Congenital velopharyngeal incompetence	电报式语言	Telegraphic language
孤独症谱系障碍	Autism spectrum disorder	唐氏综合征	Down's syndrome
智力障碍	Intellectual disability	行为干预	Behavioral intervention
视觉感官缺陷	Visual sensory deficits	听力障碍	Hearing impairment
听处理障碍	Auditory processing disorder	儿童前语言期沟通性发声疗法	Early emotion-speech-language therapy in child language, ICF – ESL
儿童言语语言综合疗法	Speech-language integrated therapy in child language, ICF – SLI		

附录二

参考文献

（一）中文文献

陈东帆,高祥,王照亮等.构音语音测量系统及其实验研究[J].计算机工程与科学,2012,34(01)：164-168.

陈佼佼,万勤,张青等.学龄听障儿童与健听儿童口腔共鸣特点的比较研究[J].听力学及言语疾病杂志,2013,21(03)：231-234.

陈佼佼.2—15岁儿童鼻腔共鸣功能亢进的声学特征研究[D].华东师范大学,2013.

陈文华,燕铁斌,范艳萍等.《中国康复治疗师岗位标准编制指南》专家共识[J].中国康复医学杂志,2022,37(01)：10-13.

储菲菲.吸气方式及相关因素对学龄痉挛型脑瘫儿童呼吸功能的影响研究[D].华东师范大学,2016.

丁忠冰,刘杰,张云舒等.基于ICF的教育康复实验教学体系构建及应用[J].中国教育信息化,2020(23)：88-92.

丁忠冰,王家应,万勤等.听障儿童言语可懂度文献分析研究[J].中国听力语言康复科学杂志,2022,20(02)：116-119.

丁忠冰,王勇丽,李孝洁等.实时言语重读训练治疗痉挛型脑瘫儿童言语流利性障碍[J].听力学及言语疾病杂志,2023,31(01)：7-11.

丁忠冰,王勇丽,刘杰等.模仿跟读任务下5～7岁痉挛型脑瘫儿童言语流利性特征研究[J].听力学及言语疾病杂志,2022,30(06)：599-603.

丁忠冰.游戏式实时重读治疗法在痉挛型脑瘫儿童言语流利性障碍中的临床研究[D].华东师范大学,2021.

杜晓新,黄昭鸣,宋永宁等.聋儿康复教育中的HSL理论及其操作模式[J].中国听力语言康复科学杂志,2006(01)：39-42.

杜晓新,黄昭鸣,赵翔.多媒体视听技术在听觉障碍儿童"认识主题"中的应用[J].中国听力语言康复科学杂志,2003(01)：46-47.

杜晓新,孙喜斌,黄昭鸣.《人工耳蜗术后汉语语言康复教育机理和方法研究》课题介绍[J].中国听力语言康复科学杂志,2005(06)：40-42.

杜瑶瑶.时频策略在语迟儿童词语理解与表达训练中的应用[D].华东师范大学,2023.

范佳露.3—5岁听障儿童连续语音重复能力的特征及干预研究[D].华东师范大学,2011.

范俊楠.音系意识治疗策略在语音障碍儿童构音训练中的应用研究[D].华东师范大学,2023.

高少华,卢红云,韩立文等.Dr.Speech嗓音分析软件测量嗓音障碍严重程度指数及其验证[J].听力学及言语疾病杂志,2021,29(04)：388-392.

高素荣.失语症[M].北京：北京大学医学出版社,2006.

高晓慧,万勤,惠芬芬等.不同语言任务下4—7岁听障儿童的言语流畅性特征[J].中国特殊教育,2015(10)：

27 - 32.

高晓慧,万勤,惠芬芬等.对听障儿童言语不流畅问题的干预研究[J].中国特殊教育,2016(12):17 - 25.

葛胜男,王勇丽,尹敏敏等.脑性瘫痪并发言语障碍的诊断、评估与康复:基于 WHO - FICs 研究[J].中国康复理论与实践,2022,28(06):637 - 645.

葛胜男,王勇丽,尹敏敏等.脑卒中构音障碍患者元音产出特征与言语清晰度的相关性[J].中国康复理论与实践,2021,27(01):43 - 47.

葛胜男,尹敏敏,万勤等.脑卒中后言语障碍康复治疗研究进展[J].听力学及言语疾病杂志,2021,29(01):102 - 106.

葛政卿,刘杰,赵莹楚等.ICF 理念下失语症命名障碍的精准康复[J].中国康复,2020,35(02):65 - 67.

龚齐,沈伟,黄昭鸣等.896 例成人嗓音声学参数的计算机采集分析[J].听力学及言语疾病杂志,2000(01):34 - 36.

韩知娟.普通话言语的发展:言语清晰度、音位对比及声学特征[D].华东师范大学,2005.

胡金秀,万勤,黄昭鸣.3~6 岁听力障碍儿童的嗓音特点[J].中国康复理论与实践,2013,19(07):612 - 616.

胡金秀,万勤,李心霖等.7—15 岁脑瘫儿童和普通儿童音调特征的比较研究[J].中国特殊教育,2011(10):26 - 31.

黄鹤年.现代心理语言学[M].上海:复旦大学出版社,2003.

黄昭鸣,杜晓新,蔡红霞.平均言语基频常模的制订及其相关研究[J].中国听力语言康复科学杂志,2005(02):26 - 30.

黄昭鸣,杜晓新,黄鹤年.语训新说:新概念学说话[J].现代特殊教育,2004(02):41 - 42.

黄昭鸣,杜晓新,季佩玉.聋儿康复中的"医教结合"模式之探讨[J].中国听力语言康复科学杂志,2004(02):42 - 44.

黄昭鸣,杜晓新,孙喜斌等."多重障碍,多重干预"综合康复体系[J].中国听力语言康复科学杂志,2008(01):67 - 69.

黄昭鸣,杜晓新,孙喜斌等."多重障碍·多重干预"综合康复体系的构建[J].中国特殊教育,2007(10):3 - 13+40.

黄昭鸣,杜晓新,万萍等.国人儿童口腔轮替运动速率参考标准的制订[J].听力学及言语疾病杂志,2005(06):16 - 19.

黄昭鸣,杜晓新.言语障碍的评估与矫治[M].上海:华东师范大学出版社,2006.

黄昭鸣,韩秀华,陈玉琰.计算机导航聋幼儿言语矫治的研究[J].中国特殊教育,2001(04):33 - 37.

黄昭鸣,黄鹤年,Colin Watson.喉内窥镜计算机图像处理系统的临床应用价值[J].临床耳鼻咽喉科杂志,2001(08):346 - 347+385.

黄昭鸣,黄鹤年,陈玉琰.嗓音言语的生理解剖机理[M].Washington:Tiger DRS, Seattle, 2003.

黄昭鸣,黄鹤年,万萍等.嗓音言语实用治疗手册[M].Washington:Tiger DRS, Seattle, 2003.

黄昭鸣,黄鹤年,万萍等.嗓音言语的重读治疗法[M].Washington:Tiger DRS, Seattle, 2002.

黄昭鸣,籍静媛.实时反馈技术在言语矫治中的应用[J].中国听力语言康复科学杂志,2004(06):35 - 39.

黄昭鸣,李孝洁,张伟锋等.特殊需要儿童语言干预的理论与实践[J].中国听力语言康复科学杂志,2008(05):64 - 69.

黄昭鸣,刘巧云,杜晓新等.A - B 实验设计在言语听觉康复效果评定中的运用[J].中国听力语言康复科学杂志,2007(06):37 - 41.

黄昭鸣,刘巧云,孙喜斌等.试论听觉功能评估的标准及方法[J].中国听力语言康复科学杂志,2007(04):44 - 48.

黄昭鸣,卢红云,周红省.培智学校教学康复专用仪器设备配置标准解读——培智学校教学康复专用仪器设备配置原则及内容[J].现代特殊教育,2010(02)：35-37.

黄昭鸣,陆洋,周红省等.生成课程在1+X+Y聋儿康复教育模式中的实践研究[J].中国听力语言康复科学杂志,2006(02)：41-44.

黄昭鸣,孙进,金河庚.失语症治疗实验实训[M].南京：南京师范大学出版社,2021.

黄昭鸣,万萍,蔡红霞.言语音调障碍的测量及矫治对策[J].中国听力语言康复科学杂志,2005(06)：25-28.

黄昭鸣,万萍,杜晓新等.论胸式呼吸在聋儿言语康复中的危害性[J].中国听力语言康复科学杂志,2005(04)：30-32.

黄昭鸣,万萍,王衍龙.言语呼吸疾病的定量评估及矫治对策[J].中国听力语言康复科学杂志,2004(05)：23-25.

黄昭鸣,万萍.s/z比值在聋儿言语呼吸中的临床价值[J].中国听力语言康复科学杂志,2004(04)：20-22.

黄昭鸣,万萍.嗓音声学参数与嗓音音质的相关研究[J].临床耳鼻咽喉头颈外科杂志,2008(06)：251-255.

黄昭鸣,万勤,张蕾.言语功能评估标准及方法[M].上海：华东师范大学出版社,2007.

黄昭鸣,万勤,张蕾等.简论《言语功能评估标准及方法》的几个基本理念[J].中国康复理论与实践,2008(01)：97-98.

黄昭鸣,万勤,张蕾等.试论言语功能评估的标准及方法[J].中国听力语言康复科学杂志,2007(05)：35-38.

黄昭鸣,庾晓萌,张奕雯.教育康复学概论[M].南京：南京师范大学出版社,2021.

黄昭鸣,张燕,李伟等.一种儿童嗓音言语矫治的计算机技术[J].听力学及言语疾病杂志,1999(04)：209-212.

黄昭鸣.言语治疗学[M].上海：华东师范大学出版社,2017.

黄昭鸣.家庭康复言语矫治实用方法(八)[J].现代特殊教育,2007(03)：42.

黄昭鸣.家庭康复言语矫治实用方法(二)[J].现代特殊教育,2006(01)：40-41.

黄昭鸣.家庭康复言语矫治实用方法(六)[J].现代特殊教育,2006(11)：44-45.

黄昭鸣.家庭康复言语矫治实用方法(七)[J].现代特殊教育,2007(01)：39-40.

黄昭鸣.家庭康复言语矫治实用方法(三)[J].现代特殊教育,2006(03)：40-41.

黄昭鸣.家庭康复言语矫治实用方法(四)[J].现代特殊教育,2006(05)：44-45.

黄昭鸣.家庭康复言语矫治实用方法(五)[J].现代特殊教育,2006(09)：42-43.

黄昭鸣.家庭康复言语矫治实用方法(一)[J].现代特殊教育,2005(11)：40-41.

黄昭鸣.康复新概念：嗓音美容(二)[J].现代特殊教育,2004(09)：42-43.

黄昭鸣.康复新概念：嗓音美容(六)[J].现代特殊教育,2005(05)：39-40.

黄昭鸣.康复新概念：嗓音美容(七)[J].现代特殊教育,2005(Z1)：83-85.

黄昭鸣.康复新概念：嗓音美容(三)[J].现代特殊教育,2004(11)：40-41.

黄昭鸣.康复新概念：嗓音美容(四)[J].现代特殊教育,2005(01)：40.

黄昭鸣.康复新概念：嗓音美容(五)[J].现代特殊教育,2005(03)：40.

黄昭鸣.康复新概念：嗓音美容(一)[J].现代特殊教育,2004(Z1)：93-94.

黄昭鸣.嗓音言语的重读治疗法(八)[J].现代特殊教育,2004(05)：41-42.

黄昭鸣.嗓音言语的重读治疗法(六)[J].现代特殊教育,2004(01)：39-40.

黄昭鸣.嗓音言语的重读治疗法(七)[J].现代特殊教育,2004(03)：39-40.

黄昭鸣.嗓音言语的重读治疗法(四)[J].现代特殊教育,2003(09)：38-39.

黄昭鸣.嗓音言语的重读治疗法(五)[J].现代特殊教育,2003(11)：41-42.

黄昭鸣.言语矫治实用方法(Ⅰ)：基本训练[J].中国听力语言康复科学杂志,2007(02)：71-73.

黄昭鸣.言语矫治实用方法（Ⅱ）：发声运动——改变音调[J].中国听力语言康复科学杂志,2007(03)：72 - 74+59.

黄昭鸣.言语矫治实用方法（Ⅲ）：发声运动——改变响度[J].中国听力语言康复科学杂志,2007(04)：72 - 74.

黄昭鸣.言语矫治实用方法（Ⅳ）：发声运动——减少硬起音、建立有效的共鸣[J].中国听力语言康复科学杂志,2007(05)：70 - 73.

黄昭鸣.言语矫治实用方法（Ⅴ）发声运动——鼻音/边音刺激、伸舌法/i/[J].中国听力语言康复科学杂志,2007(06)：69 - 71+36.

黄梓提.声门类参数在不同语料下对嗓音障碍的评估作用研究[D].华东师范大学,2022.

金星,万萍,吴绪波等.痉挛型与手足徐动型脑性瘫痪患儿口咽腔共鸣功能的比较研究[J].中国康复理论与实践,2012,18(10)：913 - 915.

李欢.构音障碍评估研究述评[J].中国特殊教育,2010(06)：59 - 64.

李锦.协同构音和音节结构对学前普通话儿童声母构音的影响研究[D].华东师范大学,2018.

李宁,黄昭鸣,周林灿等.3—5岁听障儿童鼻音障碍特征及康复训练研究[J].中国特殊教育,2012(09)：24 - 29.

李宁.鼻腔共鸣障碍儿童客观评估中的声学参数研究[D].华东师范大学,2011.

李宁.基于声学参数和支持向量机的病理嗓音分类研究[D].华东师范大学,2013.

李孝洁,杨闪闪,庾晓萌.儿童语言治疗实验实训[M].南京：南京师范大学出版社,2021.

李岩,张联弛,刘巧云.听障儿童教育康复的原理与方法[M].南京：南京师范大学出版社,2021.

梁峻波.学龄痉挛型脑瘫儿童语音清晰度特征及其与言语子系统的相关性研究[D].华东师范大学,2016.

刘杰,李利,余波等.1～3期帕金森病患者的嗓音特征研究[J].听力学及言语疾病杂志,2020,28(01)：28 - 30.

刘晋宣,汪梅梅,司武亮等.语速及语料对学龄前人工耳蜗植入儿童音调的影响[J].中国听力语言康复科学杂志,2017,15(01)：51 - 56.

刘晋宣.基于VAT的功能性嗓音障碍起音特征及其与嗓音音质的相关性研究[D].华东师范大学,2018.

刘巧云,黄昭鸣,陈丽等.人工耳蜗儿童、助听器儿童与健听儿童音位对比识别能力比较研究[J].中国特殊教育,2011(02)：25 - 29.

刘巧云,黄昭鸣,卢红云.听觉康复专用仪器设备配备标准解读[J].现代特殊教育,2010(12)：34 - 36.

刘巧云,赵航,陈丽等.3～5岁健听儿童音位对比识别习得过程研究[J].听力学及言语疾病杂志,2011,19(02)：116 - 119.

刘巧云.听觉康复的原理与方法[M].上海：华东师范大学出版社,2011.

刘巧云.听障儿童听觉识别与理解能力评估及训练研究[D].华东师范大学,2008.

刘竹涵.实时视觉反馈对迟语儿童早期仿说式发声的影响研究[D].华东师范大学,2022.

卢海丹.听觉语音合成系统的构建及其在听觉分辨中的应用[D].华东师范大学,2008.

卢红云,黄昭鸣,白银婷等.听力正常成年男性单元音构音运动的声学参数研究[J].临床耳鼻咽喉头颈外科杂志,2011,25(09)：406 - 408.

卢红云,黄昭鸣,张蕾等.下颌元音构音运动定量测量的实验研究[J].中国特殊教育,2011(04)：48 - 52.

卢红云,黄昭鸣,周红省.特校言语康复专用仪器设备配置标准解读[J].现代特殊教育,2010(06)：31 - 34.

卢红云,黄昭鸣.口部运动治疗学[M].上海：华东师范大学出版社,2010.

卢红云,黄昭鸣.口部运动治疗的基本原理(二)[J].现代特殊教育,2009(04)：34 - 35.

卢红云,黄昭鸣.口部运动治疗概述及其作用(一)[J].现代特殊教育,2009(02)：37 - 38.

卢红云,黄昭鸣. 舌运动障碍及其治疗技术(二)[J]. 现代特殊教育,2009(12)：37-38.

卢红云,黄昭鸣. 舌运动障碍及其治疗技术(一)[J]. 现代特殊教育,2009(10)：36-37.

卢红云,黄昭鸣. 特殊儿童构音障碍的评估方法[J]. 社会福利,2012(04)：52-53.

卢红云,黄昭鸣. 特殊儿童言语康复的方法[J]. 社会福利,2011(07)：41-42.

卢红云,金野,黄昭鸣. 唇运动障碍及其治疗技术[J]. 现代特殊教育,2009(Z1)：82-84.

卢红云,金野,黄昭鸣. 下颌运动障碍及其治疗技术[J]. 现代特殊教育,2009(06)：34-36.

卢红云. 构音运动障碍评估与治疗的理论、方法及临床研究[D]. 华东师范大学,2008.

卢红云. 韵母构音运动声学特征分析及治疗策略的制定[D]. 华东师范大学,2011.

毛世帧. 对外汉语教学语音测试研究[M]. 北京：中国社会科学出版社,2002.

孟晓. 口腔轮替运动速率标准的修订及其应用研究[D]. 华东师范大学,2006.

莫思霞,刘巧云,黄昭鸣等. 语言障碍儿童基本沟通能力训练范式的设计与实施[J]. 中国听力语言康复科学杂志,2017,15(01)：67-70.

潘雪珂. 口部感觉-运动评估表的编制及其在脑瘫儿童中的应用[D]. 华东师范大学,2017.

乔红粉. 语音切换训练在功能性构音障碍儿童构音语音训练中的应用[D]. 华东师范大学,2023.

邱卓英,李伦,陈迪等. 基于世界卫生组织国际健康分类家族康复指南研究：理论架构和方法体系[J]. 中国康复理论与实践,2020,26(02)：125-135.

邵绮凡. 重读治疗法改善痉挛型脑瘫儿童言语障碍的个案研究[D]. 华东师范大学,2019.

盛凤. 基于声带运动的痉挛型神经性言语障碍韵律干预研究[D]. 华东师范大学,2023.

施雅丹. 病理性嗓音起音声学特征分析及个案研究[D]. 华东师范大学,2011.

司博宇,高栋,周林灿等. 基于声控游戏的儿童言语障碍康复系统设计[J]. 现代教育技术,2013,23(05)：103-107.

司博宇. 基于语音识别的构音及语音障碍自动评估系统研制[D]. 华东师范大学,2014.

孙进. 实时重读治疗法对失语症言语流利性的影响及其应用研究[D]. 华东师范大学,2020.

孙鞢郡. 广义发声功能评估的实验研究及应用[D]. 华东师范大学,2012.

孙喜斌,杨影,赵航. 儿童康复听力学[M]. 南京：南京师范大学出版社,2021.

孙喜斌,张蕾,黄昭鸣等. 儿童汉语语音识别词表语谱相似性的标准化研究[J]. 中国听力语言康复科学杂志,2006(01)：16-20.

孙喜斌,张蕾,刘巧云等. 计算机导航-听觉言语评估系统中儿童汉语言语识别词表[J]. 中国耳鼻咽喉头颈外科,2007(05)：244-250.

唐婧. 基于语速的构音训练对FAD儿童连续语音清晰度的干预研究[D]. 华东师范大学,2023.

万萍,黄昭鸣,杜晓新等. 口腔轮替运动速率在提高聋儿口部运动能力中的指导意义[J]. 中国听力语言康复科学杂志,2006(03)：37-39.

万萍,黄昭鸣,魏霜等. 鼻音功能异常聋儿的评估与矫治个案研究[J]. 听力学及言语疾病杂志,2008(02)：152-153.

万萍,黄昭鸣,郑钦. 中国人嗓音共鸣功能的声学基础研究[J]. 临床耳鼻咽喉头颈外科杂志,2010,24(06)：250-252.

万萍,黄昭鸣,周红省. 口咽腔共鸣障碍患儿测量与矫治的个案研究[J]. 听力学及言语疾病杂志,2008(04)：332-333.

万萍,黄昭鸣,周红省. 音质障碍测量与治疗的个案研究[J]. 中国听力语言康复科学,2007(01)：47-49.

万萍. 嗓音测量参考标准的制订与临床应用研究[D]. 华东师范大学,2008.

万勤,陈守华,黄昭鸣. 呼吸方式对3～6岁健听和听障儿童最长声时与最大数数能力的影响[J]. 听力学及言语疾病杂志,2011,19(06)：506-508.

万勤,胡金秀,黄昭鸣等.3～6岁听障儿童与健听儿童嗓音声学特征比较[J].听力学及言语疾病杂志,2013,21(04)：353-355.

万勤,黄昭鸣,杜晓新.肌强直患者鼻音功能亢进的个案分析[J].中国听力语言康复科学杂志,2006(02)：51-53.

万勤,努尔署瓦克,邵国郡等.学龄唐氏综合征患儿与正常儿童口腔共鸣声学特征比较[J].听力学及言语疾病杂志,2013,21(05)：469-473.

万勤,徐文.嗓音障碍康复治疗技术[M].北京：人民卫生出版社,2019.

万勤,张蕾,黄昭鸣等.特殊儿童言语干预的理论与实践[J].中国特殊教育,2007(10)：41-47.

万勤.唇腭裂术后腭咽闭合功能不全患儿言语障碍矫治的相关研究[D].华东师范大学,2010.

万勤.嗓音治疗学[M].南京：南京师范大学出版社,2021.

万勤.言语科学基础[M].上海：华东师范大学出版社,2016.

汪梅梅.不同呼吸方式及其他相关因素对痉挛型脑瘫儿童音调影响研究[D].华东师范大学,2016.

王飞,魏丽娜,黄昭鸣.听力障碍儿童的言语异常与言语矫治[J].中国听力语言康复科学杂志,2004(02)：29-31.

王飞,郑钦,黄昭鸣.声门闭合不全的功能性嗓音障碍矫治的个案研究[J].临床耳鼻咽喉头颈外科杂志,2009,23(12)：546-548.

王欢.构音障碍儿童口腔轮替运动能力特征及其与语音能力的相关性研究[D].华东师范大学,2017.

王家应.学前普通话构音音系评估工具的编制及其在FAD儿童中的应用[D].华东师范大学,2020.

王蕾.评价呼吸与发声协调能力声学指标的建立[D].华东师范大学,2013.

王彤.循环式音系疗法在听障儿童音系历程中的干预研究[D].华东师范大学,2022.

王晓雯,唐润锴,钱红等.ICF框架下言语语言训练治疗脑卒中患者命名障碍的效果研究[J].听力学及言语疾病杂志,2021,29(05)：499-503.

王衍龙,黄昭鸣,万萍.最长声时测量在聋儿言语呼吸中的指导意义[J].中国听力语言康复科学杂志,2004(03)：10-13.

王勇丽,黄昭鸣,邱卓英.ICF言语功能评估标准[M].南京：南京师范大学出版社,2020.

王勇丽.基于ICF-CY的学前脑瘫儿童综合康复模式的构建[D].华东师范大学,2018.

魏霜.鼻流量参考标准的制订及应用研究[D].华东师范大学,2007.

席艳玲,黄昭鸣.言语障碍康复治疗技术[M].北京：人民卫生出版社,2019.

肖永涛,陶波,郑钦等.喉部按摩结合降调训练矫治男声女调的个案研究[J].实用中西医结合临床,2009,9(01)：44-45.

肖永涛.前发声期嗓音参数参考标准的制定及临床应用研究[D].华东师范大学,2010.

徐洁洁,黄昭鸣,祁沁红等.声带良恶性增生疾病嗓音的声学参数分析[J].江苏医药,2001(03)：169-171.

徐洁洁,祁沁红,董伟达等.单侧环杓关节损伤嗓音声学检测[J].临床耳鼻咽喉科杂志,2001(12)：536-538.

徐洁洁,祁沁红,黄昭鸣等.喉良恶性增生疾病嗓音的元音声谱图分析[J].山东医大基础医学院学报,2000(06)：327-329+385.

徐帅.学前儿童普通话构音音系评估工具开发及其在听障儿童中的应用[D].华东师范大学,2019.

严舒.3—5岁学前儿童语音能力评估标准化及应用研究[D].华东师范大学,2014.

杨三华,丁忠冰,周林灿.综合康复实验[M].南京：南京师范大学出版社,2021.

杨式麟.嗓音医学基础与临床[M].沈阳：辽宁科学技术出版社,2001.

尹敏敏,葛胜男,邱卓英等.运用世界卫生组织国际分类家族构建儿童构音障碍诊断、评估和整体康复方案

［J］.中国康复理论与实践,2020,26(01):28-36.

尹敏敏,凌星,杨亚茹等.基于 WHO-FICs 构建言语流畅性障碍的诊断、评估和整体康复方案［J］.中国康复理论与实践,2022,28(06):630-636.

尹敏敏,刘杰,张奕雯等.基于信息技术模式的教育康复服务传递系统的建设及应用［J］.现代教育技术,2018,28(06):95-100.

尹敏敏,汤樱铃,连福鑫等.自闭症谱系障碍儿童的前语言阶段发声研究进展［J］.听力学及言语疾病杂志,2023,31(05):464-467.

尹敏敏,张奕雯,黄昭鸣.基于虚拟桌面技术康复实验教学模式的构建及应用［J］.残疾人研究,2018(03):66-70.

尹敏敏,张梓琴,刘叙一等.嗓音训练对改善脑卒中后痉挛性发声障碍患者音质的疗效［J］.听力学及言语疾病杂志,2021,29(01):74-76.

尹敏敏.神经性言语障碍言语韵律评估指标的构建及干预研究［D］.华东师范大学,2020.

庾晓萌,邱卓英,李孝洁等.基于世界卫生组织国际分类家族构建儿童交流障碍诊断与干预理论架构与方法［J］.中国康复理论与实践,2020,26(01):21-27.

庾晓萌.孤独症谱系障碍儿童前语言期沟通性发声评估与干预实证研究［D］.华东师范大学,2021.

曾宪孔,黄昭鸣.眼耳鼻喉口腔科诊疗基本技能图解［M］.北京:人民军医出版社,2005.

张芳,刘巧云,范佳露等.3~5 岁健听儿童连续语音切换清晰度的研究［J］.听力学及言语疾病杂志,2010,18(05):430-432.

张磊,黄昭鸣,胡靓等.学前听障儿童声调发音的声学研究［J］.中国特殊教育,2012(02):21-25.

张磊,朱群怡,黄昭鸣等.学龄前聋儿声母发音难度研究［J］.听力学及言语疾病杂志,2012,20(02):102-104.

张磊.普通话音节中协同发音的声学研究［D］.华东师范大学,2013.

张蕾,黄昭鸣,杜晓新等.游戏在听障儿童听觉康复和言语矫治中的运用［J］.中国听力语言康复科学杂志,2007(05):39-43.

张蕾.构音语音能力客观测量的研究［D］.华东师范大学,2008.

张梦超,刘巧云,卢海丹等.正常成人低通滤波汉语清塞音的识别研究［J］.听力学及言语疾病杂志,2012,20(02):105-107.

张倩.学前儿童音系意识评估工具的开发及其在听障儿童的应用［D］.华东师范大学,2022.

张青,刘晓,黄昭鸣等.正常成人发音调、响度周期性连续起伏变化/i/音的声学分析［J］.听力学及言语疾病杂志,2014,22(06):592-596.

张青,卢红云,葛胜男.儿童构音治疗学［M］.南京:南京师范大学出版社,2021.

张青.腭裂鼻音功能亢进多参数评价模型的构建［D］.华东师范大学,2014.

张奕雯,Lancy HUANG,邱卓英等.基于世界卫生组织国际分类家族构建言语嗓音功能障碍的诊断、评估和康复体系［J］.中国康复理论与实践,2020,26(01):37-44.

张奕雯,胡金秀,谭模遥.嗓音治疗实验实训［M］.南京:南京师范大学出版社,2021.

张奕雯,黄昭鸣,王勇丽.运动性言语障碍评估与治疗［M］.南京:南京师范大学出版社,2021.

张奕雯.脑损伤 ICF 嗓音韵律客观指标体系构建及应用研究［D］.华东师范大学,2023.

张玉红,黄昭鸣,刘巧云.特殊教育专业康复实践教学的运行困境与突围路径——基于智慧康复云服务的视角［J］.中国特殊教育,2015(11):49-55.

张云舒,刘巧云,陈思齐等.基于"互联网+"的言语康复师培训模式的构建与实施［J］.残疾人研究,2019(01):75-79.

张梓琴,葛胜男,张青.儿童构音治疗实验实训［M］.南京:南京师范大学出版社,2021.

张梓琴,尹敏敏,周静.运动性言语障碍治疗实验实训[M].南京:南京师范大学出版社,2021.

张梓琴.脑卒中后神经性言语障碍言语可懂度声学测量模型的构建[D].华东师范大学,2021.

赵航,刘巧云,严舒等.韵母对送气塞音"音位对识别"的影响及教育干预启示[J].中国特殊教育,2013(02):36-40.

赵鑫月.腭裂术后儿童口部运动能力特征及其与言语清晰度的相关性研究[D].华东师范大学,2019.

郑钦,黄昭鸣.特殊儿童言语干预的理论与实践(Ⅰ)[J].中国听力语言康复科学杂志,2008(02):68-69.

郑钦.功能性嗓音障碍治疗策略及临床应用的研究[D].华东师范大学,2010.

郑禹英,罗滔,黄昭鸣等.孤独症谱系障碍儿童前语言期沟通性发声干预疗法的有效性研究[J].中国听力语言康复科学杂志,2023,21(04):344-347.

周红省,易海燕,黄昭鸣等.1+X+Y聋儿康复教育模式的实践研究[J].中国听力语言康复科学杂志,2006(01):43-46.

周林灿.病理嗓音的声学分析和合成[D].华东师范大学,2011.

Ha-kyung K,段弘艳,惠芬芬等.正常成人发不同元音时口腔压力和鼻流量研究[J].听力学及言语疾病杂志,2016,24(02):126-129.

Ha-kyung K,盖彤,Young-jin H等.听力障碍儿童元音鼻流量和接触率的研究[J].中国康复理论与实践,2013,19(07):604-607.

Ha-kyung K,惠芬芬,万勤等.学龄儿童鼻流量测试材料的效度验证及鼻流量值特征研究[J].听力学及言语疾病杂志,2017,25(05):460-464.

Ha-kyung K,汪梅,张艳等.正常成人朗读和自发言语的语速研究[J].听力学及言语疾病杂志,2015,23(03):240-243.

Ha-kyung K,赵风云,刘晓明等.正常青年人不同语料测试基频的研究[J].听力学及言语疾病杂志,2015,23(06):575-577.

Ha-kyung K,Young-jin H,曹艳静等.鼻流量测试新语句材料的效度检验及鼻流量值的性别差异分析[J].听力学及言语疾病杂志,2014,22(05):471-474.

(二)英文文献

Bloom L,Lahey M. Language and Language Disorder[M]. New York:Wiley,1978.

Chapman K L,Hardin-Jones M,Schulte J,et al. Vocal Development of 9-month-old Dabies with Dleft Palate[J]. J Speech Lang Hear Res. 2001,44(6):1268-1283.

Chiaramonte R,Vecchio M. A Systematic Review of Measures of Dysarthria Severity in Stroke Patients[J]. PM R,2021,13(3):314-324.

Clark J. An Introduction to Phonetics and Phonology[M]. Beijing:Foreign Langue Teaching Research Press,2000.

Daniel R. Boone,Stephen C. McFarlane,Shelley L. Von Berg,et al. The Voice and Voice Therapy[M]. New York:Stephen D. Dragin Publishers,2009.

Darley F L,Aronson A E,& Brown J R. Motor Speech Disorders[M]. Philadelphia:W. B. Saunders,1975.

Deal R E,Emanuel F W. Some Waveform and Spectral Features of Vowel Roughness[J]. J Speech Hear Res,1978,21(2):250-264.

Dewan M C,Rattani A,Gupta S,et al. Estimating the Global Incidence of Traumatic Brain Injury[J].

Journal of neurosurgery, 2018, 130(4): 1080 - 1097.

Donald B Freed. Motor Speech Disorders, Diagnosis and Treatment [M]. Delmar: Cengage Learning, 2012.

Duffy J R. Motor Speech Disorders: Substrates, Differential Diagnosis, and Management[M]. St. Louis: Mosby, 2005.

Dworkin J P. Motor Speech Disorders: A Treatment Guide[M]. St Louis: Mosby, 1991.

Fonville S, van der Worp HB, Maat P, et al. Accuracy and Inter-observer Variation in the Classification of Dysarthria from Speech Recordings[J]. Journal of Neurology, 2008, 255(10): 1545 - 1548.

Gisel E G, Applegate-Ferrante T, Benson J, et al. Oral-motor Skills following Sensorimotor Therapy in Two Groups of Moderately Dysphagic Children with Cerebral Palsy: Aspiration vs Nonaspiration[J]. Dysphagia, 1996, 11(01): 59 - 71.

Grunwell P. The Nature of Phonological Disability in Children[M]. New York: Academic Press, 1981.

Hirano M, Kurita S, Sakaguchi S. Ageing of the Vibratory Tissue of Human Vocal Folds[J]. Acta Otolaryngol, 1989, 107(5 - 6): 428 - 433.

Hirano M, Yoshida T, Tanaka S, et al. Sulcus Vocalis: Functional Aspects [J]. Annals of OtologyRhinology & Laryngology, 1990, 99(9 Pt1): 679 - 683.

Hirano M. Function of the Laryngeal Muscles in Singing[J]. Journal of the Acoustical Society of America, 1975, 58: S95.

Hirano M. Psycho-acoustic Evaluation of Voice: GRBAS Scale for Evaluating the Hoarse Voice. Clinical Examination of Voice [M]. Wien, New York: Springer-Verlag, 1981.

Hirose H, Gay T. The Activity of the Intrinsic Laryngeal Muscles in Voicing Control[J]. Phonetica, 1972, 25(3): 140 - 164.

Huang D Z, Minifie FD, Kasuya H, et al. Measures of Vocal Function during Changes in Vocal Effort Level [J]. J Voice. 1995, 9(4): 429 - 38.

Huang D Z. Dr. Speech Science for Windows[M]. San Diego: Singular Publishing Group, 1995.

Ilias Papathanasiou, Patrick Coppens. Aphasia and Related Neurogenic Communication Disorders[M]. 2nd ed. Sudbury: Jones & Bartlett Learning, 2016.

Kankare E, Laukkanen AM, Ilomäki I, et al. Electroglottographic Contact Quotient in Different Phonation Types Using Different Amplitude Threshold Levels [J]. Scandinavian Journal of Logopedics & Phoniatrics, 2012, 37(3): 127 - 132.

Karen Forrest, Jenya luzzini. A Comparison of Oral Motor and Production Training for Children with Speech Sound Disorders[J]. Semin Speech Lang, 2008, 29(4): 304 - 311.

Kenneth G Shipley, Julie G McAfee. Assessment in Speech-Language Pathology: A Resource Manual[M]. 3rd ed. Thomson Delmar Learning, 2004.

Kent R D, Read C. The Acoustic Analysis of Speech[M]. CA, Singular Publishing Group, Inc. San Diego, 1992.

Lam P K, Chan K M, H WK. Cross-cultural Adaptation and Validation of the Chinese Voice Handicap Index - 10[J]. The Larynoscope. 2006. 116(7): 1192 - 1198.

Machulla R, Hacki T, Hoppe U, et al. Voice Handicap Index(VHI) in inpatient Voice Rehabilitation Medicine[J]. HNO. 2006, 54(1): 52 - 58.

Martin D, Fitch J, Wolfe V. Pathologic Voice Type and the Acoustic Prediction of Severity[J]. Journal of

Speech Language and Hearing Research，1995，38(4)：765－771.

Miller R L. Nature of the Vocal Cord Wave[J]. Acoustical Society of America Journal，1956，31(311)：93－95.

Milovanovic J，Jotic A，Djukic V，et al. Oncological and Functional Outcome after Surgical Treatment of Early Glottic Carcinoma without Anterior Commissure Involvement［J］. BioMed Research International，2014，2014(2)：1－7.

Mitchell C，Gittins M，Tyson S，et al. Prevalence of Aphasia and Dysarthria Among Inpatient Stroke Survivors：Describing the Population，Therapy Provision and Outcomes on Discharge[J]. Aphasiology，2021，35 (7)：950－960.

Paget，R. Human Speech：Some Observations，Experiments，and Conclusions as to the Nature，Origin，Purpose and Possible Improvement of Human Speech[J]. Nature，1930，125(3165)：966－967.

Pollack，Evelyn，Rees，Norma S. Disorders of Articulation：Some Clinical Applications of Distinctive Feature Theory[J]. Journal of Speech & Hearing Disorders，2015，37(4)：451.

Rasch T，Gunther S，Hoppe U，et al. Voice-related Quality of Life in Organic and Functional Voice Disorders[J]. Logopedics Phoniatrics Vocology，2005，30(30)：9－13.

Robert Chapey. Language Intervention Strategies in Aphasia and Related Neurogenic Communication Disorders[M]. 5th ed Philadelphia：Lippincott Williams & Wilkins，2008.

Rosen C A，Lee A S，Osborne J，et al. Development and Validation of the Voice Handicap Index－10[J]. The Laryngoscope，2004，114(9)：1549－1556，

Schuell H. Auditory Impairment in Aphasia：Significance and Retraining Techniques[J]. Journal of Speech & Hearing Disorders，1953，18(1)：14－21.

Skodda S. Aspects of Speech Rate and Regularity in Parkinson's Disease[J]. J Neurol. 2011，310(1－2)：231－236.

Smith M R，Cutler A，Butterfield S，et al. The Perception of Rhythm and Word Boundaries in Noise-masked Speech[J]. J Speech Hear Res. 1989，32(4)：912－920.

Titze I R，Martin D W. Principles of Voice Production[J]. Journal of the Acoustical Society of America，1998，104(3)：1148－1148.

Titze I R. The Human Vocal Cords：a Mathematical Model[J]. Phonetica，1973，28(3)：129－170.

Wang W，B. Jiang，H. Sun，et al. Prevalence，Incidence，and Mortality of Stroke in China：Results from a Nationwide Population-Based Survey of 480687 Adults[J]. Circulation，2017.135(8)：759－809.

Yang Y，Liu YH，Fu MF，et al. Home-based Early Intervention on Auditory and Speech Development in Mandarin-speaking Deaf Infants and Toddlers with Chronological Aged 7－24 Months[J]. Chinese Medical Journal，2015，128(16)：2202－22074.

Yorkston KM，Hammen VL，Beukelman DR，et al. The Effect of Rate Control on the Intelligibility and Naturalness of Dysarthric Speech[J]. J Speech Hear Disord，1990，55(3)：550－60.

Yorkston KM，Dowdwn PA & Beukelman DR. Intelligibility Measurement as a Tool in the Clinical Management of Dysarthric Speakers[M]. In R. D. Kent (Ed.)，Intelligibility in speech disorders. Amsterdam：John Benjamins，1992.

基于 ICF 框架的言语与嗓音
医学智能康复系统技术原理

（一）基于 ICF‑RFT 框架的嗓音产生障碍智能康复系统

基于 ICF‑RFT 框架的嗓音产生障碍智能康复系统涉及嗓音与言语康复技术领域,能够根据用户的嗓音产生障碍类型设置康复模式,从而智能选择康复治疗内容和康复步骤,操作简单方便,能够根据不同性别、不同年龄段和嗓音产生损伤程度得出差异化的治疗方案(见图1)。

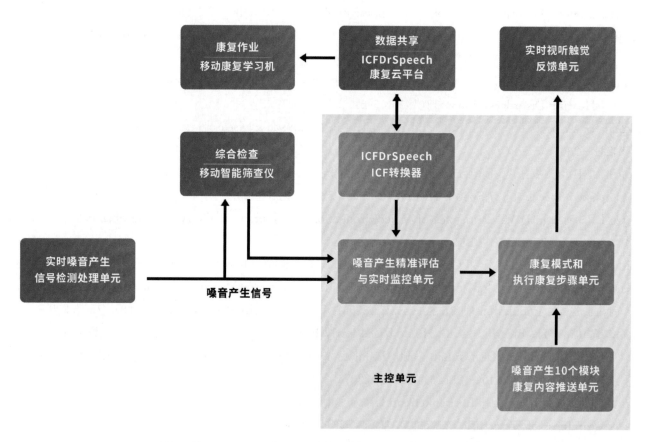

图 1　基于 ICF‑RFT 框架的嗓音产生障碍智能康复系统技术图

本系统模块包括最长声时、最大数数能力、言语基频(高)、言语基频(低)、言语基频(变化)、频段能量集中率(亢进)、频段能量集中率(低下)、基频震颤、声带接触率和接触率微扰(过度)、声带接触率和接触率微扰(不全)共 10 个康复模块,其中每个模块包括精准评估、损伤程度转换及其康复内容推送和实时监控。

本系统结构包括实时嗓音产生信号检测处理单元、主控单元、实时视听触觉反馈单元、康复云平台、移动康复学习机、移动智能筛查仪，其特征在于：（1）所述实时嗓音产生信号检测处理单元用于实时检测处理用户嗓音产生信号的数据；（2）所述主控单元与实时嗓音产生信号检测处理单元连接，用于最长声时、最大数数能力、言语基频、基频震颤、频段能量集中率、声带接触率和接触率微扰共 7 个参数相关模块的精准评估和康复训练，贯穿功能评估、计划制定、实施治疗以及疗效评价整个过程；（3）所述实时视听触觉反馈单元与主控单元连接，采用实时视听触觉反馈技术用于实时显示与反馈嗓音产生康复结果与相关信息；（4）所述康复云平台通过互联网与主控单元连接，用于数据共享；（5）所述移动康复学习机与康复云平台连接，用于布置康复作业，实现康复训练普及化；（6）所述移动智能筛查仪与实时嗓音产生信号检测处理单元连接用于综合检查，通过互联网与康复云平台连接获得 ICF 功能损伤平均值，为嗓音产生精准评估与实时监控单元提供分流。

（二）基于 ICF‑RFT 框架的嗓音音质障碍智能康复系统

基于 ICF‑RFT 框架的嗓音音质障碍智能康复系统涉及嗓音与言语康复技术领域，能够根据用户的嗓音音质障碍类型设置康复模式，从而智能选择康复治疗内容和康复步骤，操作简单方便，能够根据不同性别、不同年龄段和嗓音音质损伤程度得出差异化的治疗方案（见图 2）。

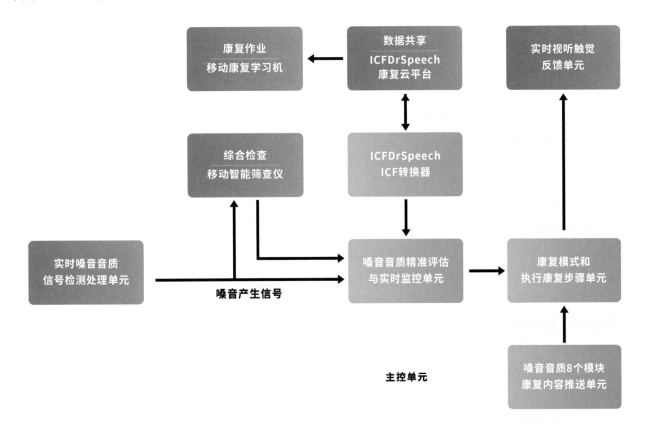

图 2　基于 ICF‑RFT 框架的嗓音音质障碍智能康复系统技术图

本系统模块包括基频微扰、幅度微扰（亢进）、幅度微扰（低下）、声门噪声能量、共振峰频率 $F_2/i/$、共振峰频率 $F_2/u/$、鼻流量（亢进）、鼻流量（低下）共 8 个康复模块。

本系统结构包括实时嗓音音质信号检测处理单元、主控单元、实时视听触觉反馈单元、康复云平台、移动康复学习机、移动智能筛查仪，其特征在于：（1）所述实时嗓音音质信号检测处理单元用于实时检测处理用户嗓音音质信号的数据；（2）所述主控单元与实时嗓音音质信号检测处理单元连接，用于基频微扰、幅度微扰、声门噪声能量、共振峰频率 $F_2/i/$、共振峰频率 $F_2/u/$、共振峰频率扰动、鼻流量、鼻口腔共鸣比共 8 个参数相关模块的精准评估和康复训练,贯穿功能评估、计划制定、实施治疗以及疗效评价整个过程;(3)所述实时视听触觉反馈单元与主控单元连接,采用实时视听触觉反馈技术用于实时显示与反馈嗓音音质康复结果与相关信息;(4)所述康复云平台通过互联网与主控单元连接,用于数据共享;(5)所述移动康复学习机与康复云平台连接,用于布置康复作业,实现康复训练普及化;(6)所述移动智能筛查仪与实时嗓音音质信号检测处理单元连接用于综合检查,通过互联网与康复云平台连接获得 ICF 功能损伤平均值,为嗓音音质精准评估与实时监控单元提供分流,其中每个模块包括精准评估、损伤程度转换及其康复内容推送和实时监控。

(三)基于 ICF‐PCT 框架的儿童构音音系智能康复系统

基于 ICF‐PCT 框架的儿童构音音系智能康复系统涉及儿童构音音系智能康复技术领域,能够根据用户的构音音系障碍类型设置康复模式,从而智能选择康复治疗内容和康复步骤,操作简单方便,降低了构音音系障碍的治疗难度,能够根据不同性别、不同年龄段和构音音系损伤程度得出差异化的治疗方案。

本系统包括 21 个汉语声母音位、17 个音系历程以及韵律功能的精准评估和康复训练(见图 3),贯穿功能评估、计划制定、实施治疗以及疗效评价。所述智能康复系统实现以下功能:

(1)功能评估:对构音音系障碍儿童首先开展构音语音评估,主要是通过标准化评估材料对用户的构音语音功能做出精准评估;在构音语音模块评估中发现儿童出现声母音位习得情况呈现规律性错误,则增加音系功能评估;

(2)计划制定:根据用户的评估结果来确定该儿童属于构音障碍或音系障碍,以此相应制订阶段性(1—3个月)的治疗计划;基于 ICF 损伤程度精准描述,根据儿童能力和训练侧重点,进行口部运动训练、构音 PCT疗法、连续语音切换、音系意识训练等内容的设置;

(3)治疗实施:构音音系治疗主要通过个别化康复、小组康复的形式来开展:1)构音音位康复:① 音段音位治疗:音段音位治疗应根据构音能力评估结果,针对受损的声母音位按照其难易顺序开展训练;开展构音PCT 疗法,以声母构音训练为主线,同时结合韵母构音训练,针对受损的声母音位依次进行音位诱导、音位习得、音位对比、语音切换训练;② 超音段音位治疗:又称为韵律治疗,是根据患儿言语韵律功能精准评估结果,在音位诱导、音位习得、音位对比、语音切换中循序渐进结合音调响度变化、停顿起音、音节时长训练,以此改善患儿的韵律问题,从而获得连贯自然的语音;2)构音音系康复:① 音段音位治疗:音段音位治疗应根据音系历程能力,评估结果针对受损的音系历程按照其难易顺序开展训练。针对受损的声母音位依次进行音位诱导、音位习得、音位对比、语音切换训练;②超音段音位治疗:又称为韵律治疗,是根据患儿言语韵律功能精准评估结果,在音位诱导、音位习得、音位对比、语音切换中循序渐进结合音调响度变化、停顿起音、音节时长训练,以此改善患儿的韵律问题,从而获得连贯自然的语音。

(4)效果监控:构音音系治疗实施过程中的实时监控,可帮助言语治疗师及时了解每一次康复训练后个体的进步情况,及时检验每一次康复治疗的效果。短期目标监控,可以帮助言语治疗师及时调整康复方案。

基于上述基于 ICF‐PCT 框架的儿童构音音系智能康复系统,其特征在于:(1)在所述的言语矫治仪中,结合专业言语治疗师的技能,联合智能化训练仪、学习机,给儿童有效的康复服务、即时的视觉反馈、个性化的专业训练、数字化的管理反馈;(2)在所述的构音语音障碍测量与康复训练仪音段音位治疗中,音位诱导训练重点在于通过口部运动训练帮助患儿掌握受损音位的发音部位和方式,初步诱导出目标音位;音位习得训练则通过大量的练习材料巩固发音,将诱导出的音位进行类化;音位对比训练是将最小音位对提取出来,进行的专门的听说对比、音位对比式重读训练,用来进一步巩固新获得的声母音位;语音切换训练;(3)在所述构音语音障碍测量与康复训练仪音段音位治疗中,音位诱导训练重点在于视、听、触多通道帮助儿童建立起目标历程与替代历程之间的区别,并以此帮助儿童建立起正确的音系历程中的音位;音位习得训练则通过大量的练习材料巩固发音,将诱导出的历程音位进行类化;音位对比训练是将替代音位和目标音位进行的专门的听说对比、音位对比式重读训练,用来进一步巩固新获得的声母音位;语音切换训练是将替代音位和目标音位所组成的词语和句子进行训练,以此帮助儿童巩固对于目标音位的发音;(4)应用一种以治疗目的的构音及音系智能康复的执行方法,其特征在于 21 个音位均遵循此框架,在具体的音位或音位对选择时存在差异:1)初级-音位诱导:① 音段音位训练:音位感知、口部触感知与运动、发声促进治疗、发音教育、时长感知;② 超音段音位训练:根据韵律评估结果可选择音调或响度感知、音节时长感知、停顿起音感知训练;2)中级-音位习得:① 音段音位训练:音位习得训练;② 超音段音位训练:根据韵律评估结果可选择音调或响度变化、音节时长、停顿起音训练;3)高级-音位对比:① 音段音位训练:听觉对比、言语对比;② 超音段音位训练:根据音位对评估结果具体选择音位对比式音节重读,根据韵律评估结果可选择音调或响度变化、音节时长、停顿起音训练;4)拓展-语音切换:① 音段音位训练:SDDK 语音切换-词语、SDDK 语音切换-句子;② 超音段音位训练:语音切换-词语＋超音段训练、语音切换-词语＋超音段训练。(5)应用一种非治疗目的的构音及音系智能康复的执行方法,其特征在于 17 个音系历程均遵循此框架,在具体的替代历程选择时存在差异:1)初级-音位诱导:① 音段音位训练:听觉轰炸、音位感知、口部触感知与运动、发声促进治疗、发音教育、时长感知;② 超音段训练:根据韵律评估结果可选择音调或响度变化、音节时长、停顿起音训练;2)中级-音位习得:① 音段音位训练:音位习得训练;② 超音段音位训练:根据韵律评估结果可选择音调或响度变化、音节时长、停顿起音训练;3)高级-音位对比:① 音段音位训练:听觉对比、言语对比;② 超音段训练:根据音位对评估结果具体选择音位对比式音节重读;根据韵律评估结果可选择音调或响度变化、音节时长、停顿起音训练;4)拓展-语音切换:① 音段音位训练:SDDK 语音切换-词语、SDDK 语音切换-句子;② 超音段音位训练:语音切换-词语＋超音段训练、语音切换-词组＋超音段训练。

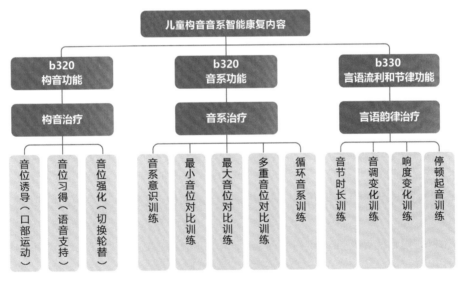

图 3 儿童构音音系智能康复内容

(四)基于 ICF‑PCT 框架的神经性言语障碍构音韵律智能康复系统

基于 ICF‑PCT 框架的神经性言语障碍构音韵律智能康复系统涉及成人构音语音康复技术领域,能够根据用户的构音韵律障碍类型设置康复模式,从而智能选择康复治疗内容和康复步骤,操作简单方便,能够根据相应年龄和构音韵律损伤程度得出差异化的治疗方案(见图 4)。

本系统模块包括/b、m、d、h;p、t、g、k、n;f、j、q、x;l、z、s、r;c、zh、ch、sh/共 21 个音位;热身与音位诱导、音位获得、音位对比、SDDK 四个疗程阶段。

本系统结构包括实时构音韵律信号检测处理单元、主控单元、实时视听触觉反馈单元、康复云平台、移动

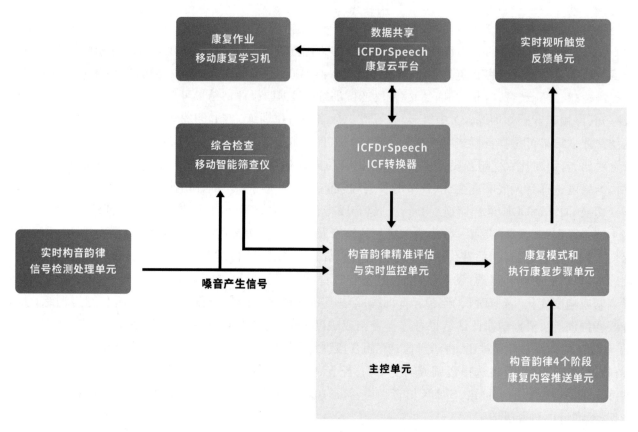

图 4 基于 ICF‑PCT 框架的神经性言语障碍构音韵律智能康复系统技术图

康复学习机、移动智能筛查仪,其特征在于:(1)所述实时构音韵律信号检测处理单元用于实时检测处理用户构音韵律信号的数据;(2)所述主控单元与实时构音韵律信号检测处理单元连接,用于/b/、/m/、/d/、/h/、/p/、/t/、/g/、/k/、/n/、/f/、/j/、/q/、/x/、/l/、/z/、/s/、/r/、/c/、/zh/、/ch/、/sh/共 21 个声母音位及韵律的精准评估和康复训练,贯穿功能评估、计划制定、实施治疗以及疗效评价整个过程;(3)所述实时视听触觉反馈单元与主控单元连接,采用实时视听触觉反馈技术用于实时显示与反馈构音韵律康复结果与相关信息;(4)所述康复云平台通过互联网与主控单元连接,用于数据共享;(5)所述移动康复学习机与康复云平台连接,用于布置康复作业,实现康复训练普及化;(6)所述移动智能筛查仪与实时构音韵律信号检测处理单元连接用于综合检查,通过互联网与康复云平台连接获得 ICF 功能损伤平均值,为构音韵律精准评估与实时监控单元提供分流。

所述主控单元包括构音韵律精准评估与实时监控单元、康复模式和执行康复步骤单元、ICF 转换单元以及构音韵律 4 个疗程康复内容推送单元:(1)构音韵律精准评估与实时监控单元数据进行精准评估与实时监控,判别是否存在构音韵律障碍,判别构音和韵律异常类型;(2)康复模式和执行康复步骤单元设置康复模式和执行康复步骤;(3)ICF 转换单元对精准评估与实时监控的数据进行 ICF 转换;(4)构音韵律 4 个疗程阶段康复内容推送单元可选择 4 个疗程阶段康复内容推送。

所述主控单元中的 b320、b330 智能康复模块,包括综合检查、声母音位获得、声母音位对比、构音清晰度、构音器官的感知觉和运动能力,以及言语流利、言语节律、语速、语调,其中每个模块包括精准评估、损伤程度转换及其康复内容推送和实时监控。

所述移动智能筛查仪包括神经性言语障碍 Frenchay 主观检查和 b3302、b3303 综合检查模块:(1)通过构音韵律信号获得连续语音能力言语速率、言语基频标准差;(2)对于每个客观测量值进行 ICF 损伤程度转换,获得构音韵律 ICF 平均值及其神经性言语障碍 Frenchay‑ICF 综合检查(见图 5)。

	反射			呼吸发声		喉的运动														软腭运动			下颌运动		唇的运动					舌的运动						构音语音		韵律					可懂度			
功能正常 a						0	0	0			0	0	0	0																													0	0			
b						1	1	1			1	1	1	1																												1	1			
c						2	2	2			2	2	2	2																												2	2			
d						3	3	3			3	3	3	3																												3	3			
功能异常 e						4	4	4			4	4	4	4																												4	4			
	咳嗽	吞咽	流涎	静止状态	言语时	最大数数能力	发音时间	最长声时	音调-音高	言语基频	响度-音量	言语时	声带接触率	接触率微扰	基频微扰	声门噪声	幅度微扰	返流	抬高	言语时	静止状态	向下运动	言语时	静止状态	圆唇	唇角外展	闭唇鼓腮	交替动作	言语时	静止状态	伸出	抬高	两侧运动	交替动作	言语时	声母音位对-读词	声母音位对-读句	节奏	语调	重音	言语速率	言语基频标准差	词语	句子	会话

需要专项评估：
- 反射：□是 □否
- ICF言语嗓音功能评估：□是 □否
- 鼻音功能：□是 □否
- （ICF构音功能、口部运动功能、构音音系能力评估）：□是 □否
- 韵律功能评估：□是 □否
- 可懂度评估：□是 □否

治疗：吞咽治疗 | 言语喉功能治疗 | 鼻音治疗 | 构音功能康复、口部运动功能康复、构音音系能力康复 | 韵律康复 | 言语可懂度训练

右侧分级：a–b, b–c, c–d, d–e

图 5　神经性言语障碍 Frenchay‑ICF 综合检查

（五）基于 ICF‑SLI 框架的儿童语言发声智能康复系统

基于 ICF‑SLI 框架的儿童语言发声智能康复系统涉及儿童语言康复技术领域，能够根据用户的儿童语言障碍类型及障碍程度设置康复模式，可智能选择康复治疗内容和康复步骤，根据不同年龄段和语言发声功能发育落后情况得出差异化的治疗方案，操作简单方便（见图6）。

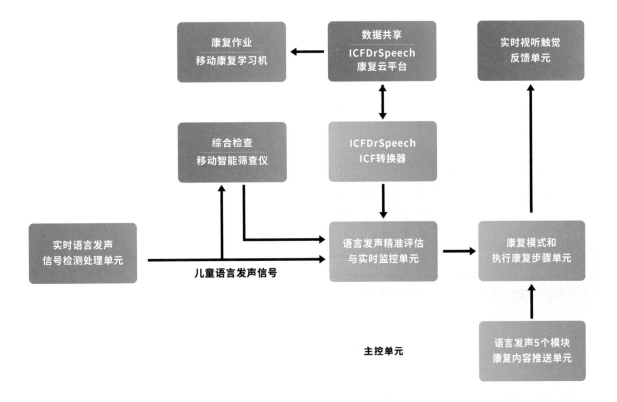

图 6　基于 ICF‑SLI 框架的儿童语言发声智能康复系统技术图

本系统模块包括 b16700 口语理解(儿童)和 b16710 口语表达(儿童),从口语语言符号的理解和表达两方面,通过词语理解、句子理解、词语命名、双音节词时长、双音节词基频和句式仿说共 6 个康复模块(见图 7),在 6 个智能康复模块中,每个模块包括精准评估、损伤程度转换及其康复内容推送和实时监控,另外学词语阶段根据儿童情况可加测核心词语选词测试。

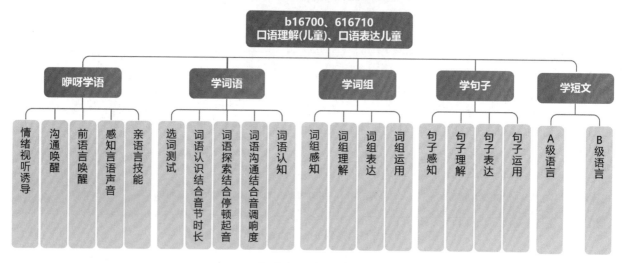

图 7 儿童语言发声智能康复内容

(六)基于 ICF – SLI 框架的失语症智能康复系统

基于 ICF – SLI 框架的失语症智能康复系统涉及失语症康复技术领域,能够根据用户的失语症障碍类型及障碍程度设置康复模式,从而智能选择康复治疗内容和康复步骤形成差异化的治疗方案,操作简单方便(见图 8)。

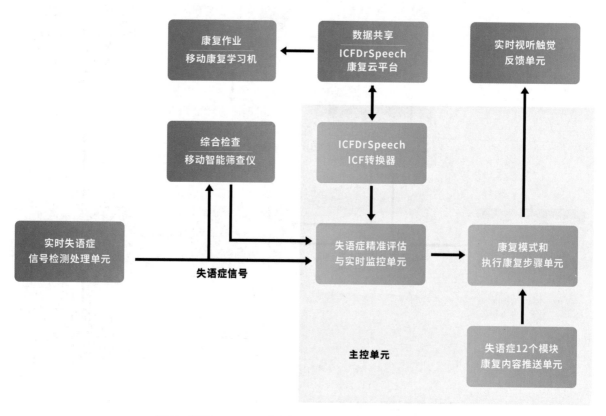

图 8 基于 ICF – SLI 框架的失语症智能康复系统技术图

　　本系统模块包括听觉理解、视觉理解、词语命名、简单复述、词语复述、双音节词时长及双音节词基频、句子复述、句子时长及句子基频、系列言语、口语描述、朗读、书写共 12 个康复模块（见图 9），其中每个模块包括精准评估、损伤程度转换及其康复内容推送和实时监控。

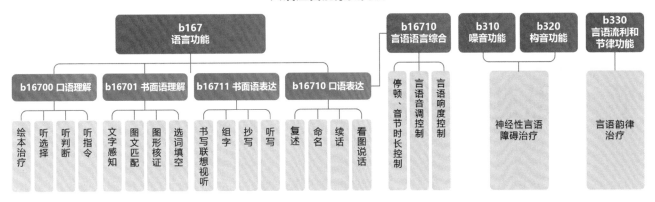

图 9　失语症智能康复内容

附录四
黄博士团队言语康复学术思想贡献

根据第二次全国残疾人抽样调查显示,我国有言语听觉康复需求的人数高达3 750万,但专业的言语治疗师不足1万。要处理好言语听觉障碍群体数量众多、病患类型繁杂与专业从业人员少、康复效果和效率双低之间的矛盾,仅凭常规的发展路径是不够的,也无法跟上大健康行业的发展趋势。必须立足于中国地域广阔、方言繁多的基本国情,快速发展以汉语普通话为基准、实时视听反馈为核心的言语康复技术,搭建基于ICF损伤程度判定的数智化言语康复平台,赋能言语康复三级诊疗体系,促进言语康复的高水平发展,积极回应"没有全民健康,就没有全民小康"的重要论断。

2003年,黄昭鸣教授作为东方学者特聘人才被引进华东师范大学任教,且在华东师大首创言语听觉科学本科专业,填补了国内言语康复领域专业化人才培养的空白。2009年,黄博士团队又创办了中国大陆第一个言语听觉康复科学系,获批成立言语听觉科学教育部重点实验室。在其多年的影响与推动下,2012年教育部将听力与言语康复学纳入我国本科专业目录,开辟了我国言语康复事业发展的新篇章。

借鉴国际先进的言语康复理念,黄昭鸣教授在完成对葡萄牙语和韩语等语种的康复技术实践后,怀揣着拳拳报国之心回到祖国,立足我国言语康复学科发展的实际情况,创建了"中国语境+康复技术"数智化言语康复的理念,并以此为基础,带领团队首次提出了汉语普通话ICF言语康复评估标准,自主研发了"启音博士"系列言语康复医疗器械,惠及600万以上的言语听觉障碍群体,专题培训了全国80%以上的相关从业人员,贯通式培养了本硕博言语听觉康复人才,最终形成了"黄博士团队言语康复学术思想",其具体贡献体现在:

在学术研究方面:(1)基于"中国语境+康复技术"数智化言语康复理念,首次制定汉语普通话ICF言语评估标准,以中国话语体系建立了医学教育康复行业课程标准及指南,引领并规范了我国言语康复学的学科和行业发展,填补了国内该领域的空白;(2)获批"基于实时言语多维建模的言语障碍多维测量系统"等相关50余项发明专利和软著,以此为基础,自主研发了"启音博士"系列康复医疗器械,并获医疗器械注册证20余项,为实现"精准言语康复"保驾护航;(3)WHO-FIC中国合作中心授权成立了中国言语听觉康复科学与ICF应用研究院,先后承接了国家科技支撑重点项目、国家社科重点项目、教育部哲社重大课题攻关项目等10余项,荣获了国家级教学成果奖、教育部高校科研成果奖、上海市科技进步奖等10余项。

在学科建设方面:(1)首创我国大陆言语听觉科学本科专业,立足中国语境,借鉴世界各国培养言语听觉康复人才的优秀经验,构建了完善的课程体系,引领了国内言语康复学科的发展;(2)率先自主设置了言语听觉康复科学硕、博士点,承接了国家社科重点项目"中国言语康复学学科体系建设及应用研究",贯通了本硕博人才培养路径,并荣获国家教学成果二等奖;(3)培养了国内半数以上的言语听觉康复相关专业学科带头人与学科骨干,将"中国语境+康复技术"数智化言语康复理念辐射全国。

在社会影响方面:(1)建立了全国儿童保健与康复联盟,已覆盖400余家妇幼医疗单位,深耕儿童医教协同启音博士"千百十"计划项目,提升了儿童言语语言康复能级,扩大了康复服务覆盖面,提高了患者康复效率。仅以听障儿童为例,其康复率从十几年前的不足 30% 提高至如今的 90% 以上,绝大多数听障儿童可进入普通学校就读;(2) 创建康复云 ICF 平台,提供康复医疗工具箱、虚拟仿真系统等模块,丰富了言语治疗师的康复手段和资源,至今已惠及 5 万以上的相关从业人员,且助推了家庭康复模式;(3) 受教育部委托,在全国范围内建立了 18 所医教结合言语康复实验基地和 21 所师资培训基地,规范化培训了 1 600 名特殊教育学校校长和 200 余名言语治疗师。

黄博士团队近 30 年的办学历程可谓历经艰辛,但始终怀着"科学有险阻,苦战能过关"的信念,本着"科学研究、服务社会"的办学理念和"医教结合、文理结合、理论与实践相结合"的办学原则,不忘初心、勇毅前行,在学科建设、人才培养、科学研究与社会服务等方面做出了突出贡献,对于构建习近平新时代中国特色的言语康复学科体系、学术体系与话语体系具有重要价值,相信黄博士团队言语康复学术思想今后必将更加广泛深入的造福于我国有言语康复教育需要的群体!